Vom „Nervenplexus“ zur „Seelenkraft“

Berliner Beiträge
zur Wissenschaftsgeschichte

Herausgegeben von Wolfgang Höppner

Band 10

PETER LANG
Frankfurt am Main · Berlin · Bern · Bruxelles · New York · Oxford · Wien

Ulrike Eisenberg

Vom „Nervenplexus" zur „Seelenkraft"

Werk und Schicksal des Berliner Neurologen Louis Jacobsohn-Lask (1863–1940)

PETER LANG
Europäischer Verlag der Wissenschaften

Bibliografische Information Der Deutschen Bibliothek
Die Deutsche Bibliothek verzeichnet diese Publikation in der Deutschen Nationalbibliografie; detaillierte bibliografische Daten sind im Internet über <http://dnb.ddb.de> abrufbar.

Zugl.: Berlin, Freie Univ., Diss., 2005,
abgeschlossen unter dem Titel: „Die Vertreibung der Berliner Neurologie. Louis Jacobsohn-Lasks (1863-1940) Beitrag zur Neuroanatomie.“

Titelfoto:
„Louis Jacobsohn-Lask in seinem Arbeitszimmer.“
SAdK Berlin, Sammlung Berta Lask, S 86.
Mit freundlicher Genehmigung
der Stiftung Archiv Akademie der Künste.

D 188
ISSN 0949-7897
ISBN 3-631-54147-3

www.peterlang.de

Für die Familie Lask

Vorwort

Entstanden ist dieses Buch als Dissertation ursprünglich aus einem Projekt des Instituts für Geschichte der Medizin der Freien Universität Berlin, das sich mit der Vertreibung Berliner Wissenschaftler 1933 beschäftigte, angeregt durch die Arbeitsgruppe „Exodus von Wissenschaften aus Berlin" der Berliner Akademie der Wissenschaften. In diesem Rahmen war auch die Aufarbeitung der Vertreibung der Berliner Neurologie geplant: Fast alle der für Neurologie und Neuropathologie und die Hälfte der für Psychiatrie und Nervenkrankheiten habilitierten Wissenschaftler wurden entlassen, da sie Juden waren.[1] Meine Fragestellung war, welche Forschung und welches Wissen damit im einzelnen aus Deutschland verschwand. Es handelte sich insbesondere um sechs Neurologen, die als Privatdozenten an der Berliner Universität lehrten: Kurt Goldstein, Fritz Heinrich Lewy, Paul Röthig, Paul Schuster, Arthur Simons und Louis Jacobsohn-Lask. Während es über die ersten fünf in den Archiven zusammen mit ihren Bibliographien soviel Material gab, daß eine Arbeit über alle den Rahmen einer Dissertation gesprengt hätte, war über Louis Jacobsohn-Lask sowohl in der Sekundärliteratur als zunächst auch in den Archiven fast nichts zu finden. Zu Beginn meiner Recherchen im Geheimen Staatsarchiv erfuhr ich im Gespräch mit einer Archivarin jedoch, daß in Berlin Nachkommen Louis Jacobsohn-Lasks lebten. Durch ihre Vermittlung und schließlich über das Berliner Telefonbuch bekam ich Kontakt zu seiner Schwiegertochter Mira Lask (+), der Ehefrau seines Enkels, Dina Lask und den Urenkeln Ruth Kessentini und Peter Lask. Großzügig stellte mir die Familie zahlreiche persönliche Dokumente wie Tagebuchaufzeichnungen, Reiseberichte, Briefe und Fotos zur Verfügung. Ihnen allen gebührt mein besonderer Dank. Von Mira Lask, die ihren Schwiegervater noch gut persönlich kannte, erfuhr ich in einigen Gesprächen weitere Einzelheiten, die mir im Zusammenhang mit den privaten Dokumenten Jacobsohn-Lasks Leben und Werk besonders interessant erscheinen ließen. Außerdem konnte ich mich einer Sympathie für diesen an der Entwicklung alles Lebendigen interessierten, hartnäckigen, eigenwilligen, weltoffenen Menschen nicht entziehen. So entstand der Entschluß, als historische Forschungsmethode die Biographie zu wählen. Daß diese Methode dem Dilemma zwischen wissenschaftlichem Verallgemeinerungsanspruch und subjektiver Einzigartigkeit eines Lebenslaufes unterliegt, habe ich dabei in Kauf genommen, um neben der Aufarbeitung des umfangreichen wissenschaftlichen Werkes eines heute fast vergessenen Forschers exemplarisch ein persönliches Schicksal zu beleuchten und damit einen Teil der Geschichte der Vertreibung lebendig zu machen.

---

[1] Vgl. Hubenstorf Ende S. 38.

Für die engagierte Betreuung der Dissertation möchte ich Herrn Prof. Gerhard Baader (Berlin) danken, Dr. Sabine Schleiermacher, Dr. Udo Schagen (Berlin) und Prof. Michael Hubenstorf (Wien) für die Betreuung im Rahmen des DoktorandInnenseminars. Frieda Ziegler (+), Judith Ziegler-Wolf (Berlin) und Eli Landmann (Stockholm) danke ich für die Überlassung des Nachlasses Mira Lasks. Dina Lask übersetzte einige Zeitungsartikel aus dem Russischen, Iwona Andrzejczak (Berlin) Briefe aus dem Polnischen und Marianne Sigram (Göteborg) Briefe aus dem Schwedischen. Besonderer Dank gebührt Dr. Carola Tischler (Berlin), die mir die Aktenbestände des Moskauer Komintern-Archivs vermittelte, Dr. Ursula Meyer (Berlin), die mich in neuroanatomischen Fragestellungen beriet, und Prof. Susan Gross Solomon (Toronto), unter deren Leitung Teile der Arbeit im Rahmen der Arbeitsgruppe über deutsch-russische Medizinbeziehungen diskutiert wurden. Material wie Briefwechsel mit Kollegen und biographische Angaben über die Familie Lask wurden mir von Dr. Piotr Flatau (Pacific Grove), Brita Green (York), Kathi Diamant (San Diego), Kurt (+) und Helga Krüger (Falkenberg/Mark), Dr. Ursula Grell (Düsseldorf), Dr. Uwe Zeller (Stuttgart), Prof. Wolfgang Schönpflug (Berlin), Prof. Dan-Erik Nilsson (Lund) und Prof. Per Brinck (Lund) zur Verfügung gestellt. Hinweise zur zeitgenössischen neuroanatomischen Forschung erhielt ich von Prof. Walter Kirsche (Paetz) und Prof. Wassilij Kuprijanow (Moskau), zur Straffälligkeit Jugendlicher von Prof. Ulrich Eisenberg (Berlin).

Nicht zuletzt möchte ich den zahlreichen hilfsbereiten Mitarbeitern der Archive danken; stellvertretend seien hier Dr. Vera Enke und Dr. Wolfgang Knobloch, Archiv der Berlin-Brandenburgischen Akademie der Wissenschaften, Dr. Marion Kazemi, Archiv zur Geschichte der Max-Planck-Gesellschaft, und Christina Möller, Stiftung Archiv der Akademie der Künste Berlin genannt. Über Prof. Paul Weindling (Oxford) erhielt ich Zugang zum Archiv der Society for the Pro-tection of Science and Learning. Meiner Mutter Renate Eisenberg (Köln) und meinen Geschwistern Almut Eisenberg (Marburg), Frithjof Eisenberg (Gelsenkirchen) und Joachim Eisenberg (Frankfurt/M.) danke ich für anregende Gespräche, meinem Vater Dr. Winfrid Eisenberg (Herford) fürs Korrekturlesen. Ohne die Diskussionen mit meinen Freunden und ihre Ermunterung, die Arbeit endlich abzuschließen, wäre das Buch nicht zustande gekommen. Stellvertretend seien hier Silvia Frutiger, Birgit Thiel, Dr. Claudia Kiessling, Martina Schlünder, Peter Kocmann und Martin Steffen (Berlin), Dr. Aeilke Brenner (Eberswalde), Michael Thoß (Schwerin) sowie Prof. Eckart Goebel (New York) genannt. Abschließend möchte ich Herrn Prof. Wolfgang Höppner als Herausgeber für die Aufnahme des Buches in die Reihe „Berliner Beiträge zur Wissenschaftsgeschichte" und Dr. Benjamin Kloss (Berlin) vom Verlag Peter Lang für die freundliche Unterstützung bei der Vorbereitung zur Drucklegung danken.

Inhaltsverzeichnis

Einleitung

„... So begann ich mein letztes großes wissenschaftliches Werk ... Die ersten drei Teile dieses Werkes konnte ich noch in Deutschland fertigstellen und herausgeben. Ein weiteres Arbeiten im nationalsozialistischen Deutschland mit seiner Barbarei und seinem Rassenwahnsinn wurde für mich unmöglich. ... Ich bin nun ... in eine neue Heimat verpflanzt. In der alten ist eine Pest aufgetreten, und Frau und Kinder riefen mich, damit ich nicht elend zugrundegehe.“[2]

Louis Jacobsohn-Lasks Lebensgeschichte steht exemplarisch für diejenigen der jüdischen deutschen Wissenschaftler, für die mit der Machtergreifung der Nationalsozialisten die „Pest über die alte Heimat“ kam. Sie wurden nach 1933 entweder umgebracht oder aus ihrer Heimat vertrieben. Nur wenige konnten in ihrem Emigrationsland ihre beruflichen Vorstellungen verwirklichen und noch einmal Karriere machen. Traditionsreiche Schulen wurden aus der Erinnerung gestrichen, neue Forschungsansätze unterbrochen. Die wissenschaftliche Einbuße, die ihre Vertreibung aus Deutschland bedeutete, läßt sich gerade für das medizinische Leben in Berlin kaum ermessen: am Rande der Universität hatten sich hier seit der Wende zum 20. Jahrhundert einige neue Fachgebiete etabliert, neben den großen Fächern der Inneren Medizin, Chirurgie, Gynäkologie und Psychiatrie. Hierzu gehörten die Ophthalmologie, die Orthopädie und besonders in Berlin die Neurologie mit ihren angrenzenden Gebieten Neuroanatomie, Neuropathologie und Neurochirurgie. Vor der Einrichtung von Ordinariaten wurden diese Fächer von Privatdozenten vertreten, die zu einem Großteil jüdisch waren. Trotz der offiziell rechtlichen Gleichstellung wurden Ordinariate kaum an Juden vergeben, und so strebte eine große Anzahl junger, gut ausgebildeter Mediziner in die neuen Fachgebiete, die sich gerade zu entwickeln begannen und ein weites Betätigungsfeld in Klinik und Forschung boten. Den zahlreichen Privatlaboratorien und -kliniken wurde – neben der Universität – durch das steigende Interesse ausländischer Wissenschaftler, die Forschungssemester in Berlin verbrachten, ein besonderer Glanz verliehen. Der Erste Weltkrieg bedeutete zwar schon für viele eine Zäsur in Forschung und Lehre, aber die 1920er Jahre brachten trotz der Wirtschaftskrise weitere Fortschritte. Die Entlassung der jüdischen Ärzte ab 1933 unterbrach nicht nur viele Forschungsprojekte, sondern mündete auch in einem ärztlichen Versorgungsproblem: niedergelassene jüdische Ärzte, die in Berlin ungefähr die Hälfte aller niedergelassenen Ärzte aus-

---

[2] Auszug aus einem undatierten Lebenslauf und dem unveröffentlichten Tagebuch Louis Jacobsohn-Lasks, Eintrag vom 25.06.1936, vier Monate nach seiner Emigration in die Sowjetunion. Archiv Familie Lask.

machten, durften auf einmal nur noch jüdische Patienten behandeln; 1938 wurde ihnen die Approbation ganz entzogen. Nicht zu vernachlässigen sind dabei die zahlreichen schweren persönlichen Schicksale, die sich aus der Vertreibung und Verfolgung ergaben.

Vor wenigen Jahren ist nach einer gleichnamigen Tagung ein Übersichtswerk zur Geschichte der Neurologie in Berlin erschienen.[3] Verschiedene Beiträge gehen auch hier auf die Vertreibung vieler Berliner Neurologen ein, ausführlichere Beschreibungen finden sich jedoch nicht und sind auch nur für sehr wenige der berühmteren Neurologen überhaupt bekannt. Über Louis Jacobsohn-Lask gibt es in dem biographischen Nachschlagewerk für Neurologen und Psychiater von Alma Kreuter einen kurzen Eintrag; Kreuter führt allerdings neben „Ludwig (Louis) Jacobsohn-Lask" noch einen „Leo Jacobsohn an und vermischt sowohl deren sehr unvollständig angegebene Lebensdaten als auch ihre Werke.[4] Auch der Neuropathologe Jürgen Peiffer kennt in seinem 2004 erschienenen umfangreichen Werk über die „Hirnforschung in Deutschland 1847–1974" nur einen „Leo Jacobsohn", dem er zwar das Geburtsdatum Louis Jacobsohn-Lasks zuordnet, dessen Daten aber wiederum mit denen des Leo Jacobsohn vermischt werden.[5] Kurz erwähnt wird Louis Jacobsohn-Lask neben vielen jüdischen Kollegen außerdem in dem 1959 in 2. Auflage erschienenen, von Siegmund Kaznelson im Jüdischen Verlag Berlin herausgegebenen Werk „Juden im deutschen Kulturbereich".[6] Nicht zu verwechseln ist Louis Jacobsohn-Lask mit dem Ohrenarzt Louis Jacobsohn, der in Berlin eine Privatpoliklinik für Ohrenkrankheiten betrieb, aber bereits 1906 starb.[7]

Durch die Auseinandersetzung mit der Lebensgeschichte Louis Jacobsohn-Lasks ergab sich auch die Perspektive auf weitere Kapitel der deutschen Geschichte: gerade in Berlin lebten zahlreiche ursprünglich osteuropäische jüdische Familien, die im ausgehenden 19. Jahrhundert vor dem ländlichen Antisemitismus, der damit verbundenen beruflichen Sackgasse und den mangelnden Bildungschancen ihrer Kinder geflohen waren. Diese Kinder, zu denen auch Louis Jacobsohn-Lask gehörte, wuchsen – häufig in religiöser Liberalität erzogen – in

---

[3] Vgl. Holdorff/Winau Geschichte (2001) passim.

[4] Vgl. Kreuter Neurologen S. 638-640. Der „Spezialarzt für Innere und Nervenkrankheiten" Leo Jacobsohn, Autor eines 1913 in Berlin erschienenen Lehrbuchs „Klinik der Nervenkrankheiten" und mehrerer Arbeiten über Hirntumore und -abszesse, ist nicht mit Louis Jacobsohn (-Lask) zu verwechseln. Er war in der I. Inneren Abteilung des Krankenhauses Moabit tätig.

[5] Vgl. Peiffer Hirnforschung S. 1084.

[6] Vgl. Gumpert/Joseph Medizin S. 509. Ohne Angabe der Lebensdaten wird er hier als Grundlagenforscher der Anatomie des Zentralnervensystems genannt, im Kapitel über die Neurologie und Psychiatrie neben Moritz Heinrich Romberg, Eduard Hitzig, Albert Eulenburg, Arnold Pick, Hermann Oppenheim Emanuel Mendel, Paul Schuster und zahlreichen anderen.

[7] Vgl. Wininger National-Biographie Bd. 3 (1928), S. 235.

der aufstrebenden Stadt Berlin auf; viele von ihnen studierten, besonders beliebt war das Medizinstudium. Das erste Kapitel des vorliegenden Buches widmet sich der Sozialisationsgeschichte Jacobsohn-Lasks und beleuchtet auch seine Ausbildung und die Situation der jüdischen Privatdozenten, gegen deren Benachteiligung er sich vehement einsetzte.

Wissenschaftlich beschäftigte sich Jacobsohn-Lask, ein Schüler des bekannten Neurologen Emanuel Mendel und des Anatomen Wilhelm Waldeyer, hauptsächlich mit neuroanatomischer Grundlagenforschung. Er habilitierte sich 1900 an der Berliner Friedrich-Wilhelms-Universität für Neurologie und Psychiatrie, hielt Vorlesungen und gab Kurse in Neuroanatomie und -histologie. Von 1907 bis 1914 leitete er nach dem Tod seines Lehrers Emanuel Mendel dessen Poliklinik und Labor als „Interimsleiter". Während dieser Zeit standen ihm ausreichend Räume und Material für seine Forschung und Lehre zur Verfügung. Danach wurde das Institut von der Fakultät geschlossen, während des Ersten Weltkriegs hatte Jacobsohn-Lask kaum Zeit zu forschen, da er als Lazarett- und Anstaltsarzt tätig war. Er wandte sich in diesen Jahren kriminal- und moralpsychologischen Fragestellungen zu und beschäftigte sich erst in den 1920er Jahren wieder mit der Neuroanatomie. Durch eine Erbschaft hatte er dann die Möglichkeit, sich ein kleines Laboratorium zu Hause einzurichten, wo er auch seine Kurse abhielt.

Während seine grundlegenden Arbeiten über die Kerngebiete des Rückenmarks und des Hirnstamms aus den Jahren 1908 bis 1910 und sein damit verbundenes Postulat einer Korrelation von Struktur und Funktion der Zellen in der Berliner Gesellschaft für Psychiatrie und Nervenkrankheiten noch lebhaft diskutiert und viel beachtet wurden, geriet er nach dem Ersten Weltkrieg mit seiner Forschung zunehmend ins Abseits – diese Entwicklung wird neben der Geschichte der Berliner Gesellschaft für Psychiatrie und Nervenkrankheiten im dritten Kapitel dargestellt. Jacobsohn-Lask arbeitete in den 1920er Jahren über das Phänomen der „Kreuzung der Nervenbahnen" und über die Entstehung verschiedener Strukturen des Nervensystems und wandte sich immer mehr der Methode der vergleichenden Anatomie zu. Damit paßte er nicht mehr in den Rahmen der Berliner neurologischen Forschungen, die immer noch von klinischen Themen dominiert waren. Er zog sich aus der Berliner Gesellschaft für Psychiatrie und Nervenkrankheiten, in der er jahrzehntelang ein sehr aktives Mitglied gewesen war, enttäuscht zurück und wandte sich der Gesellschaft Deutscher Nervenärzte zu. Aber auch hier befand er sich mit seinen Interessen in einer Außenseiterposition. Schließlich verwirklichte er einen jahrzehntealten Plan: er stellte einen insgesamt fünfbändigen fotografischen Atlas der vergleichenden Neuroanatomie zusammen, der nicht nur einen Katalog mit Fotos unzähliger makro- und mikroskopischer Präparate zur Untermauerung seiner bisherigen Forschungsergebnisse darstellte, sondern durch den er auch seine spezielle Evolutionstheorie entwickelte, die einen Angriff auf die verbreitete Darwin-Haeckel'sche Lehre bedeutete. Die ersten drei Teile des Werkes veröffentlichte er unter großen Anstrengungen 1934/35 noch in Deutschland – im Selbstverlag, da kein Verlag mehr bereit war, das Werk zu drucken. Nach seiner Emigration arbeitete er in Sewastopol auf der Krim fieberhaft weiter, starb 1940 jedoch kurz vor der Vollendung des letzten Bandes. Im zweiten Kapitel werden die Forschungen Jacobsohn-Lasks dargestellt und in Bezug auf ihre Rezeption und auf den heutigen Kenntnisstand untersucht. Dem Atlas, seinem auch von ihm selbst so bezeichneten „Lebenswerk", ist wegen seiner ungewöhnlichen Entstehungsgeschichte und seiner großen Bedeutung für Jacobsohn-Lask sowie wegen der engen Verknüpfung mit seiner Emigration ein eigenes, das sechste Kapitel gewidmet.

Schon früh knüpfte Louis Jacobsohn-Lask über Kollegen, die er während seiner Ausbildung kennenlernte, Kontakte nach Osteuropa. Diese Kontakte blieben über Jahrzehnte bestehen, zusammen mit seinem polnischen Freund Edward Flatau und seinem russischen Kollegen Lazar Minor gab er mehrere Werke heraus. Louis Jacobsohn-Lask emigrierte 1936 in die Sowjetunion – als Emigrationsland bei deutschen Wissenschaftlern wenig beliebt – und konnte dort bis an sein Lebensende weiterforschen. Seine Geschichte ist auch Teil der Geschichte der deutsch-russischen Medizinbeziehungen, die um die Wende zum 20. Jahrhundert bis in die 1930er Jahre sehr lebendig waren und im vierten Kapitel dargestellt werden. Dieses Kapitel ist im Rahmen einer internationalen Arbeitsgruppe über deutsch-russische Medizinbeziehungen unter der Leitung der kanadischen Politologin Prof. Susan Gross Solomon (University of Toronto) entstanden.

Jacobsohn-Lask selbst war politisch wenig aktiv, seine Frau Berta Lask aufgewachsen als Tochter eines Papierfabrikanten, und seine drei Söhne jedoch engagierten sich stark in der Kommunistischen Partei Deutschlands (KPD) und emigrierten schon vor ihm in die Sowjetunion. Der Geschichte ihrer Verfolgung, erst durch den Nationalsozialismus, später unter der stalinistischen Herrschaft, das fünfte Kapitel gewidmet. Das siebte Kapitel faßt die Ergebnisse der Arbeit zusammen.

Neben dem persönlichen Nachlaß in Form eines Tagebuchs, eines Reiseberichtes über eine Kongreßreise nach Leningrad und Moskau im Winter 1927/28, diverser privater und offizieller Briefe sowie zahlreicher Familienfotos wurden sämtliche veröffentlichten Arbeiten Jacobsohn-Lasks ausgewertet und zum größten Teil besprochen, soweit sie inhaltlich relevant waren. Weiteres Material ließ sich im Archiv der Humboldt-Universität als Nachfolgerin der Friedrich-Wilhelms-Universität finden, außerdem im Geheimen Staatsarchiv und in der Stiftung Archiv der Parteien und Massenorganisationen der DDR im Bundesarchiv in Berlin sowie im Archiv der Stiftung Akademie der Künste Berlin, das einen Großteil des Nachlasses der Schriftstellerin Berta Lask der Ehefrau Jacobsohn-Lasks, beherbergt. Außerdem wurde das Archiv der Generalverwaltung der Kaiser-Wilhelm-Gesellschaft (heute Max-Planck-Gesellschaft) in Berlin eingesehen sowie einige Schriftstücke aus dem Oskar- und Cécile-Vogt-Archiv in Düsseldorf, vermittelt über Ursula Grell. Wesentliche Informationen über die Emigrationsgeschichte der Familie erhielt ich durch Vermittlung der Berliner Historikerin Dr. Carola Tischler aus dem Moskauer Komintern-Archiv; dort sind Personalakten der Kommunistischen Partei über Berta Lask und die Söhne Ludwig, Hermann und Ernst Lask vorhanden. Zur Rekonstruktion der Geschichte der Papierfabrik in Falkenberg/Mark, die den Eltern Berta Lasks gehörte, waren die Sammlungen des dortigen Ortschronisten Horst Krüger und seiner Ehefrau Helga Krüger sehr informativ. Die meisten Werke Louis Jacobsohn-Lasks einschließlich des Atlasses fanden sich in der Staatsbibliothek Berlin; einige Arbeiten befinden sich auch in seinem persönlichen Nachlaß. Eine wichtige Quelle für die Beurteilung der Stellung Jacobsohn-Lasks innerhalb der Berliner Gesellschaft für Psychiatrie und Nervenkrankheiten waren die Sitzungsberichte der Gesellschaft, erschienen im Neurologischen Centralblatt und ab 1920 im Zentralblatt für Neurologie und Psychiatrie.

Während der Arbeit an meiner Dissertation bin ich immer wieder auf Namen gestoßen, die ich nicht kannte oder zu denen ich kaum etwas wußte. Aus den Nachforschungen zu diesen Namen ist ein Anhang mit zahlreichen Kurzbiographien entstanden; es wird deshalb auf biographische Angaben im Text verzichtet, wenn sie für den Textverlauf keine entscheidende Bedeutung haben. Nur zu wenigen Namen ließen sich keinerlei Angaben, in Einzelfällen nicht einmal die Vornamen herausfinden.

Aufgrund des multiperspektivischen Ansatzes der Arbeit entspricht die Reihenfolge der Kapitel nicht immer ganz dem zeitlich-chronologischen Ablauf. Deshalb ist zum Verständnis der Verwendung des Namens „Jacobsohn-Lask" Folgendes zu bemerken: nach Ende des Ersten Weltkriegs nahmen Louis Jacobsohn und seine Ehefrau Berta 1919 den Doppelnamen Jacobsohn-Lask an. Alle Kinder hießen danach Lask, um nach dem Tod der beiden Brüder Berta Lasks den Namen fortleben zu lassen. Diese Namensänderung erschwerte die Literaturrecherche, da in verschiedenen Nachschlagewerken und Katalogen der Name unterschiedlich benutzt wird. In der Biographie wird auch für die Zeit vor der Namensänderung nur der Doppelname Jacobsohn-Lask verwendet, da eine Benutzung beider Namen in wechselnder Reihenfolge den Leser verwirren könnte.

1 Auf dem Weg zur Neuroanatomie. Eine Sozialisationsgeschichte als Universitätslehrer

1.1 Von Ost nach West: Berliner Einwanderer. Familie, Kindheit und Jugend Louis Jacobsohn-Lasks

Louis Jacobsohn-Lask wurde am 2. März 1863 als jüngster Sohn des Jacob Jacobsohn und seiner Ehefrau Henriette geb. Herz, in Bromberg, Provinz Posen, geboren. Wieviele Geschwister er hatte, ist weder den Nachkommen bekannt noch aus der Aktenlage zu ersehen. Aus der Geburtsurkunde geht hervor, daß Louis Jacobsohn-Lask eine Zwillingsschwester, Recha hatte. Er selbst erwähnt in seinem Tagebuch noch seinen Bruder Hermann, der außer ihm selbst als einziger der Geschwister 76 Jahre alt geworden sei. Ihm widmete er 1889 seine Dissertation.

Sein Vater, Jacob Jacobsohn war zunächst Sattlermeister, später Kleinhändler. In Bromberg besuchte Louis Jacobsohn-Lask die Bürger- und Realschule. In den 1870er Jahren zog die Familie des Kleinhändlers Jacob Jacobsohn nach Berlin. Sie war damit Teil der größten jüdischen Wanderungsbewegung des 19. Jahrhunderts, zu dessen Beginn noch mehr als vierzig Prozent der preußischen Juden in der Provinz Posen gelebt hatten. Hundert Jahre später waren es nur noch sieben Prozent. Die meisten von ihnen zog es nach Berlin und Breslau; in diese Städte wanderten zwischen 1824 und 1905 mehr als 100.000 Juden aus der Provinz Posen ein. Im Gegensatz zu den galizischen, den Deutschen noch fremderen Juden wurden sie nur anfangs als "Ostjuden" bezeichnet, bald schon galten sie als "Mischlinge" oder gar als "echte deutsche Juden".[8] Sie sprachen oft schon gut deutsch und waren bereit zur kulturellen Anpassung an ihre neue Umgebung, obwohl sie in ihrer Heimat bis weit ins 19. Jahrhundert hinein in einer sehr streng orthodoxen, jiddischen Kultur gelebt hatten. Ihre Kinder hatten schon in Posen meist eine überdurchschnittlich gute Schulbildung genossen, sie waren ehrgeizig, und der gesellschaftliche Aufstieg galt als oberstes Ziel. Viele der später bekannt gewordenen jüdischen Wissenschaftler und Künstler des 19. und frühen 20. Jahrhunderts waren in der Provinz Posen geboren, oft als Kinder kleiner, "jiddisch sprechender und hebräisch lesender" Handwerker, die in die Großstadt kamen mit der Hoffnung, dort eine weniger antisemitische Umgebung vorzufinden als in ihrer Heimat und sich und vor al-

---

[8] Vgl. Volkov Leben S. 174.

lem ihren Kindern den sozialen Aufstieg ermöglichen zu können. Viele dieser Handwerkersöhne konnten durch Fleiß und Anstrengung ihrer Eltern studieren und wurden Ärzte, Juristen, Publizisten, Wissenschaftler. Auch die Töchter erhielten eine im Durchschnitt bessere Ausbildung als nichtjüdische deutsche Mädchen.[9]

Louis Jacobsohn-Lask besuchte in Berlin zunächst die Sophienrealschule. Diese war 1868 gleichzeitig mit dem Sophiengymnasium eröffnet worden, zunächst nur mit drei Vorschul- und vier Realklassen. Laut Ministerialverfügung vom 26.03.1870 war sie in die Kategorie derjenigen höheren Bürgerschulen erhoben worden, die das Recht hatten, den einjährigen Sekundanern, die gute Schulleistungen zeigten, die "wissenschaftliche Befähigung" zum einjährig-freiwilligen Militärdienst zu bezeugen. Dies bedeutete eine wachsende Zahl von Schülern, die meist kein Abitur anstrebten, sondern die Schule mit dem Abschluß der Untersekunda verlassen wollten, um zum Militär zu gehen. Im selben Jahr wurde die Sophienrealschule zur "Realschule I. Ordnung" erklärt; dies ermöglichte einen Abschluß mit Abitur.[10] Die Abiturienten strebten meist ein Studium der Nationalökonomie oder ähnliche, wirtschaftlich orientierte Ausbildungen und Studien an. Die meisten Schüler waren evangelisch, es gab jedoch auch jüdische Religions- und Hebräischlehrer.[11]

Im Jahr 1880 wechselte Louis Jacobsohn-Lask in das Königstädtische Gymnasium zu Berlin in der Elisabethstraße, mitten im Zentrum der Stadt. Dieses Gymnasium war erst 1877 als Schwesternanstalt des seit 1832 bestehenden Königstädtischen Realgymnasiums in einem gemeinsamen Gebäude eröffnet worden. Direktor wurde Dr. Ludwig Bellermann vorher Oberlehrer am renommierten Gymnasium zum Grauen Kloster.[12] Louis Jacobsohn-Lask besuchte die Unter- und die Obersekunda und zwei Jahre lang die Prima, wie es zu dieser Zeit üblich war.[13]

Im Königstädtischen Gymnasium wurde wesentlich mehr Wert auf alte Sprachen gelegt als in der Sophienrealschule.[14] Naturwissenschaften und neue Sprachen spielten in der Anzahl der Unterrichtsstunden eine ganz untergeordnete Rolle. Die Reifeprüfung, die Jacobsohn-Lask zu Ostern 1884 ablegte, bestand aus einem schriftlichen und einem mündlichen Teil. Es wurden ein deutscher und ein lateinischer Aufsatz, ein lateinisches "Extemporale", eine Übersetzung aus dem Griechischen, eine mathematische und eine hebräische Arbeit ge-

---

[9] Vgl. Volkov Leben S. 175-177.
[10] Vgl. Jahresbericht 1877/78 d. Sophienrealschule Berlin, S. 3-5.
[11] Vgl. Jahresbericht 1879/80 d. Sophienrealschule Berlin, S. 9-11.
[12] Vgl. Möller Geschichte S. 3-6.
[13] Vgl. Möller Geschichte S. 32.
[14] Vgl. Möller Geschichte S. 10-12.

schrieben. Mündlich wurden die Abiturienten in Religion, Latein, Griechisch, Französisch, Geschichte und Erdkunde, Mathematik und Hebräisch geprüft.[15]

Offiziell gefeiert wurden in der Schule vor allem des Kaisers Geburtstag mit alljährlichem öffentlichen Schülerkonzert und das Sedanfest[16] mit Schülerdeklamationen, Versammlungen und Aufführungen kleiner Dramen.[17] Im November 1883 nahm die Schule an der großen Lutherfeier[18] teil; es wurden öffentliche Vorträge gehalten, die Schüler und Lehrer zogen hinter einer Anstaltsfahne her zu einem Festgottesdienst in die Marienkirche; danach fand eine Schulfeier statt, anläßlich derer eine Lutherbüste aufgestellt wurde.[19]

Die meisten Schüler waren also evangelisch; neben sehr wenigen katholischen Schülern waren jedoch bis zu einem Drittel jüdisch. Von insgesamt 1847 Schülern zwischen 1877 und 1902 machten nur 353 das Abitur; davon waren 224 evangelisch, 5 katholisch und 119 jüdisch. Die meisten der Abiturienten studierten, im Gegensatz zu den Absolventen der Sophienrealschule, Medizin oder Jura; unter den 100 Medizinern waren 54 % Juden. Die Väter von mehr als einem Drittel der Abiturienten und von 48 % derjenigen, die Medizin studieren wollten, waren Kaufleute; wesentlich weniger waren Beamte ohne höhere Bildung oder Gewerbetreibende; übrige Berufe fielen zahlenmäßig kaum ins Gewicht.[20]

Auch Jacobsohn-Lasks Vater war ein kleiner Kaufmann. Jacobsohn-Lasks Schulbiographie und Studienwahl ist damit typisches Beispiel für die Sozialisationsgeschichte der aus der Provinz Posen eingewanderten jüdischen Handwerkers- und Kaufmannsfamilien, die ihren Kindern eine gute Schulbildung und ein gesellschaftlich anerkanntes Studium ermöglichen wollten. Jacobsohn-Lask hätte seine Reifeprüfung auch auf der Sophienrealschule ablegen können, aber er wechselte auf ein Gymnasium mit deutlich anspruchsvollerem Lehrplan und qualifiziertem Abschluß, wo er außerdem einer von sehr vielen jüdischen Schülern war, die zum großen Teil wie er Medizin studieren wollten. Eine streng religiöse Erziehung spielte in Jacobsohn-Lasks eher liberalem Elternhaus wohl keine Rolle.[21] Vermutlich war der Wunsch nach einer anerkannten Schulbildung wichtiger. Das Königstädtische Gymnasium war allerdings nicht das einzige, das von so vielen jüdischen Schülern besucht wurde; auch im renommierten Gymnasium zum Grauen Kloster, dem ältesten Gymnasium der Stadt, waren in

---

[15] Vgl. Möller Geschichte S. 13.

[16] Schlacht bei Sedan am 1. Sept. 1870, während d. dtsch.-frz. Krieges; Kapitulation d. frz. Armee Mac Mahon u. Gefangennahme Napoleons III.

[17] Vgl. Möller Geschichte S. 12.

[18] Hiermit ist wahrscheinlich die Feier des 400. Geburtstages des Reformators Martin Luther gemeint.

[19] Vgl. Möller Geschichte S. 5.

[20] Vgl. Möller Geschichte S. 48-50.

[21] Persönl. Mitteilung Mira Lasks v. 16. 2. 1996.

den letzten dreißig Jahren des 19. Jahrhunderts bis zu einem Drittel der Abiturienten jüdischer Herkunft.[22]

1.2 Berliner Medizinstudent

1.2.1 Studium und Promotion

Im Oktober 1884 begann Louis Jacobsohn-Lask mit dem Medizinstudium an der Berliner Friedrich-Wilhelms-Universität. Am 30. 10. 1886 bestand er das Physikum, im Juli 1888 das Tentamen medicum und Examen rigorosum.

Einer seiner wichtigsten Lehrer war Wilhelm v. Waldeyer (-Hartz), der erst 1883 als o. Professor für Anatomie aus Straßburg nach Berlin gekommen war. Waldeyer interessierte sich besonders für Entwicklungsgeschichte und für die Anatomie des Nervensystems; später sollte Jacobsohn-Lask einer seiner Assistenten werden. Physiologie hörte Jacobsohn-Lask u.a. bei dem berühmten Emil Du Bois-Reymond seit 1858 Professor in Berlin, der sich vor allem mit der Nerven- und Muskelphysiologie beschäftigte. Auch Rudolf Virchow der berühmte Begründer der Zellularpathologie, war Jacobsohn-Lasks Lehrer für Pathologie und Anthropologie. Er trat außerdem für medizinische Reformen in der Gesundheitsfürsorge ein und war als liberaler Politiker im preußischen Landtag und im Reichstag vertreten. Hygiene hörte Jacobsohn-Lask bei Robert Koch, der wenige Jahre zuvor nach seinen Forschungen zum Milzbrand ans Kaiserliche Gesundheitsamt berufen worden war und dort den Erreger der Tuberkulose entdeckt hatte. Der Lehrstuhl und das Institut für Hygiene in Berlin wurden erst 1885 neu eingerichtet.

Diejenigen klinischen Fächer, auf die im Studium Ende des 19. Jahrhunderts mit Abstand der größte Wert gelegt wurde, waren Innere Medizin, Chirurgie sowie Gynäkologie und Geburtshilfe. Neurologie und Psychiatrie beispielsweise waren als klinische Randgebiete weder Prüfungsgegenstand, noch bestand eine Anwesenheitspflicht bei den Vorlesungen. Dies wurde erst 1906 durch die Einführung einer neuen Prüfungsordnung für das medizinische Staatsexamen grundlegend geändert.[23]

Im Rahmen des Studiums der Inneren Medizin besuchte Jacobsohn-Lask Vorlesungen und Kurse von Carl Gerhardt, Ernst von Leyden, Oskar Fräntzel, Ludwig Lewinski und Friedrich von Müller. Gerhardt, auch Kinderarzt und Spezialist für Laryngologie, kam 1885 aus Würzburg nach Berlin und leitete die II.

---

[22] Vgl. Jahresbericht 1882 d. Berlinischen Gymnasiums zum Grauen Kloster.

[23] Vgl. Neumärker Bonhoeffer (1990) S. 22.

Medizinische Klinik der Charité. Er brachte seinen Schuler Muller mit, der erst Assistent und später Oberarzt an seiner Klinik wurde, sich 1888 habilitierte und vor allem auf dem Gebiet der Stoffwechsellehre forschte. Leyden, seit 1876 Leiter der I. Medizinischen Klinik der Charité, arbeitete zu Herz- und Nierenkrankheiten sowie zur Ernährung und interessierte sich besonders für die Krankheiten des Rückenmarks. Fräntzel, seit 1875 a. o. Prof., hatte sich auf dem Gebiet der physikalischen Untersuchungsmethoden spezialisiert.

Chirurgie hörte Jacobsohn-Lask bei Ernst v. Bergmann, Heinrich Adolf (v.) Bardeleben, Fritz Gustav v. Bramann, Ernst Georg Küster und Julius Wolff Bardeleben hatte sich als Generalarzt der Armee besondere Verdienste im Militärmedizinalwesen und in der Weiterentwicklung der antiseptischen Wundbehandlung erworben. V. Bergmann war ebenfalls einer der Mitbegründer der Asepsis in der Chirurgie und außerdem Vorreiter auf dem Gebiet der Hirnchirurgie. Dieses Interesse wurde von seinem Schüler und Assistenten Bramann fortgeführt, der 1884 an die Klinik v. Bergmanns kam, sich dort 1888 habilitierte und als Neuerung in der Hirnchirurgie den nach ihm benannten Balkenstich einführte. Wolff war einer der Begründer der orthopädischen Chirurgie. Vorlesungen und Kurse für Gynäkologie und Geburtshilfe besuchte Jacobsohn-Lask bei Adolf Ludwig Gusserow, Leopold Landau, Robert Michael Olshausen und Theodor Aloys Wyder.

Als Lehrer der kleineren klinischen Fächer erwähnt Jacobsohn-Lask für Augenheilkunde Karl Schweigger, für Psychiatrie und Neurologie Carl Westphal und dessen Schüler und Assistenten Hermann Oppenheim. Westphal, 1861 für Psychiatrie habilitiert, war 1869 als Nachfolger Wilhelm Griesingers a. o. Prof. und Direktor der Klinik für Nerven- und Geisteskranke der Charité geworden und seit 1874 o. Professor. Er interessierte sich besonders für die Verbindungen zwischen den Bereichen Neurologie und Psychiatrie, nahm Erreger als Ursache für die meisten psychiatrischen Krankheiten an, forschte über Nervenpathologie und Krankheiten des Rückenmarks und galt als sehr beliebter klinischer Lehrer. Sein Schüler Oppenheim, seit 1883 Assistent in seiner Klinik, habilitierte sich 1886 für Neurologie und lehrte als Privatdozent. Er beschäftigte sich mit vielen Gebieten in der Neurologie und gründete 1891 eine bald sehr bekannte Privatpoliklinik, in der er, allerdings nach Jacobsohn-Lasks Studienzeit, zahlreiche Schüler ausbildete. Oppenheim schrieb 1894 eines der anerkanntesten Lehrbücher der Neurologie, das auch nach seinem Tod 1919 noch in Neuauflagen erschien und mit dem er der modernen Neurologie zum Durchbruch verhalf.

Bereits während des Studiums besuchte Jacobsohn-Lask also Vorlesungen und Kurse zahlreicher Universitätslehrer, die – wie Wilhelm Waldeyer, Emil Du Bois-Reymond, Ernst von Leyden, Ernst von Bergmann, Carl Westphal und Hermann Oppneheim – eine entscheidende Rolle für die Entwicklung der Neurologie spielten.

Louis Jacobsohn-Lask promovierte am 12. März 1889, im Jahr nach Abschluß seines Studiums, an der Berliner Friedrich-Wilhelms-Universität. Sein Thema war "Beiträge zur Chemie des Sputums und des Eiters". Zu diesem Thema angeregt wurde er von Friedrich Müller, Oberarzt der II. Medizinischen Klinik der Charité unter Carl Gerhardt. Müller, der sich im Jahr zuvor habilitiert hatte und noch 1889 einen Ruf nach Bonn bekam, beschäftigte sich besonders mit der Stoffwechsellehre und forschte zum Eiweißstoffwechsel. Er unterstützte und beriet Jacobsohn-Lask während seiner Arbeit im Laboratorium der II. Medizinischen Klinik und stellte ihm bis dahin unveröffentlichte eigene Untersuchungsergebnisse zum Vergleich zur Verfügung. Einige seiner Untersuchungen führte Jacobsohn-Lask mit von Müller entwickelten Methoden durch. Das zu untersuchende Material bekam er aus Gerhardts Klinik.

Anlaß für seine Doktorarbeit war die Frage, ob man aus dem unterschiedlichen Fettgehalt der Sputa diagnostische Schlüsse ziehen könne und ob es einen Zusammenhang zwischen Fettgehalt und Eiter gebe. Der Fettgehalt des Sputums war bis dahin kaum genauer untersucht worden; lediglich Friedrich Renk, später Hygieniker, hatte in seiner 1875 in München erschienenen Dissertation "Über die Mengen des Auswurfes bei den verschiedenen Erkrankungen der Respirationsorgane" auch hierzu einige Untersuchungen angestellt, deren Ergebnisse von Jacobsohn-Lask zum Teil bestätigt werden konnten. Jacobsohn-Lask extrahierte verschiedene Sputa mit Aether und ermittelte dann nach Verdunstung des Aethers aus dem trockenen Rückstand die einzelnen Bestandteile. Er untersuchte Sputum von Patienten mit Bronchitis acuta und chronica, Pneumonie, Lungenödem, Bronchitis foetida, Phthisis pulmonum und florida (Lungentuberkulose) sowie Lungenempyem. Je mehr Eiter das Sputum enthielt und je älter die Zellen waren - z. B. bei foetider Bronchitis mit Bronchiektasen, in denen sich das Sputum mit "fettig degenerierten Eiterkörperchen" sammeln konnte - desto mehr Fett konnte Jacobsohn-Lask nachweisen.[24] Er untersuchte daraufhin noch einige Eiterproben von Patienten mit akuter Phlegmone oder chronisch-entzündlichen Krankheiten. Es ergab sich, daß in dem Eiter aus chronischen Prozessen mehr Fett enthalten war als in "jungen Eiterzellen" und daß insgesamt der Eiter wesentlich mehr Fett enthielt als das Sputum, selbst wenn es sich um sehr eitriges Sputum handelte. Als Hauptthese seiner Dissertation konnte Jacobsohn-Lask also formulieren, daß "der Fettgehalt des Sputums ausschließlich an die Anwesenheit der Eiterkörperchen in demselben gebunden" sei und außerdem noch vom Alter der Eiterkörperchen abhänge.[25]

Im zweiten Teil seiner Arbeit beschäftigte sich Jacobsohn-Lask mit den besonderen Krankheitserscheinungen eines Patienten mit foetider Bronchitis. Dieser Patient hatte eine passagere periphere Neuritis beidseits im Peronaeusgebiet,

---

[24] Vgl. Jacobsohn (-Lask) (1) Beiträge S. 11.
[25] Vgl. Jacobsohn (-Lask) (1) Beiträge S. 22.

rheumatische Veränderungen verschiedener Gelenke sowie häufige schwere Kopfschmerzen mit Benommensein gezeigt. Müller hatte daraufhin den Verdacht, das eitrige Sputum könnte giftige organische Stoffe enthalten, die toxisch auf den Organismus wirken würden. Er übertrug die Untersuchungen Jacobsohn-Lask, der sie in seine Dissertation mit aufnahm.

Jacobsohn-Lask sammelte mehrere Liter eitrigen Sputums und stellte daraus einen Extrakt her, den er auf seine Giftigkeit untersuchte, indem er ihn in unterschiedlichen Dosierungen Mäusen, Ratten und Kaninchen injizierte. Dabei ergab sich, daß nicht nur das Sputum bei foetider Bronchitis, sondern auch bei Phthisis pulmonum und zersetzter Eiter selbst giftig zu sein schienen. Er schrieb die giftige Wirkung daraufhin organischen Stoffen des zersetzten Eiters zu; allerdings waren in seinen Untersuchungsergebnissen die Sputumextrakte giftiger als Extrakte reinen Eiters. Er nahm an, das Gift müsse in geringer Konzenration "in jedem Eiter vorhanden" sein[26], konnte aber eine endgültige Lösung des Problems noch nicht finden und forderte weitere Untersuchungen zu diesem Thema.[27]

Während der Arbeit an seiner Dissertation lernte Jacobsohn-Lask wichtige Methoden der Laborarbeit und übte sich im genauen Beobachten und Beschreiben seiner Ergebnisse. Sein Lehrer Friedrich Müller, der auf dem Gebiet der Eiweißforschung viele solcher Methoden entwickelt hatte, sollte später noch sehr bekannt werden. Der Medizinhistoriker Henry, ein späterer Schüler Müllers, beschreibt den "schwerblütigen Bayern" als "hervorragenden Lehrer", der "lebendige Vorlesungen" hielt und dessen pädagogisches Talent schon früh von Carl Gerhardt erkannt worden war.[28] Jacobsohn-Lasks Zeit im Laboratorium der II. Medizinischen Klinik der Charité war eine Basis für sein weiteres Berufsleben als Arzt und Forscher, während dessen er fast immer klinische Beobachtungen mit Untersuchungen im Labor verband. Hierbei sollten später allerdings Anatomie und Histologie eine weitaus größere Rolle spielen als die experimentelle Forschung. Jacobsohn-Lask blieb außerdem nicht in der inneren Medizin, sondern wandte sich der Neurologie zu, für die bereits das Studium sein besonderes Interesse geweckt hatte.

---

26 Jacobsohn (-Lask) (1) Beiträge S. 31.

27 Vgl. Jacobsohn (-Lask) (1) Beiträge S. 30.

28 Vgl. Sigerist Ärzte S. 411-413.

1.3 Lehrjahre: von Neurologie und Neuronen

1.3.1 Emanuel Mendel: Verbindung von Neurologie und Neuroanatomie

Nach Ende seines Studiums trat Louis Jacobsohn-Lask bereits 1889 in die Berliner Medizinische Gesellschaft ein, in der der Berliner Nervenarzt Emanuel Mendel eines der führenden Mitglieder war. Nachdem er einige Monate als praktischer Arzt gearbeitet hatte, nahm Jacobsohn-Lask 1890 eine Assistentenstelle in der privaten Poliklinik und im Laboratorium Mendels in der Dorotheenstraße an. Diese Poliklinik galt nach den Patientenzahlen jahrelang als größte Poliklinik Deutschlands; im angeschlossenen Laboratorium wurde die klinische Erfahrung mit anatomischen Forschungen verbunden.

Emanuel Mendel, am 28.10.1839 als Sohn eines jüdischen Kaufmanns in Bunzlau/Schlesien geboren, hatte in Breslau und Berlin studiert und 1860 promoviert. Danach hatte er Studienreisen nach Wien, England, Frankreich und Italien unternommen, einige Zeit als Militärarzt gearbeitet und schließlich eine Pankower Landarztpraxis übernommen. In seiner Freizeit beschäftigte er sich mit seinen eigentlichen Interessen, der Neurologie und der Psychiatrie, und hospitierte bei Rudolf Virchow und Wilhelm Griesinger.[29] 1868 gründete er in Pankow eine private Nervenheilanstalt, ohne jemals selbst Assistent einer Klinik gewesen zu sein. 1871 habilitierte er sich an der Berliner Universität für Psychiatrie und erhielt 1884 eine außerordentliche Professur. Bereits 1883 hatte Mendel in der Dorotheenstr. 5 ein Laboratorium und in der Dorotheenstr. 8 eine dazugehörige private Poliklinik eröffnet. Seine Vorlesungen, in denen er wissenschaftliche Theorien mit seinen langjährigen praktischen Erfahrungen verband, waren sehr beliebt; außerdem galt er als international geschätzter Konsiliarius. Seine Pankower Privatanstalt verkaufte er 1893 an den Psychiater Gustav Scholinus.[30]

Mendel vertrat die Einheit von Psychiatrie und Neurologie. Er legte größten Wert auf genaue klinische Beobachtung, arbeitete mit naturwissenschaftlichen Methoden und trat rein theoretischen Spekulationen entschieden entgegen.[31] Alfred Grotjahn beschreibt in seinen Erinnerungen, die neurologischen Patienten seien immer sehr sorgfältig untersucht worden, die Neurosen hingegen habe man vernachlässigt. Er habe bei Oskar Vogt Kurse über Hypnose gehört, die "bei Mendel sehr verachtet" worden sei.[32]

---

[29] Vgl. Holdorff Polikliniken S. 130.
[30] Vgl. Fleckner Mendel S. 12.
[31] Vgl. Stürzbecher Mendel S. 39 u. Fischer Lexikon S. 1021.
[32] Grotjahn Erlebtes S. 86.

Über viele Jahre sammelte Mendel 300 Fälle von progressiver Paralyse[33], führte dazu 60 Sektionen durch und veröffentlichte 1880 eine vielbeachtete und umstrittene Monographie über die "Progressive Paralyse der Irren". Er vertrat die These, daß die Syphilis bei der Entstehung der Krankheit eine Rolle spiele. Nach Theodor Ziehen war es damals "unerhört", daß man klinische Monographien über Psychosen schrieb. Eine weitere Monographie veröffentlichte Mendel 1881 über die Manie. Auch mit der forensischen Psychiatrie setzte er sich auseinander, trat für klare Definitionen ein und "räumte mit metaphysischen Kant'schen Begriffen wie ‚Willensfreiheit' auf".[34]

Auf den Gebieten der Neuroanatomie und Hirnpathologie veröffentlichte Mendel keine größeren Werke, galt aber als besonders guter Didakt und verband seine Forschungen stets mit seinen klinischen Erfahrungen; ohne anatomische Kenntnisse könne der somatisch orientierte Nervenarzt nicht bestehen.[35]

1882 gründete Mendel das "Neurologische Centralblatt", um einen umfassenden Überblick über die immer umfangreichere internationale neurologische Fachliteratur zu geben. Gleichzeitig wurde das Blatt Organ der Berliner Gesellschaft für Psychiatrie und Nervenkrankheiten. Es existierte bis 1996 unter dem Namen "Zentralblatt Neurologie Psychiatrie", das Erscheinen wurde dann eingestellt.[36]

Nicht nur in der Standespolitik als Vorsitzender des Ärztlichen Vereins Pankow und Mitglied der Berliner Ärztekammer, sondern auch in der Parteipolitik war Mendel aktiv. Als Abgeordneter der Deutschen Fortschrittspartei[37] war

---

[33] Folgekrankheit der Syphilis.

[34] Vgl. Ziehen Andenken S. 643.

[35] Vgl. Fleckner Mendel S. 59. Theodor Ziehen würdigte in seiner Gedenkrede vom 8. Juli 1907 Mendels besondere Fähigkeit als neuroanatomischer Lehrer:
„Meynert hatte schon ein geniales Bild des Hirnbaues gegeben, aber in fast hieroglyphischer Dunkelheit. Wernicke hatte einen breiten klaren Weg in dies unbekannte Gebiet gebrochen. Aber wenn auch ein Weg gebahnt war, vielen fehlte doch der Führer. Mendel hat in seinen Vorlesungen über Hirnanatomie unzählige junge Forscher auf den Weg der Hirnanatomie geführt. ... Mit welch wunderbarer Klarheit und Anschaulichkeit hat er diese verwickelten Tatsachen vorgetragen! Ohne wohlfeiles Prunken mit gelehrten Einzelheiten wußte er das Wesentliche klar und interessant darzustellen und durch Demonstrationen auch den bequemsten Zuhörer zum Mitarbeiten zu zwingen"
(Ziehen Andenken S. 645).

[36] Das Blatt hieß bis 1921 "Neurologisches Zentralblatt" (od. Centralblatt), 1921–1982 "Zentralblatt für die gesamte Neurologie und Psychiatrie", 1982–1996 "Zentralblatt Neurologie Psychiatrie".

[37] Die Deutsche Fortschrittspartei wurde 1861 im preuß. Abgeordnetenhaus aus d. linken Flügel d. altlib. "Fraktion Vincke" (Hoverbeck, Forckenbeck) u. aus den radikalen Demokraten von 1848 (Waldeck, Jacoby, Schultze-Delitzsch) gebildet. Sie erstrebte Demokratie u. Parlamentarismus f. Preußen u. d. Einigung Dtschlds. unter d. preuß. Zentralgewalt u. bekämpfte bis 1866 Bismarck im Verfassungskonflikt. Die Partei spaltete sich 1866. Der rechte Flügel

er Mitglied des Kreistags von Niederbarnim, des Brandenburgischen Provinziallandtags und von 1877 bis 1881 Reichstagsabgeordneter für den Wahlkreis Potsdam.[38]

In seinem Nachruf vor der Berliner Gesellschaft für Psychiatrie und Nervenkrankheiten im Juli 1907 charakterisierte der Psychiater Theodor Ziehen, zu jener Zeit Inhaber des Lehrstuhls für Psychiatrie an der Charité, Mendel als "gemütvolle, gefühlswarme Persönlichkeit". Sein "Forschen und Arbeiten" sei "von Gefühlstönen der Begeisterung, Freundschaft, Frohsinn begleitet" worden.[39]

Trotz seiner Qualifikation und Berühmtheit bekam Mendel, aus jüdischem Elternhaus stammend, zeitlebens kein Ordinariat. Im Vorfeld der Hundertjahrfeier der Berliner Universität 1910 lebte die öffentliche Diskussion um das Thema "Judentum und Wissenschaft" auf; in dem Artikel eines Dr. H. L.[40] im Berliner Börsen-Courier, der sich gegen die "systematische Zurücksetzung der deutschen Staatsbürger jüdischen Glaubens" wendet, wird auch Mendel ausdrücklich erwähnt:

> *"Es ist viel zu wenig bekannt, daß selbst so ausgezeichnete Gelehrte wie Hermann Senator, Emanuel Mendel, der Psychiater Hermann Oppenheim, der Physiologe Hermann Munk, ja selbst ein Mann wie Paul Ehrlich ... den natürlichen Höhepunkt der Universitätslaufbahn, eben das Ordinariat, nie erreichen konnten." Die "Furcht, den Lehrkörper der Universität durch das Judentum zu infizieren, ist bei weitem größer als die vor der Cholera."*[41]

Während der vier ersten Jahre, in denen Louis Jacobsohn-Lask in der Poliklinik und im Laboratorium Emanuel Mendels arbeitete, veröffentlichte er zwei Originalmitteilungen im Neurologischen Centralblatt und hielt vier Vorträge vor der Berliner Gesellschaft für Psychiatrie und Nervenkrankheiten, in die er 1890 eintrat. Die erste Originalmitteilung erschien bereits 1891; es war eine pathologisch-anatomische Untersuchung über die "partielle Doppelbildung des Rükkenmarks". Der zweite Beitrag, ebenfalls Ergebnis einer anatomischen Untersuchung über die "Lage der Pyramidenvorderstrangfasern", war der Abdruck eines seiner Vorträge, die er alle im Jahr 1895 hielt. In den übrigen Vorträgen aus demselben Jahr ging es um klinische Fälle, die Jacobsohn-Lask auch im Labor überprüft hatte. Es waren Arbeiten zur Arteriosklerose, zur Diphtherie mit zerebraler Hemiplegie und, zusammen mit B. Jamane, einem Arzt aus Tokio, zu anatomischen Veränderungen im Zentralnervensystem bei Tumoren der hinteren

---

unter Forckenbeck wurde Kern d. Nationallib. Partei, danach sank die parlamentar. Bedeutung d. Partei, die unter Eugen Richter meist in heftigem Gegensatz zu Bismarck stand. 1884 ging sie in der Deutschfreisinnigen Partei auf. Vgl. Seeber Fortschrittspartei S. 623-648.

[38] Vgl. Stürzbecher Mendel S. 39.

[39] Ziehen Andenken S. 646.

[40] Vermutlich Hugo Liepmann, Berliner Nervenarzt und enger Freund Mendels.

[41] Berliner Börsen-Courier 1910, No. 149 v. 08.09.

Schädelgrube. Dieser letzte Vortrag wurde ausführlich ausgearbeitet und erschien zwei Jahre später unter beider Namen als hundertseitiger Beitrag im „Archiv für Psychiatrie und Nervenkrankheiten".[42]

Die pathologisch-anatomische Forschung als wissenschaftliche Tätigkeit, die Jacobsohn-Lask im Laboratorium Mendels in Verbindung mit klinischen Beobachtungen erlernt hatte, reizte ihn besonders. Um seine Methoden zu vervollkommnen und sich auf diesem Gebiet weiterentwickeln zu können, entschloß sich Jacobsohn-Lask 1894, als wissenschaftlicher Mitarbeiter in das I. Anatomische Institut der Berliner Universität unter Wilhelm Waldeyer einzutreten. Mit Mendel blieb er jedoch in enger Verbindung. Nach zehn Jahren Assistenten- und Forschungstätigkeit bei Waldeyer kehrte Jacobsohn-Lask 1904 in Mendels Laboratorium für normale und pathologische Anatomie des Nervensystems zurück und wurde dort sein enger Mitarbeiter; in den letzten Jahren bis zum Tod Mendels 1907 vertrat er seinen häufig erkrankten Lehrer auch bei dessen hirnanatomischen Vorlesungen. Nach Mendels Tod übernahm Jacobsohn-Lask kommissarisch die Leitung des Laboratoriums.

Emanuel Mendel kann wohl als der für Jacobsohn-Lask einflußreichste Lehrer angesehen werden. Jacobsohn-Lask lernte bei ihm, stets klinische Beobachtung mit anatomischer Forschung zu verbinden. Noch intensiver als Mendel widmete er sich später der Neuroanatomie. Auch in ihrer Herkunfts- und Sozialisationsgeschichte hatten beide einiges gemeinsam, entstammten sie doch jüdischen Kaufmannsfamilien und waren aufgrund ihrer jüdischen Herkunft in ihren beruflichen Karrieremöglichkeiten erheblich eingeschränkt. In Mendels Laboratorium entstanden die wichtigsten Freundschaften Jacobsohn-Lasks.

1.3.2 Wilhelm Waldeyer: neuroanatomische Grundlagenforschung

Heinrich Wilhelm Gottfried Waldeyer wurde 1836 bei Braunschweig geboren. Er hatte zunächst Naturwissenschaften und Mathematik in Göttingen studiert und war dort unter dem Einfluß des Anatomen Jacob Henle zur Medizin übergewechselt. Er setzte sein Studium in Greifswald und Berlin fort, wo er 1861 promovierte. Seine Lehrjahre verbrachte er bei den Physiologen Wilhelm von Wittich in Königsberg und Rudolf Heidenhain in Breslau. Dort habilitierte er sich 1864 für Anatomie und Physiologie und wurde schon ein Jahr später a. o. Professor. 1867 bekam er das Ordinariat für pathologische Anatomie, ging 1872 nach Straßburg und 1883 nach Berlin, wo er bis 1917 dem Anatomischen Institut vorstand.[43] Unter Waldeyer wurde das Anatomische Institut ausgebaut und

---

[42] Vgl. Jacobsohn (-Lask) u. Jamane (12) Pathologie S. 80-181.
[43] Vgl. Fischer Lexikon S. 1635.

räumlich erweitert, es erhielt einen großen Hörsaal mit 450 Plätzen und neue Präpariersäle im Obergeschoß.[44]

1887 wurde das Anatomisch-biologische Institut als 2. Anatomisches Institut der Berliner Universität gegründet. Es wurde ein zweiter anatomischer Lehrstuhl geschaffen, den Oscar Hertwig erhielt. Hertwig las in den ersten Jahren im Hauptgebäude der Universität, bevor er 1890 ein eigenes Institut erhielt, das in den folgenden Jahren erweitert wurde.[45] Während Waldeyer in den ersten Jahren seiner Lehrtätigkeit in Berlin die Vorlesungen zur vergleichenden Anatomie den Zoologen überlassen hatte, übernahm nun Hertwig dieses Gebiet und las außerdem Histologie und Entwicklungsgeschichte. Mikroskopische Übungen wurden von beiden Professoren angeboten.[46] Geheimrat Wilhelm von Waldeyer-Hartz starb, hochgeehrt, im Januar 1921.[47]

Waldeyer gab zusammenfassende Darstellungen der Anatomie und Entwicklungsgeschichte und beschäftigte sich auch intensiv mit der Didaktik in der Anatomie. Er galt als "Könner seines Faches", seine "Präparierkunst war unumstritten", seine Vorlesungen "glänzend instruktiv".[48] Er richtete eine photographische Abteilung „mit einem der ersten mikrophotographischen Apparate" sowie einem Gerät für Mikroprojektion im Hörsaal ein.[49] Jacobsohn-Lask hatte sich also einen der besten und bekanntesten Anatomen Deutschlands als Lehrer gesucht und verfolgte damit geradlinig sein Ziel, sich hauptsächlich der Wissenschaft zuzuwenden. Bei Waldeyer und Mendel erwarb er sich die Basis für seine späteren Forschungen auf dem Gebiet der Neuroanatomie. Auffällig ist, daß Jacobsohn-Lask trotz seines besonders großen Interesses für vergleichende Anatomie und Entwicklungsgeschichte nicht bei Oscar Hertwig arbeitete, der mehr auf diesem Gebiet lehrte als Waldeyer. Der Grund hierfür mag darin gelegen haben, daß sich Hertwig eher mit der Entwicklungs- und Vererbungslehre beschäftigte, ein Schwerpunkt Waldeyers aber die Erforschung des Nervensystems war. Ob auch Rivalitäten zwischen beiden Instituten möglicherweise eine Rolle spielten, kann nicht belegt werden.

Während der insgesamt zehn Jahre, in denen Jacobsohn-Lask im Institut Waldeyers arbeitete, veröffentlichte er seine Forschungsergebnisse in Vorträgen und zahlreichen Schriften. Vor der Berliner Gesellschaft für Psychiatrie und Nervenkrankheiten hielt er zwischen 1897 und 1904 beinahe jährlich einen Vortrag über fast ausschließlich neuroanatomische Themen; zum Teil standen

---

[44] Vgl. Waldeyer Geschichte S. 520.

[45] Dieses Haus wurde später nach ihm benannt und ist heute das Hertwig-Haus der Anatomie der Berliner Humboldt-Universität.

[46] Vgl. Waldeyer Geschichte S. 529.

[47] Wegen seiner Verdienste wurde er 1916 geadelt.

[48] Neumärker Bonhoeffer (1990) S. 118.

[49] Vgl. Lerner Waldeyer-Hartz S. 458.

sie mit klinischen Fällen in Verbindung, die meisten waren aber eher größer angelegte Untersuchungen zu bestimmten anatomischen oder pathologischen Fragestellungen, wie zum Beispiel 1898 die Überprüfung der Neurontheorie[50] oder 1904 die ausführliche Darstellung der bogenförmigen Rückenmarksfasern,[51] welche dann 1905 auch als Originalmitteilung im Neurologischen Centralblatt abgedruckt wurde. 1896 und 1897 erschienen zwei weitere Originalmitteilungen von Jacobsohn-Lask im Neurologischen Centralblatt, eine klinisch-anatomische[52] und eine pathologische Untersuchung.[53]

Vor dem Verein für Innere Medizin, dem er seit 1898 angehörte, hielt Jacobsohn-Lask 1899[54] und 1900[55] zwei Vorträge über klinisch-anatomische Untersuchungen. 1898 erschien eine weitere kleine klinisch-anatomische Arbeit in der Deutschen Medizinischen Wochenschrift[56] und 1901 eine diesmal eher klinisch orientierte Stellungnahme zur "Pathogenese und Therapie der Tabes" in der Berliner Klinik.[57]

Weit wichtiger und bestimmender sowohl für die Jahre bei Waldeyer als auch für seine spätere Arbeit war jedoch 1899 die Veröffentlichung eines "Handbuchs der Anatomie und vergleichenden Anatomie des Centralnervensystems der Säugetiere" zusammen mit dem Warschauer Neurologen Edward Flatau, den Jacobsohn-Lask schon bei Mendel kennengelernt und der ebenfalls als wissenschaftlicher Mitarbeiter in Waldeyers Laboratorium gewechselt hatte. Die Idee zu diesem Handbuch war bereits 1894 entstanden. Sämtliche Untersuchungen führten Jacobsohn-Lask und Flatau im Labor des I. Anatomischen Instituts durch. Besonderen Dank sprachen sie ihrem "verehrten Lehrer" Wilhelm Waldeyer aus, dem sie das Handbuch widmeten. Er hatte sie während ihrer Arbeit beraten und ihnen neben den Räumlichkeiten einige seltene Gehirnexemplare zur Verfügung gestellt.[58]

---

50 Vgl. Jacobsohn (-Lask) (14) Gesetzmäßigkeit S. 1106 f. Der Begriff „Neuron" war wenige Jahre zuvor 1891 von seinem Lehrer Waldeyer geschaffen worden und bezeichnet eine Nervenzelle mit ihrem Körper und ihren Fortsätzen als Einheit. Er ist heute noch gültig; auf die für die Neurowissenschaften wichtige Entstehungsgeschichte des Begriffes wird im II. Teil der Arbeit ausführlich eingegangen.

51 Die Vorträge in der BGPN zu diesem Thema hielt Jacobsohn-Lask am 14.03. und 07.11.1904; sie wurden im Neurol. Zbl. 23 (1904) S. 331 und S. 1117 als Referate von den Sitzungen abgedruckt.

52 Vgl. Jacobsohn (-Lask) (6) Fall Läsion S. 194-198 (1896).

53 Vgl. Jacobsohn (-Lask) (11) Aussehen S. 946-948 (1897).

54 Vgl. Jacobsohn (-Lask) (15) Veränderungen Rückenmark S. 228-253 (1898).

55 Vgl. Jacobsohn (-Lask) (17) Demonstration (1900).

56 Vgl. Jacobsohn (-Lask) (13) Fall Hemicranie S. 107-109 (1898).

57 Vgl. Jacobsohn (-Lask) (18) Stand (1901).

58 Vgl. Flatau u. Jacobsohn (-Lask) (16) Handbuch S. X.

Waldeyer selbst schrieb das Geleitwort zu dem insgesamt 578 Seiten umfassenden Handbuch. Er bezeichnete es als "sehr wertvollen Zuwachs der neurologischen Literatur". Vor allem hob er die "gründliche und ernste" Arbeitsweise der beiden Autoren, seiner Schüler, hervor und betonte ihre Selbständigkeit als neuroanatomische Wissenschaftler.[59]

Jacobsohn-Lasks verehrtem Lehrer Waldeyer wurde 1911 zu seinem 50jährigen Doktorjubiläum eine fast achthundertseitige Festschrift gewidmet. Sie erschien im Rahmen der von Oscar Hertwig und Wilhelm Waldeyer selbst herausgegebenen Fachzeitschrift "Archiv für mikroskopische Anatomie" in Jena. Unter den insgesamt 22 Autoren dieser Festschrift, die alle unterschiedliche anatomische Beiträge lieferten, waren auch seine Schüler Louis Jacobsohn-Lask, der über die Gruppierung der Nervenzellen im Fischrückenmark schrieb,[60] und Edward Flatau, inzwischen Neurologe am jüdischen Krankenhaus in Warschau, mit einem Beitrag über die multiple Sklerose.[61]

Jacobsohn-Lask hatte sich also bereits während seiner Lehrjahre bei Waldeyer und Mendel in der Fachwelt einen Ruf als eigenständiger Neuroanatom vor allem auf dem Gebiet der vergleichenden Anatomie des Nervensystems erworben. Beide Lehrer hatten mit ihrer individuellen Herangehensweise an neuroanatomische Fragestellungen Jacobsohn-Lasks Arbeitsweise geprägt: Mendel war vor allem die stetige Verbindung zwischen Anatomie und Klinik wichtig, bei Waldeyer lernte er präzise anatomische Arbeitstechniken und gewann so das Rüstzeug für seine eigenen Forschungen. Wie sich seine Forschungstätigkeit entwickelte und welchen Stand er im Kreis der Berliner Neurologen und Neuroanatomen einnahm, wird Gegenstand der folgenden Kapitel sein.

1.3.3 Freundschaften aus der Lehrzeit: erster Blick nach Ost und West

Während seiner Lehrjahre in den international bekannten Laboratorien von Mendel und Waldeyer lernte Jacobsohn-Lask zahlreiche deutsche und internationale Wissenschaftler kennen. Mit einigen von ihnen blieb er beruflich und auch privat noch viele Jahre in Kontakt. Diejenigen, die hierunter am wichtigsten erschienen, sollen im Folgenden kurz dargestellt werden. Herausragende Bedeutung dabei hat der Warschauer Neurologe Edward Flatau.

---

[59] Flatau u. Jacobsohn (-Lask) (16) Handbuch S. V.

[60] Vgl. Jacobsohn (-Lask) (44) Gruppierung S. 506-528.

[61] Vgl. Flatau/Koelichen Sklerose S. 103-143.

Edward Flatau

Edward Flatau und Louis Jacobsohn-Lask lernten sich vermutlich 1893 im Laboratorium Emanuel Mendels kennen. Flatau wurde am 27.12.1869 im polnischen Plock in einer jüdischen Familie geboren. 1886 begann er mit seinem Studium in Moskau, hier wurde er besonders beeinflußt durch den Psychiater Sergej Sergejewitsch Korsakow und den Neurologen Alexej Jakowlewitsch Koschewnikow. Nach seinem Studienabschluß 1892 kam er 1893 nach Berlin, wo er bei Emanuel Mendel, Wilhelm Waldeyer, den Internisten Alfred Goldscheider und Ernst Viktor von Leyden sowie dem Neurologen Hermann Oppenheim bis 1899 seine Ausbildung fortsetzte.

Mit Jacobsohn-Lask teilte Flatau das Interesse für die Neuroanatomie. Schon 1894 publizierte er den „Atlas des menschlichen Gehirns und des Faserverlaufs“, der in Deutsch, Englisch, Französisch, Russisch und 1896 in Polnisch erschien. Er stellte 1897 das „Gesetz der exzentrischen Lagerung der langen Bahnen“ auf, das auch Thema seiner Promotion 1899 in Moskau war, und arbeitete insbesondere über die Pyramidenbahn, Tumoren des Rückenmarks, multiple Sklerose, Meningitis und neurologische Erkrankungen bei Tuberkulose. Mit seinem Lehrer Alfred Goldscheider veröffentlichte er 1898 die "Normale und pathologische Anatomie der Nervenzellen", eine Arbeit über die Struktur der Nervenzellen und ihre Veränderung unter mechanischen, thermischen und chemischen Einflüssen: der Charakter der Veränderung gab Aufschluß über die Art der Einflüsse. Er verteidigte die Neurontheorie, für die er sich seit 1895 besonders interessierte.

Einen Ruf auf den neurologischen Lehrstuhl der Universität Buenos Aires lehnte Flatau ab und kehrte 1899 nach Warschau zurück.[62] Er heiratete die Pianistin Zofia Feigenblatt, 1901 wurde ihre Tochter Anna geboren.[63] Edward Flatau hatte sich inzwischen in seinem Heimatland und in Deutschland bereits einen Namen als Neurologe gemacht und wollte polnische Wissenschaft während und nach der russischen Besetzung reetablieren. In seiner Wohnung richtete er ein privates mikroskopisches Laboratorium ein, arbeitete als Konsiliarius in verschiedenen Warschauer Krankenhäusern und hatte eine große Privatpraxis. 1904 wurde er Leiter der Neurologischen Klinik des Jüdischen Krankenhauses in Warschau und bildete dort zahlreiche Neurologen aus. Er entwarf neurologische Untersuchungsschemata, die er 1915 in Warschau und Berlin veröffentlichte.

---

[62] Vgl. auch Reese Flatau S. 282-85.

[63] Nach einer Mitteilung von Piotr Flatau, dem Enkel Flataus, vom 06.03.2003. Zofia Flatau starb 1941, die Tochter Anna wurde 1943 in Südpolen in der Nähe von Zakopane getötet. Den Kontakt zu Piotr Flatau konnte ich im Frühjahr 2003 über das internet herstellen; im August 2004 lernten wir uns persönlich kennen. Er lebt in den USA; durch die Flucht vor den Nationalsozialisten sind nur noch vereinzelte Erinnerungsstücke seines Vaters erhalten geblieben.

Die Lehre war Flatau sehr wichtig, er förderte seine Studenten und jungen Kollegen intensiv. Er selbst wurde als bescheiden beschrieben; sein Motto war ein Zitat Nothnagels: „Nur ein guter Mensch kann ein guter Arzt sein.“[64]

1911 richtete er in der Warschauer Psychologischen Gesellschaft ein neurologisches Laboratorium ein und wurde 1913 der erste Vorsitzende der Neurobiologischen Abteilung der Warschauer Wissenschaftsgesellschaft, ab 1919 Vorsitzender des Nenski-Instituts für Experimentelle Biologie. Während des Ersten Weltkriegs arbeitete Flatau mit seinem Freund, dem Neurologen Samuel Wulfowitsj Goldflam im Jüdischen Krankenhaus zusammen und teilte sich nach der Trennung von Zofia Flatau auch eine Wohnung mit ihm, bis er die Psychiaterin Helena Landau heiratete. Sein heute noch bekanntestes Buch veröffentlichte er 1912 in einer polnischen und einer deutschen Ausgabe über Migräne.

Flatau beeinflußte die Gründung der polnischen Zeitschriften „Neurologia Polska“ und „Warszawskie Czasopismo Lekarskie“. Er unterstützte die Errichtung der Neurologischen und Psychiatrischen Sektion der Warschauer Medizinischen Gesellschaft. Er galt als polnischer Patriot mit demokratischen Ansichten und ist heute noch einer der berühmtesten polnischen Neurologen, der die neurobiologische und neuropathologische Wissenschaft in seinem Heimatland etablierte.[65]

Im August 1897 reisten Flatau und Jacobsohn-Lask gemeinsam zum XII. Internationalen Medizinischen Kongreß nach Moskau. Flatau hielt dort zusammen mit Goldscheider in Anlehnung an ihre gemeinsame Veröffentlichung einen Vortrag "Ueber die Pathologie der Nervenzellen".[66] Außerdem hatten Flatau und Jacobsohn-Lask eine Ausstellung mit Abbildungen aus der vergleichenden Anatomie des Zentralnervensystems vorbereitet, die im Vorraum des Sektionssaales zu sehen war. Die Abbildungen zeigten Schädel von fast allen Säugetieren, in die das Gehirn topographisch eingezeichnet war, sowie Größenverhältnis, Gestalt und Lage bei einzelnen Tierklassen, makroskopische Zeichnungen der Gehirnoberfläche und mikroskopische Zeichnungen von Faserverlauf, Kern- und Zellformationen. Flatau und Jacobsohn-Lask demonstrierten hier schon einen Teil desjenigen Materials, das sie zwei Jahre später für ihr Handbuch der vergleichenden Anatomie benutzten.

Flatau und Jacobsohn-Lask hatten außerdem die Aufgabe übernommen, im Neurologischen Centralblatt, dem Organ der Berliner Gesellschaft für Psychiatrie und Nervenkrankheiten, über die Vorträge der Sektion für Nerven- und Gei-

---

[64] Vgl. Flatau Flatau S. 1-4 und Reese Flatau S. 282-85.

[65] Vgl. Flatau Flatau S. 1-4.

[66] Goldscheider/Flatau Pathologie S. 913-915.

steskrankheiten des Kongresses, die vom 21. bis zum 25. August stattfanden, zu berichten.[67]

Anläßlich dieses Kongresses lernte Jacobsohn-Lask Flataus Lehrer Lazar Minor, damals noch Privatdozent für Neuropathologie in Moskau, kennen, mit dem ihn später ebenfalls eine lebenslange, nicht nur die beruflichen Interessen betreffende Freundschaft verbinden sollte. Erstes Ergebnis dieses neuen Kontaktes war Minors Mitarbeit am "Jahresbericht über die Leistungen und Fortschritte auf dem Gebiete der Neurologie und Psychiatrie", den Flatau und Jacobsohn-Lask zusammen mit ihrem Lehrer Mendel ab 1898 herausgaben. 1899 veröffentlichten die beiden ein "Handbuch der Anatomie und vergleichenden Anatomie des Zentralnervensystems der Säugetiere" und 1904 gemeinsam mit Minor ein "Handbuch der pathologischen Anatomie des Nervensystems". Flatau, Jacobsohn-Lask und Minor verfolgten zu dieser Zeit ähnliche Interessen im Bereich der neuroanatomischen Grundlagenforschung. In den späteren Jahren war es hauptsächlich Jacobsohn-Lask, der diesem Forschungszweig verhaftet blieb; Flatau und Minor teilten zwar weiterhin sein Interesse, wandten sich selbst aber eher klinisch orientierten Themen zu; beide arbeiteten im Gegensatz zu Jacobsohn-Lask als Leiter großer Nervenkliniken.

Flatau und Jacobsohn-Lask lernten sich über ihre Arbeit kennen; beide kamen aus einem jüdischen Elternhaus. Ihre Freundschaft sollte ihr Leben lang Bestand haben, wenn sie sich auch nach Flataus Rückkehr nach Warschau 1899 nicht mehr so häufig sehen konnten. In Jacobsohn-Lasks Nachlaß existieren ein Porträtfoto von Flatau mit persönlicher Widmung "Meinem alten Freund L. Jacobsohn-Lask zur guten Erinnerung. Warschau 3.1.28, E. Flatow" sowie ein Gruppenfoto der beiden Freunde mit ihren Kollegen Kalischer und Pollak[68] Zur Geburt seiner Tochter aus zweiter Ehe mit Helena Flatau gratulierte Jacobsohn-Lask 1928 in einem Telegramm und wünschte der kleinen Tochter „ein langes Leben".[69]

Edward Flatau starb am 7. Juni 1932 in Warschau an einem Hirntumor. Die Familien Flatau und Jacobsohn-Lask hielten aber weiterhin Kontakt. In der Zeit des Nationalsozialismus verband sie die Verfolgung als Juden.[70]

---

[67] Vgl. Neurol. Zbl. 6 (1897) S. 905-928.

[68] Auch Reese berichtet in seinem Artikel über Flatau von der „tiefen Freundschaft" der beiden.

[69] Mitteilung Piotr Flataus, des Sohnes Joanna Flataus, vom 05.03.2003.

[70] Persönliche Mitteilung Mira Lasks vom 20.06.1995.

Hugh Talbot Patrick

Hugh Talbot Patrick und Louis Jacobsohn-Lask lernten sich wahrscheinlich in der Poliklinik und im Laboratorium Emanuel Mendels in der Dorotheenstraße kennen. Patrick, am 11.05.1860 in Philadelphia, Ohio, U. S. A., geboren, hatte an der Universität in Wooster in Ohio und später in New York studiert und dort 1884 promoviert. Er hatte europäische Wurzeln: sein Großvater war 1817 aus Belfast, Irland, nach Philadelphia ausgewandert. Anfangs arbeitete Patrick als Internist und jahrelang als Allgemeinarzt in Chicago, bevor er 1891 eine dreijährige Weiterbildung für Neurologie und Psychiatrie in Frankreich, England und Deutschland begann.[71] Nach seiner Rückkehr lehrte er als Professor für Neurologie und Psychiatrie an der Chicago Policlinic und seit 1895 an der Northwestern University, wo seine Vorlesungen wegen ihrer großen Klarheit in der Beschreibung verschiedenster Nervenkrankheiten besonders beliebt waren. 1896 heiratete Patrick Fannie E. Gray; sie hatten drei Kinder, Talbot, Catherine und Elizabeth.

1898 wurde Patrick Associate Professor, 1902 Professor für Nerven- und Geisteskrankeiten an der Northwestern University. Er galt als „strenger Wissenschaftler, der Mutmassungen scheute". Er war 1898 Mitbegründer der Chicago Neurological Society, war Präsident mehrerer medizinischer, insbesondere neurologischer Gesellschaften wie 1907 der American Neurological Association und angesehener Konsiliarius.[72] Jahrelang gab er das „Year Book of Neurology and Psychiatry" heraus, war an der Gründung der bekannten „Archives of Neurology and Psychiatry" beteiligt, die er über Jahre herausgab.[73] 1927 wurde ihm von der Northwestern University die Ehrendoktorwürde verliehen.

Nach der gemeinsamen Zeit in Berlin sahen sich Patrick und Jacobsohn-Lask nur bei gelegentlichen Besuchen Patricks in Deutschland, aber ihre "herzliche Freundschaft" blieb über all die Jahre erhalten. Während der schwierigen wirtschaftlichen Situation Deutschlands nach dem Ersten Weltkrieg spendete Patrick eine große Geldsumme für Neurologen in Not und erwies so "der deutschen Wissenschaft" seine Dankbarkeit für seine Lehrjahre.[74] Patrick schickte

---

[71] In welcher Zeit er zwischen 1891 und 1894 bei Mendel arbeitete, war aus der Aktenlage nicht ersichtlich.

[72] Vgl. Oehri Kurzbiographien, o. Seitenangabe; Who's Who in America? Vol. 6, Chicago 1910/11, S. 1475; Who's Who in America? Vol. 20, Chicago 1938, S. 399; Who's who in American Medicine? 1925, S. 1149; Dictionary of American Medical Biography, Vol. II, Connecticut 1984, S. 584.

[73] Vgl. Nachruf auf Patrick im Referat über das 56th Annual Meeting der American Neurological Association in Atlantic City, New Jersey, June 5-7, 1939. Transact. Amer. Neurol. Ass., New York 65 (1939) S. 228-233.

[74] Vgl. Tagebuchnotiz Jacobsohn-Lasks vom 11. 3. 1939; Archiv Familie Lask.

auch nach Ende des Krieges Assistenten zur Weiterbildung nach Berlin, obwohl diese in den ersten Nachkriegsjahren mit der amerikafeindlichen Haltung vieler Deutscher und Österreicher zu kämpfen hatten.[75]
1935 schickte Jacobsohn-Lask seinen dreibändigen photographischen Atlas der vergleichenden Hirnanatomie an Patrick, der ihm noch am selben Tag begeistert antwortete:

> *"My dear Jacobsohn-Lask: - The tremendous collection of photographs, parts one, two and three of your big work, arrived this morning and will have my prompt attention.."*[76]

Da er selbst sich nicht in der Lage fühlte, eine adäquate Besprechung des Werkes zu schreiben, übergab er diese Aufgabe Professor Charles Judson Herrick, einem der damals bedeutendsten Forscher Amerikas auf dem Gebiet der vergleichenden Hirnanatomie.
In seiner Tagebuchnotiz vom 11. März 1939, nachdem er vom Tod seines Freundes erfahren hatte, schrieb Jacobsohn-Lask:

> *"...Er war ein feiner, kultivierter Mensch und bis ins hohe Alter hinein tätig. Die Herzlichkeit in seinen Briefen erhielt stets die Liebe, welche ich für ihn hatte. Nun ist mir wieder einer von den wenigen dahingegangen, die mich auf einer so langen Lebensstrecke begleitet haben, einer der wenigen, der immer treu zu mir gehalten hat."*

Die meisten Auslandskontakte hatte Jacobsohn-Lask nach Osteuropa. Dorthin bestanden allerdings auch allgemein zu jener Zeit mehr fachliche Kontakte als nach Amerika. Nicht zuletzt war die Zusammenarbeit mit osteuropäischen Wissenschaftlern auch aufgrund größerer räumlicher Nähe einfacher. Jacobsohn-Lask selbst scheint niemals die Vereinigten Staaten von Amerika besucht zu haben; der Kontakt zu Patrick beschränkte sich offensichtlich auf schriftliche Korrespondenz und Besuche Patricks in Europa. Diese Korrespondenz jedoch blieb über Jahrzehnte intensiv erhalten und wurde von persönlicher Freundschaft, aber auch fachlicher Anerkennung getragen, auch, als Jacobsohn-Lask in Deutschland zu Beginn der nationalsozialistischen Herrschaft keinerlei fachliche Reputation mehr genoß.

---

[75] So berichtet Jacobsohn-Lask in einem Brief von 1922 von dem Besuch eines dieser Assistenten:
„Gestern besuchte mich ein Assistent von Dr. Patrick, der sich hier in Berlin ein paar Monate aufhalten wird, um sich noch weiter auszubilden. Er war vorher in Wien und klagt sehr darüber, wie sehr die Amerikaner ausgenutzt werden. Immer muss er hören, dass die Amerikaner schliesslich schuld daran gewesen seien, dass wir den Feinden gegenüber unterlegen sind, und dass sie nun hier so billig leben können. Letzteres meint er, sei absolut nicht der Fall, sie würden hier so hoch genommen, dass ihnen manchmal Hören und Sehen verginge."
(Brief Jacobsohn-Lasks an seine Frau Berta v. 26.04.1922; SAdK, Sammlung Berta Lask, Nr. S 37).
[76] Brief von Patrick an Jacobsohn-Lask v. 5. 6. 1935; Archiv Famlie Lask.

Paul Schuster

Paul Schuster kam wie Jacobsohn-Lask aus einem jüdischen Elternhaus. Er wurde 1867 als Kaufmannssohn in Köln geboren. Schuster studierte in Bonn, München und Berlin, arbeitete 1892/93 als Assistent am Pathologischen Institut Greifswald und am Bakteriologischen Institut Bonn, bevor er 1893 an die Mendel'sche Poliklinik kam, wo er bis 1904 tätig war. Er habilitierte sich 1903 für Neurologie und leitete von 1920 bis April 1933 die Nervenabteilung des Städtischen Hufeland-Hospitals in Berlin.[77] 1910 wurde ihm der Professorentitel verliehen, ohne daß er jedoch jemals - wie fast alle anderen jüdischen Wissenschaftler - einen Lehrstuhl erhielt. Schuster forschte vor allem auf klinischer Ebene; sein Spezialgebiet waren die traumatischen Krankheiten des Nervensystems. Er galt als beliebter Lehrer und ausgezeichneter Kliniker, warmherzig und von ansteckendem Enthusiasmus.[78]

In den Versammlungen der Berliner Neurologen unterstützten sich Jacobsohn-Lask und Schuster meist gegenseitig in ihrer Meinung und stellten sich damit gelegentlich gegen alle anderen Kollegen. Als Schuster von der Veröffentlichung der ersten beiden Bände des photographischen Atlasses 1934 erfuhr, schrieb er am 4. Oktober 1934:

> *"Lieber College, Per tot discrimina rerum! Also Sie haben es doch durchgeführt; nehmen Sie meinen aufrichtigen und herzlichen Glückwunsch. Leider kann ich Ihnen nur einen Glückwunsch und keine Bestellung senden. Aber so ist es heute leider; Blumen, Blumen, nichts als Blumen sagt der alte Kalchas! Trotzdem nochmals: seien Sie vergnügt; Sie haben wieder einmal mit eiserner Energie etwas durchgesetzt. Viele herzliche Grüße von Ihrem Schuster."*[79]

Aus Schusters Gruß spricht die Verbundenheit zu Jacobsohn-Lask und die Freude darüber, daß dieser es trotz seiner schwierigen Lage als jüdischer Wissenschaftler nach der Machtergreifung der Nationalsozialisten noch geschafft hatte, ein solches Werk zu veröffentlichen. Schuster betont auch die "eiserne Energie", die Ausdauer Jacobsohn-Lasks, die er offensichtlich aus früheren Zeiten kannte, die Ausdauer und Sorgfalt, mit der Jacobsohn-Lask schon seine ersten Handbücher und Jahresberichte verfaßt hatte.

---

[77] Die Einrichtung der klinisch-neurologischen Abteilung am Krankenhaus Prenzlauer Berg kam nach einem Kooperationsvertrag zwischen der Stadt Berlin und der Kaiser-Wilhelm-Gesellschaft zustande, die für ihr Institut für Hirnforschung klinische Fälle und Sektionsmaterial benötigte. Initiator hierfür war Oskar Vogt, der Leiter des KWI für Hirnforschung.

[78] Vgl. Critchley Ventricle S. 187.

[79] Archiv Familie Lask.

Schuster wurde am 24.09.1933 nach §3 des Gesetzes zur Wiederherstellung des Berufsbeamtentums vom 07.04.1933 die Lehrbefugnis entzogen.[80] Im Juli 1933 wandte er sich an seinen Freund Macdonald Critchley, einen der bekanntesten Neurologen Großbritanniens, der am renommierten King's College Hospital und am heute noch führenden National Hospital Queen Square arbeitete. Critchley hatte zwischen 1929 und 1933 mehrfach Schusters Klinik besucht und danach den Kontakt gehalten.[81] Schuster bat Critchley, sich nach einer Stellung für ihn in England zu erkundigen. Da Papiere der Einwanderungsbehörden nötig waren, schrieb Critchley an den Academic Assistant Council der Society for the Protection of Science and Learning (SPSL) in London. Diese Gesellschaft war 1933 auf Initiative des Londoner Ökonomieprofessors William Beveridge gegründet worden, um Universitätsprofessoren und Forschern aus aller Welt zu helfen, die aufgrund ihrer Religion, politischen Meinung oder Rasse in ihrem Herkunftsland verfolgt wurden. Anlaß der Gründung der Gesellschaft war ein Besuch Beveridges in Wien im März 1933, wo er erfuhr, daß in Deutschland bereits einige Professoren von den neuen nationalsozialistischen Herrschern entlassen worden waren.[82]

Auch Schuster selbst schrieb im Juli 1933 an die SPSL.[83] Jahrelang jedoch zeichnete sich keine Möglichkeit der Hilfe ab; die SPSL war zwar bei der Vermittlung von Stellen in England und in anderen Ländern behilflich, aber die Finanzierung der Flüchtlinge im Einwanderungsland mußte durch eine Stellenzusage oder notfalls auch privat gesichert sein. Ein Gremium aus Fachleuten entschied, wer an Stellen vermittelt wurde, und der betreffende Wissenschaftler mußte Referenzen vorlegen. Schuster jedoch war 1933 bereits 66 Jahre alt, so daß sich eine Vermittlung schwierig gestaltete.

Im November 1938 schließlich schrieb Macdonald Critchley erneut an die SPSL. Er hatte eine Möglichkeit der Anstellung für Schuster im Londoner Jüdischen Krankenhaus erreicht, eine Bezahlung war dort allerdings nicht gewährleistet, so daß er die SPSL um eine geringe finanzielle Unterstützung bat.[84] Er erhielt zur Antwort, daß auch nach einer vorübergehenden finanziellen Unterstützung Schusters durch die SPSL eine eigene Finanzierungsmöglichkeit in den folgenden Jahren nicht abzusehen sei und die Gesellschaft über so geringe Mittel verfüge, daß sie eine solche Hilfe nicht ermöglichen könne.[85] Schusters Sohn

---

[80] Vgl. HUB, UA, UK – Personalia, G 345 [PA Schuster, Paul], Bl. 2.

[81] Vgl. Critchley Ventricle S. 185. Critchley stellt in seinem Nachruf auf Schuster dessen Bedeutung als „einer der größten klinischen Neurologen“ heraus und betonte das außergewöhnliche Verdienst der österreichisch-deutschen neurologischen Literatur bis 1933.

[82] Vgl. Baldwin Society S. 1.

[83] Vgl. SPSL Archive Oxford, Bodleian Library, Akte 549/3 Paul Schuster, S. 491.

[84] Vgl. SPSL Archive Oxford, Bodleian Library, Akte 549/3, S. 494.

[85] Vgl. SPSL Archive Oxford, Bodleian Library, Akte 549/3, S. 495.

Hans, der bereits 1935 nach England emigriert war, hatte selbst keine ausreichenden finanziellen Möglichkeiten, um Unterhalt und Wohnung der Eltern zu sichern. In den folgenden Monaten setzten sich das London Jewish Hospital und Macdonald Critchley sowie Freunde Hans Schusters intensiv bei der SPSL ein. Diese holten im Februar 1939 noch eine Stellungnahme des Neurologen E. Arnold Carmichael vom National Hospital Queen Square ein, der zwar Schusters herausragende Bedeutung für die Neurologie betonte, aber einräumte, er habe den Höhepunkt seiner wissenschaftlichen Laufbahn sicher schon überschritten.[86] Daraufhin wurde eine finanzielle Unterstützung durch die SPSL endgültig abgelehnt. Nach erneuten Eingaben Critchleys und eines weiteren Bekannten Schusters, des Professors Philip Cloake von der Universität Birmingham, der Schuster und seiner Ehefrau Aufnahme in seinem Haus anbot, bemühte sich die SPSL zumindest um die Einwanderungspapiere. [87] Hans Schuster versprach nun eine finanzielle Unterstützung seiner Eltern, und so konnten Paul und Sophie Schuster endlich im Juli 1939 nach England emigrieren.[88] 1940, wenige Monate nach seiner Emigration, starb Paul Schuster; er ist in London begraben.

Ob nach Jacobsohn-Lasks Emigration in die Sowjetunion, die für Schuster als Emigrationsland keinesfalls in Frage kam,[89] noch ein Kontakt zwischen beiden bestand, ließ sich aus den vorliegenden Materialien nicht ersehen.

1.4 Ehe und Familiengründung. Berta Lask und die soziale Frage

Berta Lask wurde am 17. November 1878 in Wadowice (nahe Krakau), Galizien, als jüngste Tochter der Lehrerin Cerline Lask, geborene Kohn, und des Papierfabrikanten Leopold Lask geboren. Die Eltern waren deutsche Staatsbürger. Ihre Mutter stammte aus einer Berliner Kaufmannsfamilie. Der Vater war das Kind eines jüdischen Handwerkers und früh verwaist. Nach jahrelanger Tätigkeit als Angestellter einer Gummifabrik leitete er eine kleine österreichische Strohpapierfabrik. Die Familie Lask siedelte 1884 - wie viele jüdische Familien - in die Nähe Berlins nach Falkenberg/Mark über, wo Leopold Lask eine Papierfabrik gekauft hatte – die Kinder sollten in Deutschland aufwachsen. Die Papierfabrik war 1801 erbaut worden und wurde über eine Wassermühle betrieben. Nach einem Brand 1886 und dem Wiederaufbau stellte Leopold Lask die Produktion auf Rohpappe um. Es wurde ein eigener Bahnanschluß gebaut, die

---

[86] Vgl. SPSL Archive Oxford, Bodleian Library, Akte 549/3, S. 512.
[87] Vgl. SPSL Archive Oxford, Bodleian Library, Akte 549/3, S. 521.
[88] Vgl. SPSL Archive Oxford, Bodleian Library, Akte 440/3, S. 479 u. 489. Die Tochter Schusters, Richterin, war schon Jahre zuvor von ihren Eltern nach Paris geschickt worden. Während des Krieges wurde sie dort verhaftet, über ihr weiteres Schicksal ist nichts bekannt. Vgl. Critchley Ventricle S. 189 f.
[89] Vgl. SPSL Archive Oxford, Bodleian Library, Akte 549/3, S. 498.

Pappe wurde in Niederfinow, Eberswalde und weiteren Orten zu Dachpappe verarbeitet, was sich als lukrativer als die Herstellung von Papier erwies. Die Pappe wurde nicht aus Holz, sondern aus Lumpen hergestellt, die mit großen Steinen zermahlen wurden. 1911 wurde eine neue Dampfmaschine gebaut, die inzwischen die älteste in Brandenburg ist und bis vor kurzer Zeit unter Denkmalschutz stand. Die Fabrik war der größte Arbeitgeber in Falkenberg, es wurden Arbeiterwohnhäuser gebaut, zeitweise wurden 50 bis 70 Menschen beschäftigt. Nach dem Tod Leopold Lasks 1905 übernahm sein Sohn Hans die Fabrik. Er starb 1918 als Soldat im Ersten Weltkrieg; sein Nachfolger wurde Erhard Cohrs, ein Cousin der Familie. Beteiligt an der Führung der Fabrik war die ältere Schwester Berta Lasks, Helene Lask. Die Familien Lask und Cohrs galten als beliebte und soziale Arbeitgeber, es gab keine Sonntagsarbeit, die Arbeiter wurden durch eine eigene Fabrikküche versorgt, sie erhielten zusätzliches Gehalt an den Feiertagen, es gab einen Zuschuß zur Rente. 1910 wurde von den Erben Leopold Lasks die „Leopold-Lask-Stiftung" gegründet, die „arbeitsunfähigen, bedürftigen Arbeitern und Arbeiterinnen der Papier- und Rohdachpappenfabrik Leopold Lask, Falkenberg(Mark), welche mindestens 15 Jahre ununterbrochen in dieser Fabrik beschäftigt gewesen sind und sich tadellos geführt haben" einen Zuschuß zu ihrem Lebensunterhalt ermöglichen sollte.[90] In den 1920er Jahren wurde ein Gemeinschaftshaus gebaut, es wurden Betriebsausflüge organisiert.[91] Der Ortsteil, in dem die Fabrik lag, heißt noch heute „Papierfabrik". Die Fabrik selbst und die Familienvilla wurden – nach Aufhebung des Denkmalschutzes – Ende 1999 abgerissen.

Berta Lask wurde in den ersten Jahren von der Mutter unterrichtet und besuchte vom 10. bis zum 14. Lebensjahr die Mädchenschule in Freienwalde/Oder,[92] arbeitete dann im Haushalt ihrer Eltern und bildete sich autodidaktisch fort. In der Konfrontation mit den sozialen Unterschieden zwischen ihrer Familie und den auf dem Gelände der elterlichen Fabrik lebenden Arbeiterfamilien setzte sie sich früh mit der sozialen Frage auseinander.[93] Mit 16 Jahren schrieb sie ihr erstes Drama, vorher Gedichte über die polnische Freiheitsbewegung – möglicherweise inspiriert durch einige Monate, die sie im Winter 1894/95 in Berlin verbracht hatte. Hier hatte sie die Fortbildungsschule

---

[90] Vgl. SAdK Berlin, Sammlung Berta Lask, Nr. S 41, Bl. 7.

[91] Vgl. persönl. Mitteilung des Falkenberger Ortschronisten Horst Krüger in einem Gespräch am 02.02.1999, sowie Grieger Mühle S. 16. Als ich den Ort im Januar 1999 erstmals besuchte, konnte ich nur noch den Abriß der Fabrik und der Familienvilla beobachten; die umliegenden Arbeiterhäuser sind weiterhin bewohnt. Auf das Schicksal der Familien Lask und Cohrs wird im Kap. 20 der Arbeit näher eingegangen.

[92] Heute Bad Freienwalde, im nordöstlichen Brandenburg gelegen.

[93] Vgl. Lebenslauf Berta Lasks; RCChIDNI, 495/205/1415, Bl. 110.

von Helene Lange besucht und während dieser Zeit viele klassische Dramen im Theater gesehen.[94]

Gegen Ende des 19. Jahrhunderts lernte Louis Jacobsohn-Lask Berta Lask bei einem Ball in einer Berliner Mädchenpension kennen. Die Gäste waren Studenten, Künstler und Ärzte deutscher, polnischer und russischer Nationalität. In ihrem autobiographischen Roman beschreibt Berta Lask Louis Jacobsohn-Lask bei dieser ersten Begegnung als "verträumt" am Klavier lehnenden "Mann mit braunem Vollbart", den sie allerdings selbst als Tischherrn damals kaum beachtete.[95] Zu Silvester 1899 besuchte Berta Lask ihren Lieblingsbruder Emil Lask, Philosophiestudent und später vielversprechender, aufstrebender Neukantianer Philosoph, in Freiburg. Am Neujahrsabend des Jahres 1900 waren die Geschwister zu einem luxuriösen Gesellschaftsabend bei einem der Philosophieprofessoren eingeladen; dort begegneten sich Berta Lask und Louis Jacobsohn-Lask zum zweitenmal:

> *"Im Musikzimmer sah Gertrud [Berta] einen Mann mit braunem Vollbart in einem etwas altmodischen Anzug. Er begrüßte sie und fragte, ob sie sich seiner noch erinnere. An der Stimme erkannte sie ihn."*[96]

Sie saßen beim Abendessen wieder nebeneinander; Jacobsohn-Lask erzählte von seiner wissenschaftlichen Arbeit, die ihm mehr läge als die Praxis, weshalb er sich gerade als Privatdozent an der Berliner Universität habilitierte.[97] Er unterhielt Berta Lask bei dieser zweiten Begegnung

> *"angeregt und [gab] sich unter dem Einfluß des Weins zeitweise einer fast unkonventionellen Fröhlichkeit hin. Nach dem Abendessen sprach Egon [Emil] längere Zeit mit Benary [Jacobsohn-Lask], der dann seine Tischdame nach Hause begleitete. Gertrud fühlte sich in der Nähe dieses Mannes wohl."*

Jacobsohn-Lask besuchte Berta Lask bei ihren Eltern in Falkenberg/Mark. Cerline und Leopold Lask waren sehr zufrieden mit dem "guten, soliden" zukünftigen Schwiegersohn. Auch Bertas Lieblingsbruder Emil fand ihn sympathisch und vertrauenerweckend, wenn auch auf den ersten Blick nicht so brillant wie einige seiner eigenen Bekannten:

---

[94] Vgl. Autobiographie Berta Lasks; RCChIDNI, 495/205/1415, Bl. 180, und „Kurzbiographie"; SAdK Berlin, Sammlung Berta Lask, Nr. S 57.

[95] Vgl. Lask Stille S. 58. Die Übereinstimmung der im Roman geschilderten Ereignisse mit dem Leben Berta Lasks wurden mir von ihrer Schwiegertochter Mira Lask, die beide Ehepartner gut kannte, persönlich am 16. 2. 1996 bestätigt.

[96] Lask Stille S. 96.

[97] In Berta Lasks Roman ist Jacobsohn-Lask alias Benary nicht Mediziner, sondern Chemiker.

"Er besitzt zwar nicht solch ein Wissen wie Reichwaldt, ist auch nicht so vielseitig interessiert wie Krylow, aber man faßt gleich Vertrauen zu ihm, denn er macht den Eindruck eines treuherzigen und offenen Menschen."[98]

Berta Lask und Louis Jacobsohn-Lask heirateten am 30. März 1901 und bezogen eine große Wohnung im Berliner Norden.

Jacobsohn-Lask war nach langen Jahren wissenschaftlicher Arbeit und Junggesellendasein froh, nicht mehr allein zu sein; seiner fünfzehn Jahre jüngeren, damals 23jährigen Frau fiel die Umstellung auf die Ehe und die Großstadt Berlin mit all ihrem sozialen Elend jedoch nicht so leicht. Sie las viel, vor allem "Schriften von Nationalökonomen und Frauenrechtlerinnen sowie philosophische Werke".[99] Außerdem fertigte sie für die Veröffentlichungen ihres Mannes genaue mikroskopisch-anatomische Zeichnungen an, die sie dann in geschwungener Schönschrift mit "Berta Jacobsohn-Lask unterzeichnete. Vor allem interessierte sie sich aber für die armen Arbeiterfamilien Berlins, nahm an einem Kurs für soziale Arbeit bei der Frauenrechtlerin Alice Salomon teil und trat in die "Gesellschaft für Verbreitung ethischer Kultur" ein, in der Frauen und Mädchen aus wohlhabenden bürgerlichen Familien Wohltätigkeitsdienste leisteten. Darüberhinaus unternahm sie eigene Recherchen, indem sie Arbeiterfamilien besuchte, um sich selbst ein Bild von deren Lebensverhältnissen machen zu können.[100] Ihr erstes Schauspiel „Die Päpstin“ schrieb sie 1906; es wurde 1911 uraufgeführt. Kurz vor Beginn des Ersten Weltkriegs schrieb sie ein Berliner Sozialdrama: „Auf dem Hof, vier Treppen links“, in dem sie die ausweglose Situation einer armen Arbeiterfamilie beschreibt.[101] Das Elend dieser Familien lernte sie auch durch die Tätigkeit ihres Mannes kennen – sie besuchte einige der Familien seiner Patienten. Weitere Dramen folgten.

Während des Ersten Weltkriegs war Berta Lask nach dem Tod ihrer beiden Brüder Emil und Hans pazifistisch eingestellt. Seit 1915 veröffentlichte sie lyrische Gedichte, Aufsätze und Dramen in linksbürgerlichen Verlagen. Sie sympathisierte zwar mit dem „revolutionären Proletariat“, trat aber erst nach der „Überwindung“ ihrer „kleinbürgerlichen Hemmungen“[102] 1923 in die Kommunistische Partei ein.[103]

Beinahe nebenbei wurden 1902, 1903, 1905 und 1906 die vier Kinder Ruth, Ludwig, Hermann und Ernst geboren. Die Familie besuchte oft Bertas Eltern im nahegelegenen Falkenberg dort wurden auch die Kinder aufgenommen,

---

[98] Vgl. Lask Stille S. 98.
[99] Vgl. Lask Stille S. 99-101.
[100] Vgl. Lask Stille S. 102f.
[101] Vgl. Pollatschek Lask S. 361f.
[102] Damit meint Berta Lask selbst ihre pazifistische Grundeinstellung. Vgl. Autobiographie Berta Lasks; RCChIDNI 495/205/1415, Bl. 180.
[103] Vgl. Lebenslauf Berta Lasks; RCChIDNI 495/205/1415, Bl. 110.

wenn Berta und Louis verreisten. Im September 1911 unternahmen sie eine längere Urlaubsfahrt in die Schweizer Berge, nach Basel und Paris.[104] In späteren Jahren konnten sie sich solche Urlaubsreisen nicht mehr leisten; während des Krieges litt die Familie zeitweise an Hunger.

1919, ein Jahr nach Ende des Ersten Weltkriegs, in dem beide Brüder Bertas gefallen waren, nahmen die Kinder als Familiennamen den Namen "Lask" an, da dieser Name sonst in der nächsten Generation nicht fortbestanden hätte. Berta und Louis hießen von nun an "Jacobsohn-Lask"; als Künstlernamen behielt Berta allerdings ihren Geburtsnamen "Lask" bei.[105]

Die Kinder wurden in einem Elternhaus groß, in dem der gutmütige Vater Louis Jacobsohn-Lask eher den ruhenden Pol[106] der Familie darstellte, der sich für Parteipolitik nur wenig interessierte und sich meist in seine Forschungsarbeit vergrub, und die sehr lebhafte, viel umherreisende und immer an sozialen Fragen interessierte Mutter Berta sich um die politische Erziehung kümmerte. Nach mehreren Umzügen innerhalb der Stadt bezog die Familie 1911 ein Reihenhaus in der Mittelstraße,[107] wo sie bis zur Emigration Louis Jacobsohn-Lasks 1936 lebte.

Die Kinder besuchten seit dem Umzug die erst wenige Jahre zuvor gegründete, vom Kultusministerium offiziell genehmigte freie Schule des Reformpädagogen Berthold Otto in der Holbeinstraße in Lichterfelde. Der Mittelpunkt des Unterrichts war das „erweiterte Tischgespräch", auch "Gesamtunterricht" genannt, eine tägliche Stunde, in der alle Schülerinnen und Schüler sich vollkommen frei äußern konnten. Daneben gab es freien Unterricht in verschiedenen Altersstufen und Arbeitsgemeinschaften für die Hauptfächer. Die schulische Disziplin wurde von den Schülern selbst mit Hilfe eines "Schülergerichtes" auf-

---

[104] Vgl. „Kindertagebücher" Berta Lask; SAdK Berlin, Sammlung Berta Lask, Nr. S 36/2.

[105] Diese Möglichkeit der Namensänderung wurde nach dem Ende des Ersten Weltkriegs eingeführt, um denjenigen Familien, die im Krieg alle Söhne verloren hatten, die Weitergabe des Familiennamens zu gestatten. Am 25.09.1919 schrieb Louis Jacobsohn-Lask an den Direktor der Schule seiner Kinder, Berthold Otto:
„Da durch den Tod der beiden Bürder meiner Frau, die im Kriege gefallen sind, die männliche Linie Lask ausgestorben war, so habe ich, um den Namen zu erhalten, im Einverständnis mit meiner Frau und meinen Kindern bei der Regierung beantragt, daß die Kinder fortan den Namen „Lask" führen dürfen. Dieser Antrag ist jetzt von der Regierung genehmigt worden. Meine Kinder, soweit sie Ihre Schule besuchen, heißen also nunmehr: Ludwig Johann Lask, Hermann Wolfgang Lask, Ernst Leopold Lask. – Von dieser Änderung erlaube ich mir, Ihnen ergebenst Kenntnis zu geben."
Vgl. Jäkel, Ilse (Hrsg.), Rundbrief der Berthold-Otto-Schule Nr. 63, Sept. 1996.

[106] Persönl. Mitteilung Mira Lask, 16. 2. 1996: Sie beschreibt Jacobsohn-Lask als "in sich ruhend, harmonisch".

[107] Heute Bassermannweg, Lichterfelde-Ost; das Haus Nr. 11 steht, verglichen mit alten Fotos, noch weitgehend unverändert.

recht erhalten. Schon bald war Ottos Schule bekannt, und es kamen Besucher aus aller Welt.[108]

Alle drei Söhne studierten später Volkswirtschaft und wurden wie ihre Mutter in der kommunistischen Partei aktiv. Vom Anfang der 1930er Jahre ist eine Familienanekdote überliefert: In der konservativen Lichterfelder Gegend, die vornehmlich von deutschnational und teilweise auch schon nationalsozialistisch eingestellten Bürgern des wohlhabenden Mittelstandes bewohnt war, hißten die Söhne zum ersten Mai mit einigen Freunden auf dem Dach ihres Hauses eine rote Fahne; Louis Jacobsohn-Lask saß pfeiferauchend vor dem Haus und wunderte sich, nichts ahnend vom Tun seiner Söhne, über die plötzlich sehr bösen Blicke der Nachbarn.[109]

Zusammenfassend kann man sagen, daß die Familie für Louis Jacobsohn-Lask den Rahmen bildete, in dem er sich wohlfühlte, von dem er sich oft tragen ließ. Er war als jüngster Sohn in einer mittelständischen jüdischen Handwerkers- und Kaufmannsfamilie aufgewachsen. Die Eltern, nach gesellschaftlichem Aufstieg strebende, nicht sehr vermögende Einwanderer aus der Provinz Posen, hatten ihrem Sohn eine gute Schulbildung als Voraussetzung für das angesehene Medizinstudium ermöglicht. Jacobsohn-Lask heiratete eine jüdische Frau aus wohlhabendem Haus, die ebenfalls nicht streng religiös erzogen war und sich stark politisch engagierte. Er selbst, ein eher bescheiden auftretender, gutmütiger Mensch, widmete sich vor allem seinen wissenschaftlichen Studien und Forschungen sowie der Lehre. Als er sich zur Emigration entschloß, hätte er auch nach Schweden gehen können, wo für seine Forschungen möglicherweise günstigere Voraussetzungen vorgefunden hätte.[110] Er nahm aber alle mit einer Emigration in die Sowjetunion in seinem hohen Alter und als Nicht-Kommunist verbundenen Schwierigkeiten auf sich, um wieder mit seiner Frau und seinen Söhnen vereint zu sein, die alle zwischen 1933 und 1935 emigriert waren. Auch seine Frau Berta betont in ihrem Roman die Wichtigkeit des Zusammenhalts einer jüdischen Familie. Sie läßt dabei ihren Vater sprechen:

> *"Eine Familie gründen - welch ein Zauberwort für einen Menschen aus jenem zähen, unausrottbaren Volk, dem die Familie oft Heimat, Freiheit und Weltgeltung ersetzen mußte. Es schuf daher jenes einzigartige Gebilde voller Wärme und Innigkeit in seiner Enge - die jüdische Familie."*[111]

---

108 Vgl. Jäkel, Ilse (Hrsg.): Rundbrief d. Berthold-Otto-Schule Nr. 56, Dez. 1994, S. 5.
109 Persönl. Mitteilung Mira Lasks, Juli 1995.
110 Persönl. Mitteilung v. Eli Landmann (Bruder Mira Lasks), Januar 1996.
111 Lask Stille S. 107.

Stammbaum Familie Jacobsohn-Lask

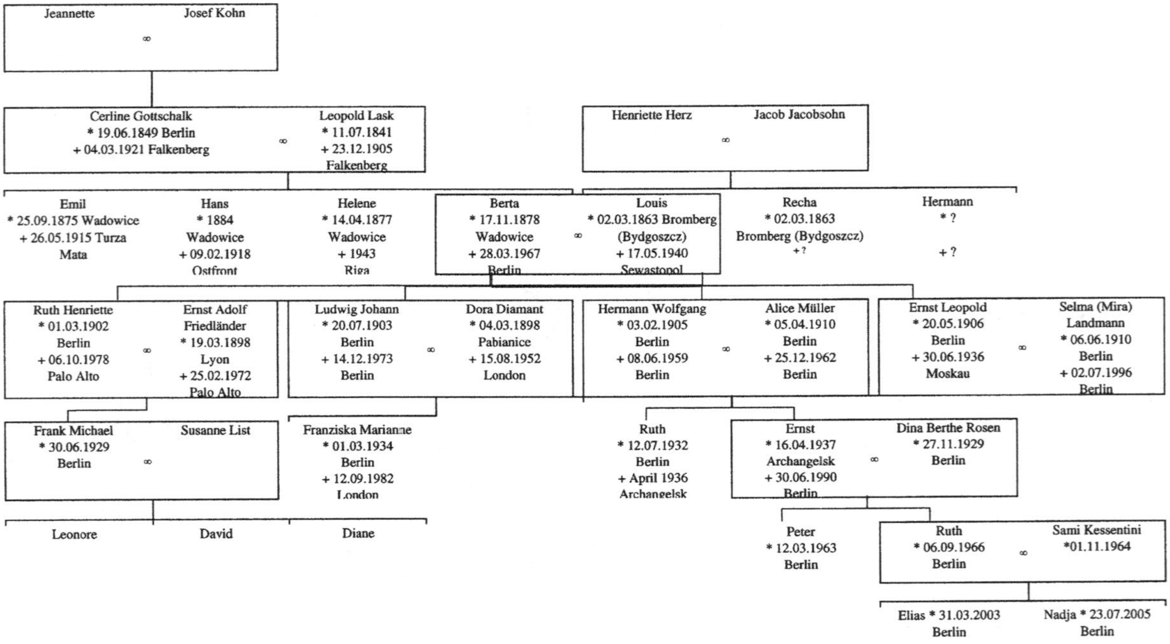

1.5 Privatdozent an der Berliner Universität. Höhen und Tiefen

1.5.1 Habilitation

Im April 1899 reichte Louis Jacobsohn-Lask bei Ernst v. Leyden, dem damaligen Dekan der Medizinischen Fakultät, sein Gesuch um Habilitation für das Fach der Psychiatrie und Nervenkrankheiten ein.[112] Er legte zwölf wissenschaftliche Arbeiten vor, auf Grund derer er der Habilitation für würdig befunden werden sollte. Gutachter waren die Lehrstuhlinhaber für Neurologie und für Anatomie, Friedrich Jolly und Wilhelm Waldeyer. Die vorgelegten Arbeiten waren seine Dissertation „Beiträge zur Chemie des Sputums und des Eiters" von 1889, „Ein Fall von partieller Doppelbildung und Heterotopie des Rückenmarks" von 1891, „Über die schwere Form der Arteriosclerose im Centralnervensystem" und „Über die Lage der Pyramidenvorderstrangfasern in der Medulla oblongata" von 1895, „Zur Pathologie der Tumoren der hinteren Schädelgrube" von 1897, „Über einen ungewöhnlichen Fall einer Läsion des Halstheils des Sympathicus" und „Über die Kreuzung von Opticusfasern im Chiasma opticum" von 1896, „Über das Aussehen der motorischen Zellen im Vorderhorn nach Ruhe und Hunger" von 1897, „Ein Solitärtuberkel des Linsenkerns und des Kleinhirns nebst Bemerkungen zur Theorie der Entstehung der Stauungspapille und zum Verlauf der sensiblen Bahnen" und „Über einen Fall von Hemicranie, einseitiger Lähmung des Halssympathicus und Morbus Basedow" von 1898 sowie das 1899 erschienene, zusammen mit Edward Flatau veröffentlichte umfangreiche „Handbuch der Anatomie und vergleichenden Anatomie des Centralnervensystems der Säugethiere" und der seit 1897 jährlich von ihm herausgegebene „Jahresbericht über die Leistungen und Fortschritte auf dem Gebiete der Neurologie und Psychiatrie".

Für Jolly als Erstgutachter waren von herausragender Bedeutung die Arbeit über die Arteriosklerose, diejenige über die Lage der Pyramidenvorderstrangfasern, der Artikel über die Tumoren der hinteren Schädelgrube, die Kasuistik über den Halstheil des Sympathikus, diejenige über den Solitärtuberkel und ganz besonders die Arbeit über das Chiasma opticum sowie das mit Edward Flatau veröffentlichte Handbuch der Anatomie. Daß Jacobsohn-Lask hieran großen Anteil hatte, wurde ihm von Waldeyer bestätigt. In der Hauptsache also bildeten neuroanatomische Arbeiten die Grundlage für seine Habilitation, aber auch klinisch orientierte Artikel waren dabei. Jolly schloß seine Beurteilung mit den Worten:

---

[112] Vgl. HUB, UA, Med.Fak. Nr. 1347 „Habilitationen von Privat-Docenten" Vol. IV, Bl. 137.

„Aus der Gesamtheit der vorgelegten Arbeiten geht aber hervor, daß Herr Jacobsohn auf dem Gebiet der Nervenkrankheiten und insbesondere auf dem der pathologischen und normalen Anatomie des Nervensystems Tüchtiges geleistet hat und daß er den nach unseren Statuten erforderlichen Grad von Geist und Gelehrsamkeit besitzt, um zur Habilitation zugelassen zu werden."[113]

Der Korreferent Waldeyer stimmte Jolly in seinem Urteil zu und bekräftigte noch einmal das Verdienst Jacobsohn-Lasks bei der Herausgabe des Handbuchs der Anatomie. Jacobsohn-Lask beherrsche die Anatomie des Nervensystems und seine Erforschungsmethoden vollkommen. Waldeyer tadelte lediglich die Wahl des Titels – in diesem Buch gehe es nicht um „vergleichende" Anatomie. Insgesamt schloß er sich aber Jollys Urteil an und befürwortete die Zulassung Jacobsohn-Lasks zur Habilitation und die Ernennung zum Privatdozenten.[114]

Am 13. März 1900 schließlich konnte Jacobsohn-Lask seine Antrittsvorlesung "Über vergleichende Anatomie des Gehirns der Säugethiere" halten und erhielt die Venia legendi an der Medizinischen Fakultät der Berliner Universität.[115]

1.5.2 Vorlesungen

Während seiner gesamten Tätigkeit als Privatdozent standen Jacobsohn-Lasks Vorlesungen und Kurse über die Anatomie des Gehirns und des Rückenmarks im Vordergrund. Die Anatomie-Vorlesung hielt er fast immer öffentlich und unentgeltlich und bis 1906 in Räumen der Universität. Bereits im Sommersemester 1901 kamen 81, im Sommersemester 1903 gar 101 Hörer, obwohl er - da die Hörsäle ja eigentlich nur den Professoren, nicht aber den Privatdozenten zur Verfügung standen - auf die Wochenenden als sonst vorlesungsfreie Zeit zurückgreifen mußte.[116] Vom Wintersemester 1907/08 bis zum Wintersemester 1913/14 fanden alle seine Veranstaltungen in den Räumen des Mendel'schen Laboratoriums in der Ziegelstraße 18/19 statt, dessen Leitung er nach Mendels Tod im Sommer 1907 übernommen hatte. Hier gab es auch einen Hörsaal, und während dieser Jahre hatte Jacobsohn-Lask gute Möglichkeiten und genügend

---

[113] HUB, UA, Med.Fak. Nr. 1347 „Habilitationen von Privat-Docenten" Vol. IV, Bl. 140.

[114] Vgl. HUB, UA, Med.Fak. Nr. 1347 „Habilitationen von Privat-Docenten" Vol. IV, Bl. 141. Den Professorentitel bekam Jacobsohn-Lask erst 1911 verliehen; über die Praxis der Titelvergabe wird in diesem Kapitel der Arbeit noch ausführlich berichtet.

[115] Vgl. HUB, UA, Med.Fak. Nr. 1347 „Habilitationen von Privat-Docenten" Vol. IV, Bl. 142.

[116] Vgl. GStA PK Berlin, I. HA Rep. 76 Kultusmin. Va, Sekt. 2, Tit. VII, Nr. 18, Bd. XX, „Die Vorlesungen bei der Universität Berlin. 1900-1902", Bl. 144-146, Bl. 230-231, Bl. 326f.; Bd. XXI, Bl. 43-45, Bl. 152f., Bl. 263f., Bl. 369f.; Bd. XXII, Bl. 53-55, Bl. 179f., Bl. 305f..

Räume, um die Lehre nach seinen Vorstellungen organisieren zu können. Die höchste Teilnehmerzahl ist für das Wintersemester 1909/10 mit 123 Studierenden vermerkt.[117]

Ebenso kontinuierlich hielt Jacobsohn-Lask von seinem ersten Lehrsemester an bis zum Sommersemester 1915 seine praktischen Anatomiekurse ab. Diese wurden im Vorlesungsverzeichnis meist als "Leitung selbständiger, das Nervensystem betreffender, experimentell-physiologischer und pathologisch-anatomischer Arbeiten" bzw. "Leitung selbständiger wissenschaftlich-anatomischer Arbeiten auf dem Gebiete des Nervensystems" ausgewiesen. Anfangs standen ihm zeitweise Räume im Waldeyerschen Institut zu Verfügung, im Sommersemester 1907 hielt er den Kurs zu Hause ab, bevor er dann die Räume in der Ziegelstraße nutzen konnte. In seinen Anatomiekursen hatte Jacobsohn-Lask immer mindestens einen, meist drei, 1909/10 über zwei Semester sogar fünf Teilnehmer. Der Kurs fand viele Jahre lang täglich über jeweils vier bis fünf Stunden statt.[118] Damit nahmen die Anatomiekurse zeitlich und wohl auch Jacobsohn-Lasks Interesse entsprechend über den größten Raum seiner Lehrtätigkeit ein. Die Teilnehmer mußten zahlen, und vermutlich stellte der Kurs damit auch eine Haupteinnahmequelle für Jacobsohn-Lask dar. Da er sich ja für die wissenschaftliche Laufbahn entschieden hatte und - bis auf die Patientenbetreuung in der Mendel'schen Poliklinik - nicht klinisch arbeitete, mußte er den Lebensunterhalt für seine große Familie durch seine Veranstaltungen verdienen. Zudem konnte er in Zusammenarbeit mit einigen fähigen Schülern seine eigenen Forschungsinteressen verfolgen. In seinen Kursen bildete Jacobsohn-Lask auch Ärzte mit bereits abgeschlossener Approbation aus, die speziell neuroanatomische Studien betreiben wollten. Es scheint, daß seine Kurse besonders unter ausländischen Ärzten beliebt waren; Jacobsohn-Lask hatte Schüler aus Rußland, Litauen, Belgien, Japan und den Vereinigten Staaten von Amerika.

Ebenfalls seit Beginn seiner Lehrtätigkeit hielt Jacobsohn-Lask zur Histologie des Nervensystems private Kurse, meist verbunden mit praktischen Übungen zu Färbetechniken oder der Herstellung mikroskopischer Präparate. In den ersten Jahren hatte er regelmäßig vier Teilnehmer; zwischen Wintersemester 1902/03 und Wintersemester 1911/12 wurde der Kurs jedoch nicht mehr angeboten. In den Sommersemestern 1912 und 1913 fanden die Kurse öffentlich statt und hatten über 10 Teilnehmer, danach wurden sie nur noch zweimal in den Wintersemestern 1917/18 und 1918/19 privat angeboten. In den ersten Nachkriegsjahren fehlten Jacobsohn-Lask geeignete Räumlichkeiten.

---

[117] Vgl. Vorlesungsverzeichnisse der Friedrich-Wilhelms-Universität Sommersemester 1900-Sommersemester 1933, Bibliothek d. Humboldt-Universität Berlin.

[118] Vgl. Vorlesungsverzeichnisse der Friedrich-Wilhelms-Universität Sommersemester 1900-Sommersemester 1933, Bibliothek d. Humboldt-Universität Berlin.

Bis 1914 bildete die Vorlesung über "Diagnostik der Nervenkrankheiten" den klinischen Schwerpunkt seiner Lehrtätigkeit, ab 1905 häufig mit Krankenvorstellungen. Hiermit folgte er dem Konzept seines Lehrers Emanuel Mendel der immer bestrebt war, seine anatomischen Forschungen klinisch zu untermauern. In den ersten Jahren hatte Jacobsohn-Lask diese Vorlesung als privaten Kurs angekündigt - wahrscheinlich spielte hierbei die Notwendigkeit, auch damit Geld zu verdienen, eine entscheidende Rolle. Während dieser Zeit nahmen nur wenige Hörer teil; erst, als die Vorlesung ab Wintersemester 1905/06 öffentlich an der Universität stattfand, konnte er bis zu 36 Hörer verzeichnen. Im Wintersemester 1908/09, nun bereits in der Ziegelstraße, wurde die Vorlesung wieder als privater Kurs ausgewiesen, die Hörerzahl verringerte sich damit drastisch, über einige Semester fiel die Veranstaltung sogar aus.[119] In den Räumen der Ziegelstraße hatte Jacobsohn-Lask zwar durch die angegliederte Poliklinik beste Möglichkeiten zur Verknüpfung von Anatomie und Klinik, aber vermutlich konnte er die klinische Vorlesung nicht auch noch über längere Zeit unentgeltlich anbieten. Jacobsohn-Lask selbst gewichtete also durch das Angebot seiner großen, öffentlichen und kostenfreien anatomischen Vorlesung statt einer großen klinischen Vorlesung seine Interessen eindeutig, und auch während der drei Semester, in denen die klinische Vorlesung unentgeltlich war, wurde diese deutlich schlechter besucht als seine anatomische Vorlesung. Man muß daher annehmen, daß er wohl anatomische Themen besser als klinische vermitteln konnte. Schon früh fertigte er Diapositive von makro- und mikroskopischen Präparaten an, „um [s]einen Zuhörern ... einen Einblick in den feineren Bau des Gehirns und Rückenmarks zu geben.“[120] Hinzu kommt, daß die klinische Neurologie von den Ordinarien sicherlich erschöpfender behandelt wurde als die Neuroanatomie; um die Prüfungen in Neurologie bestehen zu können, mußten die Studenten deren Vorlesungen besuchen, die Veranstaltungen der Privatdozenten waren freiwillig und wurden daher nur von den besonders Interessierten wahrgenommen.

Nach der Schließung des Instituts in der Ziegelstraße und damit auch der Mendel'schen Poliklinik 1914 endeten Jacobsohn-Lasks Vorlesungen zur Diagnostik der Nervenkrankheiten; er nahm diese auch später nie wieder auf. Ein Grund hierfür war - neben der Interessengewichtung - sicherlich, daß er nun auch kaum noch Kontakt zu Patienten hatte, die er hätte vorstellen können. Während des Krieges war er zwar als Konsiliarius in Berliner Krankenhäusern und Lazaretten tätig, konnte die dort behandelten Patienten aber nicht zu seinen Lehrveranstaltungen mitnehmen. Für seine Vorlesungen wurde Jacobsohn-Lask ein Hörsaal und für seine wissenschaftlichen Arbeiten ein kleines, zu dieser Zeit

---

119 Vgl. Vorlesungsverzeichnisse der Friedrich-Wilhelms-Universität Sommersemester 1900-Sommersemester 1933, Bibliothek d. Humboldt-Universität Berlin.

120 Jacobsohn-Lask (75) Zentralnervensystem I, Vorwort S. 3.

nicht benötigtes Zimmer im Anatomischen Institut in der Luisenstr. 64 zur Verfügung gestellt.[121] Aufgrund seiner kriegsbedingten konsilärztlichen Tätigkeit konnte er diese Räume jedoch kaum nutzen.[122] Im Wintersemester 1915/16 bot er keine Veranstaltung an, ab Sommersemester 1916 führte er seine anatomische Vorlesung zunächst als privaten Kurs durch, in den Wintersemestern 1917/18 und 1918/19 pausierte er auch hiermit, ersetzte aber die Vorlesung durch seinen histologischen Kurs.[123]

Seiner klinischen Arbeits- und anatomischen Forschungsmöglichkeiten weitgehend beraubt, hielt Jacobsohn-Lask bereits im Sommersemester 1914 erstmals eine öffentliche Vorlesung über ein kriminalpsychologisches Thema. Schon in den Jahren zuvor hatte er sich als ärztlicher Leiter eines Heimes für Jugendliche mit dem Thema der Straffälligkeit von Kindern und Jugendlichen beschäftigt, in den folgenden Jahren erschienen mehrere Veröffentlichungen hierzu, er hielt auch in der Berliner Gesellschaft für Psychiatrie und Nervenkrankheiten einige Vorträge. Dieses so sehr von der Neuroanatomie abweichende und eher sein soziales Interesse und Engagement kennzeichnende Thema sollte ihn bis in die 1920er Jahre beschäftigen. Im Gerichtsmedizinischen Institut der Berliner Universität konnte Jacobsohn-Lask freitags oder sonntags nachmittags seine Vorlesung halten; er öffnete sie auch für Juristen und Pädagogen. 1920 mußte er für zwei Semester kurzzeitig auf seinen Raum in der Luisenstraße ausweichen.[124] Wieviele Studierende an diesen Vorlesungen teilnahmen, ist leider aus den Unterlagen nicht ersichtlich.

Ein weiteres psychologisches Thema behandelte Jacobsohn-Lask in den Wintersemestern 1930/31 und 1931/32 in seinen ebenfalls öffentlichen Vorlesungen zu "Traum und Traumbewußtsein". Auch hierfür konnte er einen Hörsaal bei der Universität mieten.[125] Veröffentlichungen oder unveröffentlichte Manuskripte Jacobsohn-Lasks zu diesem Thema gibt es nicht, auch in der Berliner Gesellschaft für Psychiatrie und Nervenkrankheiten wurde hierüber nicht diskutiert, so daß eine Aussage über den Inhalt der Vorlesungen nicht getroffen werden kann.

Da Jacobsohn-Lask während des Krieges die Räume in der Luisenstraße kaum nutzen konnte, hatte die Medizinische Fakultät 1919 einen Vorwand, um ihm nun auch diese Räume wieder zu entziehen. Jacobsohn-Lask protestierte in

---

[121] Vgl. HUB, UA, Med. Fak. Nr. 1460 "Privatdozenten", Bl. 10.

[122] Vgl. HUB, UA, Med. Fak. Nr. 1460 "Privatdozenten", Bl. 10.

[123] Vgl. Vorlesungsverzeichnisse der Friedrich-Wilhelms-Universität Sommersemester 1900-Sommersemester 1933, Bibliothek d. Humboldt-Universität Berlin.

[124] Vgl. Vorlesungsverzeichnisse der Friedrich-Wilhelms-Universität Sommersemester 1914-Sommersemester 1923, Bibliothek der Humboldt-Universität Berlin.

[125] Vgl. Vorlesungsverzeichnisse der Friedrich-Wilhelms-Universität Wintersemester 1930/31 -Wintersemester 1931/32, Bibliothek der Humboldt-Universität Berlin.

einem Schreiben vom 28. Mai 1919 an die Fakultät, sein Protest blieb erfolglos.[126] Die Räume standen ihm laut Vorlesungsverzeichnis noch bis zum Wintersemester 1920/21 für seine Anatomievorlesung zur Verfügung. Danach konnte er für drei Semester andere Universitätsräume mieten, 1923 und 1924 hielt er seine Anatomievorlesung sogar zu Hause in Lichterfelde ab. 1925 las er erneut an der Universität, danach pausierte er bis zum Wintersemester 1930/31.

Während dieser Pause gab Jacobsohn-Lask jahrelang nur noch seine privaten Anatomiekurse mit Anleitung zum selbständigen wissenschaftlichen Arbeiten, mit denen er 1924 nach neunjähriger Unterbrechung wieder begann.[127] Während des Krieges hatte ihm vor allem die Zeit für die aufwendigen Kurse gefehlt, außerdem hielten sich ausländische Gastärzte und Schüler damals sicherlich nicht in Deutschland auf, und nach 1919 standen zunächst die Raumprobleme im Vordergrund. 1921 richtete sich Jacobsohn-Lask mit Hilfe einer Erbschaft sein Forschungslabor endgültig zu Hause ein; anfangs war er sich jedoch noch nicht darüber klar, welches neuroanatomische Thema er nach so langer Unterbrechung zuerst wieder bearbeiten sollte:

> *„Mit meinem Laboratorium bin ich nun wirklich fertig; ich bin nun wieder ganz bezügl. meiner Utensilien und der wissenschaftlichen Präparate auf dem Laufenden. Aber ich bin noch nicht ganz entschlossen, was ich zunächst angreife. Es ist möglich, dass ich zunächst nur vorbereitende Arbeiten mache und in der Zeit die psychologischen Aufgaben weiter fördere, die sich aus den gesammelten Protokollen ergeben. Indessen bin ich noch zu keinem endgültigen Entschluss gekommen.“*[128]

Ab 1924 fanden die privaten Kurse dann ausnahmslos in seinem häuslichen Laboratorium statt. Die Kinder der Familie waren inzwischen erwachsen und lebten nicht mehr alle zu Hause, so daß hierfür nun Platz in dem nicht allzu großen Reihenhaus war. Beinahe täglich arbeitete er dort für vier bis fünf Stunden mit seinen Schülern. Ab 1930 hielt Jacobsohn-Lask nur noch einige bereits erwähnte Anatomie- und Psychologievorlesungen in universitären Räumen; die letzte Vorlesung ist für das Wintersemester 1932/33 ausgewiesen.[129] Danach schied Jacobsohn-Lask als Privatdozent bei der Universität aus; er war zu diesem Zeitpunkt gerade 70 Jahre alt. Ein offizielles Dokument zum Entzug der Lehrbefugnis, wie es für die meisten jüdischen Dozenten existiert, konnte für Jacobsohn-Lask nicht gefunden werden. Aufgrund seines Alters konnte man sich seiner

---

[126] Vgl. HUB, UA, Med. Fak. Nr. 1460 "Privatdozenten", Bl. 10, 11, 13.

[127] Vgl. Vorlesungsverzeichnisse der Friedrich-Wilhelms-Univerisität Sommersemester 1924-Sommersemester 1933, Bibliothek der Humboldt-Universität Berlin.

[128] Brief Jacobsohn- Lasks an seine Frau Berta vom 07.09.1921; SAdK Berlin, Sammlung Berta Lask, Nr. S 37.

[129] Vgl. Vorlesungsverzeichnisse der Friedrich-Wilhelms-Universität Sommersemester 1930-Sommersemester 1933, Bibliothek der Humboldt-Universität Berlin.

vermutlich einfacher entledigen, obwohl er noch bis zum Wintersemester 1932/33 seine neuroanatomische Vorlesung gehalten hatte.

Louis Jacobsohn-Lask legte seinen Schwerpunkt nicht nur in seiner Forschung, sondern auch in der Lehre auf die Neuroanatomie. Auf diesem Gebiet gab es nur wenige so sehr spezialisierte Dozenten, seine Vorlesungen waren beliebt, und mit seinen anatomischen Kursen und der Anleitung zum selbständigen neuroanatomischen Arbeiten widmete er sich wahrscheinlich intensiver den interessierten Studenten oder den meist ausländischen Ärzten, als dies die Ordinarien taten, und konnte hiermit eine Lücke füllen. Immer jedoch wurde er als Privatdozent durch finanzielle Sorgen in seiner Arbeit eingeschränkt. Während der Leitung des Mendel'schen Insituts in der Ziegelstraße von 1907 bis 1914 hatte er die besten Arbeits- und Lehrmöglichkeiten seiner gesamten Dozentenzeit. Seine anatomischen Vorlesungen waren hervorragend besucht, er selbst veröffentlichte etliche Arbeiten, teilweise in Zusammenarbeit mit seinen Schülern. Mit der Schließung des Instituts wurde ihm die Basis für seine Arbeit genommen; mühsam mußte er sich Räume und finanzielle Überlebensmöglichkeiten erkämpfen. Der Beginn des Ersten Weltkriegs genau zu diesem Zeitpunkt erschwerte seine Situation erheblich. Zur Verschlechterung der bereits genannten äußeren Bedingungen und der allgemeinen Lebenssituation im Krieg kam sicherlich hinzu, daß die meisten Studenten zum Militärdienst eingezogen wurden und damit auch kaum noch Kurs- und Vorlesungsteilnehmer vorhanden waren; ausländische Gastärzte blieben ebenfalls aus. Mit der Institutsschließung und dem Kriegsbeginn trafen somit für Jacobsohn-Lask zwei Ereignisse zusammen, die - neben der Benachteiligung als jüdischer Wissenschaftler - entscheidend zum Einbruch der wissenschaftlich bis dahin vielversprechenden Karriere beitrugen.[130] Nach dem Krieg – er war nun 55 Jahre alt – zog er sich mit nur wenigen Schülern weitgehend in sein privates Laboratorium zurück und wurde auch innerhalb der Berliner Gesellschaft der Neurologen immer mehr zum Außenseiter.

1.5.3 Schüler

Louis Jacobsohn-Lask lehrte als Privatdozent; er wirkte nicht in großem Umfang schulenbildend. Am intensivsten konnte er seine Lehrtätigkeit im Rahmen seiner anatomischen Übungskurse zum Erlernen selbständigen, anatomisch-wissenschaftlichen Arbeitens ausüben. Hier hatte er den engsten Kontakt zu seinen Schülern. An den Privatkursen nahmen - wahrscheinlich im Gegensatz zu seinen Vorlesungen - zum großen Teil bereits approbierte Ärzte teil, die sich in

---

[130] Möglicherweise spielte auch das politische Engagement Berta Lasks als Kommunistin eine Rolle.

ihrer Weiterbildung bzw. Spezialisierung befanden. Berlin galt - zumindest bis zum Ersten Weltkrieg - als eine der europäischen Hochburgen für Lehre und Forschung in der Neurologie und Neuroanatomie und war gerade bei ausländischen Ärzten als Weiterbildungsstätte sehr beliebt. Hier kamen für den Bereich der Hirnforschung die universitären Angebote mit den großen Vorlesungen der Ordinarien, die Privatkurse einiger spezialisierter Privatdozenten und auch Angebote mehrerer außeruniversitärer Einrichtungen wie des Mendel'schen Laboratoriums oder des Vogt'schen neurobiologischen Laboratoriums in Frage. Die kleineren Kurse der Privatdozenten oder der genannten Laboratorien waren oftmals beliebter und galten als effizienter als die größeren Veranstaltungen, wenn sie auch meist kostenpflichtig waren. Man kann jedoch davon ausgehen, daß ausländische Ärzte, die zur Weiterbildung nach Berlin kamen, durch Stipendien oder privat finanziell soweit abgesichert waren, daß sie die Kurse bezahlen konnten.

An Jacobsohn-Lasks Kursen nahmen pro Semester zwei bis fünf Studenten bzw. Ärzte teil. Je nach Begabung oder Fortschritt innerhalb ihrer Ausbildung veröffentlichten einige von ihnen während dieser Zeit auch neuroanatomische Arbeiten und konnten dadurch als Jacobsohn-Lasks Schüler identifiziert werden. Wenige andere erwähnt er in Erinnerungen, oder es ließen sich Briefwechsel finden. Auffällig ist, daß unter den zehn Schülern, die aus der Zeit zwischen 1902 und 1911 namentlich ausfindig gemacht werden konnten, nur ein Deutscher ist.[131] Alle anderen kamen aus Rußland, den Vereinigten Staaten von Amerika, Belgien, Japan, Schweden und Litauen. Berlin war offensichtlich zu dieser Zeit beliebt als Ausbildungsort gerade für die Fächer Neurologie und Neuroanatomie – jedenfalls hatten zahlreiche Laboratorien ausländische Gäste aus der ganzen Welt. Mit den meisten seiner Schüler arbeitete Jacobsohn-Lask während seiner Zeit im Mendel'schen Laboratorium in der Ziegelstraße zwischen 1904 und 1911, einer Zeit, die auch im Hinblick auf seine Vorlesungen und Veröffentlichungen für ihn als besonders erfolgreich angesehen werden kann. Besondere Berücksichtigung sollen im Folgenden diejenigen Schüler finden, die im Rahmen der Kurse eine von ihm entwickelte Methode der Zelldifferenzierung lernten, selbst in diesem Zusammenhang Arbeiten veröffentlichten, und für die seine Methode teilweise grundlegend für ihre eigene spätere Arbeit wurde.

Edward Fall Malone und „Jacobsohn's Law"

Als einer der wichtigsten Schüler Louis Jacobsohn-Lasks ist Edward Fall Malone anzusehen. Er wurde 1880 in Nashville, Tennessee, USA geboren. Nach seiner Promotion im Jahre 1907 an der John's Hopkins-Universität kam von

---

[131] Die Herkunft des Schülers Dr. N. Kalinowski konnte nicht geklärt werden.

1907 bis 1910 er zu einem längeren Studienaufenthalt nach Berlin, um seine Spezialausbildung als Anatom zu beginnen. Hier arbeitete Malone im Laboratorium Louis Jacobsohn-Lasks; ob er diese Ausbildungszeit noch in anderen Laboratorien oder auch in Kliniken verbrachte, war aus den vorliegenden Quellen nicht ersichtlich. Jacobsohn-Lasks Labor scheint jedoch für den weiteren Lebensweg Malones die wichtigste Lehrstätte gewesen zu sein; er erwähnt seinen Lehrer in diversen, nach seiner Rückkehr in die USA erschienenen Arbeiten. Aus dieser Zeit in Berlin ging eine Arbeit über die Kerne des Zwischenhirns hervor, die sich in vorangegangene Arbeiten Jacobsohn-Lasks über die Kerne des Rückenmarks und Hirnstamms einreihte. Malone benutzte dieselben Methoden wie sein Lehrer; auf die Arbeiten im einzelnen wird in Teil II ausführlich eingegangen. Er stellte seine Ergebnisse am 13. Dezember 1909 als Gast in einer Sitzung der Berliner Gesellschaft für Psychiatrie und Nervenkrankheiten vor;[132] die Originalmitteilung erschien im März 1910 im Neurologischen Centralblatt.[133] Kurze Zeit später ging Malone zurück in die Vereinigten Staaten von Amerika, wo er Assistant Professor im Anatomischen Laboratorium der Universität von Cincinnati wurde. Dort arbeitete er weiter mit der von Jacobsohn-Lask erlernten Methode der Differenzierung der Zellfunktion nach ihrer Struktur und betonte immer wieder seine Begeisterung über diese Methode:

> *„It was Jacobsohn who first pointed out ... that the characteristic structure of motor cells depends upon the arrangement of the Nissl granules; moreover Jacobsohn has been able to point out the fact that certain cell groups, whose function had been unknown are composed of cells whose structure compels us to recognize them to be motor. ... Since I am about to suggest certain modifications of Jacobsohn's law which I consider essential, I should like to state with all emphasis that his work is of the greatest importance; it was from him and in his laboratory that I learned to associate cell structure with cell function, and learned to recognize what was really essential in the structure of motor cells. It gives me sincere pleasure to state that without this fundamental work of Jacobsohn the results of my own work, which I shall now take up, would have been impossible."*[134]

Das hier verwendete Zitat entstammt einer Arbeit Malones über die Verteilung motorischer Nervenzellen im Gehirn von Säugetieren. Sie wurde 1913 in der etablierten Anatomischen Zeitschrift „The Anatomical Record" veröffentlicht.[135]

---

[132] Referiert im Sitzungsbericht der BGPN. Neurol. Zbl. 29 (1910) S. 57-60. und Arch. Psychiatr. 48 (Berlin 1911) S. 444-448.

[133] Vgl. Malone Kerne S. 290-300. Am Schluß seiner Arbeit spricht Malone seinem „verehrten Lehrer, Herrn Priv.-Doz. Dr. L. Jacobsohn-Lask", seinen „wärmsten Dank für die" „ wertvollen Ratschläge und für die Unterstützung bei der Arbeit" aus.

[134] Malone Recognition S. 70.

[135] Im selben Jahr erschien eine Arbeit über den Vaguskern und die unterschiedlichen Zellen, die für die Innervation der verschiedenen Typen der Muskulatur verantwortlich sind, ein Thema, das sich mit dem vegetativen Nervensystem beschäftigt, welches ebenfalls von Jacob-

Malone arbeitete nicht als Kliniker, er war Neuroanatom. Sein spezielles Interesse galt besonders der Histologie und Funktion der Hirnzellen der Säugetiere. An der Universität Cincinnati machte Malone Karriere, wurde 1918 Professor für Histologie und 1925 Professor für Anatomie; er lehrte bis 1945. Über etwa bestehende Kontakte zu Jacobsohn-Lask in diesen Jahren gibt es keine Aufzeichnungen.

Bertil Hanström und die funktionelle Morphologie

Ganz eindeutig belegt ist die Annahme, daß Bertil Hanström ein Schüler Jacobsohn-Lasks war, nicht, aber zahlreiche indirekte Hinweise legen diese Vermutung nahe. Er soll hier an zweiter Stelle der Schüler genannt werden, da er, wie Malone, vermutlich von Jacobsohn-Lask das Gesetz der Verbindung von Struktur und Funktion der Nervenzellen lernte und nach diesem Grundsatz arbeitete. Hanström, später weltbekannter schwedischer Zoologe, hielt sich mehrfach in Berlin auf. 1891 geboren, durchlief er zunächst eine pädagogische Ausbildung und arbeitete als Lehrer. Parallel dazu studierte er in Stockholm und beschäftigte sich mit Ornithologie. 1915 veröffentlichte er eine erste Arbeit über Vögel auf der Insel Öland, wandte sich in den folgenden Jahren aber der Vergleichenden Anatomie zu und spezialisierte sich hier auf das Nervensystem der Wirbellosen. 1920 promovierte er und habilitierte sich 1925 in Lund für Zoologie, erhielt dort 1929 den Lehrstuhl für Zoologie. Hanström gründete an seinem Institut eine Abteilung für Funktionelle Morphologie, die bis heute existiert. Er wurde einer der bekanntesten Erforscher des Nervensystems der Wirbellosen sowie der Neuroendokrinologie im Bereich der Zoologie. Ein Anliegen war ihm immer die Verbindung zwischen Anatomie und den angrenzenden Wissenschaften wie der Physiologie.[136] Er baute zahlreiche Kontakte zu Zoologischen

---

sohn-Lask erforscht wurde; vgl. Malone Nucleus S. 121-126. Bereits 1912 wurde eine Arbeit Malones über die vergleichende Anatomie des Zwischenhirns veröffentlicht; vgl. Malone Observations S. 281-286.

[136] Im Vorwort zu seinem 1928 in Deutschland erschienenen Standardwerk über die vergleichende Neuroanatomie der Wirbellosen schreibt Hanström:

„...Es hat allzu lange Zeit gedauert, ehe mit einem Zusammenarbeiten der Anatomen und Physiologen auf dem Gebiete des Nervensystems der wirbellosen Tiere begonnen wurde, und dieses Zusammenarbeiten ist noch in manchen Fällen sehr mangelhaft. Das beruht sicherlich zum größten Teil gerade darauf, daß die morphologische Analyse des Nervensystems der Wirbellosen noch keine für die Physiologen brauchbare Form erhalten hat. Ich war bestrebt, diese Lücke in der zoologischen Literatur durch die vorliegende Arbeit auszufüllen, da ich, so weit möglich, sowohl das periphere wie das zentrale Nervensystem, ihre Zellentypen, Leitungsbahnen, Gestalt und Topographie behandelte und auch die Funktion des Nervensystems berücksichtigte, wobei ich - wenn dies möglich war – den Bau und die Funktion zueinander in Beziehung zu setzen versuchte."

Instituten in anderen Ländern auf und motivierte seine Schüler zu intensiver und konkurrenzüberschreitender Zusammenarbeit – er ging von einem guten Kern in jedem Menschen aus.[137]

Wann Hanström Jacobsohn-Lask kennenlernte, ist nicht belegt; möglicherweise arbeitete oder hospitierte er in den frühen 1920er Jahren einige Zeit in Jacobsohn-Lasks Labor. Jedenfalls waren unter Studenten in Lund die Universitäten von Berlin und Kopenhagen vor dem Zweiten Weltkrieg besonders beliebt.[138] Er veröffentlichte bereits 1928 ein Standardwerk der Vergleichenden Neuroanatomie der Wirbellosen – in deutscher Sprache. Hier verweist er mehrfach auf die neuesten Arbeiten Jacobsohn-Lasks zum Phänomen der Kreuzung der Nervenbahnen, die in den Jahren 1924 bis 1928 erschienen waren. 1928 verbrachte er einen ganzen Sommer auf Helgoland am biologischen Laboratorium der Marine. 1930 reiste Hanström mit seiner Familie nach Italien und blieb auf dieser Reise auch einige Tage in Berlin.[139]

In den späten 1920er und frühen 1930er Jahren wurden neben Hanströms Standardwerk auch zahlreiche kleinere zoologische Arbeiten in Deutschland publiziert. Anfang der 1930er Jahre führte Hanström eine lebhafte Korrespondenz mit Jacobsohn-Lask. Im September 1934 fuhr Jacobsohn-Lask für drei Wochen zu einem Forschungsaufenthalt nach Lund, wo er sich mit den vergleichend-anatomischen Arbeiten Hanströms zum Nervensystem beschäftigte. Dort hatte er auch privaten Kontakt zu Hanström und seiner Familie.[140] Später schickte Hanström ihm noch Fotos eines Hummergehirns und veröffentlichte 1934 ein Referat über Jacobsohn-Lasks Atlas in der schwedischen Zeitschrift „Hygiaea". Auch Hanströms Briefe an Jacobsohn-Lask zeugen von einem freundschaftlichen Kontakt.[141]

Aus einer persönlichen Mitteilung der Familie Jacobsohn-Lasks ging hervor, daß Jacobsohn-Lask, eingeladen von „einem Schüler", auch nach Schweden hätte emigrieren und dort weiterforschen können. Seine Frau und er trafen sich 1934 während seines Aufenthaltes in Lund heimlich, um die verschiedenen Möglichkeiten der Emigration zu besprechen.[142] Es ist anzunehmen, daß mit dem „Schüler" Hanström gemeint war. Louis Jacobsohn-Lask entschied sich

---

(Hanström Anatomie S. III).

[137] Vgl. Wingstrand Hanström S. 8f. Diese Charakterisierung Hanströms erinnert an ähnliche Eigenschaften und Interessen Jacobsohn-Lasks.

[138] Dies versicherte mir Hanströms Nachfolger Per Brinck in seinem Brief vom 17.12.2002.

[139] Für diese Informationen danke ich Hanströms Tochter Brita Green.

[140] Nach einer schriftlichen Mitteilung durch Brita Green in einem Brief vom 10.01.2003.

[141] Vgl. Brief Hanströms an Jacobsohn-Lask-Lask v. 24.10.1934; Archiv Familie Lask.

[142] Vgl. Brief Brita Greens vom 10.01.2003.

dann doch, seiner Familie in die Sowjetunion zu folgen.[143] Hanström hatte bis 1957 den Lehrstuhl für Zoologie in Lund inne. Auch nach dem Zweiten Weltkrieg hatte er enge Kontakte nach Deutschland, u.a. zur Max-Planck-Gesellschaft. Er nahm an vielen deutschen Kongressen und Tagungen teil, und 1956 wurde ihm in Tübingen die Ehrendoktorwürde verliehen.[144] Hanström starb 1969 hochgeehrt in Schweden.

Marcel Natanowitsch Neiding

Marcel Natanowitsch Neiding wird von Jacobsohn-Lask in seiner Abhandlung über die „Gruppierung der Nervenzellen im Fischrückenmark", die 1911 in der Festschrift für Wilhelm Waldeyer erschien, als einer derjenigen seiner Schüler erwähnt, die – neben Malone und Agadschanianz – mit ihm zusammen die „Topographie der Elementarkerne des Rückenmarks, Hirnstammes und Kleinhirns" erarbeitet hatten.[145] Neiding wurde 1884 als Sohn einer jüdischen Familie in Odessa geboren und schloß 1907 sein Medizinstudium in Moskau ab. Wahrscheinlich 1910/11 absolvierte er einen neuroanatomischen Kurs bei Louis Jacobsohn-Lask in Berlin. Aus dieser Zeit ging eine Arbeit „Über die Kerne des Diencephalon bei einigen Säugetieren" hervor, die 1911 in Berlin erschien. Im Gegensatz zu Malone und Hanström wurde Neiding später Kliniker und ging zurück in seine Heimatstadt Odessa, wo er 1922 Professor für Nervenkrankheiten am Klinischen Institut und 1927 Direktor der Klinik für Nervenkrankheiten wurde. Als einer der ersten Forscher in Rußland arbeitete er wissenschaftlich über Neurotoxikologie. Es erschienen auch zahlreiche Veröffentlichungen zur Neuroonkologie und 1947 eine Monographie über neurologische Tropenkrankheiten. Neiding war Vorstandsmitglied der Allunions- und Ukrainischen Vereinigung der Neuropathologen und Psychiater sowie der Allunions-Gesellschaft der Neurochirurgen und Vorsitzender der Odessaer Gesellschaft für Neuropathologie und Psychiatrie. Er starb 1949 in Odessa.[146] Ob Jacobsohn-Lask nach seiner Emigration wieder Kontakt zu seinem ehemaligen Schüler aufnahm, ist nicht belegt.

---

143 Persönliche Mitteilung von Eli Landmann, Bruder von Mira Lask, der Schwiegertochter Jacobsohn-Lask-Lasks,vom Januar 1996. Landmann war als junger Mann nach Schweden emigriert.

144 Nach einem Brief Per Brincks vom 17.12.2002 an mich.

145 Vgl. Jacobsohn (-Lask) (44) Gruppierung S. 508.

146 Vgl. Bol'schaja Meditsinskaja Enziklopedija (BME) 20, Moskau 1961, S. 400, und Branower/Berlin/Wagner Enziklopedija (RJE) Bd. 2, S. 324.

Karapet Sergejewitsch (Sarkisowitsch) Agadschanianz

Karapet Agadschanianz wird, wie Malone und Neiding, von Jacobsohn-Lask als Schüler und Mitarbeiter des groß angelegten Projektes zur Identifizierung der Funktion der Zellen der einzelnen Kerngebiete des Nervensystems erwähnt. Er wurde 1876 geboren und kam vermutlich ebenfalls um 1910 nach Berlin, wo er einen neuroanatomsichen Kurs bei Louis Jacobsohn-Lask besuchte. Später wurde Agadschanianz Professor an der Don'schen Universität. Die Beziehungen zu Berliner Neurologen unterhielt er weiter; 1914 findet sich eine Veröffentlichung im Neurologischen Centralblatt „Über die Beziehung der Sprechfunktion zur Intonation, zum Ton und Rhythmus". Agadschanianz emigrierte – wahrscheinlich während der Revolution – nach Frankreich; bereits 1928 erschienen seine Werke in französischer Sprache.[147] 1933 wurde er in Paris Mitglied der Groupe Académique Russe der Pariser Gesellschaft der russischen Emigration. Selbständige neuroanatomische Arbeiten erschienen während des Aufenthaltes in Berlin nicht. Ob Agadschanianz später neuroanatomisch arbeitete, konnte nicht geklärt werden.

Walter Babcock Swift

Ebenfalls 1910 arbeitete Walter Babcock Swift aus Boston bei Jacobsohn-Lask. Er wurde 1869 in Genf als Sohn von Nathaniel und Isabella Babcock Swift geboren; die Familie zog später in die USA. Swift studierte in Boston Medizin. 1907 heiratete er dort die Ärztin Edith Hale. 1908 ging das Ehepaar nach Berlin, um sich dort medizinisch weiterzubilden; hier wurde 1910 auch ihre erste Tochter geboren.[148] Swift nahm Experimente zur Untersuchung des Hörvermögens vor, indem er auf bestimmte Hörreize dressierten Hunden beide Schläfenlappen und damit die sogenannte Hörrinde entnahm und nach Entfernung der Schläfenlappen durch dieselben Reize weiterhin Reaktionen auslösen konnte. Hiermit führte er ein Projekt seines Lehrers Jacobsohn-Lask fort, der im Jahr zuvor Gehirnschnitte von Hunden, denen ebenfalls die Schläfenlappen entfernt worden waren, mikroskopisch-anatomisch untersucht hatte. Jacobsohn-Lask und Swift folgerten aus der Tatsache, daß die Hunde trotz Entfernung der Hörrinde reagierten, daß andere sensible oder sensorische Bahnen beispielsweise ein Vibrationsempfinden leiten und so der Hirnrinde auf „Nebenwegen" doch Reize zuleiten könnten. Das Experiment wurde in der Berliner Gesellschaft

---

147 Vgl. Agadschanianz Étude. S.a. Index Catalogue, 4. Serie, 1936, Vol. I, S. 158, und Minerva 31 (1933), S. 1558.

148 Vgl. Kurzbiographie über Edith Hale Swift, internet-Recherche v. Januar 2004, Biographical Cyclopedia of U. S. Women, www.ancestry.com.

für Psychiatrie und Nervenkrankheiten angeregt diskutiert, es fanden sich Gegner und Befürworter der These.[149] 1911 lebte das Ehepaar Swift wieder in Boston. Später arbeitete Swift über Sprachstörungen; er war Mitbegründer und von 1918 bis 1939 Leiter der National Society for the Study and Correction of Speech Disorders.[150]

Weitere Schüler

Bereits 1904 hatte Jacobsohn-Lask einen japanischen Schüler, Taniguchi, der ebenfalls eine klinisch orientierte Arbeit anfertigte, deren Ergebnis im Archiv für Psychiatrie und Nervenkrankheiten veröffentlicht wurde. Wahrscheinlich handelte es sich hier um Nagao Taniguchi, der von Juni 1902 bis August 1903 bereits ein Studienjahr an der Berliner Friedrich-Wilhelms-Universität verbracht hatte und zur weiteren Ausbildung danach noch in Berlin blieb.[151] Berlin war um die Wende zum 20. Jahrhundert auch bei japanischen Ärzten sehr beliebt als Ausbildungsstätte. Bei Taniguchis Arbeit aus Jacobsohn-Lasks Labor handelte es sich um die anatomische Untersuchung von Gehirnpräparaten einiger japanischer Patienten, die an einer parasitären, durch Saugwürmer hervorgerufenen und in Japan relativ häufig vorkommenden Erkrankung verstorben waren.[152] Die Präparate bekam Taniguchi von einem Pathologen aus Kumamoto, Japan, zugeschickt. Taniguchi hatte bereits 1892 zwei Kasuistiken zu demselben Krankheitsbild veröffentlicht.[153] Einige Jahre später untersuchte Jacobsohn-Lask selbst einen anderen Fall von parasitärer Besiedlung des Gehirns mit Cysticercus, der Finne des Rinderbandwurms. Die Präparate wurden Jacobsohn-Lask

---

[149] Vgl. Sitzungsbericht der BGPN v. 13.06.1910. Neurol. Zbl. 29 (1910) S. 692-696.

[150] Vgl. Kurzbiographie über Edith Hale Swift, internet-Recherche v. Januar 2004, Biographical Cyclopedia of U. S. Women, www.ancestry.com.

[151] In einer Arbeit von Heike Noll über japanische Medizinstudenten an der Friedrich-Wilhelms-Universität ist Nagao Taniguchi mit den erwähnten Studienzeiten aufgeführt. Ob es sich dabei um den bei Jacobsohn-Lask arbeitenden Taniguchi handelt, ist nicht ganz sicher: Jacobsohn-Lask gibt den Vornamen seines Schülers nie an. Da es aber relativ unwahrscheinlich scheint, daß sich zwei japanische Studenten mit gleichem Namen in ungefähr derselben Zeit in Berlin aufhielten, ist anzunehmen, daß der Jacobsohn-Laskschen Schüler und der in o.g. Arbeit erwähnte Taniguchi identisch sind. Jedenfalls kommt dieser Name unter 296 Japanern, die zwischen 1870 und 1939 irgendwann an der Berliner Universität für Medizin immatrikuliert waren, nur einmal vor. Auch die Veröffentlichungen Taniguchis aus dem Jahre 1892 sprechen nicht gegen die Annahme, er habe zehn Jahre später ein Jahr in Berlin studiert: viele der japanischen Studenten hatten ihr Studium in Japan schon abgeschlossen und oft sogar schon promoviert und als Arzt gearbeitet, bevor sie ins Ausland gingen. Vgl. Noll Medizinstudenten S. 38.

[152] Vgl. Taniguchi Fall S. 100 und 119.

[153] Vgl. Taniguchi Fälle.

von seinem Freund Lazar Minor aus Moskau zugesandt. Jacobsohn-Lask verglich seine eigenen Ergebnisse mit denjenigen Taniguchis. Bei beiden Präparaten kam er zu dem Ergebnis, die Wand der Parasitenkapsel habe sich aus einer Gefäßwand entwickelt.[154]

Jacobsohn-Lasks fasersystematische Untersuchungen aus den Jahren 1905 und 1906 wurden vergleichend-anatomisch von einer Arbeit seines belgischen Schülers van der Vloet fortgesetzt, der 1906 in Jacobsohn-Lasks anatomischem Labor arbeitete. Van der Vloet veröffentlichte eine Abhandlung über den Verlauf der Pyramidenbahn bei niederen Säugetieren und verglich seine Ergebnisse mit Untersuchungen der Pyramidenbahn bei höheren Säugern und Menschen. Bei den niedersten Säugetieren fand er den Rückenmarksanteil der Pyramidenbahn nur im Vorderstrang des oberen Halsmarks; mit zunehmender phylogenetischer Entwicklung stellte er ein Auswachsen der Bahn ins untere Rückenmark und eine Verdrängung in den Seitenstrang fest.[155]

Über einige weitere wahrscheinliche Schüler Jacobsohn-Lasks finden sich nur indirekte Angaben. So erwähnt Jacobsohn-Lask in einer 1908 erschienenen Arbeit über die Kerne des Rückenmarks seinen Schüler Dr. N. Kalinowski, der eine vollständige Serie von Paraffinschnitten durch das menschliche Rückenmark angelegt und gefärbt hatte, bevor Jacobsohn-Lask selbst sie untersuchte.[156]

Hinzu kommt Michail Borisowitsch Kroll, 1879 in Minsk geboren, der 1901 sein Medizinstudium an der Moskauer Universität abgeschlossen hatte und 1904 bis 1906 an verschiedenen Kliniken und Laboratorien Westeuropas gearbeitet hatte, bevor er einer der bekanntesten und einflußreichsten Neurologen Rußlands wurde. Er war lange Assistent Lazar Minors in Moskau. Wissenschaftliche Arbeiten wurden in seiner Ausbildungszeit bei Jacobsohn-Lask nicht veröffentlicht, doch in einer Begrüßungsrede anläßlich des Allunionskongresses für Neuropathologie in Moskau 1927, zu dem Jacobsohn-Lask als Ehrengast und Vortragender eingeladen war, lobte Kroll die „bemerkenswerten Arbeiten aus" Jacobsohn-Lasks „bescheidener Arbeitsstätte, in der er vor Jahren auch einmal gearbeitet hätte". In seinem unveröffentlichten Reise- und Kongreßbericht erwähnt Jacobsohn-Lask außerdem die Treffen „mit befreundeten Kollegen, besonders solchen, die in Deutschland studiert hatten und unsere Schüler gewesen waren".[157] Dies deutet auf möglicherweise mehr russische Schüler Jacobsohn-Lasks hin, als namentlich ausfindig gemacht werden konnten.

---

[154] Vgl. Jacobsohn (-Lask) (25) Cysticercus S. 134f.

[155] Vgl. van der Vloet Verlauf S. 130f. Über van der Vloets weitere Biographie ließen sich in den einschlägigen Verzeichnissen keine Angaben finden.

[156] Vgl. Jacobsohn (-Lask)/Kalinowski (30) Kerne S.617. Nähere Angaben zu Kalinowski ließen sich weder in deutschen noch verschiedenen ausländischen Nachschlagewerken finden.

[157] Vgl. Jacobsohn-Lask Wochen S. 24-26; Archiv Familie Lask.

Als weiterer wichtiger osteuropäischer Schüler Jacobsohn-Lasks ist der 1883 geborene polnische Maximilian Rose zu nennen, seit 1931 Professor für Neurologie und Psychiatrie in der litauischen Hauptstadt Wilna, Leiter der dortigen Universitätsnervenklinik und Direktor des Hirnforschungsinstituts. Er nahm 1911 an einem Kurs für Hirnanatomie bei Jacobsohn-Lask teil und erwähnt diese Zeit in einem Brief von 1935 an seinen alten Lehrer, in dem er ihn um die Zusendung seines neu erschienenen Atlasses bittet: „Als junger Arzt habe ich vor 24 Jahren einen Kursus der Hirnanatomie bei Ihnen durchgemacht und behielt diese Zeit in dankbarer Erinnerung“.[158] Von 1926 bis 1928 arbeitete er zusammen mit Max Bielschowsky an dem von Oskar Vogt geleiteten Kaiser-Wilhelm-Institut für Hirnforschung in Berlin. 1927 habilitierte er sich in Warschau, 1929 wurde er Direktor des Warschauer Instituts für Hirnforschung, bevor er nach Wilna ging. Während dieser Jahre nahm er auch regelmäßig an den Jahresversammlungen der Gesellschaft Deutscher Nervenärzte teil, als deren Mitglied er noch 1932 verzeichnet war. Anläßlich der Tagungen 1928 in Hamburg und 1929 in Würzburg könnten sich Rose und Jacobsohn-Lask getroffen haben; ein eindeutiger Kontakt ist jedoch nicht belegt. Rose teilte den Allokortex in verschiedene Rindengebiete ein und veröffentlichte auch einen Atlas des Kaninchengehirns. Er starb bereits 1937.

Insgesamt kann man nicht von einer Jacobsohn-Laskschen Schulenbildung ausgehen – hierzu finden sich nicht ausreichend viele Schüler, die im Sinne ihres Lehrers weiterforschten. Sicher feststellen ließ sich dies für Malone und Hanström; diese beiden hatten jedoch in ihren Positionen hinreichenden Einfluß und bildeten selbst zahlreiche Schüler aus, denen sie die bei Jacobsohn-Lask erlernten Methoden weitervermitteln konnten. Nur wenige der bekannten Schüler Jacobsohn-Lasks spezialisierten sich später ausschließlich auf Anatomie oder Zoologie. Die meisten, deren Werdegang belegbar ist, entwickelten sich zu bekannten Klinikern. Dies ist jedoch nichts Ungewöhnliches, da es gerade zu Beginn des 20. Jahrhunderts bei Klinikern üblich war, eine anatomische Vorbildung zu erfahren und häufig auch selbst pathologisch-anatomisch zu arbeiten, um klinische Fragestellungen aufklären zu können.[159]

Zur Illustration der Lehrbedingungen Louis Jacobsohn-Lasks soll im folgenden Kapitel die Geschichte seiner wichtigsten Wirkungs- und Lehrstätte, in der er auch die meisten seiner Schüler unterrichtete, dargestellt werden.

---

[158] Vgl. Brief Roses an Jacobsohn-Lask v. 25.06.1935; Archiv Familie Lask.

[159] Im Zeitalter der immer genaueren bildgebenden diagnostischen Möglichkeiten hat diese anatomische Tätigkeit bei Klinikern heute längst an Bedeutung verloren und wird allenfalls noch an Universitätskliniken ausgeübt.

1.5.4 Das Laboratorium für normale und pathologische Anatomie des Nervensystems (Mendel)

Das Laboratorium in der Dorotheenstraße 5 war eine der wichtigsten und fruchtbarsten Arbeitsstätten Louis Jacobsohn-Lasks. Hier entstanden seine fasersystematischen Untersuchungen und seine vielbeachteten Arbeiten über die Kerngebiete des Rückenmarks und Hirnstamms sowie die meisten Arbeiten seiner Schüler. Die Geschichte dieses ehemals Mendel'schen Laboratoriums ist bisher weitgehend unbekannt; die in verschiedenen Arbeiten immer wieder abgeschriebenen Behauptungen sind unbewiesen und nie belegt. So gilt noch heute, daß das Laboratorium Emanuel Mendels nach dessen Tod von seinem Sohn Kurt Mendel geleitet worden sei. Alternativ dazu wird behauptet, der „letzte Leiter" sei Max Bielschowsky gewesen.[160] Eine eigene Akte zu diesem Laboratorium, auf die in keiner Veröffentlichung bisher Bezug genommen wurde, findet sich im Geheimen Staatsarchiv Berlin-Dahlem. Anhand dieser Akte muß die Geschichte des Laboratoriums neu geschrieben werden – und sie steht in engem Zusammenhang mit der Geschichte Louis Jacobsohn-Lasks.[161]

Im Jahr 1871, drei Jahre, nachdem er die private Nervenklinik in Pankow eröffnet hatte, habilitierte sich Jacobsohn-Lasks Lehrer Emanuel Mendel und begann seine Lehrtätigkeit als Privatdozent an der Berliner Universität. Für seine Vorlesungen wurde ihm ein Auditorium im Universitätsgebäude Dorotheenstr. 18 zur Verfügung gestellt, in dessen großem Nebenraum er die anatomischen Präparate für die Demonstrationen während seiner Vorlesungen herstellte und aufbewahrte.[162] Diese Vorlesungen gehörten bald zu den beliebtesten der Universität. Einige Jahre später, 1883, beschwerten sich Mitglieder der philosophischen Fakultät, die das Auditorium ebenfalls benutzten, über üble Gerüche aus dem Nebenzimmer. Mendel mußte es daraufhin räumen; als Ersatz wurden ihm zwei Räume im Erdgeschoß des Hofflügels Dorotheenstr. 5 als Laboratorium bereitgestellt. Die Vorlesungen konnte er nun im dicht benachbarten Auditorium im selben Gebäude halten. Er richtete daraufhin seine Privatpoliklinik und Privatklinik für Nervenkrankheiten - nicht zu verwechseln mit der Pankower Klinik - in einem nahen Gebäude in der Dorotheenstr. 8 ein, um die Patienten, die er in seinen Vorlesungen demonstrierte, in der Nähe zu haben. Diese

---

160 Vgl. Strösser Gesellschaft S. 10. Diese Behauptung stimmt nur insoweit, als daß Bielschowsky Laboratoriumsleiter war, bis das Labor 1904 in die Räume des Poliklinischen Instituts in der Ziegelstraße umzog. Er selbst trat im selben Jahr als Leiter des Histologischen Laboratoriums in das Neurobiologische Laboratorium Oskar Vogts ein, das formal dem Physiologischen Institut der Universität angegliedert war.

161 Vgl. GStA PK Berlin, I. HA Rep. 76 Kultusmin. Va, Sekt. 2, Tit. X „Das Laboratorium für normale und pathologische Anatomie des Nervensystems (Mendel)".

162 Vgl. GStA PK Berlin, I. HA Rep. 76 Kultusmin. Va, Sekt. 2, Tit. X, Nr. 142, Bl. 19-22.

Poliklinik entwickelte sich, die Patientenzahl betreffend, bald zur größten Poliklinik Deutschlands. Zur Einrichtung des neuen Laboratoriums bekam Mendel finanzielle Unterstützung durch das Ministerium für Unterrichtsangelegenheiten.[163]

Im Wintersemester 1890/91 ließ Mendel aus eigenen Mitteln in Auditorium und Labor Elektrizität legen und einen Projektionsapparat installieren.[164] Noch 1890 beantragte er die Übernahme der laufenden Laboratoriumskosten, die er jahrelang privat getragen hatte, durch den Staatshaushalt; in seinem Antrag enthalten waren auch die Gehälter für einen Assistenten, der ihn bei der Anleitung der Schüler unterstützte, einen Diener und die laufenden Sachkosten.[165] In zwei kleinen Räumen beschäftigte er gleichzeitig zehn Praktikanten.[166] Von 52 Praktikanten zwischen 1886 und 1890 kamen nur 25 aus Deutschland - darunter 15 Berliner -, die übrigen stammten vor allem aus den USA, aus Rußland, Dänemark und Italien, vereinzelte kamen aus Großbritannien, Holland, Schweden, der Schweiz, Polen, Ungarn und Japan.[167] Mendel galt also auch international als sehr beliebter Lehrer. Die Übernahme eines Teils der laufenden Kosten durch den Staatshaushalt wurde ihm nach mehreren Ablehnungen erst 1893 schließlich bewilligt.[168]

Im Juni 1894 erhielt Mendel die ministerielle Aufforderung, die Räume Dorotheenstr. 5 schnellstmöglich zu verlassen; sie würden für das psychologische Seminar von Professor Friedrich Carl Stumpf benötigt. Mendel sollte sich selbst bei Waldeyer oder Hertwig im I. oder II. Anatomischen Institut um Ersatzräume kümmern.[169] Die Anatomischen Institute waren jedoch für seine Zwecke zu weit entfernt von Auditorium und Poliklinik. Mendel beklagte sich daraufhin beim Minister für Unterrichtsangelegenheiten über seine Lage, die schlechter sei als zu Beginn seiner Lehrtätigkeit. Unter diesen Bedingungen könne er keine Vorlesungen mehr halten, obwohl diese mit über 300 Hörern zu den am besten besuchten an der Berliner Universität gehörten. Zur Lösung des Problems schlug er einen Anbau ans nördliche Ende des Hörsaales Dorotheenstr. 5[170] oder - als billigere Alternative - die Abtrennung des hinteren Teils des Hörsaales mit einer zwei Meter hohen Scheidewand vor.[171] Mit Zustimmung

---

[163] Vgl. GStA PK Berlin, I. HA Rep. 76 Kultusmin. Va, Sekt. 2, Tit. X, Nr. 142, Bl. 19-22.
[164] Vgl. GStA PK Berlin, I. HA Rep. 76 Kultusmin. Va, Sekt. 2, Tit. X, Nr. 142, Bl. 9-10 u. 19-22.
[165] Vgl. GStA PK Berlin, I. HA Rep. 76 Kultusmin. Va, Sekt. 2, Tit. X, Nr. 142, Bl. 9-10 u. 12-13.
[166] Vgl. GStA PK Berlin, I. HA Rep. 76 Kultusmin. Va, Sekt. 2, Tit. X, Nr. 142, Bl. 9-10.
[167] Vgl. GStA PK Berlin, I. HA Rep. 76 Kultusmin. Va, Sekt. 2, Tit. X, Nr. 142, Bl. 14-15.
[168] Vgl. GStA PK Berlin, I. HA Rep. 76 Kultusmin. Va, Sekt. 2, Tit. X, Nr. 142, Bl. 19-22.
[169] Vgl. GStA PK Berlin, I. HA Rep. 76 Kultusmin. Va, Sekt. 2, Tit. X, Nr. 142, Bl. 17-18.
[170] Vgl. GStA PK Berlin, I. HA Rep. 76 Kultusmin. Va, Sekt. 2, Tit. X, Nr. 142, Bl. 19-22.
[171] Vgl. GStA PK Berlin, I. HA Rep. 76 Kultusmin. Va, Sekt. 2, Tit. X, Nr. 142, Bl. 34-35.

des Ministers entschied sich die Baukommission im November 1894 für den Anbau.[172] Im Dezember desselben Jahres erklärte sich Mendel dazu bereit, seine Elektrizitätsanlage und den Projektionsapparat der Universität unentgeltlich zu überlassen, falls ihm neue Räume zur Verfügung gestellt würden.[173] Am 5. Juli 1895 wurde der neue Anbau Mendel schließlich zur Benutzung übergeben.[174]

Beinahe zehn Jahre später, im Juni 1904, hörte Mendel von dem Vorhaben der Universität, auf dem Hofgelände Dorotheenstr. 5 ein neues Hörsaal- und Seminargebäude zu bauen. Da der Anbau mit seinem Laboratorium diesem Neubau zum Opfer fallen würde, bat er beim Ministerium für Unterrichtsangelegenheiten um Aufnahme seiner Einrichtungen in die Planung, da er sonst rechtzeitig Vorkehrungen für eine Verlegung seiner Poliklinik treffen müßte, die sich zu dieser Zeit im nahegelegenen Gebäude Charlottenstr. 42 befand.[175] Mit ministerieller Verfügung vom 16. Juli 1904 wurde ihm Ersatz für seine Räume in Aussicht gestellt, die nach dem Wintersemester 1904/05 abgerissen werden sollten. Während einer Besprechung zum Ende des Wintersemesters sagten ihm dann Rektor Oscar Hertwig, Leiter des II. Anatomischen Instituts, und Baurat Gut lediglich einen Hörsaal für seine Vorlesung "Über Zurechnungsfähigkeit" zu; für weitere Veranstaltungen sei in der Universität kein Platz. Empört über diese Zurückweisung bat Mendel nach 68 Semestern erfolgreicher Lehrtätigkeit nun den Minister um Laborräume und ein Auditorium mit 40-50 Sitzplätzen.[176] Im September 1905 wies der Minister das Baukommissariat an, im neuen Gebäude Ersatzräume für Mendel einzuplanen. In der Zwischenzeit sollte er zwei ungenutzte Räume im ersten Stock des neuen, von Alfred Goldscheider geleiteten Poliklinischen Instituts für Innere Medizin in der Ziegelstr. 18/19 nutzen; eine notdürftige Laboratoriumseinrichtung würde ihm dort zur Verfügung gestellt.[177]

Zwei Monate später bezog Mendel die Räume im Poliklinischen Institut; nachdem er gegenüber dem Institutsleiter die Zahlung der laufenden Energiekosten verweigert hatte, wurden diese vom Ministerium übernommen.[178] Ein Umzug in das geplante Universitätsgebäude fand nicht mehr statt.

Schon seit 1904, nach dem Wechsel Max Bielschowskys an das Vogt'sche Institut, hatte Mendel seinen früheren Assistenten Louis Jacobsohn-Lask mit der Leitung seines Laboratoriums betraut. In den Räumen der Poliklinik hielt Jacobsohn-Lask außerdem seine neurologische Sprechstunde ab, so daß er klinische

---

[172] Vgl. GStA PK Berlin, I. HA Rep. 76 Kultusmin. Va, Sekt. 2, Tit. X, Nr. 142, Bl. 28-29.
[173] Vgl. GStA PK Berlin, I. HA Rep. 76 Kultusmin. Va, Sekt. 2, Tit. X, Nr. 142, Bl. 30.
[174] Vgl. GStA PK Berlin, I. HA Rep. 76 Kultusmin. Va, Sekt. 2, Tit. X, Nr. 142, Bl. 39.
[175] Vgl. GStA PK Berlin, I. HA Rep. 76 Kultusmin. Va, Sekt. 2, Tit. X, Nr. 142, Bl. 42-44.
[176] Vgl. GStA PK Berlin, I. HA Rep. 76 Kultusmin. Va, Sekt. 2, Tit. X, Nr. 142, Bl. 47-48.
[177] Vgl. GStA PK Berlin, I. HA Rep. 76 Kultusmin. Va, Sekt. 2, Tit. X, Nr. 142, Bl. 51.
[178] Vgl. GStA PK Berlin, I. HA Rep. 76 Kultusmin. Va, Sekt. 2, Tit. X, Nr. 142, Bl. 61.

und anatomisch-pathologische Arbeit gut verbinden und außerdem in seinen klinischen Vorlesungen Patienten vorstellen konnte. Wenn Mendel erkrankt war, vertrat er ihn in seinen Vorlesungen über Hirnanatomie.[179]

Nach Mendels Tod am 23. Juni 1907 führte Jacobsohn-Lask das Laboratorium - oder "Institut", wie er es auch häufig nannte - "interimistisch" weiter. Seine eigenen und die Veröffentlichungen seiner Schüler erschienen fortan mit dem Hinweis „aus dem Neurologischen Institut" oder „aus dem Laboratorium des Prof. Dr. Louis Jacobsohn-Lask". Die Medizinische Fakultät befürwortete in ihrer Sitzung vom 12. Juli 1907, ihm die Räume zu überlassen[180], übertrug ihm jedoch nicht offiziell die Leitung. Von einer Übersiedlung zurück auf das Gelände Dorotheenstr. 5 war nicht mehr die Rede.

Außer Jacobsohn-Lask war offenbar noch sein Kollege Max Rothmann, sehr aktiv in der Berliner Gesellschaft für Psychiatrie und Nervenkrankheiten, für eine Übernahme der Räume im Gespräch: Rothmann, 1899 in Berlin für Neurologie habilitiert, wollte ein Laboratorium für experimentelle Physiologie des Zentralnervensystems einrichten. Private Mittel für die Etablierung eines solchen Instituts standen ihm nicht zur Verfügung, und die Universität stellte den zahlreichen Privatdozenten keine Räume für eigene Untersuchungen. Rothmanns Gesuch wurde vom Anatomischen Institut, vermutlich von Wilhelm Waldeyer selbst, gefördert – er richtete bereits im März 1908 eine entsprechende Empfehlung an den Minister der geistlichen, Unterrichts- und Medizinalangelegenheiten.[181] Eine Erwiderung findet sich in den Universitätsakten nicht; in der Akte des Geheimen Staatsarchivs wird Rothmann gar nicht erwähnt.

In den folgenden Jahren hielt Jacobsohn-Lask seine gut besuchten Vorlesungen über die Anatomie des Nervensystems; die dafür erforderlichen Präparate stellte er im Labor her, ohne das die Vorlesungen in dieser Form nicht möglich gewesen wären. Außerdem führte er zahlreiche in- und ausländische Studenten in die Laborarbeit und Methoden zur Untersuchung der Anatomie und der Pathologie des Nervensystems ein und regte seine Schüler zu wissenschaftlichen Arbeiten an. Jacobsohn-Lask bemühte sich, trotz des "interimistischen Zustandes" so viel wie möglich zu leisten, lebte aber in der ständigen Besorgnis, "heute oder morgen die Arbeitsstelle ... verlassen [zu] müssen" und konnte seine "volle Schaffenskraft" deshalb nicht entfalten.[182] Neben der Laborarbeit behan-

[179] Vgl. GStA PK Berlin, I. HA Rep. 76 Kultusmin. Va, Sekt. 2, Tit. X, Nr. 142, Bl. 71-72 u. 81-82.

[180] Vgl. GStA PK Berlin, I. HA Rep. 76 Kultusmin. Va, Sekt. 2, Tit. X, Nr. 142, Bl. 71-72 u. 81-82.

[181] Vgl. Brief an den Minister f. geistliche, Unterrichts- und Medizinalangelegenheiten v. 03.03.1908; HUB, UA, Med. Fak. Nr.14 „Anatomisches Institut". Eine Unterschrift findet sich unter diesem Brief nicht.

[182] Vgl. GStA PK Berlin, I. HA Rep. 76 Kultusmin. Va, Sekt. 2, Tit. X, Nr. 142, Bl. 82.

delte Jacobsohn-Lask auch einige Privatpatienten; die Mehrheit seiner Patienten kamen aber über die Poliklinik und wurden ihm von Kollegen wie Paul Schuster, Gustav Scholinus oder dem ebenfalls in der Ziegelstr. 18/19 als Leiter der Hydrotherapeutischen Abteilung der Universität ansässigen Ludwig Brieger überwiesen; viele der Patienten stammten aus Arbeiterkreisen.

Am 27. Januar 1911 stellte Jacobsohn-Lask beim Minister für geistliche-, Unterrichts- und Medizinalangelegenheiten den Antrag, ihm nun doch endlich offiziell die Leitung des immer noch im Poliklinischen Institut untergebrachten Laboratoriums zu übertragen.[183] Auf sein Gesuch das Laboratorium betreffend bekam er zunächst keine Antwort. Ein Jahr später, am 3. Januar 1912, richtete Jacobsohn-Lask ein zweites Gesuch mit der Bitte um Übertragung der Institutsleitung an den Minister. Man hätte ihm 1911 mündlich vom Ministerium versichert, bald eine Entscheidung fällen zu wollen. Er würde unterstützt vom Leiter des Poliklinischen Instituts, Prof. Goldscheider[184], und auch die Medizinische Fakultät hätte sich für die Erhaltung des Instituts ausgesprochen.[185] Im Laufe der nächsten Monate wurde das Gesuch dem Minister mehrfach vorgelegt, eine Entscheidung jedoch immer wieder verschoben. Der Minister stellte schließlich fest, Waldeyer oder die Fakultät wären 1894 - beinahe zwanzig Jahre zuvor - "zur Sache nicht gehört"[186] worden. Er wollte die Angelegenheit noch Ministerialdirektor Naumann vortragen; in einer Aktennotiz vom Mai 1912 wurde erstmals wie auch in den Notizen der folgenden Monate Hugo Liepmann, langjähriger Freund Emanuel Mendels, als in Frage kommender Leiter des Instituts erwähnt.[187] Die Akte wurde am 4.03.1913 ohne Unterlagen über den Fortgang der Angelegenheit geschlossen.[188]

Jacobsohn-Lask wurden für seine Vorlesungen in den folgenden Jahren ein Hörsaal und für seine wissenschaftlichen Arbeiten ein kleines, zu dieser Zeit nicht benötigtes Zimmer des Anatomischen Instituts in der Luisenstr. 64 zur Verfügung gestellt.[189] Liepmann trat 1914 die Stelle des Leiters der Irrenanstalt Herzberge an. Das Mendel'sche Laboratorium oder Institut für normale und pathologische Anatomie des Nervensystems in den Räumen des Poliklinischen Instituts in der Ziegelstraße wurde 1914 vermutlich aufgelöst. Möglicherweise spielte hierbei auch der Beginn des Ersten Weltkriegs eine Rolle; außerdem

---

[183] GStA PK Berlin, I. HA Rep. 76 Kultusmin. Va, Sekt. 2, Tit. X, Nr. 142, Bl. 73.

[184] Goldscheider und Jacobsohn-Lask kannten sich schon lange; Jacobsohn-Lasks Freund Edward Flatau hatte Jahre zuvor mehrere Arbeiten zusammen mit Goldscheider veröffentlicht. 1919 erhielt Goldscheider als einer der wenigen jüdischen Professoren ein Ordinariat an der Berliner Universität.

[185] Vgl. GStA PK Berlin, I. HA Rep. 76 Kultusmin. Va, Sekt. 2, Tit. X, Nr. 142, Bl. 81-82.

[186] Vgl. GStA PK Berlin, I. HA Rep. 76 Kultusmin. Va, Sekt. 2, Tit. X, Nr. 142, Bl. 86.

[187] Vgl. GStA PK Berlin, I. HA Rep. 76 Kultusmin. Va, Sekt. 2, Tit. X, Nr. 142, Bl. 87.

[188] Vgl. GStA PK Berlin, I. HA Rep. 76 Kultusmin. Va, Sekt. 2, Tit. X, Nr. 142, Bl. 95.

[189] Vgl. HUB, UA, Med. Fak. Nr. 1460, Bl. 10.

scheint Jacobsohn-Lask keine Mendel vergleichbare Bekanntheit und Lobby im Bereich der Berliner Universität genossen zu haben. Und selbst Mendel hatte in seinen letzten Lebensjahren trotz seiner Beliebtheit unter den Studenten große Probleme, sein Institut aufrechtzuerhalten – möglicherweise spielten hier auch Konkurrenzängste seiner universitär tätigen Kollegen eine Rolle.

Mendel hatte Jacobsohn-Lask noch zu seinen Lebzeiten mit der Leitung des Laboratoriums und der Vertretung in seinen neuroanatomischen Vorlesungen betraut. Jacobsohn-Lask war als sein Schüler herangewachsen und als Neuroanatom selbständig geworden. Für Jacobsohn-Lask bedeutete dieses zwar nicht der Universität direkt zugehörige, aber in deren Räumen befindliche und in der Fachwelt anerkannte Institut eine gute Möglichkeit, die eigenen Forschungen und seine Lehre nach seinen Vorstellungen fortzuführen. Er konnte dort Schüler ausbilden, die in dieser Zeit mit seiner Unterstützung zahlreiche Artikel veröffentlichten und Vorträge hielten. Durch die Schließung des Laboratoriums wurde Jacobsohn-Lask diese für ihn so wichtige Basis für Forschung und Lehre genommen; eine Kontinuität gerade während des Krieges aufzubauen, sollte sich als äußerst schwierig erweisen.

1.5.5 Die Privatdozentenfrage – ein deutsches Politikum

Louis Jacobsohn-Lask lehrte als Privatdozent und erhielt niemals ein Ordinariat oder auch nur ein Extraordinariat. Damit befand er sich in derselben Situation wie viele seiner Kollegen, besonders aber wie die meisten jüdischen Wissenschaftler. Ersatzweise wurde vielen Privatdozenten einige Jahre nach ihrer Habilitation der Professorentitel verliehen, der dann als „Titularprofessor“ geführt werden durfte. Hiermit waren aber keinerlei Rechte oder Pflichten verbunden. Jacobsohn-Lask, aus dessen privaten Aufzeichnungen immer wieder ein ausgeprägter Gerechtigkeitssinn zu erkennen ist, fühlte sich durch diese Politik ungerecht behandelt und protestierte mehrfach dagegen. Da er sich hier, im Vergleich zu vielen anderen in der Privatdozentenfrage engagierten Kollegen, besonders konsequent verhielt und sich zur Politik der Titelverleihung kaum veröffentlichtes Material finden ließ, soll dieses Kapitel einerseits Jacobsohn-Lasks Position und Engagement darstellen, andererseits einen kurzen Überblick über diese Politik überhaupt geben.

Im Jahr 1908 veröffentlichte Friedrich Paulsen, Ordinarius für Philosophie und Pädagogik in Berlin, in der Deutschen Literaturzeitung einen Artikel über die "Jüngsten Bewegungen im Lehrkörper der deutschen Universitäten".[190] Er untersuchte vor allem den Wandel der Stellung und der Aufstiegschancen der Privatdozenten. Die Studentenzahlen waren innerhalb der letzten Jahrzehnte des

---

[190] Vgl. Paulsen Bewegungen S. 1477-1484.

19. Jahrhunderts deutlich gestiegen; wenn um 1850 der Unterricht noch vornehmlich von den Ordinarien geleistet wurde, so war um die Jahrhundertwende die Aufrechterhaltung des Lehrbetriebes ohne den akademischen Unterbau mit Honorarprofessoren, außerordentlichen Professoren und Privatdozenten nicht mehr möglich. Dies galt vor allem für die Fächer Medizin und Philosophie. 1840 hatten an den deutschen Universitäten in der Medizin 135 ordentliche und 66 außerordentliche Professoren sowie 84 Privatdozenten gelehrt, 1892 waren es 211 ordentliche, 189 außerordentliche Professoren und 238 Privatdozenten, und bis 1907 hatte sich das Verhältnis noch weiter verschoben, nun gab es 219 ordentliche und 271 Honorar- und außerordentliche Professoren sowie 426 Privatdozenten. Deren Zahl hatte sich also beinahe verdoppelt, während die Zahl der ordentlichen Professoren fast gleich geblieben war. Die große Zahl der Studenten erhöhte zwar die Chancen der Privatdozenten, Hörer für ihre Vorlesungen zu gewinnen, aber ihre Aussichten auf Beförderung in Extraordinariate oder gar Ordinariate verschlechterten sich drastisch. So büßte das Privatdozententum nach und nach seine alte Stellung, die es für die Anwärter auf eine Professur gehabt hatte, ein. Außerdem wurde es bereits für die Zulassung zur Habilitation und damit überhaupt zum Lehrbetrieb immer wichtiger, der Schule eines Ordinarius anzugehören.

Verantwortlich für diese Entwicklung war außer den steigenden Studentenzahlen die fortschreitende Spezialisierung der wissenschaftlichen Arbeit. Während der Ordinarius die Aufgabe hatte, das gesamte von ihm vertretene Fach zu lehren, konnten sich die Extraordinarien und vor allem die Privatdozenten Randgebieten widmen und sich als Forscher spezialisieren. Diese Spezialisierung begann in der zweiten Hälfte des 19. Jahrhunderts; durch sie gewannen bis dahin in Lehre und Forschung wenig beachtete klinische Fächer wie zum Beispiel die Neurologie oder die Ophthalmologie an Bedeutung und wurden nach und nach auch in die Prüfungsordnung eingegliedert. Vor der Einrichtung eines Lehrstuhls wurden sie nur von Extraordinarien und Privatdozenten vertreten.

Besonders jüdische Privatdozenten hatten trotz der eigentlich rechtlichen Gleichstellung nur sehr selten die Möglichkeit, die Stellung eines Ordinarius zu erlangen. Dies galt vor allem für die großen, etablierten Fächer wie Innere Medizin und Chirurgie an größeren Universitäten. Wenn sie überhaupt befördert wurden, blieben sie vorher länger als sonst üblich in der Stellung eines Privatdozenten. So war es für viele attraktiver, sich einem noch unerforschten Spezialgebiet zuzuwenden und an der Etablierung neuer Fachgebiete mitzuwirken - zum Teil bewußt, zum Teil aber auch unbeabsichtigt aus der Not heraus, in den großen Fächern keine Stellung erlangen zu können. Gerade diese neuen Fächer aber waren es, die im ausgehenden 19. Jahrhundert und um die Jahrhundertwende den größten wissenschaftlichen Fortschritt in der Medizin ausmachten.[191]

Die Stellung als Privatdozent hatte allerdings viele Nachteile. Die Privatdozenten erhielten kein Gehalt von der Universität, häufig mußten sie noch Miete zahlen für die in den Gebäuden der Universität genutzten Unterrichtsräume, sie mußten für Unterrichtsmaterialien selbst aufkommen. Einige hatten die Möglichkeit, als Assistent an der Universitätsklinik oder in einem der sich nach und nach etablierenden wissenschaftlichen Institute zu arbeiten. Viele aber waren gezwungen, wenn sie nicht wohlhabend waren, privat oder an einem städtischen Krankenhaus die ärztliche Praxis auszuüben und von ihren Studenten Kursgeld zu verlangen. Adäquate Räume, die sie für ihre Forschungen benötigten, konnten sich die wenigsten leisten. Ein Gesuch des Anatomischen Instituts, vermutlich von Wilhelm Waldeyer verfaßt, an das Ministerium für geistliche, Unterrichts- und Medizinalangelegenheiten gerichtet, schildert die Berliner Situation im Jahre 1908 eindrücklich:

> *„...In Berlin sind, wenn wir die Privatdozenten der medizinischen und philosophischen Fakultät zusammennehmen, sicher über 50, die für ihre wissenschaftlichen Arbeiten besonders adaptierte Räume benötigen, aber nicht bekommen können. Gegenwärtig zielt alles darauf, in den medizinischen- und Naturwissenschaften durch eigene Laboratoriumsarbeit die Sache zu fördern. Spekulative Bücherarbeit reicht nicht mehr aus. Die wenigsten jungen Leute sind aber in der Lage, sich aus eigenen Mitteln ein Privatlaboratorium einzurichten und zu unterhalten. ... Ich erlaube mir, in Hinsicht auf diesen gewiss als Übelstand zu nehmenden Zustand der Dinge zur Erwägung anheimzugeben, ob es sich nicht empfehlen dürfte, an der hiesigen grossen Universität ein Laboratoriumshaus für unsere Privatdozenten einzurichten. Zur Zeit gehe ich nicht näher auf die Ausführung eines solchen Planes ein, bin aber gern bereit, falls es gewünscht wird, Näheres mitzuteilen. Ich bin überzeugt, dass alle meine Herren Kollegen von der medizinischen und der naturwissenschaftlichen Fakultät, deren Fächer Laboratoriumsarbeit erfordern, gleich mir gern bereit sein würden, ihren Rat zu geben. Es würde sich auch empfehlen, einige der Herren Extraordinarien und Privatdozenten hinzuzuziehen. Es sind in der letzten Zeit nicht unberechtigte Wünsche laut geworden, diesen beiden Kategorien von Universitätslehrern mehr Entgegenkommen zu zeigen und ihre Stellung zu verbessern. Hier böte sich eine Gelegenheit dazu, die umso willkommener sein dürfte, als sie nicht nur den Personen, sondern auch der Wissenschaft zu Gute kommt.“*[192]

Leider ist dieser Briefentwurf nicht unterschrieben; da das I. Anatomische Institut, in dessen Archiv er sich befindet, jedoch 1908 von Waldeyer geleitet wurde, ist er wahrscheinlich der Verfasser der fortschrittlichen Vorschläge. Eine Antwort des Ministeriums war nicht zu finden – das Berliner Ministerium galt als besonders unwillig Reformvorschlägen gegenüber. Ein Laboratoriumshaus für Privatdozenten wurde nie eingerichtet.

---

[191] Vgl. Volkov Leben S. 158-160.

[192] Brief vom 03.03.1908; HUB, UA, Med. Fak. Nr. 14 „Anatomisches Institut“.

Je mehr Privatdozenten in einem Fach unterrichteten, desto größer wurde die Konkurrenz; man kämpfte um Studenten und Unterrichtsräume. Schon früh begannen einige Privatdozenten deshalb, sich für die Verbesserung ihrer Situation einzusetzen. Im Februar 1877 bereits wurde der Docenten-Verein der Berliner Medizinischen Fakultät zur Förderung gemeinsamer Interessen gegründet; jeder Privatdozent wurde von der Schriftführung einmalig zum Beitritt aufgefordert. Vorsitzender war damals Samuel Kristeller, Stellvertreter Bernhard Fränkel, Schriftführer der Orthopäde Julius Wolff, bei dem Jacobsohn-Lask später studierte. Sie alle waren jüdische Privatdozenten. Unter den Gründungsmitgliedern befand sich auch Jacobsohn-Lasks Lehrer Emanuel Mendel.[193]

Interessenvertretungen größeren Ausmaßes wurden allerdings erst nach dem deutlichen Anstieg der Anzahl der Privatdozenten im ersten Jahrzehnt des 20. Jahrhunderts gebildet, nun auch fakultätsübergreifend. Im Juli 1909 fand im Senatssaal der Berliner Universität die Gründungsversammlung der Berliner Dozentenvereinigung mit 51 Privatdozenten statt; drei Jahre später zählte sie schon 274 Mitglieder. Die meisten waren Mediziner und Philosophen, aber es waren auch alle acht als Dozenten lehrende Theologen sowie die Hälfte der Juristen vertreten. Vorsitzender war der Philosoph Max Herrmann, im Vorstand saß auch der Neurologe und Psychiater Richard Henneberg. Dieser Verein bildete Unterstützungsfonds für verarmte Privatdozenten, kümmerte sich um Stipendien und machte es sich anfangs vor allem zur Aufgabe, der vom Ministerium für geistliche- und Unterrichtsangelegenheiten ab 1910 geplanten Beschränkung der Venia legendi in der Medizin auf fünf Jahre und den 1911 eingeführten Statutensätzen über das Erlöschen der Venia legendi entgegenzuwirken.
Letztere vom Minister erlassene Statuten sollten das Erlöschen der Lehrerlaubnis von Privatdozenten unter folgenden Voraussetzungen regeln:

> *"1. Der Privatdozent unterläßt ohne Genehmigung der Fakultät die Anzeige von Vorlesungen im Vorlesungsverzeichnis; 2. Über vier aufeinanderfolgende Semester sind - ohne besondere Umstände - keine Vorlesungen gehalten worden; 3. Der ständige Wohnsitz ist ohne Genehmigung der Universität aus der Universitätsstadt fortverlegt worden; 4. Der Privatdozent hat eine hauptamtliche Stellung außerhalb der Universität inne."*[194]

Diese vierte Bestimmung sollte nur für die nach dem 1. 10. 1911 Habilitierten gelten. Zweck dieser Statuten war es, die Anzahl der Privatdozenten zu senken und "ungeeignete Elemente" nachträglich zu beseitigen. Die Fakultät sollte die Möglichkeit haben, stillschweigend die Lehrerlaubnis erlöschen zu lassen, ohne daß der Privatdozent rechtzeitig Einspruch erheben konnte. Der Entwicklung der

---

[193] Vgl. HUB, UA, Med. Fak. Nr. 218 "Privatkliniken", Bl. 107-108.

[194] GStA PK Berlin, I. HA Rep. 76 Kultusmin. Va, Sekt. 1, Tit. IV, Nr. 50, Bl. 52. "Vereinigung d. a. o. Universitätsproff. Preußens u. d. Privatdoz.".

neuen Statuten war ein Antrag der Berliner Medizinischen Fakultät vorausgegangen, die Venia legendi nur für fünf Jahre zu vergeben; dieser Antrag war von 13 oder 14 Ordinarien gestellt worden, die zum größten Teil entweder ganz neu in Berlin waren oder fast siebzigjährig kurz vor dem Ausscheiden standen.[195]

Der Verein wehrte sich vor allem gegen die vierte Bestimmung, da damit nicht begüterten Privatdozenten die Möglichkeit genommen werden sollte, ihren Unterhalt zu verdienen. Da sie oft nur geringe Kollegiengelder einnahmen, waren sie gezwungen, andere Stellungen anzunehmen. Ein weiterer Hauptkritikpunkt war die Bestimmung, über vier aufeinanderfolgende Semester Vorlesungen abhalten zu müssen. Da medizinische Privatdozenten keine Praktikumsscheine ausstellen durften, waren ihre Kurse oft nur für wenige Studenten attraktiv, und es konnte leicht einmal vorkommen, daß kein Kolleg zustandekam. Zudem forderte die Vereinigung die Einbeziehung der Privatdozenten bei der Feststellung von Änderungen der Fakultätsstatuten und die Gelegenheit zu einer mündlichen Verhandlung vor Einstellung der Venia legendi.[196]

Nach mehreren Eingaben von Privatdozentenvereinigungen verschiedener preußischer Universitäten erklärte der Minister für geistliche- und Unterrichtsangelegenheiten schließlich im März 1912, die hauptamtliche Arbeit eines Privatdozenten als Krankenhausleiter oder Mitglied eines Amtes sollte zwar eigentlich die Erlöschung der Venia legendi nach sich ziehen, aber es würde jeder Fall geprüft, und es sollte auch Ausnahmen geben.[197] In fast allen preußischen Universitäten gab es zumindest Gelegenheiten zu Gesprächen, nur Berlin zeigte sich völlig ablehnend gegen die lokale Privatdozenten- und Nichtordinarien-Vereinigung. Der Rektor und der Senat der Berliner Universität erwiderten der Vereinigung im Februar 1913 schließlich lapidar:

> *"Auf die Eingabe vom 15. Februar des Jahres, betreffend die Einrichtung von Kommissionen mit der Aufgabe, das von Nichtordinarien der Universität aufgestellte Reformprogramm zu beraten, erwidern wir, daß wir zu unserem Bedauern nicht in der Lage sind, der Ausführung dieses Wunsches näher zu treten."*[198]

Ob Louis Jacobsohn-Lask Mitglied der Berliner Privatdozentenvereinigung war, läßt sich aus den Unterlagen nicht erschließen. Fest steht jedoch, daß er sich selbst vehement für die Veränderung der rechtlichen Situation der Privatdozen-

---

195 Vgl. GStA PK Berlin, I. HA Rep. 76 Kultusmin. Va, Sekt. 1, Tit. IV, Nr. 50, Bl. 24. "Vereinigung d. Universitätsproff. Preußens u. d. Privatdoz.".

196 Vgl. GStA PK Berlin, I. HA Rep. 76 Kultusmin. Va, Sekt. 1, Tit. IV, Nr. 50, Bl. 53. "Vereinigung…".

197 Vgl. GStA PK Berlin, I. HA Rep. 76 Kultusmin. Va, Sekt. 1, Tit. IV, Nr. 50, Bl. 55. "Vereinigung…".

198 GStA PK Berlin, I. HA Rep. 76 Kultusmin. Va, Sekt. 1, Tit. IV, Nr. 50, Bl. 85. "Vereinigung ...".

ten einsetzte, und zwar vorwiegend im Alleingang. Er erhielt im März 1900 die Venia legendi; schon nach wenigen Semestern waren seine Anatomie-Vorlesungen so gut besucht wie selten Vorlesungen eines Privatdozenten, obwohl auch andere Privatdozenten und die Ordinarien Neuroanatomie lehrten. Zeitweise hatte Jacobsohn-Lask über hundert Hörer.[199] Neben seinen Vorlesungen bot er über viele Semester Übungen zu histologischen Arbeiten am Nervensystem an, die ebenfalls sehr beliebt waren. Sein Erfolg als Universitätslehrer wurde von der Fakultät jedoch jahrelang nicht zur Kenntnis genommen. Wenn auch viele Privatdozenten nicht in eine bezahlte Stellung an der Universität befördert wurden, so wurde doch den meisten ungefähr sechs Jahre nach ihrer Habilitation der Professorentitel in Anerkennung ihrer wissenschaftlichen Leistungen verliehen. Da die Zahl der preußischen Ordinarien begrenzt war, bot die Verleihung dieses Titels oft die einzige Möglichkeit einer Auszeichnung der Privatdozenten. Im Januar 1911, also elf Jahre nach seiner Habilitation, schrieb Jacobsohn-Lask an den Minister für geistliche- und Unterrichtsangelegenheiten mit der Bitte, ihm die offizielle Leitung des ehemals Mendel'schen Laboratoriums zuzuerkennen. Im selben Brief machte er auf die Vernachlässigung seiner Beförderung aufmerksam:

> *"...Ich bin seit dem Jahre 1900 Privatdocent für Neurologie und Psychiatrie an der Universität zu Berlin. Die Zahl der Studierenden, die ich während der verflossenen Jahre in diesem Fache ausgebildet habe, zählt nach hunderten. Ausser den Vorlesungen über die Anatomie des Zentralnervensystems und über Nervenkrankheiten, die ich hielt, habe ich im Laboratorium eine Anzahl von Schülern in die Methoden eingeführt, nach welchen das Nervensystem am zweckmässigsten zum Studium seines Aufbaues und zur Erforschung der Krankheiten zu untersuchen ist. Einzelne dieser Schüler konnte ich zu wissenschaftlichen Arbeiten anregen und konnte mit Genugtuung sehen, dass einige von ihnen Professoren wurden oder geachtete wissenschaftliche Stellungen erlangten. Ich selbst hingegen bin bisher nicht befördert worden. Dabei habe ich eine Reihe wissenschafltlicher Arbeiten veröffentlicht, die nach dem Urteil angesehener Forscher bleibenden Wert besitzen. Erst in den letzten Jahren hat Herr Geh.-Rat Waldeyer einzelne Arbeiten von mir und einem meiner Schüler so bewertet, dass sie von der Königlich-Preussischen Akademie der Wissenschaften publicirt worden sind. Diese Arbeiten und noch einige andere erlaube ich mir, diesem Gesuch zur geneigten Einsichtnahme ergebenst beizulegen...."*[200]

---

[199] Vgl GStA PK Berlin, I. HA Rep. 76 Kultusmin. Va, Sekt. 2, Tit. VII, Nr. 18, Bd. XX, Bl. 369-370. "Vorlesungen b. d. Univ. Berlin".

[200] GStA PK Berlin, I. HA Rep. 76 Kultusmin. Va, Sekt. 2, Tit. X, Nr. 142, Bl. 71-72. "Laborat. f. normale u. pathol. Anat. d. Nervensystems".

Auf diesen Brief hin wurde Jacobsohn-Lask wenige Wochen später im Februar 1911 das Prädikat "Professor" zuerkannt,[201] was allerdings keine Änderung seiner rechtlichen Stellung bedeutete.

Während des Ersten Weltkriegs wurde Jacobsohn-Lask für seine Laboratoriumsarbeiten ein Raum im Anatomischen Institut zur Verfügung gestellt, den er jedoch aufgrund seiner damaligen konsilärztlichen Tätigkeit in Krankenhäusern und Lazaretten kaum nutzen konnte. Diese Nichtbenutzung diente 1919 als Vorwand der Medizinischen Fakultät, ihm den Raum wieder zu entziehen. Entrüstet beschwerte er sich in einem Brief vom 28. Mai 1919 bei der Fakultät, er habe nur einige Jahre lang im Gebäude des Poliklinischen Institutes für seine Lehrtätigkeit ausreichende Räume zur Verfügung gehabt, danach habe man ihm "einen einzigen kümmerlichen Raum" im Anatomischen Institut zugewiesen, und nun wolle man ihm selbst diesen wieder nehmen. Diesen Vorfall nahm er zum Anlaß, gleichzeitig die allgemeine Benachteiligung der Privatdozenten anzuprangern:

> *„...Wie mir in solcher Weise die Lehrtätigkeit verkümmert wird, so geschieht es wohl anderen Dozenten in ähnlicher Weise. Ein jeder, der diese Verhältnisse unvoreingenommen betrachtet, muss zugestehen, dass hier höchst beklagenswerte Zustände vorliegen, die dringend einer Abhülfe bedürfen. Ich erlaube mir deshalb an die Medizinische Fakultät die ergebene Bitte zu richten, letztere möge bei der Regierung dahin vorstellig werden, dass den Dozenten zur Ausübung ihrer Lehrtätigkeit genügend Arbeits- und Unterrichtsräume zur Verfügung gestellt werden...".*[202]

Darauf antwortete die Fakultät am 16. Juli 1919 lediglich:

> *„...Ihre weitere Anregung, die Fakultät könne beim Herrn Minister vorstellig werden, dass jedem Dozenten genügend Arbeits- und Unterrichtsräume zur Verfügung gestellt werden, kann aus praktisch-technischen Gründen nicht verfolgt werden."*[203]

Jacobsohn-Lask sah sich im September 1919 seinerseits zu einer Erwiderung veranlaßt:

> *„...Die Antwort der Fakultät auf meine weitere Anregung, beim Herrn Minister wegen Zuteilung von Arbeits- und Unterrichtsräumen an jeden Dozenten vorstellig zu werden, ist so allgemein gehalten, daß ich daraus nicht einmal entnehmen kann, ob die Fakultät sich beim Herrn Minister für die Privatdozenten nach dieser Richtung hin bemüht hat - was meinem Empfinden nach ein nobile officium sein sollte; daß aus praktisch-technischen Gründen die Stellung eines diesbezüglichen Gesuches an den Herrn Minister nicht möglich ist, dafür fehlt in dem Antwortschreiben der Fakultät jede Begründung. Sollte die Fakultät trotz aller Bitten, welche die Privatdozenten nach dieser Richtung*

---

201 Vgl. GStA PK Berlin, I. HA Rep. 76 Kultusmin. Va, Sekt. 2, Tit. X, Nr. 142, Bl. 73. "Laborat. f. norm. u. pathol. Anat. d. Nervensystems".

202 HUB, UA, Med. Fak. Nr. 1460, Bl. 10-11. "Privatdozenten".

203 HUB, UA, Med. Fak. Nr. 1460, Bl. 13. "Privatdozenten".

hin aussprechen, ihre Hilfe versagen, so bleibt den Dozenten nur übrig, selbst beim Herrn Minister vorstellig zu werden, um sich die unerläßlichen Vorbedingungen für ihre wissenschaftliche und ihre Lehrtätigkeit zu verschaffen."[204]

Seiner Bitte wurde also nicht entsprochen, und da die Privatdozenten keine Beamten waren, sondern freiberuflich Tätige, die ihren Dienst in der Universität nach Aussage des Ministers freiwillig leisteten, wurden sie auch bei den Maßnahmen zur Linderung der Beamtennotlage ab 1919 nicht berücksichtigt. Stattdessen sollte der Stipendienfonds für bedürftige Privatdozenten im Staatshaushalt erhöht werden; die darüber vergebenen Stipendien reichten allerdings in der Regel nicht einmal aus, um das Existenzminimum zu sichern.[205]

Nach Ende des Ersten Weltkriegs und Bildung der neuen Reichsregierung wurde sowohl auf offizieller Regierungs- und Universitätsebene als auch im Rahmen der Dozentenvereinigungen über eine Veränderung der Stellung der Privatdozenten wieder vermehrt diskutiert. In diesem Zusammenhang veröffentlichte im Januar 1919 der damalige Rektor der Berliner Universität, der als reaktionär geltende Historiker Eduard Meyer, in den Preußischen Jahrbüchern einen Aufsatz mit dem Titel "Die Privatdozenten und die Zukunft der deutschen Universitäten". Er warnte die neue Regierung vor einer Veränderung der Stellung der Privatdozenten, da dies dem guten Ansehen der deutschen Universitäten schaden würde. Allein die deutschen Universitäten, die er als die besten der Welt bezeichnete, hielten das Ansehen Deutschlands noch hoch. Die Privatdozenten könnten ihre Lehrtätigkeit frei und ohne amtliche Verpflichtungen ausüben und hätten somit die besten Voraussetzungen für die wissenschaftliche Laufbahn; für dieses "gewaltige Recht" und diese "Liberalität" noch weitere Rechte und gar finanzielle "Entschädigung" zu verlangen, sei völlig unbegründet.[206] Im selben Aufsatz dann widersprach er sich, indem er einerseits zugab, daß "manche tüchtigen Dozenten...ein besseres Los verdient hätten"; andererseits behauptete er, die Mehrzahl der Dozenten sehe die Lehrtätigkeit lediglich als Nebenbeschäftigung an und würde, mit neuen Rechten ausgestattet, die Universität nur belasten.[207]

Auf diesen Artikel hin verfaßte Jacobsohn-Lask im selben Jahr eine elfseitige Entgegnungsschrift gleichen Titels; da die Preußischen Jahrbücher den Abdruck verweigerten, erschien sie als Sonderdruck im Verlag Samuel Kargers, der Jacobsohn-Lask als Herausgeber des „Jahresberichtes" seit Jahren verbunden war. In dieser Schrift räumte Jacobsohn-Lask ein, daß es sicherlich etliche Privatdozenten gäbe, die sich nicht für eine akademische Laufbahn eigneten. Es

---

204 HUB, UA, Med. Fak. Nr. 1460, Bl. 14. "Privatdozenten".

205 Vgl. GStA PK Berlin, I. HA Rep. 76 Kultusmin. Va, Sekt. 1, Tit. IV, Nr. 65, Bl. 2-3 u. 113-116. "Wirtschaftl. Lage d. Privatdoz.".

206 Vgl. Jacobsohn (-Lask) (62) Privatdozenten S. 3.

207 Vgl. Jacobsohn (-Lask) (62) Privatdozenten S. 4.

seien aber auch nicht alle ordentlichen und außerordentlichen Professoren zu Lehre und Forschung fähig, und zur Beurteilung aller Lehrenden müßten neue Prüfungsverfahren eingeführt werden.[208] Gegen Meyers Aussage, die Privatdozenten könnten einer uneingeschränkten Lehrtätigkeit nachgehen, führte er aus, dies gelte höchstens für "rein theoretische Vorlesungen" und nicht für die Medizin oder Naturwissenschaften, für die man besondere Räume und Material benötige, um einen sinnvollen Unterricht gestalten zu können. Bei der Verteilung der Räume und Materialien stünden die Ordinarien immer an erster Stelle, die Privatdozenten hingegen müßten sich mit dem zufriedengeben, was eventuell übrig bliebe, oder eigene Institute errichten und sich damit von der Universität ausnutzen lassen.[209] Die Ordinarien hätten außerdem das Privileg, Prüfungen abnehmen zu dürfen, so daß sich die Studenten gezwungen sähen, ihre Vorlesungen zu besuchen, um die späteren Prüfer kennenzulernen. Die zusätzliche Teilnahme an Kollegien eines Privatdozenten kostete Zeit und vor allem auch Geld, so daß mehr als zehn Hörer für die privaten Veranstaltungen selten zusammenkämen. Davon könnten aber die Dozenten nicht ihren Lebensunterhalt bestreiten, und wenn sie nicht wohlhabend seien, müßten sie einer geldbringenden Nebentätigkeit nachgehen.[210]
Jacobsohn-Lask verglich die Situation der Privatdozenten mit derjenigen der Arbeiter:

> *"Wie der Arbeiter im freien Spiel der Kräfte nicht hochkommen kann, weil er nicht im Besitz der Produktionsmittel ist, und all seine Anstrengungen an dieser Schranke scheitern, so sind auch viele Privatdozenten machtlos gegenüber den ungeheuren Machtmitteln, die die kleine Schar der ordentlichen Professoren im Besitz hält und nicht aus den Händen geben will."*[211]

In seiner Wortwahl und der Wahl seines Beispiels kommt sein eigener politischer Standpunkt zum Ausdruck; er selbst trat damals der SPD bei, und vor allem der Einfluß seiner Frau Berta Lask, die seit Jahren mit den Kommunisten sympathisierte und 1923 in die Kommunistische Partei eintrat, ist unverkennbar.

Jacobsohn-Lask wandte sich also vehement gegen die von den Ordinarien ausgeübte "Oligarchie"[212] und trat für eine Gleichberechtigung der Privatdozenten ein. Zum Abschluß seiner Entgegnungsschrift stellte er seine "Vorschläge zur Reorganisation des Lehrkörpers der Universität" vor, die - zumindest, was die Einbeziehung der Studenten in Entscheidungsprozesse angeht - auch heute noch revolutionär anmuten:

---

[208] Vgl. Jacobsohn (-Lask) (62) Privatdozenten S. 4.
[209] Vgl. Jacobsohn (-Lask) (62) Privatdozenten S. 5.
[210] Vgl. Jacobsohn (-Lask) (62) Privatdozenten S. 7.
[211] Jacobsohn (-Lask) (62) Privatdozenten S. 8.
[212] Jacobsohn (-Lask) (62) Privatdozenten S. 5.

"1. Alle Universitätslehrer haben den gleichen Rang und die gleichen Rechte. Sie werden von einer (neutralen) Kommission von gleichfachlichen Universitätslehrern von verschiedenen Universitäten nach Stimmenzahl auf Grund ihrer wissenschaftlichen Leistungen gewählt. Alle Anforderungen an die wissenschaftliche und an die Lehrbefähigung sind sehr hoch zu stellen. Auch den Studierenden steht es frei, Männer, die ihnen bedeutend erscheinen, als Lehrer an die Universität zu berufen. Diese Berufung erfolgt nur, wenn eine Zweidrittelmehrheit derjenigen Studierenden einer Fakultät, die schon mehr als vier Semester studiert haben, sich dafür entscheidet. Die so Erwählten treten aber nur dann in die vollen Rechte eines Universitätslehrers ein, wenn sie drei Semester hintereinander das Votum der älteren Studierenden erhalten haben.
2. Allen Universitätslehrern müssen Lehrinstitute und Lehrmittel in ausreichender Weise zu Lehrzwecken zur Verfügung stehen. Wo sie nicht ausreichen, sind sie zu ergänzen. Ihre Verteilung und Benutzung wird unter den gleichfachlichen Lehrern geregelt.
3. Alle Universitätslehrer werden vom Staate auskömmlich bezahlt. Die Vorlesungen und Kurse für die Studenten sind durchgehends unentgeltlich. Alle Universitätslehrer haben jede gewinnbringende Arbeit (z. B. Privatpraxis) zu unterlassen und sich nur der Forschung, dem Unterricht und der praktischen Betätigung in öffentlichen, dem Unterricht dienenden Instituten (Kliniken) zu widmen. Der aus wissenschaftlicher und künstlerischer Arbeit gewonnene Verdienst steht ihnen zu.
4. Der Rektor der Universität wird jedes Jahr von der Gesamtheit der Universitätslehrer gewählt. Sein Amt ist ehrenamtlich ohne besondere Vergütung. Ebenso wählt jede gleichfachliche Abteilung der Universitätslehrer sich jährlich einen Vorsitzenden, welcher den Vorsitz für alle Angelegenheiten der inneren Verwaltung des gleichen Faches führt.
5. Jede Fachabteilung wählt aus ihrer Mitte unmittelbar vor Beginn der Prüfungen eine Prüfungskommission für die Studierenden, die ihr Examen ablegen wollen.
6. Ein Universitätslehrer ist absetzbar, wenn er den Anforderungen seines Lehramtes nicht genügt oder sich sittlich schwer vergangen hat. Der Antrag auf Entfernung vom Lehramt kann sowohl von Universitätslehrern als auch von Studierenden gestellt werden. Die Entscheidung treffen die Lehrer desselben Faches, denen der Rektor präsidiert."[213]

Bei Umsetzung dieser Vorschläge könne sich der wissenschaftliche Nachwuchs frei entfalten und "die Universitäten zu neuer Blüte bringen".[214] Der Beruf des Universitätslehrers sei "heilig"[215], man müsse sich ihm ganz hingeben, und dies sei nur möglich bei entsprechender Bezahlung und Förderung.[216]

Damals, und ganz besonders unter dem Rektorat des als reaktionär bekannten Eduard Meyer, müssen diese Vorschläge auf viele Professoren wie ein

---

213 Jacobsohn (-Lask) (62) Privatdozenten S. 9-11.
214 Jacobsohn (-Lask) (62) Privatdozenten S. 11.
215 Jacobsohn (-Lask) (62) Privatdozenten S. 10.
216 Unverkennbar spielt bei Jacobsohn-Lasks Vorschlägen seine langjährige Beschäftigung mit der Reformpädagogik eine große Rolle. Seine Kinder wurden in einer der ersten Freien Schulen, der Berthold-Otto-Schule in Lichterfelde, unterrichtet. Jacobsohn-Lask setzte sich auch öffentlich für die Anerkennung der Reformschulen ein.

Angriff auf ihren privilegierten Status gewirkt haben. Selbst die Dozentenvereinigungen stellten meist nicht ganz so radikale Forderungen auf. Auch der Vorstand des Verbandes der Deutschen Hochschulen erklärte auf seiner Tagung im Oktober 1920 in Jena, er sehe eine Gefahr für die Wissenschaft, die ein Interesse daran habe, daß der akademische Nachwuchs nicht zugrunde ginge und akademische Berufe kein Privileg der Reichen würden. Der Verband leistete Nothilfe für bedürftige Privatdozenten, forderte die dauerhafte Sicherstellung bewährter Dozenten durch Schaffung neuer Lehrstühle oder Einbindung in die preußische Besoldungsordnung und die Zuweisung finanziell einträglicherer Hauptvorlesungen auch an Privatdozenten.[217] Der einzige Erfolg aller Bemühungen war jedoch, daß Rektor und Senat der Universität Listen mit genauen Angaben über persönliche Daten, Spezialisierung, Funktion und Einkünfte aller Privatdozenten zusammenstellen und dem Minister zuschicken mußten.[218] Diejenigen Privatdozenten, die keine Einkünfte hatten, erhielten dann zum Teil Stipendiengelder, die aber kaum ausreichten, um das Existenzminimum zu sichern.

Neben den Kämpfen um die finanzielle Sicherheit der Privatdozenten gab es zwischen 1919 und den ersten 1920er Jahren auch heftige Auseinandersetzungen um ideelle Werte, nämlich die nach außen für jeden sichtbare Anerkennung als Professor durch die Verleihung des Professorentitels, die zwar keinerlei Erweiterung der Rechte bedeutete, aber den Privatdozenten erlaubte, sich öffentlich "Professor" zu nennen. Mit Inkrafttreten der neuen Reichsverfassung (Weimarer Verfassung) vom 11. August 1919 wurde die Verleihung des Prädikats "Professor" an Privatdozenten eingestellt. Im Oktober 1920 sandte der Landesverband preußischer Privatdozenten eine Eingabe an den Minister für Wissenschaft, Kunst und Volksbildung mit der Bitte, den Professorentitel bewährten Privatdozenten wie früher zu verleihen, bis eine neue Regelung in der Beförderungsfrage gefunden sei. Es gebe vermehrt Klagen aus dem Kreis jüngerer Kollegen, die sich den älteren gegenüber benachteiligt fühlten.[219] Bereits im September 1920 hatte die Hochschulkonferenz Grundsätze für die künftige Verleihungspraxis des Professorentitels beschlossen. Hiernach sollte der Titel als Amtsbezeichnung für ordentliche, außerordentliche und Honorarprofessoren verwendet und als akademische Würde auch an andere Dozenten verliehen werden. Er sollte außerdem für wissenschaftliche Beamte an Forschungs- und anderen staatlichen Instituten und Bibliotheken sowie für den Lehrkörper anerkannter Kunsthochschulen gelten. Außerhalb dieses Personenkreises sollte der Titel nicht mehr verliehen werden; die Amtsbezeichnung sollte mit dem Ausscheiden

---

[217] Vgl. GStA PK Berlin, I. HA Rep. 76 Kultusmin. Va, Sekt. 1, Tit. IV, Nr. 65 A, Bl. 17-19.
[218] Vgl. GStA PK Berlin, I. HA Rep. 76 Kultusmin. Va, Sekt. 1, Tit. IV, Nr. 65 A, Bl. 36-63.
[219] Vgl. GStA PK Berlin, I. HA Rep. 76 Kultusmin. Va, Sekt. 1, Tit. IV, Nr. 59 I, Bl. 4.

aus der betreffenden amtlichen Stellung erlöschen, ausgenommen bei Versetzung in den Ruhestand.[220]

Anfang Januar 1921 bestätigte auch der Minister für Wissenschaft, Kunst und Volksbildung, den Titel "Professor" als eine reine Amtsbezeichnung verwenden zu wollen; für bewährte Privatdozenten plante er stattdessen die Einführung des Titels "außerordentlicher Professor". Die beamteten Extraordinarien sollten dagegen ebenfalls mit der Amtsbezeichnung "Professor" belegt werden.[221] Gegen dieses Vorhaben protestierten Ordinarien und Extraordinarien der Berliner Universität, da sie die Befürchtung hatten, der Stand der Privatdozenten könnte aufgrund der Vertauschung der Titel mit dem ihren verwechselt werden. So trat das Kuratorium der Universität wenige Tage später mit dem Vorschlag an den Minister heran, zwischen beamteten und nicht beamteten außerodentlichen Professoren zu unterscheiden; letztere sollte die Bezeichnung für mit einem Titel ausgezeichnete, aber nicht eigentlich beförderte Privatdozenten sein.[222]

Der am 24. Februar 1921 vom Minister für Wissenschaft, Kunst und Volksbildung herausgegebene Erlaß regelte die jahrelang diskutierten Probleme nun endgültig: Das Prädikat "Professor" sollte durch "nicht beamteter außerordentlicher Professor" ersetzt werden; dieser Titel sollte nur in Wissenschaft und vor allem Lehre erfolgreichen, mindestens sechs Jahre zuvor habilitierten Privatdozenten verliehen werden. Die jeweilige Fakultät sollte jeden Fall eingehend prüfen und dabei Wert auf die Persönlichkeit, die schriftstellerische und die pädagogische Leistung des Anwärters legen und jeden Antrag ausführlich begründen. Trotz all dieser Vorbedingungen sollte die Verleihung des Titels keinerlei Änderung der Rechtsstellung des Privatdozenten nach sich ziehen. Bereits in früheren Jahren mit dem Professorentitel ausgezeichnete Privatdozenten sollten den neuen Titel ohne vorherige Prüfung durch die Fakultät zuerkannt bekommen.[223]

Gegen diese allgemeine Verleihung des Titels an alle vorher ausgezeichneten Dozenten erhob die medizinische Fakultät im Juli 1921 Einspruch beim Minister mit der Begründung, nicht alle Dozenten verdienten eine solche Auszeichnung.[224] Trotzdem wurde der Erlaß im Wintersemester 1921/22 umgesetzt. Den Wunsch der Ordinarien, auch nach außen hin deutlich über den Privatdozenten zu stehen, berücksichtigte der Minister, indem er für die Erstellung der Vorlesungs- und Personalverzeichnisse der Universität vorgab, daß die beamteten Extraordinarien hinter den ordentlichen- und den Honorarprofessoren und

---

[220] Vgl. GStA PK Berlin, I. HA Rep. 76 Kultusmin. Va, Sekt. 1, Tit. IV, Nr. 59 I, Bl. 5, 15-18.
[221] Vgl. GStA PK Berlin, I. HA Rep. 76 Kultusmin. Va, Sekt. 1, Tit. IV, Nr. 59 I, Bl. 19 u. 26.
[222] Vgl. GStA PK Berlin, I. HA Rep. 76 Kultusmin. Va, Sekt. 1, Tit. IV, Nr. 59 I, Bl. 47f..
[223] Vgl. GStA PK Berlin, I. HA Rep. 76 Kultusmin. Va, Sekt. 1, Tit. IV, Nr. 59 I, Bl. 28.
[224] Vgl. GStA PK Berlin, I. HA Rep. 76 Kultusmin. Va, Sekt. 1, Tit. IV, Nr. 59 I, Bl. 101.

die nicht beamteten Extraordinarien sowie die nicht beförderten Privatdozenten ganz am Schluß genannt wurden.[225]

Im Wintersemester 1921/22 wurde allen bis dahin mit dem Prädikat "Professor" ausgezeichneten Privatdozenten eine Urkunde über die Verleihung des Titels "nicht beamteter außerordentlicher Professor" zugeschickt, deren Erhalt sie mit sechs Reichsmark quittieren mußten. Auch Jacobsohn-Lask war einer dieser Dozenten. Er war allerdings der einzige, der die Annahme der Urkunde verweigerte und sie per Einschreiben vom 21. November 1921 postwendend an das Berliner Universitätskuratorium zurücksandte mit der Bemerkung, das Begleitschreiben des Ministers weise ausdrücklich darauf hin, daß die neue Bezeichnung keine Änderung seiner Rechtsstellung zur Folge habe:

> *"Aus diesem Begleitschreiben ist zu ersehen, daß hierdurch dem Privatdozenten keine neue Lebensmöglichkeit dargeboten wird, daß damit seine eingeschränkte Lehrbetätigungsmöglichkeit auch keine Verbesserung erfährt, sondern daß ihm wiederum weiter nichts als ein Titel angehängt wird. Nun mag jeder einen solchen Titel einschätzen, wie es ihm beliebt. Ich selbst schätze ihn nicht so hoch ein, daß ich dafür 6 Mark Stempelgebühr auszugeben willens bin. Aus diesem Grund sende ich beiliegend dem Kuratorium der Universität die Urkunde nebst Begleitschreiben und der höflichen Bitte zurück, sie dem Herrn Minister für Wissenschaft, Kunst und Volksbildung wieder zustellen zu wollen."*[226]

Dem Schreiben fügte er seine 1919 veröffentlichte Schrift "Die Privatdozenten und die Zukunft der deutschen Universitäten" bei und bat das Kuratorium um Kenntnisnahme und Weiterleitung an den Minister.

Trotz der Einverständniserklärung des Ministers[227], über die Jacobsohn-Lask nicht informiert wurde, wurde er im Vorlesungs- und Personalverzeichnis der Universität ab Wintersemester 1921/22 zunächst unter der Rubrik "nicht beamtete außerordentliche Professoren" geführt. Im Sommersemester 1923 erschien er dann wieder in der - inzwischen sehr kleinen - Spalte der Privatdozenten. In der Sorge, Kollegen und Studierende, die nichts von seiner Ablehnung des Titels wüßten, könnten aus dieser scheinbaren Degradierung eine ungerechte Schlußfolgerung ziehen, wandte er sich im April 1923 entrüstet an den Dekan der Medizinischen Fakultät und bat, man möge in den folgenden Vorlesungsverzeichnissen bei seinem Namen in einer Fußnote vermerken, daß er in die Gruppe der Privatdozenten zurückgestuft worden sei, weil er die Annahme der neuen Dienstbezeichnung verweigert habe. Er erwartete außerdem eine entsprechende

---

[225] Vgl. GStA PK Berlin, I. HA Rep. 76 Kultusmin. Va, Sekt. 1, Tit. IV, Nr. 59 I, Bl. 28.
[226] GStA PK Berlin, I. HA Rep. 76 Kultusmin. Va, Sekt. 2, Tit. IV, Nr. 50 XV, Bl. 406.
[227] Vgl. GStA PK Berlin, I. HA Rep. 76 Kultusmin. Va, Sekt. 2, Tit. IV, Nr. 50, Bd. XV, Bl. 404 u. HUB, UA, Med. Fak. Nr. 1460, Bl. 120.

Begründung der Rückstufung im nächsten Universitätsbericht.[228] Vier Monate später erhielt er die Antwort des Dekans:

> *"Sehr geehrter Herr Professor! Auf Ihr Schreiben vom 12. April erlaube ich mir, im Auftrag der Fakultät folgendes zu erwidern: Da Sie den Professoren-Titel seiner Zeit abgelehnt haben, ist es sachlich unmöglich, Ihren Namen im Vorlesungs- bzw. Personalverzeichnis unter die Professorengruppe einzureihen. Auch eine entsprechende besondere Notiz ist ausgeschlossen. Ihrer Entscheidung muß es freigestellt sein, ob in Zukunft das Wort Professor ganz fortgelassen werden soll. Die Fakultät möchte bei dieser Gelegenheit an die Tatsache erinnern, daß bei der Ablehnung des Geheimrattitels durch den berühmten Professor Mommsen schon damals eine entsprechende Notiz nicht aufgenommen werden konnte und von Mommsen auch nicht gewünscht wurde."*[229]

Jacobsohn-Lask nannte sich auch weiterhin Professor. Nach 1923 finden sich keine Dokumente mehr über ein späteres Engagement in der Privatdozentenfrage. Es bleibt zu vermuten, daß Jacobsohn-Lask nach mehr als zehn Jahren, während der er für eine Verbesserung seiner eigenen Situation und derjenigen der Privatdozenten allgemein gekämpft hatte, letztendlich vor der Vergeblichkeit seiner Bemühungen kapitulierte. Wenn er auch zunächst große Hoffnungen in die neue Regierung der Weimarer Republik gesetzt hatte,[230] so wurde er doch von der Realität enttäuscht. Wie zu Zeiten der alten, konservativen Regierung hielten die Ordinarien die eigentliche Macht an den Universitäten in den Händen, und auch von den eigenen Kollegen bekam er keine Unterstützung in seinem Kampf. Jacobsohn-Lask zog sich in diesen Jahren immer mehr in seine Forschung zurück.

---

[228] Vgl. HUB, UA, Med. Fak. Nr. 1460, Bl. 299.

[229] HUB, UA, Med. Fak. Nr. 1460, Bl. 300.

[230] Vgl. Jacobsohn (-Lask) (62) Privatdozenten S. 5.

2 Wissenschaftliche Arbeiten

"Ich beobachte jetzt die niedersten Lebewesen, die im wäßrig-sumpfigen Boden und in kleinen Teichen leben. Wie belebt die Welt ist, offenbart sich erst, wenn man nur einen Tropfen solcher Flüssigkeit unter dem Mikroskope beobachtet; und was lernt man nicht alles aus dieser Beobachtung!
Neulich sah ich in einem Tropfen ein winziges Rädertierchen. Es ist so klein, daß man es mit bloßem Auge kaum sehen kann, und doch wie wunderbar ist es schon ausgestaltet. Es hat Augen und ein verzweigtes Nervensystem, es hat ein Räderwerk von feinster Ausbildung, womit es Nahrung einstrudelt und sich fortbewegt. Der Innenkörper ist mannigfaltig organisiert. Es kann wie ein Teleskop sich aus- und einschachteln. Man wird nicht müde, es in seinen Lebensäußerungen zu beobachten, und man staunt und staunt, wie kunstvoll gestaltet dieses kleine Wesen ist, und was es schon alles wirken kann. Und nun sah ich eins, das ausgestreckt dalag und tot war. Von seinen inneren Organen war schon hier und da manches erweicht und zerflossen. Doch welch neues Wunder! In dem toten Leibe fand ich neues Leben. Winzige einzellige Tierchen, jedes vielleicht viel hundert mal kleiner als dieses kleine Rädertierchen, von kugelförmiger Gestalt und körnigem Inhalt, flimmerten im Leibe des toten Tierchens hin und her und füllten ihren Leib mit den zerfallenden Massen des toten Tieres. - Welch Sinnbild vom Anfang und Ende des Lebens, und welch Sinnbild dafür, daß das Vollendete doch wieder zum Anfang zurückkehren muß. Vom Anfang zur Vollendung und von dieser wieder zum Anfang, so geht und kreist das ewige Leben."[231]

2.1 Einleitung: Die Situation der Neurologie und Neuroanatomie um die Wende zum 20. Jahrhundert in Deutschland

Louis Jacobsohn-Lask begann seine Forschungstätigkeit in den frühen 1890er Jahren in einer Zeit des großen Aufschwungs vieler naturwissenschaftlicher Spezialgebiete. In der Medizin gewannen Fächer wie die Neuroanatomie und Neurologie, die sich erst in der Entwicklung befanden, zunehmend an Bedeutung und Eigenständigkeit.

Noch hundert Jahre zuvor hatte man eher mythologische Vorstellungen von der Bedeutung und Funktion des Gehirns. 1791 postulierte der Wiener Arzt Franz Joseph Gall, daß die Hirnrinde aus "verschiedenen, unabhängig voneinander existierenden, aber funktionell zusammenhängenden Organen" aufgebaut sei. Er meinte, aus der Beschaffenheit der Schädelformen auf die Ausprägung des Gehirns und damit auf die psychischen Eigenschaften und die geistigen und körperlichen Fähigkeiten eines Menschen schließen zu können; dies brachte ihm

231 Tagebucheintrag Jacobsohn-Lasks vom 25. März 1929; Archiv Familie Lask.

in Verbindung mit seinen öffentlichen Demonstrationen und Sektionen den Vorwurf der Scharlatanerie ein.[232]

Franz Joseph Galls "Phrenologie" blieb umstritten, aber die Frage nach der Lokalisation der Gehirnfunktionen rückte zunehmend in das Interesse der Naturforscher. Verschiedene Untersuchungsmethoden wurden neu entwickelt. Eine große Rolle spielten zunächst die Sinnesphysiologie und die Reflexologie; Charles Bell und Francois Magendie ordneten 1823 sensible und motorische Funktionen den Hinter- und Vorderwurzeln der Rückenmarksnerven zu. Paul Broca entdeckte in den frühen 1860er Jahren das motorische Sprachzentrum der Hirnrinde, Carl Wernicke beschrieb 1874 die sensorische Aphasie und das sensorische Sprachzentrum in der Hirnrinde. Die elektrischen Reizversuche Gustav Fritschs und Eduard Hitzigs um 1870 an Hunden sowie die Arbeiten des Physiologen Hermann Munk 1883 und 1890 zum Sehzentrum in der Okzipitalregion des Cortex cerebri führten zur Lokalisation motorischer und sensorischer Funktionen bestimmter Gebiete der Hirnrinde.

Mit dem Interesse der Naturforscher für die Anatomie und Physiologie des Nervensystems ging die Entwicklung der klinischen Neurologie einher, die sich in Deutschland als eigenständiges Fach jedoch erst sehr spät etablierte. 1840 veröffentlichte der Internist Moritz Heinrich Romberg das erste Lehrbuch der Nervenkrankheiten; er betonte das "physiologische Prinzip" als Grundlage der Klinik und warnte "vor verflachendem Dilettantimus in der Medizin" .[233] Romberg wies bereits auf die Wichtigkeit der genauen Untersuchung der Patienten und der anatomischen Studien hin.[234] Sein Lehrbuch wurde in mehrere Sprachen übersetzt und galt bis in die 1870er Jahre noch als Standardwerk. In der Medizin herrschte das Bedürfnis, alle Vorgänge im menschlichen Körper in einen großen, plausiblen Zusammenhang zu bringen. Die Neurologie war noch symptomatisch und nicht anatomisch orientiert. Nervenkrankheiten wurden, geprägt vom Zeitgeist der ausgehenden Epoche der Romantik, als "Neurosen der Sensibilität und der Motilität" dargestellt;[235] unter ersteren verstand man beispielsweise eine Überempfindlichkeit der Herz-, Augen- oder Hörnerven, den "Rükkenmarks-" oder den "Hirnschmerz" oder eine Unempfindlichkeit der entsprechenden Organe; als Motilitätsneurosen galten Stottern, Schluckauf, Klumpfuß, Lachkrampf, Hysterie, Tetanus und Lähmungen. Funktionelle Störungen konnten noch nicht von organischen unterschieden werden. Mit dem 1850 von Moritz Rosenthal in Wien veröffentlichten Lehrbuch wurde die Einteilung in Rücken-

[232] Vgl. Hagner Homo S. 89.

[233] Vgl. Nonne Jahrhundert S. 6.

[234] Vgl. Nonne Jahrhundert S. 7.

[235] Die Sensibilitäts- und Motilitätsneurosen waren jeweils noch in „Hyperästhesien" und „Anästhesien" sowie in „Hyperkinesen" und „Akinesen" unterteilt. Vgl. Schiffter Romberg S. 6f.

marks- und Hirnkrankheiten eingeführt, und die neurophysiologischen Experimente der nächsten Jahre durch Forscher wie Gustav Fritsch und Eduard Hitzig, John Hughlings Jackson und David Ferrier brachten weitere Erkenntnisse über die Funktion des Nervensystems in Zusammenhang mit den anatomischen Gegebenheiten.[236]

Erst langsam entwickelte sich also ein neuroanatomisches Denken, das die Topographie des Gehirns und des Rückenmarks mit klinischen Funktionsstörungen zu korrelieren versuchte, um daraus neue Erkenntnisse zu gewinnen. Während insbesondere in England die Neurologie aus der Inneren Medizin entstand, hielt man sich in Deutschland noch lange an den aus der Psychiatrie kommenden Begriff der "Nervenkrankheiten", der kaum neuroanatomisches Denken zuließ.[237]

Erst 1861 forderte Wilhelm Griesinger mit seinem Buch „Die Pathologie und Therapie der psychischen Krankheiten für Aerzte und Studierende“ naturwissenschaftliche Methoden zur Erforschung der Geisteskrankheiten: „Geisteskrankheiten sind Gehirnkrankheiten“.[238] Mit der Übernahme des Lehrstuhls für Psychiatrie an der Charité 1865 richtete Griesinger erstmals gesonderte Betten für neurologische Patienten, die „Abteilung für Nervenkranke“, in seiner Klinik ein, die ein Jahr nach seinem frühen Tod 1868 von seinem Schüler Carl Westphal übernommen wurde. Westphal verlieh jedoch der Somatisierung der Psychiatrie mehr Bedeutung als der Entwicklung einer eigenständigen Neurologie, die somit in den 1880er Jahren stagnierte. Sozialpsychiatrische Aspekte gerieten außerdem in den Hintergrund. Erst mit Hermann Oppenheim, einem der Schüler Westphals, und seinem seit 1894 über Jahrzehnte in zahlreichen Auflagen erschienenen „Lehrbuch der Nervenkrankheiten“ gelang der modernen Neurologie der Durchbruch. Seine als Basis für die neurologische Lehre geltende Systematik war anatomisch orientiert und nahm die Ergebnisse der aktuellen Forschungen auf. Es galt lange auch international als Standardwerk.

Oppenheim hatte als jüdischer Arzt keinen Lehrstuhl erhalten, gründete aber 1891 in Berlin eine Privatklinik und hatte zahlreiche Schüler. Er und einige seiner meist jüdischen Kollegen, die – wie Mendel – ebenfalls in Privatkliniken oder als Privatdozenten, aber nicht in leitenden Funktionen an der Universität arbeiteten, entwickelten die Neurologie am Rande der Universität als selbständiges Fach weiter.

Ein Teil der klinisch-anatomischen Forschungen der Jahrhundertwende wurde auch von bekannten Internisten wie Wilhelm Erb und Ernst von Leyden

---

[236] Vgl. Nonne Jahrhundert S. 7.
[237] Noch unter dem Psychiater Emil Kraepelin, der die Entwicklung der modernen deutschen Psychiatrie entscheidend prägte, herrschte ein ganzheitliches Verständnis der psychiatrischen- und Nervenkrankheiten vor.
[238] Vgl. Schindler Psychiatrie S. 29.

maßgeblich beeinflußt. Über Jahrzehnte bestimmte der Symptomenkomplex der Syphilis die neurologische Forschung; Wilhelm Erb hatte bereits in den 1870er Jahren den ätiologischen Zusammenhang zwischen Syphilis und Tabes dorsalis hergestellt, die Spirochäten als Syphiliserreger wurden 1905 von Fritz Schaudinn entdeckt. Die Einführung der Lumbalpunktion zur Gewinnung von Liquor 1891 durch Heinrich Irenaeus Quincke brachte deutliche Fortschritte in der neurologischen Diagnostik gerade der entzündlichen Erkrankungen. Schon 1876 wurde von Erb der Symptomenkomplex der Multiplen Sklerose beschrieben; es folgten Forschungen über die Syringomyelie,[239] über entzündliche Rückenmarkserkrankungen, Rückenmarkstumoren, angeborene Erkrankungen des Nervensystems, Erkrankungen durch hormonelle Veränderungen unterschiedlicher Herkunft sowie alkoholtoxisch bedingte Erkrankungen.

Zunehmend wurden Erkrankungen des Gehirns klinisch erforscht, parallel zu den anatomischen und zellarchitektonischen Hirnforschungen zu Anfang des 20. Jahrhunderts. Einen großen Raum nahmen neben entzündlichen Erkrankungen auch die extrapyramidalen, also unwillkürlichen Bewegungsstörungen wie Morbus Parkinson und Chorea sowie die Aphasieforschung ein. Während des Ersten Weltkriegs beschäftigte man sich hauptsächlich mit Verletzungen des Hirns und Rückenmarks sowie besonders denjenigen der peripheren Nerven. Scharf diskutiert wurde Hermann Oppenheims These von der "traumatischen Neurose". Er postulierte, die Kriegsneurosen der Soldaten müßten einen organischen Ursprung haben, stand aber mit dieser These allein.

Die ätiologische Forschung in der Neurologie wurde unterstützt durch die Entwicklung neuer diagnostischer Hilfsmittel einerseits im Laborbereich, wie der Hämatologie, Serologie, Liquordiagnostik, Bakteriologie und Immunitätsforschung, andererseits im Bereich der apparativen Medizin und der Bildgebung wie Röntgen, Encephalographie und Ophthalmoskopie. Auffällig ist in den ersten Jahren der Entwicklung der wissenschaftlichen Neurologie eine intensivere Beschäftigung mit Rückenmarks- als mit Hirnerkrankungen. Parallel hierzu entwickelte sich die Rückenmarkschirurgie früher als die Hirnchirurgie. Erste Hirnoperationen wurden seit Mitte der 1880er Jahre durchgeführt. Wahrscheinlich ist diese spätere Entwicklung der Erforschung der Hirnkrankheiten mit einer noch lange bestehenden Unvereinbarkeit zwischen klinischen Beobachtungen und anatomischen Lokalisationen zu erklären.

Mit einer entscheidenden Verbesserung der neuroanatomischen Forschungsmöglichkeiten durch die im ausgehenden 19. Jahrhundert entwickelten spezifischen Färbe- und Fixierungsmethoden gewann parallel zur Neurologie die Neuroanatomie zunehmend an Bedeutung. So schuf Camillo Golgi 1879 mit der Chromsilberfärbung eine revolutionäre neue Methode; sie ist das älteste noch

[239] Höhlenbildung im Rückenmark.

heute angewandte lichtmikroskopische Verfahren. Franz Nissl entwickelte 1885 eine Methode zur Färbung von Gliazellen und 1893 eine Seifenanilinfärbung für Ganglienzellen zur Darstellung der Nissl-Schollen, Carl Weigert 1884 die berühmte Weigert'sche Markscheiden- und Gliafärbung, Santiago Ramón y Cajal in den 1890er Jahren Versilberungsmethoden zur Darstellung von Neurofibrillen und damit zahlreicher Neurontypen und ihrer Verzweigungen und Albrecht Bethe 1900 ebenfalls eine Fibrillenfärbung. Diese Methoden werden noch heute in der Neuroanatomie und -pathologie benutzt; es wurde eine Grundlage geschaffen für eine schon sehr genaue Darstellung neuronaler Strukturen, die erst in den späten 30er Jahren des 20. Jahrhunderts durch die Einführung des Elektronenmikroskopes noch einmal bedeutend verbessert werden sollte. Die von Adolf Wallenberg so genannte "analytische Epoche" der neuroanatomischen Forschung hatte begonnen, das zentrale und periphere Nervensystem wurde in Einheiten zerlegt.

Voraussetzung hierfür war ein jahrelang währender Streit in der neurologischen und neuroanatomischen Fachwelt, der auf die Forschungen der folgenden Jahrzehnte entscheidende Auswirkungen haben sollte und wenige Jahre vor Beginn der Forschungstätigkeit Jacobsohn-Lasks seinen Anfang nahm. Selten war eine Auseinandersetzung von einer solchen Differenziertheit einerseits und Emotionalität andererseits gekennzeichnet wie diese: es ging um die Identifizierung der Nervenzelle im Zusammenhang mit all ihren Fortsätzen (Dendriten und Neurit) als morphologische, funktionelle und metabolische Einheit, das „Neuron“. Als Entdecker des Zellkörpers der Nervenzelle gilt Christian Gottfried Ehrenberg – er fertigte 1833 Zupfpräparate vom Nervensystem Wirbelloser an. Nervenzellen von Wirbeltieren wurden erstmals 1836 von Gabriel Gustav Valentin beschrieben.[240] Die größeren Nervenzellkörper der Spinalganglienzellen und der Purkinje-Zellen der Kleinhirnrinde sind schon mit Lupenvergrößerung zu erkennen. Es war technisch schwierig, die makroskopisch von der aus fadenartigen Nervenfasern bestehenden weißen Substanz unterscheidbare graue Substanz der Hirnrinde durch Zupfpräparate zu zerlegen. Die Funktion der Hirnrinde und ihr Zusammenhang mit der weißen Substanz war anfangs unklar und konnte makroskopisch nicht geklärt werden. Dies wurde erst durch mikroskopische Untersuchungen und die Entwicklung von haltbaren Färbungen möglich.[241]

1841 beobachtete Robert Remak die Zellteilung an embryonalen Blutzellen. Er stellte die Theorie auf, daß Zellen aus Zellen entstanden; seine Grundidee wurde wenige Jahre später von Rudolf Virchow systematisch aufgearbeitet und 1858 in seiner "Cellularpathologie" vervollkommnet.[242] Diese Zellentheorie bil-

---

240 Vgl. Penzlin Tierphysiologie S. 479.

241 Die anfänglich benutzten Pflanzenfarben waren nicht lichtecht; erst in den 1880er Jahren wurden haltbare chemische Farbstoffe entwickelt.

242 Vgl. Breidbach Materialisierung S. 183.

dete die Basis für die nun folgenden Forschungen. Remak selbst hatte schon 1844 die Ganglienzellen als Kugeln mit Auswüchsen, den Nervenfasern, beschrieben.[243] Mit Hilfe der neuen Färbemethoden und optisch verbesserten Mikroskopen (Zeiss-Jena) war die Darstellung der Verzweigungsmuster dieser „Nervenfasern“ möglich geworden; nun stellte sich die Frage, welchen dieser Fortsätze man welche Funktionen zusprechen konnte und wie die Neurone funktionell miteinander verbunden sein könnten.[244]

Camillo Golgi stellte 1879 durch seine Chromsilberfärbung erstmals die Nervenzellen der grauen Substanz mit all ihren Fortsätzen in ihrer Gesamtheit dar, die sich in Verbindung mit den Fortsätzen der benachbarten Nervenzellen wie ein Fasernetz ausnahm. Er unterstützte damit die Theorie Joseph von Gerlachs, der schon 1871 mit Hilfe einer Chrom-Karminsäurefärbung die graue Hirnsubstanz als diffuses Fasernetzwerk beschrieben hatte.[245] Seiner Ansicht nach nahmen hier sensorische Nervenfasern ihren Ursprung, setzten sich als Teil der weißen Substanz des Rückenmarks fort und verbanden sich dort mit den Fasern der motorischen Ganglienzellen zu einem "Faserfilz".[246] Auch Franz Nissl unterstützte die Fibrillentheorie des „neuronalen Reticulums“, nach der die angeblich mehrere Nervenzellen durchquerenden Neurofibrillen Informationsleiter des Nervensystems seien. Er wurde hierin noch von Albrecht Bethe bestärkt, der 1900 mit einer selektiven Färbemethode Neurofibrillen darstellte, die Verbindungen zwischen benachbarten Nervenzellen aufzuzeigen schienen.[247] Einen etwas anderen, aber auch der Fibrillentheorie nahestehenden Schwerpunkt setzte in den 1880er Jahren Frithjof Nansen. Er schrieb den Ganglienzellen und Dendriten der grauen Substanz eine vorwiegend die „Leitungsbahnen“[248] der weißen Substanz ernährende Funktion zu: die Dendriten hafteten seiner Ansicht nach an den Blutgefäßen, um ernährende Flüssigkeit anzusaugen und weiterzuleiten.[249]

Gegen die Fibrillentheorie der „Retikularisten“ wurde die später so genannte „Neuronentheorie“ gestellt. Einer ihrer ersten Vertreter war Wilhelm His,

---

243 Vgl. Breidbach Materialisierung S. 184.

244 Mit „Nervenfasern“ waren meistens die Axone gemeint, also die langen, myelinisierten Fortsätze einer Nervenzelle, die die Erregung von der Zelle weg leiten. Das Axon endet mit unmyelinisierten Axonterminalen, die mit präsynaptischen Auftreibungen (synaptic boutons) die Synapsen zur nächsten Zelle bilden. Jede multipolare Nervenzelle hat nur ein Axon, aber mehrere Dendriten, in der Regel kürzere Fortsätze, die meist Erregung zur Zelle hin leiten, oft verzweigt sind und so „Dendritenbäume“ bilden können. Zu Jacobsohn-Lasks Zeit war dieser Unterschied jedoch noch nicht klar, so daß der Gebrauch des Begriffs „Nervenfaser“ für den heutigen Leser oft verwirrend wirkt.

245 Vgl. McHenry History S. 164.

246 Vgl. Breidbach Materialisierung S. 187.

247 Vgl. Breidbach Materialisierung S. 192.

248 Vermutlich meinte Nansen damit die langen Bahnen des Nervensystems.

249 Vgl. Wallenberg Aufgaben S. 24.

der 1886 die Entwicklung des menschlichen Rückenmarks untersucht und so die Differenzierung der Nervenzellen in den Spinalganglien und im Rückenmark beobachtet hatte. Er schrieb der Nervenzelle genetische, nutritive und funktionelle Aufgaben zu; jede Nervenfaser der weißen Substanz wachse aus einer Zelle aus, Verbindungen zu anderen Fasern seien nur mittelbar oder "sekundär entstanden".[250] His hatte damit die Nervenzelle mit ihrem axonalen Fortsatz als Grundbaustein des Nervensystems beschrieben. Diese Theorie wurde durch experimentelle Arbeiten August Forels 1887 bestätigt. Er wies mit Hilfe der Methode der sekundären Degeneration[251] nach, daß die Nervenfaser von der Zelle ernährt wird und ohne deren Versorgung, beispielsweise nach Durchtrennung, zugrunde gehen muß. Santiago Ramón y Cajal entwickelte Golgis Methode der Chromsilberfärbung weiter, entdeckte, daß zwischen den Endigungen von Nervenfasern und benachbarten Zellkörpern keine Kontinuität bestand, sondern eine "Kontiguität",[252] daß also die einzelne Zelle mit ihren Fortsätzen eigenständig sein mußte.[253]

Ausgehend von diesen Forschungsergebnissen benannte 1891 Jacobsohn-Lasks Lehrer Wilhelm Waldeyer diesen elementaren Baustein des Nervensystems, die Nervenzelle mit ihren Fortsätzen, als "Neuron" und postulierte hiermit eine zelluläre Organisation des Nervensystems.[254] Obwohl die Neuronentheorie sich letztlich durchsetzte, gab es noch lange Experimente der sogenannten "Retikularisten", die scheinbar die Fibrillentheorie stützten, wie die bereits erwähnten Versuche Albrecht Bethes. Dies lag vor allem daran, daß man sich die Weiterleitung der Erregung zwischen den Neuronen ohne eine kontinuierliche Verbindung nicht plausibel erklären konnte.

Insgesamt stieß die Neuronentheorie zu Beginn des 20. Jahrhunderts jedoch auf eine immer breitere Akzeptanz, insbesondere, nachdem die Art der Erregungsleitung aufgeklärt war. Auf den Physiologen Charles Scott Sherrington geht der Begriff „Synapse“ als Kontaktstelle zwischen zwei Neuronen zum Zweck der Erregungsübertragung zurück. Er verwendete ihn erstmals 1897 in seinen Arbeiten zur Anatomie und Physiologie des Rückenmarks und der Spinalnerven, maß ihm aber eher eine funktionelle als eine strukturelle Bedeutung bei.[255] Als Form der Erregungsübertragung wurden zunächst elektrische Mechanismen angenommen; 1914 entdeckte Sir Henry Hallet Dale Acetylcholin und

---

250 Vgl. Breidbach Materialisierung S. 188.

251 Auch absteigende, Wallersche Degeneration. Nach Durchtrennung einer Nervenfaser zerfällt das absteigende Ende in Markballen, die durch spezielle Färbungen dargestellt werden können.

252 "Kontiguität" bedeutet eine durch Nachbarschaft, aber ohne substantielle Kontinuität bestehende Verbindung.

253 Vgl. Wallenberg Aufgaben S. 25.

254 Vgl. Breidbach Materialisierung S. 190.

255 Vgl. Penzlin Tierphysiologie S. 480.

Muscarin als chemische Überträgerstoffe an den Kontaktstellen, den Synapsen. Erste Experimente unter der Vorstellung chemischer Datenübertragung waren bereits 1904 zu Adrenalin und Muscarin unternommen worden.[256] Neurobiochemische Forschungen gewannen in den folgenden Jahrzehnten an Bedeutung und sind bekanntermaßen noch heute aktuell, insbesondere die Forschungen zu Transmittern und ihren Rezeptoren. Die Einführung des Elektronenmikroskopes in den späten 1930er Jahren ermöglichte die zunächst 30fache, in den 1950er Jahren dann bis zu 30 000fache Vergrößerung der Nervenzellen, ihrer Fortsätze und endlich auch der Synapsen.

Noch im ausgehenden 19. Jahrhundert begann die von Adolf Wallenberg so genannte "synthetische Epoche" der neuroanatomischen Forschung. Parallel zur Zerlegung des Nervensystems in kleinste Einheiten stand die Darstellung funktioneller Zusammenhänge im Vordergrund. Hierbei kam der vergleichenden Hirnforschung eine besonders wichtige Rolle zu; in diesen Rahmen sind auch Louis Jacobsohn-Lasks Forschungen einzuordnen. Einer der bekanntesten deutschen Hirnforscher war Ludwig Edinger der seit 1885 im Senckenbergischen Institut in Frankfurt am Main arbeitete und seit 1903 die dortige neurologische Abteilung leitete; er baute seine Theorien im wesentlichen auf der vergleichenden Anatomie auf.

In den 1880er Jahren wurde das autonome bzw. sympathische oder vegetative Nervensystem erforscht.[257] Mit Hilfe der Methode der Faserdegeneration nach Vittorio Marchi begannen gleichzeitig Untersuchungen über die Hinterstränge und andere lange Bahnen, über das Rückenmark und das verlängerte Mark, die Längsbahnen des Hirnstamms und die Hirnnervenkerne.[258] Man untersuchte die Kleinhirnstruktur, das Mittelhirn und die Hirnanhangsdrüse,[259] in den folgenden Jahren kamen Forschungen über die Sehnervenkreuzung hinzu, über den Thalamus als Umschaltstelle zwischen Bahnen aus Rückenmark und Kleinhirn einerseits und dem Großhirn andererseits, über die Entwicklung der Hirnrinde, deren Struktur und Funktion die Forscher noch über Jahrzehnte beschäftigte. Einige der berühmtesten Arbeiten zur Großhirnrinde sind u.a. von Ludwig Edinger und später von Korbinian Brodmann, einem Mitarbeiter Oskar Vogts, geleistet worden. An den Forschungen zu den Basal- oder Stammganglien, dem sogenannten extrapyramidal-motorischen System zur Steuerung unwillkürlicher Bewegungsabläufe hatten ebenfalls Ludwig Edinger und später Cécile und Oskar Vogt entscheidenden Anteil.[260]

---

[256] Vgl. Breidbach Materialisierung S. 201.
[257] Vgl. Wallenberg Aufgaben S. 29f.
[258] Vgl. Wallenberg Aufgaben S. 32f.
[259] Vgl. Wallenberg Aufgaben S. 37f.
[260] Vgl. Wallenberg Aufgaben S. 40-42.

Seit der Jahrhundertwende wurde außerdem zunehmend über die Struktur und Funktion unterschiedlicher Zentren der grauen Substanz oder der Bahnen wie Projektionsbahnen, Assoziationsbahnen und Kommissuren, die aus weißer Substanz bestehen und die beiden Hirnhälften miteinander verbinden, geforscht; als einer der ersten beschäftigte sich Paul Flechsig mit diesem Thema. Flechsig untersuchte die Markscheidenentstehung und –reifung während der Ontogenese und pränatalen Entwicklung im Zentralnervensystem und stellte 1896 mit seinem "Myelogenetischen Grundgesetz" einen im wesentlichen noch heute gültigen Leitsatz auf, nach dem "gleichwertige Fasern" auch annähernd "gleichzeitig ihre Markscheiden" erhalten.[261]

Nach Abschluß seines Studiums 1889 geriet Louis Jacobsohn-Lask also mitten in eine innovative, an fachlichen Auseinandersetzungen reiche und spannende Forschungsperiode in den sich gerade etablierenden Fächern Neurologie und Neuroanatomie. Er hatte in Berlin studiert und begann auch hier zu arbeiten, in einem der europäischen Zentren neuroanatomischer Grundlagenforschung und klinisch-neurologischer Forschung. Sein Lehrer Wilhelm Waldeyer war wenige Jahre bevor Jacobsohn-Lask seine berufliche Tätigkeit aufnahm maßgeblich an der noch umstrittenen, aber die weitere neuroanatomische Forschung entscheidend beeinflussenden Neuronentheorie beteiligt. Emanuel Mendel repräsentierte die klinisch-anatomisch orientierte Forschungsrichtung der Neurologie seiner Zeit. Louis Jacobsohn-Lask suchte sich also Lehrer, die sich mit jeweils unterschiedlichen Schwerpunkten am aktuellen Diskurs der neurologisch-neuroanatomischen Forschung beteiligten. Er trat bald nach Abschluß seines Studiums in die Berliner Gesellschaft für Psychiatrie und Nervenkrankheiten ein und nahm schon früh an den rege geführten Diskussionen und Vorträgen teil. In den ersten Jahren veröffentlichte er selbst eher klinisch orientierte Arbeiten, zunehmend konzentrierte er sich auf neuroanatomische Themen zunächst mit klinischem Bezug, dann aber zum großen Teil auf vergleichend-anatomischer Basis.

---

261 Vgl. Wallenberg Aufgaben S. 43. Die Markscheiden werden zur schnellen Weiterleitung von Reizen benötigt. Die verschiedenen Leitungsbahnen myelinisieren zeitlich versetzt, die Reihenfolge der Myelinisierung ist abhängig vom phylogenetischen Alter der jeweiligen Bahnen. Flechsig verwendete Degenerationsfärbungen zur Darstellung der Hauptfaserverbindungen, arbeitete also mit neuropathologischen Präparaten, wie es in dieser Zeit vielfach üblich war: Zellverbände in einem umschriebenen Areal wurden im Nervensystem eines lebenden Tieres zerstört, die danach sekundär degenerierten Fasern mit speziellen Färbungen sichtbar gemacht und so Bahnen dargestellt. Diese Untersuchungsmethode wurde auch nach dem Tod von Patienten mit Erkrankungen des Zentralnervensystems angewendet. Vgl. auch Breidbach Materialisierung S. 221.

2.2 Klinisch orientierte und klinisch-anatomische Arbeiten

Die ersten veröffentlichten Arbeiten und Studien Louis Jacobsohn-Lasks hatten klinische Fälle, die er anfangs vor allem in Mendels Klinik gesehen hatte, zur Basis. Rein klinische Arbeiten waren kaum darunter; von Anfang an interessierte sich Jacobsohn-Lask besonders für die Neuroanatomie. Die Korrelation klinischer Merkmale mit pathologischen Veränderungen des Nervensystems lernte er zuerst bei Mendel, der selbst mit dieser Methode arbeitete.[262] Erst in den Jahren der Assistenz im Laboratorium Wilhelm Waldeyers kamen rein anatomische Arbeitsmethoden hinzu, die nach und nach die klinisch orientierte Arbeitsweise ablösten.

Bereits 1891 - Jacobsohn-Lask hatte gerade in Emanuel Mendels Laboratorium zu arbeiten begonnen - veröffentlichte er als Originalmitteilung im Neurologischen Centralblatt den Fall eines Patienten mit "partieller Doppelbildung und Heterotopie[263] des Rückenmarks". Der Patient war bereits 1889 im Krankenhaus Moabit gestorben, nach der Sektion hatte man das Rückenmark zur weiteren Untersuchung an Mendels Laboratorium übergeben. Aus der Krankengeschichte waren Schmerzen und eine Schwäche beider Beine, Kribbeln im rechten Arm und eine Blasenlähmung bekannt; die Sektion hatte einen tuberkulösen Befall der Prostata, syphilitische Gummata im Hirn sowie entzündliche Veränderungen des Rückenmarks im Sinn einer Querschnittsmyelitis gezeigt. Jacobsohn-Lask untersuchte das Rückenmark in 1000 Schnitten und entdeckte neben dem Lendenabschnitt ein sanduhrförmiges Gebilde, das feingeweblich den Hinterhörnern des Rückenmarks ähnelte. Er interpretierte diese zufällige Entdekkung als anlagebedingte "partielle Doppelbildung", fand aber auch noch eine doppelte Anlage der grauen Substanz und die für den Patienten entscheidenden entzündlichen Veränderungen des gesamten Rückenmarks. Jacobsohn-Lask berief sich auf insgesamt 12 ähnliche Fälle von Heterotopie in der Literatur und konstatierte, daß allein in Mendels Laboratorium schon drei Fälle entdeckt worden seien und diese Veränderungen demnach wahrscheinlich häufiger als erwartet aufträten, keine krankmachende Bedeutung hätten und deshalb meist zufällig entdeckt würden.[264]

Im Januar 1895 hielt Jacobsohn-Lask vor der Berliner Gesellschaft für Psychiatrie und Nervenkrankheiten einen Vortrag mit Fallvorstellung "Über die schwere (apoplectische) Form der Arteriosclerose im CNS"; auch diese Arbeit

---

262 In Ermangelung bildgebender Verfahren sezierten die meisten Nervenärzte verstorbene Patienten selbst und stellten teilweise auch weitere anatomische Untersuchungen an. Die Spezialisierung zum Pathologen gab es damals noch nicht.

263 Als heterotop bezeichnet man Gewebe, das dort, wo es liegt, normalerweise nicht vorkommt.

264 Vgl. Jacobsohn (-Lask) (2) Fall S. 38-45.

entstammte dem Mendel'schen Laboratorium. Zunächst teilt er die Schädigungen des vom Schlaganfall betroffenen Gebietes nach ätiologischen Gesichtspunkten in durch "Verstopfung", "Zerreißung" oder "Aneurysma" bedingt ein. Die darauf folgende Hirnerweichung bezeichnet er als "sekundäre Degeneration". Er zitiert seinen Lehrer Mendel, der die meisten Herde in den Stammganglien und im Hirnstamm gefunden hatte und dies damit begründete, daß diese Gebiete von Endarterien versorgt würden und der Blutdruck und die Spannung der Gefäßwände aufgrund des geringen Durchmessers dort erhöht seien. Anschließend beschreibt Jacobsohn-Lask die verschiedenen klinischen Bilder abhängig von der Lokalisation der Schädigung und stellt den konkreten Fall eines 54jährigen Patienten vor, der mehrere Schlaganfälle gehabt und jedesmal unterschiedliche klinische Bilder geboten hatte. Bei der Sektion fand er Blutungen und Erweichungen in verschiedenen Hirnarealen sowie im Rückenmark und eine unterschiedliche Degeneration der Pyramidenseitenstrang- und -vorderstrangfasern. Hieraus schließt er richtig, daß diese Fasern getrennt verlaufen müßten.[265]
Im selben Jahr stellte er einen weiteren Fall in einer Sitzung der Berliner Gesellschaft für Psychiatrie und Nervenkrankheiten vor; diesmal ging es um ein achtjähriges Kind, das an Diphtherie erkrankt war. Nach der akuten Erkrankung hatte es zunächst eine Lähmung des weichen Gaumens sowie der Akkomodation erlitten, nach einer Nierenentzündung dann eine Halbseitenlähmung mit Gesichtslähmung und besonders ausgeprägter Spastik des Armes ohne Sensibilitätsstörung. Nach Jacobsohn-Lask war die Lähmung auf jeden Fall zentral bedingt; hierin wurde er in der Diskussion von Mendel und Goldscheider unterstützt, während Remak aufgrund der erheblichen Kontraktur des Armes eine zentrale Genese bezweifelte.[266]

1896 veröffentlichte Jacobsohn-Lask als Originalmitteilung im Neurologischen Centralblatt eine klinische Fallstudie "Über einen ungewöhnlichen Fall einer Läsion des Halstheils des Sympathikus".[267] Der Sympathikus sollte ihn später nicht nur klinisch, sondern auch anatomisch interessieren; in seiner Forschung über Kerngebiete des Hirnstamms und Rückenmarks beschäftigte er sich besonders mit Kernen des vegetativen Nervensystems. In dieser Veröffentlichung beschreibt er die typischen Veränderungen bei Läsionen des Sympathikus mit Verengung der Pupillen, Lidschwäche und Zurücksinken des Augapfels in die Augenhöhle, eine typische Symptomentrias, nach ihrem Erstbeschreiber bekannt als zentrales "Horner-Syndrom", sowie Trockenheit und Überwärmung der gleichseitigen Gesichtshälfte bei peripheren Sympathikusläsionen.[268] Der

[265] Vgl. Jacobsohn (-Lask) (3) Form S. 129f.
[266] Vgl. Jacobsohn (-Lask) (5) Fallvorstellung S. 794.
[267] Jacobsohn (-Lask) (6) Fall S. 194.
[268] Vgl. Jacobsohn (-Lask) (6) Fall S. 194.

Patient, der ihm von einem Augenarzt vorgestellt wurde, war an einem linksseitigen Abszeß im Halsbereich operiert worden. Direkt danach sei die linke Gesichtshälfte blaß und kalt gewesen, die anderen Symptome einer peripheren Sympathikusschädigung seien erst nach einiger Zeit hinzugekommen.[269] Jacobsohn-Lask diskutiert in seiner Arbeit, ob Blässe und Kühle eher ein Symptom der Sympathikusreizung als des -ausfalls sein könnten; er hält eine intraoperative Reizung durch Zerrung oder Durchreißung im Gegensatz zur Lähmung durch die experimentelle glatte Nervendurchtrennung für möglich. Später könne dann die Narbe als Reiz wirken. Falls dagegen eine vollständige Durchtrennung und damit Lähmung des Sympathikus allein für die o.g. Symptome verantwortlich sei, müsse der Sympathikus gefäßerweiternde und gleichzeitig -verengende Fasern führen und allein die erstgenannten durch die Operation verletzt sein.[270]

Im Februar 1898, zwei Jahre nach seiner Arbeit über den „Halsteil" des Sympathikus, nahm Jacobsohn-Lask das Thema wieder auf und veröffentlichte in der Deutschen Medizinischen Wochenschrift, einer vielgelesenen internistischen Fachzeitschrift, eine weitere klinische Fallstudie "Über einen Fall von Hemicranie, einseitiger Lähmung des Halssympathikus und Morbus Basedowii".[271] Er stellt eine Patientin vor, die seit 20 Jahren an streng linksseitigen Kopfschmerzen gelitten hatte, bevor diese ein Jahr zuvor auf die rechte Seite übergegangen waren. Einige Jahre vorher war eine anhaltende Blässe der linken Gesichtshälfte aufgetreten, seit kurzer Zeit waren eine Verengung der linken Pupille mit hängendem Lid, eine fehlende Schweißsekretion der linken Gesichtshälfte sowie eine weiche Schwellung im Kehlkopfbereich, häufige Gereiztheit der Patientin, ein schneller Herzschlag und Zittern der Hände aufgefallen.[272] Hier mischten sich Symptome verschiedener Erkrankungen, die Jacobsohn-Lask zu trennen versucht. Wie bei dem zuvor dargestellten Fall, beobachtet er auch diesmal eine Blässe und Trockenheit der betroffenen Gesichtshälfte, die er auf eine Reizung des „Halssympathikus"[273] mit Kontraktion der Hautgefäße zurückführt. Er erwähnt Arbeiten von William Nicati, Otto Ludwig Adolph G. Seeligmüller und Paul Julius Möbius zu diesem Thema. Nicati postulierte eine allmähliche Entstehung der Blässe als sekundäre Veränderung, die beiden letztgenannten konnten keinen Übergang von Röte zu Blässe nach „Halssympathikusläsion" feststellen.[274] Jacobsohn-Lask diskutiert also erneut die Möglichkeit

---

[269] Vgl. Jacobsohn (-Lask) (6) Fall S. 196.

[270] Vgl. Jacobsohn (-Lask) (6) Fall S. 198.

[271] Vgl. Jacobsohn (-Lask) (13) Fall S. 107-109.

[272] Vgl. Jacobsohn (-Lask) (13) Fall S. 108.

[273] Der damals sog. „Halssympathikus" ist mit dem „Grenzstrang" gleichzusetzen, einer bds. der Wirbelsäule strangartig verbundenen Reihe von drei sympathischen Ganglien, die einerseits mit dem Ganglion stellatum, andererseits mit der Peripherie – Gefäßen, Nerven und Organen - in Verbindung stehen.

[274] Vgl. Jacobsohn (-Lask) (13) Fall S. 108.

der Existenz von zweierlei Sympathikusfasern; ein Teil könne durch Reizung in Längsrichtung verlaufender Gefäßmuskelfasern eine Gefäßerweiterung, der andere durch Reizung ringförmiger Fasern eine Gefäßverengung bewirken.[275]

Jacobsohn-Lask wendet sich dann dem Symptomenkomplex des Morbus Basedow zu, der bei der Patientin mit Ausnahme des Exophthalmus, also einer Vorwölbung des Augapfels, vollständig in Erscheinung getreten war. Die Ursache dieser Erkrankung war noch nicht bekannt. Man beobachtete bei den Patienten zwar meistens einen Kropf, aber ob und wie dieser ursächlich im Zusammenhang mit den übrigen Symptomen stand, konnte man sich nicht erklären. Jacobsohn-Lask diskutiert die Möglichkeit einer Druckwirkung des Kropfes auf die sympathischen Nerven und den Vagusnerven und damit eine Auslösung Basedow-ähnlicher Symptome und gleichzeitig der linksseitigen Sympathikuslähmung, verwirft diese Hypothese aber, da die Schilddrüsenvergrößerung ihm zu klein erscheint und die ersten Symptome der „Halssympathikusläsion" lange vorher aufgetreten waren.

Er versucht, alle drei Erkrankungen Migräne, Sympathikusläsion und Basedow in einen ätiologischen Zusammenhang zu stellen, und kann sich diesen nur durch eine Erkrankung des Gefäßsystems erklären. Die seit Jahrzehnten bestehende linksseitige Migräne habe die Gefäßnerven der linken Kopfhälfte erregt und damit auch den linken „Halssympathikus" mitbetroffen, dessen Funktion sich dadurch mit der Zeit erschöpft habe. Durch die erst seit kurzer Zeit, aber in stärkerer Intensität aufgetretene rechtsseitige Migräne werde der Sympathikus gereizt, der Vagus gedrückt, so daß Basedow-ähnliche Symptome aufgetreten seien, und der schnelle Herzschlag könne dann ebenfalls durch eine "hochgradige nervöse Alteration einzelner Abschnitte des Gefäßsystems" vom Kopf bis zum Herzen erklärt werden. Der eigentliche Erkrankungsherd bei Morbus Basedow sei damit das Gehirn, von wo aus das Gefäßsystem aller "Basedow-Organe" beeinflußt werde. Nach Jacobsohn-Lasks Meinung konnten verschiedene Ursachen, also verschiedene Erkrankungen des Gehirns, hierzu führen.[276]

Jacobsohn-Lask schließt also durch eine genaue Analyse der klinischen Merkmale auf Funktion und Anatomie der sympathischen Strukturen. Er stellt den Fall vor, da seiner Meinung nach gerade die seltenen Fälle mehr über das

---

[275] Vgl. Jacobsohn (-Lask) (13) Fall S. 109. Die beschriebenen Symptome sind einem Ausfall des Sympathikus zuzuschreiben; der Ansatz, die Fasern aufgrund ihrer gegensätzlichen Funktion in zwei verschiedene Systeme zu unterteilen, war aber prinzipiell richtig: das vegetative Nervensystem besteht aus den antagonistisch wirkenden Systemen des sog. Sympathikus und des Parasympathikus. Ihr Funktionsunterschied ist teilweise durch die Reizvermittlung über unterschiedliche Überträgerstoffe (Transmitter) zu erklären: Noradrenalin für den Sympathikus, Acetylcholin für den Parasympathikus. Diese Erkenntnis war aber erst in den 1930er Jahren das Ergebnis jahrzehntelanger Forschungen.

[276] Vgl. Jacobsohn (-Lask) (13) Fall S. 109.

Wesen einer Krankheit aussagen konnten als typische, bereits allen bekannte Fälle.[277] Durch die Kombination der verschiedenen Krankheitsbilder versucht er, Gemeinsamkeiten zu entdecken, auf neue Ideen zu kommen und so etwas über die Ätiologie zu erfahren.[278] Jacobsohn-Lasks romantisch anmutender Erklärungsansatz erinnert an Moritz Heinrich Rombergs „Sensibilitäts- und Motilitätsneurosen“, die offensichtlich bei anatomisch nicht herleitbaren Syndromen selbst im Zeitalter der mikroskopischen Neuroanatomie noch als Arbeitshypothese herhalten mußten. Zum Verständnis der Erkrankung fehlte die Kenntnis von Neurotransmittern und Hormonen, die zu diesem Zeitpunkt noch nicht erforscht waren.

Im Januar 1899 hielt Jacobsohn-Lask im Verein für Innere Medizin einen weiteren Vortrag über eine Fallstudie, die zur Erforschung des vegetativen Nervensystems diente: er berichtete über eine Patientin mit einem linksseitigen Mamma-Karzinom, das den Plexus brachialis infiltrierte, dadurch eine Lähmung des linken Armes bewirkte sowie nach einigen Monaten ein Horner-Syndrom mit Verengung der Pupille, Hängen des linken Lides und Einsinken des Auges.[279] Nach dem Tod der Patientin untersuchte er sowohl die peripheren Nerven mit dem Nervenplexus als auch das Rückenmark. Er stellte eine Degeneration einer charakteristischen, von den großen multipolaren motorischen Zellen verschiedene Gruppe kleinerer, eng beieinander liegender Zellen des gleichseitigen Seitenhorns des Rückenmarks an der Grenze vom Hals- zum Brustmark fest.[280] Man wußte bereits aus Tierexperimenten, daß Fasern des Sympathikus für das klinische Erscheinungsbild des Horner-Syndroms verantwortlich sind und mit Zellen des Seitenhorns in Verbindung stehen. Jacobsohn-Lask bewies mit der Untersuchung dieses Falles, daß die beschriebene Zellgruppe auch beim Menschen dem vegetativen Nervensystem zuzurechnen ist.[281] Außerdem bestätigte er die Gesetzmäßigkeit der sekundären Degeneration der zu einem sensiblen oder

---

[277] Vgl. Jacobsohn (-Lask) (13) Fall S. 107.

[278] Heute weiß man, daß der Morbus Basedow als Autoimmunerkrankung anzusehen ist; es werden Autoantikörper gebildet, die sich an die stimulierenden TSH-Rezeptoren der Schilddrüse binden und damit die Produktion von Schilddrüsenhormonen anregen. Das Symptom der Grenzstrangläsion kann durch die lokale Druckwirkung der Schilddrüsenvergrößerung erklärt, die Migräne kann nicht sicher in einen ätiologischen Zusammenhang mit der Schilddrüsenerkrankung gestellt werden. Es gibt aber auch Autoimmunerkrankungen mit Befall zentraler und peripherer Blutgefäße, die ebenfalls Migräne-ähnliche Beschwerden herbeiführen können. Ein sicherer Zusammenhang läßt sich im Nachhinein jedoch nicht herstellen.

[279] Dieser Vortrag wurde 1899 in der Zeitschrift für Klinische Medizin veröffentlicht; vgl. Jacobsohn (-Lask) (15) Veränderungen S. 228-255.

[280] Diese Zellgruppe im Seitenhorn des Rückenmarks in den Segmenten C8 bis L2 enthält die präganglionären Neurone des Sympathikus und wird heute Substantia intermedia lateralis genannt, damals Centrum cilio-spinale.

[281] Vgl. Jacobsohn (-Lask) (15) Veränderungen S. 242f.

motorischen peripheren Nerven gehörenden Rückenmarksabschnitte nach Läsion des entsprechenden Nerven.[282]

Seine umfangreichste klinisch-anatomische Veröffentlichung bereitete Jacobsohn-Lask über mehrere Jahre in Mendels Laboratorium vor. Hierbei ging es um Tumoren der hinteren Schädelgrube und deren Auswirkungen auf die anatomischen Verhältnisse des Gehirns und Rückenmarks. Die Leichen der an solchen Tumoren verstorbenen Patienten wurden ihm von Gustav Scholinus, der Mendels Privatklinik in Pankow übernommen hatte, und Paul Schuster geschickt. Die Untersuchungen führte Jacobsohn-Lask gemeinsam mit seinem japanischen Kollegen B. Jamane aus Tokio durch, den er bei Mendel kennengelernt hatte; der Stil der Arbeit ist eindeutig von Jacobsohn-Lask geprägt. 1895 stellten die beiden Forscher ihre Fälle bereits kurz in der Berliner Gesellschaft für Psychiatrie und Nervenkrankheiten vor; ausführlich erschienen ihre Ergebnisse dann 1897 in einer hundertseitigen Arbeit im von Friedrich Jolly und anderen herausgegebenen "Archiv für Psychiatrie und Nervenkrankheiten".[283]

Als primäre durch die Tumoren bedingte Veränderungen sahen Jacobsohn-Lask und Jamane Erweichungen des befallenen Hirngewebes an, als sekundär postulierten sie eine Degeneration der Fasersysteme und Kerngebiete. Über die Degeneration der Fasern hofften sie, nach der Marchischen Methode mehr über ihren Verlauf herauszufinden. Sowohl Fasersysteme derselben Seite als auch der Gegenseite waren verändert, was deren teilweise Kreuzung bewies. Sie fanden von den Brückenkernen ausgehende äußere vordere Schleifenfasern[284], die zur Gegenseite kreuzten (Fibrae arcuatae externae ventrales), sowie Fasern, die vom gleichseitigen Corpus restiforme, dem afferent zum Kleinhirn vom Rückenmark und dem verlängerten Mark als unterer Kleinhirnschenkel verlaufenden Faserbündel, über das verlängerte Mark als äußere seitliche Schleifenfasern (Fibrae arcuatae externae laterales) zu den Oliven zogen. Außerdem sahen sie quere, vom Kleinhirn zur gleichseitigen Brückenseite und von dort zur Gegenseite kreuzende Fasern. Jacobsohn-Lask und Jamane postulierten, daß der mittlere und untere Kleinhirnschenkel v.a. zentrifugale, also efferente[285] Fasern zum Kleinhirn hin, der obere Kleinhirnschenkel dagegen zentripetale, also afferente Fasern zum Hirnstamm hin enthalte. Durch den mittleren Schenkel verliefen zur Gegenseite der Brücke kreuzende Fasern, wie auch die Fasern von den Purkinjezellen des Kleinhirns zur gegenseitigen Olive, und hier nur zum ventralen Oli-

---

[282] Vgl. Jacobsohn (-Lask) (15) Veränderungen S. 250-252.

[283] Vgl. Jacobsohn (-Lask)/Jamane (12) Pathologie passim.

[284] Hiermit ist wahrscheinlich der Lemniscus medialis gemeint, die mediale Schleifenbahn, die nach der Schleifenkreuzung im verlängerten Mark die Hinterstrangfasern, also sensible Fasern, fortsetzt und im Thalamus als Umschaltstelle endet.

[285] Efferente Fasern ziehen von einer Struktur (hier dem Hirnstamm) weg, afferente zu ihr hin. „Zentrifugal" bedeutet in diesem Fall „weg vom Hirnstamm".

venblatt, kreuzten. Die Nebenoliven, entwicklungsgeschichtlich ältere Strukturen, verhielten sich im Faserverlauf zum Kleinhirn wie die Oliven.

Mit ihren Untersuchungen bestätigten Jacobsohn-Lask und Jamane Ergebnisse Wladimir Bechterews einerseits und der Anatomen Albert Kölliker und Giovanni Mingazzini andererseits. Neu entdeckten sie die Degeneration auch der teilweise gekreuzten Schleifenfasern, und zwar nur im Bereich des verlängerten Marks.

Die klinischen Symptome stellten Jacobsohn-Lask und Jamane systematisch zusammen; hierbei unterschieden sie zwischen den Allgemeinsymptomen für Tumoren der hinteren Schädelgrube wie Kopfschmerzen, Erbrechen und Schwindel und führten die von der jeweiligen Lokalisation abhängigen Symptome wie Ataxie, also Gang- und Standunsicherheit, und verschiedene Hirnnervenlähmungen an. Als Ursache für die „Stauung" wurde der Druck des Tumors auf den venösen Abfluß sowie die unter Druck erhöhte Spannung des Tentoriums[286] angenommen und nicht, wie heute, die mechanische Abflußbehinderung des Liquors aus den Ventrikeln, die zu einer Erhöhung des Hirndrucks und schließlich einer Einklemmung des Gehirns führt. Der Begriff "cerebelläre Ataxie" war 1879 von Hermann Nothnagel, Professor für Innere Medizin in Wien, eingeführt worden, und Jacobsohn-Lask und Jamane konnten durch ihre Arbeit die bereits verbreitete Ansicht, das Kleinhirn diene als Gleichgewichts- und Koordinationsorgan, bestätigen. Sie betonten noch einmal, daß das Symptom der Ataxie unabhängig von der Größe des Tumors und nur abhängig von seiner Lokalisation auftrete. Außerdem seien bisher nur motorische Lähmungen beobachtet worden; für das Phänomen des Nichtbefalls sensibler Bahnen hatten die beiden Forscher verschiedene Erklärungen. Zum einen sei die Untersuchung der Sensibilitätsstörungen oft ungenauer, zum anderen seien die dichter am Knochen anliegenden motorischen Bahnen einem stärkeren Druck ausgesetzt, und außerdem war den sensiblen Bahnen bereits von anderen Forschern eine größere Widerstandsfähigkeit zugeschrieben worden. Insgesamt kamen Jacobsohn-Lask und Jamane zu dem richtigen Schluß, daß Tumoren der hinteren Schädelgrube schneller zum Tod führten als Großhirntumoren.

Histologisch fanden die beiden Forscher bei der Untersuchung der acht Fälle neben je einem Fall von Tuberkulose und Syphilis ein von ihnen so bezeichnetes "Osteosarkom" eines kleinen Kindes - nach heutigen Gesichtspunkten entsprach der Tumor wahrscheinlich einem Medulloblastom, einem bösartigen Tumor des Kindesalters -, Gliome[287] des Kleinhirnwurms und einen als Fibrom bezeichneten eigroßen Tumor zwischen Kleinhirn, Hirnstamm und Großhirn. Heutzutage würde man diesen gutartigen, aber verdrängend wachsenden

---

[286] Das aus harter Hirnhaut bestehende Dach der hinteren Schädelgrube zur Abgrenzung gegen das Großhirn.

[287] Hirneigener Tumor, hervorgehend aus den Stützzellen und der Stützsubstanz des Gehirns.

Tumor im Kleinhirnbrückenwinkel als Akustikusneurinom oder Vestibularisschwannom bezeichnen. Jacobsohn-Lask und Jamane hatten Schäden der Nervensubstanz durch Tumorwachstum, Infiltration, Erweichung oder Verschiebung des benachbarten Gewebes beobachtet. Es wurde zwischen intracerebral wachsenden und von der Hirnhaut ausgehenden Tumoren unterschieden, jedoch nicht nach der Dignität der Tumoren, über die man damals noch nicht viel wußte. Viel eher kam es ihnen auf die Lokalisation und die damit verbundenen Funktionsausfälle an. Jacobsohn-Lask und Jamane stellten noch einmal die Marchi-Methode als am besten geeignet zur Untersuchung v.a. frischer Veränderungen und sekundärer Degenerationen des Rückenmarks dar. Hierbei betonten sie, daß sekundäre Degenerationen bei Tumoren seltener aufträten als bei entzündlichen Erkrankungen, da diese nur Druck ausübten, aber keine ganzen Systeme befielen.

In bezug auf Geschlecht und Alter der Patienten beriefen sie sich auf wenige bis dahin bekannte andere Veröffentlichungen, da ihre Fallzahl zu gering war, um statistische Fragen beantworten zu können. Die Beschäftigung bzw. der Beruf der Patienten habe wahrscheinlich keinen großen Einfluß, aber für diese Einschätzung seien die Krankengeschichten zu ungenau. Auch zur Erblichkeit konnten sie keine klaren Aussagen machen; selbst die Syphilis wurde zu dieser Zeit in weiten Kreisen noch als von den Eltern übertragbar angenommen, und für dic Tuberkulose wurde zumindest eine Disposition, wenn auch keine eindeutige Vererbung vermutet. Bezogen auf andere mögliche Risikofaktoren meinten Jacobsohn-Lask und Jamane, Hirnverletzungen übten einen Reiz auf schnelleres Tumorwachstum aus, und außerdem könnten Syphilis, Tuberkulose und auch Parasiten zum Wachstum tumoröser Gebilde führen.

Im Februar 1900 stellte Jacobsohn-Lask wieder einen Fall in der Berliner Gesellschaft für Psychiatrie und Nervenkrankheiten vor. Diesmal ging es um einen Stammganglientumor eines 13jährigen Jungen mit erhöhtem Kopfumfang, Kopfschmerzen und Fallneigung nach rechts; kurz vor seinem Tod kamen Hirnnervenlähmungen hinzu, woraus Jacobsohn-Lask schloß, ein beide Stammganglien befallender Tumor könne die gleichen klinischen Erscheinungen hervorrufen wie ein Tumor der hinteren Schädelgrube. Retrospektiv muß man davon ausgehen, daß die Todesursache hier der erhöhte Hirndruck war. Dies blieb allerdings ein einzelner Fallbericht, aus dem keine weiterreichenden Erkenntnisse hervorgingen.[288]

1904 gab Louis Jacobsohn-Lask zusammen mit seinen Freunden und Kollegen Edward Flatau und Lazar Minor ein "Handbuch der pathologischen Anatomie des Nervensystems" heraus; auf die von Jacobsohn-Lask verfaßten Teile am Anfang des Buches über Untersuchungsmethoden des Nervensystems

---

[288] Vgl. Jacobsohn (-Lask) (17) Demonstration S. 238f. und S. 426-428.

soll im folgenden Unterkapitel eingegangen werden. Das Handbuch umfaßt aber auch eine große Zahl von Kapiteln über spezielle neurologische Krankheitsbilder und deren patho-anatomische Befunde. Hier bearbeitete Jacobsohn-Lask das in das Kapitel "Pathologische Anatomie der sog. Neurosen" eingeordnete Unterkapitel "Tetanie, Chorea, Paralysis agitans".[289] Er bespricht zuerst jeweils die historische Entstehung des Krankheitsbegriffs und seine klinischen Symptome, bevor er sich ausführlicher der pathologischen Anatomie zuwendet.

Die Tetanie, in der ersten Hälfte des 19. Jahrhunderts auch als "hitziger Rheumatismus" oder "Tetanus intermittens" bezeichnet, wurde zunächst vor allem von französischen, in den 1870er Jahren dann von deutschen Medizinern untersucht. Adolf Kussmaul beschrieb ihr Vorkommen bei Magenkrankheiten, Wilhelm Erb erforschte die Besonderheiten der elektrischen Erregbarkeit bei dieser Krankheit, Franz Chvostek die mechanische Übererregbarkeit. Nathan Weiss beschrieb ihr Vorkommen nach totaler Schilddrüsenentfernung. Daß das Symptom der Tetanie im letzteren Fall eigentlich durch die Entfernung der Nebenschilddrüse entsteht, wußte man damals noch nicht.[290]

Jacobsohn-Lask stellt das klinische Bild der Tetanie mit Mißempfindungen der Hände und starren Krämpfen der Arme, teilweise auch Beine, mit sog. Pfötchenstellung sowie die gute Prognose dar. Er erwähnt die verschiedenen, mit der Krankheit verbundenen Untersuchungsphänomene, die auch heute noch geläufig sind.[291] Dann wendet er sich dem aktuellen Forschungsstand über die pathologische Anatomie zu. Bisher habe es nur wenige Sektionsfälle gegeben; da die Krankheit in den meisten Fällen gut ausheilte, konnten auch die anatomischen Veränderungen nicht sehr gravierend sein.[292] Viele Forscher hätten gar keine Veränderungen gefunden, einige hätten vor allem Veränderungen der grauen Rückenmarkssubstanz, insbesondere des Halsmarks, bei Patienten mit Tetanie entdeckt, die an anderen schweren Erkrankungen z. B. des Verdauungstraktes gelitten hatten.[293] Diese Untersuchungen werden von Jacobsohn-Lask sehr kritisch gewürdigt. Er schreibt den schweren Rückenmarksveränderungen eine un-

---

[289] Vgl. Flatau/Jacobsohn (-Lask)/Minor (20) Handbuch S. 1303-1340. Auch hier wird der immer noch bestehende Einfluß Rombergs auf die Terminologie in der Neurologie der Jahrhundertwende deutlich.

[290] Vgl. Flatau/Jacobsohn (-Lask)/Minor (20) Handbuch S. 1304.

[291] Vgl. Flatau/Jacobsohn (-Lask)/Minor (20) Handbuch S. 1304. Trousseau-Zeichen: Pfötchenstellung der Hand nach Kompression des Oberarms. Chvostek-Zeichen: Zuckungen der vom Nervus facialis versorgten Gesichtsmuskulatur durch Bestreichen oder Beklopfen des Austrittspunktes kurz vor dem Ohr (mechanische Übererregbarkeit). Erb-Zeichen: bei galvanischem Strom an den Armnerven Medianus und Ulnaris Kathodenöffnungszuckung bereits bei niedrigerer Reizung als 5 mA (elektrische Übererregbarkeit). Hoffmann-Zeichen: Fingerbeugereflex, heute nach Trömner benannt.

[292] Vgl. Flatau/Jacobsohn (-Lask)/Minor (20) Handbuch S. 1305.

[293] Vgl. Flatau/Jacobsohn (-Lask)/Minor (20) Handbuch S. 1307.

spezifische Bedeutung zu und kann diese nicht mit dem in der Regel eher leichten Krankheitsbild vereinbaren. Bei schwereren Grunderkrankungen seien entsprechend schwere Veränderungen möglich; in diesem Fall erklärt er sich die Verkrampfungen durch eine Reizung der motorischen Zentren des Rückenmarks und der peripheren Nerven durch eben diese Veränderungen.[294] Als weitere mögliche Ursache nimmt Jacobsohn-Lask verschiedene toxische Substanzen an, die den chemischen Zustand der Zellen beeinflussen und damit die Reizschwelle erniedrigen könnten.[295] Damit sollte er im Wesentlichen recht behalten: Heute weiß man, daß die Tetanie durch eine Verminderung des ionisierten Calciums im Blut ausgelöst wird, die z. B. durch Ausfall der Funktion der Nebenschilddrüsen entstehen kann, oder durch eine Erhöhung der Basen im Blut bei Hyperventilation oder längerem Erbrechen. Eine Erhöhung des Blut-pH erhöht die Erregbarkeit der Nerven. Bleibende Rückenmarksveränderungen treten tatsächlich nicht auf.

Als zweites Krankheitsbild stellt Jacobsohn-Lask die Chorea vor. Wieder folgt er dem Prinzip der historischen, klinischen und pathoanatomischen Einordnung. Im Mittelalter habe man diese Krankheit als "Veitstanz" gekannt, Zustände „höchster seelischer Erregung“, die teilweise epidemisch aufgetreten seien. Im 17. Jahrhundert hatte der Londoner Arzt Thomas Sydenham die noch heute nach ihm benannte Chorea minor beschrieben. Mittlerweile habe sich "das Chaos weitgehend gelichtet", man unterscheide nun vier verschiedene ätiologisch eingeteilte Gruppen: Chorea infectiosa oder minor Sydenham, Chorea chronica degenerativa oder hereditaria Huntington, die erbliche Form, die meist halbseitig bei anderen Grunderkrankungen auftretende Chorea symptomatica und die rein psychogene Chorea hysterica.[296]

Im Folgenden beschreibt Jacobsohn-Lask die Symptome der bei Kindern und Jugendlichen auftretenden Chorea infectiosa mit ungezielten Bewegungen von Gesicht, Zunge und Armen, unartikulierten Lauten und Zunahme bei Erregung; häufig kämen Herzfehler hinzu. Die Erkrankung dauere drei Monate und heile in der Regel folgenlos ab.[297] Bei den pathoanatomisch untersuchten Fällen sei makroskopisch eine vermehrte Durchblutung von Hirn und Rückenmark aufgefallen sowie zahlreiche Gefäßthrombosen, so daß die Theorie einer mechanischen Entstehung der Erkrankung aufgestellt wurde. Zudem habe man häufig Veränderungen der Herzklappen gefunden. Mikroskopisch seien entzündliche Veränderungen im subcorticalen Mark und in den Centralganglien sowie an den Herzklappen im Sinne einer Endokarditis entdeckt, als Keim am häufigsten Staphylococcus aureus isoliert worden.

---

[294] Vgl. Flatau/Jacobsohn (-Lask)/Minor (20) Handbuch S. 1308.
[295] Vgl. Flatau/Jacobsohn (-Lask)/Minor (20) Handbuch S. 1309.
[296] Vgl. Flatau/Jacobsohn (-Lask)/Minor (20) Handbuch S. 1311.
[297] Vgl. Flatau/Jacobsohn (-Lask)/Minor (20) Handbuch S. 1312.

Über die entzündliche Genese der Chorea Sydenham waren sich also die meisten Forscher weitgehend einig; ungeklärt hingegen war noch immer die Lokalisation der befallenen Gebiete. Jacobsohn-Lask stellt die unterschiedlichen Meinungen gegenüber und bezieht dann auch selbst Stellung. Arnold Pick und Otto Kahler beispielsweise hielten den Befall jedes motorische Fasern steuernden Hirnareals für möglich, viele andere jedoch erachteten, nach Untersuchung von Fällen mit symptomatischer Chorea, die Zentralganglien für die typischerweise befallene Region.[298] Jacobsohn-Lask machte Veränderungen in Hirnrinde und Mark für die Krankheit verantwortlich, da man diese auch bei der Huntington'schen Chorea gefunden habe.[299] Die entzündliche Genese der Chorea minor, die bei Kindern nach rheumatischem Fieber auftreten kann, gilt heute als unumstritten.[300] Wesentliche Merkmale der Erkrankung waren also bereits um 1900 bekannt.

Die Chorea chronica degenerativa wurde 1871 von dem amerikanischen Neurologen George Huntington als unheilbare erbliche Erkrankung des mittleren Alters mit langsamer Verstärkung der typischen ausfahrenden Bewegungen und zunehmender Demenz charakterisiert. Er selbst konnte es noch keiner pathoanatomischen Veränderung zuordnen. Von den meisten Forschern seien später als Ergebnis der pathoanatomischen Untersuchungen Veränderungen der Großhirnrinde, des darunterliegenden Marks sowie der Hirnhäute und eine Abnahme des Hirngewichts beschrieben worden.[301] Hermann Oppenheim, Hugo Hoppe und Siegfried Kalischer hätten herdförmige, kleine hämorrhagische Entzündungen im Sinne einer "Encephalitis chronica disseminata" in den Mark- und Rindenfasern der Zentralwindungen des Vorder- und Schläfenhirns mit Gefäßwandverdickungen, Entstehung neuer Gefäße und Veränderung der Ganglienzellen gefunden.[302] Außerdem sei eine ebenfalls an chronische Entzündungen erinnernde Verdickung der Hirnhüllen beobachtet worden. Dagegen sei von Maurice Lannois, Jean-Marie Paviot, Ewald Stier u.a. die Theorie einer erblichen, embryonalen Entwicklungsstörung der Neuroglia mit herdförmiger und diffuser Gliawucherung aufgestellt worden.[303] Jacobsohn-Lask stellte sich auf

---

298 Vgl. Flatau/Jacobsohn (-Lask)/Minor (20) Handbuch S. 1320. Hiermit sollten sie Recht behalten.

299 Vgl. Flatau/Jacobsohn (-Lask)/Minor (20) Handbuch S. 1321.

300 Das rheumatische Fieber ist eine durch Streptokokken ausgelöste Erkrankung des Kindes- und Jugendalters, die nach gehäuften Anginen mit Gelenkentzündungen und Entzündungen des Herzmuskels und der Herzklappen einhergeht. Pathoanatomisch finden sich entzündliche Infiltrationen des die Hirngefäße umgebenden Gewebes, Entzündungen der kleinen Hirnarterien und Zellschwund, v.a. im Corpus striatum, also einem Teil der Basalganglien, aber auch in der Hirnrinde und im Kleinhirn. Vgl. Poeck Neurologie S. 348f.

301 Vgl. Flatau/Jacobsohn (-Lask)/Minor (20) Handbuch S. 1325.

302 Vgl. Flatau/Jacobsohn (-Lask)/Minor (20) Handbuch S. 1326.

303 Vgl. Flatau/Jacobsohn (-Lask)/Minor (20) Handbuch S. 1328.

die Seite der Theorie der chronischen Entzündung, da nach Oppenheim viele weitere Forscher zu demselben Ergebnis gekommen seien. Er selbst hatte keine eigenen Untersuchungen zu diesem Thema angestellt.[304]

Jacobsohn-Lask geht kurz auf die beiden letzten Formen der Chorea ein - die Chorea symptomatica, die halbseitig auftrete nach Hirninfarkten oder -blutungen der gegenseitigen inneren Kapsel, des Schwanzkerns, des Linsenkerns, der Brücke oder der subthalamischen Region oder bei cerebraler Kinderlähmung bzw. anderen Prozessen wie Hirntumoren. Bei der psychogenen Chorea hysterica seien keine anatomischen Veränderungen gefunden worden.[305]

Als letztes Krankheitsbild seines Kapitels stellt Jacobsohn-Lask die Paralysis agitans, auch Schüttellähmung oder Parkinson'sche Krankheit genannt, vor. Sie wurde 1817 zuerst von James Parkinson beschrieben als Erkrankung der 50- bis 60jährigen mit Muskelsteifigkeit, Schmerzen, Starre und Tremor, oft erst eine Körperhälfte und später die andere befallend und unheilbar. Erste intensivere pathologische Untersuchungen hierzu wurden in den 1860er Jahren von Jean Martin Charcot und seinen Schülern durchgeführt. Die meisten Forscher hatten seitdem vor allem das Rückenmark untersucht, insgesamt lagen aber erst wenige Befunde vor.[306] Im wesentlichen gab es zwei Haupttheorien: einige Forscher wie Max Nonne und Robert Wollenberg hatten lediglich eine Verstärkung typischer seniler Veränderungen oder, wie Oppenheim, überhaupt keine Veränderungen des Nervensystems gefunden. Andere, und hier zitiert Jacobsohn-Lask v. a. Emil Redlichs Untersuchungen von 1894,[307] hatten pathologische Gefäßwandverdickungen und Verdichtungen des Stützgewebes beschrieben.[308]

Überblickartig stellt Jacobsohn-Lask die bisher erhobenen Befunde der verschiedenen Forscher zusammen. Einige beschrieben eine chronische Entzündung des in den und um die Blutgefäße herum liegenden Bindegewebes mit Arteriosklerose im Bereich des gesamten Nervensystems, vor allem aber des Rükkenmarks, und sekundäre Veränderungen der Nervenzellen und -fasern. Andere fanden verschiedengradige Veränderungen der Nervenzellen des Vorderhorns sowie der Clarkeschen Säule des Rückenmarks und der motorischen Zellen der Hirnrinde ohne wesentliche Beeinträchtigung der Gefäß- und Bindegewebszel-

---

304 Heute weiß man, daß die Erkrankung autosomal dominant erblich ist: wer das verantwortliche Gen auf Chromosom 4 erbt, erkrankt auf jeden Fall; Kinder von Genträgern haben ein Erkrankungsrisiko von 50%. Die Erkrankung beginnt im Alter von 35 bis 50 Jahren, der Verlauf ist chronisch fortschreitend über 12 bis 15 Jahre bis zum Tod. Das Gehirn ist kleiner als gewöhnlich, wie schon um die Jahrhundertwende beschrieben; von einer besonderen Schrumpfung betroffen und verantwortlich für die typischen Symptome ist das Corpus striatum (Schwanzkern und Linsenkern). Vgl. Poeck Neurologie S. 347f.

305 Vgl. Flatau/Jacobsohn (-Lask)/Minor (20) Handbuch S. 1330f.

306 Vgl. Flatau/Jacobsohn (-Lask)/Minor (20) Handbuch S. 1331f.

307 Vgl. Redlich Beitrag passim.

308 Vgl. Flatau/Jacobsohn (-Lask)/Minor (20) Handbuch S. 1335.

len. Wieder andere konnten zwar keine pathologischen Veränderungen des Nervensystems, aber eine Atrophie der Muskeln feststellen, und einige Forscher fanden gar keine pathologischen Veränderungen.[309]

Am Anfang der Forschungen zur Parkinson'schen Krankheit sei von James Parkinson selbst sowie von Carl Westphal, Ernst von Leyden, Wilhelm Erb und anderen das Gehirn als Sitz der Krankheit angenommen worden. Die Forscher hätten sich auf klinische Beobachtung gestützt; eine besondere Stelle als Sitz der Veränderung habe man nicht angegeben. Diese Theorie sei in den letzten Jahren nach mikroskopischen Untersuchungen einer anderen gewichen - jetzt sehe man das Rückenmark als befallenes Organ an.[310] Jacobsohn-Lask beschreibt hier vor allem Redlichs Theorie, die das vermehrte Auftreten perivasculärer sklerotischer Herde mit sekundärer Reizung des Pyramidenseitenstrangs und dadurch provozierten Rigor in den Vordergrund stellt. Für den Tremor sehe Redlich dagegen keine anatomische Grundlage; er sei eher "Ausdruck einer funktionellen Schwäche". Andere Forscher neigten eher zu der Ansicht, daß eine Wucherung der Gliazellen entscheidender als die Sklerosierung der Gefäße sei.[311] Eine molekulare Störung statt eines greifbaren anatomischen Prozesses als Ursache der Krankheit nahmen Hermann Oppenheim und Friedrich Jolly an; Albert Eulenburg habe die Hypothese eines "Paralysis agitans-Toxins" aufgestellt.[312] Dieser Ansatz war im Prinzip richtig, wie sich später herausstellen sollte.

Jacobsohn-Lask ist von keiner der von ihm vorgestellten Theorien überzeugt. Er fordert eingehendere Untersuchungen der Veränderungen des Gehirns bei der Parkinson'schen Krankheit; man habe sich zu sehr auf die Rückenmarkstheorien versteift.[313] Er läßt sich von keiner Theorie vereinnahmen und versucht, eine objektive Sicht beizubehalten, forscht aber selbst nicht zu diesem Thema.[314]

---

[309] Vgl. Flatau/Jacobsohn (-Lask)/Minor (20) Handbuch S. 1335f.
[310] Vgl. Flatau/Jacobsohn (-Lask)/Minor (20) Handbuch S. 1336.
[311] Vgl. Flatau/Jacobsohn (-Lask)/Minor (20) Handbuch S. 1337.
[312] Vgl. Flatau/Jacobsohn (-Lask)/Minor (20) Handbuch S. 1338.
[313] Vgl. Flatau/Jacobsohn (-Lask)/Minor (20) Handbuch S. 1339.
[314] Zwölf Jahre nach Erscheinen des Handbuchs sollte endlich etwas Klarheit in den Dschungel der verschiedenen Theorien kommen: im Rahmen einer epidemisch auftretenden Virusencephalitis, die ein Parkinson-Syndrom zur Folge hatte und zahlreiche Menschen in Mitteleuropa betraf, entdeckte der Wiener Neurologe Constantin Freiherr v. Economo, daß hauptsächlich die Substantia nigra im Bereich der Basalganglien von degenerativen Veränderungen betroffen war. Daß ein dadurch entstehendes Ungleichgewicht von Dopamin und Acetylcholin als Überträgerstoffen mit einem relativen Dopaminmangel im Striatum die eigentliche Ursache der Symptome ausmachte, wurde erst Jahre später herausgefunden. Bereits 1912 beschrieb Jacobsohn-Lasks Berliner Kollege Fritz Heinrich Lewy in einem Beitrag in Max Lewandowskys Lehrbuch der Neurologie die später nach ihm benannten hyalinen Einschlußkörperchen der Substantia nigra bei Parkinson-Kranken. Im Nachhinein erfuhren hiermit sowohl die Annahme anatomischer Veränderungen im Gehirn als auch diejenige, daß Toxine eine Rolle bei der Entstehung der Krankheit spielen könnten, eine Berechtigung.

Bahnbrechende Ergebnisse entstanden aus Jacobsohn-Lasks klinischen Arbeiten zu den heute sogenannten „extrapyramidal-motorischen“ Erkrankungen nicht, aber historisch interessant ist, wie sich Anatomen und Neurologen mit ihrem bereits erarbeiteten Wissen Erklärungen zurechtlegten, die zwar in die richtige Richtung wiesen, aber noch nicht alle Fragen beantworten konnten, da man über Hormone und Neurotransmitter noch nahezu nichts wußte.

In den folgenden Jahren veröffentlichte Jacobsohn-Lask noch zwei weitere klinisch orientierte Arbeiten in der Deutschen Medizinischen Wochenschrift. 1905 stellte er seine Ergebnisse der Behandlung mit Heißluftbädern vor. Diese Arbeit bildete eine Ausnahme, da sie sich mit der Therapie beschäftigte, anstatt anatomische Zusammenhänge erkunden zu wollen. Jacobsohn-Lask behandelte damals die zahlreichen Patienten der Mendel'schen Poliklinik; er hatte eigene Sprechstunden und vertrat oft seinen Lehrer. Zunächst probierte er über sechs Monate die Behandlung mit Heißluftbädern bei vielen seiner Patienten mit ganz unterschiedlichen Nervenkrankheiten aus. Hierfür hatte ihm die Stuttgarter Firma Hilzinger-Reiner ein Gerät zur Verfügung gestellt, das er selbst für seine Zwecke modifizierte. Mittels eines Spiritusbrenners wurde Luft auf bis zu 100° C erhitzt und in einen Blechkasten geleitet, der von einem Holzkasten umgeben war. Die erhitzte Luft konnte durch verschiedene Öffnungen wieder ausgeleitet werden; an die größere Öffnung wurde ein ringförmiges, ausziehbares Holzgestell angeschlossen, unter dem der entkleidete Patient gelagert wurde. Um dieses Holzgestell und den Patienten mit Ausnahme des Kopfes wurde luftdicht abschließend eine Wolldecke angebracht; der Patient nahm dann ein halbstündiges sogenanntes "Vollbad". Die Temperatur konnte durch die Spiritusflamme reguliert werden. Sollte der Patient nur mit einem "Teilbad" eines bestimmten Körperteils behandelt werden, wurde eine andere Öffnung des Blechkastens gewählt und das entsprechende Körperteil mittels eines speziellen Gestells an den Apparat angeschlossen.[315]

Schnell wurde Jacobsohn-Lask klar, daß Patienten mit manifesten organischen Erkrankungen wie Tumoren oder Rückenmarksentzündungen nicht von der Behandlung profitierten. Einen guten Erfolg stellt er jedoch bei Patienten mit Rücken- oder Armschmerzen oder sogenannten "Polyneuritiden" fest.[316] Ein interessanter Nebenaspekt des Artikels ist, daß Jacobsohn-Lask diese Behandlungsmethode den niedergelassenen praktischen Ärzten als gute "Einnahmequelle" empfiehlt, die schlechte wirtschaftliche Lage vieler Ärzte berücksichtigend: "Wo es geht, massiere und bade deine Patienten selbst in deiner Sprechstunde".[317]

[315] Vgl. Jacobsohn (-Lask) (21) Heißluftbäder S. 505.
[316] Vgl. Jacobsohn (-Lask) (21) Heißluftbäder S. 506.
[317] Vgl. Jacobsohn (-Lask) (21) Heißluftbäder S. 507.

In einem seiner letzten klinisch orientierten Artikel, der 1906 ebenfalls in der Deutschen Medizinischen Wochenschrift erschien,[318] wendet sich Jacobsohn-Lask gegen zu voreilig durchgeführte operative Eingriffe. Es geht um chirurgisch bedingte periphere Facialislähmungen, die vor allem bei radikalen Ohroperationen, aber auch bei Operationen an der Ohrspeicheldrüse oder im Bereich des Felsenbeins auftreten können. Er selbst habe während einiger Jahre insgesamt 43 Patienten mit Facialislähmungen zugewiesen bekommen, die sich zu 14 % nach einer entsprechenden Operation entwickelt hätten.[319] Bereits damals gab es Chirurgen, die Nervenplastiken versuchten, jedoch nur selten mit Erfolg. Solange eine Operation nicht lebensnotwendig sei oder keine besseren, nervenschonenden Techniken entwickelt worden seien, rät Jacobsohn-Lask zur äußersten Zurückhaltung.[320]

1908 veröffentlichte Jacobsohn-Lask in der Deutschen Medizinischen Wochenschrift eine kleine klinische Untersuchung zum "Fingerbeugereflex", die als einzige seiner klinischen Arbeiten auch heute noch zitiert wird. Er versuchte, einen dem an der Fußsohle auszulösenden Babinski'schen Reflex als Zeichen einer Schädigung der Pyramidenbahn analogen Reflex an den Armen zu entwikkeln. Er hatte selbst verschiedene Reflexe ausprobiert und den "Fingerbeugereflex" als einziges konstant bei spastischen Halbseitenlähmungen auslösbares Phänomen gefunden. Der Kranke solle das untere Ende des Unterarms auf die Hand des Untersuchers legen, die Daumenseite aufwärts halten und die Finger strecken. Bei einem Schlag mit dem Reflexhammer auf das untere Ende des Radius trete eine Beugung aller Fingerendglieder auf. Nach Abschluß seiner Studien fand Jacobsohn-Lask eine Beschreibung desselben Reflexes in einer Arbeit Wladimir v. Bechterews aus dem Jahre 1903.[321] In der Literatur wird der Reflex teils nach Jacobsohn-Lask, teils auch nach beiden Forschern benannt.[322] Der Fingerbeugereflex wurde – mit verschiedenen Auslösemechanismen - auch von anderen Forschern wie Franz Trömner und Johann Hoffmann beschrieben. Lange galt er als sicheres spastisches Zeichen; tatsächlich ist er aber ein „schwellennaher" Eigenreflex der Fingerbeuger. Für eine Pyramidenbahnläsion gilt auch heute noch der Babinski'sche Reflex[323] als pathognomonisch.

Ebenfalls 1908 veröffentlichte Jacobsohn-Lask eine Arbeit über "Fehldiagnosen in der Lokalisation von Krankheitsprozessen der Großhirnhemisphären"

---

[318] Vgl. Jacobsohn (-Lask) (24) Facialislähmungen S. 1153-1155.
[319] Vgl. Jacobsohn (-Lask) (24) Facialislähmungen S. 1154.
[320] Vgl. Jacobsohn (-Lask) (24) Facialislähmungen S. 1155.
[321] Vgl. Jacobsohn (-Lask) (32) Fingerbeugereflex S. 1972.
[322] Vgl. Wartenberg Untersuchung S. 35-37, Holdorff und Wolter Beiträge S. 194. Bei der Recherche im Internet (September 2004) unter „Jacobsohn-Lask" findet man als einzigen Hinweis diesen Reflex auf einer Seite von www.whonamedit.com.
[323] Dorsalstellung der Großzehe bei Bestreichen der Fußsohle.

in der für ihn sonst fachfremden Zeitschrift "Beiträge zur Anatomie, Physiologie, Pathologie und Therapie des Ohres, der Nase und des Halses". Er beschrieb den Fall einer durch beidseitige Mittelohrentzündung entstandenen Hirn- und Hirnhautentzündung und die diagnostischen Schwierigkeiten der Lokalisation der befallenen Hirnareale. Leitendes diagnostisches Merkmal war anfangs eine Sprachstörung. Jacobsohn-Lask knüpfte hiermit an die aktuelle Aphasieforschung insbesondere seines Kollegen Hugo Liepmann an, der ihm das Gehirn des verstorbenen Patienten zur mikroskopischen Untersuchung übergeben hatte. Eine Sprachstörung führe meist zu der Annahme, der Krankheitsherd sei linksseitig, und da die "dominante Hemisphäre" die linke sei, würden Schädigungen der rechten Hirnhälfte oft erst zu spät erkannt. Jacobsohn-Lask berichtete von drei Fallstudien anderer Kollegen, von denen eine Sprachstörung bei rechts gelegenen Herden gefunden worden sei. Einer der Patienten sei umerzogener Linkshänder gewesen, die anderen Fälle konnten nicht aufgeklärt werden. Jacobsohn-Lask konnte bei Liepmanns Fall mikroskopisch Entzündungsherde in beiden Hemisphären entdecken, die makroskopisch nicht zu sehen waren. Die Herde der rechten Hemisphäre waren allerdings zahlreicher und größer, so daß er eine Beeinflussung der Sprachstörung durch Schädigungen der rechten Hirnhälfte nicht ausschloß. Er propagierte deshalb, die Gehirne aller verstorbenen Patienten mit Aphasie mikroskopisch zu untersuchen, um die Lokalisationen der Schädigungen besser mit der Klinik korrelieren und daraus neue Erkenntnisse gewinnen zu können.[324]

Inhaltlich an diese Arbeit anknüpfend, veröffentlichte Jacobsohn-Lask 1909 Ergebnisse eigener klinischer Untersuchungen zur Aphasie. Er knüpft hier an Hugo Liepmanns Deutung der motorischen Aphasie an: Liepmann machte eine Störung des „mnestischen Apparates" verantwortlich für die Unfähigkeit, „die erlernten Complexe von Innervationen" anzuwenden, um Wörter richtig auszusprechen, und verglich diese Unfähigkeit mit der Apraxie bei Bewegungen der Hand.[325] Jacobsohn–Lask schildert minutiös seine Untersuchung eines jungen Mannes mit motorischer Aphasie, der ihm von Ludwig Brieger, Direktor der Universitätsanstalt für Wasserheilverfahren, vorgestellt wurde.[326] Er kommt zu dem Ergebnis, daß die Apraxie den Mechanismus dieser Sprachstörung weniger erkläre als die Unfähigkeit, „Wortklangbilder innerlich zu erwecken". Er begründet diese Forderung mit seiner Beobachtung, daß der Patient kurze Sätze

---

[324] Vgl. Jacobsohn (-Lask) (33) Fehldiagnosen S. 366-387.

[325] Zitiert nach Jacobsohn (-Lask) (39) Frage S. 811.

[326] Die hydrotherapeutische Anstalt der Universität war wie die Mendel'sche Poliklinik im Gebäude Ziegelstr. 18/19 untergebracht; Brieger überwies Jacobsohn-Lask seit seiner Übernahme der Leitung der Mendel'schen Poliklinik zahlreiche Patienten zur neurologischen Beurteilung. Vgl. Jacobsohn (-Lask) (39) Frage S. 814 und Jacobsohn (-Lask) (34) Beobachtungen S. 53.

spontan fehlerfrei sprechen oder auch längere Sätze fehlerfrei abschreiben konnte, ohne daß eine apraktische Störung auftrat.[327]

Im selben Jahr stellte Jacobsohn-Lask 360 Fälle von Patienten mit Erkrankungen des Nervensystems unterschiedlichen Ursprungs zusammen, die ihm ebenfalls von Ludwig Brieger überwiesen worden waren, und griff einige Fälle zur genaueren Beschreibung interessanter Krankheitsbilder heraus. Er unterteilt diese Fälle in „Hemiplegien und Diplegien zerebralen Ursprungs", „Tabes dorsalis", „Höhlenbildung des Rückenmarks", „spastische Paraplegie" und „peripherische Lähmungen".[328] Diese Arbeit dient einerseits statistischen Zwecken – es wird genau die Anzahl der einzelnen Krankheitsbilder aufgelistet; einen besonders großen Anteil hat hier die Tabes dorsalis mit 12%, die damals als Folgeerkrankung einer Syphilis-Infektion eine herausragende Rolle im klinischen Alltag spielte. Andererseits beschreibt Jacobsohn-Lask zu jedem Krankheitsbild einige klinische Besonderheiten oder klinische Untersuchungstechniken. Er erwähnt den bereits beschriebenen Fingerbeugereflex als Zeichen einer Pyramidenbahnläsion und teilt seine Beobachtungen bei der Auslösung des Babinski-Reflexes mit: die typische langsame Dorsalflexion der Zehen bei Bestreichen der Fußsohle lasse sich durch zehennahe Reizung deutlicher auslösen als durch die Modifikationen beispielsweise nach Oppenheim mit Bestreichen der Tibiakante; er halte „alle diese Modifikationen für entbehrlich".[329]

Der gesamte Artikel mit der Beschreibung zahlreicher klinischer Phänomene vermittelt anschaulich einen Eindruck von Jacobsohn-Lasks klinischem Alltag, den ausgefeilten neurologischen Untersuchungsmethoden, die – mangels Möglichkeiten bildgebender Diagnostik – einziger Hinweis auf die Lokalisation einer Schädigung waren und bis zur Empfehlung neurochirurgischer Eingriffe führten: bei einer Patientin mit spastischer Paraparese beispielsweise vermutete Jacobsohn-Lask einen Tumor am cervikothorakalen Übergang. Die Patientin wurde auf seine Empfehlung hin von August Bier, seit 1907 Direktor der Chirurgischen Klinik der Charité, operiert. Es stellte sich zwar kein Tumor dar, der Liquor entleerte sich nach Eröffnung der Dura jedoch unter Druck, und zumindest Schmerzen und vorher bestehende Sensibilitätsstörungen besserten sich danach.[330] Ein 6jähriges Mädchen mit beidseitiger Abduzens- und peripherer Facialisparese, die die Gesichtsmuskulatur nicht anspannen und nie lachen konnte, überwies er an Ohrenarzt Paul Manasse, der nach elektrophysiologi-

---

327 Vgl. Jacobsohn (-Lask) (39) Frage S. 822f.
328 Vgl. Jacobsohn (-Lask) (34) Beobachtungen S. 53-74.
329 Vgl. Jacobsohn (-Lask) (34) Beobachtungen S. 54.
330 Vgl. Jacobsohn (-Lask) (34) Beobachtungen S. 66-71.

schen Voruntersuchungen durch Jacobsohn-Lask eine einseitige Hypoglossus-Facialis-Anastomose, damals „Nervenpfropfung" genannt, durchführte.[331]

Ein Großteil der klinischen Veröffentlichungen Jacobsohn-Lasks war eng verknüpft mit anatomischen Untersuchungen: wie besonders in seiner Studie der Kleinhirntumoren oder der Untersuchung der Rückenmarksveränderungen nach Läsion des Plexus brachialis zu sehen, war er immer bestrebt, Klinik und Mikroanatomie in Beziehung zu setzen und ätiologische Zusammenhänge herauszuarbeiten. Seine ersten Arbeiten entstanden in der Klinik und im Labor Emanuel Mendels, wo er zunächst bis 1894 Mitarbeiter war, oder sie wurden aus dieser Zeit später aufgearbeitet, als Jacobsohn-Lask Assistent bei Wilhelm Waldeyer war. Das Handbuch trägt bereits schwerpunktmäßig die Züge seiner anatomischen Tätigkeit, die späten klinischen Arbeiten zwischen 1905 und 1909 sind wieder im Mendel'schen Labor entstanden, wo Jacobsohn-Lask direkten Kontakt zu Patienten hatte oder von klinisch-neurologisch arbeitenden Kollegen um eine Sektion und histologische Untersuchung gebeten wurde. Ein Teil dieser Kollegen – Paul Schuster, Hugo Liepmann und Gustav Scholinus, Mendels Nachfolger in seiner Pankower Privatklinik – waren jüdische Berliner Neurologen und entstammten der Mendel'schen Schule. Insgesamt sind jedoch Jacobsohn-Lasks klinische Arbeiten kaum zitiert oder rezensiert worden und haben für sein eigenes neuroanatomisches Werk eher vorbereitenden Charakter

2.3 Arbeiten zur Neuroanatomie

2.3.1 Bearbeitung anatomischen Materials und Untersuchungsmethoden

Während seiner Lehrjahre eignete sich Louis Jacobsohn-Lask grundlegende Kenntnisse über klinische und anatomische Untersuchungsmethoden an; besonders die mikroskopischen anatomischen Methoden entwickelte er für eigene Forschungszwecke und vor allem auch in seiner Eigenschaft als Lehrer für praktische Neuroanatomie weiter. Hierbei setzte er sich mit den Methoden seiner Lehrer und später auch anderer Forscher gründlich auseinander, bevor er sie für seine Bedürfnisse modifizierte. Sein Wunsch, eigene Erkenntnisse und diejenigen seiner Kollegen möglichst vielen Forschern zugänglich zu machen, um darauf aufbauende Wissenschaft zu ermöglichen, äußert sich unter anderem in seinen beiden Handbüchern.

---

[331] Vgl. Jacobsohn (-Lask) (34) Beobachtungen S. 72-74. Hypoglossus-Facialis-Anastomosen werden bei Facialisläsionen noch heute durchgeführt.

1898 hielt Louis Jacobsohn-Lask vor der Berliner Gesellschaft für Psychiatrie und Nervenkrankheiten einen Vortrag "Über die Gesetzmäßigkeit secundärer Degeneration der Elemente des Nervensystems als Prüfstein der Neurontheorie".[332] Anlaß für diese Hinterfragung der eigentlich seit Jahren in breiten Forscherkreisen anerkannten Neurontheorie, an der sein Lehrer Wilhelm Waldeyer wesentlichen Anteil hatte, waren neuere Ergebnisse Albrecht Bethes, die der früheren „Netztheorie“ wieder neue Nahrung gaben. Bethe behauptete, die Nervenzellen seien kontinuierlich und netzartig verbunden. Er färbte die faserige Grundstruktur im Nervenzellplasma; in seinen Schnittpräparaten drangen die Fibrillen scheinbar in die benachbarten Ganglienzellen ein und bildeten so ein dichtes Netz. Bethe unterstützte damit die alte Theorie Camillo Golgis, der 1890 durch seine Färbemethode ebenfalls einen die Ganglienzellen verbindenden "Faserfilz" entdeckt hatte.[333] Seit der Anerkennung der Neurontheorie war der "Faserfilz" als Artefakt bestimmter Färbemethoden abgetan worden. Seine neue Färbemethode veröffentlichte Bethe allerdings erst 1900,[334] Jacobsohn-Lask konnte sich also nur auf seine Behauptungen stützen und versuchte, sie durch die Methode der sekundären Degeneration zu überprüfen. Mit Hilfe dieser Methode konnte geklärt werden, ob nach Durchtrennung von Nervenfasern deren Funktion über „Kollateralen“ aufrechterhalten werden konnte oder nicht; dies hätte die Theorie des "Faserfilzes" unterstützt. Für motorische Fasern konnte Jacobsohn-Lask diese Behauptung unter Berufung auf Arbeiten anderer Autoren eindeutig ablehnen; sie degenerierten nach Durchtrennung regelmäßig. Bei sensiblen Fasern konnte er jedoch das Phänomen der sekundären Degeneration nicht so klar beobachten, so daß er hier eine Vernetzung der Fasern für möglich hielt. Er führte Beobachtungen Golgis an, nach denen sich die Fortsätze sensibler Nervenzellen teilweise in ein feines Netz aufsplitterten, während motorische Nervenzellen nur einen Fortsatz besäßen. Auch in der Peripherie könne man beobachten, daß motorische Fasern einzelne Muskeln versorgten, während sensible Areale über größere Flächen verteilt ineinander übergingen.[335] Hieraus ergab sich natürlich die Frage, ob das Nervensystem nach einem einheitlichen Muster aufgebaut sei. Jacobsohn-Lask stand der Neurontheorie nahe, hielt aber für einen Teil des Nervensystems die Faserfilztheorie für möglich. Er erläuterte die verschiedenen Standpunkte aus seiner Sicht und warf die Frage auf, noch bevor die Ergebnisse Bethes veröffentlicht wurden. Damit gab er in der Berliner Gesellschaft für Psychiatrie und Nervenkrankheiten einen frühen Impuls, sich erneut mit diesem noch jahrelang diskutierten Thema zu beschäftigen.

---

332 Vgl. Jacobsohn (-Lask) (14) Gesetzmäßigkeit S. 1106f.
333 Vgl. Breidbach Materialisierung S. 191.
334 Vgl. Bethe Molybdänverfahren S. 13-35.
335 Vgl. Jacobsohn (-Lask) (14) Gesetzmäßigkeit S. 1107.

1904 gab Louis Jacobsohn-Lask zusammen mit seinen Freunden und Kollegen Edward Flatau und Lazar Minor ein "Handbuch der pathologischen Anatomie des Nervensystems" heraus. Jacobsohn-Lask arbeitete bereits seit Jahren nach dem Prinzip, die normale Anatomie über den Weg der Erforschung der pathologischen Veränderungen zu erkunden. Umgekehrt war die Diagnostik und Behandlung der Nervenkrankheiten, der "Nervenpathologie", wie es im Vorwort heißt, ohne genaue anatomische Kenntnisse nicht möglich. Bislang gab es aber noch kaum Lehrbücher der pathologischen Anatomie im Gegensatz zur normalen Anatomie. Die Herausgeber loben in ihrem Vorwort ein neues Buch von Hans Schmaus, welches aber nur das Rückenmark behandele. Sie wollten mit ihrem Buch einen Überblick geben über sämtliche bisher bekannten Forschungsergebnisse auf dem Gebiet der pathologischen Anatomie des gesamten Nervensystems, das den Forschern als Basis für weitere Untersuchungen dienen sollte.[336]

Mit der Verfassung der einzelnen Kapitel wurden international namhafte Wissenschaftler betraut, die über ihr jeweiliges Spezialgebiet schrieben. Aus Berlin konnten die Autoren neben ihrem Lehrer Emanuel Mendel noch den damaligen Lehrstuhlinhaber der Charité, Friedrich Jolly, dann den bekannten Neurologen Hermann Oppenheim, den Internisten Alfred Goldscheider sowie die Neurologen Carl Benda, Friedrich Brasch, Richard Cassirer, Julius Heller, Georg Joachimsthal und Leonor Michaelis gewinnen. Aus Freiburg kam der viele Jahre später durch seine Schrift "Über die Freigabe der Vernichtung lebensunwerten Lebens" bekannt gewordene Alfred Hoche hinzu, aus Göttingen August Cramer und Ludwig Wilhelm Weber, aus Hamburg der spätere dortige Lehrstuhlinhaber und damalige Oberarzt Max Nonne sowie Hans Luce, aus Hannover Ludwig Bruns und Hans Stroebe und aus Mannheim Max Friedmann. Aus Rußland beteiligten sich einige der damals bekanntesten Neurologen, so Wladimir von Bechterew, St. Petersburg, Grigorij Iwanowitsch Rossolimo, Moskau, und Liwerij Ossipowitsch Darkschewitsch, Kasan. An weiteren ausländischen Wissenschaftlern konnten aus Österreich-Ungarn Arnold Pick, Prag, Anton Elschnig und Hermann Schlesinger, Wien, Gabriel Anton, Graz, aus Schweden Karl Petrén, Upsala, aus Finnland Ernst Alexander Homén, Helsingfors, aus Frankreich Gilbert Ballet und Fulgence Raymond, Paris, aus Belgien Arthur van Gehuchten, Louvain, und schließlich aus Italien Ernesto Lugaro, Florenz, gewonnen werden. Zu etlichen dieser Wissenschaftler hatten Flatau und Jacobsohn-Lask schon seit Jahren als Herausgeber des seit 1897 erscheinenden "Jahresbericht[es] über die Leistungen und Fortschritte auf dem Gebiete der Neurologie und Psychiatrie" Kontakt.

---

[336] Vgl. Flatau/Jacobsohn (-Lask)/Minor (20) Handbuch S. IV.

Inhaltlich ist das Handbuch in drei große Teile gegliedert; es beginnt mit einer Einführung zu Untersuchungsmethoden des Nervensystems, größtenteils von Jacobsohn-Lask selbst verfaßt. Dann folgt ein Teil zur allgemeinen pathologischen Anatomie der verschiedenen Bestandteile des Nervensystems, der Nervenzellen und -fasern, der Neuroglia, also der Stützzellen des Nervensystems, sowie der Blutgefäße. Beide Teile nehmen von insgesamt über 1500 Seiten je ungefähr 100 ein. Der dritte Teil behandelt die speziellen neuroanatomischen und -pathologischen Veränderungen bei den verschiedenen Krankheiten des Nervensystems, unterteilt in Krankheiten des Groß- und Kleinhirns, des Rükkenmarks, der peripheren Nerven, der Muskeln sowie die Mitbeteiligung der Haut, Knochen, Gelenke und Drüsen. In gesonderten Unterkapiteln aufgeführt werden die Anatomie der "sog. Neurosen"; hierunter wurden damals Epilepsie und Eklampsie, Tetanus, Tetanie, Chorea und Paralysis agitans bzw. die Parkinson'sche Krankheit sowie die Basedow'sche Krankheit verstanden, also diejenigen als neurologisch angesehenen Krankheiten, deren anatomische Grundlage noch weitgehend ungesichert war und höchstens auf Vermutungen beruhte; sowie im letzten Kapitel die Anatomie der Geisteskrankheiten.

Louis Jacobsohn-Lask selbst verfaßte im ersten Teil des Handbuchs die Kapitel über die "Sektion des Nervensystems",[337] die "Techniken zur Untersuchung der histologischen Veränderungen"[338] sowie die "anatomischen Veränderungen nicht pathologischer Natur",[339] außerdem schrieb er das Kapitel über "Tetanie, Chorea und Paralysis agitans".[340]

Das erste Kapitel des Buches, "Untersuchungsmethoden des Nervensystems", scheint für junge Wissenschaftler gedacht zu sein, die zwar bereits mit einigen anatomischen Methoden vertraut sind, aber mit der Untersuchung des Nervensystems erst beginnen. Als oberstes Gebot betont Jacobsohn-Lask immer wieder, daß der Untersucher sich der individuellen Fragestellungen bewußt sein sollte, um keine für die Beantwortung seiner Fragen wichtigen Strukturen zu zerstören, da jeder Krankheitsfall einmalig sei.[341] Sehr genau beschreibt er, auf welche Äußerlichkeiten man vor Beginn der Sektion zu achten habe, dann wird die Öffnung des Schädels und der Wirbelsäule bis zur Herausnahme von Hirn und Rückenmark geschildert. Bei seinen Empfehlungen lehnt sich Jacobsohn-Lask an die Sektionsmethode Rudolf Virchows an und zitiert den berühmten

---

337 Flatau/Jacobsohn (-Lask)/Minor (20) Handbuch S. 2-25.
338 Flatau/Jacobsohn (-Lask)/Minor (20) Handbuch S. 26-55.
339 Flatau/Jacobsohn (-Lask)/Minor (20) Handbuch S. 73-109.
340 Flatau/Jacobsohn (-Lask)/Minor (20) Handbuch S. 1303-1340. Edward Flatau schrieb über "sekundäre Degenerationen im Rückenmark" sowie die "pathologische Anatomie des Tetanus" und Lazar Minor als dritter Herausgeber über sein Spezialgebiet, die traumatischen Rükkenmarkserkrankungen. Flatau/Jacobsohn (-Lask)/Minor (20) Handbuch S. 950-985, S. 1289-1302 und S. 1008-1058.
341 Vgl. Flatau/Jacobsohn (-Lask)/Minor (20) Handbuch S. 26.

Pathologen, nach dem die "Besonderheit des Falles die Methode" bestimme.[342] Zu beachten seien die klinischen Angaben, die Anatomie der interessierenden Gebiete, die aktuellen Diskussionen über noch unbekannte anatomische Verhältnisse; danach solle man die sinnvollste Schnittführung überlegen. Jacobsohn-Lask empfiehlt außerdem, nach jedem wichtigen Schritt sofort Zeichnungen oder auch Photographien anzulegen.[343]

Jacobsohn-Lask gibt eine Beschreibung der verschiedenen Konservierungsflüssigkeiten. Er bevorzugte, falls nicht ganz spezielle, eine besondere Schnittführung erfordernde Fragestellungen vorlagen, das Großhirn in breite Frontalschnitte zu zerlegen.[344] Hiermit wandelt Jacobsohn-Lask die Methode von Virchow etwas ab, der Hirnhälften und Hirnstamm in zwei Ebenen zu zerlegen pflegte,[345] da er meinte, man könne so besser große, gleichmäßige Schnitte anfertigen, diese hinterher gegebenenfalls auch problemlos wieder zusammenlegen und vor allem pathologische Prozesse in ihrer Kontinuität viel besser erkennen, ohne sich durch verschiedene Ebenen verwirren zu lassen. Als Härtungsmittel empfiehlt Jacobsohn-Lask Formol, das die günstigen Eigenschaften hat, einerseits Hirngröße und -gewicht am wenigsten - zum Beispiel im Vergleich zu Alkohol - zu beeinflussen und andererseits der Zersetzung durch Bakterien und Pilze entgegenzuwirken.[346]

Zur Anlage der Hirnschnitte schlägt Jacobsohn-Lask einen von ihm modifizierten Apparat nach Sir Byrom Bramwell vor. Hier waren auf einer horizontalen Platte zwei senkrechte, verschiebbare Platten angebracht; die eine wurde mit einem tunnelförmigen Ausschnitt versehen, der bis zur horizontalen Platte reichte und groß genug war, daß ein menschliches Hirn in der ganzen Breite hindurchgeschoben werden konnte. Die Platten konnten auch um ihre horizontale Achse gedreht werden. Das Gehirn wurde mit der Basis auf die horizontale Fläche gelegt, der Schnittabstand auf 0,5 bis 1 cm eingestellt. Nach Fixierung der senkrechten Platten wurde das Hirn mit einer Hand festgehalten, mit der anderen wurde entlang der einen senkrechten Platte mit einem speziellen Hirnmesser der Schnitt ausgeführt. Dünnere Schnitte empfahl Jacobsohn-Lask nicht, da das Hirn vor der Fixierung noch zu weich sei. Bei Zerteilung in große Stücke sollte der Schnitt an einer möglichst indifferenten Stelle gelegt werden.[347] Hirnstamm und Kleinhirn sollten durch einen Frontalschnitt zwischen den Vierhügeln und dem Thalamus vom Großhirn getrennt werden; aufgrund des wesent-

---

342 Flatau/Jacobsohn (-Lask)/Minor (20) Handbuch S. 14.
343 Vgl. Flatau/Jacobsohn (-Lask)/Minor (20) Handbuch S. 11.
344 Vgl. Flatau/Jacobsohn (-Lask)/Minor (20) Handbuch S. 19.
345 Vgl. Flatau/Jacobsohn (-Lask)/Minor (20) Handbuch S. 16.
346 Vgl. Flatau/Jacobsohn (-Lask)/Minor (20) Handbuch S. 19.
347 Vgl. Flatau/Jacobsohn (-Lask)/Minor (20) Handbuch S. 16.

lich kleineren Durchmessers seien hier auch dünnere Schnitte möglich.[348] Die Untersuchungstechnik des Rückenmarks richtete sich ebenfalls ganz nach der Fragestellung; zur Untersuchung der langen Bahnen zum Beispiel empfahl Jacobsohn-Lask, aus jedem Segment eine horizontale Scheibe zu entnehmen.[349]

Im zweiten Unterkapitel geht er auf die "Technik zur Untersuchung der histologischen Veränderungen des Nervensystems" ein.[350] Er verweist auf ausführliche Publikationen zur "feineren" Untersuchung des Nervensystems, möchte nun aber den Blick auf die Besonderheit der Untersuchung der pathologischen im Gegensatz zur normalen Anatomie lenken, die die Einmaligkeit eines jeden Falles impliziert.[351] Er bewertet die unterschiedlichen Methoden nach ihrer Sicherheit einer möglichst prägnanten Darstellung der pathologischen Veränderungen. Nach Auswahl einer Methode solle man auch bei dieser bleiben, um einen Zusammenhang darstellen zu können, auch wenn die Methode vielleicht nicht alle Strukturen gleich gut darstellen könne. Jacobsohn-Lask erwartet von den Nutzern des Buches Vorkenntnisse über die Ausführung von Schnitten und Einbettung des Materials in Paraffin und möchte ihnen nun spezifische Methoden beibringen.[352]

Zunächst stellt er kurz die Untersuchung frischen Materials dar, die nur anzuwenden sei, wenn man sehr schnell vorläufige Ergebnisse brauche. Hierfür solle man kleine Stückchen Material in Tropfen Kochsalz oder wäßrige Körperflüssigkeit zupfen und nach 24 Stunden Einlagerung in Formol mit Hilfe eines Äthersprays frieren.[353] In den meisten Fällen sei die Untersuchung aber genauer möglich nach Behandlung mit spezifischen Härtungs- und Färbeflüssigkeiten. Anschließend beschreibt Jacobsohn-Lask verschiedene, zum großen Teil heute noch gebräuchliche Färbemethoden. Eine der wichtigsten Methoden war bereits damals die Methylenblau-Färbung nach Franz Nissl, mit der sich die graue Substanz blau, die weiße hell färben ließ, oder Toluidinblau nach Mihály Lenhossek, die zwar nicht so elektiv wie die Nisslsche Färbung, aber einfacher zu handhaben war. Jacobsohn-Lask empfiehlt sie besonders für feine Hirnrindenschnitte.[354] Er erklärt auch Doppelfärbungen, also Nachfärbungen zur besonderen Heraushebung verschiedener Zellsubstanzen, stellt aber heraus, daß diese nur wenige brauchbare Zusatzinformationen lieferten. Neben der Cresylviolettfärbung und der Neutralrotfärbung, nach denen man ebenfalls graue und weiße Substanz unterscheiden kann, bespricht er besonders ausführlich die Zellimprä-

---

348 Vgl. Flatau/Jacobsohn (-Lask)/Minor (20) Handbuch S. 22.
349 Vgl. Flatau/Jacobsohn (-Lask)/Minor (20) Handbuch S. 25.
350 Flatau/Jacobsohn (-Lask)/Minor (20) Handbuch S. 26.
351 Vgl. Flatau/Jacobsohn (-Lask)/Minor (20) Handbuch S. 26.
352 Vgl. Flatau/Jacobsohn (-Lask)/Minor (20) Handbuch S. 27.
353 Vgl. Flatau/Jacobsohn (-Lask)/Minor (20) Handbuch S. 28.
354 Vgl. Flatau/Jacobsohn (-Lask)/Minor (20) Handbuch S. 30f.

gnation nach Camillo Golgi und Santiago Ramón y Cajal. Er lobt die Methode für die Erforschung der normalen anatomischen Verhältnisse, hält sie aber aufgrund der vielen hierbei auftretenden Artefakte für die Untersuchung der krankhaften Anatomie für unbrauchbar. Als wichtig für die Pathologie stellt er die Kernfärbungsmethoden heraus, mit deren Hilfe man zum Beispiel Tumoren der hirneigenen Stützzellen gut darstellen könne. Hier erwähnt er die Methode nach Martin Heidenhain, die Färbung mit Alaunhämatoxylin nach Böhmer und Maximilian Frey, mit spezieller Hämatoxylinlösung nach Francis Delafield sowie noch einige ähnliche Kernfärbungsmethoden.[355]

Besonders ausführlich stellt Jacobsohn-Lask die bis heute verwendeten Methoden der Markscheidenfärbung nach Vittorio Marchi und Algeri und nach Karl Weigert und Jakob Pal vor. Diese Methoden gehen vom Waller'schen Gesetz von der Degeneration der markhaltigen Fasern nach Durchtrennung des Nerven aus. Hierbei zerfällt die Markscheide in markhaltige Kügelchen, die sich nach Marchi'scher Färbung mit Chromkali- und Osmiumlösung schwarz färben im Gegensatz zur gelblichen Färbung eines intakten Nerven.[356] Als besten Zeitpunkt der Darstellung nach Marchi und Algeri empfiehlt Jacobsohn-Lask die 3. bis 6. Woche nach Beginn der Degeneration; zwischen der Läsion und dem Untersuchungszeitpunkt, also Tod des Patienten, sollte mindestens eine Woche, höchstens aber sechs Monate liegen. Bei einer Untersuchung mehr als sechs Monate nach Beginn der Nervendegeneration sollte stattdessen die Methode nach Weigert bzw. deren Modifikation nach Pal angewandt werden. Im Folgenden beschreibt Jacobsohn-Lask sehr ausführlich die Weigert'sche Methode, die in die Arbeitsschritte Beizung mit saurem Kupfer, Färbung und Differenzierung unterteilt ist und graue Substanz sowie Gliagewebe goldgelb bis braunrot und die markhaltigen Fasern blauschwarz erscheinen läßt.[357] Besonders empfiehlt Jacobsohn-Lask die Modifikation nach Pal, der als ersten Schritt eine Nachchromung statt Beizung vorgenommen und auch die Methode der Differenzierung verändert hatte. Die nach Pal'scher Methode behandelten Präparate seien haltbarer und prägnanter in der Darstellung.[358] Jacobsohn-Lask stellt noch einige andere Modifikationen der Markscheidenfärbung vor, von denen aber keine die Bedeutung der oben beschriebenen erlangt hat. Er erwähnt elektive Färbemethoden für Achsenzylinder, bevor er auf die Gliafärbung nach Weigert zu sprechen kommt. Diese sei "ausgezeichnet" anzuwenden bei sehr frischem Material, färbe Kerne, grobe Septen und feine Fibrillen hell- bzw. dunkelviolett, Zellen und Fasern blieben ungefärbt. Älteres Material allerdings könne man damit nicht mehr sicher beurteilen. Jacobsohn-Lask geht auch auf eine neue Modifikation dieser

---

[355] Vgl. Flatau/Jacobsohn (-Lask)/Minor (20) Handbuch S. 33-35.
[356] Vgl. Flatau/Jacobsohn (-Lask)/Minor (20) Handbuch S. 36.
[357] Vgl. Flatau/Jacobsohn (-Lask)/Minor (20) Handbuch S. 38f.
[358] Vgl. Flatau/Jacobsohn (-Lask)/Minor (20) Handbuch S. 41.

Methode nach Carl Benda ein, die aber noch wenig erprobt sei, und erwähnt noch die Gliafärbung nach Frank Burr Mallory, die von verschiedenen Autoren gelobt worden sei.[359]

Neben diesen sehr elektiven Färbemethoden beschreibt Jacobsohn-Lask noch eine Reihe weiterer Methoden, zum Beispiel die Urancarminfärbung nach Hans Schmaus, bei der Zellen, Axone und Zwischengewebe dargestellt werden, oder eine weitere Methode nach Mallory, die Achsenzylinder und Gliafasern tiefblau darstellte und die er besonders empfiehlt.[360] Anschließend bespricht er die Kombination elektiver mit anderen Färbemethoden, die zwar ein kosmetisch schöneres Bild, jedoch meist keinen Informationsgewinn brächten. Als "kollektive" Methode lobt Jacobsohn-Lask allerdings sehr diejenige Ira van Giesons, die das Nervenparenchym mit allen Bestandteilen einschließlich Bindegewebe und Blutzellen in verschiedenen Farben darstellt.[361]

Zur Untersuchung des peripheren Nervensystems rät Jacobsohn-Lask zur Anwendung der Methoden nach Marchi und Algeri, Weigert-Pal sowie v. Gieson.[362] Auch für die Darstellung von Muskelfasern hatte Carl Weigert verschiedene Methoden entwickelt.[363] Die Untersuchung der Sinnesorgane betreffend, verweist Jacobsohn-Lask auf einschlägige Veröffentlichungen einiger Kollegen; letztlich würden hierfür dieselben Methoden verwendet wie für das gesamte Nervensystem. Zur Darstellung des Gefäßsystems bespricht er Färbungen mit Alaunhämatoxylin, Bismarckbraun oder nach v. Gieson; elastische Fasern der Gefäßwände waren von Weigert oder Jacobsohn-Lasks Berliner Kollegen Paul Röthig dargestellt worden.[364]

Anschließend an Jacobsohn-Lasks erste Unterkapitel folgt ein Kapitel von Leonor Michaelis über bakteriologische Untersuchungsmethoden des Nervensystems, welches das erste Kapitel des ersten Teils des Handbuches abschließt. Das zweite Kapitel wurde wiederum von Jacobsohn-Lask verfaßt; er schließt die Darstellung der Untersuchungsmethoden ab mit dem Kapitel über "Anatomische Veränderungen des Nervensystems nicht pathologischer Natur". Hier geht es um Veränderungen beim Lebenden sowie um Veränderungen, die nach dem Tod durch Verwesungsprozesse oder durch Einwirkung des Untersuchers selbst auftreten können. Der Leser soll lernen, diese Artefakte von pathologischen Veränderungen zu unterscheiden.[365]

---

359 Vgl. Flatau/Jacobsohn (-Lask)/Minor (20) Handbuch S. 43f.
360 Vgl. Flatau/Jacobsohn (-Lask)/Minor (20) Handbuch S. 45.
361 Vgl. Flatau/Jacobsohn (-Lask)/Minor (20) Handbuch S. 46f.
362 Vgl. Flatau/Jacobsohn (-Lask)/Minor (20) Handbuch S. 48.
363 Vgl. Flatau/Jacobsohn (-Lask)/Minor (20) Handbuch S. 49.
364 Vgl. Flatau/Jacobsohn (-Lask)/Minor (20) Handbuch S. 50f.
365 Vgl. Flatau/Jacobsohn (-Lask)/Minor (20) Handbuch S. 74.

Jacobsohn Lask erwähnt zunächst anatomische Normvarianten, verweist dann die Untersuchung Neugeborener betreffend, deren Nervensystem sich noch in der Entwicklung befindet, auf einschlägige Veröffentlichungen von Paul Flechsig, Carl Westphal und anderen, und führt schließlich die von mehreren anderen Forschern wie Ludwig Edinger und Siegmund Mayer geteilte Vorstellung an, daß das mit zunehmendem Alter belastete und "abgenutzte" Nervensystem degenerative Veränderungen zeige, die von pathologischen unterschieden werden müßten. Anschließend beschreibt er Veränderungen, die nach damaliger Meinung im Stadium der Agonie, also kurz vor dem Tod, eintreten könnten.[366] Es komme zu einer Abnahme des Blutflusses, damit auch zu einem „Lymphaustritt" in die Hirnventrikel oder den Subarachnoidalraum, einer "Hydromyelie", bzw. zu einer zunehmenden "Durchtränkung" des Nervensystems mit „Lymphe" - so wurde der Liquor genannt - und einer nachfolgenden Quellung bzw. "hydropischen Erweichung". Diese Erweichung wurde allerdings von einigen Forschern auch als pathologisch angesehen, so zum Beispiel von Jean Martin Charcot oder Ernst von Leyden.[367] Jacobsohn-Lask erwähnt noch den in der Phase der Agonie angenommenen geringen Austritt von Blutkörperchen besonders um den 4. Ventrikel und meist in Nähe stark gefüllter Blutgefäße; bei der Untersuchung müßten die Blutkörperchen aber frisch und nicht zerfallen aussehen, um sie als nicht pathologisch einordnen zu können.[368]

Anschließend beschreibt Jacobsohn-Lask mögliche nach dem Tod eingetretene Veränderungen, die pathologische Verhältnisse vortäuschen könnten. Er beginnt mit den "cadaverösen" Veränderungen, also normalerweise nach dem Tod auftretende Erscheinungen. Bei auf dem Rücken liegenden Toten sei die harte Hirnhaut, der Schwerkraft folgend, vor allem am Hinterkopf durch die venöse Stauung dunkelrot verfärbt. Aufgrund der Gerinnung nehme wie andere Organe auch das Gehirn eine härtere Konsistenz an; die feinen strukturellen Veränderungen könnten aber aufgrund des fehlenden Vergleichs mit lebenden Zellen nicht eindeutig benannt werden. Einige Forscher hatten Nervenzellen von frisch getöteten Tieren sofort untersucht und ein homogenes Aussehen der Zelle festgestellt, weshalb angenommen wurde, daß die Zellbestandteile im lebenden Zustand flüssig seien. Als wesentliche Ursache für die nach dem Tod eintretende Veränderung betont Jacobsohn-Lask den Prozeß der Fäulnis.[369] Deren Geschwindigkeit werde bestimmt durch die zersetzenden Bakterien oder Pilze, die Temperatur und den Grad der Feuchtigkeit. Makroskopisch seien erste Veränderungen etwa ab 24 Stunden nach dem Tod sichtbar; die Bakterien breiteten sich von den inneren flüssigkeitsgefüllten Höhlen nach außen im Körper aus.

366 Vgl. Flatau/Jacobsohn (-Lask)/Minor (20) Handbuch S. 75.
367 Vgl. Flatau/Jacobsohn (-Lask)/Minor (20) Handbuch S. 76.
368 Vgl. Flatau/Jacobsohn (-Lask)/Minor (20) Handbuch S. 77.
369 Vgl. Flatau/Jacobsohn (-Lask)/Minor (20) Handbuch S. 78f.

Als Zersetzungsphänomen beschrieb er auch Zysten im Hirngewebe, die von verschiedenen Forschern "cystöse Degeneration" oder auch "Schweizer Käse" genannt wurden.[370]

Bei der mikroskopischen Untersuchung zeigten sich die Gliazellen, die großen Pyramidenzellen der Hirnrinde und die motorischen Vorderhornzellen des Rückenmarks als besonders widerstandsfähig im Vergleich zu den Zellen der Kleinhirnrinde und der Spinalganglien. Insgesamt wurde postmortal eine Kernschrumpfung sowie eine Quellung des Achsenzylinders und der Markscheide vor der langsamen Auflösung der Zelle beobachtet. Im Gegensatz zu bereits während des Lebens aufgetretenen Veränderungen waren diese gleichmäßig, alle Zellen und den gesamten Zellleib gleichermaßen betreffend. Seit der Verwendung von Formol zur Konservierung konnte jedoch die Zersetzung durch Bakterien und Pilze deutlich vermindert werden.[371]

Nach den im wesentlichen natürlichen Veränderungen stellt Jacobsohn-Lask nun die durch Einwirkungen des Untersuchers auftretenden Veränderungsmöglichkeiten dar. Bereits bei der Herausnahme von Hirn und Rückenmark müsse man die Hilfsinstrumente besonders vorsichtig anwenden; nicht nur durch scharfe Instrumente wie Säge und Meißel, sondern schon durch bloßen Druck oder leichte Verzerrungen könne das weiche Gewebe gequetscht oder es könnten die Faserverläufe im Rückenmark in ihrer Richtung verändert werden.[372] Anschließend beschreibt Jacobsohn-Lask die Einwirkungen verschiedener Härtungs- und Färbeflüssigkeiten. Hierbei beruft er sich auch auf Untersuchungen einiger Kollegen; nach Henry Herbert Donaldson lasse Alkohol das Hirngewicht in den ersten Tagen der Härtung zwar nur um 7-10%, nach einem Monat jedoch um über 30% schrumpfen, Kaliumbichromicum erhöhe hingegen das Gewicht um ebensoviel, während nach Edward Flatau Formol lediglich eine Gewichtszunahme von 2-3% bewirke. Die Chemikalien könnten zudem eine Verbiegung der Flächen hervorrufen.[373]

Jacobsohn-Lask beschreibt in Nervenzellen auftretende Vakuolen und stellt die zu jener Zeit diskutierte Kontroverse um deren Ursprung dar - einige Forscher wie Ernst v. Leyden und Jules Joseph Dejerine hielten sie für pathologisch, während andere wie Jean Martin Charcot, Otto Marburg und Franz Nissl ihnen lediglich eine Bedeutung als Artefakte zuschrieben. Auch die Möglichkeit des Vorkommens verschiedenartiger Vakuolen einerseits in geblähten Zellen als

---

[370] Pierre Marie nahm als Ursache dafür eine durch die Fäulnis bedingte Gasbildung an, Arnold Pick ließ die Ursache für solche Zysten offen und wollte eine pathologische Bedeutung nicht ausschließen. Vgl. Flatau/Jacobsohn (-Lask)/Minor (20) Handbuch S. 82f.

[371] Vgl. Flatau/Jacobsohn (-Lask)/Minor (20) Handbuch S. 86.

[372] Vgl. Flatau/Jacobsohn (-Lask)/Minor (20) Handbuch S. 87.

[373] Vgl. Flatau/Jacobsohn (-Lask)/Minor (20) Handbuch S. 89.

"Degenerations-" oder "echte", andererseits in geschrumpften Zellen als "Pseudovakuolen" wird diskutiert.[374]

Jacobsohn-Lask bespricht außerdem die durch die gängigen Färbungen hervorgerufenen Artefakte. Er beginnt mit der Nissl'schen Methode und beschreibt die Auswirkungen der verschiedenen Tinktionsgrade der Färbung auf das Präparat,[375] dann stellt er die erhebliche Artefaktanfälligkeit der Chromsilbermethode nach Golgi dar und bespricht ausführlich die durch die Markscheidenfärbung nach Marchi und Algeri entstehenden Veränderungen wie schwarze Schollen und Punkte, die je nach Verteilung und Aussehen ebenfalls als Artefakte anzusehen seien, sowie die bei der Weigert-Pal'schen Färbung entstehenden Klumpen und Körnchen.[376]

Immer wieder fordert Jacobsohn-Lask dazu auf zu bedenken, inwiefern bestimmte Veränderungen mit der Klinik vereinbar seien. Er stellt sich hinter Nissls Aussage, nach der durch bestimmte Methoden der Konservierung, Härtung und Färbung von frischen, gesunden Nervenzellen immer ein typisches Bild der Nervenzellen und -fasern entstünde, das zwar nicht unbedingt als absolut real, aber doch als Äquivalent der lebenden Strukturen anzusehen sei.[377]

Jacobsohn-Lask faßt die Altersveränderungen des Zentralnervensystems zusammen, die vom Untersucher ebenfalls nicht mit pathologischen Veränderungen verwechselt werden sollten. Er stellt die "regressiven, endogenen" bzw. "primären" Veränderungen, die heute einfach als "degenerativ" bezeichnet würden, den "exogenen" bzw. "sekundären" gegenüber. Auch hier rückt er die Bedeutung der Korrelation mit der Klinik in den Vordergrund.[378] Zunächst beschreibt er die makroskopischen, also mit bloßem Auge sichtbaren Veränderungen wie Abnahme des Hirngewichtes, Verdickung der Hirnhäute mit Kalkeinlagerungen, die Rindenatrophie mit deutlicherer Furchenzeichnung, Arteriosklerose sowie eine leichte Erweiterung auch der inneren Liquorräume.[379] Oft finde sich eine "siebförmige Degeneration" mit stecknadelkopfgroßen Löchern in der weißen Substanz sowie kleinen darin liegenden Blutgefäßen. Ferner beschreibt er Zellatrophien, Verkürzung der Zellfortsätze sowie die von diversen Forschern untersuchte "pigmentöse Degeneration" mit Pigmentanreicherung in der Zelle und Verlagerung des Zellkerns an den Rand.[380] Anschließend bespricht Jacobsohn-Lask noch die Markfaseratrophien, die er in durch physiologische Abnutzung einerseits und durch Gliawucherung und dadurch bedingte Verdrängung

---

[374] Vgl. Flatau/Jacobsohn (-Lask)/Minor (20) Handbuch S. 91.
[375] Vgl. Flatau/Jacobsohn (-Lask)/Minor (20) Handbuch S. 93.
[376] Vgl. Flatau/Jacobsohn (-Lask)/Minor (20) Handbuch S. 95.
[377] Vgl. Flatau/Jacobsohn (-Lask)/Minor (20) Handbuch S. 92.
[378] Vgl. Flatau/Jacobsohn (-Lask)/Minor (20) Handbuch S. 99.
[379] Vgl. Flatau/Jacobsohn (-Lask)/Minor (20) Handbuch S. 100.
[380] Vgl. Flatau/Jacobsohn (-Lask)/Minor (20) Handbuch S. 101f.

der Nervenfasern andererseits einteilt. Eine typische Veränderung des Greisenalters sei außerdem eine Vermehrung der Stützsubstanz, also der Neuroglia, vor allem in der weißen Substanz.[381]

Zuletzt diskutiert Jacobsohn-Lask verschiedene Forschungsansätze zum Problem der Arteriosklerose, die nach Alois Alzheimer durch eine "colloide Entartung der Gefäße" entstehe und die nicht nur eine Alterserscheinung, sondern auch ein Zeichen verschiedener Erkrankungen sein könne; nach Heinrich Obersteiner sei die Fettablagerung in den beiden inneren Gefäßwandschichten hierfür verantwortlich. Mit der Vermehrung der Gliazellen vermehrten sich auch die Amyloidkörperchen, die sich mit bestimmten Färbemethoden in verschiedenen Teilen des Nervensystems nachweisen ließen.[382]

In den ersten Kapiteln des Handbuches bringt Jacobsohn-Lask seine eigenen, bereits über zehn Jahre währenden Erfahrungen in immer wiederkehrenden Empfehlungen ein; man erhält einen Einblick in seine Arbeitsmethoden und merkt ihm seine Lehrtätigkeit in histologischen Untersuchungskursen an. Er legt damit die Basis für die folgenden fast 1500 Seiten des Handbuches, die über den aktuellen Forschungsstand und die ungeklärten pathologischen Fragestellungen der speziellen Krankheitsbilder informieren, und liefert das Rüstzeug für den Leser, der sich als Forscher den noch offenen Fragen widmen soll. Als Standardwerk ist dieses Handbuch auch heute noch in mindestens sieben deutschen und 14 ausländischen Bibliotheken auszuleihen.[383]

Louis Jacobsohn-Lask beschäftigte sich auch weiterhin mit Verbesserungen der neuroanatomischen Untersuchungstechniken. Zu seinen Hauptforschungsthemen gehörten, zusammen mit seinen Schülern, die Kerne des menschlichen Rückenmarks, Hirnstamms und des Thalamus. Hierzu benötigte er zum Teil Serien großer Schnitte, die nicht mit jeder Fixierungsmethode angefertigt werden konnten. In einer Originalmitteilung im Jahr 1913 beschreibt er im Neurologischen Centralblatt eine von ihm modifizierte Methode zur Anfertigung solch großer Hirnschnitte.[384] Er zitiert in dieser Arbeit zunächst zwei ähnliche Verfahren von Hans Strasser und Korbinian Brodmann, deren Einbettungsverfahren sei jedoch schädlich für die Zellen, und außerdem könne er sich selbst solche teuren Mikrotome nicht leisten. Über viele Jahre habe er deshalb ein eigenes Einbettungsverfahren entwickelt und ein einfaches Mikrotom für seine Zwecke umgestaltet.[385]

---

381 Vgl. Flatau/Jacobsohn (-Lask)/Minor (20) Handbuch S. 103.

382 Vgl. Flatau/Jacobsohn (-Lask)/Minor (20) Handbuch S. 104.

383 Möglicherweise sind diese Angaben unvollständig; sie sind Ergebnis einer internet-Recherche über zahlreiche nationale und internationale Bibliothekskataloge. Osteuropäische Kataloge beispielsweise sind hier nur zu einem geringen Teil einsehbar.

384 Jacobsohn (-Lask) (48) Paraffinserienschnitte S. 802-807.

385 Vgl. Jacobsohn (-Lask) (48) Paraffinserienschnitte S. 803.

Jacobsohn-Lask schildert die Vorbereitung des Materials, die Härtung in Alkohol und Chloroform sowie die anschließende Einbettung in Paraffin. Dann stellt er die technischen Besonderheiten des von ihm modifizierten, ursprünglich 1903 von der Göttinger Firma Sartorius nach Vorstellungen von Ludwig Aschoff entwickelten Mikrotoms dar, das ihm von der Firma Leitz umgebaut worden war. Seine Serienschnitte von 15µ Dicke färbte er mit Toluidinblau oder nach Unna-Pappenheim mit Pyronin-Methylgrün. Dadurch würden die Ganglienzellen gut von den Glia-, also Stützzellen abgehoben. Hier beruft sich Jacobsohn-Lask auch auf seinen Zeitgenossen Walter Spielmeyer, der dieselbe Färbemethode benutze. Dieses Verfahren könne man sowohl bei normalem als auch bei krankhaft verändertem Gewebe sinnvoll anwenden und sich damit einen guten Überblick über größere Hirnareale verschaffen.[386]

Jacobsohn-Lask beschreibt seine Methode in der ihm eigenen, äußerst akribischen Art so genau, daß jeder sie nachvollziehen und auch nachmachen konnte. Er wendet sich gegen die ungenaue Darstellung neuer Methoden durch die meisten Forscher, die ihr Wissen scheinbar zwar kundtun, aber nicht teilen wollten.[387] Er wollte mit seinen Kollegen auf der Basis gleicher Möglichkeiten diskutieren und Verbesserungen der Forschungsmethoden entwickeln.[388]

2.3.2 Nervenbahnen: fasersystematische Untersuchungen

Auch wenn Louis Jacobsohn-Lask sich während seiner Lehrjahre und bis ins 20. Jahrhundert hinein für ein breites Spektrum neurologischer Krankheiten und pathoanatomischer Forschung interessierte, beschäftigte ihn doch zunehmend insbesondere die Anatomie der Rückenmarksbahnen und der Bahnen sowie der Nervenkerne des verlängerten Marks. Dies lag damals, als auch die Chirurgie des Rückenmarks deutlich weiter entwickelt war als die Hirnchirurgie, durchaus im wissenschaftlichen Geist der Zeit. Dieses spezielle Interesse sollte Jacobsohn-Lask jedoch auch noch während der folgenden Jahrzehnte intensiv verfolgen, als das allgemeine Forschungsinteresse sich mehr und mehr der Anatomie und Physiologie des Gehirns zuwandte. Jacobsohn-Lask scheinen weniger pathologische Veränderungen an sich wie zum Beispiel verschiedenartige

---

[386] Vgl. Jacobsohn (-Lask) (48) Paraffinserienschnitte S. 804-807. Auch heute noch gilt die Fixierung und Einbettung in Paraffin oder andere Kunststoffe als gängiges Verfahren zur Vorbereitung von Schnittserien für die Untersuchung unter dem Lichtmikroskop. Vgl. Leonhardt Histologie S. 9.

[387] Vgl. Jacobsohn (-Lask) (48) Paraffinserienschnitte S. 803.

[388] Seine Veröffentlichung wurde in einer Sitzung der Berliner Gesellschaft für Psychiatrie und Nervenkrankheiten im Juni 1913 insbesondere zwischen dem ehemaligen Arbeitgeber Korbinian Brodmanns, Oskar Vogt, und Jacobsohn-Lask heiß diskutiert. Vgl. Sitzungsprotokoll der BGPN im Neurol. Zbl. 32 (1913) S. 864f..

Tumoren interessiert zu haben, als vielmehr, diese Veränderungen über die Methode der sekundären Degeneration zu nutzen, um die normalen anatomischen Verhältnisse zu erforschen. Diese Methode ließ sich besonders gut zur Darstellung der Anatomie langer Bahnen oder Fasersysteme anwenden; sie wurde bereits in den vorhergehenden Kapiteln über die klinisch-anatomischen Forschungen und die Untersuchungsmethoden vorgestellt.

Bereits 1895 veröffentlichte Jacobsohn-Lask eine Arbeit im Neurologischen Centralblatt "Über die Lage der Pyramidenvorderstrangfasern in der Medulla oblongata", die als Originalmitteilung erschien. Diese Untersuchung kam wiederum aus Emanuel Mendels Laboratorium. Jacobsohn-Lask erwähnt einige damals gängige Lehrbücher der Neuroanatomie von Heinrich Obersteiner, Albert Rudolf Kölliker und Ludwig Edinger, die keine genaue Verlaufsbeschreibung der Pyramidenbahnfasern im verlängerten Mark enthielten und lediglich beschrieben, daß die Vorderstrangfasern ungekreuzt, die Seitenstrangfasern gekreuzt verliefen. Er zitiert anschließend Paul Flechsig, der 1876 in seiner Arbeit "Über Leitungsbahnen im Hirn und Rückenmark" postulierte, der Vorderstrang bilde das äußere Bündel der Pyramide, und Johann Hoffmann und Georg Schwalbe, die 1881 in ihrem "Lehrbuch der Neurologie" anführten, der Vorderstrang bleibe ungekreuzt und werde vom Seitenstrang nach lateral geschoben.[389]

Anhand einer Fallbeschreibung mit anatomischer Untersuchung wollte Jacobsohn-Lask nun die genauen Kreuzungsverläufe der einzelnen Teile der Pyramidenbahn klarstellen. Er berief sich auf einen Fall von Arteriosklerose mit Erweichungsherden in der Brücke und sekundärer, absteigender Degeneration der Pyramidenfasern. Er legte Schnitte in verschiedenen Ebenen an und untersuchte den Verlauf der Fasern vom Rückenmark aus in Richtung des verlängerten Marks, also entgegen dem eigentlichen Faserverlauf, aber mit der Richtung der Degeneration. Er beobachtete, daß die ungekreuzten Vorderstrangfasern im Rückenmark der vorderen Längsfurche direkt anlagen, sich aber bis zum verlängerten Mark nicht kontinuierlich medial verfolgen ließen, sondern proximal, also hirnwärts der Kreuzung der Seitenstrangfasern im äußeren Winkel des Pyramidenstranges zu liegen kamen. Außerdem gab es eine bestimmte Reihenfolge der Kreuzung der einzelnen Faserbündel des Pyramidenseitenstranges: zuerst kreuzten die dorsal, also hinten gelegenen Bündel, dann die ventralen, also vorn gelegenen, und je weiter seitlich die Bündel lagen, desto später traten sie in die Kreuzung ein. Die seitlichsten Bündel blieben ungekreuzt, dies waren die eigentlichen Vorderstrangfasern, die später im Rückenmark jeweils in einzelnen Segmenten durch die vordere Kommissur, ein beide Seiten einer Ebene verbindendes Faserbündel, auf die andere Seite zogen.[390] Der hier von Jacobsohn-Lask beschriebene Faserverlauf gilt im wesentlichen bis heute als anerkannt; 80-85%

[389] Vgl. Jacobsohn (-Lask) (4) Lage S. 350.
[390] Vgl. Jacobsohn (-Lask) (4) Lage S. 353-355.

der Pyramidenfasern kreuzen am unteren Ende des verlängerten Marks, der Rest verläuft als Vorderstrang ungekreuzt weiter und kreuzt später segmental durch die vordere weiße Kommissur.

Auch Jacobsohn-Lasks klinisch-anatomische Arbeit von 1899 über die „Veränderungen im Rückenmark nach peripherischer Lähmung“ wurde nach der Methode der sekundären Degeneration ausgeführt. Jacobsohn-Lask wies hier den Verlauf der Degeneration nach Läsion des Plexus brachialis bei einer Patientin mit einem Mamma-Karzinom nach; die Veränderungen traten bereits nach einer Erkrankungszeit von 9 Monaten auf – ein kurzer Zeitraum, verglichen mit Arbeiten von Kollegen, die Patienten nach jahrelanger Krankheit untersucht hatten. Zusätzlich führte die sekundäre Degeneration Jacobsohn-Lask auch zur eindeutigen Identifikation der vegetativen Zellen des Seitenhorns des Rückenmarks am cervikothorakalen Übergang.[391]

1905 veröffentlichte Jacobsohn-Lask als Originalmitteilung im Neurologischen Centralblatt eine ausführliche Arbeit "Über Fibrae arciformes medullae spinalis", also über Bogenfasern des Rückenmarks. Auf die Untersuchung dieser Bogenfasern wird etwas näher eingegangen, da sie für das Verständnis seiner späteren Arbeiten über das Kreuzungsphänomen der Fasern wichtig erscheint. Bogenfasern des verlängerten Marks waren damals schon bekannt; über ähnliche Fasern im Rückenmark wußte man noch wenig. Während eines seiner Kurse wurde für Jacobsohn-Lask durch eine zufällige Überdifferenzierung bei der Färbung eines Präparates der sacralen Segmente des Rückenmarks nach Weigert-Pal ein Fasersystem sichtbar, das aus der vorderen Kommissur am medialen Rand des Vorderstranges "wie eine Fontäne" in die Höhe stieg. Er legte daraufhin eine neue vollständige Schnittserie des unteren menschlichen Rückenmarks an und untersuchte diese Fasersysteme nun systematisch. Ähnlich wie die schon bekannten Fasern des verlängerten Marks benannte er diese nach ihrer Lage und teilte sie in oberflächliche, also außen verlaufende, und tiefe, also innere, sowie vordere, hintere und seitliche Stränge ein.[392]

Jacobsohn-Lask begann mit der Untersuchung der oberflächlichen Bogenfasern, die er vor allem im mittleren und oberen Sacralmark, nicht mehr jedoch im untersten Mark beobachtete. Auch im darüber gelegenen Lendenmark sähen die Fasern, aus den seitlich gelegenen Abschnitten des Vorderstrangs kommend, fontänenartig aus, verliefen aber schräg. Diese Lendenmarksfasern waren auch schon von anderen Autoren beschrieben worden; Jacobsohn-Lask verfolgte deren Verlauf nun sacralwärts nach unten. Ein Faserstrahl bestünde aus zwei bis drei dicken, markhaltigen Fasern; diese seien bauchwärts deutlich stärker ausgeprägt als seitlich und hinten. Diese ventralen Fasern stiegen aus der vorderen Kommissur im Vorderstrang senkrecht „wie eine Fontäne“ auf und verliefen

---

[391] Vgl. Jacobsohn (-Lask) (15) Veränderungen S. 228-255.

[392] Vgl. Jacobsohn (-Lask) (22) Fibrae S. 295-297.

medialer als die Lendenmarksfasern. Die medialsten Fasern seien am kräftigsten und auch am längsten zu verfolgen, bis der Vorderstrang zur Seite umbiege; Jacobsohn-Lask vermutete, daß an dieser Stelle die Fasern in Längsrichtung übergingen und in Richtung Seitenstrang weiter verliefen. Den kompletten Faserverlauf konnte er allerdings nur vereinzelt verfolgen; gelegentlich würden die Bogenfasern auch von aus dem Rückenmark austretenden Wurzelfasern gekreuzt, die am vorderen Rand einen Bogen vortäuschen könnten. Weiter unten im Sacralmark fand Jacobsohn-Lask kaum noch bis zum Seitenstrang ziehende Fasern, sondern nur noch am mittleren Rand der vorderen Längsfurche darstellbare Fasern, wo sie schließlich von beiden Seiten im spitzen Winkel in der vorderen Kommissur zusammentrafen.[393]

Über ventrale Bogenfasern gab es bis dahin wenig Literatur; Jacobsohn-Lask zitiert Bräutigam, der vergleichende anatomische Untersuchungen über den Conus medullaris[394] angestellt und die beschriebenen Fasern allerdings als vordere Wurzelfasern bezeichnet hatte. Diese Vermutung konnte Jacobsohn-Lask nach seinen Untersuchungen nicht bestätigen: er hatte zwar ähnliche, markhaltige Fasern im Halsmark des Neugeborenen gesehen, die er aber nicht als motorische Fasern zu Vorderhornzellen als Fortsetzung der Pyramidenbahn identifizieren konnte, da deren Markreifung in diesem Alter des Neugeborenen noch nicht abgeschlossen war. Daneben führt Jacobsohn-Lask ein von Elmo Morgan Sala in den Lehrbüchern von Rudolf Albert Kölliker und Theodor Ziehen verfaßtes Kapitel über Forschungen zum Halsmark der Krötenlarve, von Sala als "perimedullärer Plexus" bezeichnet, an. Jacobsohn-Lask konnte diese Fasern zwar nicht eindeutig gleichsetzen mit den von ihm gefundenen Bogenfasern, aber aus der vergleichenden Anatomie war bereits bekannt, daß besonders der untere Teil des Rückenmarks der Säugetiere große Ähnlichkeit mit entsprechenden Strukturen niederer Tiere besitzt.[395]

Auf diese Untersuchungen folgend, stellte Jacobsohn-Lask die seitlichen oberflächlichen Bogenfasern dar, die er im mittleren und unteren Sacralmark fand. Nach vorne erstreckten sie sich höchstens bis zur Äquatoriallinie, hinten schienen sie sich aus den Hinterwurzeln zu entwickeln. Die Hinterwurzel bestand bei Eintritt ins Sacralmark aus einem medialen und einem lateralen Teil, die sich nach innen zu vereinigten; aus dem lateralen Teil strahlten einige Fasern in die Lissauer'sche Randzone, die weiße Substanz zwischen Hinter- und Vorderseitenstrang, ein und bogen in Längsrichtung um. Bis zur Mitte des Seitenstranges seien die Fasern teilweise wie eine Brücke verfolgbar. Jacobsohn-Lask konnte sich nicht eindeutig für oder gegen einen tatsächlichen Ursprung aus den

---

[393] Vgl. Jacobsohn (-Lask) (22) Fibrae S. 298f.
[394] Kegelförmiges unteres Ende des Rückenmarks in Höhe des 1. oder 2. Lendenwirbels, gefolgt vom „Filum terminale“, den Ausläufern des Rückenmarks.
[395] Vgl. Jacobsohn (-Lask) (22) Fibrae S. 307f.

Hinterwurzeln entscheiden, konnte aber auch keinen anderen deutlichen Ursprungsort ausmachen. Literatur zu diesem Thema fand er in der Habilitationsschrift von Ludwig Müller von 1898 über die Anatomie und Pathologie des unteren Rückenmarksabschnittes; dieser hatte bereits beobachtet, daß die Hinterwurzeln nicht nur den Hintersträngen, sondern auch den Seitensträngen anlagen, und daß einige Seitenstrangfasern in die Hinterwurzeln einstrahlten, was Jacobsohn-Lasks Hypothese unterstützte. Theodor Ziehen hingegen hatte 1899 diese Fasern als zur Lissauer'schen Randzone gehörig beschrieben, was Jacobsohn-Lask als sicher falsch erschien, da diese Zone deutlich heller gefärbt war und sich auch nicht, wie die seitlichen Fasern, bis zur Mitte des Seitenstranges verfolgen ließ.[396]

Zwei Jahre später konnte Jacobsohn-Lask seine These selbst bestätigen. Wiederum untersuchte er das Rückenmark eines Schimpansen und stellte fest, daß die hinteren Wurzeln im Conus des Rückenmarks nicht alle, wie bei anderen Tieren, in den Hinterstrang mündeten, sondern sich nach dem Eintritt ins Rükkenmark aufzweigten; der mediale Teil verlaufe wie bekannt, der laterale Teil aber durchquere den Seitenstrang und münde von dort aus in den Kern des Hinterhorns. Die beim Menschen beschriebenen bis zum Seitenstrang zu verfolgenden Fasern könnten, evolutionsbiologisch gesehen, als Rest der beim Schimpansen noch den Seitenstrang durchquerenden und weiterlaufenden Fasern angesehen werden.[397]

Eine kleine Gruppe der oberflächlichen Bogenfasern bildeten noch die dorsalen Fasern, die am Rand der hinteren Längsfurche oder als Fortsetzung der Hinterwurzeln am Hinterstrang entlang verliefen, und die Jacobsohn-Lask ebenfalls im mittleren Sacralmark beobachtete. Diese Fasern waren bereits von Heinrich Obersteiner und Wladimir Bechterew beschrieben worden; sie bogen in die Rinne zwischen äußerem und innerem Teil des Hinterstranges ein.[398]

Die zweite große Gruppe bildeten die tiefen, inneren Bogenfasern; hier beschränkte sich Jacobsohn-Lask auf die Beschreibung der in der weißen Substanz verlaufenden Fasern, da in der grauen Substanz zu viele und nur kurze Fasern verliefen, die zum Teil bereits beschrieben waren. Außerdem wollte er vor allem die Homologie mit den in der weißen Substanz des verlängerten Marks verlaufenden Bogenfasern herausarbeiten. Dabei blieben zwei große Fasersysteme übrig, die Vorderseitenstrangfasern und die Hinterstrangfasern. Letztere bildeten typische Bögen als Fortsetzung der Hinterwurzeln ins Hinterhorn des Rückenmarks hinein und waren bereits von anderen Forschern untersucht worden; v.a.

[396] Vgl. Jacobsohn (-Lask) (22) Fibrae S. 300-302.

[397] Diese Arbeit erschien 1907 unter dem Titel „Beiträge zum intramedullären Verlaufe von hinteren Wurzeln des Conus medullaris" im Neurologischen Centralblatt (Jacobsohn-Lask [26] Beiträge).

[398] Vgl. Jacobsohn (-Lask) (22) Fibrae S. 303.

erwähnt Jacobsohn-Lask hier Theodor Ziehen. Die Vorderseitenstrangfasern jedoch galten als noch nicht so bekannt; sie hatte Jacobsohn-Lask bereits zuvor zusammen mit Edward Flatau im Lendenmark eines Schimpansen untersucht, wo sie sich als "mächtiges Fasersystem" darstellten, das an der Grenze des Seitenstrangs entsprang, quer umbog und in die Vorderwurzelzone des Vorderstranges verlief. Am lateralen Rand des Vorderhorns traten zahlreiche Markfasern in diese Grenzschicht ein, die Jacobsohn-Lask als Kontinuität der Bogenfasern sah. In seinen neueren Untersuchungen fand Jacobsohn-Lask diese Fasersysteme auch im Lenden- und Sacralmark des Menschen; diese seien allerdings nicht so kompakt wie beim Schimpansen.[399]

In seiner 1907 erschienenen Arbeit über die hinteren Wurzeln des Conus medullaris beschrieb Jacobsohn-Lask noch Durchschneidungsversuche bei Kaninchen, anhand derer er nachweisen konnte, daß motorische und sensible Nervenwurzeln jeweils im gleichen Rückenmarkssegment ein- und austreten, daß aber die caudalsten hinteren Wurzeln keine bis zu den Hinterstrangkernen in der Medulla oblongata verlaufenden Fasern führen, also kein „Muskelgefühl“[400] leiten können.

Jacobsohn-Lasks Arbeiten über die Bogenfasern waren rein deskriptiv und auch noch unvollkommen, was er selbst zum Ausdruck brachte; Anfang und Ende des Faserverlaufes habe er nicht eindeutig klären und auch zur Funktion der Fasern noch keine Aussage machen können. Er beschäftigte sich jedoch schon hier mit dem Kreuzungsphänomen, das später ein entscheidender Gegenstand seiner weiteren Forschung werden sollte.

2.3.3 Zellen und Kerne des Rückenmarks und Hirnstamms: funktionsmorphologische Untersuchungen

Die Arbeiten Jacobsohn-Lasks über die Kerngebiete des Rückenmarks und Hirnstamms gehören zu seinen wichtigsten Werken; seine Forschungsergebnisse wurde auch später noch oft zitiert. Durch die Untersuchungsmethode eng mit ihnen verknüpft sind seine Forschungen über das vegetative Nervensystem: Er entwickelte eine Technik zur Darstellung der Struktur der Nervenzellen, die er mit ihrer vermuteten Funktion korrelierte. Hierbei stützte er sich auf die zwischen 1889 und 1895 entwickelte Methode nach Nissl, die auch schon Waldeyer benutzt hatte. Nissl hatte mit basischen Farbstoffen als Gemeinsamkeit aller motorischen Nervenzellen der Wirbeltiere eine grobkörnig-gestreifte, schollen-

---

399 Vgl. Jacobsohn (-Lask) (22) Fibrae S. 305.

400 Der damalige Begriff des „Muskelgefühls“ wird heute mit der sog. Tiefensensibilität beschrieben, die zum Körpergefühl im Raum beiträgt.

artige oder "tigroide" Substanz herausgearbeitet.[401] Dicse Kenntnisse seien seit Nissls Forschungen kaum weiterverwendet worden. Jacobsohn-Lask untersuchte zunächst vorwiegend in ihrer Funktion bekannte Zellen, um seine Methode zu verifizieren.

Eine erste Arbeit, die versuchte, einen Zusammenhang zwischen der Struktur von Zellen und ihrer Funktion herzustellen, erschien im Oktober 1897 als Originalmitteilung im Neurologischen Centralblatt: "Über das Aussehen der motorischen Zellen im Vorderhorn des Rückenmarks nach Ruhe und Hunger". Jacobsohn-Lask wollte eventuelle Veränderungen der motorischen Vorderhornzellen durch Ruhe, also Nichtbewegung, und Hunger untersuchen. Am besten eigneten sich dafür Igel im Winterschlaf; eine zweite Versuchsreihe führte er mit Kaninchen durch, die er hungern ließ.[402] Nach einer Phase von einigen Tagen tötete er die Tiere und untersuchte ihr zuvor in Alkohol gehärtetes Rückenmark. Er verwendete hierzu verschiedene Methoden nach Nissl, da diese die Zellarchitektonik am besten zeigten.[403] Bei beiden Versuchsgruppen fand er jedoch keinen Unterschied der motorischen Vorderhornzellen im Vergleich zu den Zellen normal lebender Tiere. Als Fazit postulierte er, daß die Nervenzellen auch bei Hunger noch lange genug Nahrung bekämen; alternativ erwog er, daß die damaligen Untersuchungsmethoden möglicherweise feinste Veränderungen nicht zeigen konnten.[404]

In dcn Jahren 1908 und 1909 veröffentlichte Jacobsohn-Lask die bereits erwähnten Arbeiten über die Kerngebiete des Rückenmarks und Hirnstamms. Ziel dieser Arbeiten war die Identifizierung möglichst aller Nervenkerne des Rückenmarks und Hirnstamms und deren Funktion. Unbekannte, aber auch bekannte Kerne wurden von Jacobsohn-Lask neu bezeichnet, was ihm später die Kritik der Begriffsverwirrung einbrachte. Er selbst jedoch erklärte seine Begriffswahl mit der besseren Überschaubarkeit der zahlreichen Kerngebiete:

> *„Die Bezeichnung der einzelnen Kerne geschah niemals nach den Autoren, die sie zuerst beschrieben haben. Ließe man dies Prinzip gelten, so käme man mit der Zeit ins Uferlose – man erwäge nur, was z. B. alles unter ‚Stillingscher Kern' verstanden werden könnte. Alle Abhandlungen und Bücher würden zwar eine schöne Denkmalsallee darstellen, aber sie würden dem Lernenden das Verständnis außerordentlich erschwe-*

---

401 Vgl. Leonhardt Histologie S. 212f. Die Nissl-Schollen werden auch rauhes endoplasmatisches Reticulum genannt und dienen der Eiweißsynthese.

402 Sein Verhältnis zu derartigen Tierversuchen scheint ungebrochen, wie es zu dieser Zeit - und meist ja auch heute - in der Wissenschaft üblich war.Insgesamt beschreibt Jacobsohn-Lask in seinen Veröffentlichungen allerdings nur wenige Versuche mit lebenden Tieren. Meistens untersucht er entweder bereits getötete Tiere oder, in den früheren Jahren seiner Forschung, an verschiedenen Erkrankungen gestorbene Menschen.

403 Vgl. Jacobsohn (-Lask) (11) Aussehen S. 946.

404 Vgl. Jacobsohn (-Lask) (11) Aussehen S. 948. Auch in anderen Arbeiten zeigt er sich immer wieder der Unvollständigkeit der neuroanatomischen Untersuchungsmethoden bewußt.

> *ren. Die Kerne sind vielmehr stets entweder nach ihrer Funktion oder nach ihrer Lage und Gestalt bzw. ihrem Zellcharakter bezeichnet worden (ev. ist in Klammern der Autor beigefügt).*"[405]

An den Arbeiten waren vier seiner Schüler beteiligt: N. Kalinowski, Edward Malone, Marcel Natanowitsch Neiding und Karapet Sergejewitsch Agadschanianz. An Jacobsohn-Lasks Arbeiten schloß sich 1910 eine die Untersuchungsreihe fortführende selbständige Arbeit Malones über die Kerngebiete des Zwischenhirns an, auf die ebenfalls kurz eingegangen wird. Auch sein Schüler Marcel Natanowitsch Neiding arbeitete um 1910/1911 in seiner Berliner Zeit über Kerngebiete des Zwischenhirns. Eine weitere Arbeit Jacobsohn-Lasks folgte viele Jahre später, 1931, über einen „Sympathikuskern" des menschlichen Rükkenmarks. Wenn im folgenden Text von „Sympathikus" oder „sympathisch" gesprochen wird, so ist das mit dem heutigen Begriff des „vegetativen" Nervensystems gleichzusetzen, das aus Sympathikus und seinem Gegenspieler, dem Parasympathikus besteht. Zur Zeit der Veröffentlichungen Jacobsohn-Lasks waren jedoch die genauen Übertragungsmechanismen, die Rolle der verschiedenen Hormone als Überträgerstoffe[406] des Sympathikus und Parasympathikus noch nicht bekannt, obwohl man schon um die unterschiedlichen Funktionen der Zentren im Brustmark und derjenigen im Hirn und Sacralmark wußte. Immer wieder wurde versucht, die Begriffe zu vereinheitlichen. Beispielsweise benannte Ludwig Robert Müller anläßlich eines Vortrages vor der Gesellschaft Deutscher Nervenärzte 1912 über das „sympathische Nervensystem" die „Gesamtheit aller Ganglienzellen und aller Nervenfasern, welche die glatte Muskulatur und das Herz und die Drüsen innervieren", als „vegetatives Nervensystem". Dieses teilte er in den aus dem neben der Wirbelsäule liegenden Grenzstrang und den dazugehörigen Kerngebieten im Brustmark bestehenden „Sympathicus" im eigentlichen Sinne und das „kranial autonome und sacral autonome System" ein,[407] welches heute mit „Parasympathicus" bezeichnet wird. Über Jahrzehnte wurden die Begriffe „vegetativ", „autonom", „sympathisch" und „parasympathisch" dennoch weiterhin in unterschiedlichen Bedeutungen gebraucht, was zu begrifflichen Verwirrungen und auch Mißverständnissen führen konnte. Jacobsohn-Lask benutzte gelegentlich den Begriff des „vegetativen" Nervensystems; bei der Beschreibung seiner Kerngebiete gebrauchte er jedoch aus-

---

[405] Jacobsohn (-Lask) (37) Kerne S. 5f.

[406] Nach jahrelangen Experimenten vertrat Henry Hallett Dale 1935 die Hypothese, daß chemische Überträgerstoffe für die Fortleitung der Erregung an den Synapsen verantwortlich seien. Vgl. Breidbach Materialisierung S. 201. Dale erhielt dafür 1936 den Nobelpreis. Auch heute werden immer noch neue Botenstoffe entdeckt. Das Dale'sche Prinzip, daß ein Neuron an allen seinen Synapsen den gleichen Transmitter freisetzt, gilt unverändert.

[407] Vgl. Müller Stand S. 74.

nahmslos den Begriff „sympathisch“, ohne auf ihre unterschiedlichen Funktionen für die Erfolgsorgane einzugehen.

Die Originalarbeit „Über die Kerne des menschlichen Rückenmarkes“ erschien 1908 in den Abhandlungen der Königlich Preussischen Akademie der Wissenschaften in einem Umfang von 72 Seiten[408]; gekürzte Fassungen wurden als Originalmitteilung im Neurologischen Centralblatt und als Vortragsprotokoll in den Verhandlungen der Anatomischen Gesellschaft abgedruckt.[409] Allein diese dreimalige Veröffentlichung in Blättern, die verschiedenen Kreisen zugänglich waren, ist auffällig und deutet auf eine besondere Aufmerksamkeit gegenüber dieser Arbeit Jacobsohn-Lasks und ein Interesse sowohl in neurologischen als auch anatomischen Fachkreisen.

Jacobsohn-Lasks Schüler Kalinowski legte eine vollständige Serie von Paraffinschnitten durch das menschliche Rückenmark an und färbte die Schnitte nach Nissl. Je nach ihrer Gestalt und ihrer Lage in der grauen Substanz teilte Jacobsohn-Lask die größeren, für ihn gut einzuordnenden Zellen in vier verschiedene Gruppen ein: ventral die „Nuclei motorii“, lateral die „Nuclei sympathici“, dorsal die „Nuclei magnocellulares cornu posterioris“ und den „Nucleus sensibilis proprius“. Hiermit schreibt Jacobsohn-Lask bereits einigen Zellen Funktionen zu, nur bei den großen Zellen des Hinterhorns verhält er sich deskriptiv. Die kleineren Zellen kann er nicht in Gruppen einordnen, sie stellen sich ihm eher in Zügen dar, die er ihrer Lage nach beschreibt: „Tractus cellularum medio-ventralis, medio-dorsalis und intercornualis lateralis“.[410]

Die motorischen Kerne der Columna anterior teilt Jacobsohn-Lask in eine mediale und eine laterale Zellsäule ein, die jeweils aus einem vorderen und einem hinteren Kern, Nucleus medioventralis und mediodorsalis und Nucleus lateroventralis und laterodorsalis bestehen; lateral kommt im Halsmark noch eine intermediäre Kerngruppe hinzu, im Lenden- und im Sacralmark beschreibt er statt der intermediären eine zentrale Kerngruppe.

Die sympathischen Kerne der Columna lateralis teilt Jacobsohn-Lask in drei Säulen ein, die laterale obere, die im Seitenhorn des Dorsalmarks verlaufe („Ncl. sympathicus lateralis superior“)[411], die laterale untere zwischen Vorder- und Hinterhorn des Sacralmarks („Ncl. sympathicus lateralis inferior“)[412] und

---

408 Vgl. Jacobsohn (-Lask) (29) Kerne passim.

409 Vgl. Jacobsohn (-Lask)/Kalinowski (30) Kerne S. 297-302 und Jacobsohn (-Lask) (31) Kerne S. 617-626.

410 Jacobsohn (-Lask)/Kalinowski (30) Kerne S. 618.

411 Dieses Kerngebiet wird heute als Ncl. intermediolateralis (Brustmark bzw. letztes Segment des Halsmarks bis Lendenmark in Höhe des 2. Lendenwirbels, C8–L2) bezeichnet und dem Sympathikus zugerechnet. Jacobsohn-Lask beschrieb seine Ausdehnung bereits von C8 bis L2. Vgl. Jacobsohn (-Lask)/Kalinowski Kerne (30) S. 620.

412 Dieses Kerngebiet wird heute als Ncl. intermediomedialis der Substantia intermedia lateralis des Sacralmarks bezeichnet und dem Parasympathikus zugerechnet.

die mediale untere zwischen der medialen und ventralen Randzone des Vorderhornes des Lumbosacralmarks, zwischen dem 4. Lenden- und dem 4. Sacralsegment („Ncl. sympathicus medialis lumbosacralis“).[413] Alle sympathischen Kerne seien kleiner als die motorischen, lägen dichter gedrängt und seien auch an ihrer speziellen „bläschenförmigen“ oder „keulenförmigen“ Gestalt erkennbar.[414] Die beschriebenen Kerngebiete werden erstmals von Jacobsohn-Lask explizit „Nuclei sympathici“ benannt, obwohl zumindest den lateralen Zellsäulen bereits vor ihm von John Newport Langley und anderen eine sympathische Natur zugeschrieben wurde. Da Jacobsohn-Lask das Thema der sympathischen Kerne später noch mehrfach aufgreift, werden seine Untersuchungsergebnisse an anderer Stelle näher erläutert.

Die großen Strangzellen des Hinterhorns teilt Jacobsohn-Lask ebenfalls in drei Gruppen ein, Ncl. magnocellularis basalis, centralis und pericornualis; die erstere Gruppe wird auch als Clarke'sche Säule oder vom Rückenmark zum Kleinhirn verlaufender Faserzug beschrieben. Der von Jacobsohn-Lask vermutete Zusammenhang zwischen dem thorakalen Verbreitungsgebiet (C8–L2) der sympathischen Neurone mit den Zellen der Clarke'schen Säule, die in denselben Segmenten verläuft, konnte nicht bestätigt werden.[415]

Als vierte Gruppe beschreibt Jacobsohn-Lask kurz den Verlauf des „Ncl. sensibilis proprius“, auch als Substantia gelatinosa bekannt, in welcher Schmerzfasern umgeschaltet werden. Insgesamt ist der Text ausschließlich deskriptiv; Jacobsohn-Lask beschreibt sehr genau Aussehen und Lage der Zellen und benutzt, wie auch in anderen Texten, zur Illustration bildliche Ausdrücke:

> *„...Man begegnet wenigstens recht oft, besonders im Hals- und noch mehr im Lumbosacralmark Schnitten, in denen es den Eindruck macht, als ob die Zellen wie in einem Zuge eine gewisse Marschroute einhalten. Sie sind, wie gesagt, wie in einer Marschkolonne geordnet.“*[416]

Ein Jahr später, 1909, erschien seine Fortsetzungsarbeit über die Kerne des menschlichen Hirnstamms, ebenfalls in den Abhandlungen der Königlich Preußischen Akademie der Wissenschaften[417] und, in gekürzter Fassung, aber auch als „Originalarbeit“, im Neurologischen Centralblatt.[418] Durch den gesam-

---

[413] Von den meisten Autoren wurde die Existenz einer medialen und bis ventral reichenden autonomen sacralen Zellsäule bestritten. Erst in den letzten Jahren gibt es hierzu wieder Untersuchungen, die eine solche Zellsäule doch für wahrscheinlich halten; hierauf wird im Verlauf dieses Kapitels noch eingegangen.

[414] Vgl. Jacobsohn (-Lask)/Kalinowski (30) Kerne S. 620.

[415] Vgl. Jacobsohn (-Lask)/Kalinowski (30) Kerne S. 624. Mit diesem Faserzug ist die hintere Kleinhirnseitenstrangbahn, der Tractus spinocerebellaris posterior Flechsig gemeint.

[416] Jacobsohn (-Lask)/Kalinowski (30) Kerne S. 625.

[417] Vgl. Jacobsohn (-Lask) (37) Kerne passim.

[418] Vgl. Jacobsohn (-Lask) (38) Kerne S. 674-679.

ten Hirnstamm von der Pyramidenkreuzung, also dem caudalen Ende, bis zum Thalamus legte Jacobsohn-Lask vier vollständige Schnittserien an, die er ebenfalls nach Nissl färbte. Besser als am Rückenmark konnte er zahlreiche Kerngruppen unterscheiden und sie in motorische, sensible, sensorische und sympathische Gruppen einteilen. Die bessere Abgrenzung der Kerngebiete erklärt er mit der scharfen Abgrenzung ihrer im Kopf- und Gesichtsbereich liegenden Erfolgsorgane, den Sinnesapparaten, mit jeweils ganz bestimmten Aufgaben.[419] Durch die Physiologie und Pathologie seien die Funktionen einiger Kerne bereits erschlossen; Jacobsohn-Lask macht es sich als Anatom nun zur Aufgabe, einen „normalen anatomischen Grundplan" als Basis für weitere klinische und experimentelle Forschung zu erarbeiten:

> *„Die Angaben, welche man über die Zellkerne des menschlichen Hirnstamms in den einzelnen Abhandlungen und Lehrbüchern antrifft, bedürfen sicher der Ergänzung. Sie sind nur bei einem Teile richtig, bei einem anderen Teile sind sie ungenau oder vollkommen irrtümlich. Es liegt das auch daran, daß die bei Säugetieren (Hund, Katze, Kaninchen) gefundenen Verhältnisse vielfach auf den Menschen übertragen werden, obwohl sich recht große Unterschiede zwischen ihnen finden. Es ist selbstverständlich, daß, wenn sich nun pathologische Befunde auf eine unsichere Grundlage stützen, sie schon von vornherein den Charakter der Unsicherheit an sich tragen müssen. War schon aus diesem Grunde eine Revision der bisherigen Feststellungen über die im Hirnstamm befindlichen Kerne unumgänglich nötig, so haben diese Untersuchungen, wie ich hoffe, auch neue, bisher unbekannte Tatsachen ergeben, die der Beachtung wert sind."*[420]

Die Unterscheidung zwischen motorischen und sensiblen Kerngruppen trifft Jacobsohn-Lask wie zuvor mit Hilfe der Nissl-Färbung; die Struktur motorischer Nervenzellen sei grobschollig, diejenige der sensiblen Zellen eher feinkörnig.[421] Die sympathischen Nervenzellen ähnelten in ihrer Struktur den motorischen, wie er durch die bereits bekannten sympathischen Kerne, den hinteren Vaguskern und den sog. Edinger-Westphal-Kern[422] feststellen konnte. Er versuchte noch, zwischen „motorischen" und „sensiblen" sympathischen Zellen zu unterschei-

---

[419] Die alpha-Motoneurone der Ursprungskerne der motorischen Hirnnerven sind durch ihre typisch große, polygonale Form mit dicken Nissl-Schollen besonders gut zu identifizieren.

[420] Jacobsohn (-Lask) (37) Kerne S. 3.

[421] Vgl. Jacobsohn (-Lask) (38) Kerne S. 675. Die Unterscheidung der motorischen und sensiblen Zellen nach der Struktur der Nissl-Schollen entspricht im Wesentlichen der heute möglichen Unterscheidbarkeit bei Benutzung eines Lichtmikroskopes, da die Nissl-Schollen in motorischen deutlich größer als in sensiblen Zellen sind. Vgl. Kahle Taschenatlas Bd. 3, S. 16, und Parent Neuroanatomy S. 152f.

[422] Heute weiß man, daß gerade der dorsale Vaguskern und der Edinger-Westphal-Kern dem sog. Parasympathikus, also dem Gegenspieler des Sympathikus, angehören.

den; ob letztere aber überhaupt existierten, war zu dieser Zeit noch umstritten, und auch Jacobsohn-Lask war sich dessen nicht sicher.[423]

Als motorische Kerne bezeichnete er die Ursprungskerne der motorischen Hirnnerven[424] sowie andere Gruppen mit motorischer Funktion, die bereits bekannt waren. In der Gruppe der sensiblen Kerne fand er diejenigen des vorwiegend sensiblen Trigeminusnerven sowie einige Kerne aus dem Rückenmark kommender sensibler Bahnen. Zu den sympathischen Kernen rechnete er, wie erwähnt, den hinteren Vaguskern im Rautenhirn, den oculomotorischen Edinger-Westphal-Kern im Mittelhirn sowie einen Kern, den er ebenfalls dem Trigeminusnerven zurechnete, dessen sympathischer Qualität er sich aber nicht sicher war.[425] Jacobsohn-Lask beschreibt außerdem pigmenthaltige Kerne, deren Existenz bereits bekannt war, nicht jedoch ihre Funktion. Hier schreibt er der sog. Substantia nigra oder Nucleus pigmentosus subthalamo-peduncularis eine eindeutig motorische Funktion zu, womit er Recht behalten sollte. Er erwähnt außerdem noch eine „Substantia ferruginosa" oder einen „Nucleus pigmentosus pontis", womit er den „Locus coeruleus" meinte, eine irreguläre Ansammlung pigmentierter Zellen nahe des periventrikulären Graus des vierten Ventrikels. Seine Bedeutung blieb bis 1962 unbekannt und wurde erst durch eine Fluoreszenzmethode entdeckt. Die pigmentierten Zellen produzieren Katecholamine; vom Locus coeruleus aus erstrecken sich noradrenerge Bahnen in alle Teile des Zentralnervensystems. Jacobsohn-Lask schätzte ihn aufgrund der Ähnlichkeit seiner Zellen mit den sensiblen Zellen eher als sensibel ein; er ist heute als viszeromotorischer Kern bekannt, hat aber einen besonders kleinzelligen Anteil im Vergleich zu anderen motorischen Kernen. Die Verbindungen des Kerngebietes mit der Brücke und dem Kleinhirn erkannte Jacobsohn-Lask bereits richtig.

---

[423] Heute werden diese Zellen als „visceromotorische" und „viscerosensible" Neurone des vegetativen Nervensystems bezeichnet; seine Vermutung eines Unterschiedes zwischen motorischen und sensiblen Zellen auch im vegetativen Nervensystem ist also bestätigt.

[424] Er nennt hier zunächst die „neben der Medianlinie und dorsal liegenden" Kerngruppen: die Nuclei supraspinales, die den Übergang bilden zwischen oralen Vorderhornzellen und dem caudalsten Hirnnervenkern; dann zählt er von caudal nach cranial die Kerne des Nervus hypoglossus, des N. abducens, des N. trochlearis und des N. oculomotorius auf. Anschließend beschreibt er die „in der seitlichen Haubenregion und ventral liegenden" Kerngruppen wie den motorischen Kern des N. vagus, dann einen „Nucleus retrofacialis", den er ventral vom vordersten Abschnitt des motorischen Vaguskerns in direkter Nachbarschaft vom Facialiskern fand. Hinzu kommen der Facialiskern mit einer kleinen, von ihm abgetrennten Kerngruppe, der motorische Anteil des Trigeminuskerns, ebenfalls mit einer kleinen, vom Hauptkern abgetrennten Gruppe. Vgl. Jacobsohn (-Lask) (38) Kerne S. 676.

[425] Der von ihm als „Nucleus motorius radicis mesencephali n. trigemini" in diese Gruppe eingeordnete mesencephale Trigeminuskern wird heute als die in den Hirnstamm verlagerten pseudounipolaren sensiblen Trigeminusneurone für den Kaureflexbogen angesehen.

Zuletzt klassifizierte Jacobsohn-Lask noch sog. sensorische Kerngebiete, die mit den Sinnesorganen in Verbindung stehen,[426] und Kerngruppen mit Verbindung zum Kleinhirn. Über die Bedeutung einiger Zellgruppen war sich Jacobsohn-Lask auch nach der Untersuchung nach Nissl noch nicht sicher. Seine Vermutung, den „Roller'schen kleinzelligen Kern" dem Sympathikus zuzurechnen, erwies sich später als richtig; er wurde als Teil des Oculomotoriuskerns identifiziert.[427] Ein weiteres Kerngebiet mit Zellen, die sich um den seitlichen Teil des Hirnschenkelfußes gruppieren, wurde von Jacobsohn-Lask „Nucleus peripeduncularis lateralis" genannt; über seine Funktion konnte er noch nichts aussagen. Dieser Kern wurde in der ein Jahr später erschienenen Arbeit seines Schülers Malone über die Kerne des Zwischenhirns als „Jacobsohn'scher Kern" benannt – nach seinem Erstbeschreiber.[428] Auch spätere Autoren wie der Anatom William A. Mehler schrieben diesem Kern 1980 den Eigennamen „Jacobsohn" zu.[429] Auch der „Nucleus tegmenti pedunculopontinus" wurde zuerst von Jacobsohn-Lask beschrieben, ebenfalls ohne dessen Funktion zu kennen. Doch mehrere viele Jahre später erschienene Arbeiten gehen ausführlich auf seine Darstellung ein und würdigen ihn als Erstbeschreiber.[430]

Jacobsohn-Lask fand mit seiner Methode der Untersuchung der Zellen mit der Nissl-Färbung eine Möglichkeit, auf der Basis der Zellstruktur, also seiner histologischen Untersuchungsergebnisse, eine Aussage über ihre Funktion machen zu können. Er stellte seine Arbeiten zwar in der Berliner Gesellschaft für

---

426 Vgl. Jacobsohn (-Lask) (38) Kerne S. 677f. Unter den „sensorischen" Gruppen verstand Jacobsohn-Lask einerseits den Cochleariskern, den Vestibulariskern, dann einen „Nucleus marginalis corporis restiformis", der das Corpus restiforme umgibt und dem er eine fragliche Zugehörigkeit zum Cochleariskern zuschrieb, sowie schließlich einen „Nucleus bulbo-pontinus" und einen „Nucleus externus corporis bigemini anterioris". Der Kern des Geschmacksnerven, N. olfactorius, war noch nicht sicher identifiziert.

427 Vgl. Zilles/Rehkämper Neuronanatomie S. 204.

428 Vgl. Malone Kerne. Neurol. Zbl. 29 (1910) S. 293. Dieser Kern, auch in der neuesten Ausgabe von André Parents „Human Neuroanatomy" als „Nucleus peripeduncularis" („peripeduncular nucleus") bezeichnet, liegt lateral der Substantia nigra und besteht aus einer Ansammlung kleiner Zellen. Eine Funktion wird dem Kerngebiet auch bei Parent nicht zugeordnet. Vgl. Parent Neuroanatomy S. 557.

429 Vgl. Mehler Connections S. 749. Er fand, wie auch einige andere Autoren, Verbindungen des Kerngebietes mit dem Ncl. amygdaloideum.

430 Besonders hervorzuheben ist hier eine Arbeit des Chicagoer Neurowissenschaftlers David B. Rye von 1987 über den Nucleus tegmenti pedunculopontinus: „The pedunculopontine tegmental nucleus (PPTn) was first recognized cytoarchitectonically in normal human material (Jacobsohn 09)". Mehrfach spricht er von „Jacobsohn's PPTn". Rye zitiert ausführlich Jacobsohn-Lasks Beschreibung und findet eine vollständige Übereinstimmung mit den Ergebnissen seiner eigenen Untersuchungen, in denen er den Kern nicht mit der Nissl-Methode, sondern mit immunhistologischen Methoden mit Hilfe der Cholin-Acetyltransferase anfärbte. Vgl. Rye Nucleus S. 484, 489, 490, 516, 521-522. Auch spätere Autoren berufen sich auf Jacobsohn-Lask als Erstbeschreiber des Kerngebietes. Vgl. Manaye Quantification S. 759.

Psychiatrie und Nervenkrankheiten und die erste Arbeit auch auf einer Tagung der Anatomischen Gesellschaft vor, in den Sitzungsprotokollen läßt sich jedoch keine Diskussion über die Arbeiten finden. Anders verhält sich dies mit der Arbeit seines Schülers Edward Malone über die Kerne des Zwischenhirns. Malone stellte sie in der Sitzung der Berliner Gesellschaft für Psychiatrie und Nervenkrankheiten vom 13. Dezember 1909 vor; aus der sich anschließenden Diskussion lassen sich auch Rückschlüsse auf die Meinung der Berliner Kollegen über Jacobsohn-Lasks eigene Arbeiten ziehen. Deshalb soll Malones Arbeit an dieser Stelle kurz dargestellt werden.

Malone legte mehrere Schnittserien durch das Zwischenhirn an und nahm eine Einteilung nach der Struktur der verschiedenen Zellen, die er dort fand, vor. Er untersuchte die Präparate, wie Jacobsohn-Lask, nach der Nissl-Methode, vornehmlich um motorische Zellen zu identifizieren, dadurch eine „bessere Grundlage für physiologische und pathologisch-anatomische Arbeiten" zu schaffen und danach möglicherweise weitere Rückschlüsse auf das Verhältnis zwischen Struktur und Funktion der Zellen ziehen bzw. die eigenen Annahmen bestätigen lassen zu können.[431] Auch Malone versuchte, mit Hilfe dieser Methode verschiedene Kerngebiete zu identifizieren. Erwähnenswert sind besonders seine Untersuchungen des Thalamus. Hier fand er einen Kern, der, aus einem einheitlichen Zelltypus bestehend, einen Großteil des Thalamus ausmacht. Denselben Zelltypus erkannte er neben anderen Zellen auch in den übrigen Teilen des Thalamus und nannte den großen, kompakten Kern deshalb „Ncl. communis thalami".[432] Die Anteile dieses Kerns teilte Malone der Lage nach in drei Teile auf: medial, lateral und dorsal liegend. Daneben beschrieb er einen großzelligen Kern, den „Ncl. magnocellularis thalami", den er weiderum zweiteilte; hinzu kamen noch drei weitere kleinere Kerngebiete, der kleinzellige „Ncl. parvocellularis",[433] der „Ncl. reuniens thalami",[434] bei dem er eine sympathische Funktion vermutete und den er in Zellsäulen angeordnet auch im benachbarten Gewebe fand, und

---

[431] Vgl. Malone Kerne. Neurol. Zbl. 29 (1910) S. 300.

[432] Malone bezeichnete hiermit eine Zellansammlung bestehend aus dem Pulvinar, dem dorsalen Thalamus und Teilen des medialen Thalamuskerns. Vermutlich meinte er damit die heute sog. laterale Kerngruppe.

[433] Hiermit meinte Malone wohl den magno- und den parvozellulären Anteil des Nucleus ventralis thalami.

[434] Ein kleines Kerngebiet, das in der Mittellinie liegt. Besonders Malones Beschreibung dieses Nucleus reuniens mit seinen großen, „fusiformen" und „intensiv blau" gefärbten Zellen, die als „kompakte Säulen und Inseln" in benachbarte Gewebe eindringen, fand Eingang in die spätere Literatur: André Parent zitiert Malones Arbeit in seiner neuesten Auflage der „Carpenter's Human Neuroanatomy" von 1996; vgl. Parent Neuroanatomy S. 647 und 700. In Parents Buch finden sich in fast exakter Wiedergabe zwei Zeichnungen von nach Nissl gefärbten Thalamusschnitten aus Malones Arbeit; vgl. Parent Neuroanatomy S. 646 und S. 979.

der „Ncl. paramedianus thalami". Motorische Zellen fand Malone im gesamten Thalamus nicht.[435]

In der Diskussion in der Sitzung der Berliner Gesellschaft für Psychiatrie und Nervenkrankheiten Ende 1909 wurde von Korbinian Brodmann auf die Notwendigkeit einer Neueinteilung des Thalamus hingewiesen, die schon von verschiedenen Forschern, allerdings nur auf anatomisch-topographischer Basis, versucht worden sei. Seine Kritik an Malones Arbeit richtete sich einerseits gegen dessen Methode – es sei „nach dem heutigen Stande der Histotechnik" nicht möglich, Zellen allein aufgrund ihrer Struktur oder gar der Struktur der Nissl-Schollen zu unterscheiden oder in Gruppen zusammenzufassen. Weiterhin wandte er sich gegen die Zusammenfassung verschiedener Anteile eines Kernes, die seiner Meinung nach unterschiedliche Funktionen hatten. Brodmann stellte Malones und damit auch Jacobsohn-Lasks Methode die seiner Meinung nach einzig brauchbaren Methoden der Fasersystematik, also Degenerationsversuche, und der Tektonik, also der Methode, die er mit dem Ehepaar Vogt entwickelt hatte und die den Gesamtbau eines Hirnabschnittes, aber nicht die einzelnen Zellen untersucht, entgegen.[436] Die Anatomie einer einzelnen Nervenzelle setzte der Kartograph Brodmann nicht in erster Linie in Beziehung zu ihrer Funktion.[437]

Auch Max Rothmann sprach sich für die Degenerationsmethode aus und hielt eine funktionelle Einteilung nach dem Nissl-Bild allein nicht für zulässig. Theodor Ziehen, zu dieser Zeit Ordinarius für Psychiatrie und Neurologie an der Berliner Universität und selbst für seine umfangreichen neuroanatomischen und evolutionsbiologischen Untersuchungen bekannt, verhielt sich nicht so eindeutig gegen Malones Arbeit; er lobte die Untersuchungen als sehr „wertvoll", machte aber auf die Wichtigkeit der Kombination verschiedener Untersuchungsmethoden aufmerksam und stellte hierbei entwicklungsgeschichtliche Studien in den Vordergrund.[438]

Jacobsohn-Lask selbst stellte in der Diskussion mit seinen Berliner Kollegen die Arbeit seines Schülers in den größeren Zusammenhang mit seinen eigenen Arbeiten über die Kerne des Rückenmarks und Hirnstamms und wiederholte noch einmal seine Kriterien zur Auswahl der Nissl-Methode. In Malones Arbeit und besonders in der Untersuchung des Thalamus hätte sich seine Theorie stichprobenartig erneut bestätigt, daß man insbesondere die motorischen Zellen nach ihrer Struktur identifizieren könne. Über die Funktionen der Thalamuskerne wisse man noch zu wenig, lediglich Verbindungen mit dem Stirn-, dem Scheitel-

---

[435] Vgl. Malone Kerne. Neurol. Zbl. 29 (1910) S. 292-297.

[436] Vgl. Brodmann Disk.bem. Malone Kerne (Vortrag). Neurol. Zbl. 29 (1910) S. 57f. und Arch. Psychiatr. 48 (Berlin 1911) S. 445-447.

[437] Vgl. auch Breidbach Materialisierung S. 237 und 240.

[438] Vgl. Ziehen Disk.bem. Malone Kerne (Vortrag). Neurol. Zbl. 29 (1910) S. 58f..

und dem Hinterhirn seien bekannt. Jacobsohn-Lask propagierte wie Ziehen die Untersuchung mit verschiedenen Methoden und hob hier die fasersystematische bzw. Degenerationsmethode, mit der er selbst schon lange gearbeitet hatte, als besonders wertvoll hervor.[439] Die ausführlichste Auseinandersetzung ergab sich also mit Korbinian Brodmann, der Malones Arbeit als wissenschaftlich unbrauchbar abstempelte, während die Kritik der anderen Kollegen und insbesondere Ziehens die Methodendiskussion förderte und eher konstruktiv im Sinne der funktionellen Morphologie war.

Im folgenden Jahr, in der Festausgabe des Neurologischen Centralblatts zur erstmals in Berlin stattfindenden Jahrestagung der Gesellschaft Deutscher Nervenärzte im Oktober 1910, veröffentlichte Jacobsohn-Lask einen Artikel über die "Struktur und Funktion der Nervenzellen". Dies war der einzige neuroanatomische Beitrag der Berliner Mitarbeiter des Neurologischen Centralblatts. Aus dem Gebiet der Neurophysiologie schrieb Max Rothmann, aus der Neurologie Martin Bernhardt, Hermann Oppenheim und Kurt Mendel, dann Theodor Ziehen und Hugo Liepmann über psychiatrische Themen und Fedor Krause über die operative Therapie,[440] die meisten von ihnen waren über die Berliner oder sogar über die deutschen Grenzen hinaus bekannte Vertreter ihres Fachs.

Untersuchungsgegenstand Jacobsohn-Lasks waren die motorischen Nervenzellen und ihre Kerne – basierend auf seinen Forschungen der letzten Jahre. Er setzte sich zusammen mit seinen Schülern das Ziel, zumindest einen Großteil des Nervensystems zur Identifizierung der motorischen Zellen zu untersuchen. Sie hatten bereits die Kerne des Rückenmarks, des Hirnstamms und des Zwischenhirns bearbeitet. Jacobsohn-Lask stellte jetzt in seiner allgemeineren Arbeit die Austestung der jeweils vorteilhaftesten Vergrößerung für die sicherste Erkennung der charakteristischen Merkmale, aber auch die mit der Nisslschen Methode verbundenen Probleme dar. Die Zellen könnten durch Reagentien verändert sein, man finde auch in sicher nicht motorischen Regionen ähnlich aussehende Zellen, und die motorischen Zellen seien je nach Region unterschiedlich groß.[441] Jacobsohn-Lask modifizierte die Nisslsche Methode mit Toluidinblau und konnte die charakteristischen, leopardenfellartigen Schollen deutlicher erkennen; er assoziierte mit der motorischen Funktion der Zellen außerdem noch die zentrale Lage des Zellkerns im Zytoplasma der relativ großen Zellkörper, das von zahlreichen der beschriebenen chromophilen Schollen erfüllt sei, und die polygonale Zellform.[442]

---

[439] Vgl. Jacobsohn (-Lask) (41) Disk.bem. Malone Kerne (Vortrag). Neurol. Zbl. 29 (1910) S. 59f.
[440] Vgl. Jacobsohn (-Lask) (43) Struktur S. 1074.
[441] Vgl. Jacobsohn (-Lask) (43) Struktur S. 1076f.
[442] Vgl. Jacobsohn (-Lask) (43) Struktur S. 1078.

Mit der Untersuchung des Hirnstamms und Rückenmarks bestätigten Jacobsohn-Lask und seine Schüler bereits bekannte motorische Regionen und identifizierten noch unbekannte wie in der Formatio reticularis,[443] im Deitersschen Kern, dem „Nucleus motorius vestibularis“,[444] im Dach des Kleinhirns, in den vorderen Vierhügeln,[445] im Nucleus pigmentosus subthalamo-peduncularis. Sein Schüler Edward Malone hatte im gesamten Zwischenhirn mit Ausnahme der subthalamischen Region[446] keine motorischen Zellen gefunden.[447]

Zum Abschluß seiner Arbeit über die Struktur der Nervenzellen verweist Jacobsohn-Lask auf den Unterschied zwischen motorischen Zellen verschiedener Regionen, der sich vor allem durch die unterschiedliche Größe, meist assoziiert mit der Größe des durch sie innervierten Muskels, bemerkbar mache.[448] Er stellt Überlegungen aus der vergleichenden Neuroanatomie an, sieht den motorischen Zelltypus mit der scholligen Struktur beim Menschen klarer als bei Tieren und postuliert eine parallele Entwicklung der Organisation der motorischen Zelle zur allgemeinen Entwicklung der Tiere, orientiert an der zunehmenden Leistung der Muskulatur und einem dementsprechenden Anspruch an die Funktion der sie versorgenden Nervenzellen.[449]

Jacobsohn-Lasks amerikanischer Schüler Edward Malone, der nach seiner Lehrzeit in Berlin an das Anatomische Labor der Universität von Cincinnati ging, bezeichnete in einer Veröffentlichung wenige Jahre später die Verbindung der motorischen Zellen mit der typischen Anordnung der Nissl-Schollen als "Jacobsohn's law". Jacobsohn-Lask habe in seinen Arbeiten bisher in der Funktion unbekannte Nervenzellen eindeutig als motorisch identifiziert und damit die neuroanatomischen Kenntnisse über den Weg der histologischen Untersuchung bereichert. Malone bezeichnet Jacobsohn-Lasks Arbeit als "von größter Bedeutung"; von ihm habe er gelernt, die histologische Struktur einer Zelle mit ihrer

---

443 Die Formatio reticularis dient zur Verschaltung und Koordination zahlreicher Bahnen aus allen Bereichen des Gehirns und Rückenmarks. Ihre Funktionen sind lebenswichtig und dienen z. B. auch dem zentralen Atemantrieb. Sie liegt im Rautenhirn und erstreckt sich bis zum Übergang zwischen verlängertem Mark und Rückenmark.

444 Diese von Jacobsohn-Lask und seinen Schülern als „motorisch“ bezeichneten Kerngebiete sind die Ursprünge der Tractus reticulospinalis, vestibulospinalis und tectospinalis, die die Motoneurone im Vorderhorn beeinflussen. Sie sind selbst keine Motoneurone, sondern große Strangzellen, die teils in direktem, teils über weitere Verschaltungen in indirektem Kontakt mit Motoneuronen stehen.

445 Colliculi craniales; Umschaltstelle innerhalb der Sehbahn.

446 Der Ncl. subthalamicus ist ein Teil des sog. extrapyramidal-motorischen Systems, das unwillkürliche Bewegungen steuert.

447 Vgl. Jacobsohn (-Lask) (43) Struktur S. 1079.

448 Vgl. Jacobsohn (-Lask) (43) Struktur S. 1080.

449 Vgl. Jacobsohn (-Lask) (43) Struktur S. 1083.

Funktion zu assoziieren. Seine eigenen Arbeiten seien ohne die fundamentalen Arbeiten Jacobsohn-Lasks nicht möglich gewesen.[450]

Jacobsohn-Lasks „konstruktionsmorphologischer“ Forschungsansatz, der versucht, die Mikrostruktur einer Zelle mit Funktion zu verbinden, wurde im Gegensatz zur Würdigung durch Malone von Jacobsohn-Lasks deutschem Kollegen Korbinian Brodmann als veraltet abgetan. Nach Olaf Breidbach spielte für den Neuroanatomen Brodmann die Anatomie der einzelnen Nervenzelle für ihre Funktion nur „eine ganz untergeordnete Rolle“. Brodmann habe sich auf eine „kartographische“ Darstellung der Neuroanatomie ohne funktionelle Deutung zurückgezogen und letztere allein den Neurophysiologen überlassen.[451] Nach heutigen Erkenntnissen besteht jedoch durchaus ein Zusammenhang zwischen Struktur und Funktion einer Zelle. André Parent beispielsweise bringt dies in seiner 1995 veröffentlichten Neuauflage des Standardwerkes der Neuroanatomie von Malcolm B. Carpenter deutlich zum Ausdruck:

> *„However, nerve cells serving a similar function or located in a given region of the nervous system often resemble each other structurally“.*[452]

Heute weiß man, daß Nissl-Schollen zwar neben motorischen auch in sensiblen Nervenzellen vorkommen, in ersteren aber deutlich größer und gröber ausgeprägt sind, so daß diejenigen der sensiblen Zellen mit den lichtmikroskopischen Methoden zu Jacobsohn-Lasks Zeit oft nur als feine Körnchen erkennbar und damit nicht sicher identifizierbar waren.[453]

Malone ließ sich von den Zweifeln der Berliner Kollegen an der Richtigkeit der Assoziation von Struktur und Funktion der Nervenzellen nicht ablenken; nach seiner Rückkehr in die Vereinigten Staaten an das Anatomische Laboratorium der Universität von Cincinnati entwickelte er die Jacobsohn-Laskschen Methode weiter. In seiner Arbeit über den Vaguskern von 1913 betont er explizit:

> *„...The histological character of a nerv cell is an indication of its function. ...The time has passed when experimental workers can afford to neglect to inform themselves of the*

---

[450] Vgl. Malone Recognition S. 70.

[451] Vgl. Breidbach Materialisierung S. 237 u. 240. Brodmann, ein Schüler und langjähriger Mitarbeiter Oskar Vogts, kartographierte die Hirnrinde nach den Strukturunterschieden ihrer Areale (die Form, Größe, Lagerungsdichte und Schichtenbildung betreffend); diese Hirnkarten werden heute noch verwendet.

[452] Parent Neuroanatomy S. 144. Parent erwähnt auch die Bemühungen, Nervenzelltypen nach der Größe, Form und Verteilung der Nissl-Schollen zu unterscheiden, bezieht sich hier aber nicht auf bestimmte Arbeiten.

[453] Vgl. auch Kahle Taschenatlas Bd. 3, S. 16.

existence of definite types of cells situated in the region under investigation, and to attempt to bring cell character into relation with cell function."[454]

Im Literaturverzeichnis gibt er Jacobsohn-Lasks Arbeit über die Kerne des Hirnstamms und seine eigene Arbeit über die Kerne des Zwischenhirns an.

Anläßlich einer Diskussion in der Berliner Gesellschaft für Psychiatrie und Nervenkrankheiten über das sympathische Nervensystem im Januar 1913 stellte Jacobsohn-Lask noch einmal seine Untersuchung der sympathischen Kerne des Rückenmarks vor. Anlaß dafür war die klinische Bestätigung seiner Vermutungen über die sympathische Natur der beschriebenen Kerne. Bei verschiedenen Tieren waren von anderen Forschern bereits zuvor Degenerationsversuche durchgeführt worden; Jacobsohn-Lask meinte jedoch, als erster bereits im Jahre 1899 die Degeneration der sympathischen Fasern auch beim Menschen untersucht zu haben. Es handelte sich um eine Patientin, die an Brustkrebs erkrankt war, der das Nervengeflecht des benachbarten Armes mit erfaßt hatte.[455] Der Arm war gelähmt, zusätzlich war eine Lähmung des Augenlides und eine Verengung der Pupille desselben Auges aufgetreten. Nach ihrem Tod untersuchte Jacobsohn-Lask das Rückenmark und fand Veränderungen einerseits im Bereich der motorischen Nervenzellen, andererseits der Zellen des Seitenhorns im unteren Hals- und oberen Brustmark, was – wie die Mitbeteiligung des vegetativ mitinnervierten Augenmuskels – für die retrograde Schädigung der sympathischen Zellen sprach.[456]

Jacobsohn-Lask unterzog in diesem Zusammenhang seine 1908 demonstrierten Rückenmarkspräparate einer erneuten Untersuchung und fand seine damaligen Ergebnisse bestätigt: er identifizierte über die Befunde am Rückenmark der Krebspatientin die einst gefundenen Zentren im unteren Hals- und dem gesamten Brustmark und stellte wiederum deren große strukturelle Ähnlichkeit einerseits mit Zellen im Seitenhorn des Sacralmarks, dem sog. Nucleus sympathicus lateralis inferior, andererseits mit dem von ihm im unteren Lenden- und Sacralmark eher mittig gefundenen „Nucleus sympathicus medialis" fest.[457]

Viele Jahre später beschäftigte sich Jacobsohn-Lask erneut mit dem Thema der sympathischen Nervenkerne. Die bereits vor ihm[458] beschriebenen und von

---

454 Malone Nucleus S. 126.

455 Vgl. Jacobsohn (-Lask) (15) Veränderungen S. 228-255.

456 Das sog. „Horner"-Syndrom mit der Symptom-Trias Miosis, Ptosis, Enophthalmus entsteht durch Läsionen des Sympathikus im Bereich des Halsgrenzstrangs oder der Rückenmarkssegmente C8 bis Th2, wodurch eine Lähmung der glatten Muskulatur in der Augenhöhle und des M. dilatator pupillae hervorgerufen wird.

457 Vgl. Jacobsohn (-Lask) (47) Disk.bem. Nervensystem. Arch. Psychiatr. 55 (Berlin 1915) S. 1013f.

458 Die lateralen Kerngruppen des Sympathikus bzw. Parasympathikus waren 1859 erstmals von Stilling und Clarke und 1888 von Waldeyer beschrieben worden, ihre sympathische Na-

ihm bestätigten lateralen Kerne „Nucleus sympathicus lateralis superior und inferior“ waren weiterhin als Rückenmarkszentren des vegetativen Nervensystems anerkannt, der von ihm neu beschriebene „Nucleus sympathicus medialis lumbosacralis“, den zu einem Teil auch schon B. Onuf gesehen hätte, war nur von einem einzigen anderen Forscher, Toshihiko Kai, 1925 bestätigt worden.[459] Jacobsohn-Lask war jedoch unverändert fest von der sympathischen Natur der medialen Kernsäule überzeugt und veröffentlichte deshalb 1931 noch einmal eine kurze Schrift zu diesem Thema. Hier verweist er auf mehrere Arbeiten, in denen er als Benenner der „zwei großen sympathischen Zentren im Rückenmark“, des „Nucleus sympathicus lateralis superior und inferior“ erwähnt wird, die aber seinen medialen Kern entweder gar nicht anführen oder als unbewiesen infrage stellen. Er geht erneut auf seine klinischen Befunde der o.g. Patientin und die dazu passenden pathologisch-anatomischen Ergebnisse ein und beschreibt eingehend die besondere Struktur der Zellen. Unterstützend führt er eigene Untersuchungen am Schimpansenrückenmark an, die seine Theorie bestätigen. Er erwähnt noch einschlägige Veröffentlichungen der Kollegen B. Onuf und Siegfried Thomas Bok die bei Tieren wiederum andere Kerngebiete gefunden hatten, denen sie eine sympathische Natur zuschrieben, wie den „Nucleus intermediomedialis“ (Bok). Allerdings habe dieser Kern nach Jacobsohn-Lask „nichts zu tun“ mit seinem „Nucleus sympathicus medialis“ und sei beim Menschen nicht deutlich ausgeprägt.[460]

Jacobsohn-Lask ist vermutlich bei seiner Überzeugung geblieben; spätere Aufzeichnungen darüber ließen sich nicht mehr finden. Seine Schwiegertochter Mira Lask die ihn um 1930 kennenlernte, fragte mich mehrfach, ob ich den „Nucleus sympathicus Jacobsohnii“ kennte; er war ihr offensichtlich als besonderes Verdienst Jacobsohn-Lasks in Erinnerung geblieben. Auch der Neurologe Oskar Gagel, der 1932 seine Habilitationsschrift zum vegetativen Nervensystem vorlegte, erwähnt dieses Kerngebiet und Jacobsohn-Lasks Forschungen hierzu, äußert sich aber in seiner Arbeit kritisch über Jacobsohn-Lasks Bezeichnung, da diese schon zuviel über die Funktion des Kernes aussage. Er selbst bezeichnete den Kern rein anatomisch als „Nucleus intermediolateralis superior“.[461]

Noch Jahrzehnte später wurden die Arbeiten von 1908 und 1931 noch zitiert. Der kanadische Physiologe James L. Henry berief sich 1972 auf Jacobsohn-Lasks Beschreibung der Ausdehnung des Nucleus intermediolateralis thoracolumbalis, also der sympathischen Zellsäule C8 bis L2 als eine der ersten ge-

---

tur wurde erst um die Wende zum 20. Jahrhundert durch Onuf, Collins, Langley, Irimesco, Parhon und andere erkannt.

459 Vgl. Kai Zellen passim.

460 Vgl. Jacobsohn-Lask (74) Sympathikuskern S. 655f.

461 Vgl. Gagel Anteile S. 283.

nauen Arbeiten zu diesem Thema.[462] Die von Jacobsohn-Lask beschriebene, auch als Onufscher Kern bezeichnete und bislang umstrittene mediale Zellsäule am Übergang zwischen Lumbal- und Sakralmark wurde 1988 von dem britischen Histologen S. J. Gibson erstmals wieder für wahrscheinlich gehalten und erfuhr damit eine späte Anerkennung:

> *„Whether the neurones of Onuf's Nucleus are purely somatic, autonomic or of mixed somatic and autonomic nature has been a subject of debate for many years. Neuropathological evidence indicates that the neurones of Onuf's nucleus show common selective vulnerability of the thoracic and sacral autonomic neurones in diverse neurological disorders inluding Shy-Drager syndrome and Fabry's disease. Therefore, it seems logical to assume that these affected neurones are all of the same type and are all autonomic neurones. This is consistent with the earlier observations of Jacobsohn (Jacobsohn-Lask) and Laruelle that sacral autonomic neurones are distributed not only in the sacral parasympathetic cell column but also in the ventral horn."*[463]

Wenn Jacobsohn-Lasks Arbeiten auch in der Berliner Gesellschaft für Psychiatrie und Nervenkrankheiten kaum diskutiert wurden, so wurden sie doch relativ umfangreich sowohl in neurologischen als auch neuroanatomischen Zeitschriften und Handbüchern rezipiert. Dabei fanden sie weniger in deutschen, als v. a. in internationalen Veröffentlichungen Beachtung. Einige dieser Rezensionen sollen hier, geordnet nach Erscheinen in anatomisch oder neurologisch orientierten Werken, kurz dargestellt werden. Dabei wird zunächst auf die zeitgenössischen Besprechungen der Arbeiten, dann auf die Verwendung der Arbeiten in späteren Übersichtswerken eingegangen.

In den „Jahresberichte[n] über die Fortschritte der Anatomie und Entwicklungsgeschichte" über die Jahre 1908 und 1909, die von Gustav Schwalbe, dem Straßburger Ordinarius für Anatomie, herausgegeben wurden, ist jeweils eine kurze Wiedergabe der beiden Arbeiten über die Kerne des Rückenmarks und des Hirnstamms zu finden. Es wird über Jacobsohn-Lasks Methode der Identifizierung der Nervenzellen nach ihrer Struktur berichtet, und auch alle drei von Jacobsohn-Lask beschriebenen sympathischen Kerne werden erwähnt. Der Autor enthält sich einer wissenschaftlichen Wertung.[464]

Eine Rezension der Arbeit über die Hirnstammkerne erschien 1912 im „Bericht über die Leistungen auf dem Gebiete der Anatomie des Centralnervensystems", herausgegeben von Ludwig Edinger, Neurologe und Neuroanatom aus Frankfurt/Main, und Adolf Wallenberg aus Danzig. Besprochen wurde die Arbeit von Wallenberg selbst. Wallenberg war Kliniker und arbeitete als Direktor der Inneren Abteilung des Städtischen Krankenhauses in Danzig. Er war aber

---

462 Vgl. Henry/Calaresu Topography S. 210f.

463 Gibson Comparison S. 273.

464 Vgl. Jber. Anat. Entw.gesch. 14 (1910) S. 619f. und 15 (1911) S. 703.

auch an neurologischen Fragestellungen und der Anatomie des Nervensystems und hier besonders des Hirnstamms interessiert.[465] In seiner Rezension gibt Wallenberg genau Jacobsohn-Lasks Einteilung der Hirnstammkerne wieder, die auch Ziel seiner Kritik ist: er wendet sich gegen Jacobsohn-Lasks Neubenennung einiger Kerngebiete und kann in der Arbeit keinen Fortschritt sehen. Auf seine Nisslsche Unterscheidungsmethode geht er nur kurz und ohne Kommentar ein.[466] Möglicherweise lehnte Wallenberg gerade deshalb Jacobsohn-Lasks Umbenennungen ab, da er selbst auf diesem Gebiet forschte. Seine Forschungen hatten allerdings eher einen klinischen Schwerpunkt mit Betonung der topographischen Anatomie, während Jacobsohn-Lasks Arbeiten an der funktionellen Bedeutung der Zellstruktur orientiert waren, die für ihn die Voraussetzung zur Gruppierung der Kernansammlungen war.

In der psychiatrisch-neurologischen Zeitschrift „Archiv für Psychiatrie und Nervenkrankheiten" erschien 1909 ein Referat über Jacobsohn-Lasks Arbeit zu Rückenmarkskernen, das von Ernst Siemerling verfaßt war. Auf Jacobsohn-Lasks Methode wird nicht eingegangen; die Arbeit wird „in Anlehnung an die Arbeiten von Stilling, Clarke und Waldeyer gesehen. Die von Jacobsohn-Lask beschriebenen Kerngruppen werden mit Ausnahme des medialen Sympathikuskerns, der gar nicht erwähnt wird, ausführlich dargestellt. Die „Mühe" des Verfassers und seine Illustrationen werden von Ernst Siemerling ausdrücklich gelobt.[467]

Ebenfalls in neurologischen Kreisen, im Rahmen der 6. Jahresversammlung der Gesellschaft Deutscher Nervenärzte 1912 in Hamburg, geht Ludwig Robert Müller, einer der Vorreiter in der Erforschung des vegetativen Nervensystems, in seinem bereits erwähnten umfassenden Vortrag über den „Stand der Lehre vom Sympathicus" ausführlich auf Jacobsohn-Lasks Kernuntersuchungen ein. Er faßt die Ergebnisse Jacobsohn-Lasks zusammen, der die entsprechenden Kerngebiete erstmals mit „Nuclei sympathici" benannt habe, schließt sich seiner Meinung über die spezielle Natur der Zellstrukturen in den sympathischen Kerngebieten an und übernimmt seine Nomenklatur. Allerdings erwähnt auch er mit keinem Wort das mediale lumbosacrale Kerngebiet, das Jacobsohn-Lask besonders wichtig war.[468]

---

[465] Nach Wallenberg wurde das „Syndrom der dorsolateralen Medulla oblongata" benannt, ein neurologisches Krankheitsbild, das bei umschriebenen Störungen wie z.B. Infarkten eines bestimmten Hirnstammgebietes auftritt.

[466] Vgl. Wallenberg Rez. Jacobsohn (-Lask) (37,38) Kerne. Ber. Leist. Anat. Zentralnerv.syst., Bonn 5 (1912) S. 314-316.

[467] Vgl. Siemerling Ref. Jacobsohn (-Lask) (29,30,31) Kerne. Arch. Psychiatr. 45 (Berlin 1909) S. 442.

[468] Vgl. Müller Stand S. 80f.

Jacobsohn-Lasks Arbeiten werden in einem weiteren ausführlichen Artikel über das vegetative Nervensystem referiert: 1917 veröffenlichte Heinrich Higier aus Warschau eine mehr als 150seitige Arbeit in den „Ergebnisse[n] der Neurologie und Psychiatrie". Higier betont das zunehmende wissenschaftliche Interesse für das vegetative Nervensystem, das von verschiedenen Fachrichtungen beforscht würde. Als wichtigste histologische Forscher nennt er neben Johannes van den Broek, B. Onuf, J. Collins und Ludwig Müller auch Jacobsohn-Lask; die Arbeiten John Newport Langleys ordnet er in den physiologischen Kreis ein.[469]

Auch Higier zitiert zunächst Jacobsohn-Lasks Beschreibung der typisch sympathischen Zellstruktur und hebt dann seine Arbeit als aktuelle Nachprüfung der älteren Untersuchungen vorwiegend englischer Autoren heraus. Die Nissl-Färbung wird nicht als Methode erwähnt, Higier geht aber ausführlich auf Jacobsohn-Lasks Strukturbeschreibung ein. Unverändert und ohne weitere Kommentare übernimmt er Jacobsohn-Lasks Schilderung der lateralen und auch der medialen Zellsäulen einschließlich seiner Nomenklatur, während er die Befunde der vorgenannten Forscher nicht zitiert.[470] Auf den Nachweis des Ursprungs eines speziellen sympathischen Nerven geht er gesondert ein und nennt Jacobsohn-Lask hier neben Langley als einzigen Forscher, womit er ihm durchaus eine besondere Stellung zuweist.[471]

Viele Jahre später, 1928, war das vegetative Nervensystem erneut Thema der Jahrestagung der Gesellschaft Deutscher Nervenärzte, die wiederum in Hamburg stattfand. Hier wurde über den aktuellen Stand der Erforschung des vegetativen Nervensystems aus allen damit befaßten Disziplinen berichtet. Die Berichterstattung über die „Anatomie und Chirurgie" übernahm der Hamburger Wilhelm Braeucker. In seinem Vortrag zitiert er Jacobsohn-Lasks Beschreibung der sympathischen Rückenmarkskerne und führt noch eine aktuelle Arbeit von Toshihiko Kai an, die Jacobsohn-Lasks frühe Ergebnisse bestätigte.[472] In der anschließenden Diskussion stellte Jacobsohn-Lask selbst seine eindeutigen Ergebnisse die sympathischen Zentren des Rückenmarks betreffend vor; die Identifizierung sympathischer Zellen im Hirnstamm hielt er für weitaus schwieriger. Hier wurde ihm von seinem Münchener Kollegen Hugo Spatz widersprochen, der sympathische Zentren im Hirnstamm mit Hilfe von Tierexperimenten bestimmt zu haben glaubte. Eine genauere Beschreibung der Experimente gibt Spatz jedoch nicht.[473]

---

469 Vgl. Higier Neurologie S. 11.

470 Vgl. Higier Neurologie S. 29f.

471 Vgl. Higier Neurologie S. 105.

472 Vgl. Braeucker Anatomie S. 34.

473 Vgl. Aussprache der Sitzung der Gesellschaft Deutscher Nervenärzte 1928 (Verh. Ges. Dtsch. Nervenärzte [1928] S. 205f.). Heute ist bekannt, daß einige der motorischen Hirnner-

1935 erschien der erste Band eines umfangreichen Handbuchs der Neurologie, herausgegeben von den Neurologen Oswald Bumke und Otfrid Foerster Dieser Band war der Anatomie gewidmet; die Beiträge wurden von verschiedenen, meist auch klinisch-neurologisch tätigen Neuroanatomen geschrieben.[474] Besonders umfangreich werden Jacobsohn-Lasks und auch Edward Malones Arbeiten von Eugen Pollak aus Wien in seinem Beitrag "Anatomie des Rückenmarks, der Medulla oblongata und der Brücke (Pons)" zitiert. Der Autor vergleicht Angaben verschiedener Forscher zum Verlauf der Kerne des Rückenmark-Seitenhorns, der von Jacobsohn-Lask und Bok etwas anders beschrieben worden sei als von Wilhelm Waldeyer und Theodor Ziehen. Pollak weist auf die bereits frühe Bezeichnung der sympathischen Rückenmarkskerne durch Jacobsohn-Lask hin. Im Gegensatz zu den bisherigen Rezensionen setzt sich Pollak erstmals intensiver mit dem von Jacobsohn-Lask beschriebenen medialen Kern auseinander und versucht, ihn mit Kernbeschreibungen anderer Autoren zu vergleichen. Er führt hier den von A. Massazza beschriebenen „Nucleus medialis myoleioticus“ an, der vom 3. Lendensegment an spurenweise und zwischen dem 5. Lendensegment und dem 2. Sacralsegment deutlich zu verfolgen sei.[475] Pollak ist sich der Identität dieses Kerns mit Jacobsohns „Nucleus sympathicus medialis lumbosacralis“ sicher, beide Autoren beschrieben Zellen und Grundsubstanz sowie die mediale Lage gleich, und auch Pollak assoziiert den unteren Abschnitt des Kerns, wie Jacobsohn-Lask selbst, mit dem 1899 von Onuf beschriebenen Kern. Damit wäre zumindest nach Meinung von Massazza, George Marinesco und Eugen Pollak der Jacobsohn-Laskschc Kern in seiner Lage und Identität bestätigt.[476]

In den folgenden Kapiteln Pollaks wird mehrfach Jacobsohn-Lasks Arbeit über die Kerne des Hirnstamms zitiert. Im wesentlichen geht es jeweils um die unterschiedliche Benennung bestimmter Kerne durch wenige verschiedene Forscher; Jacobsohn-Lask wird hier neben bzw. in Abgrenzung zu Theodor Ziehen Heinrich Obersteiner und Otto Marburg genannt. Pollak stellt Vor- und Nachteile der verschiedenen Bezeichnungen dar, enthält sich aber einer Wertung.[477]

---

ven, die aus Kernen im Hirnstamm entspringen, sympathische bzw. parasympathische Funktionen haben.

474 Auffällig ist hier, daß ein Großteil dieser Neurologen und Neuroanatomen jüdischer Herkunft war: Maximilian Rose aus Wilna, Max Bielschowsky aus Berlin, Alice Rosenstein, damals New York, Eugen Pollak aus Wien. Möglicherweise waren die Beiträge schon längere Zeit vor Erscheinen des Handbuchs fertiggestellt, und wahrscheinlich war es unter dem „Schutz“ nichtjüdischer Herausgeber auch 1935 noch relativ gut möglich zu veröffentlichen.

475 Jacobsohn-Lasks medialer Sympathikuskern befindet sich zwischen L4 und S4.

476 Vgl. Pollak Anatomie S. 285f.

477 Vgl. Pollak Anatomie S. 329, 332, 334, 336 u. 401.

Ebenfalls zur Abgrenzung verschiedener Bezeichnungen wird Jacobsohn-Lasks Hirnstammarbeit in dem Beitrag von Hugo Spatz „Anatomie des Mittelhirns“ erwähnt, wobei sich Spatz ausdrücklich gegen einen von Jacobsohn-Lask und anderen Forschern gewählten Begriff wendet.[478] Im selben Band geht Richard Greving in seinem Beitrag „Makroskopische Anatomie und Histologie des vegetativen Nervensystems“ noch einmal auf die sympathischen Nervenkerne im Rückenmark ein. In Bezug auf den sacralen Kern, dem Jacobsohn-Lask'schen „Nucleus sympathicus lateralis inferior“, wendet er sich gegen die Bezeichnung „sympathisch“, da gerade der dort gelegene Kern eine parasympathische Funktion ausübe. Er selbst schlägt die neutralere Bezeichnung „Nuclei spinales viscerales“ für alle Kerne des vegetativen Systems vor.[479] Greving erwähnt im folgenden Teil seiner Arbeit noch weitere Bezeichnungen Jacobsohn-Lasks, die er aber nur in Abgrenzung zu Bezeichnungen anderer Forscher nennt, ohne sie zu werten; er übernimmt außerdem genauere Beschreibungen verschiedener Kerngebiete von Jacobsohn-Lask.[480]

Jacobsohn-Lasks Arbeiten über die Kerne des Rückenmarks und Hirnstamms werden auch in neuroanatomischen Übersichtswerken zitiert. Hier ist zunächst die Sammlung von Vorlesungen des Anatomen Hartwig Kuhlenbeck zu erwähnen, die 1927 erschien.[481] Kuhlenbeck, ein Neuroanatom der Jenaer Schule[482], dessen Spezialgebiet die vergleichende Neuroanatomie war, stellt die Anatomie des Rückenmarks dar, erwähnt auch die vegetativen Kerngebiete und merkt an, Jacobsohn-Lask unterscheide noch eine mediale Kerngruppe.[483]

In dem nahezu fünfzig Jahre später erschienenen vierten Band „Spinal Cord and Deuterencephalon“ seines großen Werkes „The Central Nervous System of Vertebrates“ nimmt Kuhlenbeck immer wieder Bezug auf verschiedene Arbeiten Jacobsohn-Lasks. Obwohl aus unterschiedlichen Schulen stammend, teilen beide einen ähnlichen Forschungsansatz, wie bereits in einem Absatz aus dem Vorwort von Kuhlenbecks „Vorlesungen“ deutlich wird:

> *„Die Darstellung möchte vor allem ... die allgemeinen Gesetzmäßigkeiten, welche in Bau und Funktion des Nervensystems erkannt werden können, hervortreten lassen.“*

---

478 Vgl. Spatz Anatomie S. 508.

479 Vgl. Greving Anatomie S. 867. Greving hat von seinem Standpunkt aus mit der Kritik an Jacobsohn-Lasks Bezeichnung sicher Recht, seine Kritik trägt aber nicht der gerade in den Anfangszeiten der Erforschung des vegetativen Nervensystems vorherrschenden Begriffsverwirrung Rechnung.

480 Vgl. Greving Anatomie S. 868, 870f.

481 Diese Vorlesungen hielt der Autor während einer dreijährigen Gastzeit von 1924 bis 1927 in Japan.

482 Die Jenaer-Heidelberger Schule der Vergleichenden Anatomie wird auch als Gegenbaur'sche Schule bezeichnet.

483 Vgl. Kuhlenbeck Vorlesungen S. 131.

Der Grundsatz der Verbindung von Bau und Funktion des Nervensystems galt für Kuhlenbeck auch noch nach Jahrzehnten klassisch-morphologischer Forschung als Professor für Anatomie in Pennsylvania, USA, wohin er 1933 emigriert war. Von dieser Forschungsrichtung ließ er sich durch neuere Forschungsansätze nie ganz abbringen, was im Vorwort zu seinem 1975 erschienenen Buch deutlich zum Ausdruck kommt:

„Despite various vicissitudes, and although I found the prevailing intellectual climate in the realm of biologic sciences rather unfavorable to the pursuit of investigations realted to the domain of classical morphology, I have, tant bien que mal, carried on with my studies as originally planned, and propose to summarize my viewpoints in the present series... .“

Kuhlenbeck teilt Jacobsohn-Lask neben Wilhelm Waldeyer, George Marinesco, Massazza und Giuseppe Sergi in die Gruppe derjenigen Forscher ein, die das Rückenmark nach cytoarchitektonischen Aspekten untersuchten. Ihnen ging es um die Gruppierung von Kernansammlungen und nicht so sehr um eine Schichtung von Zellsäulen. Kuhlenbeck weist auf die Nachteile der Methode – Begriffsverwirrungen bei der Benennung der Kerngebiete einerseits und die teilweise schlechte Abgrenzbarkeit zwischen den Kernen andererseits – hin; die Degenerationsmethode oder elektrophysiologische Techniken litten aber an ähnlichen Schwierigkeiten.[484] In weiteren Kapiteln des umfangreichen Werkes von Kuhlenbeck werden mehrfach Zeichnungen Jacobsohn-Lasks von Kernen des Hirnstamms verwendet oder dienen als Grundlage für eigene Zeichnungen.[485]

Ähnlich benutzt auch der amerikanische Anatom Albert Kuntz die Darstellungen Jacobsohn-Lasks. In seiner 1934 erschienenen Arbeit „The Autonomic Nervous System“ betont Kuntz die Strukturunterschiede zwischen sympathischen und motorischen bzw. sensiblen Zellen; diese Unterschiede seien lange bekannt. Er stellt anschließend Jacobsohn-Lasks Strukturbeschreibungen der sympathischen Zellen dar; ob er ihm damit die Erstbeschreibung oder Deutung dieser Unterschiede zuerkennt, bleibt allerdings unklar.[486] Jacobsohn-Lasks Fallbeschreibung über die Degeneration der sympathischen Zellen im Brustmark erwähnt Kuntz in Verbindung mit ähnlichen Fällen anderer Autoren als Bestätigung für die Identifikation der sympathischen Rückenmarkszentren.[487] Ganz besonders weist Kuntz auch auf Malones Arbeiten zu den Kernen des Zwischenhirns und zur Funktion des Vagusnervs hin. Seine Arbeiten verdienten im Rahmen der frühen Studien zur histologischen Struktur des Zwischenhirns beson-

[484] Vgl. Kuhlenbeck Spinal Cord S. 209f.
[485] Vgl. Kuhlenbeck Spinal Cord S. 337, 976, 978.
[486] Vgl. Kuntz System S. 60f.
[487] Vgl. Kuntz System S. 437.

dere Beachtung; man verdanke einen Großteil des derzeitigen Wissens über die anatomische Beziehung zwischen Kernen des Zwischenhirns und dem morphologischen Charakter ihrer Zellen seinen Funden.[488] Damit schreibt Kuntz der Methode Jacobsohn-Lasks und seiner Schüler, Struktur und Funktion der Zellen miteinander zu assoziieren, eine essentielle Bedeutung für die Erforschung der Kerngebiete zu. Auch in seinem 1950 erschienenen Lehrbuch „A Text-Book of Neuro-Anatomy" verwendet Kuntz zur Illustration zahlreiche Zeichnungen Jacobsohn-Lasks aus seinen Arbeiten über die Kerne des Rückenmarks und Hirnstamms, die er teilweise geringfügig modifiziert.[489]

Ebenfalls referiert wurden Jacobsohn-Lasks und Malones Arbeiten in einer umfangreichen Arbeit eines international renommierten niederländischen Kollegen, der als Professor für Vergleichende Neurologie und Direktor des Zentralinstituts für Hirnforschung in Amsterdam arbeitete: Cornelius Ubbo Ariens Kappers. Er veröffentlichte 1936 zusammen mit seinen amerikanischen Kollegen G. Carl Huber und Elizabeth C. Crosby ein zweibändiges Werk über die vergleichende Anatomie der Wirbeltiere, das 1960 in unveränderter Fassung wieder aufgelegt wurde. Kappers stellt wie Kuntz die Methode Jacobsohn-Lasks und Malones der Assoziation von Zellstruktur und –funktion vor und geht in diesem Rahmen auch ausführlich auf die Nissl-Substanz ein, deren Bedeutung zur Zeit seiner Veröffentlichung noch nicht geklärt war.[490] Als eine der frühesten Referenzen erwähnt er neben wenigen anderen Jacobsohn-Lask in einem Abschnitt über die Aufteilung der Kerngebiete im Rückenmark und insbesondere der sympathischen Kerne, wobei er aber den Jacobsohn-Laskschen medialen Kern nicht anführt.[491] Jacobsohn-Lask wird außerdem als einer der wichtigsten Erforscher der Ursprungskerne der Rückenmark und Kleinhirn verbindenden Bahnen genannt.[492] Ausführlich stellt Ariens Kappers die Auseinandersetzung um die Natur des im Mittelhirn gelegenen Anteils des Trigeminuskernes dar. Während in neuerer Zeit immer mehr Forscher von einer sensiblen Funktion des Kernes ausgingen, gebe es noch einige, die die Meinung der älteren Forscher teilten, das Kerngebiet sei efferent, habe also motorische Funktionen. Zu letzteren rechnet Kappers neben Jacobsohn-Lask auch Santiago Ramón y Cajal und Arthur van Gehuchten. Andere wiederum nahmen eine vegetative Funktion des Kernes an, was Ariens Kappers aber am unwahrscheinlichsten findet.[493] Seine

---

[488] Vgl. Kuntz System S. 63-67.
[489] Vgl. Kuntz Text-Book S. 204, 256, 257, 270, 280-282.
[490] Vgl. Kappers/Huber/Crosby Anatomy S. 15.
[491] Vgl. Kappers/Huber/Crosby Anatomy S. 233.
[492] Vgl. Kappers/Huber/Crosby Anatomy S. 266.
[493] Vgl. Kappers/Huber/Crosby Anatomy S. 406. Nach dem heutigen Stand der Forschung besteht der mesencephale Trigeminuskern aus sensiblen pseudounipolaren Neuronen, die einen im Gehirn liegengebliebenen Teil des Ganglion trigeminale darstellen.

Aufstellung der Zellen der Formatio reticularis in seinem Kapitel „The Reticular Centers of the Medulla Oblongata and the Midbrain“ basiert auf den Arbeiten verschiedener Forscher, u.a. Jacobsohn-Lasks Arbeit über die Hirnstammkerne.[494] Im zweiten Band seiner Arbeit, der dem Mittelhirn und dem Zwischenhirn gewidmet ist, zitiert Ariens Kappers häufig Malones Arbeit über die Kerne des Diencephalon.[495] Jacobsohn-Lasks und Malones Methode der Erforschung der Kerngebiete wird von Kappers eindeutig anerkannt; die Ergebnisse der beiden Forscher zählt er zu den Basisarbeiten zu diesem Thema.

Auch in einem aktuellen Standardwerk zur Neuroanatomie des Menschen werden Jacobsohn-Lasks Arbeiten über die Kerne des Rückenmarks und Hirnstamms erwähnt: im Literaturverzeichnis noch der neunten Auflage des erstmals 1943 von Malcolm B. Carpenter veröffentlichten Werkes „Human Neuroanatomy“, zuletzt 1996 von dem kanadischen Anatomen André Parent herausgegeben, sind seine Arbeiten und die Arbeit seines Schülers Malone zu finden. Hier ist Jacobsohn-Lasks Arbeit über die Kerne des Rückenmarks eine der drei ältesten aus über 200 internationalen zu diesem Themenkomplex überhaupt zitierten Untersuchungen; erst seit den 1950er und 1960er Jahren gab es wesentlich mehr Arbeiten hierzu.[496] Auch mit seiner Arbeit über die Kerne des Hirnstamms war Jacobsohn-Lask einer der Vorreiter auf diesem Gebiet: die älteste der 300 von Parent zitierten Veröffentlichungen stammt von Adolf Wallenberg, der 1905 über den Trigeminuskern schrieb; gleichzeitig mit Jacobsohn-Lasks Arbeit erschien 1909 in Paris eine Untersuchung von Santiago Ramón y Cajal über die Histologie des Nervensystems der Wirbeltiere.[497]

Auch im Science Citation Index, der die Veröffentlichungen in wissenschaftlichen Zeitschriften weltweit weitgehend vollständig erfaßt, findet man zwischen 1965 und 2000 noch insgesamt 94 Zitate der Arbeiten Jacobsohn-Lasks über die Kerngebiete; am häufigsten wurde die Abhandlung über die Kerne des Hirnstamms zitiert, es folgt die Arbeit über die Kerne des Rückenmarks vor derjenigen über den medialen Sympathikuskern.[498]

Auffällig ist, daß in der zeitgenössischen Rezeption der Arbeiten Jacobsohn-Lasks die Beschreibung der „sympathischen“ Kerne im Vordergrund steht, die ja aber nur einen Teil der von ihm untersuchten Kerngebiete ausmachen. Dies mag an dem unterschiedlichen Blickwinkel der Rezensenten liegen: zu Be-

---

[494] Vgl. Kappers/Huber/Crosby Anatomy S. 664.
[495] Vgl. Kappers/Huber/Crosby Anatomy S. 1092, 1117-1119, 1128, 1173.
[496] Vgl. Parent Neuroanatomy S. 465.
[497] Vgl. Parent Neuroanatomy S. 522.
[498] Die Arbeit über die Kerngebiete des Hirnstamms wird insgesamt 58 mal, diejenige über die Kerne des Rückenmarks 23 mal und diejenige über den Sympathikuskern 13 mal zitiert. Ganz besonders häufig finden sich Zitate in den 1980er Jahren; sie machen nahezu die Hälfte der Zitate insgesamt im Zeitraum von 1965 bis 2000 aus.

ginn des zwanzigsten Jahrhunderts stand das vegetative Nervensystem in mehreren Disziplinen im Mittelpunkt der Forschung. Die Jacobsohn-Lask besonders am Herzen liegende morphologische Methode in Anlehnung an Nissl scheint seine Kollegen kaum interessiert zu haben – im Gegensatz zur späteren Rezeption in neuroanatomischen Übersichtswerken, die sowohl seine Methode, als auch die Beschreibung der verschiedenen motorischen, sensiblen und vegetativen Kerngebiete würdigen und ihm mit seinem Schüler Malone dabei unter wenigen anderen eine Vorreiterrolle zubilligen.

2.3.4 Vergleichende Anatomie und Morphologie des Zentralnervensystems: vom „primitiven Nervenplexus" zur Kreuzung der Nervenbahnen

Erste Kontakte mit der vergleichenden Neuroanatomie bekam Jacobsohn-Lask bereits während seiner Ausbildungszeit um 1894 im Laboratorium Wilhelm Waldeyers. Damals gab es im Bereich der vergleichenden Anatomie kaum Übersichtsarbeiten, es wurden eher kleinere Arbeiten über Teilgebiete des Nervensystems bei verschiedenen Säugetieren veröffentlicht. Im Laboratorium Waldeyers arbeitete Jacobsohn-Lask mit dem Warschauer Neurologen Edward Flatau zusammen, den er schon bei Emanuel Mendel kennengelernt hatte. Während ihrer Beschäftigung mit physiologischen Tierexperimenten vermissten sie Werke, in denen sie sich umfassend über die normale Anatomie des Nervensystems der Säugetiere informieren konnten. Abgesehen von einem zwar grundlegenden, aber schon zu alten Werk von Francois Leuret und Louis-Pierre Gratiolet von 1839 – 1857 fanden sie sowohl in anatomischen Handbüchern, als auch in wissenschaftlichen Zeitschriften nur kurze vergleichend-anatomische Beschreibungen des Gehirns eines Tieres oder einer Säugetierordnung. So entstand die Idee zu einem Handbuch, in dem sie die normale Anatomie möglichst aller Säugetiere darstellen und die Tiere untereinander vergleichen wollten. Über mehrere Jahre sammelten sie Material, das ihnen teilweise von ihrem Lehrer Waldeyer, teilweise durch eine Tierhandlung sowie den Berliner Zoologischen Garten und das Aquarium zur Verfügung gestellt wurde. Finanziert wurde die Arbeit durch zweimalige Stipendien über die Berliner Medizinische Fakultät aus der Gräfin-Bose-Stiftung.[499] Schließlich veröffentlichten Jacobsohn-Lask und

---

[499] Vgl. Flatau/ Jacobsohn (-Lask) (16) Handbuch S. X. Die Gräfin-Bose-Stiftung wurde 1888 gegründet und finanzierte sich aus dem Nachlaß der 1883 verstorbenen Gräfin Louise Bose, geb. Gräfin von Reichenbach-Lessonitz. Sie hatte vor ihrem Tod bestimmt, ihr Vermögen solle „zur Förderung medizinischer Studien, insbesondere auch durch Reisestipendien im In- und Auslande" verwendet werden. Aus dieser Stiftung erhielten Jacobsohn-Lask und Flatau

Flatau 1899 den makroskopischen Teil des "Handbuch[s] der Anatomie und vergleichenden Anatomie des Centralnervensystems der Säugetiere“. Hier faßten sie die schon vorhandenen Kenntnisse zusammen und ergänzten die Lücken durch eigene Untersuchungen.[500] Gewidmet war das Handbuch ihrem „verehrten Lehrer Wilhelm Waldeyer“.[501]

Jacobsohn-Lask und Flatau untersuchten Gehirn und Rückenmark der verschiedenen Ordnungen der Säugetiere und berücksichtigten besonders die Pitheci (Affen), Prosimii (Halbaffen), Chiroptera (Fledermäuse), Carnivora (Raubtiere: Hund, Katze, Dachs), Pinnipedia (Flossenfüßer), Insectivora (Insektenfresser), Rodentia (Nagetiere), Ungulata (Huftiere), Sirenia (Seekühe), Cetacea (Waltiere), Edentata (Zahnarme: Gürteltier), Marsupialia (Beuteltiere) und Monotremata (Kloakentiere). Sie maßen jeweils das absolute und das relative Hirngewicht, schilderten die topographische Lage im Schädel und die Größenverhältnisse von Gehirn und Rückenmark. Anschließend beschrieben sie systematisch das Zentralnervensystem nach der von Wilhelm His eingeführten und heute noch gültigen entwicklungsgeschichtlichen Einteilung in Prosencephalon (Vorderhirn), Mesencephalon (Mittelhirn) und Rhombencephalon (Rautenhirn).[502] Aus den Ordnungen Sirenia und Monotremata ließen sich keine Tiere beschaffen, so daß sie hier auf Arbeiten anderer Autoren wie Murrie, Henry Cadwalader Chapman und besonders Theodor Ziehen zurückgreifen mußten. Das Nervensystem des Menschen sparten Jacobsohn-Lask und Flatau aus, da hierüber schon einige Arbeiten von Heinrich Obersteiner, Ludwig Edinger, Theodor Kölliker und anderen vorlagen.[503]

Exemplarisch für die Arbeitsweise Jacobsohn-Lasks und Flataus kann ihre Auseinandersetzung mit der Furchung der Großhirnhälften gesehen werden, da dieses Thema eine plastische Darstellung der vergleichenden Arbeit der beiden Forscher ermöglicht und zudem Neuroanatomen auch weiterhin beschäftigte. Jacobsohn-Lask und Flatau stellten einen prinzipiell gleichen Grundbauplan des Gehirns bei allen Säugetieren fest; die einzelnen Tiere unterschieden sich besonders in der Entfaltung und den Variationen des Groß- und des Kleinhirns, während sich am Hirnstamm, dem entwicklungsgeschichtlich ältesten Teil, weniger Unterschiede fanden.[504] Besonders ausführlich untersuchten die beiden Forscher die Furchen der Großhirnhemisphären und versuchten hier, Homolo-

1895 und 1896 jeweils zusammen 1500 Mark und damit im Vergleich zu den normalen Förderungssummen von 500 bis maximal 1000 Mark einen relativ hohen Betrag. Vgl. HUB, UA, Med. Fak. Nr. 1610 „Gräfin Bose-Stiftung, Verwaltung“ und Med. Fak. Nr. 1611 „Bose-Stiftung, Liste Berlin, 1896“.

[500] Vgl. Flatau/ Jacobsohn (-Lask) (16) Handbuch S. VII.

[501] Flatau/ Jacobsohn (-Lask) (16) Handbuch S. X.

[502] Vgl. Flatau/ Jacobsohn (-Lask) (16) Handbuch S. IX.

[503] Vgl. Flatau/ Jacobsohn (-Lask) (16) Handbuch S. VIII.

[504] Vgl. Flatau/ Jacobsohn (-Lask) (16) Handbuch S. 534.

gien[505] zwischen den verschiedenen Säugetierordnungen herzustellen. Sie stellten die Kontroverse zwischen Theodor Ziehen und Carl Gegenbaur zu dieser Frage dar; Ziehen sehe eine morphologische Vergleichbarkeit der Furchen, während Gegenbaur vor einer Homologisierung morphologisch ähnlicher Furchen warnt; es seien nur wenige Furchen bei allen Säugetiergruppen erkennbar, denen man allenfalls in solch engen Grenzen eine Homologie zuschreiben könne. Jacobsohn-Lask und Flatau schließen sich Gegenbaurs Meinung an und postulieren, man könne nur diejenigen Furchen homolog nennen, die die einzelnen größeren Teile der Hirnhälften trennen. Hier nennen sie die „Medianspalte, die Fissura chorioidea und Hippocampi sowie die Fissura rhinalis und die Fossa sylvii". Sie folgern, daß eine aufsteigende Entwicklung der Hirnfurchung innerhalb einer Tierreihe im evolutionären Sinn nicht erkennbar sei.[506]

Die Abhandlung aller anderen Teile ihres Handbuches verläuft im wesentlichen ähnlich; die Möglichkeit oder eben Unmöglichkeit einer Homologisierung der einzelnen Teile des Zentralnervensystems steht im Vordergrund. Es handelt sich also um rein morphologische Vergleiche ohne funktionelle Aspekte. Hiermit befinden sich die Autoren einerseits in der Tradition der gerade im 19. Jahrhundert entwickelten klassischen Morphologie und hier besonders ihres bekanntesten Vertreters, Carl Gegenbaurs Andererseits kann das in dieser Tradition stehende Handbuch angesichts der Vorwürfe, die der Morpologie um die Jahrhundertwende entgegengebracht wurden, nämlich die funktionellen Fragestellungen zu vernachlässigen,[507] nicht als „modern" bezeichnet werden. Allerdings hatten Jacobsohn-Lask und Flatau offensichtlich auch nicht den Anspruch, hier ein „modernes" Werk zu veröffentlichen, sondern wollten, wie sie selbst sagten, ein Basiswerk schaffen für künftige Arbeiten zur Erforschung der Funktionen.[508]

Waldeyer selbst schrieb das Geleitwort zu dem insgesamt 578 Seiten umfassenden Handbuch, das er gern unterstützt habe, da er „in dem Buche einen sehr wertvollen Zuwachs unserer neurologischen Litteratur" sah. Er hebt den praktischen Wert des Buches hervor, aber auch „die wissenschaftliche Seite der

---

505 Homologe Organe verschiedener Tierklassen haben die gleiche entwicklungsgeschichtliche Anlage bzw. die gleiche Abstammung bei verschiedenen Funktionen, wie z. B. der Flügel einer Taube und der Arm eines Menschen, während analoge Organe in Evolution und phylogenetischer Entwicklung zwar verschieden sind, aber die gleiche Funktion ausführen, wie z. B. die Flügel der Insekten und diejenigen der Vögel, oder die Netzhaut der Wirbeltiere und der Tintenfische. Vgl. Bachmann Biologie S. 386.

506 Vgl. Flatau/ Jacobsohn (-Lask) (16) Handbuch S. 543-546.

507 Vgl. Junker Darwin S. 371f.

508 Jacobsohn-Lask und Flatau setzten sich mit diesem Vorhaben Ziele jenseits der klassischen Morphologie; in seinen späteren Werken widmete sich Jacobsohn-Lask gerade der Erforschung der Funktion und Evolution des Nervensystem und kehrte sich damit von Gegenbaur ab.

Lehre vom Centralnervensystem“ sei bei der „gründlichen und ernsten Arbeitsweise“ nicht vernachlässigt worden. Waldeyer betont die Selbständigkeit seiner Schüler als neuroanatomische Wissenschaftler.[509]

Auch von anderen bekannten Fachvertretern wurde das Werk gewürdigt und gelobt. So besprach der Leipziger Anatom Karl v. Bardeleben in der Literaturbeilage der Deutschen Medizinischen Wochenschrift das Buch. Er gibt hier eine kurze Inhaltsangabe, lobt die „anerkennenswerte“ Ausstattung und empfiehlt, zumindest das Schlusskapitel zu lesen: es gebe „eine vorzügliche vergleichend-anatomische Grundlage für das Verständniss der so überaus verwickelten Zustände des menschlichen Gehirns“. Die „zahlreichen Abbildungen im Text und auf besonderen Tafeln“ ließen „nichts zu wünschen übrig“.[510]

Im Neurologischen Centralblatt rezensierte der Herausgeber Emanuel Mendel, Jacobsohn-Lasks und Flataus Lehrer, selbst das Handbuch sehr lobend:

> *"Die Verff. haben sich die Aufgabe gestellt, eine Lücke auszufüllen, welche bisher in der vergleichenden Anatomie des Centralnervensystems bestand. Mit der Ausfüllung dieser Lücke sollte nicht bloss der Anatomie des Hirns und Rückenmarks des Menschen ein wesentlicher Dienst geleistet, sondern auch der experimentellen Physiologie, welche in der ausgedehntesten Weise jene Organe beim Thiere zum Angriffspunkt nimmt, eine sichere anatomische Localisation gegeben werden. Es mag sogleich hier bemerkt werden, dass der vorliegende erste (makroskopische) Theil einen geradezu staunenswerthen Fleiss documentirt und von der peinlichsten Sorgfalt Zeugniss giebt, mit welcher die Verff. an die Erfüllung ihrer Aufgabe gegangen sind. [...]*
>
> *Die Ausstattung des Werkes entspricht dem guten Rufe, welchen sich der rührige Verleger in der medicinischen Welt bereits erworben hat, die Tafeln können als musterhaft bezeichnet werden. [...] Dem Anatomen, wie dem Physiologen darf es in seiner Bibliothek nicht fehlen."*[511]

Jacobsohn-Lasks und Flataus Handbuch erfuhr also in zeitgenössischen Fachkreisen eine außerordentlich gute Rezeption, wurde in wichtigen und von einer sehr großen Zahl von Ärzten gelesenen Fachzeitschriften hoch gelobt und ausdrücklich empfohlen, insbesondere von ihren Lehrern Waldeyer und Mendel, zwei auf Berliner Ebene und auch international sehr anerkannten Forschern. Das Werk stellte eine Neuheit dar, wenn es auch keine neuen Ergebnisse im Sinne der sich gerade entwickelnden experimentellen Forschung brachte. Aber es vermittelte das vergleichend-anatomische Basiswissen in einer Vollständigkeit und Sorgfalt, die es bis dahin auf dem Gebiet der vergleichenden Hirnanatomie offensichtlich nicht gegeben hatte. Jacobsohn-Lask hatte hier gemeinsam mit dem

---

509 Flatau/ Jacobsohn (-Lask) (16) Handbuch S. V.

510 Bardeleben Rez. Flatau/Jacobsohn (-Lask) (16) Handbuch, Dtsch. med. Wschr. 25 (1899) Lit. beil. S. 166.

511 Mendel Rez. Flatau/Jacobsohn (-Lask) (16) Handbuch, Neurol. Zbl. 18 (1899) S. 911f. Bei dem hier erwähnten Verleger handelt es sich um Samuel Karger.

in neuroanatomischer Forschung erfahrenen Flatau nach zahlreichen kleineren Arbeiten nun sein Gesellenstück geliefert, ein umfangreiches, fundiertes, selbständig erarbeitetes Werk, das von der Fachwelt gewürdigt wurde.

Das Handbuch scheint auch in den kommenden Jahrzehnten weitgehend einzigartig in seiner Vollständigkeit gewesen zu sein, denn es wird in zahlreichen internationalen Übersichtsarbeiten bis in 1970er Jahre immer wieder zitiert: In der Deutschen Demokratischen Republik erschien 1968 und 1975 in zwei Teilen ein „Katalog der Säugetiergehirne“ von Kurt Brauer und Wilfried Schober, Mitarbeiter am Hirnforschungsinstitut Leipzig. Ihre Intention ist derjenigen Jacobsohn-Lasks und Flataus nahezu siebzig Jahre zuvor gleichzusetzen: sie wollten Anatomen, Zoologen, Biologen und verwandten Wissenschaftlern eine Möglichkeit geben, sich rasch über die makroskopische Anatomie verschiedenster Säugetiergehirne im Vergleich zu informieren. Der Katalog besteht aus Fotos mit danebenstehenden schematischen Zeichnungen und kurzen Daten über die jeweiligen „Gehirnträger“. Brauer und Schober benutzten neben anderen Werken auch das Handbuch Jacobsohn-Lasks und Flataus von 1899; dies ist eine ihrer ältesten Literaturangaben.[512] Das Handbuch wurde auch noch 1978 von dem bereits erwähnten Neuroanatomen Hartwig Kuhlenbeck in seinem großen, in den USA erschienenen Übersichtswerk über das Zentralnervensystem der Wirbeltiere zitiert. Hier schreibt er die Identifizierung einiger der wichtigsten Hirnfurchen vor wenigen anderen Autoren Jacobsohn-Lask und Flatau als ersten zu.[513] Nicht nur im westlichen Ausland, sondern auch in Rußland scheint das Handbuch in Fachkreisen populär gewesen zu sein: 1959 veröffentlichten Oleg Sergejewitsch Adrianow[514] und T. A. Mering einen „Atlas des Hundegehirns“, in dem auch sie auf Jacobsohn-Lasks und Flataus Handbuch zurückgreifen.[515]

Der zweite, mikroskopische Teil des Handbuchs erschien nicht mehr – dies verhinderten „widrige äußere Umstände“, wie Jacobsohn-Lask 35 Jahre später im Vorwort zu seinem fotografischen Atlas schreibt. Welche Umstände damit gemeint waren, wird nicht ausgeführt. Schließlich kann Jacobsohn-Lasks Atlas als eigentliche Fortsetzung des Handbuchs angesehen werden – Handbuch und Atlas bilden somit gewissermaßen den Rahmen seiner neuroanatomischen Arbeiten.

---

[512] Vgl. Brauer/ Schober Säugetiergehirne S. 13.

[513] Vgl. Kuhlenbeck System. Vol. 5, Part II, S. 35. Kuhlenbeck bezieht sich hier auf die Beschreibung des ektosylvischen, suprasylvischen, ektolateralen, lateralen und coronalen Sulcus.

[514] Adrianow war 1973-1994 Direktor des Moskauer Hirnforschungsinstuts.

[515] Vgl. Adrianow/ Mering Atlas S. 219. Auch heute noch kann man das Handbuch in acht deutschen und 21 ausländischen Bibliotheken einsehen; davon stehen allein 14 Exemplare in nordamerikanischen Bibliotheken, darunter denjenigen der Elite-Universitäten von Yale, Harvard, Johns Hopkins und Columbia. Der Science Citation Index von 1965 bis 2000 führt das Handbuch insgesamt sieben mal auf, zuletzt 1999 – 100 Jahre nach seiner Veröffentlichung.

1911 veröffentlichte Jacobsohn-Lask eine Arbeit über die Gruppierung der Nervenzellen im Fischrückenmark; diese Arbeit erschien in einer Festschrift zur Feier des 50järigen Doktorjubiläums Wilhelm Waldeyers im „Archiv für Mikroskopische Anatomie“, das von den beiden Berliner Ordinarien für Anatomie, Waldeyer selbst und Oscar Hertwig herausgegeben wurde. Die Festschrift wurde Waldeyer von seinen Schülern gewidmet. In seiner Arbeit greift Jacobsohn-Lask seine Untersuchungen über die Struktur und Funktion der Nervenzellen von 1910 wieder auf. Er verbindet seine morphologischen Untersuchungen der Kerngebiete aus den Jahren zuvor mit einem vergleichend-anatomischen Ansatz unter der Überlegung, daß die Lagerung der Zellen bei niederen Wirbeltieren klarer und einfacher als beim Menschen sei und so möglicherweise Aufschluß über noch offene Fragen zur Funktion menschlicher Zellen geben könne. Jacobsohn-Lask beschreibt das Rückenmark von Tinca vulgaris,[516] eines Knochenfisches, der bis dahin nur von wenigen anderen Forschern untersucht worden war. Er findet einige Parallelen zwischen Knochenfisch und Mensch, wie die bilateral-symmetrische Organisation des Rückenmarks und das Aussehen verschiedener Zellen. Die Fischzellen seien nicht in so viele Gruppen aufgeteilt wie die menschlichen Zellen, was er auf das Fehlen von Extremitäten beim Fisch zurückführt. Eine deutliche Ähnlichkeit zwischen menschlichen- und Fischzellen sieht er bei großen polygonalen und kleineren ventral liegenden Zellen mit Nissl-Schollen, denen er schon in seinen früheren Arbeiten motorische Funktionen zugeschrieben hatte, sowie bei kleinen dorsalen Zellen, die den sensiblen Zellen des Menschen glichen.[517] Nur beim Fisch beobachtet er caudal liegende Riesenzellen, denen er die Steuerung des kräftigen Schwanzes zuschreibt, während er keine eindeutig dem sympathischen Nervensystem zugehörigen Zellen entdecken kann.[518] Jacobsohn-Lask plante eine groß angelegte vergleichend-anatomische Untersuchung der Rückenmarkszellen aller Wirbeltiere, von der er sich in Verbindung mit pathologisch-anatomischen Untersuchungen und physiologischen Experimenten eine Aufklärung der Zellfunktionen erhoffte.[519] Hierzu kam es jedoch nie.

Jacobsohn-Lasks Arbeit wurde in der Zeitschrift „Anatomie des Zentralnervensystems“, einem alle zwei Jahre erscheinenden und von den Neuroanatomen Ludwig Edinger und Adolf Wallenberg herausgegebenen Bericht über die Forschungsergebnisse rezipiert: einen kurzen Überblick gibt Jacobsohn-Lasks Berliner Kollege Paul Röthig, ebenfalls Privatdozent an der Berliner Universität und vorwiegend auf dem Gebiet der vergleichenden Anatomie forschend.[520] Im

---

516 Schleie.
517 Vgl. Jacobsohn (-Lask) (44) Gruppierung S. 525.
518 Vgl. Jacobsohn (-Lask) (44) Gruppierung S. 527.
519 Vgl. Jacobsohn (-Lask) (44) Gruppierung S. 528.
520 Vgl. Röthig Anatomie S. 106.

Vorwort kennzeichnen die beiden Herausgeber die Untersuchung der Lagerung der Kerne als „neue Fragestellung" und verzeichnen eine „erfreuliche" Zunahme des Interesses an der vergleichenden Anatomie.[521]

Nach der Arbeit über die Zellen im Fischrückenmark sollten mehr als zehn Jahre vergehen, bis Jacobsohn-Lask wieder auf vergleichend-anatomischem Gebiet forschte. 1914 verlor er seine Arbeitsstätte, der Erste Weltkrieg verhinderte seine weiteren anatomischen Forschungspläne. Anfang der 1920er Jahre richtete er sich schließlich ein kleines Labor zu Hause ein und widmete sich wieder der anatomischen Forschung und hier besonders der vergleichenden Anatomie und der Morphologie.

Das nächste größere veröffentlichte Werk war eine Arbeit über das Phänomen der Kreuzung der Nervenbahnen, die 1924 in den vom Berliner Lehrstuhlinhaber Karl Bonhoeffer herausgegebenen „Abhandlungen aus der Neurologie, Psychiatrie, Psychologie und ihren Grenzgebieten" als Heft von 127 Seiten erschien. Jacobsohn-Lask widmete sie seinem Moskauer Freund Lazar Minor zu dessen vierzigjährigem Doktorjubiläum. 1928 erschien eine Ergänzungsarbeit in der von den Neurologen Oswald Bumke, Otfrid Foerster und anderen herausgegebenen „Zeitschrift für die gesamte Neurologie und Psychiatrie".[522]

In diesen Arbeiten versucht Jacobsohn-Lask, die Kreuzung der Nervenbahnen mit einer Rekonstruktion der Phylogenese unter morphologischen und funktionellen Aspekten herzuleiten. Hier beginnt er nicht mit der Untersuchung der Wirbeltiere als sicheren Verwandten des Menschen, sondern möchte seiner Fragestellung soweit wie möglich auf den Grund gehen und setzt bei der Betrachtung der geflechtartigen Nervenstruktur und des sackförmigen Körperbaus der ersten Wirbellosen an. Erste Erregungsübertragungen durch Nervenzellen seien bei Nessel- und Korallentieren entdeckt worden, angeordnet als diffuses Netz in der Wand des Ektodermalsackes zwischen Sinnesepithel und Muskel wie ein zylinderförmiger Mantel.[523] Jacobsohn-Lask fand bereits im primitiven Nervengeflecht Überkreuzungen, zunächst in Form von beide Seiten verbindenden Kommissuren, die sich mit zunehmender Differenzierung der Körper im Lauf der Evolution stärker herausbildeten und schließlich als Fasersysteme oder „isolierte Nervenbahnen" mit bestimmter Richtung und Funktion in Erscheinung traten.

Jede Entwicklung des Körperbaus und Nervensystems diene letztlich der effektiveren Nahrungsbeschaffung und –aufnahme. Aus diesem Grund beginne die Differenzierung einzelner Ganglien im Schlundbereich; von hier aus bildeten sich diverse meist symmetrisch angeordnete Hilfswerkzeuge, und hierhin liefen

[521] Edinger/ Wallenberg Vorwort. (Ber. Leist.) Anat. Zentral-nerv.syst., Bonn 6 (1913) S. 1.
[522] Jacobsohn-Lask (72) Leitungsbahnen S. 317-330.
[523] Vgl. Jacobsohn-Lask (68) Kreuzung S. 40 und Jacobsohn-Lask (72) Leitungsbahnen S. 320.

Informationen aus dem ganzen Körper zusammen. Jedes Ganglion bestehe aus Nervenzellen und einem Nervennetz, so dass die Bahnen nach ihrer „Isolierung" aus dem Netz teils gekreuzt, teils ungekreuzt verliefen. Die Ganglien und Kommissuren, entstanden aus dem „primitiven Nervenplexus, der ringförmig die Körperschläuche" umfasse, seien die Vorläufer der eigentlichen Kreuzungen.[524] Beim Spulwurm seien Assoziationszellen beobachtet worden, die vom Kopfganglion aus verschiedenen Ebenen in die Nervenringe einträten, über die Mittellinie zur Gegenseite kreuzten und dann erst Seitenäste abgäben – nach Jacobsohn-Lasks Ansicht das erste wirkliche Kreuzungsphänomen bei einem Wirbellosen.[525]

Neben der Beschaffenheit des Nervengeflechts sei für das Kreuzungsphänomen auch die ringförmige Grundstruktur des zylinderförmigen Nervensystems, die sich bei den primitivsten Wirbellosen im Schlundring oder bei den Wirbeltieren in den Wirbelkörpern sowie in der Ausbildung der Körperanhänge wiederhole, verantwortlich. Die „Konzentrierung und Isolierung" der Nervenfasern sei durch die Ausbildung der Körperanhänge – „Sinnes- und Bewegungsapparate" – mitbestimmt worden. Die „reifen- oder zangenförmige" Gestalt der Anhänge habe den ringförmigen Verlauf der Nervenbahnen beeinflusst – oder umgekehrt. Die von peripher seitlich in die „schlauchförmige zentrale Nervenmasse" eintretenden bzw. aus ihr austretenden Nervenbahnen müssten sich daher teilweise überkreuzen. Trotz der Isolierung von Nervenbahnen mit bestimmter Richtung und „funktionellen und strukturellen Sonderabteilungen" betont Jacobsohn-Lask besonders die „Einheitlichkeit" des tierischen Körpers: die „Sonderabteilungen" fügten sich in die „einheitlichen Grundmauern" ein. Auch der Bau des Zentralnervensystems mit den die Sonderfunktionen steuernden „Zentralstationen" und der „einheitlichen nervösen Grundsubstanz" in Form eines das ganze Nervensystem durchziehenden Netzes garantiere diese Einheitlichkeit und den Zusammenhalt des ganzen Körpers durch die „in gleichmäßigem Strome durchfließende" „Nervenenergie".[526] Die Anzahl und Art der Assoziationselemente zwischen verschiedenen Anteilen des Nervensystems sei als Indikator für die Höhe der Entwicklung anzusehen, da sich hieraus entsprechend mehr Reflexmöglichkeiten ergäben.[527]

In seiner Ergänzungsarbeit von 1928 führt Jacobsohn-Lask seine Vorstellungen weiter aus und bringt funktionelle und physiologische Aspekte ein. In der Grundstruktur des netzförmigen Fasergewebes pflanze sich die durch einen Reiz initialisierte „Nervenenergie" in alle Richtungen über die Fasern fort; durch die Erregung dieser Fasern könnten angrenzende Fasern ebenfalls erregt werden.

---

524 Vgl. Jacobsohn-Lask (68) Kreuzung S. 100.
525 Vgl. Jacobsohn-Lask (68) Kreuzung S. 72.
526 Vgl. Jacobsohn-Lask (68) Kreuzung S. 101f.
527 Vgl. Jacobsohn-Lask (68) Kreuzung S. 98.

Bei den niederen Tieren werde die Energie von einer Körperhälfte in die andere geleitet und löse am Ende eine rückläufige Energiewelle aus, die aufgrund des zylindrischen Baus eine schlängelnde Körperbewegung bedinge. Mit zunehmender Entwicklung spiele der vorderste Körperteil mit der Ausbildung von Hilfsapparaten zur Nahrungsbeschaffung eine führende Rolle für die Körperbewegungen, im Sinne einer „Regulatorendstation", der alle wichtigen Reize über Leitungsbahnen übermittelt würden. Da nun die „Nervenenergie" bestrebt sei, sich so weit wie möglich auszubreiten, müsse die vorderste „Generalregulationsstation" sich am kontra- und nicht am homolateralen Ende der Nervenbahn befinden.[528] Bei den höheren Wirbeltieren und schließlich vor allem beim Menschen wirke das Gehirn als End- und Umschaltstation für alle Reize aus dem Körper, hier treffe die meiste Energie zusammen.

Jacobsohn-Lask stellt der Vielfältigkeit der Gestaltung des Nervensystems der Wirbellosen die weitgehende Gleichartigkeit des Grundbaues bei Wirbeltieren gegenüber. Es gebe zwar viele Ähnlichkeiten, aber eine lückenlose Kontinuität sei nicht eindeutig nachweisbar. Viele Forscher seien von gemeinsamen Vorfahren der Wirbeltiere und Wirbellosen überzeugt, aber nicht von einer Entwicklung der ersteren aus den letzteren; das Nervensystem habe sich aufgrund der unterschiedlichen Lebensweisen verschieden differenziert.[529] Nach seinen eigenen Untersuchungen hält auch er diese These für sehr wahrscheinlich, wenn auch nicht lückenlos bewiesen – mit seiner Arbeit möchte er anderen Forschern die Basis für Experimente zu diesem Thema bieten.[530] Jacobsohn-Lask wandte sich damit besonders gegen das in den biologischen Wissenschaften weitverbreitete und auf den Werken Charles Darwins aufbauende Konzept des Jenaer Biologen Ernst Haeckel der mit seiner „Gastrula-Theorie" einen monophyletischen Ursprung aller Vielzeller postulierte.[531] Er wollte ein alternatives Lösungskonzept bieten, das er später in seinem fotografischen Atlas weiterentwickelte. Die spezielle Ursache der Kreuzung für jeweils alle Fasersysteme zu bestimmen, war Jacobsohn-Lask nicht möglich, da die Entstehung dieser Fasersysteme teilweise noch nicht aufgeklärt war. Er leitet die allgemeine Ursache des Kreuzungsphänomens überhaupt aus der netzartigen Grundgestalt des primitiven Nervensystems, der schlauchförmigen Grundgestalt des tierischen Körpers und

---

[528] Vgl. Jacobsohn-Lask (72) Leitungsbahnen S. 327-328.

[529] Vgl. Jacobsohn-Lask (68) Kreuzung S. 54.

[530] Vgl. Jacobsohn-Lask (72) Leitungsbahnen S. 330.

[531] Vgl. Junker/Hossfeld Entdeckung S. 122. Haeckels Theorie gründete auf seinem „biogenetischen Grundgesetz": die Ontogenese, also Keimentwicklung eines Organismus, ist eine Rekapitulation der Phylogenese, also der Stammesentwicklung. Haeckel nahm das ontogenetisch frühe Gastrula-Stadium als Urform der Vielzeller an; paläontologisch ließen sich hierfür nie Beweise finden.

der funktionellen und strukturellen Anpassung des Nervensystems an diese Grundgestalt des Körpers her[532]:

> *„Man kann annehmen, daß die Natur bestrebt war, bei größter Sparsamkeit des Raumes den höchstmöglichen Zweck der allgemeinen Innervation des einfachen tierischen Körpers zu erreichen, in ähnlicher Weise, wie sie das netzförmige Knochengebälk schuf, und so bei größter Leichtigkeit des Knochens die höchste Festigkeit erreicht hat."*[533] *„Die Kreuzung der Nervenbahnen ... ist eine von Uranfang bestehende Ausgestaltung und sie hat die Bedeutung, dass sie den Körper und seine Funktionen als ein einheitliches Ganzes erhält. Denn würden die Bahnen sich nicht kreuzen, würden die einen auf der einen Körperhälfte nur bleiben und die anderen auf der anderen Körperhälfte, so würden die Tiere und auch der Mensch zwei getrennte, jede für sich selbst agierende Körperhälften haben, und das Tier und der Mensch würden nicht einheitliche, sondern zweigespaltene Organismen sein."*[534]

Jacobsohn-Lask näherte sich dem Thema der Kreuzung der Nervenbahnen vorwiegend auf morphologischer Grundlage. Er blieb damit einerseits seiner eigenen Tradition der morphologisch orientierten vergleichenden Anatomie treu, allerdings verschrieb er sich nicht mehr der „klassischen" Homologie-Forschung Gegenbaurs die Formen einfach hinnimmt und mit topologischen Mitteln beschreibt, sondern untersuchte Aspekte der Funktion und auch der Konstruktion des Körpers und seines Nervensystems. Diese Herangehensweise war zu seiner Zeit einzigartig. Weder von Morphologen, noch Zoologen oder Neuroanatomen wurde die Verbindung zwischen der Körperkonstruktion und der Beschaffenheit des Nervensystems erforscht, und auch in der Evolutionsforschung spielte die Konstruktion von Körpern keine Rolle.

Erst viele Jahre später entwickelte sich eine neue Forschungsrichtung, in der sich zumindest einige Aspekte der Erkenntnisse Jacobsohn-Lasks wiederfinden lassen: Anfang der 1970er Jahre etablierte sich am Senckenbergischen Forschungsinstitut in Frankfurt am Main eine Forschungsgruppe zur „Konstruktionsmorphologie". Dieser Begriff war 1958 von dem Morphologen Hermann Weber geprägt worden; er wollte die „Konstruktionen von Lebewesen" unter Berücksichtigung funktioneller Aspekte darstellen. Weber starb vor der Verwirklichung seiner Idee, doch die „Kritische Evolutionstheorie"[535] wurde von der Frankfurter Gruppe unter Wolfgang Friedrich Gutmann und Dieter Stefan Peters weiterentwickelt. Sie forderten „organismisches Denken" als Gegenbewegung gegen den „seit Jahrzehnten dominierenden Reduktionismus" der hochspe-

---

532 Vgl. Jacobsohn-Lask (68) Kreuzung S. 121.

533 Vgl. Jacobsohn-Lask (68) Kreuzung S. 122.

534 Auszug aus einem Bericht Jacobsohn-Lasks über seine Arbeit in Sewastopol, undatiert (wahrscheinlich 1938) und unveröffentlicht; Archiv Familie Lask.

535 Diese Theorie setzt sich kritisch mit der Homologie-Forschung in der Morphologie auseinander.

zialisierten Forschungen[536] – eine Forderung, die sicherlich ganz im Sinne Jacobsohn-Lasks gewesen wäre. Nach Gutmann bestimmt der konstruktive Apparat die Wirkung und Ausbildung neuronaler Strukturen. Den Organismus sieht er als „mechanisch kohärente Einheit".[537] Die Konstruktionsmorphologie geht von der Anagenese, der „evolutiven Transformation" aus, die eine „Höherentwicklung innerhalb einer einzigen Abstammungslinie ohne Aufspaltung" bedeutet.[538] Individuen werden nicht bestimmten phylogenetischen Arten zugeordnet, sondern es werden die konstruktiven Vorbedingungen herausgestellt, die zum Ablauf eines Evolutionsprozesses notwendig sind.[539] Hierzu werden mechanistische Maschinenmodelle benutzt, Organismen werden beschrieben, als seien sie technische Konstruktionen, funktionale Beschreibungen lösen anatomische Form- und Lagebeschreibungen ab und dürfen mechanischen Prinzipien nicht widersprechen. Die evolutive Weiterentwicklung der Organismen ist – in kleinen Schritten – an die mechanische Machbarkeit des Konstruktionswandels gebunden; dabei sind aber nicht die Einzelmerkmale, sondern die Organismengestalt als Ganzes als „Wirkungseinheit" zu berücksichtigen.[540] Daran orientiert sich auch die Evolutionsforschung der Konstruktionsmorphologen: entscheidend für die „Lesrichtung" der evolutiven Entwicklung ist eine auf den konstruktiven Begrenzungen beruhende Analyse und Zuordnung der Organismen zu bestimmten Konstruktionstypen. Anagenesen sind damit „gerichtete Prozesse", die außerdem eine Optimierung der Energiebilanz des Organismus als Selektionsvorteil anstreben. Organismen wird von der Konstruktionsmorphologie eine Rolle „als Mitgestalter ihrer eigenen Evolution" zugeschrieben, im Gegensatz zu der Vorstellung von „passiven Objekten von steuernden Umweltbedingungen".[541]

Die Forschungsrichtung der „Konstruktionsmorphologie" besteht heute noch mit einer Arbeitsgruppe am Senckenbergischen Institut, und auch andere

---

536 Vgl. Gutmann Konstruktionen S. 120.

537 Vgl. Gutmann Konstruktionen S. 123. Während Jacobsohn-Lask beispielsweise einen Grund für die Ausbildung des netzartigen Nervengeflechts und den sackförmigen Bau erster Wirbeltiere in einer effektiven und an die Umgebung angepaßten Nahrungsaufnahme sah, begründete Gutmann genau diese Konstruktion der Wirbellosen mit der Koordination der „Propulsorik", also der schlängelnden Vorwärtsbewegung (vgl. Gutmann Konstruktionen S. 124). Der Grundgedanke der Korrelation von Struktur, Konstruktion und Funktion sowie das „organismische Gesamtkonzept" (Gutmann) bzw. die „Einheitlichkeit des Körpers" (Jacobsohn-Lask) war bei beiden Forschern jedoch gleich.

538 Vgl. Junker/Hossfeld Entdeckung S. 229. Die „anagenetische Dimension" der Evolution im Sinne der Konstruktionsmorphologie beruht auf genetischer Mutabilität von Organismen mit Entstehung neuer Merkmale und schließlich neuer organismischer Konstruktionstypen.

539 Vgl. Langanke Wege S. 167f.

540 Vgl. Langanke Wege S. 175 u. 180.

541 Vgl. Langanke Wege S. 188-194.

zeitgenössische Biologen, Zoologen und Wissenschaftshistoriker[542] stehen dieser Richtung nahe – wenn sie auch noch immer eine Randgruppe ausmachen und die Lehrbücher weiterhin von den Theorien des synthetischen Darwinismus geprägt sind.[543] Jacobsohn-Lasks Ansatz der Erklärung der Kreuzung der Nervenbahnen in enger Korrelation zur Konstruktion des Körpers und seine Ökonomisierungsvorstellung, „bei größter Sparsamkeit des Raumes den höchstmöglichen Zweck der allgemeinen Innervation des einfachen tierischen Körpers zu erreichen", ist ähnlich wie der konstruktionsmorphologische Forschungsansatz, wenn auch nicht in allen Konsequenzen durchdacht und als besondere Richtung benannt. Seine „konstruktionsmorphologische" Arbeitsweise führt Jacobsohn-Lask später in seinem fotografischen neuroanatomischen Atlas fort.[544]

Wie die Konstruktionsmorphologen, so betont auch Jacobsohn-Lask die Notwendigkeit einer ganzheitlichen Betrachtungsweise des Organismus:

> *„Diese graue Grundsubstanz mit ihrem Nervengeflecht repräsentiert wohl die Zentralisation der Einheitlichkeit des Körpers. Die einzelnen Zentren mit ihren Bahnen dienen, wie ich glaube, ausschließlich isolierenden Betätigungen, während in der grauen Grundsubstanz jener leise flutende Lebensstrom dahinfließt, wie er vielleicht bei einem ruhig schlafenden Menschen auf- und abwallend den Funktionszusammenhalt des Ganzen, d. h. aller zellulären Elemente, bewirkt."*[545]

Bei der Begriffswahl der „Einheitlichkeit des Körpers" und des „Funktionszusammenhalt[es] des Ganzen" könnten allerdings noch andere Aspekte eine Rolle spielen: diese Begriffe sind gerade im Berlin der 1920er Jahre, in der Zeit der Etablierung der Berliner Schule der Gestaltpsychologie,[546] ein hoch aufgeladener

---

542 Hier sei zunächst der Jenaer Wissenschafthistoriker Olaf Breidbach genannt, außerdem der Zoologe Karl Edlinger (Naturhistorisches Museum Wien) und der Biologe Martin Langanke.

543 Gutmann wandte sich mit seiner „Kritischen Evolutionstheorie" gegen die in den 1960er Jahren in Deutschland vorherrschende „scientific community" der Zoologen; er bekam dadurch „Schwierigkeiten mit seiner Karriere". Vgl. Reif Evolutionsdiskussion S. 364.

544 Auf seine Arbeiten nehmen die Konstruktionsmorphologen keinen Bezug: vermutlich waren sie ihnen nicht bekannt.

545 Jacobsohn-Lask (68) Kreuzung S. 97. Die Struktur der „grauen Grundsubstanz", die das Neuropil zwischen den Nervenzellkörpern darstellt, wurde erst 1959 durch das Elektronenmikroskop aufgeklärt. Sie besteht aus den Dendritenbäumen benachbarter Nervenzellen, an denen das Geflecht der Nervenfasern unterschiedlicher Herkunft unzählige Synapsen ausbildet, über die die Erregungen der Neurone in Wellen verstärkt oder gelöscht werden – der „leise flutende Lebensstrom" des Geistes.

546 Hierzu gehörten die Psychologen Wolfgang Köhler, Max Wertheimer, Kurt Koffka und Kurt Lewin. Mit unterschiedlichen Schwerpunkten forderten sie die Beschreibung des „ganzen Erlebens" ohne eine Zerlegung in einzelne Elemente. Dabei forschten Wertheimer, Köhler und Koffka vor allem zur Wahrnehmungslehre und erklärten die Wahrnehmung von Ge-

Jargon. Die Gestaltpsychologie bildete den Gegenpol zur Elementenpsychologie: das Ganze sollte mehr sein als die Summe seiner Teile. Der Gestaltbegriff stand im Mittelpunkt des zeitgenössischen Diskurses zwar nicht in der Neurologie oder Anatomie, aber vor allem in der Psychologie und auch in der Entwicklungsbiologie und den beginnenden genetischen Arbeiten über die Gestaltentwicklung der Drosophila.[547] Auf die Berliner Gestaltpsychologen nimmt Jacobsohn-Lask weder in seinem Text noch in seinem ausführlichen Literaturverzeichnis Bezug. Der Einfluß der Gestaltdiskussion ist aber aus dem inhaltlichen Zusammenhang und der Wortwahl zu vermuten.

Auch die Illustrationen, die Jacobsohn-Lask in seiner Arbeit verwendet, passen zu diesem Gestaltbegriff: er zeichnet zum Beispiel einen menschlichen Fötus mit halbbogenförmig um den Rumpf geschlagenen Armen und Beinen - die „sackförmige Urform“ und die „ringförmige Anordnung der Körperanhänge“. Und um auf die von Jacobsohn-Lask postulierte „allgemeine Ursache des Kreuzungsphänomens“ zurückzukommen: er sieht sie in dem netzartigen „Gefüge des primitiven Nervensystems“ und seiner Korrelation zur schlauchförmigen „Grundgestalt des tierischen Körpers“.[548] Jacobsohn-Lask ist also der Körperbau in der Gesamtheit seiner Gestalt wichtig; die einzelnen Elemente ordnen sich hier ein, sind aber ohne die Gesamtgestalt funktionell nicht verständlich.[549]

Ein weiterer im obigen Zitat auffälliger Aspekt ist seine Wortwahl zur Beschreibung der Funktion der Grundsubstanz: „jener leise flutende Lebensstrom“. Diese Formulierung mutet naturphilosophisch an, ohne daß sich Jacobsohn-Lask jedoch insgesamt dieser eher spekulativen Forschungsrichtung verschrieben hätte. Nach Jahn leitete sich die Physiologie zu Beginn des 19. Jahrhunderts vorwiegend aus der Anatomie und hier in erster Linie aus der vergleichenden Anatomie ab. Auch große Anatomen jener Zeit interpretierten physiologische Zusammenhänge mit teilweise naturphilosophischen Formulierungen, ohne jedoch ihrer anatomischen Forschung die Naturphilosophie zugrunde zu legen.[550] Die Naturphilosophie und die positivistische Philosophie hatten zu Jacobsohn-Lasks Zeit einen späten berühmten Vertreter – Theodor Ziehen, Psychiater, Philosoph und Neuroanatom, der von 1904 bis 1912 Lehrstuhlinhaber für Psychiatrie und Nervenkrankheiten in Berlin war und von 1917 bis 1930 in Halle Philosophie lehrte. Auch Ziehen, der sich in den 1880er Jahren in Jena für Psychiatrie habilitiert hatte, forschte noch in seiner Jenaer und später in der Ber-

---

stalten physiologisch, während Lewin die mit dem Gestalterleben verbundene „Handlungs- und Affektpsychologie“ untersuchte. Vgl. Amin Assoziationspsychologie S. 126f.

547 Vgl. hier z. B. Kohler Lords passim.

548 Vgl. Jacobsohn-Lask (68) Kreuzung S. 121.

549 Vgl. Jacobsohn-Lask (68) Kreuzung S. 122.

550 Vgl. Jahn Biologie S. 293.

liner Zeit auf dem Gebiet der vergleichenden Anatomie. Jacobsohn-Lask kannte ihn aus der Berliner Zeit und besuchte auch in den späten 1920er Jahren noch philosophische Vorträge Ziehens, zu denen er sich in seinem Tagebuch allerdings eher kritisch äußert. Auf Ziehens Arbeiten nimmt Jacobsohn-Lask in seiner Arbeit über die Kreuzungen keinen Bezug.

Zum Thema der Kreuzung der Nervenbahnen waren vor Jacobsohn-Lasks Veröffentlichung nur wenige andere Arbeiten erschienen, alle jedoch unter anderen Gesichtspunkten. Der Physiologe, Psychologe und Philosoph Wilhelm Wundt hatte sich 1874 als erster in „psycho-physiologischer" Weise mit der Kreuzung der Nervenbahnen beschäftigt: er sah den Instinkt der Säugetiere als treibende Kraft für die stärkere Benutzung der rechten Körperhälfte zur Schonung des links liegenden Herzens an. Das Blut sei dann vermehrt in die linke Hirnhälfte gepumpt worden, die der Körper allmählich mit der rechten Körperhälfte verbunden habe.[551] Der Neuroanatom Santiago Ramón y Cajal führte alle Kreuzungsphänomene letztlich auf die Sehnervenkreuzung zurück,[552] Paul Flechsig machte mechanische Ursachen mit einer Verengung des vorderen Längsspalts des Medullarrohrs für die Pyramidenbahnkreuzung verantwortlich,[553] Alexander Spitzer die Torsion des Neuralrohrs während der embryonalen Entwicklung[554] und Emanuel Rádl die Anordnung von Ganglien.[555] In Jacobsohn-Lasks Augen sind alle erwähnten Arbeiten nur verallgemeinernde Gedankenspiele lokaler Lösungskonzepte ohne die Frage nach der Ursache der Kreuzungen.[556] In gängigen Lehrbüchern der Neurologie und Anatomie würde auf das Kreuzungsphänomen gar nicht eingegangen.[557]

Die Rezeption der Arbeit Jacobsohn-Lasks über die Kreuzungen war nicht annähernd so umfangreich und euphorisch wie diejenige seines Handbuchs von 1899: stand die vergleichende Neuroanatomie um die Jahrhundertwende noch im Mittelpunkt des wissenschaftlich-anatomischen Interesses, so war sie spätestens nach dem Ersten Weltkrieg an den Rand dieses Interesses gerückt. Jacobsohn-Lask stellte seine Arbeit im Mai 1924 in der Berliner Gesellschaft für Psychiatrie und Nervenkrankheiten vor. Eine lebhafte Diskussion entspann sich nicht, das Interesse war offensichtlich gering: lediglich der Neurologe Richard

---

[551] Vgl. Jacobsohn-Lask (68) Kreuzung S. 5. Nach Ismail Amin kann Wundt als Vordenker der Gestaltpsychologie angesehen werden. Er schuf das „Prinzip der schöpferischen Synthese" und postulierte die Entstehung „neuer Eigenschaften" durch die Assoziation mehrerer Sinneswahrnehmungen; dieses Produkt sei mehr als die „blosse Summe der Elemente". Vgl. Amin Assoziationspsychologie S. 103.

[552] Vgl. Ramón y Cajal Struktur S. 4 u. 23 und Jacobsohn-Lask (68) Kreuzung S. 14.

[553] Vgl. Flechsig Leitungsbahnen S. 202 und Jacobsohn-Lask (68) Kreuzung S. 5f.

[554] Vgl. Spitzer Kreuzung S. 14 und Jacobsohn-Lask (68) Kreuzung S. 21-30.

[555] Vgl. Rádl Lehre S. 62 und Jacobsohn-Lask (68) Kreuzung S. 39.

[556] Vgl. Jacobsohn-Lask (68) Kreuzung S. 39.

[557] Vgl. Jacobsohn-Lask (68) Kreuzung S. 3.

Henneberg meldete sich zu Wort und kritisierte die Fragestellung überhaupt sowie Jacobsohn-Lasks Lösungsansatz als „teleologische Scheinerklärung". Streitpunkt war letztlich das unterschiedliche Verständnis von „Ursachen" anatomischer Strukturverhältnisse. Während Jacobsohn-Lask bereits die Ableitung einer komplizierten Struktur aus einer einfachen und die Art der Entwicklung als ursächlich bezeichnete, sah Henneberg den „Bauplan des Nervensystems" als gegeben und nicht als „Gegenstand naturwissenschaftlicher Forschung" an. War auch Jacobsohn-Lask die Unerklärbarkeit der letzten Ursache für die Entstehung des „ersten Nervenplexus" und der schlauchförmigen Urform des Tierkörpers bewußt, so erhoffte er sich doch eine zunehmende Aufklärung des Körperaufbaus über die Untersuchung seiner Gestalt und Entwicklung.[558]

Kurz erwähnt wird die Arbeit 35 Jahre nach ihrem Erscheinen in einer deutschen Veröffentlichung, allerdings nicht im medizinischen Bereich, sondern in einem soziologisch ausgerichteten Werk über „Juden im deutschen Kulturbereich", ohne genauere Angaben und nur mit dem Hinweis, Jacobsohn-Lask habe „grundlegende Untersuchungen über das Zentralnervensystem", besonders „über das sekundäre Vorderhirn (Telencephalon) und über die Kreuzung der Nervenbahnen" ausgeführt.[559]

Aufmerksam auf das Werk wurde man hingegen in der Sowjetunion. Dies mag nicht nur mit der Widmung der Arbeit an Jacobsohn-Lasks langjährigen Freund Lazar Minor zu begründen sein. Mit einem Vortrag über das Kreuzungsphänomen wurde Jacobsohn-Lask im Winter 1927/28 zum All-Unions-Kongreß der sowjetischen Neurologen eingeladen. Eine inhaltliche Diskussion fand zwar auch in den sowjetischen neurologischen Kreisen nicht statt. Da der Vortrag aber trotz der auch eher klinischen Orientierung der sowjetischen Neurologen hochgelobt wurde, ist neben politischen Gründen auch die Sprachbarriere als Grund für die fehlende Diskussion zu erwägen.

Der bereits als vermutlicher Schüler erwähnte anerkannte schwedische vergleichende Neuroanatom Bertil Hanström, zu dem Jacobsohn-Lask ein herzliches Verhältnis hatte, erwähnt im Literaturverzeichnis verschiedener Kapitel seines 1928 in Berlin erschienenen Werkes über vergleichende Neuroanatomie der Wirbellosen beide Arbeiten über das Kreuzungsphänomen, nimmt jedoch inhaltlich nicht eindeutig Bezug auf sie.[560]

Noch vierzig Jahre danach werden Jacobsohn-Lasks Arbeiten in dem fünfbändigen Werk des amerikanischen vergleichenden Hirnforschers Hartwig Kuhlenbeck „The Central Nervous System of Vertebrates" besprochen. Kuhlen-

---

[558] Vgl. Henneberg Disk.bem. Jacobsohn-Lask (68) Kreuzung. Sitzungsber. der Berliner Gesellschaft für Psychiatrie und Nervenkrankheiten v. 12. Mai 1924. Zbl. ges. Neurol. 38 (Berlin 1924) S. 94-96.

[559] Vgl. Gumpert/ Joseph Medizin S. 509.

[560] Vgl. Hanström Anatomie S. 496 und 621.

beck nennt Jacobsohn-Lasks Lösungsvorschlag im 1967 erschienenen zweiten Band seines Werkes logisch und „vernünftig" im Gegensatz zu Ramón y Cajals „unbefriedigender" Hypothese, die das Kreuzungspnänomen mit der Sehnervenkreuzung zu erklären versuchte.[561]

Mit seiner morphologisch orientierten Forschungsmethode führte Jacobsohn-Lask seine früheren Arbeiten – einerseits das Handbuch von 1899, andererseits die Arbeiten über die Kerngebiete – in logischer Konsequenz weiter und ließ sich dabei nicht davon beeindrucken, daß inzwischen die Physiologie, Elektrophysiologie und Genetik mit ihren experimentellen Methoden die Neurowissenschaften beherrschten. Seine Arbeiten wurden als unmodern abgetan: der Zweig der Morphologie in der Neuroanatomie war als Methode „zur konzeptionellen Entwicklung der Hirnforschung blockiert".[562] Klinisch-pathologische Fragestellungen schienen wichtiger, die Physiologie maß der „funktionsmorphologischen Klärung des Substrats" keine Bedeutung mehr bei, und selbst die Morphologen beschäftigten sich schließlich nicht mehr mit der Untersuchung von Aufbau, Struktur und Funktion des Nervengewebes.[563] Auch das „Problem der Gestalt" spielte keine Rolle in der Entwicklungsbiologie, deren Forschungskonzepte von der Genetik und Entwicklungsmechanik bestimmt wurden.[564]

Das Phänomen der Kreuzung der Nervenbahnen ist bis heute nicht geklärt. In den letzten Jahren wurde die Beschäftigung damit aber wieder aktuell: derzeit arbeiten einige molekularbiologische Forschergruppen zum Thema „midline crossing". Im Mittelpunkt des Interesses stehen hier besonders die Proteine „SLIT" und „ROBO", denen eine Funktion einerseits für die Entwicklung und das Wachstum von Nervenzellen, andererseits für die Steuerung der Wachstumsrichtung zugeschrieben wird. „SLIT" verhindert die Kreuzung der Axone über die Mittellinie und benötigt hierzu den axonalen Rezeptor „ROBO". Letzterer ist in besonders großer Zahl an Axonen der langen Faserverbindungen, der Tractus longitudinales, zu finden. An den Axonen der kreuzenden Kommissurenfasern dagegen wird die Anzahl der „ROBO"-Rezeptoren durch den Einfluß anderer Proteine vermindert. Der Transkriptionsfaktor „Lola" koordiniert dabei das Zusammenwirken multipler, voneinander unabhängiger Gene. Untersuchungsobjekte sind hier meist die schon lange für genetische Forschungen ge-

---

561 Vgl. Kuhlenbeck System Vol.2, S. 284f. Im Science Citation Index zwischen 1965 und 2000 findet sich Jacobsohn-Lasks Veröffentlichung von 1924 nur einmal 1969.

562 Breidbach Lokalisation S. 145.

563 Vgl. Breidbach Lokalisation S. 148.

564 Vgl. Breidbach Morphologie S. 345.

züchtete Drosophila-Fliege und andere Wirbellose, es werden aber auch Verbindungen zu Wirbeltieren gezogen.[565]

Auf seine Arbeiten zur Kreuzung der Nervenbahnen folgend, beschäftigte sich Jacobsohn-Lask auch weiterhin mit dem Bau des Nervensystems und hier mit der Frage nach der Herkunft oder Ursache der Anordnung verschiedener Strukturen aus dem Blickwinkel der vergleichenden Anatomie und Entwicklungsbiologie. 1927 veröffentlichte er zu diesem Themenkomplex drei Arbeiten, in denen es um die Lage der grauen und weißen Substanz im Rückenmark und Gehirn, um die Einteilung des Großhirns und die Bildung der Tela chorioidea ging.[566]

Jacobsohn-Lask stellte sich die grundsätzliche Frage, warum im Rückenmark der Säugetiere die graue Substanz innen, die weiße außen liegt, während im Gehirn das Lageverhältnis umgekehrt ist. Bei den niederen Wirbeltieren erinnere die Lagerung der Zell- und Faserschichten im Großhirn noch an die metamere Anordnung im Rückenmark und Hirnstamm mit dem abschnittsweisen Zustrom der Nervenfasern: dem Großhirn fließe von außen der Riechstrom zu, der sich dann kegelförmig bis in die Hemisphärenwand verbreite. Die zu- und ableitenden Fasern verliefen in den Außenwänden. Bei etwas höheren Wirbeltieren wie den Amphibien gebe es auch zuleitende Fasern anderer Sinnesgebiete, beispielsweise des Gleichgewichtssinns, die schon assoziative Verbindungen mit den im vorderen Gehirnabschnitt liegenden Riechstationen eingingen. Die Riechzentren könnten nicht mehr den gesamten Platz der Hemisphärenwand einnehmen und konzentrierten sich auf die basale und mediale Hemisphärenwand. Sie nähmen zunächst noch den meisten Raum ein, verlören mit fortschreitender Evolution aber an Platz und Dominanz, da andere Sinnesqualitäten eine immer größere Rolle spielten.[567] Jacobsohn-Lask erklärt die Herausbildung der mit den Riechzentren in Verbindung stehenden, aber erst bei Reptilien und

---

[565] Vgl. Kidd et al. Controls S. 205-215; außerdem Arendt et al. Evolution S. 85, und Crowner et al. Lola S. 1317-1325.

[566] Vgl. Jacobsohn-Lask (69) Rückenmark S. 45-104, Jacobsohn-Lask (71) Grundeinteilung S. 793-812 und Jacobsohn-Lask (70) Problem S. 401-429. Die Tela chorioidea ist ein aus einschichtigem Epithel bestehender, sehr dünnwandiger Rest der Wandung der Hirnbläschen, die während der embryonalen Entwicklung des Gehirns bestanden haben. Außen bedeckt vom Bindegewebe der Pia mater mit ihren Blutgefäßen, stülpen sich Geflechte aus gefensterten Kapillaren in das Epithel der Tela chorioidea in die Ventrikellichtung vor (der sog. Plexus chorioideus), aus denen durch das „Plexusepithel“ der Liquor cerebrospinalis in die Ventrikel abgesondert wird. Der umfangreichste Plexus (Adergeflecht) findet sich in der basalen Wand des Telencephalons in den Seitenventrikeln, kleine Plexus kommen im Dach des III. und IV. Ventrikels vor.

[567] Vgl. Jacobsohn-Lask (69) Rückenmark S. 92f.

Säugetieren voll ausgebildeten Hippocampusformation,[568] sowie eines großen abgegrenzten Stammganglions[569] an der medialen Hemisphärenwand, in das zahlreiche verschiedene sensible Fasern einstrahlten. Bei den niederen Wirbeltieren und auch noch bei den Reptilien endeten die Fasern hier, da es noch kein Neopallium gab. Bei den Säugetieren habe sich durch die Bahnen der zunehmenden neuen Sinnesqualitäten, die aus dem zentralen Stammganglion „radienartig" ausstrahlten, eine „echte Rinde" aufgebaut, der „Neocortex", aus Nervenzellen, also aus grauer Substanz bestehend.[570]

Die Entstehung der Tela chorioidea mit dem Plexus chorioideus, dem Sekretions- und Filtrationsorgans des Zentralnervensystems, erklärt Jacobsohn-Lask ebenfalls vergleichend-anatomisch bzw. evolutionär: das Neuralrohr habe sich bei den frühen Wirbellosen aus dem rückenwärtigen Teil des Verdauungstraktes abgeschnürt und aus diesem die drüsige Schleimhaut mitgebracht. Voll entwickelt sei der Plexus chorioideus erst bei den Zyklostomen.[571]

Eine weitere wichtige Arbeit Jacobsohn-Lasks aus dieser Zeit ist sein historischer Überblick über die Forschungen der Jahre zwischen 1867, dem Gründungsjahr der Berliner Gesellschaft für Psychiatrie und Nervenkrankheiten, und 1927 zum Thema der Grundeinteilung des Endhirns. Diese Arbeit erschien als Abdruck seines Vortrages zu diesem Thema auf der Festsitzung der Berliner Gesellschaft für Psychiatrie und Nervenkrankheiten anläßlich ihres 60jährigen Bestehens in der von Oswald Bumke, Otfrid Foerster u.a. herausgegebenen „Zeitschrift für die gesamte Neurologie und Psychiatrie". Jacobsohn-Lask würdigt besonders die Hirnrindenkarten Korbinian Brodmanns, die er als sinnvollste der bis dahin bekannten Karten der Rindenfelder anerkennt.[572] Aufgrund der bisherigen Forschungsergebnisse erstellt er ein eigenes Schema der Einteilung des „sekundären Vorderhirns" [573], in das sowohl seine eigenen wissenschaftli-

---

568 Der Hippocampus gehört zum sog. „Archicortex" und ist Teil des limbischen Systems, das eine wesentliche Rolle für das Affektverhalten, Emotionen, Gedächtnis und Lernen spielt.

569 Hiermit meint Jacobsohn-Lask die phylogenetisch alten Stammganglien und hebt hier besonders den Thalamus als Umschaltstation für die sensiblen Bahnen heraus, den er auch „Corpus striatum magnum" nennt.

570 Vgl. Jacobsohn-Lask (69) Rückenmark S. 98f.

571 Vgl. Jacobsohn-Lask (70) Problem S. 421f. Zyklostomen sind Rundmäuler, ein Unterstamm aus dem Stamm der Chordatiere; die anderen Unterstämme sind Manteltiere, Schädellose und Wirbeltiere. Vgl. Dircksen Tierkunde Bd. 1 S. 289.

572 Vgl. Jacobsohn-Lask (71) Grundeinteilung S. 808f. Die Brodmannsche Kartierung gilt im Wesentlichen heute noch.

573 Telencephalon; umfaßt die Großhirnhemisphären mit den sie verbindenden Teilen (Lamina terminalis, Corpus callosum und Commissura anterior), die „grauen Kerne" (Claustrum, Nucleus caudatus, Putamen, Corpus amygdaloideum) und die seitlichen Hirnkammern. Das Vorderhirn (Prosencephalon) setzt sich aus dem Zwischenhirn (Diencephalon) und dem Endhirn (Telencephalon) zusammen. Der Rest des Gehirns, bestehend aus Mittelhirn (Mesencephalon), Hinterhirn (Metencephalon) mit Kleinhirn und dem verlängerten Mark (Myelencepha-

chen Erkenntnisse insbesondere über die Lagerung der grauen und weißen Substanz als auch die Ergebnisse anderer Forscher wie Korbinian Brodmann, Ludwig Edinger oder Elliot Smith einfließen. Auch hierbei verfolgt Jacobsohn-Lask ein evolutionistisches Gesamtkonzept und kennzeichnet die jeweils aus einerseits der Riechstrahlung, andererseits der „sensiblen, optischen und akustischen Strahlung" entstandenen Teile des Telencephalon. In diese Zweiteilung ordnet Jacobsohn-Lask die einzelnen Teile des Endhirns ein.[574]

1929 erschien in einer Festschrift zum 40. Doktorjubiläum seines Freundes Edward Flatau in Warschau eine Arbeit Jacobsohn-Lasks „Über die exzentrische Lagerung der langen Bahnen im Zentralnervensystem". Hiermit knüpfte er einerseits an eine Arbeit Flataus von 1897 zu diesem Thema, andererseits an seine eigenen Arbeiten der letzten Jahre an. Flatau hatte nur das Rückenmark der höheren Säugetiere untersucht, Jacobsohn-Lask bezog in seine Arbeit noch die Wirbellosen und das Gehirn der Wirbeltiere mit ein, um die Fragestellung „vollständig" zu bearbeiten.[575] Schon bei den höheren Wirbellosen fand er in der Ganglienkette des Nervensystems Fasern, die aus der inneren Schicht der Ganglien in eine äußere münden und dort in Längsrichtung weiter verlaufen. Er stellte eine Analogie dieser äußeren Nervenzellen mit Zellen der Spinalganglien der Wirbeltiere fest, die sich bei den Wirbeltieren schon vom Zentralnervensystem getrennt hätten, während sie bei Wirbellosen noch dazugehörten.[576] Jacobsohn-Lask bestätigte die Gültigkeit des Flatau'schen Gesetzes der exzentrischen Lagerung der langen Bahnen für das Rückenmark aller Wirbeltiere wie für das Zentralnervensystem der Wirbellosen und führte den noch ausstehenden Beweis seiner Gültigkeit auch für das Gehirn der Wirbeltiere. Er fand das Ende der langen Bahnen in den zentral liegenden, phylogenetisch alten Stammganglien und bei den Säugetieren im Hirnmantel, in den von den Stammganglien ausgehende Fasern einstrahlen. Diesen Hirnmantel- oder Rindenzellen lagern sich die Markfasern zwar nicht „ex-„, sondern „parazentrisch" an die Innenseite des Gehirns an, aber da er der Hirnrinde die „zentrale" Funktion zuschrieb, sah Jacobsohn-Lask das Flatau'sche Gesetz auch für das Hirn der Säugetiere bestätigt.[577]

Wie seine Arbeiten zum Kreuzungsphänomen, so wurden auch die nachfolgenden Arbeiten Jacobsohn-Lasks aus den späten 1920er Jahren in Berlin eher kritisch aufgenommen. An den Diskussionen in der Berliner Gesellschaft für Psychiatrie und Nervenkrankheiten beteiligten sich im wesentlichen Richard Henneberg und Hans-Gerhard Creutzfeldt. Henneberg fand in einer Diskus-

---

lon), wird zusammenfassend „Rhombencephalon" oder „Rautenhirn" genannt. Vgl. auch Zilles/ Rehkämper Neuroanatomie S. 7.

[574] Vgl. Jacobsohn-Lask (71) Grundeinteilung S. 810.

[575] Vgl. Jacobsohn-Lask (73) Lagerung S. 21.

[576] Vgl. Jacobsohn-Lask (73) Lagerung S. 23.

[577] Vgl. Jacobsohn-Lask (73) Lagerung S. 28f.

sionsbemerkung zu Jacobsohn-Lasks Vortrag vom November 1926 dessen Herangehensweise an das Problem der Entstehung der Tela chorioidea zu einfach und mechanistisch, und Creutzfeldt äußerte Bedenken gegen Jacobsohn-Lasks morphologische Betrachtung der Beziehung zwischen Neuralrohr und Körperform.[578] In der Diskussion über die „Grundeinteilung des sekundären Vorderhirns" wandte sich Creutzfeldt gegen Jacobsohn-Lasks Methode, sensible Fasern von den entwicklungsgeschichtlich alten Riechfasern abzugrenzen, und wollte in Jacobsohn-Lasks Schema zur Einteilung des Vorderhirns nicht nur Korbinian Brodmanns, sondern auch Oskar Vogts Arbeiten gewürdigt wissen.[579]

Jacobsohn-Lasks Arbeit über die Grundeinteilung des sekundären Vorderhirns wurde von seinem bereits erwähnten schwedischen Kollegen Bertil Hanström in dessen 1928 in Deutschland erschienenen Werk über die vergleichende Anatomie des Nervensystems der Wirbellosen im Literaturverzeichnis angegeben; er verwendet Jacobsohn-Lasks Ergebnisse in seinem Kapitel über „Parallelen im Bau des Nervensystems der Evertebraten und Vertebraten".[580]

Weitere Zitate der zuletzt besprochenen Arbeiten Jacobsohn-Lasks ließen sich in der einschlägigen Literatur nicht finden. Insgesamt wird also deutlich, daß aus dem Gebiet der vergleichenden Neuroanatomie und Morphologie Jacobsohn-Lasks Handbuch von 1899 und seine Arbeiten über das Kreuzungsphänomen als seine wichtigsten und einflußreichsten Werke einzuschätzen sind. Die darauf folgenden Arbeiten lassen sich methodologisch und thematisch im wesentlichen der „Kreuzungsarbeit" unterordnen und können als Ergänzung der Jacobsohn-Laskschen morphologisch orientierten Theorie angesehen werden.

2.4 Kriminalität und Sittlichkeit: Psychologische Forschungen zur Straffälligkeit von Jugendlichen

2.4.1 Die Situation der Moralpsychologie zu Beginn des 20. Jahrhunderts

Gegen Ende des 19. Jahrhunderts begann man, sich wissenschaftlich mit den gesellschaftlichen und auch lebensgeschichtlichen Ursachen von Straftaten zu beschäftigen und Maßnahmen zur gezielteren Bekämpfung von Straftaten zu entwickeln. Dabei ging es zunächst um standardisierte Methoden zur Identifizierung der Straftäter wie die Aufzeichnung körperlicher Meßdaten und die Einfüh-

---

[578] Vgl. Henneberg und Creutzfeldt Disk.bem. Jacobsohn-Lask (70) Umstände S. 378f.

[579] Vgl. Creutzfeldt Disk.bem. Jacobsohn-Lask (71) Grundeinteilung S. 765f.

[580] Vgl. Hanström Anatomie S. 621.

rung des Fingerabdrucks; mit Cesare Lombroso einem italienischen Psychiater, Anthropologen und Gerichtsmediziner, entstand die Theorie des „Homo delinquens“: Die 3. Auflage seines Hauptwerkes „Der Verbrecher in anthropologischer, ärztlicher und juristischer Beziehung“ wurde 1887 ins Deutsche übersetzt und propagierte den zum Verbrecher geborenen Menschen mit ganz bestimmten äußerlichen Merkmalen[581] und Verhaltensweisen, dem die Gesellschaft nur die Bedingungen biete, seiner natürlichen Bestimmung gerecht zu werden.[582] In Deutschland wurde dieses Gedankengut in der Öffentlichkeit zum großen Teil positiv aufgenommen; es gab aber auch andere Bestrebungen, die soziale Bedingungen im Strafrecht berücksichtigen wollten.[583] So forderte beispielsweise der Jurist Franz von Liszt[584] die individuelle Abstimmung von Strafmaßnahmen auf die jeweilige Täterpersönlichkeit, um zumindest jungen Straftätern eine Resozialisierung zu ermöglichen oder die Zwecklosigkeit solcher Maßnahmen zu erkennen. Dies erforderte jedoch die gutachterliche Einschätzung der Persönlichkeit eines Straftäters; hierfür wurde der Begriff „Kriminalbiologie“ eingeführt.[585]

Im Gegensatz zu den Juristen hatten sich die Berliner Gerichtsmediziner laut Friedrich Herber, der sich in einer 1994 erschienenen Arbeit mit der Geschichte der Kriminalbiologie in Berlin beschäftigt, bis 1933 kaum mit kriminalbiologischen Fragestellungen auseinandergesetzt.[586] Für die Gerichtsmediziner mag diese Feststellung zutreffen; in den Kreisen der Pädagogen, Psychologen und Nervenärzte wurden aber bereits vor dem Ersten Weltkrieg und dann zunehmend während der 1920er Jahre kriminalpsychologische Fragen diskutiert. Arbeiten zu diesen Themen erschienen in der Zeitschrift für Psychotherapie, der Zeitschrift für pädagogische Psychologie und experimentelle Pädagogik, aber auch in der Zeitschrift für die gesamte Neurologie und Psychiatrie, dem Nach-

---

[581] Lombroso gibt als äußerliche Merkmale beispielsweise eine ungewöhnliche Größe oder auch besonderen Kleinwuchs, einen kleinen Kopf bei großem Gesicht, große und vorstehende Augen und buschige Augenbrauen an.

[582] Vgl. Herber Gerichtsmedizin S. 512.

[583] Zur Rezeption der Theorien Lombrosos in Deutschland vgl. Gadebusch-Bondio Rezeption passim.

[584] Von Liszt wurde 1879 Ordinarius in Gießen, 1889 in Halle und 1899 in Berlin. Er gründete 1904 die „Monatsschrift für Kriminalpsychologie und Strafrechtsreform“. Obwohl bekanntester Kriminalpolitiker Berlins, wurde er vom Reichsjustizamt nicht als Berater zur Erarbeitung des neuen Strafgesetzentwurfes 1913 hinzugezogen. Er starb 1919. Vgl. Herber Gerichtsmedizin S. 513.

[585] Vgl. Herber Gerichtsmedizin S. 514.

[586] Nach 1933 expandierte das gerichtsmedizinische Institut, es wurde eine Untersuchungsstelle für Gerichtsärzte eingerichtet, es sollten vorbeugende Maßnahmen wie die Sterilisierung gegen „angeboren verbrecherische Individuen“ ergriffen werden. Die Kriminalbiologie wurde nun als Teil der Konstitutions- und Erbbiologie angesehen. Vgl. Herber Gerichtsmedizin S. 520.

folgeblatt des Neurologischen Centralblatts und Hauszeitschrift der Berliner Gesellschaft für Psychiatrie und Nervenkrankheiten. In dieser Zeit entstand auch die Wissenschaft der Moralpsychologie: Die heute geläufigen Kategorien der moralischen Entwicklung des Menschen wurden zuerst in den 1920er Jahren von Jean Piaget und vierzig Jahre später von Lawrence Kohlberg ausgearbeitet.

Jacobsohn-Lask, der sich bereits während des Ersten Weltkriegs mit den moralischen Vorstellungen jugendlicher Straftäter befasste, kann zusammen mit wenigen anderen als Vorläufer dieser Moralpsychologen bezeichnet werden – wenn er sich auch als Fachfremder nur mit einem kleinen Ausschnitt dieser Wissenschaft beschäftigte, sich hierbei an praktischen Beispielen aus seinem Alltag orientierte und eher sein soziales, pädagogisches und psychologisches als sein psychiatrisches oder neurologisches Interesse ausschlaggebend für die Arbeiten war. Eine wichtige Voraussetzung hierfür war sicherlich sein Kontakt zu reformpädagogischen Bestrebungen.

2.4.2 Jacobsohn-Lasks Interesse an Heil- und Reformpädagogik

Louis und Berta Jacobsohn-Lasks Kinder Ruth, Ludwig, Hermann und Ernst wurden 1902, 1903, 1905 und 1906 geboren. 1911 zog die Familie von Berlin-Mitte in den Berliner Süden nach Lichterfelde. Dort hatte in der Holbeinstraße der Reformpädagoge Berthold Otto 1907 eine der ersten Freien Schulen, zunächst „Hauslehrerschule" genannt, gegründet, die alle vier Kinder vom Oktober 1911 an besuchten. Im Mittelpunkt des Unterrichts stand das „erweiterte Tischgespräch", auch „Gesamtunterricht" genannt, eine tägliche Stunde, in der alle Schüler und Lehrer der Schule zusammensaßen, Erlebnisse erzählen oder Fragen stellen konnten. Für die übrige Zeit waren die 6-17jährigen Schüler in vier Kurse eingeteilt, die sich nicht nach ihrem Alter richteten, sondern nach ihrem jeweiligen Wissensstand in den einzelnen Hauptfächern. Waren einzelne Schüler in bestimmten Fächern weiter als ihr Kurs, so konnten sie für dieses Fach einen höheren Kurs besuchen. Die Einteilung in die Stufen wurde von den Schülern selbst vorgenommen, die Teilnahme am Unterricht überhaupt war freiwillig, aber nach dreimaligem Schwänzen konnten die anderen Schüler den Schwänzenden nach dem „Schülergesetz" von den Kursen ausschließen. Auch an der Zusammenstellung des Stundenplans waren die Schüler beteiligt. Das Abitur konnte man damals nicht an der Berthold-Otto-Schule ablegen; hierzu mußte man an ein Gymnasium wechseln und wurde zu Hause oder auch in der Schule auf den anderen Lehrplan vorbereitet.[587]

Otto wollte die Schüler zum selbständigen Denken anregen; der Unterricht richtete sich nach den Fragen, die sie interessierten. Er wollte das „seelische Le-

---

[587] Vgl. Berta Lask Berthold-Otto-Schule S. 2.

ben" verstehen; es schien ihm absurd, in einem bestimmten Zeitraum ein bestimmtes Lernpensum von allen Schülern gleichermaßen zu verlangen – wie man kein vorher bestimmtes körperliches Wachstum in einem gewissen Zeitraum erzwingen könne, so sei auch das geistige Wachstum individuell und nicht erzwingbar. Seine Schule diente Berthold Otto auch zum Studium der Entwicklung des Kindes, weitab von der Universitätspsychologie.[588]

Strafe gehörte nicht zum Erziehungsprinzip; im Gegenteil, Otto propagierte das Lob als „das Wichtigste und Beste, was wir tun können". Seiner Meinung nach gab es keinen Menschen, der so schlecht sei, daß man nichts Lobenswertes an ihm fände, sondern nur Worte oder einzelne Taten, die nicht lobenswert seien. Eine Aufgabe des Lehrers sei es, diese lobenswerten Eigenschaften der einzelnen Kinder herauszufinden und den Kindern bewußt zu machen. Das Tadeln übernähmen schon die Mitschüler; der Lehrer solle dann diese Tadel relativieren und wieder lobenswerte Eigenschaften herausstreichen:

> *„Erzieher müssen es sich immer wieder zur Grundregel machen, dem Zögling niemals eine schlechte Eigenschaft zuzuschreiben, ehe sie sie bei ihm ganz unzweifelhaft festgestellt haben, da sie sonst Gefahr laufen, diese schlechte Eigenschaft selbst zur Entfaltung zu bringen, sintemalen der Mensch, auch der Zögling, sehr oft Neigung hat, das zu werden, wofür man ihn hält."*[589]

Sowohl Berta als auch Louis Jacobsohn-Lask setzten sich öffentlich für die Verbreitung der Ideen Berthold Ottos und die offizielle Anerkennung der Schule ein: Berta Lask veröffentlichte 1919 in der Zeitschrift „Volkskraft-Bund" einen Bericht über die Schule und Ottos Grundsätze; Louis Jacobsohn-Lask verglich 1921 in einem Artikel in der SPD-nahen Vossischen Zeitung das „alte" mit dem „freien" Schulsystem und warb um offizielle Anerkennung, Unterstützung und Gleichberechtigung der Freien Schulen. Anlaß für seinen Artikel war der Amtsantritt Wilhelm Paulsens, des neuen Oberschulrats von Groß-Berlin, an den er große Hoffnungen auf eine Reform des Schulsystems knüpfte.[590]

Nur wenige Häuser entfernt von der Berthold-Otto-Schule, die in einer Villa in der Lichterfelder Holbeinstraße 21 untergebracht war, befand sich in der Holbeinstraße 28 ein privates Heilerziehungsheim, ein „spezialärztlich geleitetes Pensionat für ärztlich-erzieherische Behandlung verbunden mit staatlich konzessionierter Familienschule". Einerseits wurden „zurückgebliebene" Kinder ab dem dritten Lebensjahr aufgenommen, andererseits gab es Plätze für „psychopathische" Kinder, die als „schwererziehbar, willensschwach", aber ausdrück-

---

588 Vgl. Jäkel Rundbrief 54 S. 7, und Lask Berthold-Otto-Schule S. 2. Seine eigenen universitären Studien der Philosophie, klassischen Philologie und Pädagogik hatte Otto 1883 ohne Abschluß abgebrochen.

589 Zit. nach: Jäkel Rundbrief 52 S. 14.

590 Vgl. Jacobsohn-Lask (65) Schulwünsche passim.

lich nicht als „schwachbegabt“ charakterisiert wurden. Für diese Kinder wurden Einzel- und Gruppenunterricht bis zur Erlangung der Realschul- oder Gymnasialreife einschließlich Sport, Gartenarbeit im Anstaltspark, Physio- sowie Psychotherapie angeboten.[591] Erstmals 1911, also im selben Jahr, als die Familie Jacobsohn-Lask nach Lichterfelde zog, wurde Louis Jacobsohn-Lask als einer der beiden ärztlichen Leiter des Heimes genannt, zusammen mit seinem Kollegen Walter Fürstenheim, einem Berliner Psychiater, der schon Erfahrungen als Leiter einer „pädagogischen Poliklinik für Kinderforschung, Erziehungsberatung und ärztliche erziehliche Behandlung“ gesammelt hatte.[592] Jacobsohn-Lask bot Sprechstunden in der Anstalt und in seinem Laboratorium in der Ziegelstraße an. Ob die Erziehung der in diesem Heim lebenden Kinder in Verbindung mit der Berthold-Otto-Schule stand oder Jacobsohn-Lask durch Vermittlung der Schule die Leitung des Heimes angetragen wurde, läßt sich nicht nachvollziehen. Jedenfalls beschäftigte sich Fürstenheim neben schwererziehbaren Kindern auch mit straffälligen Jugendlichen, wie eine Veröffentlichung aus dem Jahr 1910 beweist.[593]

In einer Anzeige aus dem Jahr 1912 wird Jacobsohn-Lask noch als „konsultierender Arzt“ erwähnt; die Besitzerin und Leiterin war nun statt Fürstenheim die Ärztin und Pädagogin Anna Geheeb-Lieberknecht.[594] Im folgenden Jahr bereits war sie alleinige Leiterin und betreuende Ärztin. Sie war die Schwester des bürgerlichen Reformpädagogen Paul Geheeb, eine der ersten Medizinstudentinnen Deutschlands und später, ab 1925, führende Mitarbeiterin eines Landerziehungsheimes bei Gießen.[595] Paul Geheeb wiederum hatte bereits verschiedene Landerziehungsheime geleitet und 1906 mit Gustav Wyneken die Freie Schulgemeinde Wickersdorf gegründet. Das Ehepaar Paul und Edith Geheeb (geb. Cassirer) eröffnete 1910 die bekannte und heute noch existierende Odenwaldschule, größtenteils finanziert von Ediths Vater Max Cassirer, einem Berliner Stadtrat und Industriellen; 1934 emigrierte das Paar mit ca. 25 Schülern in die Schweiz.[596] Es ist zu vermuten, daß die Familie Geheeb und insbesondere Anna Geheeb als Reformpädagogen Kontakt zu Berthold Otto und seiner nur wenige Häuser von dem Heim entfernten Schule hatten.

---

591 Vgl. die Anzeige im Reichsmedizinalkalender 1911, II. Teil, Anzeigen S. 33.

592 Fürstenheim hatte diese Beratungsstelle 1906 als „Medico-pädagogische Poliklinik für Kinderforschung, Erziehungsberatung und ärztliche erziehliche Behandlung“ in Berlin gegründet; sie war damit die zweite Beratungsstelle dieser Art deutschlandweit. Vgl. Woldrich Beratung S. 5.

593 Vgl. Fürstenheim Fürsorge passim.

594 Vgl. Reichsmedizinalkalender 1912, II. Teil, Leipzig 1912, Anzeigen S. 38.

595 Vgl. Näf Geheeb Archiv S. 2.

596 Vgl. Albrecht/ Albrecht Diagnosen S. 610, Leo Baeck Inst. Kurzbiographien S. 111 und Internet-Information der Odenwaldschule zu ihrer Geschichte, S. 1, November 2001.

Aus welchen Gründen Jacobsohn-Lask ab 1913 nicht mehr in der Anstalt mitarbeitete, ist nicht belegt. Möglicherweise nahmen ihn andere Aufgaben zu sehr in Anspruch: bereits seit 1911 betreute er als ärztlicher Berater das Berliner Jugendgericht und widmete sich in den folgenden Jahren zunehmend Forschungen zur Moral und Straffälligkeit Jugendlicher.

2.4.3 Jacobsohn-Lasks Untersuchungen zur Straffälligkeit Jugendlicher

1911 nahm Jacobsohn-Lask neben seiner Position als Interimsleiter des ehemaligen Mendel'schen Laboratoriums eine Stellung als ärztlicher Berater beim Jugendgericht Berlin an. In den nächsten Jahren begutachtete er über 1500 Jugendliche. Nach 1914, als er sein Laboratorium und die Leitung der Poliklinik in der Ziegelstraße verloren hatte, nahm diese Tätigkeit neben der Herausgabe des „Jahresbericht[es] über die Leistungen und Fortschritte auf dem Gebiete der Neurologie und Psychiatrie" einen Großteil seiner Arbeitszeit in Anspruch und bildete vermutlich seine Haupteinkommensquelle. Die Ergebnisse seiner Beobachtungen an den jugendlichen Straftätern begann er ab 1916 zu veröffentlichen. In seiner ersten Arbeit, die 1916 im „Jahresbericht über die Leistungen und Fortschritte der Neurologie und Psychiatrie" erschien, nähert sich Jacobsohn-Lask dem Problem der Kriminalität der Jugendlichen von einem pädagogischen Standpunkt aus. Wenn er auch Berthold Otto hier nicht namentlich erwähnt, sind dessen Ideen und Prinzipien jedoch unverkennbar in Jacobsohn-Lasks Arbeiten wiederzufinden. Er untersucht hier zunächst die wirtschaftliche Lage der Familien, denen die Jugendlichen angehörten, und kommt zu dem Ergebnis, daß 75% finanziell schlechten oder gar armen Verhältnissen entstammten, in denen große Familien in einem Zimmer und einer Küche leben mußten. Die Mehrzahl der Eltern habe von Kindererziehung „kaum mehr als eine instinktartige Ahnung", der Vater sei oft von früh morgens bis spät abends bei der Arbeit, die Mutter müsse häufig auch arbeiten gehen. Die Kindererziehung sei in vielen Familien von Ratlosigkeit, eigener Bequemlichkeit oder auch brutaler Gewalt bestimmt, und in der Volksschule, einer „Massenabfütterungsanstalt mit geistiger Nahrung", könnten die Lehrer keine Rücksicht auf Eigenarten der Schüler nehmen und hätten von Kinderpsychologie „nur eine nebelhafte Vorstellung". Ohne Schulabschluß würden viele Kinder zu früh und geistig noch unreif in den Kampf ums Überleben, in die Arbeitssuche gestoßen, müßten als ungelernte Arbeiter Geld verdienen. Schließlich führt Jacobsohn-Lask noch den Krieg als Multiplikationsfaktor für die genannten sozialen Probleme an.[597]

---

597 Vgl. Jacobsohn (-Lask) (57) Kriminalität S. XXXI-XXXIII.

Wie Berthold Otto so geht auch Jacobsohn-Lask vom guten Kern in jedem Menschen aus: „Es gibt keinen geborenen Verbrecher“.[598] Bis auf wenige Ausnahmen sieht er die Ursachen für die Straffälligkeit Jugendlicher in sozialer Ungerechtigkeit. Gefängnisstrafen für Jugendliche lehnt er prinzipiell als „das Verkehrteste, was es überhaupt geben kann“ ab, ebenso die gerichtliche Bestrafung eines Jugendlichen unter 16 Jahren. Statt dessen fordert er staatliche Arbeitsämter zur Vermittlung von Arbeitsplätzen für Erwachsene und Jugendliche, bessere Wohnungen, eine Arbeitszeitverkürzung für Eltern, Fortbildungen für die Eltern insbesondere über Kinderpsychologie, mehr Individualität in der schulischen Betreuung, staatliche Sporteinrichtungen. Er propagiert die „Arbeitsschule“ als staatliche berufsbildende Kurse nach der Schulentlassung, ein absolutes Alkohol- und Tabakverbot für Jugendliche bis 17 Jahre und eine weitgehende Einschränkung des Alkoholkonsums für Erwachsene.[599] Auch die frühzeitige umfassende Sexualaufklärung sowie staatliche Fürsorge für alleinstehende Mütter und uneheliche Kinder sind ihm ein Anliegen. Eine besondere Erziehung oder Therapie fordert Jacobsohn-Lask für psychisch kranke, schwachbegabte und für verwahrloste Kinder. Nicht zuletzt drängt er auf fachkundige Beratung der Jugendgerichte durch pädagogisch und psychologisch geschulte Ärzte.[600]

Einen ausführlicheren, inhaltlich im wesentlichen aber gleichen Text veröffentlichte er 1917 in der für ihn sonst fachfremden Zeitschrift „Monatsschrift für Kriminalpsychologie und Strafrechtsreform“. Einer der verantwortlichen Mitarbeiter und Gründer dieser Zeitschrift war der bereits erwähnte Jurist und innovative Kriminalpolitiker Franz von Liszt. Damit bewegte sich Jacobsohn-Lask wieder interdisziplinär in nicht-neurologischen Kreisen, wie es ihm zum Austausch immer wichtig war.

Er beschäftigte sich auch in den folgenden Jahren mit der Straffälligkeit Jugendlicher; als Berater des Gerichts kam er mit den Jugendlichen in direkten Kontakt. Während dieser Zeit las er einen 1912 in der „Vierteljahrsschrift für gerichtliche Medizin und öffentliches Sanitätswesen“ veröffentlichten Reisebericht des Berliner Gefängnisarztes Hugo Marx, der im selben Jahr einige Untersuchungsgefängnisse und Anstalten für jugendliche Strafgefangene in den Vereinigten Staaten von Amerika besucht hatte. Auf diesen Bericht bezog Jacobsohn-Lask sich in seiner 1919 veröffentlichten ersten Arbeit zu dem Thema: „Gibt es eine brauchbare Methode, um Aufschluß über das sittliche Gefühl eines Jugendlichen zu bekommen?“[601] Er versuchte hier, die von Marx geschilderte

---

[598] Jacobsohn (-Lask) (57) Kriminalität S. XXXII.

[599] Diese Forderung wird in einer Besprechung seiner Arbeit zwar als „beachtenswert“ betont, aber nicht umgesetzt. Vgl. Rosenfeld Ref. Jacobsohn (-Lask) (57) Kriminalität. Jber. Leistg. Neurol. 21 (1918) S. 509.

[600] Vgl. Jacobsohn (-Lask) (57) Kriminalität S. XXXIV.

[601] Vgl. Jacobsohn-Lask (61) Methode S.290f.

Methode des bereits erwähnten Anstaltsarztes Guy Fernald nachzuvollziehen. Der Originaltext Fernalds lag Jacobsohn-Lask damals nicht vor, er konnte ihn erst nach Abschluß seiner langjährigen Untersuchungen selbst einsehen.

Als wichtigster Test Fernalds ist der "Defective Delinquent Class-Differentiating-Test", bestehend aus Tabellen mit zehn verschiedenen Vergehen gegen den Anstand, die der Schwere nach geordnet werden sollten, zu nennen. Diese Vergehen lauteten beispielsweise: "zwei bis drei Äpfel von jemandes Baum nehmen", "einen Cent aus dem Bettlerhut eines Blinden nehmen", "aus Spaß ein Fenster einwerfen", "ein Haus anstecken, in dem sich Leute befinden" oder "auf einen Mann schießen, der wegrennt, wenn Du ihn zu berauben versuchst". Die Reihung durch die Prüflinge wurde verglichen mit derjenigen durch Versuchspersonen mit "normalem ethischen Vermögen", und daran wurde mit Hilfe eines Zahlenschemas das ethische Anschauungsvermögen der Prüflinge gemessen. Auch eine Reihe lobenswerter Handlungen mußte geordnet werden. Marx hatte sich anhand der von Fernald erstellten Listen davon überzeugt, daß die Ergebnisse mit den Ergebnissen sonstiger psychologischer Untersuchungen übereinstimmten.[602] Da es in Deutschland bisher keine oder nur kaum brauchbare Testmethoden zur Untersuchung des moralischen Empfindens gab und herkömmliche psychologische Tests vorwiegend die Intelligenz prüften, war Jacobsohn-Lask begeistert von der Möglichkeit, nach der Vorlage des Fernaldschen Tests eine eigene Untersuchungsmethode für die von ihm betreuten jugendlichen Straffälligen zu entwickeln. Seine ersten Untersuchungen zur Überprüfung der Brauchbarkeit der Fernaldschen Methode führte Jacobsohn-Lask an 30 12- bis 18jährigen Jugendlichen durch. Beeindruckend fand er, daß die Methode Suggestion vermeide im Gegensatz zu bisher bekannten Tests. Nach diesen ersten Versuchen bereits befand er die Methode für wertvoll, um wenigstens annähernden Aufschluß über das sittliche Fühlen der Jugendlichen zu bekommen.

Jacobsohn-Lask modifizierte den Test allerdings erheblich. Er dachte sich sieben Vergehen aus, die er situativ näher beschrieb, um Täterperson und Motive besser zu charakterisieren. Einige Beispiele sollen hier kurz skizziert werden: Ein 10jähriger Junge, der den ganzen Tag noch nichts gegessen hat und dessen Mutter arbeiten geht, kommt an einem Bäckerladen mit offenstehender Tür vorbei; neben der Tür steht ein Korb voll frischer Brötchen. Als niemand im Laden ist, nimmt er zwei Brötchen und ißt sie gleich auf der Straße auf. Ein weiteres Beispiel ist die Geschichte von den Gewehren: Zwei 12jährige Jungen, einer Försterssohn, spielen Soldat und nehmen dazu verbotenerweise die sonst nicht geladenen Gewehre des Vaters; ein Gewehr ist doch geladen, der Försterssohn erschießt im Spiel seinen Freund. Das letzte hier zu erwähnende Beispiel ist die Geschichte vom Stiefvater: Ein 16jähriger Junge hat einen Stiefvater, der

---

602 Die Methoden der Testdurchführung und Auswertung wurden allerdings von Marx nur sehr unvollständig dargestellt.

trinkt und seine Mutter und ihn ständig mißhandelt; er kommt eines Tages nach Hause, sieht, wie seine Mutter schon wieder geschlagen wird und erwürgt den Stiefvater.

Die Geschichten wurden jeweils auf einzelnen Blättern an die Prüflinge verteilt, diese mußten sie lesen und nacherzählen, rein sachliche Verständnisfragen konnten geklärt werden, anschließend sollte der Prüfling die sieben Vergehen der Schwere nach ordnen. Danach sollte die Einordnung jedes einzelnen Vergehens schriftlich begründet werden; dies war neu und diente Jacobsohn-Lask zur besseren Einschätzung der moralischen Vorstellungen des Prüflings.

Als "sittlich reif" schätzte er diejenigen Jugendlichen ein, die ausschlaggebend für ihr Urteil die inneren Motive des Täters bewerteten, als "sittlich unreif" galten diejenigen, die nach dem äußeren Schaden urteilten. Jacobsohn-Lask räumte ein, daß diese Methode nur das "sittliche Fühlen", nicht aber das "sittliche Handeln" zeigen könne, für jüngere Kinder zu kompliziert und auch zur Prüfung der Intelligenz geeignet sei. Er war sich darüber klar, daß diese ersten Untersuchungen an nur 30 Jugendlichen noch kein endgültiges Urteil über die Methode erlaubten; dennoch stellte er sie am 9. Dezember 1918 in der Berliner Gesellschaft für Psychiatrie und Nervenkrankheiten vor. An der anschließenden Diskussion beteiligten sich namhafte Kollegen, die sich zum Teil ebenfalls gerade mit dem Thema der Moralforschung beschäftigten.[603]

Max Levy-Suhl, niedergelassener Neurologe und Psychiater, hatte 1911 Ausfrageversuche an 120 Berliner Schulkindern durchgeführt, die vom Schularzt Schäfer an weiteren 1100 Kindern fortgesetzt wurden.[604] Levy-Suhl beschäftigte sich nur mit dem Diebstahl als dem den Jugendlichen geläufigsten Delikt und verhörte die Probanden regelrecht, um alle Gründe gegen Diebstahl zu erfahren, die ihnen einfielen, und so Aufschluß über ihren "Schatz der ethischen Gedanken" und ihre "sittlichen Vorstellungen" zu bekommen. Die verschiedenen Gründe unterteilte er in die Kategorien "egoistisch, sozialethisch, religiös und autonom-sittlich"; sein Konzept der Einteilung wurde später von anderen Forschern übernommen. Levy-Suhl kritisierte Jacobsohn-Lasks Aufgaben als zu verwickelt; er selbst habe ein bescheideneres, aber sichereres Ziel als "diese amerikanische Methode". Letztlich sei doch nur die Tat entscheidend, es handele sich bei Jacobsohn-Lasks Untersuchung lediglich um eine modifizierte Intelligenzprüfung. Dieser Meinung schloß sich auch der damalige Berliner Ordinarius Karl Bonhoeffer an. Ewald Stier und Hugo Liepmann, beide ebenfalls namhafte Berliner Neurologen, vertraten die Auffassung, man müsse den Begriff "ethisches Fühlen" aufschlüsseln nach Beeinflussung durch sittliche Normen, Wissen um sittliche Wertungen bzw. juristische Urteile, Trieb und Erfah-

---

603 Bericht über den Vortrag von Jacobsohn-Lask (61) Methode und über die anschließende Diskussion. Neurol. Zbl. 38 (1919) S. 70-74.

604 Vgl. Schaefer Elemente S. 47-59 und 90-98.

rung. Vor allem Liepmann und Bonhoeffer aber dankten Jacobsohn-Lask ausdrücklich für seine Anregungen.

An diese Diskussion anschließend begann Jacobsohn-Lask mit weiterführenden Forschungen in größerem Maßstab.[605] Ihn interessierten vor allem folgende Fragen: Gab es eine Übereinstimmung im Urteil über die sittliche Reife von Jugendlichen zwischen seiner Prüfungsmethode und längerer Anstaltsbeobachtung? Veränderte sich bei normalen oder normal erzogenen Menschen das sittliche Fühlen mit dem Alter? War diese sich verändernde Orientierung gesetzmäßig, konnte man sie als Standardmaß verwenden, als Grundlage zur Abschätzung des sittlichen Empfindens?

Zur Klärung der Frage nach der Vergleichbarkeit der Testergebnisse mit der Einschätzung aus längerer Beobachtung untersuchte er 82 Jugendliche in einer städtischen Erziehungsanstalt, über deren Herkunft, Vergehen und Führung in der Anstalt er zunächst nichts wußte, und verglich seine Ergebnisse nach Abschluß der Untersuchungen mit dem schriftlichen Urteil der Anstaltsleitung über die geistige Fähigkeit und die sittliche Reife der Jugendlichen. Er fand eine völlige Übereinstimmung des Urteils über die geistige Fähigkeit in 64%, über die sittliche Reife in 45% der Fälle; in 44% der Fälle bestand eine teilweise oder weitgehende Übereinstimmung des Urteils über die sittliche Reife. In seiner Statistik rechnete Jacobsohn-Lask einfach die Hälfte dieser 44% der völligen Übereinstimmung zu und erhielt so - statistisch gesehen sicher etwas zu undifferenziert - eine völlige Übereinstimmung der Urteile in zwei Drittel der Fälle. Er ging davon aus, daß man sich auch nach längerer Beobachtung eines Menschen im Urteil über geistige und vor allem sittliche Reife irren könne. Aus Zeitgründen könne es aber unvermeidbar sein, sich mit einem methodisch angreifbaren Verfahren, wie er es verwendet hatte, zufriedenzugeben.

Zur Untersuchung der zweiten Frage über die Veränderung des sittlichen Fühlens mit dem Alter führte Jacobsohn-Lask seinen Test bei einer "größeren Zahl" von Schülerinnen aus Lyzeen und Oberlyzeen in den Altersstufen 13-14, 15-16 und 18 Jahre durch. Er modifizierte den Test erneut, indem er die Vergehen nicht nur in eine Siebenerreihe ordnen ließ, sondern die Prüflinge aufforderte, anschließend jedes Vergehen auf einer 100-Punkte-Skala anzuordnen, so daß der Unterschied zwischen den einzelnen nicht unbedingt 1/7 betragen mußte, sondern individueller bestimmt werden konnte. Anschließend stellte Jacobsohn-Lask Durchschnittsreihen der einzelnen Altersklassen auf, die er miteinander vergleichen konnte. Damit geriet zwar das Urteil über Einzelne in den Hintergrund, aber die Methode war nun brauchbarer für Massenuntersuchungen und Vergleiche größerer Gruppen.

---

605 Vgl. Jacobsohn-Lask (63) Prüfungsmethode S. 178-191 und (64) Methode passim.

Jacobsohn-Lask stellte auch eine altersabhängige Veränderung der Testergebnisse fest: so maßen die 13-14jährigen eher dem äußeren Schaden Bedeutung bei. Bei den übrigen Probanden waren, und zwar weiterhin ansteigend mit zunehmendem Alter, die Motive wichtiger. Dies bestätigte seine bereits erwähnte Hypothese, daß die Beurteilung allein nach äußerem Schaden für sittliche Unreife spreche. Diese Ergebnisse galten nur für die Lyzeumsschülerinnen; bei Untersuchungen in Erziehungsheimen ergaben sich weniger klare Veränderungen mit dem Alter. Dies begründete er mit einem größeren Anteil von "geistig Schwachbefähigten, eventuell seelisch abnorm Veranlagten" sowie der häufig mangelhaften und unregelmäßigen Erziehung. Jacobsohn-Lask postulierte so eine "kontinuierliche sittliche Ausreifung" bei normal Erzogenen.

Auf das Problem des Einflusses der Intelligenz auf das Urteil ging er in seiner Arbeit ebenfalls ein. Bei "geistig Schwachen" beobachtete er oft ein "gänzliches Versagen" bei der Prüfung, häufig verstanden sie die eigentliche Aufgabe nicht und versuchten lediglich, die Beispiele nachzuerzählen. Für diese Jugendlichen propagierte er die Auswahl einer geringen Zahl vereinfachter Beispiele. Die "geistige Verkümmerung" sei "mit der ethischen" recht oft vergesellschaftet, ein richtiges Verständnis für sittliches Handeln macht Jacobsohn-Lask damit abhängig von einem Mindestmaß an geistigen Fähigkeiten und einer guten Erziehung.

In der Begabtenklasse des Lyzeums und in der Allgemeinklasse des Oberlyzeums fand er annähernd gleiche Testergebnisse für das sittliche Fühlen, was für ihn wiederum – bei gewissen geistigen Mindestvoraussetzungen - gegen eine wesentliche Beeinflussung des sittlichen Empfindens durch die Intelligenz sprach. Innerhalb seiner Standardreihe aus Professoren unterschiedlicher Fachbereiche fand er ein deutlicher ausgeprägtes sittliches Empfinden bei Theologen und Pädagogen als bei den Naturwissenschaftlern bei angenommener gleicher Intelligenz. Andererseits könnten Begabte durch ihr Wissen auch ihr ethisches Fühlen verdecken. Diese Gefahr sah er jedoch bei Jugendlichen als gering an, da ihre Gefühle sie noch stärker bestimmten als der Verstand. Das unterschiedliche Mischungsverhältnis zwischen Gefühl und intellektuellem Verständnis könne er durch seine Methode feststellen.

Ein Vergleich der Ergebnisse bei Jugendlichen mit denjenigen einer Erwachsenen-Standardreihe zeigte, daß die Urteile der älteren, normal erzogenen Jugendlichen denjenigen der Erwachsenen bereits nahekamen, was für Jacobsohn-Lask den Beweis einer gesetzmäßig fortschreitenden Veränderung bis zur Standardreihe bedeutete. Seine Standardreihe bestand allerdings nicht aus einer die Gesellschaft repräsentierenden Gruppe Erwachsener, sondern aus einer Reihe von Professoren der theologischen und philosophisch-naturwissenschaftlichen Fakultäten; Juristen hatte er nicht befragt, da er eine "rein menschliche und keine juristische Abschätzung" wollte. Er gab zu, daß er damit den objektiven Weg verließ, begründete aber seine Wahl damit, daß Theologen und Pädagogen die "sittlichen Führer" der Jugend seien und deren Standardreihe seinem eigenen Empfinden am nächsten käme. Er verglich seine Standardreihe mit den Reihen der Jugendlichen, indem er die Differenzen in der jeweiligen Punkteverteilung auf der Prozentskala ausrechnete und dann summierte; hiermit erhielt er einen relativen, auf das Verhältnis zur Standardreihe bezogenen Wert der Abweichungen.[606]

Jacobsohn-Lask warnte davor, bei Einzelnen voreilige Schlüsse über den Grad der sittlichen Orientierung zu ziehen; jeder Einzelne müsse mehrfach untersucht werden, um Mißverständnisse oder ungünstige Begleitumstände zum Testzeitpunkt zu minimieren. Ihm kam es mit seiner Methode vor allem darauf an, Massenuntersuchungen zur Beurteilung der allgemeinen sittlichen Orientierung beispielsweise einer Alters- oder Berufsgruppe zu entwickeln, und er regte an, auf internationalen Kongressen einheitliche Standardreihen und Testmodalitäten festzulegen.

Jacobsohn-Lask veröffentlichte seine Ergebnisse mit der Aufforderung zu breiter angelegten Untersuchungen vornehmlich in neurologischen und psychologischen Fachzeitschriften. 1921 erschien jedoch noch eine Abhandlung in einer pädagogisch-juristischen Zeitschrift, dem „Zentralblatt für Vormundschaftswesen, Jugendgerichte und Fürsorgeerziehung“.[607] Diese Zeitschrift war das Organ des Archivs deutscher Berufsvormünder, des Allgemeinen Fürsorgeerziehungstages, des Deutschen Kinderschutzverbandes und der Deutschen Zentrale für Jugendfürsorge. In seinem Artikel geht Jacobsohn-Lask von der Perspektive der Leser, in diesem Falle der sich direkt mit den zur Fürsorge eingewiesenen Jugendlichen beschäftigenden Berufsgruppen, aus. Er möchte ihnen eine Entscheidungshilfe für die Einschätzung der Chancen einer moralischen Besserung der Jugendlichen präsentieren und postuliert ein „sittliches Funda-

---

[606] Von 1920 ist ein Brief Jacobsohn-Lasks an seine Frau Berta überliefert, in dem er von den Antworten einiger Universitätsprofessoren berichtet, die er angeschrieben hatte. Der Inhalt seines Anschreibens wird nicht deutlich, aber am ehesten handelt es sich tatsächlich um die Antworten der „Standardreihe“ der Professoren. Er schreibt hierzu:

„Meine wissenschaftliche Arbeit hält mich noch immer gefangen, ich habe heute die Briefe von den Universitätsleuten, die ich angefragt hatte, durchgelesen, und man ist ganz betroffen von der Verschiedenartigkeit der Empfindungen selbst. Wenn man das liest, versteht man die Mangelhaftigkeit der Erziehungsfähigkeit (wegen mangelnden Verständnisses des Seelenlebens des Kindes), die Mangelhaftigkeit der Jurisdiktion wegen der verschiedenen Einstellung auf das äussere Geschädigtwerden und deren Verhütung. Die Urteile, welche ich in Händen habe, sind Offenbarungen für den Psychologen, Pädagogen und Juristen; man braucht sie eigentlich nur aneinanderzureihen und nichts hizuzufügen. Sie sprechen besser für sich selbst.“.

Brief Jacobsohn-Lasks an Berta v. 04.01.1921; SAdK Berlin, Sammlung Berta Lask, Nr. S 37.

[607] Vgl. Jacobsohn-Lask (66) Methode S. 33-36.

ment", mit dem jedes Kind in Form seiner Charaktereigenschaften bei der Geburt ausgestattet sei, und das sich abhängig von der Erziehung in verschiedene Richtungen entwickeln könne. In jedem Fürsorgezögling vermutet Jacobsohn-Lask zumindest einen Kern „sittlicher Gefühlswerte". Dieses „sittliche Empfinden" gelte es – neben der Intelligenz und der „Willenskraft" - vor Beginn jeder Erziehungsmaßnahme der Fürsorgezöglinge festzustellen, um gezielt eingreifen zu können. Jacobsohn-Lask stellt dann die modifizierte Fernald'sche Methode vor, die zur möglichst raschen Orientierung über die Beschaffenheit des Seelenlebens des Zöglings dienen sollte. Er faßt die Ergebnisse seiner eigenen Untersuchungen zusammen, betont ihre Übereinstimmung mit den Ergebnissen der Langzeitbeobachtungen in mindestens 66% der Fälle und sieht damit eine Relevanz nicht nur für die Erzieher, sondern auch für die Jugendrichter, die sich zwischen Strafe und Erziehung entscheiden müßten.[608]

Während in Jacobsohn-Lasks Arbeiten im Kreis der Neurologen und Psychologen das wissenschaftlich-psychologische Interesse im Vordergrund stand, war seine Arbeit in dieser Fachzeitschrift der praktischen Orientierung des Leserkreises entsprechend ausgerichtet. Sie bildete den Abschluß der jahrelangen intensiven Beschäftigung Jacobsohn-Lasks mit diesem Thema; in den folgenden Jahren wandte er sich wieder der neuroanatomischen Forschung zu, wenn auch die sogenannte „Fernald-Jacobsohn-Lask'sche Methode" noch von anderen Forschern bearbeitet und diskutiert wurde.

Jacobsohn-Lasks Untersuchungen entstanden ungefähr zeitgleich mit Forschungen einiger seiner Kollegen zum Thema Moralentwicklung. Die Arbeiten Levy-Suhls und Schäfers wurden bereits erwähnt; 1915 ließ Hermann Roth von Schülern höherer Schulen Aufsätze zu ethischen bzw. moralischen Themen schreiben und machte sie zum Gegenstand seiner Münchener philosophischen Dissertation. Selbst auf der Ebene der Strafgesetzgebung wurden vergleichbare Inhalte bereits 1909 diskutiert, etwa in der Formulierung zu §56 des StGB[609],

---

[608] Vgl. Jacobsohn-Lask (66) Methode S. 35f.

[609] Der Gesetzestext des Strafgesetzbuch (StGB) Allgemeiner Teil Dritter Abschnitt. Rechtsfolgen der Tat. Vierter Titel. Strafaussetzung zur Bewährung. §56 lautet:
„(1) Bei der Verurteilung zu Freiheitsstrafe von nicht mehr als einem Jahr setzt das Gericht die Vollstreckung der Strafe zur Bewährung aus, wenn zu erwarten ist, daß der Verurteilte sich schon die Verurteilung zur Warnung dienen lassen und künftig auch ohne die Einwirkung des Strafvollzugs keine Straftaten mehr begehen wird. Dabei sind nahmentlich die Persönlichkeit des Verurteilten, sein Vorleben, die Umstände seiner Tat, sein Verhalten nach der Tat, seine Lebensverhältnisse und die Wirkungen zu berücksichtigen, die von der Aussetzung für ihn zu erwarten sind. (2) Das Gericht kann unter den Voraussetzungen des Absatzes 1 auch die Vollstreckung einer höheren Freiheitsstrafe, die zwei Jahre nicht übersteigt, zur Bewährung aussetzen, wenn nach der Gesamtwürdigung von Tat und Persönlichkeit des Verurteilten besondere Umstände vorliegen. Bei der Entscheidung ist namentlich auch das Bemühen des Verurteilten, den durch die Tat verursachten Schaden wiedergutzumachen, zu be-

wonach neben dem Verstand zur Gesamtentwicklung der Person auch sittliche Begriffe und die Willensbildung berücksichtigt werden sollten. Eine vergleichsweise breite thematische Übereinstimmung zu dem Werk Jacobsohn-Lasks wiesen die ungefähr zeitgleich erschienenen Arbeiten Paul Riebesells auf. 1917 hatte Riebesell, eigentlich Versicherungsmathematiker, aber von 1916 bis 1922 Direktor des Jugendamtes Hamburg, seine "Untersuchungen über das Moralitätsalter" veröffentlicht. Um ein "vollständiges Bild des Individuums" zu erhalten, wollte er neben den schon bestehenden Wachstums- und Intelligenzkurven Kurven ausarbeiten, die die Entwicklung der Moral- und Willensbildung aufzeigen sollten. Auch er hielt eine Parallelität zwischen Intelligenz und Sittlichkeit für nicht unbedingt gegeben, es gäbe schließlich "intelligente Halunken und sittlich gute Dumme". Er betonte aber noch die Wichtigkeit des Willens, der die "Differenz zwischen sittlichem Fühlen und sittlichem Handeln" ausmache.[610]

Riebesell selbst untersuchte Anstaltsinsassen der Behörde für öffentliche Jugendfürsorge in Hamburg, von denen viele bereits straffällig geworden waren. Sie sollten aufschreiben, wie sie handeln würden, wenn sie mit einem Freund oder einer Freundin im Hausflur einen Fünfmarkschein fänden; für ihr Urteil würden sie nicht zur Rechenschaft gezogen werden, sie sollten ganz ehrlich antworten und ihre Motive begründen. Die Rechtslage, daß man verpflichtet war, Beträge über drei Mark der Polizei zu überbringen, war fast allen Jugendlichen bekannt, die meisten sprachen sich auch für eine Rückgabe aus, obwohl sie - nach Aussage der Lehrer - wahrscheinlich anders handeln würden. Die Motive teilte Riebesell, in Anlehnung an Levy-Suhl in religiöse, egoistische, sozialethische und Familienmotive ein und verglich diese Gruppe mit Konfirmanden unterschiedlichen Alters sowie Schulentlassenen, um herauszufinden, ob die sozialethischen Motive nicht auch durch religiöse Moralerziehung gebildet würden. Dies bestätigte sich für ihn, rein religiöse Motive konnte er jedoch selbst bei den älteren Konfirmanden kaum finden. Jüngere Jugendliche führten teilweise noch religiöse, häufig aber egoistische Motive an, ältere argumentierten eher sozialethisch, bei den sog. "moralisch Minderwertigen" überwogen egoistische Motive.

Riebesell kam zu dem Schluß, daß eine kurze Freiheitsstrafe für Jugendliche weniger sinnvoll sei als eine langfristige Erziehung bis zur Volljährigkeit, während der man den "Willen lenken und schwache Charakter festigen" könne - eine im Hinblick auf Prisonisierungsfolgen nicht unbedenkliche Auffassung.

---

rücksichtigen. (3) Bei der Verurteilung zu Freiheitsstrafe von mindestens sechs Monaten wird die Vollstreckung nicht ausgesetzt, wenn die Verteidigung der Rechtsordnung sie gebietet. (4) Die Strafaussetzung kann nicht auf einen Teil der Strafe beschränkt werden. Sie wird durch eine Anrechnung von Untersuchungshaft oder einer anderen Freiheitsentziehung nicht ausgeschlossen."

610 Vgl. Riebesell Untersuchungen S. 376-385.

1919 arbeitete Riebesell gezielt "Über die Beziehungen zwischen Intelligenz und Moralität bei jugendlichen Verwahrlosten". Er propagierte Massenuntersuchungen und führte bei Jungen und Mädchen im Waisenhaus, in einer Erziehungsanstalt und zum Vergleich an einer normalen Grundschule verschiedene einschlägige Intelligenztests durch. Einen Intelligenzunterschied zwischen den "Verwahrlosten" der Erziehungsanstalt und den Waisen konnte er nicht finden; unter den Grundschülern seien allerdings deutlich weniger "geistig Defekte" als unter den in Fürsorgeerziehung Eingewiesenen. Dies führte er zum Teil auf die schlechte Schulbildung der letzteren zurück.

Eine einwandfreie Prüfung der "moralischen Qualifikation" gab es nach Riebesell nicht, die in der Grundschule "moralisch Tiefstehenden" seien nur durch ihre Intelligenz vor Strafe geschützt. Nachweisbar sei nur die Handlung; der Charakter, der sich zusammensetze aus Intelligenz, Gefühl und Wille sei entscheidend für die Moralität. In seinen Moralitätsprüfungen von 1917 fand er bei Grund- und Sonderschülern keine wesentlichen Unterschiede bei gleichem Lebens- und verschiedenem Intelligenzalter.[611]

Jacobsohn-Lasks zweite Arbeit "Über die Fernald'sche Prüfungsmethode zur Prüfung des sittlichen Fühlens und ihre weitere Ausgestaltung" als Fortsetzung seiner ersten Versuche wurde am 26. Januar 1920 in der Berliner Gesellschaft für Psychiatrie und Nervenkrankheiten diskutiert.[612] Franz Kramer, Neurologe an der Charité, hatte ebenfalls Versuche nach dem Vorbild Fernalds unternommen, allerdings in wesentlich geringerer Zahl und mit einer von Jacobsohn-Lask unterschiedlichen Konzeption: seiner Meinung nach waren diese Versuche allenfalls zur Beurteilung von Einzelfällen geeignet, da man sich in diesem Rahmen mit den Jugendlichen eingehend über ethische Probleme unterhalten und so Einblick in ihre Sichtweisen gewinnen könne.

Paul Bernhardt war der Ansicht, der Test sollte als Intelligenztest verwendet werden; das sittliche Empfinden ließe sich hiermit nur bei kindlichen "Schwachsinnigen" prüfen, deren Denken und Fühlen noch nicht differenziert und nicht durch konventionelle Anschauungen beeinflußt sei. Helene Friederike Stelzner, langjährige Ärztin in einer Fürsorgeerziehungsanstalt, lobte die Jacobsohn-Laskschen Versuche als Anregung. Sie fand sie aber praktisch unbrauchbar, da man hiermit nur die "Einfühlfähigkeit" der Jugendlichen, wie sie es bezeichnete, teste, die hierzu im Kontakt mit Autoritäten wie zum Beispiel durch die Umwelt geprägte "subalterne Naturen und Rassen" wie polnische und tschechische Dienstboten oder höher organisierte Naturvölker besonders geeignet seien - ein im Hinblick auf ökonomische Abhängigkeiten nicht unbedenklicher Vergleich. Hugo Feilchenfeld, Leiter der Augenklinik des Jüdischen Kranken-

---

611 Vgl. Riebesell Beziehungen S. 42-44.

612 Vgl. Jacobsohn (-Lask) (63) Prüfungsmethode. Bericht über den Vortrag und die darauf folgende Diskussion vom 09.02.1920 in der BGPN. Neurol. Zbl. 39. (1920) S. 205-208.

hauses, meinte, das sittliche Fühlen sei kein wissenschaftlicher Begriff und nicht meßbar, man könne höchstens die Milieuwirkung erforschen.

Auf alle Einwände antwortete Jacobsohn-Lask am Ende der Sitzung, er stelle gar keine so hohen Ansprüche an die Methode, aber das sittliche Fühlen der Erwachsenen habe doch eine Durchschnittsfärbung, und das junge Kind, zunächst noch unbewußt triebartig und egoistisch, passe sich nach und nach der Umwelt an und erlange durch Erfahrung und Erziehung schließlich die Reife, zwischen egoistischen und altruistischen Kräften zu balancieren, wobei der Intellekt allein nicht die entscheidende Rolle spiele.

1920 erschien in der Zeitschrift für angewandte Psychologie eine rundheraus positive Besprechung der ersten Version seiner Untersuchungen von Erich Stern, einem namhaften Psychologen, der zu dieser Zeit an der Universität Giessen lehrte, sich 1920 in Hamburg für Psychologie habilitierte und einige Jahre später Direktor des Instituts für Psychologie, Jugendkunde und Heilpädagogik in Mainz wurde, bevor er 1933 nach Frankreich emigrierte.[613] Jacobsohn-Lasks Methode habe einen wesentlichen Vorteil vor anderen, da der Prüfling viel weniger Möglichkeiten habe, seine wahre Absicht zu verbergen. In der Angabe der Reihenfolge komme das sittliche Fühlen deutlich zum Ausdruck, und durch die anschließende Begründung könne man noch weiter in das Empfinden eindringen. Stern forderte die Einführung dieser "sehr brauchbaren Methode" in den allgemeinen Katalog der Testmethoden.

Auch Hjalmar Sander veröffentlichte 1920 in der Zeitschrift für angewandte Psychologie eine Abhandlung über "Die experimentelle Gesinnungsprüfung". Hier zitierte er Fernald, der "zuerst die Methode des sittlichen Ordnungstests" angewandt habe, dessen modifizierte Form von Jacobsohn-Lask "mit ermutigendem Erfolg" durchgeführt worden sei. Bei Jacobsohn-Lask neu und "nachahmenswert" sei die isolierte Niederschrift der Delikte auf einzelnen Zetteln. Allerdings kritisierte er in der Folge viele Details der Testgestaltung: die Beispiele waren ihm zu geläufig, zu häufig würden ähnliche Fälle in der Tagespresse diskutiert, die Rechtsprechung sei zu bekannt. Er sprach sich auch gegen die Zusammensetzung der Beispiele aus, es sei schwierig, den Stiefvatermord zwischen Fahrrad- und Brötchendiebstahl zu rangieren, außerdem seien es zu viele Beispiele. Er schlug vor, sie nicht sortieren, sondern zensieren zu lassen, was spontaner und unabhängiger vom verstandesmäßigen Urteil möglich sei. Vor allem aber kritisierte Sander die statistische Methode Jacobsohn-Lasks; es sei allein wichtig, wieviel Prozent der Versuchspersonen ein Vergehen gleich beurteilten, und dies müßten pro Beispiel mindestens 2/3 bis 3/4 sein, damit das Beispiel brauchbar sei. Hierauf antwortete Jacobsohn-Lask, daß diese Anforderung nur für Intelligenztests, nicht aber für Gesinnungstests gelten könne. Letzt-

---

613 Vgl. Stern Rez. Jacobsohn (-Lask) (61) Methode. Zschr. angew. Psychol., Leipzig 16 (1920) S. 153-156.

lich beurteilte Sander Jacobsohn-Lasks Methode der Erstellung von Standard- und Durchschnittsreihen bei Massenuntersuchungen jedoch als "vorzüglich geeignet", um "hochgradig pathologische Abweichungen sittlichen Beurteilungsvermögens" rasch zu erkennen, und traf damit genau Jacobsohn-Lasks Absicht. Sander hob hervor, daß jede Methode erst entwickelt werden müsse, daß es aber einen guten Ansatz gebe, der nun weitere Bearbeitung erfordere.[614]

1925 erschien im Archiv für Psychiatrie und Nervenkrankheiten eine Abhandlung des Psychiaters Fredy Quadfasel aus der Universitätsklinik Königsberg unter dem Titel: "Die Methode Fernald-Jacobsohn's, eine Methode zur Prüfung der moralischen Kritikfähigkeit - und nicht des sittlichen Fühlens. Eine experimentelle Untersuchung an 770 Jugendlichen." Quadfasel begann mit der Kritik an Jacobsohn-Lasks Begriffswahl - er hätte Fernalds "ethisches Urteilsvermögen" einfach in "sittliches Fühlen" geändert. Er hielt Jacobsohn-Lask zugute, daß er die Originalarbeit Fernalds erst nach seinen Veröffentlichungen kennengelernt habe; Hugo Marx hatte in seinem Reisebericht vom "ethischen Anschauungsvermögen" gesprochen. Jacobsohn-Lask habe Fernald wohl falsch verstanden, dieser hätte durch die Tests keine direkten Rückschlüsse auf das sittliche Empfinden gezogen, denn allein die Taten gäben darüber Aufschluß, und diese seien durch eine klinische Anamnese zu ermitteln. Hier schloß sich Quadfasel der Ansicht Levy-Suhls und Bonhoeffers an. Er hielt die Gesinnung, die er definierte als Zusammenwirken von Willensstärke, Feigheit, Umwelt, Intelligenz und persönlichen Interessen, nicht für experimentell prüfbar. Quadfasel definierte die sittliche Reife als "Verständnis und Urteilsfähigkeit gegenüber sittlichen Handlungen sowie die Fähigkeit, den Willen gegen alle Hemmungen in die Tat umzusetzen".

Diese Willensstärke wollte Quadfasel experimentell prüfen, seiner Ansicht nach entstand unmoralisches Verhalten oft aus einem Mangel an Willensstärke und nicht an Intelligenz oder Gefühl. Er fand Jacobsohn-Lasks Geschichten zu lang und anspruchsvoll und griff deshalb auf fünf kurze Beispiele Fernalds zurück. Den Test baute er einschließlich der Begründungen so auf wie Jacobsohn-Lask, und da er Intelligente mit Nichtintelligenten vergleichen wollte, mußte er zunächst Intelligenztests durchführen. Dann begann er mit Vorversuchen an 50 Erwachsenen, um herauszufinden, welche Beispiele so einheitlich bewertet wurden, daß er sie für seine Massenversuche verwenden konnte. Von den anschließend getesteten Jungen konnten 75% die Aufgaben lösen, von den Mädchen nur 60%; diese Zahlen glichen im wesentlichen den Ergebnissen seiner Intelligenztests, was ihn eine nahe Beziehung zwischen Intelligenz und moralischer Urteilskraft vermuten ließ. In den von ihm angelegten Vergleichskurven zwischen beiden Tests fand er eine enge Korrelation von Intelligenz und morali-

---

[614] Vgl. Sander Gesinnungsprüfung S. 59-109.

scher Urteilsfähigkeit bei den Jungen - im Gegensatz zu den Mädchen, deren Entscheidungen eher gefühlsmäßig betont seien. Bei allen getesteten Jugendlichen fand er nur in einem Fall bei guter Intelligenz eine schlechte moralische Kritikfähigkeit, womit für ihn – im Gegensatz zu Jacobsohn-Lask, Riebesell und Stern - der kausale Zusammenhang zwischen Intelligenz und moralischer Urteilskraft bewiesen war. Wie Jacobsohn-Lask bildete er Durchschnittsreihen und verglich diese zunächst mit einer Standardreihe aus 21 erwachsenen Akademikern, dann mit einer weiteren Standardreihe aus gleichaltrigen Gymnasiasten, die er für die geeignetere hielt.

Quadfasel fand keinen Unterschied zwischen straffällig verurteilten Jugendlichen und einer Vergleichsgruppe. Er regte an, weitere Tests zur Untersuchung der Entwicklung der moralischen Kritikfähigkeit in verschiedenen Altersstufen sowie über die Korrelation mit Intelligenz durchzuführen. Ihn interessierte besonders, ob die moralische Kritikfähigkeit von straffällig gewordenen Jugendlichen schlechter mit der Intelligenz korreliere als bei anderen Jugendlichen. Außerdem wollte er den Einfluß der Lebenserfahrung auf die moralische Kritikfähigkeit untersuchen - hatten möglicherweise erwachsene "Schwachsinnige" eine bessere moralische Kritikfähigkeit als Intelligenz?[615]

2.4.4 Louis Jacobsohn-Lask im Kreis der Moralpsychologen

Jacobsohn-Lasks Untersuchungen waren Teil der ersten Forschungen zum Thema Moralentwicklung innerhalb der Psychologie. Zwar verwendete er vorzugsweise die Begriffe sittlich bzw. ethisch, d.h., er nahm Bezug auf solche Normenkategorien, die eine Gegenseitigkeit und Sanktionsbereitschaft im Falle der Normverletzung nicht oder doch weniger aufweisen. Doch scheint er die Begriffe sittlich bzw. ethisch weithin im Sinne von moralisch verstanden zu haben. Wie in seiner neuroanatomischen Forschung arbeitete Jacobsohn-Lask auch hier sehr genau und versuchte eine wissenschaftliche Herangehensweise an dieses wissenschaftlich noch kaum bearbeitete Thema. Im Gegensatz zu Forschungsansätzen anderer Forschungsrichtungen im Bereich der Kindesentwicklung gab es bei Jacobsohn-Lask keine biologistischen Ansätze. Sein Interesse an moralpsychologischen Forschungen entstand aus der Beschäftigung mit Erziehungsfragen einerseits bei seinen eigenen Kindern, andererseits bei schwererziehbaren Jugendlichen im Rahmen der heil- und reformpädagogischen Bewegung. Wichtig waren ihm besonders auch sozialpolitische Aspekte; dabei spielte sicher auch das soziale Interesse seiner Frau Berta Lask eine Rolle. Auffällig ist eine Parallelität zu Arbeiten des russischen Neurologen Wladimir Bechterew,

---

615 Vgl. Quadfasel Methode S. 1-38.

der ebenfalls den äußeren Faktoren eine besondere Bedeutung für das Zustandekommen der Straftaten bei Jugendlichen beimaß.

Durch seine Untersuchungen und diejenigen insbesondere Levy-Suhls und Riebesells wurden innerhalb Deutschlands vielfältige Diskussionen über die verschiedenen, kritisch und differenziert zu betrachtenden Aspekte in der Moralforschung angeregt. Einer der umstrittensten Aspekte in diesen Arbeiten war die Beziehung zwischen Moral und Intelligenz und nicht zuletzt die Frage, ob überhaupt eine moralische Gesinnungsprüfung möglich ist. Sozialpolitische Aspekte der Erforschung der Moralentwicklung schienen außer bei Jacobsohn-Lask selbst noch nicht im Mittelpunkt zu stehen. All diese Fragen wurden in den nächsten Jahrzehnten auf internationaler Ebene Gegenstand der Forschung und sind bis heute aktuell.

Die bekanntesten Vertreter der moralpsychologischen Forschung waren seit den 1920er Jahren Jean Piaget in Frankreich und vier Jahrzehnte später Lawrence Kohlberg in den USA. Für Piaget stand die Beschäftigung mit der Moralentwicklung des Kindes nicht im Mittelpunkt seiner Forschung; bekannt wurde er eher mit seinen Arbeiten zur kognitiven Entwicklung des Kindes. In den 1920er bis 1930er Jahren veröffentlichte er zwar einige Arbeiten zur Moralentwicklung, seine Untersuchungen stützten sich jedoch auf Interviews und Beobachtungen an nur 100 Kindern, einer vergleichsweise geringen Zahl von Probanden.[616] Seine wichtigsten Ergebnisse auf dem Forschungsgebiet der Moralpsychologie sind die Einteilung in die Entwicklungsstadien der „heteronomen" und „autonomen" Moral und Zwischenstadien. Im Stadium der „heteronomen" Moral nähmen die Kinder Pflichten als von außen objektiv Gegebenes hin, ohne sie zu hinterfragen; sie handelten in einem „moralischen Realismus". Erst wenn die gegenseitige Achtung so stark sei, daß sie den Wunsch hervorrufe, andere so zu behandeln, wie man selbst behandelt werden wolle, gingen die Kinder in das Stadium der "autonomen Moral" über.[617] Piaget selbst sei erstaunt gewesen über die Resonanz und kritische Diskussion, die seine frühen Bücher zur Moralpsychologie zwischen 1924 und 1932 hervorriefen. Trotz dieser Resonanz beschäftigte er sich nach diesen Jahren kaum noch mit moralpsychologischen Problemen, die dann auch weitgehend in Vergessenheit gerieten und erst mit Lawrence Kohlberg knapp 40 Jahre später eine Renaissance erfuhren.[618]

Kohlberg erforschte die Stufen der moralischen Entwicklung sehr ausführlich. Er begann 1958 mit einer Untersuchung an 72 Chicagoer Jungen in den

---

[616] Vgl. Heidbrink Einführung S. 45.

[617] Vgl. Heidbrink Einführung S. 52f. Piagets Altersangaben zu den Stadien gelten nur als Orientierungshilfe und sind nicht als absolut zu verstehen: das Stadium der Heteronomie ordnet er den 0-8jährigen, ein Zwischenstadium den 8-11jährigen, das Stadium der Autonomie den über 11jährigen zu.

[618] Vgl. Heidbrink Einführung S. 56.

Altersstufen 10, 13 und 16 Jahre, denen er zehn Dilemma-Geschichten vorlegte. Diese Untersuchung nahm er als Ausgangspunkt für eine Längsschnittuntersuchung über 30 Jahre, während der er einen Teil seiner Probanden in ihrer Entwicklung beobachtete und regelmäßig untersuchte.[619] Kohlberg erarbeitete drei Ebenen mit je zwei Stufen der Entwicklung des moralischen Urteils. Die „präkonventionelle Ebene" teilte er in die Stufen „Lohn und Strafe" und „Zweckdenken" ein; die erste Stufe entspricht im wesentlichen der „heteronomen Moral" Piagets die zweite Stufe ist charakterisiert durch die Entstehung eines Gerechtigkeits- und Gleichheitsgefühls. Die „konventionelle Ebene" beinhaltet die dritte Stufe „Übereinstimmung mit anderen", die geprägt ist durch das Bestreben, die Erwartungen anderer aus der Gruppe zu erfüllen, die vierte Stufe „Orientierung an der Gesellschaft" ist gekennzeichnet durch einen „Rechtspositivismus" mit dem Wunsch nach Pflichterfüllung ohne Hinterfragung der bestehenden Gesetze. Erst die dritte „postkonventionelle Ebene" mit der fünften Stufe „Sozialvertrag und individuelle Rechte" markiert langsam den Übergang zur „autonomen Moral": Leben und Freiheit sind absolute Werte, „nicht alles ist Recht, was Gesetz ist". Die sechste Stufe „ethische Prinzipien" sei kaum zu erreichen und gekennzeichnet durch eine überindividuelle „Orientierung an Gewissen und Prinzipien".[620] Die Längsschnittuntersuchungen Kohlbergs ergaben, daß die meisten Jugendlichen zwischen 13 und 18 Jahren auf den Stufen zwei und drei standen und die Stufe vier nur von knapp der Hälfte der Erwachsenen, die Stufe fünf gar von nur 11-16% der Erwachsenen erreicht wurde. Kohlberg postuliert einen klaren Zusammenhang zwischen Alter und Moralitätsstufe; die Stufen könnten nur nacheinander durchlaufen werden, und man könne auf jeder Stufe stehenbleiben.[621] Seine Untersuchungen waren Ausgangspunkt für die Entwicklung verschiedener Testverfahren wie des „Moralische[n]-Urteil[s]-Test[s]" (M-U-T) Georg Linds, die heute noch angewendet werden.[622]

Jacobsohn-Lask wird in Piagets und Kohlbergs Arbeiten nicht namentlich erwähnt, aber auf die Fernald'sche Methode wird von beiden als traditionelle Untersuchungsmethode mit der Erstellung von Rangordnungen eingegangen. Bereits in Jacobsohn-Lasks Auswertung seiner eigenen, einige Jahre vor Piaget veröffentlichten Untersuchungsergebnisse sind jedoch Parallelen zumindest zu Piagets Stadieneinteilung in „heteronome" und „autonome" Moral unverkennbar: Jacobsohn-Lask benutzt den Begriff „sittlich reif" für diejenigen, die das innere Motiv des Täters bewerten, und „sittlich unreif" für die ausschließlich nach dem äußeren Schaden Urteilenden. Wie Kohlberg hält er die moralische

---

619 Vgl. Heidbrink Einführung S. 62.

620 Vgl. Kohlberg Entwicklung (1974) S. 60f, Kohlberg/ Turiel Entwicklung S. 18f., Kohlberg Entwicklung (1987) S. 26, Heidbrink Einführung S. 65-76.

621 Vgl. Heidbrink Einführung S. 78.

622 Vgl. Lind Urteil S. 171-201.

Entwicklung für altersabhängig, wenn er auch nicht über eigene Längsschnittuntersuchungen verfügt und sich hier nur auf seine Tests oder die Angaben der Erzieher stützen kann. Jacobsohn-Lask kann – mit den bereits erwähnten anderen Moralforschern aus den ersten zwanzig Jahren des 20. Jahrhunderts – damit als Vorreiter der sich später entwickelnden Forschungsrichtung der Moralpsychologie angesehen werden.

2.5 Zweiter Blick nach Ost und West: Louis Jacobsohn-Lask als Herausgeber des „Jahresberichtes über die Leistungen und Fortschritte auf dem Gebiete der Neurologie und Psychiatrie"

2.5.1 Geschichte des „Jahresberichtes"

1897 sprach der Verlagsbuchhändler Samuel Karger, der 1890 in Berlin den „Verlag von S. Karger" gegründet hatte, Emanuel Mendel, Edward Flatau und Louis Jacobsohn-Lask mit dem Vorschlag an, einen „Jahresbericht für Neurologie und Psychiatrie" ins Leben zu rufen. Grund für diesen Vorschlag war, daß international Ende des 19. Jahrhunderts bereits knapp fünfzig Spezialzeitschriften aus dem Gebiet der Nervenheilkunde erschienen und jährlich so viele Fachartikel veröffentlicht wurden, daß die einzelnen Ärzte und Wissenschaftler sich selbst keinen Überblick mehr über alle Arbeiten verschaffen konnten. Ob der Verleger Karger bereits vorher persönliche Kontakte zu Mendel, Flatau oder Jacobsohn-Lask hatte und deshalb gerade sie ansprach, bleibt offen.[623]

---

[623] Auf Nachfrage beim heute in Basel ansässigen Karger-Verlag nach Unterlagen zur Geschichte des „Jahresberichtes" wurde mir mitgeteilt, daß bei der Flucht aus Deutschland die meisten der alten Unterlagen nicht mitgenommen werden konnten. Siegbert Samuel Karger hatte den Verlag 1890 in Berlin gegründet, um „eine Sammlung von Kompendien zu schaffen, die das Gesamtgebiet der Medizin in einzelnen Abteilungen darstellt." Nach einigen Kompendien und Lehrbüchern erschien als erstes Periodikum ab 1893 die „Dermatologische Zeitschrift". Anfang der 1920er Jahre trat Samuel Kargers Sohn Heinz in den Verlag ein und übernahm nach und nach den Großteil der Verantwortung. 1933 wurde Heinz Karger von der Gestapo gezwungen, den jüdischen Herausgebern der bei ihnen verlegten Werke die Mitarbeit zu kündigen. Durch Vermittlung des in Basel ansässigen früheren Hamburger Ordinarius für Anatomie, Prof. Poll, gelang die Umsiedlung des Verlages nach Basel im April 1937, wo er wieder aufgebaut wurde und internationale Herausgeber zahlreicher Zeitschriften in verschiedenen Sprachen gewinnen konnte. Er ist heute noch einer der bekanntesten medizinischen Verlage. Vgl. Rede Steven Kargers, Der Verlag S. Karger AG: Entwicklung und Perspektiven vor der AgMB, laut internet-Recherche v. 21.01.02 über „Geschichte Karger-Verlag".

Der „Jahresbericht“ sollte nun die wesentlichen neuen Ergebnisse der einzelnen Teilgebiete der Neurowissenschaften aufzeigen, zusammenfassen und allen interessierten Ärzten und Wissenschaftlern zugänglich machen.[624] Er gehört damit zu einer Literaturgattung, die um die Wende zum 20. Jahrhundert entstand und der bibliographischen Erfassung diente.[625] Nach den 1920er Jahren wurde diese Gattung nach und nach von anderen Formen bibliographischer Werke wie dem Index catalogue abgelöst.[626] Der Jahresbericht wurde in der neurologischen Gesellschaft der Stadt wohlwollend bis begeistert aufgenommen. In einem Referat in der vielgelesenen Deutschen Medicinischen Wochenschrift von 1899 preist der Berliner Neurologe Albert Eulenburg den „Umfang und die Vollständigkeit“ des Werkes:

> *„...und die Herren Mendel, E. Flatau und L. Jacobsohn haben sich durch Übernahme des schwierigen und mühsamen Werkes ein entschiedenes Verdienst erworben, das sie durch die vortreffliche, in jeder Beziehung wohl gelungene Art der Ausführung noch bedeutend gesteigert haben.“*[627]

Mit Hilfe des Verlages versuchten die Herausgeber, so viele der erschienenen Zeitschriften wie möglich aus allen Ländern zu bekommen, teilten die Artikel in Rubriken ein und sprachen zahlreiche Kollegen an, die dann jeweils über die Artikel ihres eigenen Spezialgebietes berichteten. Zeitschriften und Artikel wurden von der Redaktion und den Herausgebern besorgt und den Referenten zugesandt; vertreten waren im wesentlichen deutsch-, englisch-, französisch- und italienischsprachige Fachblätter. Auch Artikel aus Rußland oder Polen wurden damals zum großen Teil in französisch, deutsch oder englisch veröffentlicht. Herausgeber des „Jahresberichtes“ waren Flatau und Jacobsohn-Lask, die Redaktion übernahm ihr Lehrer Mendel. Seit 1900 unterstützte Jacobsohn-Lask seinen Lehrer Mendel in der Redaktion; Flatau, inzwischen nach Warschau zurückgekehrt, wurde als „Mitwirkender“ geführt. 1905 kam als Mitherausgeber zu Flatau noch der Berliner Nervenarzt und Sanitätsrat Siegfried Bendix hinzu. Nach Mendels Tod 1907 übernahm Jacobsohn-Lask die Redaktion ganz, Flatau und Bendix blieben auch weiterhin seine Mitarbeiter.

Die meisten Referenten waren Berliner Kollegen, größtenteils jüdische Kliniker und Forscher, die entweder an Privatkliniken oder in Praxen außerhalb

---

[624] Vgl. Vorwort. Jber. Leistg. Neurol. 1 (1897).

[625] Auf dem Gebiet der Anatomie gab es ähnliche Übersichtswerke schon länger: Johannes Müller veröffentlichte jedes Jahr über die anatomischen Forschungen in seinem „Archiv“. Diese Jahresberichte waren sehr informativ und stellten den modernsten Forschungsstand dar.

[626] Heute gibt es für spezielle Themen sog. „Reviews“ oder Literaturübersichten wie die Excerpta Medica; außerdem steht im Internet mit der „medline“ ein ständig aktualisiertes Nachschlagewerk zu den neuesten Veröffentlichungen zu Verfügung.

[627] Eulenburg Ref. Jber. Leistg. Neurol. 1, S. 18.

der Universität arbeiteten oder als Assistenten an Forschungsinstituten der Universität angestellt waren und mehrheitlich wie Flatau und Jacobsohn-Lask aus der Mendel'schen Schule kamen. Hinzu kamen Privatdozenten aus einigen anderen deutschen Städten und einige wenige Professoren. Die internationale Beteiligung beschränkte sich in den ersten Jahren auf Osteuropa – Österreich/Ungarn, Rumänien, Polen, Tschechien und Rußland, wo einige der bekanntesten Neurologen und Psychiater sich zur Mitarbeit bereit erklärten. Jedes Jahr kamen neue Referenten hinzu, 1900 erstmals auch Beiträge aus Italien, seit 1906 aus Schweden und seit 1913 aus der Schweiz. Einzelne Beiträge aus den Niederlanden oder den USA wurden von Mitarbeitern verfaßt, die zuvor in Deutschland oder Osteuropa gearbeitet hatten.

Zu Beginn des Ersten Weltkriegs war der Umfang des „Jahresberichtes" auf die Hälfte reduziert. Die langjährigen Mitarbeiter aus Österreich/Ungarn, Rußland, Polen, Tschechien, Italien und Schweden blieben zwar dabei und referierten einen Teil der ausländischen Literatur; von Deutschland aus aber an ausländische Zeitschriften zu kommen, war nahezu unmöglich.[628] Wissenschaftliche Arbeit und insbesondere Laborforschungen waren durch den Krieg behindert, junge Forscher wurden eingezogen, die Ärzte mußten in Lazaretten arbeiten. Ein Großteil der Veröffentlichungen beschäftigte sich mit Folgen des Krieges, Verletzungen des Nervensystems und deren operativer Behandlung. Jacobsohn-Lask, der Lazarette in Berlin betreuen mußte, aber im Alter von über fünfzig Jahren nicht eingezogen wurde, übernahm zahlreiche Referate seiner Kollegen.

1918, zwanzig Jahre nach Gründung des „Jahresberichtes", erscheint Jacobsohn-Lask plötzlich nicht mehr als Redakteur und ist auch in der Mitarbeiterliste nicht mehr zu finden, ebenso wie Edward Flatau. Herausgeber war jetzt Oswald Bumke, Psychiater und Lehrstuhlinhaber an der Universität Breslau. Siegfried Bendix blieb bis 1919 ständiger Mitarbeiter, auch einige der anderen deutschen Kollegen behielten ihre Referate, ein Großteil beendete aber auch die Mitarbeit. In seinem Vorwort erwähnt Bumke seinen Vorgänger nicht namentlich, es findet sich keine Erklärung für den Redaktionswechsel, lediglich der Verzicht „auf die Erfahrung des bisherigen Herausgebers" wird beklagt.[629]

Von Jacobsohn-Lask selbst ist zu diesem Thema nur ein Brief von einer Reise nach Nürnberg an seine Frau Berta aus dem Jahre 1917 oder 1918 überliefert:

> *„...Ob ich nach meiner Rückkehr wieder mehr zuhause arbeiten werde, kann ich noch nicht sagen, ich stehe mit Karger über die Weiterführung des Jahresberichts in Unterhandlungen, die erst nach meiner Rückkehr zum Abschluss kommen werden."*

---

628 Vgl. Vorwort. Jber. Leistg. Neurol. 19 (1915).
629 Bumke Vorwort. Jber. Leistg. Neurol. 20/21 (1916/1918).

Möglicherweise fühlte sich Jacobsohn-Lask zu sehr eingespannt als Redakteur und gleichzeitig Referent für die meisten Themen, da ein Großteil der Mitarbeiter zum Krieg eingezogen war. Weder entsprach diese Arbeit seinem eigentlichen Forschungsinteresse, noch konnte er vermutlich den Lebensunterhalt für seine große Familie davon bestreiten. Aber welchen Hintergrund die Verhandlungen mit dem Karger-Verlag hatten, bleibt Spekulation: die Verlagsakten über den „Jahresbericht“ sind mit der Flucht des Verlags aus Deutschland im April 1937 verschollen oder vernichtet.

2.5.2 Inhaltliches Profil des „Jahresberichtes“

Die inhaltliche Aufteilung des „Jahresberichtes über die Leistungen und Fortschritte auf dem Gebiete der Neurologie und Psychiatrie“ zeigt bereits die innovative Einstellung ihrer Herausgeber: Neurologie und Psychiatrie wurden getrennt behandelt, die Neurologie bereits als eigenständiges Fach gesehen, lange bevor der erste Lehrstuhl für Neurologie in Deutschland und erst recht in Berlin eingerichtet wurde.[630]

Das Kapitel über Neurologie war in sechs große Unterkapitel unterteilt, deren erste vier die Arbeiten über allgemeine Voraussetzungen wie Färbetechniken, Anatomie, Physiologie und Pathologische Anatomie besprachen; das fünfte und umfangreichste Kapitel behandelte die „Pathologie des Nervensystems“, also die einzelnen Erkrankungen, unterteilt nach Lokalisationen wie Großhirn, Kleinhirn, Brücke, Rückenmark, periphere Nerven, „funktionelle“ Erkrankungen[631] und Verletzungen; Systemerkrankungen des Nervensystems wie Multiple Sklerose oder Syphilis wurden als „Erkrankungen des Centralnervensystems“ bezeichnet. Es folgte ein Kapitel über die Therapie der Nervenkrankheiten. Diese Einteilung verdeutlicht die Bemühung, die einzelnen Krankheitsbilder anatomisch einzuordnen. Sie ähnelt damit in wesentlichen Aspekten der Einteilung Hermann Oppenheim, der 1894 erstmals sein „Lehrbuch der Nervenkrankheiten“ veröffentlicht hatte, wenn sie auch in verschiedenen Einzelheiten etwas von Oppenheims Systematik abweicht.[632] So verwendete Oppenheim den Be-

---

630 Der erste neurologische Lehrstuhl in Deutschland entstand 1921 in Breslau; in Berlin wurde die Neurologie als eigenständiges Lehrfach erst nach dem Zweiten Weltkrieg etabliert.

631 Heute versteht man unter dem Begriff „funktionelle Erkrankungen“ körperliche Symptome, die keine organischen Ursachen haben. Damals wurden darunter Erkrankungen wie Epilepsie, Tetanus, Chorea, Myoclonien, Tics, Morbus Basedow, Migräne und Neuralgien zusammengefaßt, außerdem Hysterie und Neurasthenie. Die Ursachen dieser Erkrankungen waren noch nicht bekannt.

632 Oppenheim unterteilte Krankheiten in Veränderungen des Rückenmarks, Strang- und Systemerkrankungen, diffuse Erkrankungen, bedingt durch Wirbelkrankheiten und Erkrankungen der Meningen, sowie primäre Erkrankungen des Rückenmarks. Hinzu kamen Krankheiten

griff „Neurosen“ für diejenigen Erkrankungen, für die man eine anatomische Ursache annahm, die man aber noch nicht kannte. Dieser Begriff war zwar durchaus – anders als heute[633] - im beschriebenen Sinne gebräuchlich, Oppenheim faßte ihn jedoch sehr weit, und die Herausgeber des „Jahresberichtes“ wählten für jene Erkrankungen die Bezeichnung „funktionell“.[634]

Das Kapitel über die Psychiatrie nahm von insgesamt 1400 Seiten des ersten Jahrgangs des „Jahresberichtes“ nur 260, also nicht einmal ein Viertel, ein. Es bestand aus einem Kapitel über Psychologie, einem über die allgemeine Herkunft und Diagnostik der Geisteskrankheiten und einem speziellen Teil mit Behandlung der einzelnen Erkrankungen. Hier wurden „Idiotismus, Imbecillität und Cretinismus“, „funktionelle Psychosen“ wie Manie, Melancholie, Paranoia, „Psychosen und Neurosen“,[635] „Infections- und Intoxikationspsychosen“ und „Organische Psychosen“, also organisch durch Tumoren, Syphilis und andere Erkrankungen bedingte Geistesstörungen unterschieden. Daran schlossen sich kurze Kapitel über „Criminelle Anthropologie“, forensische Psychiatrie und Therapie der Geisteskrankheiten an.

Diese Systematik geht nicht von einer Neurologisierung der Psychiatrie aus, auch wenn sie wahrscheinlich bereits durch Emil Kraepelin beeinflußt ist. Schon die klare Trennung der Kapitel „Neurologie“ und „Psychiatrie“ spricht dagegen. Nach der Einführung naturwissenschaftlicher Methoden in die Psychiatrie in den 1860er Jahren durch Wilhelm Griesinger war der Stein einer soma-

---

des peripheren Nervensystems einschließlich der peripheren Anteile der Hirnnerven und der Neuralgien, Krankheiten des Gehirns mit Anatomie, allgemeiner und spezieller Symptomatologie und sogenannte „Neurosen“, wie die Hysterie, Epilepsie, Tics, die Parkinson'sche Krankheit und andere, ätiologisch noch nicht geklärte Erkrankungen bezeichnet wurden, Erkrankungen des Sympathikus und Vergiftungen des Nervensystems. Vgl. Oppenheim Lehrbuch (1905) S. XII-XIV.

633 Die aus heutiger Sicht psychoanalytisch verstandene Bedeutung des Begriffs „Neurose“ entwickelte sich erst im Laufe der Zeit.

634 Über Jahre führte Oppenheim in der Berliner Gesellschaft für Psychiatrie und Nervenkrankheiten eine heftige Diskussion um den Begriff der „traumatischen Neurose“. Hiermit wurde beispielsweise das gelegentlich bei Soldaten an der Front unter starker Belastung auftretende Zittern am ganzen Körper bezeichnet; Oppenheim ging von „molekularen Veränderungen im centralen Nervensystem und insbesondere in der Hirnrinde“, allerdings nicht „anatomisch“ im „gewöhnlichen Sinne des Wortes“ aus, sondern er postulierte „eine Steigerung der feinen Differenzen in der Organisation des centralen Nervensystems [...], welche schon bei Gesunden angenommen werden müssen, um die Unterschiede in der Erregbarkeit der verschiedenen Personen, Geschlechter, Racen zu erklären“. Die meisten seiner Kollegen nahmen eine psychische Genese an. Trotzdem empfahl Oppenheim als Therapie auch die Psychotherapie neben Physiotherapie und Medikamenten. Vgl. dazu Oppenheim Lehrbuch (1898), S. 756, hier zitiert nach Schiffter Romberg und Oppenheim S. 96.

635 Hiermit waren Psychosen gemeint, die in Verbindung mit sog. „Neurosen“ wie Epilepsie oder Hysterie auftraten.

tischen Betrachtungsweise der psychischen Erkrankungen ins Rollen geraten. Stellte Griesinger allerdings die psychischen Ursachen weiterhin in den Vordergrund und legte auch Wert auf die Beachtung sozialpsychiatrischer Aspekte,[636] so fand sich 40 Jahre später in Emil Kraepelin ein Psychiater, der die somatischen Aspekte immer mehr betonte und letztlich auf eine körperliche Erklärung aller Geisteskrankheiten hinauswollte. Psychische Ursachen stellten für Kraepelin eher „Gemütsbewegungen, Überanstrengungen" und Belastungssituationen dar. Stärker als Griesinger nahm er auch eine genetische Bedeutung für die Ätiologie an.[637] Die Kraepelinsche Systematik war einfacher praktikabel; die ätiologisch unklaren Krankheiten konnten fast alle in die beiden Formenkreise „Dementia praecox"[638] oder „manisch-depressives Irresein" eingeordnet werden.[639] Aus schwammigen Begriffen schien man damit klare „Krankheiten" gewonnen zu haben; so konnten sich auch die Psychiater endlich zu den Naturwissenschaftlern zählen, die in so vielen anderen Gebieten um die Wende zum 20. Jahrhundert einen Aufschwung erlebten. Trotz zahlreicher Widerstände in den ersten Jahren setzte sich das Kraepelinsche Prinzip langsam durch und etablierte sich fest in der Psychiatrie.

Der Schwerpunkt der Referate im „Jahresbericht" wurde also auf die Neurologie gelegt; dies ergab sich aus der Tatsache, daß die Neurologie in dieser Zeit ein besonders rasch aufstrebendes Fach mit zahlreichen Forschungsergebnissen sowohl in der Anatomie als auch in der Diagnostik und Therapie der Nervenkrankheiten war. Zudem arbeiteten zumindest Flatau und Jacobsohn-Lask wesentlich stärker neurologisch als psychiatrisch; Mendel war auch engagierter Psychiater. Bis 1903 machten die Beiträge zur Psychiatrie nur ein Fünftel oder gar ein Sechstel aller Beiträge aus, danach ca. ein Viertel. Die inhaltliche Einteilung blieb während der gesamten Zeit bis 1917, in der Jacobsohn-Lask Herausgeber war, im wesentlichen gleich. 1916 führte Jacobsohn-Lask zusätzlich zum weiterhin den Hauptteil des „Jahresberichtes" ausmachenden Referatsteil Originalmitteilungen ein, in denen Forscher aus Instituten oder Leiter von Kliniken über ihre neuesten Forschungsergebnisse und die laufenden Forschungsarbeiten oder -vorhaben berichteten.

Nach der Übernahme der Redaktion durch Oswald Bumke wurden keine Originalmitteilungen mehr abgedruckt. Auch sonst änderte sich das inhaltliche Konzept in einigen Punkten; so waren die Kapitel „Anatomie", „Physiologie" und „Pathologische Anatomie des Nervensystems" eigenständig und nicht mehr der Neurologie untergeordnet. Vermutlich erklärt sich dies durch die andere fachliche Ausrichtung Bumkes: er war eher Psychiater als Neurologe. Die spezi-

[636] Vgl. Schindler Psychiatrie S. 29.
[637] Vgl. Schindler Psychiatrie S. 29-31.
[638] Vorzeitige Demenz.
[639] Vgl. Schindler Psychiatrie S.78.

elle Krankheitslehre der Neurologie und der Psychiatrie wurde anschließend in getrennten Kapiteln behandelt, die Einteilung der Erkrankungen blieb im wesentlichen unverändert.

2.5.3 Von Jacobsohn-Lask betreute Rubriken

Louis Jacobsohn-Lask übernahm mit seinem Freund Edward Flatau das große Kapitel der Anatomie, aufgeteilt in Referate über makroskopische und vergleichend-anatomische Arbeiten und mikroskopische Anatomie. Die Referenten faßten jeweils inhaltlich aus einem Bereich stammende Artikel zusammen; die Arbeiten zur mikroskopischen Anatomie nahmen hierbei einen weit größeren Raum ein als diejenigen zur makroskopischen und vergleichenden Anatomie. So referierten Jacobsohn-Lask und Flatau im ersten Jahrgang über 20 Arbeiten zur makroskopischen, aber 152 zur mikroskopischen Anatomie. Auch dies zeigt die sehr intensive internationale Forschungstätigkeit über die Mikrostruktur des Nervensystems um die Wende vom 19. zum 20. Jahrhundert und gibt gleichzeitig Aufschluß über Jacobsohn-Lasks frühes und besonderes Interesse an der Neuroanatomie. Die Unterteilung des Referates in mikro- und makroskopische Anatomie wurde allerdings nicht beibehalten; schon ab 1898 waren alle anatomischen Arbeiten in einem Kapitel zusammengefaßt. Die Zahl der referierten anatomischen Arbeiten stieg in den ersten Jahren des 20. Jahrhunderts auf über 400 jährlich an.

Aus dem klinisch orientierten Kapitel über die Pathologie, also Krankheiten des Nervensystems übernahm Jacobsohn-Lask ein kleineres Referat über Großhirnerkrankungen wie Encephalitis, Arteriosclerose und Entwicklungsanomalien.

Beide Referate hatte Jacobsohn-Lask bis 1899 inne; ab 1900, nachdem Flatau nach Warschau zurückgekehrt war, übernahm er das Referat „Anatomie" allein und gab dafür das klinische Referat an einen Kollegen ab. Von 1909 an referierte Jacobsohn-Lask auch über Methoden der mikro- und makroskopischen Untersuchung des Nervensystems; in die Referate zur Anatomie bezog er nun seine Schüler mit ein. Zu dieser Zeit nahmen neben einigen deutschen Schülern wie N. Kalinowsky und W. Frankfurther, später Assistent am Physiologischen Institut der Universität Berlin,[640] auch der russische Arzt Marcel Natanowitsch Neiding, später Neurologe in Odessa, und der Amerikaner Walter Babcock Swift aus Boston an Jacobsohn-Lasks Histologie-Kursen teil; sie übernahmen zahlreiche Referate, teilweise über Artikel aus ihrer Muttersprache.

---

640 Frankfurther starb – nach Jacobsohn-Lasks eigenen Angaben - 1914 als Soldat. Weitere Angaben ließen sich nicht finden.

Von Beginn des Ersten Weltkriegs an referierte Jacobsohn-Lask den überwiegenden Teil der Artikel sämtlicher Rubriken, da viele seiner Mitarbeiter zum Krieg eingezogen waren und die Kontakte ins Ausland unterbrochen wurden.

2.5.4 Verteilung weiterer Rubriken

Sämtliche Referenten des „Jahresberichtes" zu nennen, würde in diesem Rahmen zu weit führen, so daß hier nur die mehr- oder langjährigen Mitarbeiter Beachtung finden sollen. Auffällig ist, daß zumindest die klinischen Kapitel überwiegend von außeruniversitär arbeitenden, meist jüdischen Neurologen übernommen wurden. Viele von ihnen waren wie Jacobsohn-Lask und Flatau ehemalige Schüler Emanuel Mendel. Hierunter sind in der Gesellschaft der Berliner Neurologen Anfang des 20. Jahrhunderts bekannte Namen vertreten: Bernhard Pollack, die Brüder Otto und Siegfried Kalischer, Toby Cohn, Max Bielschowsky, Paul Schuster und Emanuel Mendels Sohn Kurt Mendel Hinzu kam Richard Cassirer, ein Schüler Oppenheims, der nach dessen Tod 1919 die Leitung seiner Poliklinik übernahm. Ein weiterer Berliner Neurologe war der Bonhoeffer-Schüler Max Rothmann, der 1914 die Redaktion des „Neurologischen Centralblatts" von Kurt Mendel übernahm, welcher als Soldat eingezogen wurde. Zu nennen ist auch Richard Henneberg, ein Schüler Friedrich Jollys, der nach dessen Tod 1904 aus der Charité ausschied und als Privatdozent und Konsiliarius arbeitete, und Kurt Goldstein, ein bekannter psychosomatisch orientierter Neurologe, Schüler Carl Wernickes, Ludwig Edingers und Hermann Oppenheims, der später in die USA emigrierte. Oppenheim selbst veröffentlichte 1916 eine Originalmitteilung im „Jahresbericht". Aus dem außeruniversitären Bereich sind noch Ludwig Bruns zu erwähnen, ein Schüler Julius Hitzigs und Friedrich Jollys, der sich später in Hannover als Neurologe niederließ, und Walter Spielmeyer, Münchner Psychiater und Hirnanatom, Schüler Alfred Hoches.

Daneben konnten die Herausgeber auch einige Professoren zur Mitarbeit gewinnen. Aus Berlin waren dies die Internisten Alfred Goldscheider und Ernst von Leyden sowie der Neurologe und Psychiater Friedrich Jolly. Goldscheider, ein Schüler von Leydens, arbeitete gegen Ende des 19. Jahrhunderts in einigen Veröffentlichungen eng mit Flatau zusammen. Er erhielt, als große Ausnahme, trotz seiner jüdischen Herkunft 1919 einen ordentlichen Lehrstuhl an der Berliner Universität. In den Räumen der von ihm seit 1910 geleiteten Medizinischen Poliklinik war bis 1914 das Mendel'sche Laboratorium untergebracht. Ernst von Leyden war bis 1907 Leiter der I. Medizinischen Klinik und forschte besonders auf dem Gebiet der Syphilis. Friedrich Jolly war von 1890 bis 1904 Inhaber des Lehrstuhls für Psychiatrie und Nervenkrankheiten; fachlich war er von Griesinger und Bernhard v. Gudden beeinflußt. Theodor Ziehen, der 1904 die Nachfolge Jollys antrat, referierte, damals noch in Halle, das Kapitel „Psychologie".

Zu den langjährigen Mitarbeitern zählten außerdem Robert Wollenberg, ein Schüler Westphals und später Lehrstuhlinhaber in Tübingen, Straßburg, Marburg und Breslau, August Cramer, Professor für Nervenheilkunde in Göttingen und vehementer Gegner der Kraepelinschen psychiatrischen Lehre, und Max Verworn, der Begründer der Zellphysiologie und damals Professor in Jena.

Aus Österreich beteiligten sich der Neuroanatom Heinrich Obersteiner, der schon 1882 das „Neurologische Institut Wien", später „Österreichisches Interakademisches Zentralinstitut für Hirnforschung", gegründet hatte, Hermann Schlesinger, ein Wiener Internist und Schüler Theodor Meynerts, und in den ersten Jahren Sigmund Freud mit Referaten zur cerebralen Kinderlähmung. Aus Budapest kam Ernst Jendrassik, Professor für Neuropathologie, hinzu. Nahezu zwanzig Jahre lang referierte Arnold Pick, bekannter Psychiater und Neurologe aus Prag, jahrzehntelang Inhaber des Lehrstuhls für Nervenkrankheiten an der deutschen Universität, über klinisch-neurologische Themen. Neben L. E. Bregmann aus Warschau sind nicht zuletzt der Moskauer Freund und Kollege Lazar Minor, sein Schüler Michail Kroll sowie der bekannte Neurologe Wladimir Bechterew zu nennen. Während der Kriegsjahre wurde Jacobsohn-Lask die ausländische Literatur von dem Züricher Psychiater Eugen Bleuler zur Verfügung gestellt.[641]

2.5.5 Der Jahresbericht als „neurologisches Netzwerk"

Der „Jahresbericht über die Leistungen und Fortschritte auf dem Gebiet der Neurologie und Psychiatrie" war anfangs ein Gemeinschaftswerk Emanuel Mendels und seiner Schüler Edward Flatau und Louis Jacobsohn-Lask. Da letztere noch am Anfang ihrer Laufbahn standen, sind in den ersten Jahren die meisten Kontakte zu den zahlreichen namhaften Mitarbeitern wahrscheinlich wesentlich Mendel zu verdanken, der international bekannt war und auch in Berlin hohes Ansehen genoß. Er hatte außerdem bereits die Zeitschrift „Neurologisches Centralblatt" gegründet und besaß damit einige Erfahrung als Herausgeber. Nicht zu übersehen ist die große Anzahl der Mendel-Schüler unter den Mitarbeitern des „Jahresberichtes", die, wie Mendel selbst, zwar häufig als Privatdozenten an der Universität lehrten, denen aber als Juden eine höhere Laufbahn verwehrt blieb. Gerade ihnen bot die aufstrebende Wissenschaft der Neurologie eine Möglichkeit, auch außerhalb oder am Rande der Universität innovativ zu wirken. Sie gaben die entscheidenden Impulse zur Entwicklung dieser neuen Disziplin, lange bevor sie sich als eigenständiges Fach an den Universitäten etablierte. Der „Jahresbericht" trug damit auch der Neuheit der Neurologie Rech-

---

641 Vgl. Vorwort. Jber. Leistg. Neurol. 18 (1914).

nung: die Herausgeber wollten nicht, wie in Lehrbüchern, bekanntes Wissen vermitteln, sondern den Blick bewußt auf Innovationen lenken.

Der „Jahresbericht" kann auch als ein früher Baustein der Etablierung eines neurologischen „Netzwerkes" betrachtet werden: in den großen Fächern wie der Inneren Medizin oder der Chirurgie existierten solche Netzwerke bereits und waren durch die Universitäten unterstützt; in der Neurologie gab es viele einzelne Forscher im außeruniversitären Bereich, die nur teilweise zusammenarbeiteten und sich vor allem auf lokaler Ebene wie in der Berliner Gesellschaft für Psychiatrie und Nervenkrankheiten austauschten. Die Gesellschaft Deutscher Nervenärzte als weiteres überregionales Netzwerk wurde erst 1907 gegründet; der Begründer war Hermann Oppenheim.

Ungewöhnlich für jene Zeit ist Jacobsohn-Lasks Hinwendung nach Osteuropa: eher kamen Schüler aus Polen und Rußland zur Ausbildung nach Deutschland, als daß Deutsche sich – umgekehrt - um eine Zusammenarbeit mit osteuropäischen Kollegen bemühten. Diese Orientierung Jacobsohn-Lasks ist sicher einerseits aus der gemeinsamen Lehrzeit mit Flatau und seiner Bekanntschaft mit Minor zu erklären. Andererseits war gerade im Rußland der Jahrhundertwende die neurologische und neuroanatomische Forschung Wladimir Bechterews, Lazar Minors und Iwan Petrowitsch Pawlows sehr aktuell und fortschrittlich. Die Einbeziehung dieser ausländischen Forschungsergebnisse entsprach Jacobsohn-Lasks Bestreben, über den eigenen Wirkungskreis und die relative Enge der Berliner Gesellschaft hinauszublicken.

Für Jacobsohn-Lask selbst bedeutete seine Tätigkeit als Herausgeber einerseits, daß er immer aktuell informiert war über die neuesten Forschungen und wissenschaftlichen Ergebnisse. Andererseits muß er zu dieser Zeit in der Gesellschaft der deutschen und zumindest der osteuropäischen Neurologen und Psychiater relativ bekannt gewesen sein. Das Ende seiner Herausgeberschaft 1917 läutet seinen langsamen Rückzug aus der Gesellschaft der Berliner Neurologen Anfang der 1920er Jahre ein; Jacobsohn-Lask, eben noch mitten im Austausch mit vielen der bekanntesten deutschen Neurologen, wird innerhalb weniger Jahre immer mehr zum Außenseiter.

3 Louis Jacobsohn-Lask in seiner Welt: der Kreis der Berliner Neurologen

3.1 Einleitung

„Wohl an keinem anderen Ort in Europa waren Nervenärzte im Verhältnis zur Gesamtpopulation dichter gesät als in Berlin .[...] In Berlin wimmelte es nur so von Nervenärzten...“.[642]

Louis Jacobsohn-Lasks Forschungen waren in hohem Maß eigenständig, er ließ sich auch durch die Kritik der Kollegen nicht von seinen Interessen abbringen – dennoch ist sein Werk im Zusammenhang mit seiner wissenschaftlichen Umgebung zu sehen. Diese wurde vor allem durch die Berliner Gesellschaft für Psychiatrie und Nervenkrankheiten repräsentiert, deren Mitglied Jacobsohn-Lask kurz nach Abschluß seines Studiums wurde. Hier waren die meisten Berliner Nervenärzte Mitglied; nicht nur die neuesten wissenschaftlichen Erkenntnisse oder Projekte wurden vorgestellt, die Gesellschaft stellte auch ein wichtiges Forum sozialer und beruflicher Kontakte dar. Über dreißig Jahre engagierte sich Jacobsohn-Lask intensiv in der Gesellschaft, bevor er sich nach und nach zurückzog. Welche Gründe hier eine Rolle spielten, wird im folgenden Kapitel dargestellt. Außerdem soll auch seine Mitgliedschaft in anderen Fachgesellschaften nicht unerwähnt bleiben – besonders hervorzuheben sind die überregionale Gesellschaft Deutscher Nervenärzte, die Allgemeine Ärztliche Gesellschaft für Psychotherapie, dann lokale internistische Gesellschaften und schließlich die Anatomische Gesellschaft. Der Schwerpunkt liegt jedoch auf der Berliner Gesellschaft für Psychiatrie und Nervenkrankheiten.

---

[642] Shorter Leiden S. 368f.

3.2 Die Berliner Gesellschaft für Psychiatrie und Nervenkrankheiten (BGPN)

3.2.1 Die Geschichte der Berliner Gesellschaft für Psychiatrie und Nervenkrankheiten

Die Berliner Gesellschaft für Psychiatrie und Nervenkrankheiten wurde 1867 von Wilhelm Griesinger, dem damaligen Inhaber des Lehrstuhls für Psychiatrie an der Berliner Universität, als „Medizinisch-psychologische Gesellschaft" gegründet. Griesinger wollte damit eine enge Verbindung zwischen Psychiatrie und Neurologie herstellen, um körperliche und psychische Lebensvorgänge gemeinsam zu untersuchen, damit einen Fortschritt für die Psychiatrie zu erreichen und ihr den Übertritt aus einer Außenseiterposition in die im Aufbruch befindliche medizinische Welt zu ermöglichen. Es sollte der Austausch zwischen neurologisch Interessierten aus internistischen und psychiatrischen Kreisen gefördert werden – im Gegensatz zu dem im selben Jahr von Heinrich Laehr gegründeten „Psychiatrischen Verein zu Berlin", der vor allem die Interessen der Anstaltspsychiater vertrat.[643] In den ersten Jahren überwogen in der BGPN noch psychiatrische, forensische und psychologische Themen, man beschäftigte sich aber auch mit neurologischen und philosophischen Fragestellungen. Dieses Profil änderte sich, als Carl Westphal 1868 nach Griesingers Tod den Vorsitz der Gesellschaft übernahm. Den Schwerpunkt bildete nun zunehmend der Bereich der naturwissenschaftlich ausgerichteten Neurologie; 1879 wurde die Gesellschaft in „Berliner Gesellschaft für Psychiatrie und Nervenkrankheiten" umbenannt.[644] Insgesamt waren bis 1933 75% der Beiträge neurologisch, 15% psychiatrisch; ganz besonders dominierten die neurologischen Themen im letzten Jahrzehnt des 19. und im ersten Drittel des 20. Jahrhunderts.

Betrug die Mitgliederzahl im Gründungsjahr 24, so wuchs die Gesellschaft in den nächsten Jahrzehnten erheblich und hatte in den 1890er Jahren bereits über 160 Mitglieder. Die BGPN galt in Berlin als das wichtigste Diskussionsforum der Neurologen, das „Zentrum des wissenschaftlichen Lebens in der Neurologie Berlins". Hier trafen sich die an der Universität lehrenden Neurologen mit den niedergelassenen und den zahlreichen außeruniversitär an städtischen oder privaten Kliniken tätigen Nervenärzten und Forschern. Die Sitzungen wa-

---

[643] Vgl. Feger Geschichte S. 29f, Scholinus Mendel S. 162 und Wolter Geschichte S. 2.
[644] Vgl. Feger Geschichte S. 30.

ren immer gut besucht, es wurde lebhaft und kontrovers diskutiert, teils wurden heftige Kämpfe ausgetragen.[645]

In den ersten Jahren diente das 1868 noch von Griesinger gegründete „Archiv für Psychiatrie und Nervenkrankheiten“ als Organ der Gesellschaft. Seit der Gründung der Zeitschrift „Neurologisches Centralblatt“ 1882 durch Emanuel Mendel, der sich ebenfalls sehr in der BGPN engagierte, erschienen die Sitzungsprotokolle meist in beiden Zeitschriften. Ab 1918 war das „Neurologische Centralblatt“ alleiniges Organ der Gesellschaft; es wurde 1921 in „Zentralblatt für die gesamte Psychiatrie und Neurologie“ umbenannt.

1920 fusionierten die BGPN und der „Psychiatrische Verein zu Berlin“. Hans Laehr, der Sohn des Begründers Heinrich Laehr, hatte die Auflösung des Vereins beantragt, da die meisten der Vortragenden inzwischen auch Mitglieder der BGPN waren. Auch inhaltlich hatten sich beide Gesellschaften seit den 1890er Jahren zunehmend angenähert. In den letzten Jahren des Ersten Weltkriegs tagte nur noch die BGPN, und auch in der schweren Nachkriegszeit erschienen zwei Berliner Lokalvereine überflüssig. Den Mitgliedern des Psychiatrischen Vereins wurde der Übertritt in die BGPN empfohlen.[646]

In den Anfangsjahren und um die Jahrhundertwende spielten noch Krankheiten wie Syphilis mit ihren verschiedenen Symptomen, zahlreiche neuroanatomische Fragestellungen und Neuentdeckungen einschließlich der Hirnrindentopik, entzündliche Erkrankungen und während des Ersten Weltkriegs Verletzungen aller Art eine große Rolle. Nach 1920 bildeten verschiedene Themen aus der allgemeinen Neurologie mit umschriebenen Krankheitsbildern, Infektionskrankheiten, Hirnblutungen, Endokrinologie und Narkolepsie den Schwerpunkt. Es wurden neurologische Symptome im Zusammenhang mit pathologischen Veränderungen der Zentren in der Hirnrinde und die damit verbundenen anatomischen Erkenntnisse diskutiert sowie die Histologie verschiedener Tumoren. Kasuistiken, klinisch und anatomisch aufgearbeitet, dominierten als Darstellungsform. Wichtiger Diskussionsgegenstand waren auch die neuen diagnostischen Möglichkeiten wie Röntgen, Ventrikulographie, Encephalographie und Liquoruntersuchungen. Psychiatrisch standen die organischen Psychosen, Demenz und ab 1920 Sucht sowie in den frühen 1930er Jahren Psychotherapie und Hypnose im Vordergrund; die Psychoanalyse wurde hingegen nicht diskutiert. Relevante Ergebnisse gingen in die Lehrbücher ein; maßgebend war hier um die Jahrhundertwende und in den ersten 20 Jahren des 20. Jahrhunderts das Lehrbuch Hermann Oppenheims.

Während die Berliner Neurologen bis zum Ersten Weltkrieg in Deutschland eine führende Position innehatten, galten sie nach dem Krieg zunehmend als randständig: aus den modernen Diskussionen um Rassenhygiene und Eugenik,

[645] Vgl. Hallervorden Kreis S. 109.
[646] Vgl. Feger Geschichte S. 9f., 16f.

die beispielsweise von Robert Gaupp in München und anderen forciert wurden, hielten sie sich weitgehend heraus. Kasuistiken machten immer noch einen Großteil der Vorträge aus, weniger wurde die Entwicklung neuer Konzepte der verschiedenen neurologischen und psychiatrischen Forschungsbereiche oder Therapieformen diskutiert.

Nach 1933 änderte sich der Themenschwerpunkt deutlich; nur noch 50% der Beiträge waren neurologisch; ein Großteil der zahlreichen psychiatrischen Beiträge beschäftigte sich mit psychiatrischen Gutachten, der Vorbereitung zum „Gesetz zur Verhütung erbkranken Nachwuchses" und anderen, erbpathologisch geprägten Themen. Viele Mitglieder emigrierten oder konnten zumindest an den Sitzungen nicht mehr teilnehmen. 1942 wurde eine Arbeitsgemeinschaft mit der Berliner Medizinischen Gesellschaft und anderen Fachgesellschaften gegründet.[647]

3.2.2 Herausragende Mitglieder der BGPN

Um die Zusammensetzung der BGPN und die Diskussionen, die nicht nur von der fachlichen Auseinandersetzung lebten, sondern auch von persönlichen Beziehungen, der Herkunft aus unterschiedlichen Schulen und nicht zuletzt von Sympathie oder Antipathie geprägt waren, besser verstehen zu können, werden hier einige derjenigen Neurologen und Psychiater vorgestellt, die das Leben der BGPN während der Zeit der Mitgliedschaft Jacobsohn-Lasks bestimmten.[648]

Die Vorsitzenden der BGPN

Carl Westphal, Mitbegründer der Gesellschaft und Schüler Wilhelm Griesingers, war 21 Jahre lang bis 1889 ihr Vorsitzender und gleichzeitig Lehrstuhlinhaber; unter seiner Leitung wurde die Gesellschaft umbenannt, und neurologische Themen wurden in den Vordergrund gerückt. Er wurde 1889 von Wilhelm Sander abgelöst und starb 1890. Von Sander übernahm 1891 Friedrich Jolly für die nächsten 12 Jahre den Vorsitz. Im Jahr zuvor war er auf den Berliner Lehrstuhl für Psychiatrie und Nervenkrankheiten berufen worden, den er bis zu seinem Tod 1904 innehatte. Jolly, Schüler der Psychiater Bernhard Aloys von Gudden und Franz von Rinecker bekam bereits 1873, nicht ganz dreißigjährig,

---

647 Vgl. Tinkloh Gesellschaft (Vortrag).

648 Viele der Berliner Nervenärzte arbeiteten klinisch, waren gleichzeitig aber auch „mit einem guten pathologisch-anatomischen Rüstzeug" ausgestattet und prägten durch die neuropathologisch orientierte Wissenschaft die Sitzungen der BGPN; vgl. Peiffer Jahre S. 23. Peiffer führt als prägende Mitglieder dieser klinisch-neuropathologisch orientierten „Berliner Schule" u.a. Emanuel Mendel und Max Bielschowsky an.

einen Ruf als a. o. Professor nach Straßburg, wo er zwei Jahre später das Ordinariat für Psychiatrie übernahm. Während seiner Amtsperiode entstanden in seiner Klinik 109 Arbeiten mit neurologischen, 58 mit psychiatrischen Themen.[649] Er war während seiner Berliner Zeit einer der häufigsten Diskussionsteilnehmer in den Sitzungen der BGPN.

Nach Jollys Tod 1904 und der Übernahme des Ordinariats durch Theodor Ziehen wechselte der Vorsitz der Gesellschaft häufig. Von 1904 bis 1906 leitete Jacobsohn-Lasks Lehrer Emanuel Mendel die Gesellschaft. Danach wurde die Leitung für ein Jahr von Ziehen selbst übernommen. Ziehen war ein Schüler der Psychiater Karl Ludwig Kahlbaum und Otto Binswanger. Er habilitierte sich 1887 in Jena und wurde 1892 zum a.o. Professor für Psychiatrie ernannt. Bevor er 1904 dem Ruf nach Berlin folgte, wo er bis 1912 blieb, war er Ordinarius für Psychiatrie in Utrecht und Halle.[650] Ziehen veröffentlichte bis 1910 zahlreiche neuroanatomische und –physiologische Arbeiten; hier beschäftigte er sich besonders mit der vergleichenden Anatomie und Entwicklungsgeschichte. Er hing der Wernickeschen Lehre an und vertrat die Meinung, alle Psychosen seien Erkrankungen der Hirnrinde, also organischer Natur. In seinem 1891 erschienenen „Leitfaden der physiologischen Psychologie“ stellte er seine Auffassung vom Einfluß der Funktion des Gehirns auf psychische Vorgänge im Gegensatz zur Lehre der „transzendentalen Psychologie“ dar.[651] Der damals geläufige Begriff „psychopathische Minderwertigkeit“ wurde von ihm in „psychopathische Konstitution“ umbenannt, worunter er „ein Grenzgebiet zwischen Geistesgesundheit und Geisteskrankheit“ verstand. Die Zwangssterilisierung psychisch Kranker lehnte er ab. Ziehen war ein Gegner der Psychoanalyse. Die Psychologie war für ihn Verbindung zur Philosophie; er war ein Vertreter der Assoziationspsychologie.[652] Sein Ziel war es, „ein gesamtes philosophisches System und als seine

---

649 Vgl. Neumärker Bonhoeffer (2001) S. 183.

650 Ziehen, Sohn eines evangelischen Theologen und Philologen, interessierte sich bereits in seiner Jugend für Philosophie. 1910 wurde ihm von der Berliner Philosophischen Fakultät die Ehrendoktorwürde verliehen. Da er in seiner verantwortungsvollen Tätigkeit als Ordinarius für Psychiatrie und Nervenkrankheiten jedoch wenig Zeit für seine philosophischen Interessen erübrigen konnte, gab er 1912 seinen Lehrstuhl ab und ließ sich als Privatgelehrter in Wiesbaden nieder. 1917 übernahm er das Ordinariat für Philosophie und Psychologie in Halle bis zu seiner Emeritierung 1930.

651 Allerdings vertrat er in der Philosophie das Prinzip eines „monistischen Positivismus“. Hiervon zeugen besonders sein „Lehrbuch der Logik auf positivistischer Grundlage“ von 1920 und die „Grundlagen der Naturphilosophie“ von 1922.

652 In der Assoziationspsychologie setzt sich jeder psychische Prozeß aus den Bestandteilen „Empfindung oder Wahrnehmung“, „Spiel der Motive oder der Erinnerungsbilder (Assoziation)“ und der Handlung zusammen. Ziehen erweiterte die gängige Anschauung der Assoziationspsychologen um die Vorgänge „Synthese, Analyse und Komparation“. Vgl. Gerhard/Blanz Ziehen S. 906.

Grundlage eine ... umfassende Erkenntnistheorie" zu schaffen.[653] Wenn auch der Umgang zwischen Ziehen und Jacobsohn-Lask von gegenseitigem Interesse und Achtung geprägt war, stand Jacobsohn-Lask diesem „Weltgesetz" Ziehens kritisch gegenüber.[654]

Nachfolger Ziehens als Vorsitzender der Gesellschaft wurde 1907 Hermann Oppenheim – im selben Jahr, als er die „Gesellschaft Deutscher Nervenärzte" gründete. Oppenheim war ein Schüler Carl Westphals. Nach dessen Tod 1890 stellte er erstmals den Antrag auf Ernennung zum a. o. Professor, der damals von der Fakultät abgelehnt wurde. Hierbei spielte auch seine jüdische Herkunft eine Rolle. Enttäuscht zog er sich aus der Universitätsklinik zurück und gründete 1891 eine eigene Privatpoliklinik, die als Ausbildungsstätte weltberühmt wurde. Sein 1894 erstmals erschienenes „Lehrbuch der Nervenkrankheiten" wurde für nahezu 30 Jahre das Standardwerk der Neurologie und erschien in insgesamt sieben Auflagen. 1902 legte er auch seine Dozentur an der Universität nieder. Trotzdem war er eines der aktivsten Mitglieder der BGPN mit insgesamt 55 eigenen Beiträgen und 177 Diskussionsbemerkungen.[655] An den Rand der Gesellschaft geriet er erst während des Ersten Weltkriegs, als er gegen die meisten Kollegen seine These eines organischen Ursprungs der „traumatischen Neurose" vertrat.[656]

1908 wurde die Gesellschaft von Martin Bernhardt geführt. Er war ebenfalls sehr aktiv mit über 50 Vorträgen und Demonstrationen.[657] Schon früh interessierte er sich für Läsionen des peripheren Nervensystems, außerdem

---

[653] Vgl. Gerhard/Blanz Ziehen S. 905-907, Fischer Lexikon S. 1722-1724, Kreuter Neurologen S. 1616.

[654] Im März 1929 besuchte Jacobsohn-Lask einen Gastvortrag Ziehens über „religiösphilosophische Probleme vom Standpunkte der empirischen Philosophie". Dabei postulierte Ziehen die Existenz eines „Weltgesetzes". Dieses Gesetz „berge in sich die Allwissenheit, nach welcher der Mensch vergeblich strebe". Man könne es zum Gottesbegriff erheben und mit denselben Attributen belegen wie Gläubige ihren Gott. Jacobsohn-Lask kam Ziehens Begriff des „Weltgesetzes" „gefühlsfremd" und „eisig" abstrakt vor, außerdem bezweifelte er die Sicherheit seiner Gültigkeit. Er selbst fühlte sich dem Pantheismus Spinozas verbundener – das „Leben in der gesamten Natur" fühle er „recht lebendig" in sich selbst. Dieses „Leben in seiner Allheit, seiner Mannigfaltigkeit, in seiner Unvergänglichkeit, in seiner Zweckmäßigkeit beim niedersten wie höchsten Organismus, ... [machte ihn] zum Teil der Gottheit und [verlieh ihm] das Staunen, die Ehrfurcht und die Liebe zum Ganzen." Zum Gottesbegriff wollte er dieses „Alleben" jedoch nicht machen, um keinem Götzendienst zu verfallen. Vgl. Tagebucheintrag vom 12.03.1929; Archiv Familie Lask.

[655] Vgl. Wolter Neurologie S. 75.

[656] Über die „traumatische Neurose" gab es 1915 scharfe Auseinandersetzungen in der BGPN, ein Jahr später in der Gesellschaft Deutscher Nervenärzte, von deren Vorsitz Oppenheim daraufhin verbittert zurücktrat. Aus den Sitzungsberichten der BGPN läßt sich keine Beteiligung Jacobsohn-Lasks an den Diskussionen erkennen.

[657] Vgl. Wolter Neurologie S. 75.

forschte er zur Syphilis. Er war Schüler des Internisten Ernst von Leyden und Carl Westphals, gründete eine eigene Poliklinik und stellte seine Patienten in seinen Vorlesungen vor.[658] Bernhardt wandte sich 1906 vor der Gründung der Gesellschaft Deutscher Nervenärzte vehement gegen die Trennung der Neurologie von der Inneren Medizin.[659]

1909 ging das Amt für zwei Jahre an den Ordinarius Theodor Ziehen zurück. 1911 erhielt Karl Moeli den Vorsitz. Moeli war ebenfalls Westphal-Schüler. Auch er kam ursprünglich aus der Inneren Medizin, habilitierte sich 1883 für Psychiatrie, bevor er 1887 Direktor der Städtischen Irrenanstalt Dalldorf wurde; 1893 bis 1914 war er Leiter der Städtischen Irrenanstalt Herzberge.[660]

Als Vorsitzender der BGPN wurde Moeli 1912 von Hugo Liepmann abgelöst. Liepmann, ein Schüler des Aphasieforschers Carl Wernickes in Breslau, arbeitete selbst über Aphasie, Apraxie und Agnosie und habilitierte sich 1904 für Neurologie und Psychiatrie. Ihm sind wesentlich die Anfänge der heutigen Neuropsychologie zu verdanken. Einen ordentlichen Lehrstuhl erhielt auch er, wohl aufgrund seiner jüdischen Herkunft, nie.[661]

Karl Bonhoeffer, seit 1912 Ordinarius und damit Ziehens Nachfolger, wurde die Leitung 1913 für zwei Jahre und 1916, nach kurzer Amtsübernahme wiederum durch Liepmann dann für die nächsten 16 Jahre übertragen. Bonhoeffer war ebenfalls ein Schüler Wernickes und habilitierte sich 1897 mit einer Arbeit über das Alkoholdelir. 1898 nahm er eine Stellung als Leiter einer neu eröffneten Beobachtungsstation für geisteskranke Gefangene an; er sah nicht, wie Cesare Lombroso „Verbrechertypen“ als anthropologische Varianten, sondern als Menschen mit „psychologischen Defektzuständen“ an. Bevor er den Lehrstuhl in Berlin übernahm, war er Ordinarius für Psychiatrie in Königsberg, Heidelberg und Breslau. Bonhoeffer galt als Naturwissenschaftler mit „humanisti-

---

[658] Bernhardt war Spezialist für Elektrodiagnostik und Elektrotherapie und galt nach dem Tod Westphals neben Mendel als einer der führenden alten Berliner Neurologen. Eine eigene Krankenhausabteilung oder eine staatliche Stelle stand ihm nie zur Verfügung – auch er war Jude. Sein Kollege Max Rothmann rühmt in seinem Nachruf seine „allzu große Bescheidenheit“ und „Herzensgüte“. Vgl. Rothmann Nachruf S. 335.

[659] Vgl. Holdorff Polikliniken S. 132 und Hallervorden Kreis S. 106.

[660] Vgl. Neumärker Bonhoeffer (1990) S. 91 u. 128. Moeli war in erster Linie Psychiater. Er engagierte sich auch überregional: von 1910 bis 1919 übte er den Vorsitz des Deutschen Vereins für Psychiatrie aus. Als Mitglied der Medizinalabteilung des Kultusministeriums nahm er Einfluß auf die Entwicklung des Irrenwesens in Preußen.

[661] Vgl. Holdorff Hirnforschung S. 158. 1918 wurde ihm nach einem Antrag Karl Bonhoeffers die Honorarprofessur verleihen. 1920, bereits an der Paralysis agitans erkrankt, zog er sich aus der Anstalt Herzberge zurück und kümmerte sich noch um Kriegsverletzte. 1925 nahm er sich das Leben aus Angst vor dem zunehmenden Verfall durch seine Krankheit.

schem Fortschrittsglaube“ und „national-konservativem Ethos, aber geringem politischen Bewußtsein“.[662]

Bonhoeffer brachte mit seiner Arbeitsmethode die Kraepelinsche Lehre, die die Zustandbeschreibung psychischer Krankheitsbilder in den Vordergrund rückte, statt nach möglichen organischen Ursachen zu suchen, mit in die von Westphal geprägte Berliner neurologische Landschaft.[663] Dies blieb nicht ohne Einfluß auf die Themenwahl und Klassifikation der Krankheiten im Rahmen der BGPN. Zumindest nahmen die psychiatrischen Themen wieder deutlich zu.

1932 wurde Bonhoeffer für ein Jahr von seinem Oberarzt Franz Kramer abgelöst, bevor er von 1933 bis 1940 wieder Vorsitzender wurde. Franz Kramer, ebenfalls ein Schüler Wernickes, habilitierte sich 1907 unter Bonhoeffer und kam 1912 als Oberarzt mit ihm an die Berliner Charité. Dort leitete er die Poliklinik und eine 1921 gegründete Beobachtungsstation für Kinder und Jugendliche mit psychischen Problemen. 1921 wurde er zum a.o. Professor ernannt. Wegen seiner jüdischen Herkunft wurde ihm im November 1933 die Lehrbefugnis entzogen. Bis zu seiner Emigration nach Holland 1938 führte er in Berlin noch eine Privatpraxis.[664] Von 1940 an wurde die Gesellschaft von dem Nationalsozialisten Maximinian De Crinis geleitet, der seit 1938 auch den Lehrstuhl innehatte.[665]

Festzustellen ist, daß lediglich während der universitären Amtszeit Theodor Ziehens ein reger Wechsel der Vorsitzenden in der BGPN stattfand und der Vorsitz der Gesellschaft nicht eng mit dem Ordinariat verknüpft war. Während dieser Jahre bekamen einige der bekanntesten außeruniversitär tätigen Berliner Neurologen die Gelegenheit, diese wichtigste Vereinigung der Berliner Nervenärzte zu leiten. Alle Genannten waren fortschrittliche, die klinische Neurologie durch ihre Arbeit und Forschung bereichernde Berliner, die auch über die Stadt- und Landesgrenzen hinaus berühmt waren. Bis auf Mendel waren alle außerdem entweder direkte oder indirekte Schüler Carl Westphals, gehörten also der soge-

---

[662] Vgl. Bayerl Bonhoeffer S. 306. Während des Nationalsozialismus und der Verfolgung einiger seiner Söhne und Schwiegersöhne schärfte sich sein politisches Bewußtsein ohne Zweifel; er stand hinter seinen Kindern. Als führender Berliner Psychiater mußte er sich natürlich auch zur Sterilisation psychisch Kranker äußern; hier sprach er sich schon 1924 gegen eine gesetzliche Festlegung zur Sterilisation aus, da die generelle Sterilisierung aller „Erbkranker“ bei der hohen Zahl gesunder Träger „erbkranker Anlagen“ nicht ins Gewicht fiele. In Einzelfällen war er für die Unfruchtbarmachung; er blieb als Sachverständiger Psychiater am Erbgesundheitsobergericht tätig. Siehe dazu auch Bayerl Bonhoeffer S. 323f.

[663] In Heidelberg war er mit Robert Gaupp zusammengetroffen, einem Schüler Emil Kraepelins, der ihn in dessen Methodik einführte.

[664] Vgl. Neumärker Bonhoeffer (1990) S. 60, 106, 116, 124, 131f., 136f., 168.

[665] Vgl. Wolter Geschichte S. 1.

nannten „Ersten Berliner Schule“ an.[666] Inwieweit der häufige Amtswechsel vielleicht mit einer grundsätzlich anderen Einstellung Ziehens zu seinen nicht universitär tätigen Kollegen einherging oder ob Ziehen, anders herum, von der BGPN möglicherweise wegen seiner philosophisch-psychologischen Lehren nicht so sehr als neurologisch-psychiatrische Leitfigur angenommen wurde wie seine Vorgänger und Nachfolger, vermag hier nicht geklärt zu werden. Ob der rege Wechsel der Vorsitzenden in dieser Zeit zu Anfang des Jahrhunderts, vor dem Ersten Weltkrieg, auch mit einer besonders abwechslungsreichen Forschungs- und Diskussionskultur in der BGPN im Vergleich zu den darauf folgenden Jahren gekoppelt war, ist noch zu untersuchen. Aus den Protokollen, die Beiträge Jacobsohn-Lasks enthalten, werden auf jeden Fall sehr intensive und kontroverse Diskussionen zu verschiedenen wichtigen Themen der Neurologie und Neuroanatomie deutlich.

Die „Basis“ der BGPN – eine Auswahl

Das Leben der Gesellschaft war jedoch nicht nur durch die Vorsitzenden bestimmt, sondern auch durch die Vorträge und Diskussionsbeiträge der zahlreichen anderen Berliner Nervenärzte. Von den weit über hundert Mitgliedern waren ca. dreißig aktiv. Im folgenden werden diejenigen Mitglieder der Gesellschaft vorgestellt, die sich besonders an den Diskussionen über Jacobsohn-Lasks Vorträge beteiligten oder sich in anderen Zusammenhängen mit Jacobsohn-Lask auseinandersetzten und die lebendige Diskussionskultur in der Gesellschaft mitbestimmten.

Einer seiner alten Freunde aus der Ausbildungszeit bei Mendel war Paul Schuster, der ebenfalls regelmäßig an den Sitzungen der BGPN teilnahm, selbst eher klinisch-neurologische Themen referierte, Jacobsohn-Lask aber in vielen Diskussionen unterstützte und seiner Meinung beipflichtete. Aus der Mendel'schen Schule kamen noch die Brüder Otto und Siegfried Kalischer Siegfried Kalischer arbeitete gleichzeitig mit Jacobsohn-Lask und Flatau in Mendels Laboratorium. Später nahm er eine Stellung in der Nervenabteilung der Kinder-Poliklinik von Hugo Neumann an, bevor er leitender Arzt des Kurhauses Huber-

[666] Vgl. Kolle Genealogie S. 512f. Kurt Kolle nennt als Mitglieder der Ersten Berliner Schule Otto Binswanger, Fürstner, Eduard Hitzig, Karl Moeli, Hermann Oppenheim, Ernst Siemerling, Emil Sioli, Carl Wernicke und Westphals Sohn Alexander Westphal. Die Zweite Berliner Schule, an Karl Bonhoeffer als Lehrer geknüpft, wird u.a. von Hans Gerhard Creutzfeldt, Franz Kramer, Arthur Kronfeld, Paul Schröder, Erich Sternberg und Fred Quadfasel verkörpert (vgl. Neumärker Bonhoeffer [2001] S. 180). Ebenfalls bekannte Nervenärzte wie die Mendel-Schüler Paul Schuster oder auch Louis Jacobsohn-Lask werden bei Kolle als Mitglieder der Ersten Berliner Schule nicht aufgeführt – vermutlich, da sie nie Assistenten der Universität waren und damit auch nicht als Westphal-Schüler gelten konnten.

tus in Schlachtensee wurde.[667] Auch mit Otto Kalischer hielt Jacobsohn-Lask enge Verbindung; einige makroanatomisch von Kalischer untersuchte Präparate arbeitete Jacobsohn-Lask mikroskopisch auf.[668]

Paul Schuster war mit Max Bielschowsky befreundet – eine Verbindung, die wohl auch aus der Zeit im Mendel'schen Laboratorium stammte. Jacobsohn-Lask und Bielschowsky arbeiteten zwar nie gleichzeitig bei Mendel, diskutierten jedoch mehrfach über neuroanatomische Themen in der BGPN. Anders als Jacobsohn-Lask hatte Bielschowsky vor seiner Zeit im Mendel'schen Laboratorium seine Ausbildung in verschiedenen neuropathologischen Instituten begonnen. Er war Schüler der berühmten Neuropathologen Carl Weigert und Ludwig Edinger am Senckenbergischen Pathologischen Institut in Frankfurt/Main, wo er sich mit Färbetechniken beschäftigte. 1895 ging er nach Berlin und wurde Assistent Emanuel Mendels, dessen Laboratorium er als Vorgänger Jacobsohn-Lasks bis 1904 leitete. Hier entwickelte er seine Methode der Silberimprägnation der Neurofibrillen und Achsenzylinder. Damit wies er die Existenz „fibrillärer und plasmatischer Substanzbrücken" nach, ohne die Neuronentheorie zu entkräften. Bielschowsky galt als einer der besten deutschen Neuropathologen. 1904 wurde er vom Ministerium als Leiter des Histopathologischen Laboratoriums an das Hirnforschungsinstitut Oskar Vogt berufen, das schon seit 1902 – gegen den Willen der Psychiatrischen und Nervenklinik - formal dem Physiologischen Institut der Universität angehörte.[669] Nebenbei betrieb er eine Privatpraxis und arbeitete als Konsiliarius.[670]

Ein guter Freund Bielschowskys war Richard Henneberg. Henneberg galt als eines der aktivsten Mitglieder der BGPN – es heißt, während der Sitzungen

---

[667] Über beide ließen sich kaum Informationen herausfinden. Siegfried K. ist als Nervenarzt bis 1937 in Berlin verzeichnet. Er ist zusammen mit Jacobsohn-Lask, Flatau und Bernhard Pollack auf einem Foto aus Jacobsohn-Lasks Nachlaß abgebildet, das vermutlich aus der Ausbildungszeit bei Mendel stammt.

[668] Hier sind besonders die Arbeiten über großhirnlose Hunde zu nennen, die die beiden um 1909/1910 in der BGPN vorstellten.

[669] Das Vogt'sche Institut wurde seit 1919 der Kaiser-Wilhelm-Gesellschaft angegliedert. Hier blieb Bielschowsky bis zu seiner Entlassung 1933, obwohl das Verhältnis zwischen Vogt und seinem Mitarbeiter nicht besonders gut gewesen sein soll. Vgl. Peiffer (2001) Neuropathologie S. 50. Auch Macdonald Critchley, einer der führenden britischen Neurologen aus der berühmten Klinik Queens Square, hatte diesen Eindruck bei einem seiner Besuche in Berlin. Er war mit Paul Schuster befreundet, der ihn bei einem seiner letzten Besuche 1932 oder 1933 zu Bielschowsky schickte. Er beschreibt Bielschowsky als „freundlich, aber ängstlich", in Furcht vor Oskar Vogt, dem er scheinbar misstraute. Vgl. Critchley Ventricle S. 189.

[670] 1933 emigrierte er nach Amsterdam, wo er, unterstützt durch die Rockefeller Foundation, Forschungen im Labor der Wilhelmina Gasthuis, dann im Labor der Psychiatrischen Klinik Utrecht betrieb. 1935 ging er ans Cajal-Institut nach Madrid; 1936 kehrte er nach Deutschland zurück, wo er seinen ersten Schlaganfall erlitt, bevor er 1939 nach England emigrierte. Er starb 1940 und ist in London neben Paul Schuster begraben.

der BGPN habe er „fast stets [...] etwas Kluges zu bemerken" gehabt.[671] Er diskutierte häufig mit Jacobsohn-Lask. Henneberg, Schüler Friedrich Jollys und ein sehr vielseitig auch an Botanik, Archäologie und Kunst interessierter Wissenschaftler, veröffentlichte zahlreiche klinisch-neurologische und neuropathologische Arbeiten. 1902 habilitierte er sich für Psychiatrie und Neurologie. Nach Jollys Tod 1904 schied er aus der Charité aus und arbeitete als vielgesuchter Konsiliarius und Gutachter. Jahrelang war er Schriftführer der BGPN.

Beinahe ebenso streitbar und diskussionsfreudig war Max Rothmann, ein Schüler des Internisten Albert Fraenkel und des Physiologen Hermann Munk. Er habilitierte sich 1899 für Neurologie, bevor er Mitarbeiter Karl Bonhoeffers im Physiologischen Laboratorium der Psychiatrischen und Nervenklinik der Charité wurde. Ab 1914 leitete er für den in den Krieg eingezogenen Kurt Mendel die Redaktion des Neurologischen Centralblatts.[672] Rothmann unternahm zahlreiche neurophysiologische Experimente und wurde besonders bekannt durch seine Arbeiten mit einem großhirnlosen Hund und die Gründung der Anthropoidenstation auf Teneriffa. Aus der Inneren Medizin und besonders der Physiologie kommend, engagierte er sich für die Anerkennung einer von der Psychiatrie unabhängigen Neurologie. 1915 setzte er seinem Leben selbst ein Ende.[673] Jacobsohn-Lask würdigte in einem Nachruf auf seinen Kollegen besonders seine in Berlin von „kein[em] Neurologe[n] übertroffen[e]" rege Demonstrations- und Diskussionsfreude.[674]

Einer der wenigen Internisten, die sich aktiv in der BGPN beteiligten, war Alfred Goldscheider, der Ende des 19. Jahrhunderts eng mit Jacobsohn-Lasks Freund Edward Flatau zusammenarbeitete. Er war ausgebildet bei Ernst von Leyden und interessierte sich besonders für Neurophysiologie und Physiologie des Schmerzes; mit seinem Lehrer war er einer der Begründer der physikalischen Therapie. Er habilitierte sich 1891 und wurde 1910 als Nachfolger Hermann Senators Leiter des Poliklinischen Universitätsinstituts. Hieraus entwickelte sich 1919 die III. Medizinische Klinik der Berliner Universität, und Goldscheider erhielt – eine Ausnahme an einer deutschen Universität – trotz seiner jüdischen Abstammung ein Ordinariat.[675]

Auch Max Lewandowsky gehörte in den Kreis der aktiven und sehr diskussionsfreudigen Mitglieder der BGPN. Er habilitierte sich 1902 bei Hermann Munk für Physiologie, arbeitete danach ein Jahr im Neurobiologischen Laboratorium bei Oskar Vogt, bevor er sich klinischen Fächern zuwandte, da er für sich als Anhänger des jüdischen Glaubens eine akademische Karriere als nicht reali-

---

[671] Vgl. Hallervorden Kreis S. 110.
[672] Vgl. Kreuter Neurologen S. 1211-1213.
[673] Vgl. Holdorff Hirnforschung S. 162.
[674] Vgl. Jacobsohn (-Lask) (53) Nachruf S. 256.
[675] Vgl. Schmiedebach Netze S. 28f.

sierbar einschätzte. Er ließ sich 1905 in Berlin als Nervenarzt nieder. Von 1910 bis 1914 gab er ein mehrbändiges „Handbuch der Neurologie“ und seit 1910 gemeinsam mit Alois Alzheimer die „Zeitschrift für die gesamte Neurologie und Psychiatrie“ heraus. 1913 verfaßte Lewandowsky für die Gesellschaft Deutscher Nervenärzte einen Bericht über die „Stellung der Neurologie an den staatlichen und kommunalen Betrieben des In- und Auslandes“, in dem er die Notwendigkeit der Gründung Neurologischer Abteilungen an allen größeren Krankenhäusern betonte. Er arbeitete wissenschaftlich zu Anatomie und Funktionen des sympathischen Nervensystems und beschäftigte sich schon vor dem Krieg mit Hirnverletzungen. Während des Ersten Weltkriegs bezeichnete der eher konservative Lewandowsky in den Diskussionen um „Kriegsneurosen“ die Erkrankten als „Volksschädlinge, die die Wehrkraft schädigten“.[676]

Besonders für die Emanzipation der Neurologie setzte sich auch Fritz Heinrich Lewy ein. Mit Jacobsohn-Lask verband ihn seine Offenheit für Kollegen aus anderen Ländern; sie beide waren 1927 die einzigen von vielen eingeladenen deutschen Neurologen, die am Allunionskongress für Neuropathologie in Moskau teilnahmen. Wie Lewandowsky und Rothmann so kam auch Lewy als Schüler Hermann Munks aus der Physiologie und setzte seine Ausbildung bei den Psychiatern Emil Kraepelin und Alois Alzheimer fort, dessen neuroanatomisches Laboratorium er ab 1912 in Breslau leitete.[677] 1921 habilitierte sich Lewy in Berlin für Neurologie. Er wurde 1926 Leiter der Neurologischen Abteilung der II. Medizinischen Klinik der Charité unter Friedrich Kraus. Sein Plan, eine eigenständige, interdisziplinär arbeitende neurologische Klinik zu gründen, wurde von der Universität lange vereitelt und konnte erst 1932 verwirklicht werden[678] - jedoch nur für kurze Zeit. Im August 1933 ersuchte er die Fakultät um einen zweijährigen Urlaub. Dieser wurde ihm nicht gestattet, sondern von der Fakultät und vom Ministerium „aus grundsätzlichen Erwägungen“ abgelehnt. Am 13.02.1934 wurde ihm schließlich die Lehrbefugnis nach §6 des Gesetzes zur Wiederherstellung des Berufsbeamtentums entzogen.[679] Ende 1933

---

[676] Lewandowsky zog sich während des Krieges eine Typhuserkrankung zu und soll sich in einer „post-typhösen Depression“ 1918 das Leben genommen haben. Vgl. Fischer Lexikon S. 904, Schiffter Romberg und Oppenheim S. 96, Holdorff Hirnforschung S. 160-162.

[677] Vgl. Holdorff Hirnforschung S. 164. Während des Ersten Weltkriegs war er erst als Stabsarzt des Gardepionierbataillons in Frankreich und Rußland tätig sowie in Syrien, in der Türkei in Anatolien, Konstantinopel und Haidar Pascha, wo er ein großes Lazarett eröffnete. Zurück in Deutschland, wurde er Assistent an der II. Medizinischen Klinik der Charité unter Friedrich Kraus. Vgl. GStA PK Berlin, I. HA Rep. 76 Kultusmin. Va, Sekt. 2, Tit. IV, Nr. 50, Bd. XV, „Privatdozenten in der Medizinischen Fakultät“, Bl. 378-379.

[678] Vgl. HUB, UA, UK – Personalia, G 141 [PA Lewy, Friedrich Heinrich].

[679] *§6: "Zur Vereinfachung der Verwaltung können Beamte in den Ruhestand versetzt werden, auch wenn sie noch nicht dienstunfähig sind. Wenn Beamte aus diesem Grunde in den Ruhestand versetzt werden, so dürfen ihre Stellen nicht mehr besetzt werden."*

erhielt Lewy über die Londoner Society for the Protection of Science and Learning[680] ein Stipendium für acht Monate und emigrierte zunächst nach Großbritannien, 1934 dann in die USA. Dort wurde er an der Universität von Philadelphia Professor für Neuroanatomie und veröffentlichte noch zahlreiche Arbeiten. Er forschte über Blei- und Manganvergiftungen, Tonus und Bewegung und entdeckte die Einschlußkörperchen in der Substantia nigra, die pathognomonisch für die Paralysis agitans[681] sind und nach ihm benannt wurden. Seinen Namen änderte er in „Frederic Henry Lewey".

Gelegentlich setzte sich Jacobsohn-Lask auch mit Richard Cassirer auseinander, der ebenfalls ein aktives Mitglied der BGPN war. Er war Schüler Carl Wernicke, Heinrich Obersteiners und Karl Ludwig Kahlbaums, bevor er nach Berlin kam und 1895 enger und geschätzter Mitarbeiter Hermann Oppenheims an dessen Poliklinik wurde. Nach Oppenheims Tod leitete er zusammen mit Robert Hirschfeld die Poliklinik bis zu seinem eigenen Tod 1925 weiter.[682] Wissenschaftlich interessierte er sich besonders für die Krankheiten des Rückenmarks und der peripheren Nerven.[683]

In den 1920er Jahren diskutierte Jacobsohn-Lask über neuroanatomische Fragen mehrfach sehr kontrovers mit Hans Gerhard Creutzfeldt, ebenfalls einem Bonhoeffer-Mitarbeiter. 1921 war er der Erstbeschreiber der heute nach ihm und Alfons Jacob benannten Enzephalopathie. Er kam 1924 als Oberarzt und Leiter des neuropathologischen Laboratoriums an die Nervenklinik der Charité unter Bonhoeffer.[684]

Mit dem besonders konservativen Militärpsychiater Ewald Stier geriet Jacobsohn-Lask in Diskussionen über die Linkshändigkeit und über straffällige Jugendliche mehrfach aneinander. Stier erhielt seine Ausbildung als Regimentsarzt beim Militär. 1900 wurde er an die Psychiatrische Universitätsklink Jena unter Otto Binswanger, einem Schüler Carl Westphals, kommandiert. In den folgenden Jahren arbeitete er als Stabsarzt im Festungsgefängnis in Köln, ab 1905

HUB, UA, UK – Personalia, G 141 [PA Lewy, Friedrich Heinrich].

680 Die SPSL wurde 1933 aus Anlaß der nationalsozialistischen Verfolgung jüdischer oder politisch mißliebiger Wissenschaftler gegründet, um diesen in einem anderen Land Arbeitsmöglichkeiten zu vermitteln. Die Wissenschaftler kamen nach einem komplizierten Auswahlverfahren über London in verschiedene andere Länder. Vor dieser Vermittlung mußte jedoch die finanzielle Situation zumindest der ersten Monate gesichert sein, was meistens entweder durch ein Stipendium oder einen Arbeitsvertrag geschah. In diesem Rahmen bestanden für jüngere Wissenschaftler natürlich mehr Möglichkeiten als für andere, die sich vielleicht schon im Rentenalter befanden. Die SPSL existiert heute noch und arbeitet für verfolgte Wissenschaftler aus aller Welt.

681 Parkinson'sche Krankheit.

682 Vgl. Fischer Lexikon S. 225f.

683 Vgl. Holdorff Polikliniken S. 133.

684 Vgl. Neumärker Bonhoeffer (1990) S. 136f.

in einem Berliner Regiment. 1911 habilitierte er sich in Berlin für Psychiatrie und Neurologie und wurde 1913 Privatdozent an der Berliner Universität. Er arbeitete u.a. über Geisteskrankheiten in der Armee, Fahnenflucht, Wandertrieb bei Kindern, Psychiatrie und Fürsorgeerziehung „psychopathischer" Kinder, Unfallneurosen und Linkshändigkeit.[685]

Eine der wenigen Frauen in der Gesellschaft war Helene Friederike Stelzner, eine Schülerin Friedrich Jollys.[686] 1905 eröffnete sie in Charlottenburg eine Praxis für Nervenkrankheiten und Elektrotherapie, später Innere Medizin. Außerdem arbeitete sie als Schulärztin und Leiterin der Ziegelroth'schen Privatklinik, einem Sanatorium im Riesengebirge.[687] Sie interessierte sich besonders für schulärztliche Belange und sozialmedizinisch-psychiatrische Probleme – in diesem Rahmen kam es auch zu einigen Auseinandersetzungen mit Jacobsohn-Lask.

Eine besondere und widersprüchliche Position in der BGPN nahmen Oskar Vogt und sein Schüler und Mitarbeiter Korbinian Brodmann ein. Auch Jacobsohn-Lasks Auseinandersetzungen mit beiden waren von einer ungewöhnlichen Schärfe gekennzeichnet, und Vogt sollte noch eine Rolle für Jacobsohn-Lasks Forschungen bis über dessen Tod hinaus spielen. Oskar Vogt wurde 1870 als Sohn eines evangelischen Pfarrers und ältestes von fünf Kindern in Husum geboren. Er studierte in Kiel und Jena Medizin und arbeitete von 1893 bis 1894 als Assistent in der Universitätsnervenklinik in Jena unter Otto Binswanger. Hier war Theodor Ziehen sein vorgesetzter Oberarzt. 1894 ging Vogt für einige Monate an eine Kurklinik nach Kreuzlingen, die von Otto Binswangers Bruder Robert Binswanger geleitet wurde. Vermittelt durch ihn, verbrachte Vogt mehrere Wochen in Zürich an der berühmten psychiatrischen Klinik Burghölzli unter August Forel und lernte hier die Anwendung der Hypnose. 1894 promovierte er und wurde Mitherausgeber der „Zeitschrift für Hypnotismus", die unter seiner Herausgeberschaft 1902 in „Journal für Psychologie und Neurologie" umbenannt wurde.[688] 1894 ging Vogt als Assistent nach Leipzig an die Klinik Paul Flechsigs, mit dem er sich aber bald zerstritt. Vogt wollte danach ein psychologisches Laboratorium zur Anwendung der Hypnose in Leipzig einrichten, erhielt jedoch keine Genehmigung hierfür.[689]

---

685 Vgl. Fischer Lexikon S. 1512.

686 Nach dem Tod ihres Ehemannes legte sie 1897, 36jährig, das Abitur ab und begann in Zürich mit dem Medizinstudium – hierzu waren in Deutschland damals noch keine Frauen zugelassen. Sie promovierte 1902 in Halle und war im folgenden Jahr die erste weibliche Volontärassistentin der psychiatrischen Universitätsklinik in Berlin unter Friedrich Jolly.

687 Vgl. Bleker/Schleiermacher Ärztinnen S. 294; Schleiermacher Schulaufsicht S. 172; Brinkschulte Ärzte S. 181f.

688 Vgl. Satzinger Geschichte S. 37-39.

689 Vgl. Satzinger Geschichte S. 46.

Im Sommer 1896 arbeitete Vogt im Kurort Alexandersbad im Fichtelgebirge. Dorthin kamen viele Angehörige des reichen Bürgertums und ließen sich mit „Bädern, Hypnose und Elektrotherapie" behandeln. Einer der Hypnose-Patienten Vogts war der Rüstungsindustrielle Friedrich Alfred Krupp, der als Biologieliebhaber sein Sponsor werden sollte. Vogt lernte während dieser Zeit auch Korbinian Brodmann kennen, einen seiner wichtigsten späteren Mitarbeiter.[690] Nach dem Sommer in Alexandersbad wollte sich Vogt wieder der Hirnanatomie widmen. Er bildete sich in Paris 1897 und 1898 bei Jules Joseph Dejerine und dessen Frau Augusta Dejerine-Klumpke fort und lernte in deren Labor seine spätere Frau Cécile Mugnier kennen. Im Mai 1898 gründete er mit finanzieller Hilfe der Familie Krupp in Berlin die „Neurologische Zentralstation" als besonderes Forschungsinstitut außerhalb der Universität. 1899 heiratete er Cécile Mugnier, im selben Jahr begann ihre Zusammenarbeit in der „Neurologischen Zentralstation".[691]

1901 stellte Vogt Korbinian Brodmann als Ersten Assistenten ein. Ihm fiel das Studium der Topographie der Hirnrinde zu; Brodmann entwickelte hier sein Konzept der „Cytoarchitektonik" der Hirnrinde. Dieses ergänzte sich gut mit den „myeloarchitektonischen" Forschungen Oskar Vogt. Cécile Vogt arbeitete über Erkrankungen des Thalamus und des Striatums und bezog auch klinische Fragestellungen mit ein. Ein weiteres späteres Verdienst Vogts war sein Konzept der „Pathoklise", die er als „besondere[n] Physikochemismus der einzelnen topistischen Einheiten bzw. ihrer Gene" verstand. Der Begriff bezeichnete eine spezifische Vulnerabilität bestimmter Teile des Nervensystems oder der Nervenzellen unter dem Einfluß verschiedener Schädigungen.[692]

1902 wurde die „Neurologische Zentralstation" nach entsprechendem Antrag Vogts auf Betreiben des Ministeriums gegen den massiven Widerstand der Fakultät als reine Forschungsanstalt formal an das Physiologische Institut der Universität angegliedert und hieß nun „Neurobiologisches Laboratorium der Universität Berlin".[693] Vogt hatte eigentlich eine „hirnanatomische Centralstation" und ein „medicinisch-psychologisches Institut", in dem er die Hypnose anwenden wollte, geplant und wollte dort auch Studierende und Ärzte ausbilden. Sein Antrag ließ vermuten, es habe bis dahin in Deutschland überhaupt keine

---

690 Vgl. Satzinger Geschichte S. 49.

691 Vgl. Satzinger Geschichte S. 22-24.

692 Vgl. Satzinger Geschichte S. 283f.

693 Laut Eulner soll sich der Ministerialdirigent im preußischen Ministerium für geistliche, Unterrichts- und Medicinalangelegenheiten Friedrich Althoff (1839–1908) für die Übernahme des Instituts an die Universität und damit für eine sichere Finanzierung eingesetzt haben, um Vogts Abwanderung nach Paris zu verhindern; vgl. Eulner Entwicklung S. 264. Helga Satzinger sieht nach ihren Aktenstudien jedoch eher die guten persönlichen Beziehungen der Familie Krupp zu Althoffs Vorgesetztem, Minister Konrad Studt (1838–1921), als entscheidendes Moment für die Förderung Vogts an; vgl. Satzinger Geschichte S. 67f.

nennenswerte Hirnforschung gegeben. Hierauf reagierten die Fachvertreter der Universität natürlich mit heftigem Protest, und auch bei den nicht universitären Kollegen in der BGPN machte sich Vogt damit nicht beliebt.

Auch gegen seine Pläne für psychologische Studien und Experimente gab es erbitterten Widerstand von Seiten verschiedener Fachkollegen. Die Ablehnung des gesamten Vogt'schen Instituts durch die Ordinarien Friedrich Jolly, Wilhelm Waldeyer, Carl Stumpf und Ernst von Leyden führte zwar zu einer Verlängerung des Verfahrens, aber Vogt war nach mehrfachen erneuten Eingaben, verschiedenen weiteren Gutachten und der Unterstützung der auch politisch einflußreichen Familie Krupp schließlich doch zumindest teilweise erfolgreich. Er wurde Abteilungsvorsteher seines Instituts,[694] erhielt jedoch kein Ordinariat. Auch räumlich blieb das Institut von der Universität getrennt.[695]

Seit 1911 wurden im Rahmen der Gründung der Kaiser-Wilhelm-Gesellschaft (KWG) erste Verhandlungen zur Einrichtung eines biologischen Instituts geführt. Von Wilhelm Waldeyer und Paul Flechsig wurde ein Hirnforschungsinstitut befürwortet, als Direktor schlug man Franz Nissl vor. Auch Vogt bemühte sich bei der KWG um die Schaffung eines Hirnforschungsinstituts – allerdings unter seiner alleinigen Führung. Nachdem sich zunächst keine Lösung in den Verhandlungen mit der Kaiser-Wilhelm-Gesellschaft abzeichnete, drohten die Vogts wie schon einmal 1902 mit einem Umzug nach Frankreich. Im März 1914 beschloß die Kaiser-Wilhelm-Gesellschaft schließlich – wieder einmal nach Intervention der Familie Krupp mit der Zusage finanzieller Unterstützung – die Einrichtung eines Kaiser-Wilhelm-Instituts für Hirnforschung unter Vogts Leitung. Aufgrund des Ersten Weltkriegs wurde der Beschluß erst 1919 umgesetzt.[696] Vogt wurde Direktor des Instituts und richtete Forschungsabteilungen für allgemeine Anatomie, vergleichende Architektonik, Physiologie, Histologie und Genetik ein. Das Laboratorium und das Kaiser-Wilhelm-Institut für Hirnforschung wurden nun einerseits über universitäre Gelder, andererseits über Gelder der Kaiser-Wilhelm-Gesellschaft finanziert. 1931 wurde in Berlin-Buch mit Unterstützung der Rockefeller-Foundation ein Neubau des Kaiser-Wilhelm-Instituts für Hirnforschung errichtet. Nun umfaßte das Institut zehn Abteilungen

---

694 Vgl. Satzinger Geschichte S. 67.

695 Einen Rückschlag erfuhr Vogt 1903, als in London auf Anregung von Wilhelm His senior und der Sächsischen Akademie der Wissenschaften die International Brain Commission gegründet wurde: zu seinem Ärger wurde sein Institut nicht in die Mitgliederliste der wenigen international anerkannten Hirnforschungsinstitute aufgenommen. Gegen die Aufnahme Vogts hatte sich auf den Einspruch Wilhelm Waldeyers und Theodor Ziehens hin v.a. die Berliner Fakultät gewandt. Vgl. Peiffer Jahre S. 24. Auch kein anderes Berliner Institut war in der Liste aufgeführt; die deutschen Hirnforscher wurden durch Wilhelm His senior aus Leipzig und Ludwig Edinger aus Frankfurt/Main vertreten. Vgl. Peiffer Neuropathologie S. 47.

696 Vgl. Satzinger Geschichte S. 83-87.

– die Einrichtung eines Instituts für Vergleichende Hirnforschung unter dem Anatom Paul Röthig hatte Vogt zuvor erfolgreich verhindert.[697]

1925 begann Oskar Vogt auf Einladung der sowjetischen Regierung in Moskau, die durch seine Arbeiten zur cytoarchitektonischen Gliederung der Hirnrinde auf ihn aufmerksam geworden war, mit der Untersuchung des Gehirns des 1924 verstorbenen Wladimir Iljitsch Lenin. Man erhoffte sich den anatomischen Nachweis einer besonderen Genialität Lenins. In der BGPN wurde besonders dieser Anspruch und Vogts Arbeit daran kritisch gesehen und unter den Fachkollegen nicht ernstgenommen. Vogt lernte sowjetische Kollegen in Berlin an; in den folgenden Jahren baute er so auch in Moskau ein Hirnforschungsinstitut auf, das 1927 als „Institut Mosga" gegründet wurde und dem er offiziell bis 1936 als Direktor vorstand.[698] Auch später arbeitete Vogt noch auf dem jedoch sehr umstrittenen Gebiet der Elitegehirnforschung: Sein Ziel sei „die bewußte Höherzüchtung des Organs", um „entscheidendsten Einfluß auf die Zukunft der Menschheit zu nehmen." Bereits 1928 hatte er im Handbuch der Kaiser-Wilhelm-Gesellschaft die „Erfassung des Unter- und Überwertigen im Hirnbau" als „Grundlage [...] für praktische Maßnahmen zur Unterdrückung des Unterwertigen und zur Höherzüchtung des Vollwertigen" gefordert.[699]

Ende 1934 wurde ihm wegen seiner Kontakte nach Rußland eine kommunistische Gesinnung vorgeworfen, er wurde zunächst in den Ruhestand versetzt. Dieser Vorwurf wurde nach einer Intervention der Familie Krupp 1935 zurückgenommen, und Vogt blieb bis März 1937 kommissarischer Leiter des Berliner Instituts. Einen Beitritt zur NSDAP lehnte er ab. Mit eigenem Kapital und wie-

---

[697] Vgl. Archiv der MPG Berlin, I. Abt., Rep. 1A, Nr. 1579 des KWI f. Hirnforschung, Bl. 237 und 246: am 18.03. 1929 stellte Röthig einen Antrag an die Kaiser Wilhelm-Gesellschaft auf Unterstützung bei der Einrichtung eines Instituts für Vergleichende Hirnforschung, gelegentlich des Neubaus des KWI für Hirnforschung in Buch, befürwortet auch von Rudolf Fick, Ordinarius für Anatomie. Röthig bat die KWG, bei den Verhandlungen mit der Rockefeller Foundation um die Finanzierung des Institutes zu versuchen, auch Mittel für das von ihm vorgeschlagene Institut zu erhalten. Auch hier war Oskar Vogt, der von der KWG um Stellungnahme gebeten wurde, involviert: in seiner Antwort an die KWG vom 30.03.1929 bemerkte er, Röthig untersuche nur Hirne von Fröschen, Eidechsen und Beuteltieren, von denen man keine "anthropologisch, medizinisch und volkswirtschaftlich bedeutungsvollen Resultate" erwarten könne. Er kenne ihn nicht; gegen seine "Unterbringung" in einem Hirnforschungsinstitut habe er nichts einzuwenden, allerdings nur unter der Voraussetzung, daß ihm besondere, nicht für sein eigenes Institut gedachte Mittel zur Verfügung gestellt würden. Röthigs wissenschaftliches Spezialgebiet war die vergleichende Anatomie der Wirbellosen. Er hatte engen Kontakt zu Ariens Kappers in Holland. Vogt untersuchte nur Säugetiere. Ein Hirnforschungsinstitut für vergleichende Hirnforschung wurde nie eingerichtet.

[698] Vgl. Satzinger Geschichte S. 90 und Richter Rasse (2000) S. 62-70. Die Geschichte des Moskauer Instituts und der Ergebnisse Vogts kann bei Richter ausführlich nachgelesen werden.

[699] Vgl. Aly Macht S. 80.

derum finanzieller Unterstützung der Familie Krupp baute das Ehepaar Vogt währenddessen ein neues Institut in Neustadt im Schwarzwald auf und gründete als juristischen Träger die „Deutsche Hirnforschungsgesellschaft".[700] Sie konnten die Sammlung der Gehirne und Hirnschnitte, Apparate und einen Teil der Bibliothek mitnehmen; auch einige der Berliner Mitarbeiter wechselten an das neue Institut.[701]

Vogt bezog bis zu seinem Tod 1959 sein Gehalt von der Kaiser-Wilhelm- bzw. nach 1945 von der Max-Planck-Gesellschaft. Mehr als von der Bundesrepublik Deutschland wurden Cécile und Oskar Vogt in den 1950er Jahren allerdings von der Deutschen Demokratischen Republik beachtet und geehrt: sie erhielten den Nationalpreis Erster Klasse, wurden daraufhin von Zeiss aus Jena mit neuen Mikroskopen ausgestattet und bildeten in ihrem Institut junge Wissenschaftler aus der DDR aus. Im Schwarzwald gründete Vogt, der früher Mitherausgeber des „Journals für Psychologie und Neurologie" gewesen war, 1954 das „Journal für Hirnforschung", das im Ost-Berliner Akademie-Verlag herausgegeben wurde.[702]

Vogts Mitarbeiter Korbinian Brodmann, 1868 geboren, schloß sein Medizinstudium 1895 in Freiburg ab. Zur Ausheilung einer Diphtherie nahm er 1896 eine Assistentenstelle im Kurort Alexandersbad im Fichtelgebirge an und lernte so Oskar Vogt kennen. Hier wurde sein Interesse an Neurologie und Psychiatrie geweckt; seine weitere Ausbildung erhielt er als Assistent am Leipziger Pathologischen Institut, wie Vogt an der Psychiatrischen Universitätsklinik in Jena unter Otto Binswanger und der Irrenanstalt Frankfurt/Main bei Emil Sioli. Alois Alzheimer, der damals das mikroskopische Laboratorium der Frankfurter Irrenanstalt leitete, brachte Brodmann zur Neuroanatomie. 1901 ging er nach Berlin und wurde Erster Assistent in Vogts „Neurobiologischem Laboratorium". Nach dem „Allgemeinen Arbeitsplan" Vogts fiel Brodmann das Studium der Topographie der Hirnrinde zu, worüber er seine Hauptwerke veröffentlichte. Seine Feldereinteilung der Hirnrinde hat noch heute Gültigkeit. Er suchte histologische

---

[700] Vgl. Satzinger Geschichte S. 95.

[701] War Vogt auch durch seinen Kontakt zur Sowjetunion und seine nicht nationalistische Haltung sicher manchen Nationalsozialisten unbequem, so paßte seine teilweise biologistische Wissenschaft gerade im Rahmen der Elitegehirnforschung dennoch gut zu den nationalsozialistischen Vorstellungen: Laut Götz Aly hatte Vogt auch weiterhin Kontakt zu seinem Schüler Hugo Spatz, der seine Nachfolge angetreten hatte, und zu Julius Hallervorden und bezog über sie Gehirne von Opfern der Euthanasie zur neuroanatomischen Untersuchung. In einem Vortrag als Ehrenprofessor der Medizinischen Fakultät von Porto betonte Vogt, man könne bei „asozialen Menschen [...] bauliche Anomalien" nachweisen, die „Unerziehbarkeit" erkennen ließen. Er empfahl den portugiesischen Kollegen die Untersuchung von Gehirnen verschiedener Rassen aus ihren Kolonien – diese würden „das Problem in ebenso objektiver Weise lösen wie bei den Asozialen." Zit. nach Aly Macht S. 79-80.

[702] Vgl. Satzinger Geschichte S. 97.

Einheiten, denen aber erst durch die Physiologen die Funktion zugeschrieben werden sollte. Dadurch wollte er Funktionsareale bestimmen: „Die Funktion schafft sich ihre Organe“. Damit stand er im Gegensatz zu Jacobsohn-Lask, der bestimmten histologischen Merkmalen im Zentralnervensystem aufgrund ihrer spezifischen Mikroanatomie Funktionen zuschrieb und sich hierbei auch der vergleichenden Anatomie bediente. Brodmann untersuchte nur Säugetiere. Der unterschiedliche Forschungsansatz der beiden war Anlaß mehrerer Auseinandersetzungen in der BGPN.

In seiner Berliner Zeit pflegte Brodmann bereits intensiven Kontakt zu Emil Kraepelin in München und hielt dort regelmäßig Ferienkurse über mikroskopische Hirnanatomie ab. Kraepelin schlug ihm sein Habilitationsthema „Cytoarchitektonische Cortexgliederung der Halbaffen“ vor – diese 1908 veröffentlichte Schrift wurde allerdings 1910 von der Berliner Fakultät unter Ziehen als „ungenügend“ abgelehnt, so daß Brodmann 1910, einem Ruf Robert Gaupps folgend, zunächst als Assistent, dann als Oberarzt an die Tübinger Psychiatrische Universitätsklinik ging. Die Ablehnung durch die Berliner Universität ist wahrscheinlich auch auf die Auseinandersetzungen der Fakultät mit Brodmanns Arbeitgeber und Lehrer Vogt zurückzuführen.[703] In Tübingen habilitierte Brodmann sich 1911 erfolgreich. Er leitete das Anatomische Laboratorium der Psychiatrischen Klinik und baute ein hirnanatomisches Institut auf. 1913 wurde er a.o. Professor und ging 1916 schließlich als Leiter der von Berthold Pfeiffer neu eingerichteten Prosektur der Landesheilanstalt Nietleben nach Halle, bevor ihn 1918 Kraepelin als Leiter der topographisch-histologischen Abteilung an die neueröffnete Forschungsanstalt für Psychiatrie nach München holte. Noch im selben Jahr starb Brodmann an einer Sepsis nach einer Infektion, die er sich während einer Sektion zugezogen hatte.

Viele ebenfalls in der BGPN aktive Neurologen bleiben hier unerwähnt; es sollte beispielhaft das Spektrum der Einflüsse verschiedener Schulen und Charaktere in der BGPN aufgezeigt werden, in das Jacobsohn-Lask mit den Jahren hineinwuchs und in dem er sich ebenfalls aktiv betätigte. Ein Großteil der erwähnten Neurologen und Psychiater wurde im Nationalsozialismus vertrieben oder umgebracht. Daß dies nicht nur eine Katastrophe für jeden einzelnen im privaten Bereich bedeutete, sondern auch für die sich etablierenden, innovativen Neurowissenschaften in Berlin und natürlich auch in Deutschland und Österreich, ist evident. Eine selbständige Entwicklung der Neurologie mit der klinischen Trennung von der Psychiatrie begann in Deutschland nach dem Krieg erst wieder in den 1960er Jahren.

---

[703] Vgl. Satzinger Geschichte S. 81.

3.2.3 Jacobsohn-Lasks Position in der BGPN

Vorträge und Diskussionsbemerkungen in der BGPN

Louis Jacobsohn-Lask trat der BGPN im Jahr 1891 unter dem Vorsitz von Friedrich Jolly bei, kurz nach Beginn seiner Tätigkeit bei Emanuel Mendel. Er nahm regelmäßig an den Sitzungen der Gesellschaft teil[704] und hielt zwischen 1891 und 1933 insgesamt 21 Vorträge, deren Themen im wesentlichen seine wissenschaftlichen Interessen widerspiegeln. Er zählte zu der kleinen Gruppe von Nervenärzten, die – auch schon vor der Wende zum 20. Jahrhundert – die meisten hirnanatomischen Vorträge hielten.[705] Fast alle größeren Veröffentlichungen stellte Jacobsohn-Lask in der Gesellschaft vor. Im „Neurologischen Centralblatt" und ab 1921 im „Zentralblatt für die gesamte Neurologie und Psychiatrie" erschienen außerdem 16 Originalmitteilungen, also umfangreiche wissenschaftliche Arbeiten, sowie zahlreiche Referate über Veröffentlichungen Jacobsohn-Lasks in anderen Zeitschriften. Jacobsohn-Lask beteiligte sich mit häufigen und teilweise sehr ausführlichen Bemerkungen an Diskussionen über insgesamt 81 Vorträge seiner Kollegen. Beispielhaft werden einige Vorträge und Beiträge besprochen, die entweder inhaltlich besonders interessant sind oder lebhafte Diskussionen auslösten.

Den ersten Vortrag hielt Jacobsohn-Lask 1895: „Über die schwere (apoplectische) Form der Arteriosclerose im Centralnervensystem".[706] Dieser Fallvorstellung „aus dem Laboratorium des Professor Mendel" folgten im selben Jahr zwei weitere; im Zusammenhang mit den klinischen Fällen demonstrierte Jacobsohn-Lask meist auch die dazugehörigen anatomischen Untersuchungen.[707] Ein ausdrücklich anatomisches Thema stellte er im selben Jahr vor: „Über die Lage der Pyramidenvorderstrangfasern in der Medulla oblongata".[708] 1897 folgte ein lebhaft diskutierter Beitrag „Ein Fall von Tumor der inneren Kapsel".[709] Bei diesem „Tumor" handelte es sich um Tuberkulome bei einem Kind; diskutiert wurde anhand des Falles die Genese der Stauungspapille. Jacobsohn-Lask machte in Verbindung mit erhöhtem Hirndruck auch hypothetische Toxine im Liquor, die bei Berührung der Papille deren Erweiterung auslösen sollten, ver-

---

[704] Vgl. Neurol. Zbl. 32 (1913) S. 786f.

[705] Vgl. Schmiedebach Psychiatrie S. 164.

[706] Vgl. Jacobsohn (-Lask) (3) Form S. 129f.

[707] Vgl. Jacobsohn (-Lask) (5) Fallvorstellung S. 794f. und Jacobsohn (-Lask)/Jamane (12) Veränderungen S. 1150-1155.

[708] Vgl. Jacobsohn (-Lask) (4) Lage S. 348-354. S.a. Teil II.

[709] Vgl. Jacobsohn (-Lask) (9) Fall S. 333-335.

antwortlich für das Auftreten einer Stauungspapille, während insbesondere der Hannoveraner Neurologe Ludwig Bruns nach eigenen Fallstudien ausschließlich die mechanische Hypothese vertrat.[710] Dieser Hypothese schloß sich auch Hermann Oppenheim an; dagegen hielt der Internist Goldscheider ebenfalls „entzündliche Exsudationen" als Ursache für möglich.[711]

Jacobsohn-Lasks Beitrag zur Neuronentheorie 1898, in dem er die „Gesetzmäßigkeit der sekundären Degeneration als Prüfstein" der Theorie diskutieren wollte, „blieb in der Gesellschaft ohne Resonanz" – die Neuronentheorie stand bereits nicht mehr im Mittelpunkt der Forschung.[712]

In den Vorträgen, die um die Jahrhundertwende während und kurz nach seiner zehnjährigen Assistentenzeit im Labor des Anatomen Wilhelm Waldeyer entstanden, ging es – wie auch in seinen Veröffentlichungen aus dieser Zeit – vor allem um die Untersuchung von Faserverläufen und Kernen im Rückenmark und Hirnstamm. Auch die Arbeiten der Schüler Jacobsohn-Lasks, insbesondere diejenigen Edward Malones und Walter Babcock Swifts, wurden in der Gesellschaft präsentiert und zum Teil sehr kontrovers diskutiert. Nach der Demonstration der Präparate der „Fibrae arciformes superficiales et profundae des Rükkenmarks", also der oberflächlichen und tiefen Bogenfasern, im November 1904 fragte Theodor Ziehen der gerade den Berliner Lehrstuhl für Psychiatrie und Nervenkrankheiten übernommen hatte, nach dem weiteren Verlauf der Faserzüge.[713] Max Rothmann, zu dieser Zeit Neurologe am Urban-Krankenhaus, konnte in eigenen Untersuchungen einige Fasern vom Rückenmark über die Pyramidenkreuzung bis zur Umschaltstation des Thalamus verfolgen, andere Fasern aber nicht wie Jacobsohn-Lask nachweisen, und äußerte Skepsis an dessen Ergebnissen.[714] Mit heftiger Kritik trat Rothmann auch in einer Diskussion über Malones Vortrag „Über die Kerne des menschlichen Diencephalons" am 13. Dezember 1909 auf. Er kritisierte die Einteilung der Kerne nach der Übereinstimmung ihrer Ganglienzellen im Nissl-Präparat und damit Jacobsohn-Lasks funktionell-morphologische Methode, der er die Ergebnisse der Degenerationsmethode gegenüberstellte. Er erwähnte hierzu Arbeiten Constantin von Monakows und anderer Forscher, die mit der Degenerationsmethode die Beziehung

---

710 Vgl. Bruns Genese S. 427f. und Jacobsohn (-Lask) (10) Erwiderung S. 429f.

711 Vgl. Oppenheim Disk.bem. Jacobsohn (-Lask) (9) Fall. Neurol. Zbl. 16 (1897) S. 334 und Goldscheider Disk.bem. Jacobsohn (-Lask) (9) Fall. Neurol. Zbl. 16 (1897) S. 334f. Heute weiß man, daß beide Mechanismen eine Rolle bei der Veränderung der Papille spielen können; die klassische „Stauungspapille" allerdings entsteht tatsächlich durch mechanischen Druck. Bei der Sehnerventzündung kann die Papille ähnlich prominent wie bei einer Stauungspapille aussehen.

712 Vgl. Schmiedebach Psychiatrie S. 164.

713 Ziehens eigene Arbeiten zu diesem Thema werden in Jacobsohn-Lasks Veröffentlichung ausführlich zitiert.

714 Vgl. Rothmann Disk.bem. Jacobsohn (-Lask) (22) Fibrae. Neurol. Zbl. 23 (1904) S. 117.

der Fasern vom Thalamus zur Großhirnrinde beschrieben und so die Thalamuskerne eingeteilt hätten.[715] Ähnlich äußerte sich in dieser Diskussion auch Korbinian Brodmann. Er pflichtete Jacobsohn-Lask zwar in seinem Bestreben bei, eine längst fällige Neueinteilung des Thalamus nach funktionellen und physiologischen Gesichtspunkten vorzunehmen, kritisierte aber, daß Jacobsohn-Lask dabei die „Tektonik“, also die Anordnung der Zellen mißachte und sich nur auf deren histologische Struktur stütze. Jacobsohn-Lasks Ergebnisse stimmten nach Brodmanns Meinung nicht mit denen der fasersystematischen Untersuchungen überein und wurden deshalb von ihm als unbrauchbar abgelehnt. Gleichzeitig propagierte Brodmann seine eigene „tektonische“ Arbeitsmethode als „einzig gangbare[n] Weg“ zur weiteren Erforschung der Thalamuskerne.[716] Theodor Ziehen betonte die Notwendigkeit, mehrere Methoden zur Untersuchung heranzuziehen. Hierbei griff er nicht auf die Degenerationsmethode zurück, sondern schlug – selbst mit den Methoden der vergleichenden Anatomie und Entwicklungsgeschichte arbeitend – entwicklungsgeschichtliche Untersuchungen vor – eine Anregung, die man durchaus im Sinne der Interessen Jacobsohn-Lasks verstehen konnte.[717] Jacobsohn-Lask verteidigte seinen Schüler Malone und seine Methode in einer scharfen Rede gegen Brodmann und Rothmann.[718]

Wichtige Verhandlungsthemen in der BGPN waren die zahlreichen Untersuchungen der Hirnrindenanatomie, deren Erforschung gerade in den ersten Jahren des 20. Jahrhunderts sehr aktuell war. Jacobsohn-Lask beteiligte sich an den hierzu geführten Diskussionen rege und hielt selbst zwei Vorträge zu diesem Themengebiet: „Demonstration eines Gipsmodells der menschlichen Großhirnhemisphäre“ am 12. Januar 1903[719] und „Demonstration von Frontalschnitten durch zwei Hundegehirne, denen Herr Otto Kalischer beide Schläfenlappen exstirpiert hat“ am 12. Juli 1909.[720] Einer seiner Schüler, Walter Babcock Swift, stellte in der Sitzung vom 9. Mai 1910 eine Untersuchung vor, in der es ebenfalls um den Hund ging, dem beide Schläfenlappen entnommen waren.[721] Die Vorstellung des Gipsmodells beschränkte sich auf die Beschreibung der Herstellung dieses sehr genauen Abdrucks der Hirnoberfläche und wurde nicht diskutiert. Die Untersuchung des Hundes ohne Schläfenlappen hatte die Erfor-

---

715 Vgl. Rothmann Disk.bem. Malone Kerne. Neurol. Zbl. 29 (1910) S. 58f.

716 Vgl. Brodmann Disk.bem. Malone Kerne. Neurol. Zbl. 29 (1910) S. 57f. Diese Methodendiskussion war in mehreren Sitzungen Hauptgegenstand der Auseinandersetzungen Jacobsohn-Lasks mit Brodmann.

717 Vgl. Ziehen Disk.bem. Malone Kerne. Neurol. Zbl. 29 (1910) S. 59.

718 Vgl. Jacobsohn (-Lask) (41) Disk.bem. Malone Kerne S. 59f.

719 Vgl. Jacobsohn (-Lask) (19) Gipsmodell S. 139.

720 Vgl. Jacobsohn-(Lask) (40) Demonstration S. 841-843.

721 Vgl. Swift Demonstration S. 686-688. Diskutiert wurde der Vortrag in der Sitzung vom 13. Juni 1910. Neurol. Zbl. 29 (1910) S. 692-696.

schung der Hörrinde zum Ziel: es wurde die Frage aufgeworfen, ob bei totaler Entfernung der Hörrinde ein akustisches Signal noch auf einem anderen Wege empfunden werden könne. Otto Kalischer hatte zwei Hunde mit Hilfe von Tönen dressiert, und auch nach Entfernung der Schläfenlappen waren die Reaktionen auf die vorher erlernten Töne unverändert. Um zu beweisen, daß tatsächlich der gesamte Schläfenlappen entfernt worden war, untersuchte Jacobsohn-Lask nach dem Tod der Hunde deren Gehirne auch mikroskopisch und bestätigte die vollständige Entfernung der „Hörsphäre". In der anschließenden Diskussion stellte Max Rothmann das Hören „niederer Tiere" ohne Großhirnrinde als bekannte Tatsache dar und bezweifelte zusätzlich, daß die Hörrinde wirklich vollständig entfernt worden sei. Er führte seine Erfahrungen mit großhirnlos geborenen Hunden an, die trotzdem hören konnten, und begründete dies mit der Funktion der subkortikalen Zentren.[722] Jacobsohn-Lask wiederum vertrat die Ansicht, es gäbe möglicherweise „allgemeinsensible" Bahnen, die eine solche Empfindung zuließen; er hatte Reaktionen von Hunden auf akustische Reize nach Entfernung der Schläfenlappen beobachtet und berichtete von den Erfahrungen der amerikanischen Studentin Helen Keller, die trotz Blindheit und Taubheit verschiedene Töne und Geräusche durch unterschiedliche Vibrationen wahrnehmen konnte. Als möglichen Mechanismus stellte sich Jacobsohn-Lask eine Erregung der „allgemein sensiblen Nervenendigungen" an der Peripherie mit Überleitung der Reize zum sensiblen Kortex vor, die dort eine „psychische Reaktion" auslösen könnten. Während Paul Schuster diese These unterstützte, kritisierte Oppenheim sie deutlich:

> *„Herr O. fragt Herrn J., wie er den Vorgang bezeichnen will, wenn ein Wesen auf einen ‚akustischen Reiz psychisch reagiert'".*

Darauf antwortete Jacobsohn-Lask, daß,

> *„wenn ein Blinder sich in einem Zimmer zurechtfindet, das ja wohl auch niemand als ein Sehen bezeichnen wird".* [723]

Jahre später, in einer Diskussion über einen Vortrag Hugo Liepmanns am 8. Januar 1912, griff Jacobsohn-Lask das Thema wieder auf. Liepmann hatte den Fall einer Patientin vorgestellt, die nach zunehmenden Lähmungen der Hirnnerven und der Extremitäten beidseits nach Jahren starb. Sie war taub, obwohl die Schläfenwindungen nur auf einer Seite vollständig zerstört waren. Jacobsohn-Lask drückte sein Bedauern gegenüber Liepmann aus, daß dieser die Untersu-

---

[722] Vgl. Rothmann Disk.bem. Swift Demonstration. Neurol. Zbl. 29 (1910) S. 692 und Arch. Psychiatr. 48 (Berlin 1911) S. 1195f.

[723] Oppenheim und Jacobsohn (-Lask) (42) Disk.bem. Swift Demonstration S. 692-694 bzw. Arch. Psychiatr. 48 (Berlin 1911) S. 1196-98.

chungen der Patientin nicht dazu genutzt hätte, das Hörvermögen eingehender zu testen.[724] Die Funktion der Hörrinde war also weiterhin nicht endgültig geklärt.

Ein weiteres, zwischen 1906 und 1914 sehr häufig diskutiertes Thema waren die Aphasie und die Apraxie, wozu besonders Hugo Liepmann international anerkannte grundlegende Ergebnisse vorgelegt hatte. 1908 veröffentlichte Jacobsohn-Lask selbst Ergebnisse mikroskopischer Untersuchungen von rechtshändigen Patienten mit einer makroskopischen Läsion der rechten Hemisphäre, deren Sprachstörung sich damit nicht sicher erklären ließ. Mikroskopisch fand er jedoch auch Veränderungen des Sprachzentrums auf der linken Seite, so daß er neben der Möglichkeit einer versteckten Linkshändigkeit mit dominanter rechter Hemisphäre auch eine regelrechte pathoanatomische Erklärung für die Sprachstörung hatte.[725] In weiteren Diskussionen machte er auf eine mögliche Verbindung von Aphasie und Apraxie bei rein motorischen Sprachstörungen aufmerksam; Liepmann konstatierte eine Apraxie in diesem Zusammenhang nur, wenn der Patient neben seinem Unvermögen spontan zu sprechen auch nicht nachsprechen konnte.[726]

Die Diskussionen über die Linkshändigkeit machten die weitverbreitete Meinung deutlich, Linkshänder seien „minderwertig". Um dies zu bestätigen, waren Untersuchungen zur Erfassung der Anzahl der Linkshänder bei sogenannten „Minderwertigen" im Vergleich zu Armeeangehörigen durchgeführt worden, auf die sich der besonders konservative Militärpsychiater Ewald Stier in einer Diskussion über die „Linkskultur"[727] berief. Unter den Armeeangehörigen seien bei 33% der „Linkser", jedoch nur bei 17% der „Rechtser" „Degenerationszeichen" festgestellt worden – was er damit meinte, führte Stier in der Diskussion nicht näher aus.[728] Stier war bereits 1909 in der Diskussion über seinen Vortrag „Erkennung und Bedeutung der Linkshändigkeit" „durchaus nicht der Ansicht, daß Linkshändigkeit auch psychische Minderwertigkeit involviert", aber „fand unter den „Linksern einen größeren Prozentsatz Minderwertiger" – womit nicht gesagt sei, daß nicht auch geistig bedeutende Männer Linkshänder sein könnten.[729] Trotzdem seien also Linkser „im Leben weniger wertvoll", daran ändere auch eine Statistik unter „hervorragenden Männern" nichts. In einer Sitzung 1911 beantragte Liepmann die Einrichtung einer Kommission zur

---

[724] Vgl. Jacobsohn (-Lask) (51) Disk.bem. Liepmann Fall S. 1140f.

[725] Vgl. Jacobsohn (-Lask) (33) Fehldiagnosen S. 366-387.

[726] Vgl. Jacobsohn (-Lask) (36) Disk.bem. Liepmann Stande S. 415 u. 419.

[727] Hiermit wird eine Bewegung angesprochen, die die ausdrückliche Förderung der Linkshändigkeit bei Linkshändern propagierte.

[728] Vgl. Stier Erkennung S. 613 und Stier Disk.bem. Liepmann Grundlage. Neurol. Zbl. 30 (1911) S. 877f. u. 880f.

[729] Vgl. Stier Disk.bem. Stier Erkennung. Neurol. Zbl. 28 (1909) S. 837-839.

Untersuchung der Händigkeit bei einer großen Zahl von „hochstehenden Menschen", worauf ihn Jacobsohn-Lask ironisch fragte, wie er denn diese herausfinden wolle.[730]

Um 1910 wurden mehrere im Ansatz diskriminierende Diskussionen zur Hirnrindenfurchung geführt, insbesondere zur sogenannten „Affenspalte". Anlaß einer scharfen Auseinandersetzung diesbezüglich zwischen Korbinian Brodmann und Jacobsohn-Lask war ein Vortrag Brodmanns über vergleichende Untersuchungen von Gehirnen fremder Rassen mit Affengehirnen und Europäergehirnen.[731] Brodmann, der sich intensiv mit Anthropologie beschäftigte, wollte die Ähnlichkeit einer bestimmten Hirnfurche, der sogenannten „Affenspalte", zwischen Affengehirnen und denjenigen fremder menschlicher Rassen festgestellt haben. Die „Affenspalte" fehle bei Europäergehirnen ganz, stattdessen sei das Windungsrelief hier „variabel und inkonstant".[732] Dem widersprach Jacobsohn-Lask entschieden: es gebe keine grundlegenden Unterschiede zwischen den Gehirnen der Europäer und denen fremder Rassen. Zur Bekräftigung seiner Meinung fügte er noch Untersuchungen Zuckerkandls an. Außerdem hätte Brodmann eine viel zu geringe Anzahl von Gehirnen – es waren 26 – untersucht, als daß er eine solche Behauptung aufstellen könnte.[733] Brodmann antwortete ausführlich auf Jacobsohn-Lasks Einwände: es sei „unrichtig und ganz unbegreiflich, wenn Jacobsohn-Lask" annehme, „das Affenhirn zeige dieselbe Variabilität der Okzipitalfurchen wie der Europäer", während die „Ähnlichkeit mit dem Orang-Utan an den fremden Rassengehirnen ohne weiteres ins Auge" fiele.[734] Doch auch Jacob Herman Friedrich Kohlbrugge, der – im Gegensatz zu Jacobsohn-Lask und Brodmann – selbst zahlreiche Gehirne „niederer Rassen" untersucht hatte, kritisierte Brodmann heftig:

> *„Jede bei irgend einer Rasse nachgewiesene Furchenvarietät kann auch bei jeder beliebigen anderen Rasse vorkommen, und es ist ebensowenig möglich, ein Australiergehirn von dem eines Europäers zu unterscheiden, als dasjenige eines genialen Mannes von dem des dümmsten Menschen. Es hat sich auch herausgestellt, daß es nicht möglich ist, die sogenannte Affenspalte als ein Charakteristikum des Affengehirnes aufzustellen, wiewohl sie unzweifelhaft beim Affen häufiger besteht...".*[735]

---

730 Vgl. Jacobsohn (-Lask) (45) Disk.bem. Liepmann Grundlage S. 881.

731 Vgl. Brodmann Vorkommen S. 283.

732 Vgl. Brodmann Disk.bem. Brodmann Vorkommen. Neurol. Zbl. 28 (1909) S. 386.

733 Vgl. Jacobsohn (-Lask) (35) Disk.bem. Brodmann Vorkommen S. 384f. Jacobsohn-Lask bewies damit schon früh einen Ansatz zu statistischem Denken mit Massenuntersuchungen, der eigentlich erst viel später allgemeingültig wurde.

734 Vgl. Brodmann Disk.bem. Brodmann Vorkommen. Neurol. Zbl. 28 (1909) S. 386.

735 Kohlbrugge Disk.bem. Brodmann Vorkommen. Neurol. Zbl. 28 (1909) S. 385 bzw. Arch. Psychiatr. 48 (Berlin 1911) S. 407. Jacob Kohlbrugge, ein Deutsch-Niederländer, der in Utrecht Anatomie und Anthropologie lehrte, hatte zuvor viele Jahre von 1892 bis 1899 und

Brodmann räumte schließlich ein, daß seine Untersuchungen noch nicht klarstellten, ob es sich bei der „Affenspalte“ um ein Merkmal einer „niederen“ Rasse handelte, betonte aber, daß diese Frage der weiteren Forschung vorbehalten bliebe.

Ein weiteres Thema im Rahmen der Hirnrindenforschung waren die Arbeiten Oskar und Cécile Vogt die die Hirnrinde – ergänzend zu den cytoarchitektonischen Forschungen Brodmanns – mit ihrer myeloarchitektonischen Methode in Felder unterteilten. In der Sitzung vom 17. Februar 1908 wurde über den Vortrag Vogts „Die myeloarchitektonischen Rindenfelder des Menschen“ diskutiert.[736] Als Unterscheidungsmerkmal der einzelnen Rindenfelder hatte Vogt die Ausbildung und Lage der sogenannten Baillarger'schen Streifen gewählt.[737] Jacobsohn-Lask selbst hatte diese Streifen in fast allen Windungen der Rinde zahlreicher Affen- und Menschenhirne in unterschiedlicher Ausprägung gesehen, fand aber eine Abgrenzung der Rindenfelder durch eine unterschiedliche Anordnung der Streifen nicht immer eindeutig möglich. Er bezweifelte daher, ob Vogt mit seiner Methode eine vollständige und genaue Einteilung der Rindenfelder vornehmen konnte, auch wenn dieser eine weitgehende Übereinstimmung seiner Ergebnisse mit der Einteilung Brodmanns behauptete: „Suggestion“ sei hierbei „nicht ganz auszuschließen“. Darauf reagierte Vogt heftig und mit einer langen Rede, Jacobsohn-Lask hätte ihn „mehrfach mißverstanden“. Einen Vergleich mit Brodmanns Ergebnissen hätte er „aus Zeitmangel“ nicht erheben können, er hätte lediglich Untersuchungen an Affengehirnen zum Vergleich herangezogen. Eine Überprüfung seiner Arbeiten durch andere Forscher würde er sehr begrüßen. Außer Jacobsohn-Lask beteiligte sich niemand an der Diskussion – möglicherweise Ausdruck der Ablehnung Vogts durch zahlreiche Mitglieder der Gesellschaft, insbesondere durch die Angehörigen des Berliner Lehrstuhls.[738]

Auch weiterhin führten Jacobsohn-Lask und Vogt in der BGPN scharfe Auseinandersetzungen über verschiedene anatomische Untersuchungstechniken. Ein über mehrere Sitzungen anhaltender Streit hatte ein Verfahren zur Untersuchung von Ganzhirnschnitten mit der Paraffinserienschnitttechnik zum Gegen-

---

1902 bis 1906 als Tropenarzt in Niederländisch-Indien und auf Java verbracht und dort ethnologische und vergleichend-anatomische Forschungen betrieben. Er untersuchte die Furchung von Gehirnen verschiedener Bevölkerungsgruppen aus Java und Malaysia und verglich diese mit Australier- und Europäergehirnen. Wesentliche Unterschiede oder gar Unterscheidungsmerkmale konnte er dabei nicht feststellen. Vgl. Coumou Kohlbrugge passim.

736 Vgl. Vogt Rindenfelder S. 137f.

737 Die nach dem Pariser Psychiater Jules Baillarger (1809–1890) benannten markhaltigen Nervenfasern nehmen eine typische tangentiale Lage in der 4. und 5. Schicht der Großhirnrinde ein.

738 Vgl. Diskussion Vogt/ Jacobsohn (-Lask) (28) zu Vogt Rindenfelder S. 1232-1234 bzw. S. 227f.

stand. Jacobsohn-Lask stellte diese Technik am 13. Mai 1913 in Verbindung mit neuen Härteverfahren als in dieser Kombination von ihm entwickelt vor; die Schnitte hatte er mit einem kleinen Mikrotom durchgeführt, das er eigens für seine Zwecke umgestaltet hatte.[739] Vogt erklärte daraufhin, er und sein Schüler Brodmann wendeten das Verfahren schon seit mehr als zehn Jahren an und hätten auch das dazu benötigte Mikrotom entwickelt, das seither nach ihrer Anleitung von der Firma Sartorius gebaut würde. Brodmann hätte dieselbe Technik bereits vor Jahren vorgestellt.[740] Jacobsohn-Lask, der keine ausführliche Publikation über die Paraffinserienschnitttechnik kannte, ging den Erklärungen Vogts im einzelnen nach, schrieb an Brodmann und die Firma Sartorius und sah durch ihre Antworten seine Vermutung, Vogt habe die Unwahrheit gesagt, bestätigt. In der folgenden Sitzung vom 9. Juni widerlegte er alle von Vogt aufgeführten Punkte, indem er sich auf die jeweiligen Schreiben bezog. Danach hätte Brodmann nur Teilschnitte angefertigt und seine Arbeiten niemals in der Berliner Gesellschaft für Psychiatrie und Nervenkrankheiten vorgestellt, sondern „in anderen wissenschaftlichen Versammlungen so nebenbei und in Kursen als Kuriositäten gezeigt." Genaue Angaben zur Herstellung der Schnitte hätte Brodmann nirgends veröffentlicht, außerdem hätte er andere Härtungsverfahren benutzt. Das Doppelschlittenmikrotom sei schon 1902 von Strasser benutzt und das Mikrotom 1903 von der Firma Sartorius nach Angaben von Ludwig Aschoff gebaut worden und nicht, wie Vogt behauptete, 1905 nach seinen eigenen Angaben. Brodmann hätte außerdem ein Mikrotom benutzt, mit dem man keine Ganzschnitte herstellen konnte.[741]

Auf all diese Punkte ging Vogt nicht mehr ein, sondern erwiderte nur, er bliebe bei seiner Aussage. Schließlich fügte er noch polemisch hinzu, Jacobsohn-Lasks Methode der Ganzschnittuntersuchungen sei sowieso veraltet:

> *„Dagegen gebe ich ohne weiteres zu, daß meine Vermutung, daß sich Herr Jacobsohn unseres Mikrotoms bedient hätte, irrig ist. Ich bin aber wirklich nicht auf den Gedanken gekommen, daß sich Herr Jacobsohn heute noch eines so primitiven Apparates wie des hier vorgelegten bedienen würde."*[742]

„Das Studium der Zytoarchitektonik an Ganzschnitten" sei „ein überwundener Standpunkt..." und nur noch zum Vergleich von Gehirnen verschiedener Rassen sinnvoll; dabei müsse man sich aber inzwischen der Myeloarchitektonik[743]

---

[739] Vgl. Jacobsohn (-Lask) (48) Paraffinserienschnitte S. 802-807.

[740] Vgl. Vogt Disk.bem. Jacobsohn (-Lask) (48) Paraffinserienschnitte. Neurol. Zbl. 32 (1913) S. 786f.

[741] Vgl. Jacobsohn (-Lask) (48) Disk. Paraffinserienschnitte. Neurol. Zbl. 32 (1913) S. 864f.

[742] Vogt Disk.bem. Jacobsohn (-Lask) (48) Paraffinserienschnitte. Neurol. Zbl. 32 (1913) S. 864f. bzw. Arch. Psychiatr. 55 (Berlin 1915) S. 1045-1047.

[743] Also der von Vogt selbst entwickelten Technik.

bedienen, die weitergehender selbst als Brodmanns Cytoarchitektonik sei.[744] Jacobsohn-Lask stellte daraufhin fest, daß man die „Zweckmäßigkeit solcher großen Schnitte gewiß“ diskutieren könne, daß es aber in der aktuellen Diskussion um die Kritik Vogts und die Richtigstellung seiner Behauptungen zu seinem Vortrag ginge. Abschließend schlug Vogt mit der Behauptung zurück, Jacobsohn-Lask drehe ihm das Wort im Mund herum und sei „einer parlamentarischen Diskussion unfähig“.[745] Wie bereits dargestellt wurde, achtete Vogt die Qualität der Berliner Neuroanatomen sowieso gering und empfand sich selbst als den fortschrittlichsten und wichtigsten Neuroanatomen der Stadt.

Während des Ersten Weltkriegs spielten einerseits Verletzungen, andererseits auch akut-entzündliche Erkrankungen des Nervensystems sowie die sogenannten „Kriegsneurosen“ eine wichtige Rolle in den Diskussionen der Gesellschaft. Anatomische Fragestellungen wurden während dieser Jahre kaum diskutiert; sogar Jacobsohn-Lask argumentierte eher klinisch und führte nicht, wie sonst so häufig, zur Unterstützung seiner Argumente anatomische Untersuchungsergebnisse an – er hatte während des Krieges keine Gelegenheit zu eigenen Untersuchungen. Im Januar 1915 demonstrierte der Chirurg Moritz Borchardt[746] Präparate zweier Schußopfer, die querschnittsgelähmt waren und kurz nach der Verletzung starben, aber bei denen weder eine Verletzung der Rükkenmarkshaut noch Blutungen gefunden werden konnten. Dennoch zeigte die anatomische Untersuchung schwere Schädigungen des Rückenmarks.[747] In der Diskussion dieser Fälle stellte Richard Henneberg Präparate eines ähnlichen Patienten vor, der die Verletzung jedoch einige Wochen überlebt hatte. Er fand Veränderungen am Rückenmark wie durch starke Erschütterung, aber auch einer Entzündung ähnliche Veränderungen und prägte daher den Begriff „traumatische Myelitis“.[748] Dagegen erhob Jacobsohn-Lask vehement Einwand, da der Begriff „Myelitis“ allein entzündliche, nicht aber traumatische Schäden bezeichnete: „...und nichts berechtige, ihn [den Prozeß] in den allgemeinen Sammeltopf der Myelitis zu werfen“.[749] Darauf erhielt er die Antwort, daß der Entzündungsbegriff sich auf dem Gebiet des Zentralnervensystems als un-

---

[744] Brodmann, dessen cytoarchitektonische Einteilung der Hirnrinde heute noch aktuell ist, arbeitete seit einigen Jahren nicht mehr bei Vogt.

[745] Vogt/Jacobsohn (-Lask) (48) Disk. Paraffinserienschnitte. Neurol. Zbl. 32 (1913) S. 865 bzw. Arch. Psychiatr. 55 (1915) S. 1046f.

[746] Als einer von wenigen Chirurgen war Moritz Borchardt, ein Schüler Ernst von Bergmanns und einer der Pioniere der Neurochirurgie, häufig in den Sitzungen der BGPN anwesend, ihm war eine enge Zusammenarbeit mit den Neurologen wichtig. Auch ihm war aufgrund seiner jüdischen Abstammung ein Ordinariat verwehrt. Vgl. Pross Krankenhaus S. 152-158 und Zierski Geschichte S. 146.

[747] Vgl. Borchardt Fälle S. 136-139.

[748] Vgl. Henneberg Disk.bem. Borchardt Fälle. Neurol. Zbl. 34 (1915) S. 137.

[749] Jacobsohn (-Lask) (52) Disk.bem. Borchardt Fälle S. 138f.

brauchbar erwiesen habe. Obwohl sich zahlreiche Kollegen wie Max Rothmann, Richard Cassirer und Karl Bonhoeffer an der Diskussion beteiligten, ging sonst niemand auf die Begriffswahl Hennebergs ein.[750]

Im November 1916 hielten Franz Kramer und wiederum Richard Henneberg einen Vortrag „Über disseminierte Encephalitis".[751] Sie hatten eine Patientin, die mit einer Halbseitenlähmung auf der einen und Hirnnervenlähmungen auf der anderen Seite gestorben war, untersucht und zwei verschiedene entzündlich veränderte Herde gefunden, die sie histologisch nicht dem Bild einer multiplen Sklerose zuordnen konnten. In der anschließenden Diskussion gingen die Meinungen über das Vorliegen einer multiplen Sklerose sehr auseinander; Jacobsohn-Lask fragte nach bakteriologischen Untersuchungen, die aber nicht durchgeführt worden waren.[752]

Im Mai 1917 wurde das Thema der Encephalitis erneut diskutiert; der Psychiater Paul Schröder aus Greifswald, ein Schüler Wernickes, Kraepelins und Bonhoeffers, der sich in erster Linie mit Kinder- und Jugendpsychiatrie beschäftigte, hielt einen Vortrag „Über Encephalitis und Myelitis", in dem er die Rolle der Neuroglia darstellte.[753] Jacobsohn-Lask erläuterte in seinem Diskussionsbeitrag zunächst noch einmal kurz die wichtige Rolle dieser Zellen, bevor er die Frage stellte, ob an der Entzündungsreaktion noch andere Zellen beteiligt seien. Schröder hatte keine mikroskopischen Präparate, sondern nur schlecht erkennbare Fotografien gezeigt und sich mit dem Satz: „Das müssen Sie mir schon einfach so glauben" beholfen, so daß Jacobsohn-Lask nun zur Klärung der Frage eigene Erfahrungen beisteuern wollte. Er teilte die entzündlichen Veränderungen nach dem Weg der Entzündungsausbreitung entweder über die Blutgefäße oder die Hirnhäute in zwei Gruppen ein. Er behauptete, daß an allen Entzündungsreaktionen auch Bindegewebe und nicht nur Gliazellen beteiligt seien, und legte seine histologischen Methoden zur Unterscheidung der Gewebe dar.[754] Anschließend meldete sich Henneberg zu Wort, stellte eigene Fälle entzündlicher Erkrankungen vor und wandte sich wie schon in früheren Diskussionen gegen die Verwendung des Begriffs „Myelitis" ausschließlich für Entzündungen des Rückenmarks – der Begriff war also offensichtlich noch immer nicht eindeutig definiert.[755] In seiner Antwort auf Jacobsohn-Lasks Einwände machte Schröder geltend, daß in einer Demonstration in größerem Kreis der

---

[750] Die heutige Begriffsbestimmung der „Myelitis" schließt nur die entzündliche Genese ein; nach dieser Definition gibt es keine „traumatische Myelitis". Andere Veränderungen des Rückenmarkes können als „Myelopathie" bezeichnet werden.

[751] Vgl. Kramer/ Henneberg Enzephalitis S. 984f.

[752] Vgl. Jacobsohn (-Lask) (56) Disk.bem. Kramer/ Henneberg Enzephalitis S. 986.

[753] Vgl. Schröder Encephalitis S. 350f.

[754] Vgl. Jacobsohn (-Lask) (60) Disk.bem. Schröder Enzephalitis S. 566f.

[755] Vgl. Henneberg Disk.bem. Schröder Enzephalitis. Neurol. Zbl. 16 (1917) S. 567.

Vortragende immer nur das für richtig Gehaltene darstellen könne, da oft weder Fotografien, noch aufgestellte Präparate eine eindeutige Zuordnung der Zellen erlaubten.

Jacobsohn-Lasks frühe Beschäftigung mit Heil- und Reformpädagogik und Kriminologie des Jugendalters kam auch in mehreren Diskussionen in der BGPN zum Ausdruck. Im Dezember 1918 hielt er einen Vortrag über die von ihm modifizierte Methode nach Guy Fernald die „das sittliche Fühlen der Jugendlichen" erforschen sollte. Diese Vorträge wurden sehr lebhaft diskutiert. Dabei pflichteten Jacobsohn-Lask nur wenige Kollegen bei; die meisten standen der Methode eher ablehnend gegenüber. So bedankte sich Hugo Liepmann für die Auswertung der Methode und hatte lediglich eine Verfahrenskritik anzumerken. Auch Karl Bonhoeffer lobte die Anregung durch Jacobsohn-Lask, meinte aber, die Methode sei eher als Intelligenztest anzusehen. Dieser Meinung schloß sich Max Levy-Suhl an, der selbst eine Versuchsreihe zur Prüfung der sittlichen Reife Jugendlicher entworfen hatte; er warf Jacobsohn-Lasks Methode außerdem Unübersichtlichkeit vor. Der Militärpsychiater Ewald Stier fand die Untersuchungen vollkommen „unbrauchbar", da man Jugendliche mit einem Trieb „zu unmoralischem Handeln" nicht mit „normalen Jugendlichen" vergleichen könnte.[756]

Nach weiteren Versuchen mit der modifizierten Fernaldschen Methode stellte Jacobsohn-Lask über ein Jahr später am 26. Januar 1920 seine neuen Ergebnisse wieder in der Gesellschaft vor. Auch nach diesem Vortrag entspann sich eine lebhafte Diskussion. Diesmal beteiligte sich Franz Kramer Neurologe und Psychiater an der Charité, der selbst mit der Methode nach Fernald gearbeitet hatte. Er stand ihr allerdings zumindest als Massenuntersuchung kritisch gegenüber, da bei größeren Intelligenzunterschieden die Ursache für die unterschiedliche Lösung der Aufgaben nicht klar zu definieren sei.[757] Wie in der vorigen Sitzung, meldete sich auch diesmal Helene Friederike Stelzner zu Wort, die selbst als Ärztin an einer Fürsorgeerziehungsanstalt arbeitete. Sie fand Jacobsohn-Lasks Ausführungen anregend, aber unbrauchbar, da solche Tests in ihrem Ergebnis auch durch die „naive Psychologie" „subalterner Naturen" verfälscht werden könnten – solche „Naturen", womit sie ausländische osteuropäische Dienstboten oder Naturvölker meinte, verhielten sich instinktiv so, wie man es von ihnen erwartete.[758] Andere Kollegen wandten noch ein, das „sittliche Fühlen" sei kein wissenschaftlicher Begriff und nicht meßbar. Ähnliche psychologische Themen wurden in der BGPN sonst kaum diskutiert; eindeutig herrschten

---

756 Stier Disk.bem. Jacobsohn (-Lask) (61) Methode. Neurol. Zbl. 38 (1919) S. 72.

757 Vgl. Kramer Disk.bem. Jacobsohn (-Lask) (63) Prüfungsmethode. Neurol. Zbl. 39 (1920) S. 207.

758 Vgl. Stelzner Disk.bem. Jacobsohn (-Lask) (63) Prüfungsmethode. Neurol. Zbl. 39 (1920) S. 205f.

neurologische Inhalte vor. Jacobsohn-Lask nahm damit spätestens jetzt eine zunehmende Außenseiterrolle im Kreis der Berliner Neurologen ein.

In den folgenden Jahren wurden Arbeiten zum Muskeltonus, zur Epilepsie, zur Wirkung radioaktiver Substanzen und zu verschiedenen Tumoren diskutiert. Jacobsohn-Lask hatte sich inzwischen ganz der Neuroanatomie zugewandt und arbeitete vor allem mit vergleichend-anatomischen Methoden. Wenn auch neuroanatomische Fragestellungen in den Sitzungen der BGPN immer seltener eine Rolle spielten, besuchte er die Treffen weiterhin regelmäßig und nahm an vielen Diskussionen teil. Gelegentlich wurden auch Vorträge im Rahmen der Erbforschung gehalten, die – wie schon zuvor in Äußerungen Stiers, Stelzners und auch Brodmanns anklang – teilweise einen diskriminierenden Charakter gegenüber Minderheiten zeigten. So stellte A. Poll am 12. Juni 1922 eine Arbeit über „Daktylogramme bei Geisteskranken" vor. Er hatte in verschiedenen Anstalten und Hilfsschulklassen Fingerabdrücke gesammelt, diese mit bestimmten Arten von „Geistesschwäche" korreliert und einen Fingerabdrucktypus bei vielen „Idioten" übereinstimmend gefunden.[759] Daraufhin meldete sich Jacobsohn-Lask mit der Frage zu Wort, wie Poll denn den Begriff der „Idiotie", den er in seinem Vortrag verwendet hatte, nach Ursache und Symptomatologie definieren wolle. Es fiele häufig schon schwer zu entscheiden, ob eine angeborene „Geistesschwäche" durch Erbfaktoren oder durch Schädigungen des Embryo bedingt sei. „Ganz willkürlich" sei erst recht die graduelle Einteilung der „Idiotie".[760] Es gab auch andere Stimmen, die die praktische Bedeutung der Ergebnisse überhaupt infrage stellten. Insgesamt stand die Berliner Fachgesellschaft – anders als andere lokale Fachgesellschaften – rassenhygienischen und eugenischen Themen in den 1920er Jahren noch eher ablehnend gegenüber.

Seinen nächsten eigenen Vortrag vor der BGPN hielt Jacobsohn-Lask erst wieder 1924. In zwei Sitzungen am 12.5. und 2.6. stellte er seine umfangreiche Arbeit „Warum kreuzen sich die Bahnen im Zentralnervensystem?" vor. Das Thema wurde kaum diskutiert, lediglich Richard Henneberg hatte etwas zu sagen. Er sah die Fragestellung überhaupt als unwissenschaftlich an, da man sie nur „teleologisch" erklären könnte, und nahm den „Bauplan des Nervensystems" als gegeben hin, ohne nach seiner Ursache forschen zu wollen – eine Auffassung, die für die klinisch denkenden Berliner Neurologen dieser Zeit typisch erscheint.[761] Auch in der Diskussion am 14. Dezember 1925 zu seinem nächsten Vortrag vom 9. November „Warum liegt im Rückenmark die graue Substanz nach innen, die weiße Substanz nach außen, und warum ist die Lagerung dieser beiden Substanzen in den Hemisphären eine umgekehrte?" meldete sich nur

[759] Vgl. Poll Daktylogramme S. 319f.

[760] Vgl. Jacobsohn (-Lask) (67) Disk.bem. Poll Daktylogramme S. 534.

[761] Vgl. Henneberg Disk.bem. Jacobsohn-Lask (68) Kreuzung. Zbl. ges. Neurol. 38 (1924) S. 96.

Henneberg zu Wort. Wiederum fand er Jacobsohn-Lasks Erklärungen teleologisch und bezweifelte, daß sie über das „rein Deskriptive" hinausgingen.[762] Organe mit Entfaltungsmöglichkeit lagerten sich im Lauf der Evolution immer peripher an. Jacobsohn-Lask entgegnete, er habe versucht, den Aufbau des Nervensystems „in einfacher Art" aus seiner phylogenetischen Entwicklung heraus zu enträtseln, im Gegensatz zu den bisherigen „phantastischen" Erklärungsmustern.

Immer noch nicht abgeschreckt von der Reaktion und dem Desinteresse der Gesellschaft, stellte Jacobsohn-Lask ein Jahr später am 8. November 1926 seine nächste Arbeit vor, ein ähnliches Thema: „Welche Umstände haben die Bildung der Telae chorioideae veranlaßt?" Auch diese Frage beantwortete er vergleichend-anatomisch bzw. entwicklungsbiologisch.[763] Und auch an dieser Diskussion nahm wieder Richard Henneberg teil. Er wandte sich gegen die Herleitung der Bildung der Tela chorioidea aus der Entwicklung früher Wirbelloser und kritisierte wieder die „grob mechanische" Deutung Jacobsohn-Lasks. In seiner Kritik wurde er von Hans Gerhard Creutzfeldt unterstützt, der Bedenken gegen die Beziehung zwischen der Entwicklung der Flügelplatten des Markrohrs und der Körperform äußerte und „neue Gesichtspunkte" vermißte.[764]

Seinen letzten Vortrag in der Berliner Gesellschaft für Psychiatrie und Nervenkrankheiten hielt Jacobsohn-Lask am 30. Januar 1927 anläßlich der Festsitzung zum 60jährigen Bestehen der Gesellschaft: „Die Grundeinteilung des sekundären Vorderhirns nach den Fortschritten der anatomischen Forschung der letzten 60 Jahre". Anhand der bisherigen Forschungsergebnisse über das Endhirn, das auch die Großhirnhälften mit der Hirnrinde umfaßt, stellte er seinen Vorschlag einer Einteilung nach einem entwicklungsbiologischen Gesamtkonzept dar. Dabei bildete er zwei verschiedene Gruppen aus einerseits den Anteilen des Endhirns, die aus der primitiven Riechstrahlung, andererseits denjenigen, die aus der „sensiblen, optischen und akustischen Strahlung" entstanden waren. Besonders würdigte er hierbei die Hirnrindenkarten Korbinian Brodmanns, die er als sehr sinnvoll anerkannte. In der Diskussion um diesen Vortrag meldete sich nur Hans Gerhard Creutzfeldt zu Wort und machte erneut erhebliche methodische Bedenken geltend. Sensible Fasern könne man nicht den Riechfasern entgegenstellen, da diese auch eine sensible Qualität leiteten. Außerdem würdige Jacobsohn-Lask die myeloarchitektonischen Arbeiten Oskar Vogt nicht genügend. Jacobsohn-Lask versuchte daraufhin erneut, seinen entwicklungsbiologischen und vergleichend-anatomischen Ansatz zu verdeutlichen, der – im Ge-

---

[762] Vgl. Henneberg Disk.bem. Jacobsohn-Lask (69) Rückenmark. Zbl. ges. Neurol. 43 (1926) S. 250.

[763] Vgl. Jacobsohn-Lask (70) Umstände S. 671f.

[764] Vgl. Henneberg und Creutzfeldt Disk.bem. Jacobsohn-Lask (70) Umstände. Zbl. ges. Neurol. 46 (1927) S. 378.

gensatz zum Forschungsansatz vieler neurologischer Kollegen – nicht das menschliche Hirn, sondern das Nervensystem der niedersten Cyclostomen zum Ausgangspunkt nahm und die Riechbahn als eine der phylogenetisch ältesten Bahnen erkannte. Den Einwand Creutzfeldts gegen die Unterscheidung zwischen Riechbahn und sensiblen Bahnen entkräftete er außerdem mit dem Argument, daß „sensorische" Fasern scharf von „sensiblen" zu trennen seien.[765] Er wollte die Verdienste Vogts, Brodmanns und anderer nicht anzweifeln, aber auch deren Ansichten bezüglich des Zell- und Faserbaus sowie der Schichtenzahl der Hirnrinde gingen noch auseinander und seien damit „noch nicht reif genug", um als Basis für anatomische Einteilungen verwendet zu werden.[766]

Louis Jacobsohn-Lask war ein regelmäßiger Teilnehmer an den Sitzungen der Berliner Gesellschaft. Er diskutierte häufig oder hatte eigene Erfahrungen beizutragen. Selbst wenn ein Großteil der Gesellschaft Vortragende wie Vogt oder Brodmann mit Nichtachtung strafte, ging er ausführlich auf deren Beiträge ein, die ihn selbst interessierten oder von denen er sich angegriffen fühlte. Die Ergebnisse seiner fasersystematischen Untersuchungen oder der Forschungen zu Kerngebieten des Rückenmarks und Hirnstamms wurden angeregt diskutiert, wenn auch von vielen kritisch gesehen. Diese Forschungsgegenstände lagen noch im Trend der Zeit. Während Jacobsohn-Lask sich in seinen Schlußfolgerungen meist auf genaue anatomische Ergebnisse berief, klangen in manchen seiner Beiträge doch noch eher ganzheitliche oder sogar romantisch anmutende Vorstellungen durch: insbesondere wird dies in seiner Vermutung der Existenz „allgemein-sensibler" Bahnen in den Diskussionen um die Hörrinde deutlich.

Während des Ersten Weltkriegs widmete er sich psychologischen Fragestellungen, die zwar auch von einigen anderen Kollegen bearbeitet und dementsprechend lebhaft diskutiert wurden, aber nicht mehr in den Rahmen der nun vorherrschenden kriegsspezifischen Themen in der BGPN paßten. Entschieden und mit ironischem Unterton wandte sich Jacobsohn-Lask gegen rassistisch anmutende Auffassungen wie den Untersuchungen Brodmanns zur „Affenspalte" oder der Benutzung von Begriffen wie „minderwertig" oder „hochstehend".

Nach dem Krieg nahm Jacobsohn-Lask seine Beschäftigung mit der Neuroanatomie wieder auf und widmete sich ihr ganz. Die Wahl seiner Themen und besonders seine vergleichend-anatomische und entwicklungsbiologische Methode fielen nun ganz aus dem Rahmen der in der BGPN sonst diskutierten Belange. Nur wenige Kollegen reagierten überhaupt auf die Vorträge und beteilig-

---

765 Auch heute werden in der neurologischen Terminologie häufig die Begriffe „sensorisch" (für die Sinnesqualitäten wie Riechen, Hören, Sehen, Schmecken stehend) und „sensibel" (für die verschiedenen Empfindungen der Hautoberfläche wie Berührung und Schmerz sowie die Tiefensensibilität wie Vibration und Lageempfinden stehend) verwechselt.

766 Vgl. Creutzfeldt Disk.bem. Jacobsohn-Lask (71) Grundeinteilung. Zbl. ges. Neurol. 46 (1927) S. 765f.

ten sich – nahezu ausschließlich mit harter Kritik – an den Diskussionen. Bei den meisten stieß Jacobsohn-Lask auf Desinteresse, das ihn wahrscheinlich stärker betroffen machte als die Kritik, da sich seine Kollegen mit den ihn bewegenden Themen nicht mehr auseinandersetzten. Besonders deutlich wird dies in einer Bemerkung Jacobsohn-Lasks anläßlich eines Vortrags über seine „Kreuzungsarbeit" Ende 1927 auf dem „Allrussischen Kongreß für Neuropathologie" in Moskau. In seiner Begrüßungsrede zu einem Festessen sagte er:

> *„...Ich [bin] sehr erfreut, daß meine bescheidenen Arbeiten und diejenigen meiner Schüler hier solche Anerkennung finden, was leider in meinem eigenen Vaterlande nicht so der Fall [ist]... ."*[767]

Jacobsohn-Lask kam es auf eine ehrliche und gründliche Diskussion der Themen an. In verschiedenen Arbeiten über die BGPN ist nur überliefert, er habe „gewöhnlich gegenteilige Ansichten" vertreten.[768] Wenn auch einige Auseinandersetzungen diesen Eindruck oberflächlich vermitteln mögen, so trifft diese Aussage dennoch nicht so zu: einerseits beteiligte sich Jacobsohn-Lask häufig einfach nur durch Fragen oder kurze ergänzende Bemerkungen an den Diskussionen, andererseits wurde ihm auch von einigen Kollegen in vielen Fragen beigepflichtet. Jacobsohn-Lask führte seine Diskussionen vergleichsweise ausführlich und hinterfragte viele Ergebnisse, was sich aber sicher nicht auf „gewöhnlich gegenteilige Ansichten" reduzieren läßt. Auf jeden Fall trug er zu einer lebhaften Diskussionskultur bei.

Zu der zunehmenden Nichtbeachtung seiner eigenen Forschungen im Kreis des für Jacobsohn-Lask wichtigsten Diskussionsforums kam eine seiner Meinung nach einseitige und reduzierte Themenwahl – er wollte in der BGPN das gesamte Fach der Neurologie und Psychiatrie repräsentiert und die neuesten wissenschaftlichen Erkenntnisse der verschiedenen Spezialisierungen dargestellt wissen. Dazu gehörten für ihn auch neuere Zweige wie die Psychoanalyse, die in der BGPN keinen Widerhall fand. Jacobsohn-Lask wandte sich nicht gegen den wissenschaftlichen Fortschritt, wollte aber in den verschiedenen Spezialisierungen nicht den Blick für das Gesamte verlieren und setzte sich in der BGPN gerade hierfür sehr ein, wie ein Brief an Wladimir Eliasberg, den Mitbegründer der Allgemeinen Ärztlichen Gesellschaft für Psychotherapie, 1925 zeigt:

> *„Meine Bestrebungen hier in Berlin gingen in letzter Zeit dahin, unseren Verein für Psychiatrie und Nervenkrankheiten aus der Enge, in die er mit der Zeit geraten war,*

---

[767] Jacobsohn-Lask Wochen S. 19; Archiv Familie Lask.

[768] Vgl. Hallervorden Kreis S. 109f. Diese Aussage Hallervordens wird in anderen Arbeiten über die BGPN immer wieder übernommen und bleibt meist die einzige Äußerung zu Jacobsohn-Lask.

wieder herauszuführen, d. h. ihn zum Sammelpunkt wissenschaftlicher Strebungen zu machen, die das gesamte Fach betreffen."[769]

Doch mit diesen Bestrebungen scheiterte er. Sein Scheitern führte schließlich zu einem Rückzug aus der BGPN, der auch in seinem organisatorischen Engagement in der Gesellschaft deutlich wurde.

Jacobsohn-Lasks Funktionen innerhalb der BGPN

Schon wenige Jahre nach seinem Beitritt zur Gesellschaft wurde Jacobsohn-Lask zum Berichterstatter gewählt und übte diese Funktion mindestens von 1897 bis 1900 aus. Seine erste Berichterstattung erschien mit sehr genauem Protokoll über die Sitzung der Gesellschaft vom 8. März 1897.[770] Die Sitzungsprotokolle wurden damals sowohl im „Neurologischen Zentralblatt" als auch im „Archiv für Psychiatrie und Nervenkrankheiten" veröffentlicht. Auch über die Tagung der Sektion für Nerven- und Geisteskrankheiten des XII. Internationalen Medizinischen Kongresses in Moskau, der im August 1897 stattfand, berichtete Jacobsohn-Lask mit seinem Freund Edward Flatau ausführlich im Neurologischen Zentralblatt.[771] Der letzte nachgewiesene Bericht Jacobsohn-Lasks erschien im Juli 1900.[772] Sein Nachfolger als Berichterstatter war Martin Bloch, der diese Funktion bis zu seinem Tod im Februar 1908 innehatte.

Auch in den folgenden Jahren engagierte sich Jacobsohn-Lask aktiv für die Belange der Gesellschaft. In der Sitzung vom 11. März 1912 wurde über die Gründung einer Gesellschaftsbibliothek beraten. An der Diskussion beteiligten sich außer Jacobsohn-Lask noch Max Rothmann, Carl Benda, Martin Bernhardt, Hugo Liepmann und Otto Maas. Es wurde jedoch lediglich beschlossen, daß der Vorstand in Zusammenarbeit mit einer bereits gewählten Bibliothekskommission die Angelegenheit erneut beraten sollte.[773]

1915 wurde Jacobsohn-Lask, inzwischen seit 24 Jahren Mitglied der Gesellschaft, in die Aufnahmekommission gewählt. Diese Kommission bestand aus vier Mitgliedern; außer Jacobsohn-Lask waren noch Wilhelm Sander, einer der älteren Neurologen, der bereits von 1889 bis 1891 Vorsitzender der Gesellschaft gewesen war, Karl Moeli, bis 1919 Vorsitzender des Deutschen Vereins für Psychiatrie, und der renommierte Neurologe Hermann Oppenheim vertreten. Im nächsten Jahr blieben alle bis auf Moeli in der Aufnahmekommission; er wurde

---

[769] Auszug aus einem Brief Jacobsohn-Lasks an Eliasberg vom 13.11.1925, aus dem Nachlaß von Wladimir Eliasberg.

[770] Vgl. Sitzungsbericht der BGPN v. 08.03.1897. Neurol. Zbl. 16 (1897) S. 336.

[771] Vgl. Kongreßbericht. Neurol. Zbl. 16 (1897) S. 905-928.

[772] Vgl. Sitzungsbericht der BGPN v. 11.07.1900. Neurol. Zbl. 19 (1900) S. 633-637.

[773] Vgl. Sitzungsbericht der BGPN v. 11.03.1912. Arch. Psychiatr. 53 (Berlin 1914) S. 1147.

durch Falkenberg ersetzt.[774] Vermutlich blieb Jacobsohn-Lask auch während der nächsten zehn Jahre Mitglied der Aufnahmekommission – Nachweise finden sich in den Protokollen über die Sitzungen vom 09.01.1922[775] und vom 11.01.1926, wo über die „Wiederwahl“ der Aufnahmekommission berichtet wird, die 1926 außerdem mit Falkenberg, Kurt Mendel und Seelert besetzt war.

In derselben Sitzung vom Januar 1926 berichtete Jacobsohn-Lask über die Beratungen einer zur Entscheidung über außerordentliche Sitzungen eingesetzten Kommission, dessen Mitglied er damit vermutlich ebenfalls war. Diese Kommission schlug vor, jährlich einmal eine eintägige Sitzung mit Einladung „auswärtiger Fachgenossen“ einzuberufen; erstmals sollte diese Sitzung im Zusammenhang mit dem 60. Stiftungsfest der Gesellschaft stattfinden. An der Diskussion beteiligten sich Karl Bonhoeffer, Richard Henneberg, Fritz Heinrich Lewy, Siegfried Kalischer und Jacobsohn-Lask. Der besondere Antrag Jacobsohn-Lasks, diese eintägige Sondersitzung auch weiterhin jährlich stattfinden zu lassen, wurde abgelehnt, der Vorschlag der Kommission, die Sondersitzung mit der Festsitzung zu verbinden, angenommen. Die Kommission wurde daraufhin mit den Vorbereitungen beauftragt.[776]

Die Festsitzung zum 60jährigen Bestehen der Gesellschaft fand am 30. Januar 1927 statt. Es kamen insgesamt 150 Teilnehmer, darunter zahlreiche Gäste von außerhalb, allerdings wenige aus dem Ausland. Nach einer Begrüßungsansprache Karl Bonhoeffers mit einem Überblick über die Geschichte der Gesellschaft und einigen Worten Kurt Mendel über Erinnerungen seines Vaters an die Gründungszeit begann eine Reihe von Vorträgen durch Mitglieder und Gäste der Gesellschaft. So berichtete Bonhoeffers Assistent Rudolf Thiele über Griesingers Leitsatz „Geisteskrankheiten sind Gehirnkrankheiten“, Clemens Neisser aus Bunzlau über „Die Weiterentwicklung der praktischen Psychiatrie, insbesondere der Anstaltspsychiatrie im Sinne Griesingers“ und Kurt Hildebrandt, damals Oberarzt der Wittenauer Heilstätten, über „Wertbegriffe in der Psychiatrie“. Jacobsohn-Lask hielt den einzigen neuroanatomischen Vortrag über „Die Grundeinteilung des sekundären Vorderhirns nach den Fortschritten der anatomischen Forschungen der letzten 60 Jahre“, bevor Fedor Krause schließlich über die „Operation der Hypophysengeschwülste“ sprach. Alle Vorträge hatten einen historischen Hintergrund und beleuchteten einen Teil der Entwicklung der Neurowissenschaften seit Bestehen der Gesellschaft. Rein klinisch-neurologische Vorträge waren erstaunlicherweise nicht vertreten. Anschließend fanden lebhafte Diskussionen statt.[777]

---

774 Vgl. Sitzungsbericht der BGPN v. 10.01.1916. Arch. Psychiatr. 59 (Berlin 1918) S. 314.
775 Vgl. Sitzungsbericht der BGPN v. 09.01.1922. Zbl. ges. Neurol. 28 (1922) S. 243.
776 Vgl. Sitzungsbericht der BGPN v. 11.01.1926. Zbl. ges. Neurol. 43 (1926) S. 350.
777 Vgl. Sitzungsbericht der BGPN v. 30.01.1927. Zbl. ges. Neurol. 46 (1927) S. 757-768.

Bereits in der nächsten Sitzung vom 14. Februar 1927 stellte Jacobsohn-Lask einen offensichtlich weitreichenden Antrag: er plädierte für eine Änderung des Modus der Vorstandswahl. Dieser Antrag wurde nach einer Diskussion, in der sich Otto Maas und Kurt Löwenstein dagegen aussprachen, abgelehnt.[778] In derselben Sitzung brachte Jacobsohn-Lask auch seinen Vorschlag einer jährlich am Stiftungstag abzuhaltenden größeren wissenschaftlichen Sitzung erneut auf die Tagesordnung – diesmal als Antrag auf Satzungsänderung. Nachdem ein Vertagungsantrag von Bratz abgelehnt worden war, stellte Bonhoeffer einen Änderungsantrag mit dem Vorschlag, eine solche Sondersitzung alle fünf Jahre einzuberufen. Jacobsohn-Lasks Antrag wurde abgelehnt, Bonhoeffers Antrag angenommen.[779]

In den folgenden Jahren ist in den Sitzungsprotokollen der Gesellschaft keine einzige Diskussionsbemerkung und kein Vortrag des sonst so aktiven Jacobsohn-Lask mehr zu finden. Es bleibt zu vermuten, daß er möglicherweise aus der Gesellschaft austrat oder zumindest an den Sitzungen nicht mehr teilnahm. Nähere Angaben hierzu waren aus den Unterlagen nicht ersichtlich. Mit seinem Antrag auf eine jährliche Sitzung mit Einladung auswärtiger Kollegen unternahm Jacobsohn-Lask einen weiteren Versuch, eine Öffnung der Berliner Gesellschaft nach außen und einen lebhafteren Austausch zu bewirken und die BGPN „aus der Enge ... zu führen". Hiermit scheiterte er und zog sich ganz zurück. Er resignierte jedoch nicht völlig: 1928 trat er der Gesellschaft Deutscher Nervenärzte bei – vielleicht in der Hoffnung, bei diesen überregionalen Zusammenkünften mehr Offenheit für ein breiteres Themenspektrum zu finden. Sein Schritt ist insofern bemerkenswert, als daß er sich viele Jahre zuvor gegen die Gründung dieser Gesellschaft ausgesprochen hatte und ihr bewußt nicht beigetreten war, gerade weil er eine zu einseitige Spezialisierung der Neurologie ohne Blick für das Gesamtfach der Nervenheilkunde und damit eine ebensolche Enge wie später in der BGPN befürchtete. 1928 aber war die Themenwahl dieser überregionalen Gesellschaft erheblich breiter strukturiert als in der BGPN, so daß sein Beitritt eine Alternative darstellte.

3.3 Mitgliedschaft in anderen medizinischen Fachgesellschaften

Neben neurologisch-psychiatrischen Fachgesellschaften engagierte sich Jacobsohn-Lask schon zu Beginn seiner Laufbahn in verschiedenen lokalen internistischen Gesellschaften, von denen besonders die Berliner Medizinische Ge-

---

[778] Weder in den Sitzungsprotokollen noch im persönlichen Nachlaß Jacobsohn-Lasks findet sich eine Begründung für diesen Antrag. Möglicherweise wehrte er sich vor allem gegen die lange Amtszeit Bonhoeffers als Vorsitzendem der Gesellschaft.

[779] Vgl. Sitzungsbericht der BGPN v. 14.02.1927. Zbl. ges. Neurol. 46 (1927) S. 904.

sellschaft eher den Charakter einer Vereinigung aller in Berlin tätigen Ärzte, der Verein für Innere Medizin aber schon einen internistischen Schwerpunkt mit der Behandlung auch neurologischer Themen hatte. Nicht zuletzt war Jacobsohn-Lask auch Mitglied der Anatomischen Gesellschaft – wenn seine Forschungen spätestens seit den 1920er Jahren zwar inhaltlich eher in die anatomische „scientific community" paßten, so war er doch mehr der Gesellschaft der Berliner Neurologen verhaftet.

3.3.1 Neurologische und psychiatrische Fachgesellschaften

Als wichtigste überregionale Fachgesellschaft ist wohl die Gesellschaft Deutscher Nervenärzte anzusehen. Sie wurde 1907 von Hermann Oppenheim gegründet. Bereits 1906 hatte er mit einigen Nicht-Berliner Kollegen in verschiedenen deutschen Fachzeitschriften einen Aufruf zur Unterstützung der Gründung einer solchen Gesellschaft veröffentlicht, mit der sie die Etablierung einer selbständigen Neurologie fördern wollten. Doch nicht alle Nervenärzte sprachen sich für diese Emanzipation der Neurologie von der Inneren Medizin und der Psychiatrie bzw. für eine völlige Abspaltung aus ihren „Mutterfächern" aus. So wehrte sich Martin Bernhardt gegen eine völlige Trennung der Neurologie von der Inneren Medizin, „zu der sie doch gehört[e]". Er machte die Förderung der Neurologie durch mehrere andere „Spezialvereine" geltend. Vor allem jedoch fühlte er sich von Oppenheim übergangen und hätte sich eine vorherige Absprache mit ihm selbst, aber auch mit anderen Berlinern wie Emanuel Mendel als einem der führenden alten Berliner Neurologen sowie mit den Internisten Ernst Remak und Albert Eulenburg gewünscht. Auch Jacobsohn-Lask machte in einem häufig zitierten Brief an Oppenheim Bedenken geltend: er war gegen die Trennung von Neurologie und Psychiatrie, die doch „organisch" zusammengehörten, und sah für die Neurologen die Gefahr, ihren Beruf „etwas zu handwerksmäßig" auszuüben. Sein Idealbild eines „Seelen- und Nervenarztes" entsprach trotz seiner intensiven neuroanatomischen Forschung einer eher ganzheitlichen Auffassung von Medizin, und er wollte die Neurologen davor bewahren, sich ihren „Berufs-Gesichtskreis immer weiter [einengen]" zu lassen.[780]

An der Vorbesprechung zur Gründungsversammlung nahmen aus Berlin noch Max Rothmann und der Internist Albert Eulenburg teil. Die Berliner Ordi-

---

[780] Zit. nach: Pette Jahre S. 3f. Dieser Brief Jacobsohn-Lasks an Oppenheim ist eines der wenigen Dokumente über Jacobsohn-Lask, das in einigen Arbeiten zitiert wird. Jacobsohn-Lasks Stellungnahme scheint damit von größerer Bedeutung gewesen zu sein – wenn sie auch die Gründung der Gesellschaft Deutscher Nervenärzte nicht verhinderte, so steht sie doch für die Meinung einiger Fachkollegen, die zwar an Forschung interessiert waren, jedoch eine von größeren Zusammenhängen abgekoppelte Spezialisierung befürchteten.

narien zeigten kein Interesse – möglicherweise fühlten auch sie sich übergangen. Zur ersten Tagung in Dresden kamen dann doch 139 Neurologen aus dem deutschsprachigen Raum. Unter den Berlinern waren Richard Cassirer, Siegfried Kalischer, Otto Maas, Kurt Mendel, Max Rothmann, Paul Schuster und Arthur Simons. Als erster Vorsitzender wurde der im selben Jahr in Heidelberg emeritierte Internist Wilhelm Erb gewählt, 1912 übernahm Oppenheim selbst den Vorsitz. Die weiteren Vorsitzenden bis zur Auflösung der Gesellschaft 1935 waren Max Nonne, Otfrid Foerster und Oswald Bumke – also keiner der Berliner Ordinarien. Das Amt des Schriftführers hatte für viele Jahre 1912 bis 1933 Kurt Mendel inne.[781] Auffällig ist, daß sich in den fast 30 Jahren bis 1935 die neurologisch interessierten Berliner Lehrstuhlinhaber auch kaum an den Vorträgen beteiligten, dagegen aber zahlreiche Privatdozenten und Extraordinarien wie Max Rothmann, Max Lewandowsky, Fritz Heinrich Lewy u.a. sowie internistische Ordinarien und Kollegen, die aus der Inneren Klinik zur Neurologie gekommen waren. Die Ordinarien vieler anderer deutscher Universitäten hingegen waren in der Gesellschaft sehr aktiv. Bereits in ihrem Gründungsjahr zählte die Gesellschaft 344 Mitglieder, davon 47 Berliner. Hierunter waren auch der kritische Martin Bernhardt sowie Paul Schuster,[782] Max Bielschowsky, das Ehepaar Vogt[783] und Theodor Ziehen, Jacobsohn-Lask jedoch damals noch nicht.

Die 4. Jahresversammlung 1910 fand in Berlin statt, sie war mit einer Ehrenveranstaltung zum 70. Geburtstag Wilhelm Erbs verknüpft. Den Teilnehmern der Tagung widmeten die Mitarbeiter des „Neurologischen Zentralblatts" als Gastgeber eine Festschrift, die aus acht Originalmitteilungen von Berliner Neurologen bestand. Hieran beteiligte sich auch Theodor Ziehen als Lehrstuhlinhaber; der einzige neuroanatomische Beitrag wurde von Louis Jacobsohn-Lask verfaßt.[784] Der Berliner Ordinarius Theodor Ziehen war zwar während seines Ordinariats in Berlin Mitglied, erschien aber nicht zu jeder Tagung und trat nach 1912 wieder aus. Sein Nachfolger Karl Bonhoeffer trat niemals in die Gesellschaft ein; er nahm jedoch an der Kriegstagung 1916 in München, die das vieldiskutierte Problem der Kriegsneurosen zum Thema hatte, teil – sie fand damals gemeinsam mit der Tagung des „Deutschen Vereins für Psychiatrie" statt, dessen Vorsitzender Bonhoeffer seit 1920 bis zur Auflösung der einzelnen Fachgesellschaften 1935 war, so daß seine Teilnahme am ehesten dadurch zu erklären

---

[781] Vgl. Pette Jahre S. 7f. Die Themen der einzelnen Tagungen sind ausführlich bei Pette und in den „Verhandlungen der Gesellschaft Deutscher Nervenärzte" nachzulesen.

[782] Schuster war einer der treuesten Teilnehmer und fehlte bis Anfang der 1930er Jahre fast nie bei den Versammlungen der Gesellschaft.

[783] Das Ehepaar Vogt ist ab 1914 nicht mehr in den Mitgliederlisten geführt. 1926 wurden sie nach Verleihung der Erb-Gedenkmünze an Vogt gebeten, doch wieder einzutreten. Sie wurden also erneut Mitglieder, erschienen jedoch nie mehr zu den Tagungen.

[784] Vgl. Jacobsohn (-Lask) (43) Struktur S. 1074-1083.

ist.[785] Möglicherweise stellte Bonhoeffers Desinteresse auch einen der Gründe für eine gewisse Isolierung der Berliner Neurologie von der Gesamtentwicklung des Faches in Deutschland dar.

Die jährlichen Tagungen in verschiedenen deutschen Städten wurden bis zum Ausbruch des Ersten Weltkriegs auch häufig von internationalen Gästen besucht, einige von ihnen wurden Mitglieder, so – bereits 1907 – Lazar Minor aus Moskau, Edward Flatau aus Warschau, Constantin von Economo aus Wien oder Bernard Sachs aus New York.

Im Rahmen der Münchener Kriegstagung nahm auch Jacobsohn-Lask wieder an der Jahresversammlung der Gesellschaft Deutscher Nervenärzte teil. Mitglied wurde er immer noch nicht. In den nächsten Jahren fanden die Tagungen nur unregelmäßig statt. Seit 1924 kamen ausländische Kollegen wieder vermehrt zu den Versammlungen, unter ihnen auch Jacobsohn-Lasks Freund Lazar Minor und sein ehemaliger Schüler Michail Kroll, jetzt Leiter der Nervenklinik in Minsk. Die Gesellschaft war inzwischen auf über 600 Mitglieder angewachsen.

1928, im Jahr nach seiner frustrierenden Niederlage in der BGPN, wurde Jacobsohn-Lask schließlich auch Mitglied der Gesellschaft. Vielleicht ersetzte sie, besucht von zahlreichen Kollegen aus dem In- und Ausland, mit ihren jährlich stattfindenden Treffen, bei denen lebhaft diskutiert wurde, die von ihm vorgeschlagene jährliche Sondersitzung der BGPN. Anläßlich der Tagung 1928 in Hamburg traf Jacobsohn-Lask auch Lazar Minor wieder, wenige Monate nach dem Moskauer Kongreß. 1929 fuhr Jacobsohn-Lask zur Tagung nach Würzburg und 1930 nach Dresden. Vorträge hielt er nicht. Die folgende Jahresversammlung fand erst 1932 in Wiesbaden statt; an ihr nahm Jacobsohn-Lask nicht mehr teil. Sie war die letzte Jahresversammlung in der alten Besetzung, mit zahlreichen Mitgliedern aus Berlin, Kurt Mendel und Fritz Heinrich Lewy als Schriftführer unter dem Vorsitz Otfrid Foersters.

Die für 1933 geplante Jahresversammlung mußte laut Oswald Bumke dem neuen Vorsitzenden, aufgrund der „Verhältnisse des ... Jahres“ abgesagt werden. Erst 1934 fand wieder eine Tagung in München statt. Diese stand schon im Zeichen des Nationalsozialismus: in seiner Eröffnungsrede verwies Bumke auf die Debatte von 1916 zum Thema der Kriegsneurosen und gab seiner Erleichterung darüber Ausdruck, daß man damals nicht der These von einer organischen Genese verfallen sei, da man sonst „die Waffen“ „vor diesen dann unangreifbaren Krankheiten“ hätte „strecken müssen“. Bezugnehmend auf die nahezu zwanzig Jahre zurückliegenden Diskussionen war seine Rede voll von nationalistischer Begeisterung:

> *„Meine Herren, heute tagen wir in einem ganz anderen Deutschland! ... diesmal ist es kein letzter Aufruf eines schon langsam ermüdenden Volkes, sondern eine Erhebung,*

---

[785] Vgl. Neumärker Bonhoeffer (1990) S. 97f.

die ganz Deutschland aus dem Kleinmute der Nachkriegsjahre endgültig herausgerissen hat und die uns in zäher Arbeit nach innen und nach außen wieder stark machen wird...Auch wir dienen in allem, was wir tun, dem deutschen Volke, zu dem wir uns mit Stolz bekennen.'[786]

Bumke verlor kein einziges Wort über all diejenigen Kollegen, die nicht mehr anwesend sein durften, die aber bis kurz zuvor einen Großteil der Organisation ausgemacht und mitbestimmt hatten. Aus Berlin waren insgesamt nur noch zwei Teilnehmer erschienen – Hans Rosenhagen und Jan Friedrich Toennies. Mitgliederlisten, die zuvor in jedem Jahr vollständig mit abgedruckt wurden, wurden nicht mehr veröffentlicht. 1935 wurde die Gesellschaft schließlich mit dem „Deutschen Verein für Psychiatrie" zur „Gesellschaft Deutscher Neurologen und Psychiater" zwangsvereinigt. Als „Reichsleiter" wurde Ernst Rüdin, ein ausgesprochen nationalsozialistisch eingestellter Psychiater und langjähriger Leiter der genealogischen Abteilung der Münchener Forschungsanstalt für Psychiatrie, eingesetzt. Die Tagungen standen nun im Zeichen der neuen rassenhygienischen Aufgaben der Neurologen und Psychiater „zur Gesunderhaltung und Aufartung des deutschen Volkes".[787]

Jacobsohn-Lask sah sich schon während seines Rückzugs aus der Berliner Gesellschaft für Psychiatrie und Nervenkrankheiten auch noch in eine andere Richtung um, entsprechend seiner Bestrebung, einen möglichst breiten Überblick über das Fach der Nervenheilkunde zu bewahren. Er interessierte sich nach wie vor für Psychologie und hatte Kontakt zu dem Münchener Nervenarzt Wladimir Eliasberg, einem der Begründer der Allgemeinen Ärztlichen Gesellschaft für Psychotherapie. Diese Gesellschaft wurde 1926 aus Anlaß von Sigmund Freuds 70. Geburtstag ins Leben gerufen; Eliasberg wurde ihr Generalsekretär. Die Gründung der Gesellschaft war in dieser Zeit revolutionär. In den psychiatrischen Fachgesellschaften fühlten sich die psychotherapeutisch tätigen Ärzte nicht vertreten, die Psychotherapie mußte „noch um ihre Anerkennung ringen"[788], die in den Kliniken tätigen Psychiater lehnten sie mehrheitlich ab. Ziel und tragender Gedanke der Gründer war die Integration und Verzahnung von Organmedizin und Seelenheilkunde in Form einer psychosomatisch orientierten Medizin. Dieser Ansatz wirkte der zunehmenden Bestrebung zur Spezialisierung und damit häufig einhergehenden Isolierung der einzelnen Fächer wie Innere Medizin, Neurologie und Psychiatrie, aber auch Gynäkologie und anderer Disziplinen entgegen. Gerade Eliasberg führte auch soziologische Aspekte in die klinische Psychiatrie ein. Er war Herausgeber der „Allgemeine[n] Ärztliche[n] Zeitschrift für Psychotherapie", die 1928 zum erstenmal erschien.

---

[786] Bumke Eröffnungsansprache. Verh. Ges. Dtsch. Nervenärzte 22 (Berlin 1935) S. 3-5.
[787] Vgl. Verh. Ges. Dtsch. Neurol. Psychiater 1 (Berlin 1936) S.7-11.
[788] Eliasberg Kongreß 1926 S. 1.

Im Vorfeld der Gründung der Allgemeinen Ärztlichen Gesellschaft für Psychotherapie wandte sich Eliasberg im November 1925 auch an Jacobsohn-Lask, bat ihn um seine Meinung zu einem ersten Kongreß für Psychotherapie und fragte an, ob er sich am einladenden Komitee beteiligen wollte. Jacobsohn-Lask, der sich zwar als vorwiegend anatomisch arbeitenden Nervenarzt und nicht als kompetenten Psychotherapeuten begriff, interessierte sich doch schon lange für die Psychoanalyse – wenn er auch einem Teil der Bewegung, insbesondere der „gekünstelten, unverständlichen Sprache recht vieler Fanatiker" kritisch gegenüberstand. Besonders wichtig war ihm die Integration der Psychoanalytiker in die Nervenheilkunde. Jacobsohn-Lask stimmte der Anfrage Eliasbergs zu und trat dem einladenden Komitee bei – allerdings unter der Vorstellung, daß sich die Psychotherapie nach einem „gründlichen Reinigungs- und Klärungsprozeß" wieder „in das Gesamtfach der Psychiatrie und Neurologie einfügen" sollte. Er riet Eliasberg, der nach weiteren Berliner Adressen gefragt hatte, zur Kontaktaufnahme mit Arthur Kronfeld und außerdem mit dem Berliner Lehrstuhlinhaber Karl Bonhoeffer, um „die Universitätslehrer von ihrer Voreingenommenheit und Zurückhaltung" abzubringen.[789]

Der erste Kongreß für Psychotherapie fand im April 1926 mit großer Beteiligung von insgesamt 537 Ärzten[790] in Baden-Baden statt. Einen Tag zuvor wurde eine Sitzung des einladenden Komitees einberufen, an der auch Jacobsohn-Lask teilnahm. Es setzte sich aus 73 Ärzten zusammen, zu denen bekannte Persönlichkeiten wie Alfred Adler und Wilhelm Reich aus Wien, Eugen Bleuler aus Zürich, Ernst Kretschmer und Robert Gaupp aus Tübingen und Viktor von Weizsäcker aus Heidelberg gehörten. Von den Berliner Kollegen sind Arthur Kronfeld, Kurt Mendel, Karl Birnbaum, Alfred Goldscheider, Max Levy-Suhl, Fritz Künkel, Ernst Simmel und Erwin Straus zu nennen.[791] Als nächsten Kongreßort schlug Jacobsohn-Lask Berlin vor[792] – diese Anregung wurde offenbar nicht angenommen; die Tagung 1927 fand in Bad Nauheim statt, und auch in den folgenden Jahren gab es keine Kongresse in Berlin. 1927 sandte Jacobsohn-Lask ein Begrüßungstelegramm, erschien jedoch nicht persönlich, und auch in den nächsten Jahren nahm er nicht mehr an den Tagungen teil. Vermutlich entsprach die zunehmende Spezialisierung der Psychotherapie nicht seinen Vorstellungen von der Integration der verschiedenen Fachrichtungen. Vielleicht war er auch mit seinen neuroanatomischen Arbeiten zu beschäftigt, um sich noch in

---

789 Vgl. Brief Jacobsohn-Lasks an Eliasberg vom 13.11.1925, aus dem Nachlaß Wladimir Eliasbergs.

790 Hiervon kamen lediglich 36 aus Berlin.

791 Vgl. Eliasberg Kongreß 1926 S. 1f.

792 Vgl. Postkarte Jacobsohn-Lasks an Eliasberg vom 03.04.1926, aus dem Nachlaß Wladimir Eliasbergs.

ein ganz neues Thema einzuarbeiten. Eindeutige Hinweise hierauf fanden sich jedoch nicht.[793]

Zumindest in den ersten Jahren seiner beruflichen Tätigkeit nahm Jacobsohn-Lask auch an Sitzungen anderer neurologisch-psychiatrischer Gesellschaften teil, wurde jedoch nicht deren Mitglied und engagierte sich hier weitaus weniger als in der BGPN. Zu nennen ist einerseits die „Abteilung für Neurologie und Psychiatrie" der 1822 gegründeten Gesellschaft Deutscher Naturforscher und Ärzte. Lange Zeit war die 1846 ins Leben gerufene „Sektion für Psychiatrie" nahezu der einzige Rahmen, in dem überregionale Treffen der Nervenärzte stattfanden. Hieraus entstand 1864 der „Verein Deutscher Irrenärzte" und 1906/1907 aufgrund der zunehmenden Bedeutung und Anzahl neurologischer Beiträge die „Gesellschaft Deutscher Nervenärzte".[794] Jacobsohn-Lask nahm wahrscheinlich selten an den Sitzungen der Gesellschaft teil. Nachzuweisen ist nur eine Diskussionsbemerkung zu einem Vortrag August Cramer über „Sekundäre Veränderungen nach einseitiger Bulbusatrophie beim erwachsenen Menschen" 1896.[795] In den Sitzungsprotokollen des „Verein[s] Deutscher Irrenärzte" findet sich kein Beitrag Jacobsohn-Lasks.[796]

Gelegentlich besuchte Jacobsohn-Lask Sitzungen des „Psychiatrischen Vereins zu Berlin", einem Zweig des „Vereins Deutscher Irrenärzte", der eher von Anstaltspsychiatern als neurologisch interessierten Nervenärzten bestimmt war und 1920 mit der BGPN fusionierte. Emanuel Mendel war über Jahre Vorstandsmitglied des Vereins. Zwischen 1896 und 1901 referierte Jacobsohn-Lask mehrere Vorträge verschiedener Kollegen für das „Zentralblatt für die gesamte Neurologie", aus dem Jahr 1907 ist ein Diskussionsbeitrag von ihm zu einem Vortrag Ludwig Rosenbergs über die Rinde der Hörsphäre zu finden, jedoch keine eigenen Vorträge.[797]

Auch an einer mehrtägigen Versammlung der Mitteldeutschen Psychiater und Neurologen in Halle nahm Jacobsohn-Lask im Oktober 1912 teil, wie mit

---

793 Neben der internationalen Allgemeinen Ärztlichen Gesellschaft für Psychotherapie wurde 1933, nach dem Rücktritt des Vorsitzenden Ernst Kretschmer aus politischen Gründen, eine Deutsche Allgemeine Ärztliche Gesellschaft für Psychotherapie gegründet. Vorsitzender der internationalen Gesellschaft wurde Carl Gustav Jung, der deutschen Gesellschaft stand M.H. Göring, ein Vetter Hermann Görings, vor. Viele Mitglieder der ursprünglichen Gesellschaft waren emigriert oder wurden während des Nationalsozialismus getötet; 1948 wurde mit Ernst Kretschmer die Allgemeine Ärztliche Gesellschaft für Psychotherapie wiedergegründet. Seither sind die jährlichen Tagungen der Gesellschaft, die Lindauer Psychotherapiewochen, zu einer festen Einrichtung geworden.

794 Vgl. Jerns Vorträge S. 16.

795 Vgl. Jerns Vorträge S. 585.

796 Vgl. Schindler Psychiatrie S. 200-269.

797 Vgl. Feger Geschichte S. 269, 271, 273, 285, und Sitzungsbericht des Psychiatrischen Vereins zu Berlin v. 22.06.1907. Allg. Zschr. Psychiatr. 64 (1907) S. 881f.

ihm Hugo Liepmann und Max Lewandowsky aus Berlin. Er hielt selbst keinen Vortrag, beteiligte sich aber an Diskussionen.[798]

3.3.2 Medizinische Gesellschaften

Jacobsohn-Lask engagierte sich nicht nur in der Berliner Gesellschaft für Psychiatrie und Nervenkrankheiten, sondern wurde auch Mitglied einer allgemeinen medizinischen und einer internistischen Gesellschaft. Hier trat er nicht so sehr in den Vordergrund wie in der BGPN, doch er fand weitere Diskussionsforen. Schließlich hatte er die Möglichkeit, einige seiner Forschungsergebnisse und Kasuistiken auch in internistischen Fachzeitschriften einer breiteren Leserschaft zugänglich zu machen: Insgesamt veröffentlichte Jacobsohn-Lask zwischen 1898 und 1908 fünf Artikel in der „Deutsche[n] Medizinische[n] Wochenschrift", zwei in der „Zeitschrift für klinische Medizin" und einen in der „Berliner Klinik".

Gleich zu Anfang seiner Berufstätigkeit 1889 trat Jacobsohn-Lask in die Berliner Medizinische Gesellschaft ein, die größte, 1860 gegründeten medizinische Fachgesellschaft der Stadt.[799] In diesen Jahren waren fast alle Berliner Ärzte Mitglieder: die Gesellschaft diente nicht nur dem wissenschaftlichen Austausch „auf dem Gesamtgebiet der Medicin", sondern auch dem „collegiale[n] Verhältnis" und der Wahrung der ärztlichen Standesinteressen.[800] Besonders aktiv war sein späterer Lehrer Emanuel Mendel. Jacobsohn-Lask selbst beteiligte sich in den ersten Jahren kaum an Diskussionen und hielt auch keine eigenen Vorträge. Zwischen 1907 und 1909 ist eine lebhaftere Teilnahme an den Sitzungen nachzuweisen, meist in Form von Diskussionsbeiträgen zu neurologischen oder neuroanatomischen Vorträgen anderer Kollegen.[801] Nach 1910 ist Jacobsohn-Lask zwar noch bis 1931 in den Mitgliederlisten vermerkt, deren Veröffentlichung ab 1932 eingestellt wurde, es finden sich jedoch keine eigenen Beiträge mehr.[802] Der Anspruch der Gesellschaft, das Prinzip der „Einheit der Gesamtmedizin, der Zusammengehörigkeit von Wissenschaft und Praxis"[803] entsprach zwar sicherlich den Vorstellungen Jacobsohn-Lasks von Medi-

---

[798] Vgl. Sitzungsbericht der 18. Versammlung Mitteldeutscher Psychiater und Neurologen in Halle am 26. und 27. Oktober 1912. Neurol. Zbl. 31 (1912) S. 1456.

[799] Vgl. Verhandlungen der Berliner Medizinischen Gesellschaft, Berlin 1890, Mitgliederliste.

[800] Vgl. Satzung der Berliner Medizinischen Gesellschaft, §2. Allg. Med. Zentr.ztg 1 (1860) S. 406-408.

[801] Vgl. Verh. Berl. Med. Ges. 38 (1907), S. 187; 39 (1908), S. 294; 40 (1909), S. 352.

[802] Die jüdischen Mitglieder wurden 1933-1934 ausgeschlossen, der Vorsitzende Alfred Goldscheider seines Amtes enthoben.

[803] Vgl. Internet-Information der Berliner Medizinischen Gesellschaft, Recherche vom 02.07.2002, S. 3.

zin, war jedoch so breit gestreut, daß die Sitzungen der einzelnen Fachgesellschaften mit weniger Teilnehmern effektiver und interessanter für ihn waren.

Auch im „Verein für Innere Medizin", dessen Organ u.a. die „Deutsche Medizinische Wochenschrift" war, wurde Jacobsohn-Lask Mitglied; er trat 1898 bei. Hier wurden zahlreiche neurologische Themen diskutiert – viele Internisten behandelten auch neurologische Patienten. Im „Verein" beteiligte sich Jacobsohn-Lask mit mehreren eigenen Vorträgen etwas aktiver an den Sitzungen als in der Berliner Medizinischen Gesellschaft – anders als sein Lehrer Emanuel Mendel, der zwar auch hier Mitglied war, sich in der „Gesellschaft" aber bedeutend mehr engagierte.[804] Die Ursache für Jacobsohn-Lasks intensivere Teilnahme mag die etwas fachspezifischere Beschäftigung der Internisten mit neurologischen Themen im Vergleich zu der Angehörige aller Fachdisziplinen umfassenden Berliner Medizinischen Gesellschaft gewesen sein. Mendel hingegen war auch standespolitisch sehr aktiv, so daß für ihn die Berliner Medizinische Gesellschaft ein wichtigeres Forum darstellte.

Für Jacobsohn-Lask bedeutete der „Verein für Innere Medizin", der weniger Doppelmitgliedschaften mit der BGPN aufwies als die Berliner Medizinische Gesellschaft, eine Erweiterung des Interessentenkreises für seine Arbeiten. Hier konnte er auch mit neurologisch versierten Internisten wie Ernst von Leyden, den er aus seinen Studienzeiten sehr schätzte, oder Hermann Senator diskutieren. Er hielt teilweise identische Vorträge wie in der BGPN. Im Januar 1899 berichtete er beispielsweise „Über Veränderungen im Rückenmark nach peripherischer Lähmung", eine anatomische Arbeit mit der Methode der sekundären Degeneration,[805] und 1900 stellte er eine Kasuistik vor.[806] Bis 1914 erscheint Jacobsohn-Lask in den Mitgliederlisten, danach ist er nicht mehr verzeichnet. Zwischen 1914 und 1917 bestand, sicherlich kriegsbedingt, eine dreijährige Verhandlungspause der Gesellschaft, die sich 1917 erstmals wieder traf. 1925 erschien in der „Deutsche[n] Medizinische[n] Wochenschrift" noch ein ausführliches und sehr wohlwollendes Referat über Jacobsohn-Lasks Abhandlung über die „Kreuzung der Nervenbahnen" von Max Rosenfeld.[807] Vorträge hielt Jacobsohn-Lask nicht mehr.

---

[804] Vgl. Jacobsohn (-Lask) (27) Nachruf S. 124.

[805] Diese Arbeit wurde im selben Jahr in der Zeitschrift für Klinische Medizin veröffentlicht. Seinen Vortrag gestaltete Jacobsohn-Lask anschaulich: er brachte Präparate mit, die die Kollegen sich unter den im Vortragssaal vorhandenen Mikroskopen ansehen konnten, und demonstrierte Fotos von der Patientin. Vgl. Jacobsohn (-Lask) (15) Veränderungen S. 228 u. 230.

[806] Vgl. Jacobsohn (-Lask) (17) Demonstration S. 426-428.

[807] Vgl. Rosenfeld Rez. Jacobsohn-Lask (68) Kreuzung. Dtsch. med. Wschr. 51 (Leipzig 1925) S. 575.

3.3.3 Anatomische Gesellschaft

Louis Jacobsohn-Lask kam zwar aus der klinischen Neurologie und Psychiatrie zur Neuroanatomie, aber die Neuroanatomie wurde sein wichtigstes Forschungsgebiet. Obwohl er zehn Jahre lang wissenschaftlicher Mitarbeiter Wilhelm Waldeyers war, trat er erst 1908 in die Anatomische Gesellschaft ein, als er bereits an die Mendel'sche Klinik zurückgekehrt war – Anlaß war möglicherweise, daß die Versammlung der Gesellschaft in diesem Jahr in Berlin stattfand. Waldeyer war eines der bekanntesten und wichtigsten Mitglieder der Anatomischen Gesellschaft. Sie wurde 1886 gegründet und ging, ähnlich wie der Verein Deutscher Irrenärzte oder die Gesellschaft Deutscher Nervenärzte, aus der Gesellschaft Deutscher Naturforscher und Ärzte hervor. Hier gab es bereits seit deren Gründungsjahr 1822 eine anatomische Sektion.

Schon seit dem Beginn ihres Bestehens war die Anatomische Gesellschaft sehr viel stärker als die klinischen Gesellschaften international orientiert: im Gründungsjahr wurden 174 Anatomen Mitglied, davon kamen 70 aus dem Ausland. 1902 überwog die Mitgliederzahl der ausländischen Anatomen sogar. Die Gesellschaft organisierte jährliche Kongresse, jeder dritte oder vierte fand im Ausland statt. Das Organ der Gesellschaft stellte seit 1886 der „Anatomische Anzeiger" dar; hier wurden Arbeiten nicht nur in deutscher Sprache, sondern viele Artikel auch in anderen europäischen Sprachen veröffentlicht – wenn auch die Anatomische Gesellschaft ihren Sitz in Deutschland hatte und auch heute noch hat, war sie nie eine ausgesprochen deutsche Gesellschaft.[808]

Im Beitrittsjahr Jacobsohn-Lasks war zunächst der Pariser Anatom Nicolas, dann Wilhelm Waldeyer, Vorsitzender der Anatomischen Gesellschaft. Insgesamt zählte die Gesellschaft bereits 356 Mitglieder, davon kamen 156 aus Deutschland, alle anderen aus zahlreichen europäischen Ländern sowie einige aus den USA, Kanada, Japan oder Australien. Gleichzeitig mit Jacobsohn-Lask trat auch sein späterer Berliner Kollege, der Anatom Paul Röthig der Gesellschaft bei; damals arbeitete er noch als Vorsteher der Abteilung für vergleichende Anatomie des Frankfurter Senckenbergischen Neurologischen Instituts.[809] Während der 22. Versammlung der Gesellschaft im April 1908 in Berlin demonstrierte Jacobsohn-Lask seine Forschungsergebnisse „Über die Kerne des menschlichen Rückenmarks"; die Arbeit wurde auch im „Anatomische[n] Anzeiger" abgedruckt.[810] In derselben Zeitschrift war bereits 1906 eine ausführliche Arbeit über den Verlauf der Pyramidenbahn erschienen, und viele Jahre später, 1927, konnte er seine Arbeit über den Plexus chorioideus dort veröffentlichen.

---

[808] Vgl. internet-Recherche vom April 2002 „Anatomische Gesellschaft", Informationsseite, S. 2f.

[809] Vgl. Anat. Anz. 31 (1908) Erg.h. (= Verh. Anat. Ges., Jena 22) S. 308-323.

[810] Vgl. Anat. Anz. 31 (1908) Erg.h. (= Verh. Anat. Ges., Jena 22) S. 297-303.

1911 wurde im Rahmen der Zeitschrift „Archiv für mikroskopische Anatomie“, herausgegeben von den beiden Berliner Ordinarien Oscar Hertwig und Wilhelm Waldeyer, eine Festschrift zu Ehren des 50. Doktorjubiläums Waldeyers veröffentlicht, ihm „in Dankbarkeit und Verehrung“ gewidmet von seinen Schülern. Unter den 22 Autoren war auch Jacobsohn-Lask mit seiner Arbeit „Über die Gruppierung der Nervenzellen im Fischrückenmark“, neben ihm sein Freund Edward Flatau aus Warschau, Ludwig Edinger aus Frankfurt, Richard Weissenberg aus dem Berliner Anatomisch-biologischen Institut, Hans Virchow, Friedrich Kopsch und viele andere anerkannte Anatomen.

Ob Jacobsohn-Lask nach 1908 noch einmal an Kongressen der Anatomischen Gesellschaft teilnahm, ist nicht belegt. Er hielt keine Vorträge mehr. Die Tagung der Gesellschaft fand nach 1908 bis mindestens in die 1970er Jahre nie wieder in Berlin statt.[811]

---

811 Vgl. Domay Handbuch S. 947f.

4 Kontakte nach Rußland vor der Emigration

4.1 Deutsch-russische Medizinbeziehungen in den ersten Jahrzehnten des 20. Jahrhunderts

Wissenschaftliche Kontakte zwischen Rußland und Deutschland bestanden – gerade auf dem Gebiet der Naturwissenschaften und Medizin – bereits um die Wende vom 19. zum 20. Jahrhundert. Sie wurden zunächst größtenteils durch Studienaufenthalte russischer Akademiker in Deutschland und die nachfolgende Aufrechterhaltung der Kontakte über Kongresse in beiden Ländern und Veröffentlichungen in den jeweiligen Fachzeitschriften des anderen Landes bestimmt. Die Sprache war meist Deutsch. Durch den Ersten Weltkrieg wurden viele Kontakte unterbrochen; die 1920er Jahre brachten jedoch einen nie dagewesenen Höhepunkt in die bilateralen Beziehungen beider Staaten. Im Vertrag von Rapallo von 1922 wurde die Aufnahme diplomatischer Beziehungen und eine Begünstigung des Handelsverkehrs beschlossen, der 1926 unterzeichnete Berliner Vertrag schrieb die Neutralität eines Partners bei Angriff eines Dritten auf einen der beiden sowie die Verständigung über politische und wirtschaftliche Fragen fest. Deutschland war bemüht, den als Demütigung empfundenen Versailler Vertrag und seine damit verbundene Isolation der Nachkriegszeit zu überwinden.

Die wissenschaftlichen Kontakte wurden wieder aufgenommen und mehr denn je institutionalisiert. 1925 reiste eine deutsche Delegation von Wissenschaftlern unter der Leitung von Friedrich Schmidt-Ott, dem Präsidenten der Notgemeinschaft der deutschen Wissenschaft, zur 200-Jahr-Feier der Russischen Akademie der Wissenschaften. Dort wurde auf höchster Ebene der Austausch durch gemeinsame Projekte beschlossen. 1925 wurde die zweisprachig erscheinende "Deutsch-Russische Medizinische Zeitschrift" gegründet. Herausgeber waren Nikolaj Alexandrowitsch Semaschko, Volkskommissar für Gesundheitswesen in Moskau, und der Direktor der II. Medizinischen Klinik der Charité, Friedrich Kraus. Zur Redaktion gehörten u.a. der Moskauer Neurologe Grigorij Iwanowitsch Rossolimo, der Neurochirurg Nikolaj Nikolajewitsch Burdenko sowie der Breslauer Neurologe Otfrid Foerster.[812]

[812] Foerster war in der Sowjetunion kein Unbekannter: er war von Juni 1922 an ständiger Konsiliarius Wladimir Iljitsch Lenins bis zu dessen Tod im Januar 1924. Zunächst reiste er nur mehrmals kurz nach Moskau, nach der Verschlechterung des Gesundheitszustandes Lenins durch einen zweiten Schlaganfall im Dezember 1922 hielt er sich fast ständig an dessen

In den folgenden Jahren fanden gemeinsame medizinische Expeditionen in entlegene sowjetische Republiken statt, und 1927 wurde das deutsch-russische Institut für Rassenpathologie in Moskau ins Leben gerufen.[813] Für Deutschland, das seine Kolonien durch den Krieg verloren hatte, bot der riesige sowjetische Vielvölkerstaat ein großes und durch die neuen Verhandlungen erreichbares Forschungsfeld. Noch Ende 1932 fand in Berlin eine „Sowjet-Medizinwoche" statt; im Berliner Tageblatt erschien hierzu eine umfangreiche Sonderbeilage, in deren Einleitung Michail Fjodorowitsch Wladimirsky, 1930 bis 1934 Volkskommissar für Gesundheitswesen, die langjährige und fruchtbare Zusammenarbeit deutscher und sowjetischer Medizin lobt. Ansonsten werden verschiedenste Projekte des sowjetischen Gesundheitswesens, neue Kliniken und Sanatorien sowie Laboratorien vorgestellt. Die Autoren gehörten zu den bekanntesten sowjetischen Medizinern.[814]

Es gab jedoch nicht nur Organisationen des wissenschaftlichen Austausches, auch "für Maler, Schriftsteller und Journalisten" galt "das neue Rußland" als ein "wahres Mekka", man war neugierig auf die kommunistische Gesellschaft.[815] Clubs, Gesellschaften und Zeitschriften wurden mit dem Ziel gegründet, den Kontakt zwischen beiden Ländern auf unterschiedlichen sozialen und wissenschaftlichen Ebenen zu fördern. Auch die vom Berliner Ordinarius für Osteuropäische Geschichte Otto Hoetzsch bereits 1913 ins Leben gerufene konservativ-bürgerliche "Gesellschaft zum Studium Osteuropas" mit Mitgliedern aus Wissenschaft, Wirtschaft und Politik hatte Hochkonjunktur und organisierte beispielsweise 1927 eine "Russische Naturforscherwoche" in Berlin.[816] Hier waren zahlreiche russische und ukrainische Wissenschaftler eingeladen, Vorträge über ihre Forschungen zu halten. Eingeführt wurde die Veranstaltung vom so-

---

Krankenbett auf. Da Lenin ihm sein besonderes Vertrauen geschenkt hatte, wurde er Chefarzt des Ärzteteams, das Lenin behandelte. Vgl. Richter Rasse (2000) S. 15.

[813] Vgl. Richter Rasse (2000) S. 9f.

[814] Vgl. Sowjet-Medizin, Sonderbeilage zum Berliner Tageblatt vom 06. Dezember 1932, Nr. 577, 5. Beiblatt. Besonders betont wird die Etablierung der Sozial- und Arbeitsmedizin, die Verbesserung der Hygiene, die Schaffung moderner Kurkliniken und physiotherapeutischer Einrichtungen auch für Arbeiter, die Bekämpfung der Tuberkulose, die medizinische Ausbildung und der wissenschaftliche Fortschritt gerade auf dem Gebiet der Neurologie und der Neurochirurgie. Auch in letzteren Artikeln spielen Prophylaxe und Arbeitsmedizin eine große Rolle. Im Beitrag über die Neurologie, verfaßt von Michail Kroll, dem Schüler und Nachfolger Lazar Minors, werden Iwan P. Pawlow, Wladimir Bechterew, Lazar Minor, Grigorij Rossolimo u.a. auf sowjetischer sowie Otfrid Foerster, Max Nonne, Oskar Vogt und Kurt Goldstein auf deutscher Seite als Auswahl der wichtigsten Kooperationspartner genannt. Besondere Bedeutung für die gesamte neurologische Forschung wird Pawlow und seinen Reflextheorien zugeschrieben – eine Forschungsausrichtung, die in der Sowjetunion auch für die nächsten 30 Jahre bestimmend sein sollte. Vgl. Kroll Forschung S. 15.

[815] Vgl. Roth Reise S. 273.

[816] Hoetzsch war Mitglied des Reichstags für die Deutsche Volkspartei.

wjetischen Volkskommissar für Gesundheitswesen, Semen Alexandrowitsch Semaschko. Auf deutscher Seite nahm Oskar Vogt teil, der Leiter des Kaiser-Wilhelm-Instituts für Hirnforschung in Berlin und des Instituts Mozga in Moskau. Er berichtete über das Moskauer Hirnforschungsinstitut und seine Arbeit an Lenins Hirn. Nach der Naturforscherwoche wurde Oskar Vogt von der Gesellschaft mit der Herausgabe eines Sammelbandes der Vorträge beauftragt.[817]

Von politisch linksgerichteten Kreisen wurde 1924 die "Gesellschaft der Freunde des Neuen Russland" gegründet, die die Zeitschrift "Das Neue Russland" herausgab. Hier wurden Reiseberichte, Prosa und Lyrik veröffentlicht sowie Artikel über das politische und wirtschaftliche System der Sowjetunion.

Die Forschungen über deutsch-russische Medizinbeziehungen zeigen, daß sich offizielle wissenschaftliche Kontakte besonders auf Gebieten entwickelten, wo sich Forschungsinteressen begegneten: von der Notgemeinschaft der Deutschen Wissenschaft und dem Auswärtigen Amt auf deutscher sowie dem Volkskommissariat für Gesundheitswesen auf sowjetischer Seite wurden gemeinsame Expeditionen sowie die Gründung von Instituten gefördert. Besonders früh interessierte sich der Hygieniker Heinz Zeiss für die breiten Forschungsmöglichkeiten in der Sowjetunion. Im September 1921 bereits schloß er sich einer Expedition des Deutschen Roten Kreuzes an, das mit politischer und wirtschaftlicher Unterstützung eine Kampagne gegen eine Hungersnot aus Angst vor einer Seuchenepidemie in der Sowjetunion gestartet hatte. Der Hilferuf der Sowjetunion ebnete den Weg für zahlreiche Expeditionen mit dem vordergründigen Ziel der Epidemiebekämpfung. Zeiss wurde Leiter eines vom Roten Kreuz in Moskau eingerichteten bakteriologischen Laboratoriums.[818]

Zu erwähnen ist auch die "Syphilisexpedition" des Heidelberger Neurologen und Psychiaters Karl Wilmanns 1926, die in ersten Treffen Schmidt-Otts mit Nikolaj Petrowitsch Gorbunow, dem Sekretär des Rates der Volkskommissare,[819] Ende 1925 vorbereitet wurde. Wilmanns wollte seine in Deutschland umstrittene Hypothese der Zunahme der Anfälligkeit für Neurosyphilis durch die Behandlung mit Salvarsan an einer großen Population bestätigen. Er reiste

---

817 Vgl. Vogt Naturwissenschaft passim.

818 Vgl. Schleiermacher Scientist S. 1-5. Auch nach dem Rückzug der Organisation 1924 blieb Zeiss in Moskau und wurde Abteilungsleiter des Chemisch-pharmazeutischen Forschungsinstituts und des Tarassewitsch-Instituts für Experimentelle Therapie und Serumkontrolle. In Moskau hatte er engen Kontakt zur deutschen Botschaft. Er unternahm zahlreiche Reisen durch die Sowjetunion und sah sich nicht nur als Mediziner, sondern auch als "Vertreter deutscher Kulturpolitik" in Rußland. Besonders interessierte er sich für die "Wolga-" oder "Auslandsdeutschen". Nachdem er seit 1930 verdächtigt wurde, Informationen des bakteriologischen Instituts an Dritte weitergeleitet zu haben, mußte er die Sowjetunion schließlich 1932 verlassen. Bereits kurz zuvor war er der NSDAP beigetreten; 1933 erhielt er den Berliner Lehrstuhl für Hygiene.

819 Gorbunow war gleichzeitig von 1917 bis 1930 Lenins persönlicher Sekretär.

dazu mit offizieller Unterstützung in die Burjatische Republik.[820] Stolz auf das medizinische Niveau in Deutschland, fühlte er sich den russischen Medizinern mit ihrer "laxen Arbeitsmoral" und ihrem neuen Schwerpunkt der sozialen Medizin überlegen und scheint dies auch zum Ausdruck gebracht zu haben.[821] An der zweiten Expedition 1928, die seine Hypothese schließlich widerlegte, nahm er nicht mehr teil.

Anders das Beipiel Ludwig Aschoffs, des Freiburger Ordinarius für Pathologie: Er hatte bereits 1913 über russische Schüler erste Kontakte nach Rußland, wurde 1923 als weltberühmter Pathologe zu einem Kongreß nach Sowjetrußland eingeladen und gründete 1927 mit Unterstützung des Volkskommissariats für Gesundheitswesen und der Notgemeinschaft der Deutschen Wissenschaft das "Deutsch-Russische Laboratorium für Vergleichende Völkerpathologie"[822] in Moskau. Die russische Anerkennung benötigte der berühmte Aschoff nicht; der Vielvölkerstaat bot sich für groß angelegte Feldstudien der vergleichenden Völkerpathologie aber geradezu an. Aschoff bekam jedoch die Interessen der deutschen Politik und ihren Einfluß auf die Wissenschaft zu spüren und war von ihnen besonders unangenehm berührt; seine Forschungsvorhaben zur vergleichenden Völkerpathologie wurden einerseits im Interesse der Notgemeinschaft, andererseits auch durch den wachsenden Einfluß des Hirnforschers Oskar Vogt, in dessen Institut Aschoffs Labor untergebracht war, im Sinne einer rassenpathologischen Forschung verändert. Aschoff zog sich daraufhin zunehmend aus dem Moskauer Labor zurück. Die russischen Kollegen gingen ihren eigenen Weg und gründeten 1929 eine russische "Gesellschaft zum Studium der Rassenpathologie", so daß man von einer wirklichen deutsch-russischen Zusammenarbeit nicht mehr reden konnte.[823]

Oskar Vogt war bereits Ende 1924 mit der zytoarchitektonischen Untersuchung des Gehirns Wladimir Iljitsch Lenins beauftragt worden[824] und genoß in Rußland hohes Ansehen, während ihm in Deutschland eine universitäre Karriere

---

820 Eine ausführliche Untersuchung und Beurteilung dieser Reise findet sich im Kommentar Susan Gross Solomons zu Wilmanns' Tagebuch (Gross Solomon Reisetagebuch S. 1-42).

821 Vgl. Wilmanns Lues S. 20.

822 Später „Deutsch-Russisches Institut für Rassenpathologie" genannt.

823 Vgl. Gross Solomon Reisetagebuch S. 30 und 45-47.

824 Vogt wurde von einer Kommission, die eigens zur Untersuchung und Beschreibung des Gehirns Lenins gegründet wurde, gefragt, ob er diese Aufgabe übernehmen könne. Im Jahr zuvor hatte er mit seiner Frau Cécile während des I. Allrussischen Kongresses in Moskau einen Vortrag über seine zytoarchitektonische Methode gehalten, der die Neurowissenschaftler offenbar stark beeindruckt hatte. Den Brief an Vogt verfaßte Jacobsohn-Lasks Freund Lazar Minor, als „Nestor" der sowjetischen Neurologie Mitglied der Kommission. Er drückt hier seine Verehrung und Hochachtung gegenüber Vogtund seiner Methode aus – ob diese jemals Diskussionspunkt zwischen ihm und Jacobsohn-Lask war, ist nicht belegt. Vgl. Richter Rasse (2000) S. 153.

versagt blieb und seine Elitegehirnforschung im Kreis der Berliner Neurologen mit Befremden betrachtet wurde. In Berliner Tageszeitungen wurde allerdings über Vogts spektakuläre Untersuchungen berichtet; so veröffentlichte die SPD-nahe Vossische Zeitung in ihrer Beilage „Das Unterhaltungsblatt" im November 1927 einen Beitrag. Wenn sich dieser aus dem Berliner kommunistischen Blatt übernommene Beitrag auch an Vogts eigene Darstellungen hält, so ist doch die Unterbringung im Unterhaltungsteil und die Überschrift aufschlußreich: „Die Wissenschaft von Lenins Hirn. Eine neue Form der Heiligenverehrung".[825] Vogt war bis 1936 offizieller Direktor des Moskauer Hirnforschungsinstituts, das er aber nur bis 1930 regelmäßig besuchte. Seine zytoarchitektonische Untersuchungsmethode blieb auch später bestimmend für die Forschungen des Instituts.[826]

Auf dem Gebiet der Neurologie bzw. Neurowissenschaften gab es bereits seit der Jahrhundertwende deutsch-russische Kontakte. Dennoch – sieht man einmal von der Bedeutung Oskar Vogt für die Erforschung von Lenins Hirn ab – ist dieser Austausch bisher von der deutschen Forschung weitgehend vernachlässigt worden. Louis Jacobsohn-Lasks Beziehungen nach Rußland begannen bereits Ende des 19. Jahrhunderts und waren kaum institutionalisiert, sondern bauten eher auf persönlichen Kontakten auf. Trotzdem werfen sie ein Licht auf die Art der wissenschaftlichen Kontakte dieser Zeit und sind außerdem ein wichtiger Bestandteil seines Lebens.

4.2 Aufbau der Kontakte Louis Jacobsohn-Lasks nach Rußland

4.2.1 Louis Jacobsohn-Lask und seine deutsch-russischen Projekte

Während seiner Ausbildung bei Emanuel Mendel lernte Jacobsohn-Lask 1893 Edward Flatau kennen, den späteren Begründer einer der wichtigsten

[825] Vgl. Semaschko Wissenschaft. Semaschko war damals Volkskommissar für das Gesundheitswesen. Die besondere Genialität Lenins wurde mit einer ungewöhnlichen Ausprägung der Pyramidenzellen in der dritten Schicht seiner Hirnrinde begründet – ein Ergebnis, das Vogt nach zweijähriger Forschung vorlegte. Dies paßte genau in die Erwartung, die die sowjetische Regierung an das Forschungsvorhaben gestellt hatte.

[826] Während Vogt in seinem Berliner Institut auch eng mit dem Genetiker Nikolaj Wladimirowitsch Timofejew-Ressowskij zusammenarbeitete und ein „genetisches Konzept der architektonischen Hirnforschung" entwickelte, das auf eine „Höherzüchtung des Gehirns" durch „sexuelle Zuchtwahl von Ehepartnern" mit hohen geistigen Fähigkeiten angelegt war, wurden im Moskauer Pendant in den ersten Jahren vor allem Elitegehirne gesammelt und architektonisch untersucht. Vgl. Richter Rasse (1994) S. 40f.

polnischen neurologischen Schulen. Flatau hatte in Moskau bei Lazar Minor Medizin studiert und war nach Abschluss seines Studiums für sechs Jahre nach Deutschland gekommen, um seine Spezialausbildung zum Neurologen zu vervollständigen. Den Kontakt zu Mendel hatte wahrscheinlich Minor hergestellt, der einige Jahre zuvor selbst einen Teil seiner Ausbildungszeit bei Mendel verbracht hatte. Im August 1897 fuhren Flatau, Mendel und Jacobsohn-Lask gemeinsam zum XII. Internationalen Kongreß für Innere Medizin nach Moskau. Dort nahmen sie an den Sitzungen der Sektion für Nerven- und Geisteskrankheiten teil und hatten die Aufgabe, über alle Vorträge Berichte für das „Neurologische Centralblatt“ anzufertigen. Kongreßsprachen waren Deutsch, Französisch und Englisch. Die russischen Kollegen sprachen meist Französisch, die Sprache des Bildungsbürgertums.[827] Vortragende aus Deutschland waren Friedrich Jolly, der damalige Berliner Lehrstuhlinhaber für Psychiatrie und Nervenkrankheiten, Hermann Oppenheim und der Berliner Ordinarius für Chirurgie Ernst von Bergmann, außerdem der Berliner Internist Alfred Goldscheider, der Hannoveraner Neurologe Ludwig Bruns und Meschede aus Königsberg. Weitere Teilnehmer waren u.a. die Berliner Nervenärzte Bernhard Pollack und Karl Moeli. Das inhaltliche Spektrum des Kongresses war breit angelegt – es wurde über die Anatomie und Pathologie der Nervenzellen, über verschiedene psychische Erkrankungen, über Syphilis, Hirnchirurgie, Lokalisation von Hirntumoren, über neue diagnostische Möglichkeiten wie Röntgen diskutiert. Auch über „neuere Behandlungsmethoden“ wurde berichtet – Robertson aus Glasgow empfahl die Anwendung lokaler Wärme oder Wärme im Wechsel mit Kälte bei „Geisteskrankheit und Starrkrämpfen“, „Entzündungen und Degenerationsvorgängen im Rückenmark“, oder auch das „Beklopfen der Schädeldecke“ als „Reiz der Hirnrinde“ bei „manchen Gehirnkrankheiten“, ferner die „verlängerte kalte Douche“ nach Alkoholmißbrauch oder gegen „nervöse Taubstummheit“ sowie die Anwendung von Strom bei verschiedensten neurologischen Erkrankungen.[828]

Flatau und Jacobsohn-Lask stellten im Vorraum des Sektionssaales Zeichnungen von selbst angefertigten Präparaten der vergleichenden Anatomie des Nervensystems aus.[829] In ihrem Bericht lobten sie besonders die „herzliche Gastfreundschaft“ der Moskauer Kollegen und die „ausserordentliche Sorgfalt, mit welcher der Congress bis in alle Einzelheiten vorbereitet war und geleitet wurde“. Sie erwähnten die „glänzend arrangierten Feste“ für alle ausländischen Gäste und dankten Alexej Jakowlewitsch Koschewnikow und Viktor Pribytkow für ein Geschenk, das diese allen Neurologen überreicht hatten: ein Atlas ver-

---

[827] Wie Jacobsohn-Lasks Schwiegertochter Mira Lask berichtete, sprach auch Lazar Minor mit westeuropäischem Besuch gerne Französisch.
[828] Vgl. Neurol. Zbl. 16 (1897) S. 917f.
[829] Vgl. Neurol. Zbl. 16 (1897) S. 928.

schiedener anatomischer, pathologischer und anthropologischer Präparate aus dem Moskauer Neurologischen Museum, das Koschewnikow selbst gegründet hatte. Als wichtigste Vertreter der russischen Neurologischen Sektion des Kongresses nannten Flatau und Jacobsohn-Lask neben Koschewnikow noch Sergej Sergejewitsch Korsakow berühmt durch die nach ihm benannte Psychose als Folgeerkrankung von Alkoholmißbrauch, dann Wladimir Karlowitsch Roth, Wladimir Petrowitsch Serbskij und Lazar Minor.[830] Aus dem Kontakt Jacobsohn-Lasks zu Minor, den er auf dem Kongreß kennenlernte, entstand neben wissenschaftlicher Zusammenarbeit eine Freundschaft, die Jahrzehnte anhalten sollte.

Lazar Salomonowitsch Minor, geboren 1855 in Wilna, stammte aus einer religiösen, liberalen und politisch aktiven jüdischen Familie. Minors Vater Salomon Minor war ein liberaler und gesellschaftspolitisch engagierter Rabbiner.[831] Lazar Minors Bruder Ossip Minor, geboren 1861 in Moskau, schloss sich während seines Studiums in Moskau den Sozialrevolutionären an und wurde 1883 erstmals verhaftet. Er wurde einer der Führer der Partei der Sozialrevolutionäre. 1917 bis 1918 war er Bürgermeister von Moskau, 1918 emigrierte er nach Paris.[832]

Nach Abschluss seines Medizinstudiums 1879 in Moskau arbeitete Lazar Minor zunächst bei dem Moskauer Anatom und Physiologen Alexander Iwanowitsch Babukhin und in der Klinik Alexej Jakowlewitsch Koschewnikows, des "Vaters" der russischen Neurologie und Psychiatrie. Schon lange vor der ersten Begegnung mit Jacobsohn-Lask zeigte Minor, wie damals für viele russische Wissenschaftler üblich, Interesse für deutsche und französische Neurologie: zur weiteren Spezialisierung ging er Anfang der 1880er Jahre zu Jean Martin Charcot nach Paris sowie zu Carl Westphal und Emanuel Mendel nach Berlin. Nach Beendigung seiner Ausbildung wurde er 1884 Privatdozent an der Moskauer Universitätsklinik. In den darauffolgenden Jahren machte er sich bereits international einen Namen als Neurologe, besonders mit seinen Forschungen über Rükkenmarksschädigungen. Er galt wie Mendel als Verfechter der Theorie einer syphilitischen Ätiologie der Tabes. Über Jahrzehnte arbeitete er zu gesundheitlichen und sozialen Folgen des Alkoholismus. Trotz seiner internationalen fachlichen Anerkennung blieb Minor zunächst als Angehörigem jüdischen Glaubens

[830] Vgl. Neurol. Zbl. 16 (1897) S. 928.

[831] S. Minor gründete in Wilna die erste städtische Sabbatschule und hielt als erster Rabbiner in Rußland Predigten auf Russisch. 1869 wurde er Rabbiner der großen Moskauer jüdischen Gemeinde. Er setzte sich gegen die Aussiedlung von Juden aus Moskau ein, wurde deshalb 1892 aus der Stadt verbannt und ging zurück nach Wilna. Dort starb er 1900. Vgl. Branower/Berlin/Wagner Enzyklopedija (RJE) Bd. 2, S. 287f. und Lustiger Rotbuch S. 311f.

[832] Er starb dort 1934. Vgl. Branower/Berlin/Wagner Enzyklopedija (RJE) Bd. 2, S. 287f. und Lustiger Rotbuch S. 311f.

die Universitätskarriere versagt. Dieser staatliche Antisemitismus wurde zwar mit der Revolution offiziell aufgehoben, aber grundsätzliche Ressentiments gegen Juden konnten dadurch nicht beseitigt werden.

1910 wurde Minor als Privatdozent Direktor der Klinik für Nervenkrankheiten der Moskauer Universität für Frauen, 1917 nach offizieller Einführung der Gleichberechtigung der Juden Professor und Direktor der Klinik für Nervenkrankheiten der Abteilung für Medizin der II. Moskauer Staatsuniversität (ab 1930 II. Moskauer Medizinisches Institut). In dieser Position blieb er bis 1932. Im Gegensatz zu den moderneren Gebäuden der I. Moskauer Staatsuniversität war das Klinikgebäude der Nervenklinik der II. Moskauer Staatsuniversität über 150 Jahre alt, groß und „schloßartig mit gewölbeartigen Räumen, finsteren Korridoren und trüben großen Krankensälen". Für die Vorlesungen stand Minor nur ein sehr kleiner Hörsaal mit kleiner Bühne, nach Jacobsohn-Lask wie ein „provisorisches Dorftheater" anmutend, zur Verfügung. Minors Vorlesungen waren jedoch sehr beliebt und gut besucht. Von Jacobsohn-Lask wurde er als „Freund mit scharfem Verstand, Willenskraft, Rührigkeit und warmem Herz" beschrieben, der auch in hohem Alter noch „mit frischem Geist arbeiten" konnte.[833] Als Arzt und öffentliche Person trug er entscheidend zur Kontrolle des Alkoholismus bei und gründete spezielle Behandlungszentren für Alkoholkranke.

Lazar Minor war kein Kommunist, sondern Mitglied des gehobenen Bürgertums. Trotzdem gehörte er zu den führenden Neurologen der frühen Sowjetunion, die sich „die besten Überlieferungen der hervorragenden russischen Schulen" für den „Aufbau der sozialistischen Gesellschaft" zunutze machte.[834] Er war Konsiliarius im Kreml; von ihm sagte man, er brauche nur die Tür zum Krankenzimmer zu öffnen und den Patienten einmal zu sehen, dann wisse er schon die Diagnose.[835] 1927 erhielt er einen Orden als „Wissenschaftsarbeiter der UdSSR". Im selben Jahr gründete er mit einigen Kollegen die „Moskauer Gesellschaft der Neurologen und Psychiater" und die „Moskauer Vereinigung für den Kampf gegen den Alkoholismus", 1928 folgte die „Allunionsgesellschaft der Alkoholgegner". 1931 wurde er zusammen mit seinem Schüler Michail Kroll als Ehrendelegierter zum ersten Neurologischen Weltkongreß nach Bern geschickt.[836] Minor war Ehrenmitglied vieler sowjetischer und ausländischer wissenschaftlicher Gesellschaften. Unter seinen Schülern waren Wassilij Wassiljewitsch Kramer, mit Nikolaj Nikolajewitsch Burdenko einer der Begründer der Neurochirurgischen Klinik in Moskau, Michail Borisowitsch Kroll, später Leiter der Neurologischen Klinik in Minsk und Alexander Michailowitsch Grinstein, späterer Direktor der Nervenklinik in Charkow. Auch sein Sohn Vik-

833 Vgl. Jacobsohn-Lask Wochen S. 24-26; Archiv Familie Lask.
834 Vgl. Wladimirsky Sowjet-Medizin S. 1.
835 Persönliche Mitteilung Mira Lasks vom 19.06.1995.
836 Vgl. Schulz/Urban/Lebed USSR S. 389.

tor Minor wurde Neurologe. Nachdem sich Minor in den ersten Jahren wissenschaftlich vowiegend mit Rückenmarkserkrankungen und dem Alkoholismus beschäftigt hatte, verlagerten sich seine Arbeitsschwerpunkte durch den Ersten Weltkrieg zu kriegsbedingten Verletzungen des Gesichtsnerven sowie beruflichen und sozialen Folgen von Kriegsverletzungen. Außerdem beteiligte er sich maßgeblich am Aufbau russischer Kurorte.

Dem auch nach der Revolution spürbaren Antisemitismus begegnete Minor offensiv: nach Erzählungen Mira Lasks, die ihn selbst kennengelernt hatte, trug er immer einen großen, auffälligen Davidstern an einer Kette und sprach sich häufig und unerschrocken gegen den Antisemitismus aus. [837] Mit Lazar Minor und seiner Familie hatte die Familie Lask auch nach ihrer Emigration in die Sowjetunion noch intensiven Kontakt. Minor starb 1942 in Taschkent.

Unmittelbar im Anschluß an den Moskauer Kongreß realisierten Mendel, Flatau und Jacobsohn-Lask auf Anregung des Berliner medizinischen Verlages Samuel Karger 1897 das erste wissenschaftliche Gemeinschaftsprojekt, den "Jahresbericht über die Leistungen und Fortschritte auf dem Gebiete der Neurologie und Psychiatrie".[838] Aus Rußland konnten die Autoren neben Lazar Minor auch Wladimir Bechterew aus St. Petersburg für die Mitarbeit gewinnen. Bechterew war Schüler des Leipziger Physiologen Carl Ludwig, des Psychologen Wilhelm Wundt und des Psychiaters Paul Flechsig sowie des bekannten Pariser Neurologen Jean-Martin Charcot. Nach einigen Jahren als Leiter der Psychiatrischen Universitätsklinik Kasan kam er 1893 nach St. Petersburg, wo er Ordinarius für Psychiatrie und Neuropathologie an der Militärmedizinischen Akademie wurde. 1897 übernahm er gleichzeitig den Lehrstuhl für Nervenkrankheiten am Petersburger Medizinischen Institut für Frauen. Bechterew gilt als der Begründer einer wichtigen neurologischen Schule von internationalem Ruf in Rußland. Um die Jahrhundertwende forschte er zu zahlreichen Themen der pathologischen Anatomie und Histologie des Nervensystems. Er arbeitete über den Einfluss des Nervensystems auf die inneren Organe und war einer der führenden russischen Wissenschaftler, die nach organischen Ursachen für psychiatrische Erkrankungen suchten.[839] Im "Jahresbericht" war er für die klinische Rubrik "Localisierte Muskelkrämpfe" zuständig und berichtete über Neuerscheinungen zum Tic convulsif, Myoklonien und Myotonien. Nach 1904 ist sein Name im Impressum des „Jahresberichts“ nicht mehr zu finden.

Lazar Minor hingegen blieb dem „Jahresbericht“ bis zum Beginn des Ersten Weltkriegs treu. Sein Ressort waren die traumatischen und andere Rückenmarkserkrankungen. Von 1906 an kam Minors Schüler Michail Kroll hinzu.

---

[837] Persönliche Mitteilung Mira Lasks vom 19.06.1995; sie erzählte von einem Treffen mit Minor in den späten 1930er Jahren.
[838] Vgl. Flatau/ Jacobsohn (-Lask) Jahresbericht (1898), Vorwort.
[839] Vgl. auch Todes Factory S. 231.

Kurz zuvor hatte er zwischen 1904 und 1906 in Berlin bei Louis Jacobsohn-Lask und bei Oskar Vogt gearbeitet und hier neuroanatomische Forschungsmethoden erlernt. Nach seiner Rückkehr nach Rußland war Kroll viele Jahre als Assistent Lazar Minors tätig und entwickelte sich zu einem der in den 1920er und 1930er Jahren führenden Neurologen Rußlands. Er gründete 1921 die Medizinische Fakultät der Weißrussischen Universität in Minsk, war von 1923 bis 1932 Leiter der dortigen Abteilung für Nervenkrankheiten und wurde 1930 Direktor der Medizinischen Fakultät. 1932 bekam er einen Ruf als Nachfolger Minors nach Moskau.[840]

Nach der Gründung des „Jahresberichts" wurde die Zusammenarbeit zwischen Jacobsohn-Lask, Flatau und Minor 1904 mit der Herausgabe des "Handbuch[s] der pathologischen Anatomie des Nervensystems" noch einmal intensiviert. Wie der "Jahresbericht" erschien das Handbuch im Karger-Verlag Berlin. Aus Rußland steuerten Wladimir Bechterew, der Moskauer Neurologe Grigorij Iwanowitsch Rossolimo sowie Liwerij Ossipowitsch Darkschewitsch, damals Nachfolger Bechterews in Kasan, Kapitel bei. Das Handbuch war eines der ersten Lehrbücher der noch jungen Wissenschaft der pathologischen Anatomie des Nervensystems und galt auch international lange als Nachschlagewerk. Es stellte eine Verbindungsachse zwischen einigen der wichtigsten Vertreter der Neurologie und Neuroanatomie in Berlin und den Vertretern der bedeutendsten russischen neurologischen Schulen in St. Petersburg, Moskau und Kasan her.

Eine weitere wichtige Schaltstelle zwischen deutschen und russischen Neurologen war die Gesellschaft Deutscher Nervenärzte, die auch zahlreiche ausländische Mitglieder hatte. Lazar Minor und Edward Flatau waren bereits seit dem Gründungsjahr 1907 Mitglieder; allerdings trafen sie sich hier erst in den 1920er Jahren mit Jacobsohn-Lask, da dieser ja erst spät der Gesellschaft beitrat. Zwischen 1914 und 1925 verzeichnete die Gesellschaft keine neuen Mitglieder aus Rußland. Der erste internationale Kongreß der Neurowissenschaften wurde 1907 in Amsterdam abgehalten. Auch hier trafen sich hochrangige Neurowissenschaftler aus Rußland und Deutschland. Die deutsche Delegation wurde angeführt von dem Berliner Lehrstuhlinhaber Theodor Ziehen, aus Berlin kamen noch Hermann Oppenheim und der Psychologieprofessor Carl Stumpf sowie einige privat reisende Teilnehmer wie Richard Cassirer, Max Lewandowsky, Hugo Liepmann und das Ehepaar Cécile und Oskar Vogt. Außerdem waren Karl Bonhoeffer aus Breslau, Max Nonne aus Hamburg, Ludwig Edinger aus Frankfurt und Wilhelm Erb aus Heidelberg vertreten. Jacobsohn-Lask war nicht da-

---

840 Vgl. Bolshaja Meditsinskaja Enziklopedija, Bd. 12, Moskau 1980, S. 143f.; Schulz/Urban/Lebed USSR S. 318; Branower/Berlin/Wagner Enziklopedija (RJE) Bd. 2, S. 95.

bei.[841] Auch Minor nahm nicht teil, während Flatau und Bechterew angereist waren, letzterer als Vorsitzender der russischen Delegation. Insgesamt sind über 500 Teilnehmer verzeichnet.[842]

Der Erste Weltkrieg stellte einen erheblichen Bruch der wissenschaftlichen Beziehungen zwischen Rußland und Deutschland dar. Zwar erschien der „Jahresbericht“ nach der deutschen Kriegserklärung im August 1914 weiterhin, und 1915 und 1916 waren auch die russischen Mitarbeiter noch im Impressum aufgeführt. Von einer wirklichen Zusammenarbeit konnte ab 1915 jedoch nicht mehr die Rede sein. Jacobsohn-Lask als Herausgeber übernahm die Ressorts der russischen und der deutschen Mitarbeiter, die zum Kampf eingezogen wurden, bis es 1918 zu einem Redaktionswechsel kam.

4.2.2 Wiederaufnahme der Kontakte und der Allunionskongreß für Neuropathologie 1927/28 in Moskau

Wenige Jahre nach dem Krieg sahen sich Louis Jacobsohn-Lask und Lazar Minor wieder: Minor besuchte Anfang 1922 Berlin, zusammen mit seiner Ehefrau Nina und seinen Kindern. Auch Minors Schwester aus Paris reiste an. Jacobsohn-Lask brachte ihm bei dieser Gelegenheit einige Präparate, über die sich Minor "ganz ausserordentlich" freute. Neben klinischer und anatomischer Forschung verband Jacobsohn-Lask auch sein sozialpsychologisches Interesse mit Minor, der sich schon vor der Jahrhundertwende und bis in die 1930er Jahre mit dem Alkoholismus und seinen körperlichen und sozialen Folgen beschäftigte: Anläßlich ihres Treffens diskutierte Jacobsohn-Lask seine "psychologischen Arbeiten" mit Minor und seiner Familie "lange Zeit sehr angeregt". Minor berichtete außerdem über die schwierigen Verhältnisse im sowjetischen Gesundheitssystem, über den Mangel an neueren Medikamenten, Verbandsmaterial und sogar Nahrungsmitteln für die Kranken in Moskau. Auch mit anderen Kollegen scheint Minor sich bei diesem Aufenthalt getroffen zu haben; der konkrete Anlaß für seine Reise ließ sich nicht ermitteln. Jedenfalls war er „entzückt über den Erfolg seines Berliner Aufenthaltes“ und über die Sympathie, die ihm alle Kol-

---

841 Eine Begründung für seine Nicht-Teilnahme ließ sich nicht finden – vielleicht war sie ganz einfach finanziell zu erklären: Jacobsohn-Lask hatte eine junge Familie mit vier kleinen Kindern, die er kaum durch sein relativ geringes Einkommen versorgen konnte.

842 Vgl. Compte Rendu Congrès 1907 S. IX-XXIV und 911-927.

legen entgegenbrachten.[843] Auch im Juli 1923 reiste Lazar Minor wieder nach Berlin; diesmal wohnte er bei Jacobsohn-Lasks.[844]

In den nächsten Jahren geriet Jacobsohn-Lask immer mehr in eine Außenseiterposition in der Berliner Gesellschaft für Psychiatrie und Nervenkrankheiten. Seine Kontakte nach Rußland erhielt er aufrecht. Die 1924 entstandene Arbeit über das Kreuzungsphänomen, der in der BGPN größtenteils mit Unverständnis und Ablehnung begegnet wurde, widmete er seinem „Freund und Kollegen Lazar Minor in herzlicher Zuneigung zum 40jährigen Doktorjubiläum".

Während dieser Zeit engagierte sich auch seine Frau Berta Lask zunehmend für die Sowjetunion. Bereits seit 1919 hatte sie als Schriftstellerin Kontakt zu kommunistischen Künstlerkreisen. Sie wurde 1923 Mitglied der Kommunistischen Partei Deutschlands, wie in den folgenden Jahren auch die drei Söhne Ludwig, Hermann und Ernst. Berta Lask beteiligte sich an der Organisation von Arbeiterstreiks im ganzen Deutschen Reich und verfaßte Arbeiterdramen wie „Leuna 1921". 1924 trat sie dem Schutzverband deutscher Schriftsteller bei und begann Russisch zu lernen.[845] 1925 besuchte sie erstmals die Sowjetunion mit einer deutsch-französisch-belgischen Lehrerdelegation. 1927, 1928, 1930 und 1931 folgten weitere Studienreisen und Recherchen. Während mehrerer dieser Reisen wohnte Berta Lask bei Lazar Minor, dessen Adresse auch bei ihren Reisen durchs Land als sichere Kontaktmöglichkeit zwischen ihr und ihrer Familie in Berlin diente. Von einer Reise nach Jalta im September 1925 kehrte Berta Lask mit einer Grippe zurück, die sie im Hause Minor auskurierte: „Professor Minor verpflegt mich wunderbar in rührender Weise. Ich lebe wie eine Prinzessin."[846] Auch 1931 wohnte sie längere Zeit bei Minors.[847]

Im Oktober 1928 gründete Berta Lask mit Johannes R. Becher, Kurt Kläber, Karl Grünberg und Hans Lorbeer „in einem verräucherten Hinterhofsaal Berlins" den "Bund proletarisch-revolutionärer Schriftsteller".[848] Auch in der seit 1924 bestehenden Zeitschrift „Das neue Rußland", Organ der „Gesellschaft der Freunde des neuen Rußland in Deutschland", veröffentlichte Berta Lask in fast jeder Ausgabe einen Artikel. Louis Jacobsohn-Lask hingegen stand dem Kom-

---

843 Vgl. Brief Jacobsohn-Lasks "Liebe Berta" vom 18.02.1922; SAdK Berlin, Sammlung Berta Lask, Nr. S 37.

844 Vgl. Brief Bertas an Louis v. 21.07.1923; SAdK Berlin, Sammlung Berta Lask, Nr. S. 40-41.

845 Vgl. RCChIDNI, 495/205/1415, Bl. 180.

846 Vgl. Briefe „Liebe Kinder" und „Lieber Louis" vom 15. und 16.09.1925; SAdK Berlin, Sammlung Berta Lask, Nr. S 40/1.

847 Vgl. Brief „Liebe Lichterfelder" von Berta Lask; SAdK Berlin, Sammlung Berta Lask, Nr. S 37. Sie bedankt sich in Minors Namen für ein Paket, das ihr Mann geschickt hatte.

848 Vgl. SAPMO-BArch, Sg Y 30/1652 (Erinnerungen Hans Lorbeer), Bl. 1.

munismus eher kritisch gegenüber.[849] Von 1918 bis 1931 war er Mitglied der SPD, aber in der Parteiarbeit nicht besonders aktiv.[850] Seine Frau begleitete er bei ihren Reisen in die Sowjetunion nie. 1927 wurde er jedoch selbst eingeladen, auf dem 1. Allunionskongreß für Neuropathologie[851] in Moskau einen Vortrag über die „Kreuzung der Nervenbahnen und die bilaterale Symmetrie des tierischen Körpers" zu halten – die Arbeit also, die er Minor wenige Jahre zuvor gewidmet hatte. Jacobsohn-Lask folgte der Einladung als einer von nur zwei deutschen Wissenschaftlern; alle anderen der zahlreichen eingeladenen Kollegen hatten abgesagt. Er selbst führte die geringe deutsche Beteiligung auf die Weihnachtszeit und den strengen russischen Winter zurück – der Kongreß fand im Dezember statt.[852] Der einzige mitreisende Kollege kam auch aus Berlin: es war Fritz Heinrich Lewy. Selbst Oskar Vogt, der das Moskauer Hirnforschungsinstitut leitete und das Gehirn Lenins untersuchte, kam nicht. Lewy hatte schon Jahre zuvor Kontakte zu russischen Kollegen geknüpft und in der ersten Ausgabe der „Deutsch-russischen medizinischen Zeitschrift" 1925 einen Artikel veröffentlicht.[853]

Jacobsohn-Lask und Lewy saßen als Ehrengäste in der ersten Reihe. Insgesamt nahmen über 500 Neurowissenschaftler aus der ganzen Sowjetunion am Kongreß teil. Jacobsohn-Lasks Vortrag über das „Kreuzungsphänomen" stand am Schluß des Kongresses. Er wurde sehr anerkennend beurteilt und mit großem Beifall bedacht. Zu einer inhaltlichen Diskussion des Vortrages kam es jedoch nicht, obwohl er von Minor übersetzt wurde und einige russische Kollegen Deutsch sprachen. Jacobsohn-Lask begründete dies selbst mit organisatorischen Schwierigkeiten bei der Koordinierung der begleitenden gesellschaftlichen Veranstaltungen mit den Kongreßvorträgen; außerdem gab es technische Probleme mit den Diaprojektoren, so daß er erst nach Reparatur der Apparate seinen Vortrag halten und die dazugehörigen Bilder zeigen konnte. Hinzu kam, daß der

---

[849] Berta Lask erwähnte in einem Interview 1964 Berichte ihres Mannes über seine Kongreßreise 1927 nach Moskau und Leningrad, die er in der SPD-Zeitung "Vorwärts" veröffentlicht habe. Er habe sich hier kritisch "zu manchen Dingen in der Sowjetunion" geäußert und ihr damit bei ihrem nächsten Besuch in der Sowjetunion Probleme mit kommunistischen Genossen verursacht. (Bei der Durchsicht des "Vorwärts" ließ sich die erwähnten Artikel nicht finden.) Vgl. Interview der Mitarbeiter des Instituts für Slawistik E. Weiss und G. Düwel mit Berta Lask am 03.03.1964; SAdK Berlin, Sammlung Berta Lask, Nr. S 23, S. 6.

[850] Vgl. RCChIDNI 495/205/1415, Bl. 180. In einem unveröffentlichten Reisebericht über seine Rußlandreise 1927/28 äußert sich Jacobsohn-Lask kritisch über die SPD-nahe Zeitung „Vorwärts", obwohl er selbst dem Kommunismus gegenüber skeptisch eingestellt war:
„Der ‚Vorwärts', der, wenn man etwas Gutes über Rußland berichtet, sich immer in solcher Seelenverfassung zeigt wie der Stier, dem man ein rotes Tuch zeigt, ..."
Vgl. Jacobsohn-Lask Wochen S. 43; Archiv Familie Lask.

[851] „Neuropathologie" hatte in Rußland dieselbe Bedeutung wie „Neurologie" in Deutschland.

[852] Vgl. Jacobsohn-Lask Wochen S. 1; Archiv Familie Lask.

[853] Vgl. Lewy Grundlagen S. 20.

Kongreß inhaltlich eher klinisch orientiert war, so daß möglicherweise die neurologische „scientific community" der Kongreßteilnehmer keine adäquate Diskussionsbasis für ein neuroanatomisches Thema bot.[854] Lewy veranstaltete eine „kinematographische Demonstration".[855]

Insgesamt empfand Jacobsohn-Lask den Kongreß mit all seinen begleitenden Festessen und Reden eher als gesellschaftliches denn als wissenschaftliches Ereignis. Ein Grund waren sicherlich die fehlenden russischen Sprachkenntnisse:

> *„Wir Deutsche waren täglich nur kurze Zeit im Kongreßsaal anwesend, weil wir ja von den natürlich in russischer Sprache geführten Verhandlungen nichts verstanden. Wir kamen nur, um uns sehen zu lassen und mit befreundeten Kollegen, besonders solchen, die in Deutschland studiert hatten und unsere Schüler gewesen waren, Erinnerungen an die vergangene Zeit auszutauschen."*[856]

Minor gab zu Ehren seiner beiden deutschen Freunde am letzten Tag des Kongresses

> *„ein Diner in einem der besten Hotels von Moskau, zu welchem er noch eine Reihe von Professoren aus anderen Universitätsstädten und außerdem eine Anzahl seiner Assistenten eingeladen hatte. ... Es gab, wie das bei den Russen bei solchen Gelegenheiten der Brauch ist, unglaublich viel zu essen."*[857]

Am Abend dieses letzten Kongreßtages wurden über 100 Ehrengäste zu einem Festessen geladen. Hier sah und sprach Jacobsohn-Lask Wladimir Bechterew, der wenige Tage später unerwartet starb, zum letzten Mal – die Deutschen saßen an der Ehrentafel „unter den Koryphäen der russischen Neurologen". Sie wurden von Michail Kroll, dem Leiter der Nervenklinik der Universität Minsk, begrüßt, der „in herzlichen Worten die Verdienste" der beiden „um die neurologische Wissenschaft hervorhob" und hier besonders Jacobsohn-Lasks „bemerkenswerte Arbeiten aus [seiner] bescheidenen Arbeitsstätte" betonte, in der er vor Jahren auch einmal gearbeitet hätte. Auf diese herzliche Begrüßung antwortete Jacobsohn-Lask mit einer längeren Rede, die er in seinem unveröffentlichten Reisebericht wiedergibt:

> *„Die Geschichte der Wissenschaften habe gezeigt, daß sehr viele große Fortschritte, die in ihr gemacht wurden, in ganz kleinen, mitunter ganz armseligen Werkstätten zustande gekommen seien. Nicht die Werkstätte also sei das Ausschlaggebende, sondern der Geist und der Idealismus, welcher in ihr herrscht. Ich sei sehr erfreut, dass meine bescheidenen Arbeiten und diejenigen meiner Schüler hier solche Anerkennung finden,*

---

[854] Vgl. Jacobsohn-Lask Wochen S. 25; Archiv Familie Lask.
[855] Vgl. Jacobsohn-Lask Wochen S. 25; Archiv Familie Lask.
[856] Jacobsohn-Lask Wochen S. 25; Archiv Familie Lask.
[857] Jacobsohn-Lask Wochen S. 26; Archiv Familie Lask.

was leider in meinem eigenen Vaterlande nicht so der Fall sei. Ich sei aber nach Ruß land nicht nur des Kongresses wegen gekommen und um meine alten Freunde wiederzusehen und mir neue zu erwerben, sondern auch, um das neue Rußland kennenzulernen, soweit das in so kurzer Zeit zu ermöglichen wäre. Schon in der kurzen Zeit meines bisherigen Aufenthaltes sei eine außerordentliche Fülle von Neuem auf mich eingedrungen, und ich sei erstaunt, wie mein Gehirn all dieses aufzunehmen imstande sei. Ich hätte auch eine sonderbare Erscheinung an meinem Gehirne wahrgenommen, eine Erscheinung, auf welche ein wissenschaftliches Gespräch, welches ich wenige Tage vorher mit Kollegen Ratner gehabt habe, mich aufmerksam gemacht habe. Ich hätte nämlich gefühlt, wie unter dem Eindringen dieser vielen neuen Eindrücke mein Gehirn zu wachsen beginne, wie die Zahl der Ganglienzellen, besonders der Hirnrinde, sich vermehrten, wie ihre Größe und ihre Fortsätze sich verdoppelten, sodaß, wenn ein hervorragender Hirnforscher in diesem Augenblick mein Gehirn untersucht hätte, er zweifellos die Kennzeichen gefunden hätte, die ja nach den neuesten Forschungen diejenigen eines genialen Menschen sein sollen. So verlockend es nun auch wäre, in die Reihe dieser großen Männer sich eingereiht zu wissen, so wäre ich doch noch nicht bereit, mein Gehirn zur Untersuchung hinzugeben, ziehe es vielmehr vor, noch eine Weile zu leben, indem ich es dem Achill nachfühle, der, wie in der Odyssee berichtet ist, zum Odysseus sagte, dass er lieber als einfacher Arbeiter auf der Oberwelt schaffen wollte, als als Schatten des berühmten Achill in der Unterwelt zu leben. Es dringe jetzt soviel Neues auf den fremden Besucher ein, da Rußland sich so außerordentlich verändert habe. Indessen, so gewaltig die Veränderungen auch seien, in einem wären sich die Russen doch gleichgeblieben, nämlich in ihrer unnachahmlichen, herzlichen Gastfreundschaft. Das könne ich sehr gut beurteilen, denn ich hätte diese vor 30 Jahren schon ebenso empfunden, wie ich es jetzt wieder fühle. Als Naturforscher frage ich immer, woher eine auffallende Erscheinung komme, und da könne ich nur vermuten, daß die Russen ein stärkeres Wärmezentrum haben müssen. Und da dieses Zentrum bekanntlich im Hypothalamus gelegen sei, so müssen die Russen einen größeren Hypothalamus besitzen. Es wäre vielleicht angebracht, darüber vergleichende Untersuchungen anzustellen und auf dem nächsten Kongress die Resultate bekanntzugeben. Möge nun meine Lokalisation richtig sein oder nicht, an der Tatsache dieser herzlichen Gastfreundschaft bestehe kein Zweifel. Es bleibe mir nur übrig, für all die Freundschaft und Liebe, welche man uns erwiesen hat, zu danken, und dies täte ich, indem ich mein Glas erhebe und auf das Wohl aller meiner russischen Freunde, der alten Kollegen, die ich von früher her kenne, und der jungen, die ich hier neu kennengelernt habe, trinke."[858]

Unverkennbar und ironisch spielte Jacobsohn-Lask in dieser Rede auf die Elitegehirnforschung seines nicht anwesenden Kollegen Oskar Vogt an.[859] Ob diese Anspielung allerdings unter den ja ebenfalls Elitegehirnforschung betreibenden

---

[858] Jacobsohn-Lask Wochen S. 27; Archiv Familie Lask.

[859] Es ist aucht ein Brief seines Sohnes Hermann erhalten, den Jacobsohn-Lask kurz vor Beginn des Kongresses bekam und der sein Verhältnis zu Oskar Vogt illustriert: Hermann Lask hatte in der Vossischen Zeitung einen kritischen Artikel über die Untersuchung des Gehirns Lenins durch Vogt gelesen und fragte nun seinen Vater, ob damit sein "geliebter Freund" Vogt gemeint sei. Vgl. Brief Hermann Lasks an seinen Vater, November 1927; Archiv Familie Lask.

russischen Kollegen Reaktionen hervorrief, ist nicht überliefert. Die Sammlung und Erforschung von Elitegehirnen war in Rußland mehr als in anderen Staaten seit Jahren unter den großen Neurologen populär.[860] Das Festessen dauerte jedenfalls viele Stunden und wurde durch „mindestens dreißig" Reden bereichert.

Insgesamt hielt sich Jacobsohn-Lask vier Wochen in der Sowjetunion auf. Vor und nach dem Kongreß besichtigte er zahlreiche medizinische Einrichtungen in Leningrad und Moskau, und auf der Durchreise besuchte er seinen alten Freund Edward Flatau in Warschau. In Leningrad, wo er einige Tage vor Beginn des Kongresses eintraf, stand die Besichtigung der Institute und Kliniken Wladimir Bechterews auf dem Programm. Bechterew führte ihn zwei Tage lang persönlich durch sein „medizinisches Städtchen",[861] das staatliche Institut für medizinische Wissenschaft, das außerhalb der Stadt auf einer ehemaligen Insel lag – Bechterew selbst hatte Jahre zuvor mit Hilfe von Spendengeldern den sumpfigen Boden trockenlegen lassen, um die Kliniken für Neurologie und Psychiatrie dort errichten zu können. Die Klinik für Neuropathologie bestand aus einer „endokrino-epileptischen, einer neurochirurgischen, einer physiotherapeutischen, einer serologischen und einer otophonetischen Abteilung", die psychiatrische Klinik war unterteilt in eine „narkomanisch-psychiatrische, eine psychologische bzw. reflexologische und eine hypnotische Abteilung".[862] „Besonders groß, hell und mit dem besten ausgestattet" fand Jacobsohn-Lask den Operationssaal. Zu jeder Klinik gehörte auch eine Poliklinik, in der ambulant behandelt wurde. Die Ärzte suchten außerdem Betriebe und Fabriken auf, „um etwaige Nervenkranke dort aufzuspüren und sie in Behandlung zu nehmen". Besonders beeindruckte Jacobsohn-Lask das „harmonische" Arbeitsklima in „frischer Kameradschaftlichkeit", ohne „steifen Untergebenenton", mit „herzlichem, rein menschlichem Benehmen" auch des Chefs:

> *„Bechterew, aussehend wie ein Prophet mit lang zur Seite und nach hinten herabhängendem Haupthaar, das in seinem Gemisch von dunklen und weißen Haarbändern ihn symbolisch zu einem jugendlichen Greise stempelt, von grader Körperhaltung, mit leuchtenden, aber ruhig blickenden Augen, mit einem gütigen Lächeln im Gesicht, so*

---

[860] Auch in Deutschland, Schweden und Frankreich gab es schon Jahrzehnte vorher Bestrebungen, die Gehirne „geistig hervorragender Personen" zu untersuchen, um aus ihrer Form die Ursache für ungewöhnliche Begabungen zu erkennen. In Rußland spielte diese Elitegehirnforschung aber eine größere Rolle und wurde auch zu genealogischen Untersuchungen berühmter russischer Familien herangezogen. In den 1920er Jahren erreichte die Popularität dieser Forschungen einen neuen Höhepunkt. Vgl. Richter Rasse (1994) S. 37.

[861] Da er selbst nur wenig Deutsch sprach, hatte er sogar eine Dolmetscherin engagiert.

[862] Vgl. Jacobsohn-Lask Wochen S. 16; Archiv Familie Lask.

steht er vor einem und nimmt so durch Gestalt und Wesen den Besucher sofort gefan gen."[863]

Neben den Kliniken leitete Bechterew auch noch ein großes „reflexologisches" Forschungsinstitut. Dort versuchte er, die

„auf Reize erfolgenden Reflexe und Assoziationen durch objektive Methoden darzustellen und zu registrieren und dadurch vom Seelenleben des Tieres und des Menschen alles festzustellen, was objektiv überhaupt festgestellt werden kann.."

Das Institut beherbergte eine große Präparatesammlung des Nervensystems sämtlicher Tierklassen, ein anatomisch-neurologisches und ein chemisch-physikalisches Laboratorium sowie eine psychologische Abteilung. Hier beeindruckte Jacobsohn-Lask vor allem die Säuglingsabteilung, in der ständig zehn Säuglinge mit ihren Müttern von ihrer Geburt an bis zum ersten Lebensjahr in ihrer Entwicklung beobachtet wurden. Über jedes Kind wurden Tabellen angelegt, die seine Entwicklung in den unterschiedlichsten Aspekten dokumentierte; das Schreien, Weinen und Lallen der Säuglinge wurde auf Grammophonplatten aufgezeichnet.[864]

Bechterew berichtete Jacobsohn-Lask außerdem von seinem Vorhaben, ein Pantheon zu errichten, um dort die Gehirne bedeutender russischer Gelehrter, Staatsmänner und Dichter aufzubewahren. Er besaß bereits die Gehirne des Chemikers Dmitrij Iwanowitsch Mendelejew und des Komponisten und Pianisten Anton Rubinstein. Am Ende des Besuches begleitete Bechterew seinen Gast persönlich in sein Hotel zurück und wünschte sich als Andenken ein Foto von ihm.[865] Keiner von beiden ahnte, daß Bechterew eine Woche später plötzlich sterben sollte.[866] Jacobsohn-Lask wohnte in Moskau Bechterews Totenfeier bei. Er empfand sie als betont pompös und für den Verstorbenen entwürdigend:

„Die Feier fand in der Aula der Universität statt. Als die Bahre mit dem toten Bechterew in den Saal eingeführt wurde, musste sie zunächst stocken, weil die Kinematographen erst zurechtgerückt werden mussten, um den langsam in den Saal einziehenden Trauerzug aufzunehmen. Außer diesen Kinematographen spielten noch mindestens ein halbes Dutzend anderer Photographen mit ihren Apparaten fortdauernd während der Feier im Saale herum. Der Zug wurde mit einem Posaunenchor von solcher Intensität

---

[863] Jacobsohn-Lask Wochen S. 19; Archiv Familie Lask.

[864] Diese reflexologischen Arbeiten Bechterews wurden später, zur Zeit des „Pawlow-Kults" in den 1950er Jahren, „abfällig beurteilt", da sie nicht ganz den Ergebnissen Pawlows gleichzusetzen waren.

[865] Vgl. Jacobsohn-Lask Wochen S. 21; Archiv Familie Lask

[866] Nach Bechterews Tod wurde ein Gerücht verbreitet, das bis heute nicht bewiesen, aber auch nicht widerlegt worden ist: Bechterew hatte kurz zuvor bei Stalin eine paranoide Schizophrenie diagnostiziert und soll deshalb auf Befehl Stalins ermordet worden sein. Vgl. Todes Factory S. 431f.

empfangen, als ob der tote Bechterew wieder zum Leben erweckt werden sollte. Dann sang ein Solosänger ein Trauerlied, und während dieses Gesanges füllte sich der Saal mit einer großen Menschenmenge von Ärzten, Studierenden und anderen Leuten, die dem Toten die letzte Ehre erweisen wollten. Aber nun stand die Menge nicht andachtsvoll still, sondern sie bewegte sich andauernd selbständig hin und her, teils wurde sie von den Photographen fortdauernd verschoben. Sowie nämlich ein neuer Redner auftrat, der eine Ansprache halten wollte, sofort wurde sein Gesicht lange unter Blitzlicht gehalten, und die Photographenkurbeln rasselten ihre Rollen hinunter. Eine entsetzlichere Veräußerlichung einer Totenfeier ist mir noch niemals begegnet. Unter den Rednern befand sich auch Kalinin.[867] *Bechterew, wie er frei auf der Totenbahre lag, sah kaum verändert aus. Es schien mir sogar, als ob er noch das Lächeln auf dem Gesichte hatte, welches im Leben ihm ein so gütiges, mildes Aussehen gab. Ob er jetzt über die Eitelkeit der Menschen lächelte?*"[868]

In Leningrad befand sich auch das Institut des bekannten Forschers Iwan Petrowitsch Pawlow das Jacobsohn-Lask ebenfalls besuchte. Wenn er auch beeindruckt von Pawlows wissenschaftlichen Verdiensten war,[869] scheint ihm dieser Forscher im Gegensatz zu Bechterew in seinen persönlichen Eigenschaften und seiner die gesamte sowjetische Neurologie beeinflussenden Stellung unsympathisch gewesen zu sein. Er beschreibt Pawlow als

„Mann von 79 Jahren, von ... nicht gerade ansehnlicher, etwas eingeschrumpfter Gestalt, vollkommen eingesponnen in ein verhältnismäßig kleines Spezialgebiet, in welchem er allerdings, wie schon gesagt wurde, Großes geleistet hat, von etwas reizbarer Natur und durchdrungen von der Unerschütterlichkeit seiner Forschungsergebnisse. ... Er geht ein wenig gebeugt, etwas hinkend, aber trotz seines hohen Alters so schnell, dass man Mühe hat, mit ihm Schritt zu halten. Sein Gesicht hat aber keineswegs etwas besonders Hervorstechendes. Wer nicht wüßte, dass er der weltberühmte Pawlow ist, würde aus seinem Gesichtsausdruck keineswegs etwas geistig ganz Besonderes herauslesen. Er ist aber sehr lebhaft und sehr temperamentvoll."[870]

In seinem Institut führte Pawlow seine bekannten Experimente zur Verhaltensforschung an Hunden durch, die jeweils in kleinen, hermetisch voneinander abgeriegelten Kammern untergebracht waren. Dort standen sie, gehalten von an der Decke befestigten Riemen, auf einem Tisch. Den Hunden wurde eine Magenfistel angelegt, die mit verschiedenen Apparaten verbunden war; auf unterschiedliche Reize wie Licht oder Töne, mit Futtergabe kombiniert, wurde die Speichelabsonderung der Hunde gemessen, die später auch nach dem Reiz ohne Futtergabe auftrat – das Phänomen des bedingten Reflexes. Pawlow erklärte sei-

---

[867] Michail Iwanowitsch Kalinin, einer der Führer der Oktoberrevolution, war seit 1919 Mitglied des Zentralkomitees, seit 1926 des Politbüros der KPdSU und wurde 1938 Vorsitzender des Präsidiums des Obersten Sowjets.

[868] Jacobsohn-Lask Wochen S. 33; Archiv Familie Lask.

[869] Für seine reflexologischen Forschungen erhielt Pawlow 1904 den Nobelpreis.

[870] Jacobsohn-Lask Wochen S. 18f.; Archiv Familie Lask.

nem Gast, er sei fest überzeugt, daß der Hund „die Speichelsekretion direkt psychisch" hemme – eine Ansicht, die Jacobsohn-Lask unwahrscheinlich erschien. Kritische Fragen konnte Pawlow, der sich bereits seit 25 Jahren mit der Reflexlehre beschäftigte, jedoch nicht ertragen und reagierte „sehr temperamentvoll": „Dann wird er äußerst lebendig, schreit ‚Theorie, Theorie!' und fuchtelt erregt mit den Händen.[871]" Jacobsohn-Lask konnte sich „kaum einen größeren Gegensatz denken wie zwischen Pawlow und Bechterew." Körperlich und seelisch erschienen sie ihm „als zwei vollkommen diametrale Naturen."[872]

In Moskau, anschließend an den Kongreß, besichtigte Jacobsohn-Lask die beiden Universitätsnervenkliniken. Er schildert die Klinik Grigorij Iwanowitsch Rossolimos in der I. Moskauer Staatsuniversität als relativ neu und modern eingerichtet mit großem Hörsaal und hellen Räumen. Auch Rossolimo beschäftigte sich mit Elitegehirnen: in seiner Klinik befand sich eine berühmte neurologische Sammlung mit Gehirnen der „Väter der russischen Neurologie", Alexej Jakowlewitsch Koschewnikow und Sergej Sergejewitsch Korsakow, die Jacobsohn-Lask dreißig Jahre zuvor auf dem Medizinischen Kongreß in Moskau noch selbst kennengelernt hatte. Sein Freund Lazar Minor mußte sich als Leiter der Nervenklinik der II. Moskauer Staatsuniversität demgegenüber mit einem kleinen Hörsaal und einem alten, „großen und dunklen" Klinikgebäude, „trüben Krankensälen" und „schlechten eisernen Bettgestellen" zufriedengeben.[873]

Jacobsohn-Lask besuchte auch das Institut für Experimentelle Biologie von Nikolaj Kolzow, das mitten in Moskau lag. Kolzow war im Sommer zuvor einer

---

[871] Vgl. Jacobsohn-Lask Wochen S. 19; Archiv Familie Lask.

[872] Vgl. Jacobsohn-Lask Wochen S. 19; Archiv Familie Lask. Dieser Empfindung Jacobsohn-Lasks entsprach ein jahrzehntelang währender Streit zwischen den beiden Forschern. Beide hatten gemeinsam an der Petersburger Militärmedizinischen Akademie studiert und gingen 1884 für zwei Jahre nach Westeuropa. Nach einer Hospitation bei dem Leipziger Physiologen Carl Ludwig trennten sich ihre Wege: Pawlow setzte seine physiologische Ausbildung bei Rudolf Heidenhain in Breslau fort, Bechterew widmete sich der Neurologie und Psychiatrie. Pawlow ging später zurück nach St. Petersburg, wurde dort erst Professor für Pharmakologie, bevor er 1895 den Lehrstuhl für Physiologie erhielt. Bereits während dieser Zeit beschäftigten sich beide mit ähnlichen Fragestellungen auf dem Gebiet der Reflexologie; als Bechterew 1893 nach St. Petersburg kam, diente diese räumliche Nähe zunächst noch einem lebhaften fachlichen Austausch, der von Respekt geprägt war. In der Universität arbeiteten beide Forscher in zahlreichen Gremien zusammen. Inhaltlich näherten sich ihre Forschungsinteressen immer mehr einander an; im Mittelpunkt stand die Verdauungsphysiologie, die sie jeweils aus unterschiedlichen Perspektiven untersuchten. Während für Pawlow bei seinen Hunde-Experimenten exakte, wiederholbare Fakten im Vordergrund standen, untersuchte Bechterew psychische und neurologische sowie neuroanatomische Aspekte. Zu Beginn des 20. Jahrhunderts entfachte sich ein Streit über ihre Forschungsergebnisse, der in einen „erbitterten", bis zu Bechterews Tod anhaltenden Wettbewerb zwischen den beiden Wissenschaftlern mündete. Vgl. Todes Factory S. 228, 230f.

[873] Jacobsohn-Lask Wochen S. 34; Archiv Familie Lask.

der Gäste der „Russischen Naturforscherwoche“ in Berlin gewesen und hatte hier einen vielbeachteten Vortrag gehalten. Jacobsohn-Lask beschreibt sein Institut für Vererbungsforschung als „reines Forschungsinstitut“ mit „sehr vielen, etwas kleinen, aber sehr reinlich und freundlich aussehenden Zimmern in drei Stockwerken verteilt. In diesen werden Untersuchungen über alle Probleme dieses neuzeitlich ja im Vordergrunde der Forschung stehenden Faches angestellt, und das Institut ist mit den denkbar besten Apparaten für diese Forschungen ausgestattet.“[874] Hier war Jacobsohn-Lask beeindruckt von der Forschertätigkeit auch der Ehefrau Kolzows sowie von einem besonderen Forschungsergebnis Kolzows: er hatte die Stammbäume mehrerer russischer Fürstenfamilien untersucht und festgestellt, daß viele von ihnen, die häufig stark antisemitisch eingestellt waren, ohne es zu wissen selbst von den Töchtern eines jüdischen Gelehrten abstammten. Jacobsohn-Lask beschreibt Kolzow als „ernste Gelehrtennatur“ mit „sehr feinem, etwas zurückhaltendem Wesen“. Kolzow lud seinen Gast nach der Besichtigung zum Essen nach Hause ein; sie diskutierten angeregt die Frage, ob erworbene Eigenschaften vererbbar seien – eine Ansicht, die von Kolzow verneint wurde und die Jacobsohn-Lask ebenfalls für unwahrscheinlich hielt.[875]

Eigentlich wollte Jacobsohn-Lask noch mehrere andere sowjetische Städte wie Charkow, Kiew und Odessa besuchen. Hieran hinderte ihn aber einerseits die große Kälte und die damit verbundenen Reiseschwierigkeiten, andererseits eine Magenverstimmung und ganz besonders die Unkenntnis der russischen Sprache: er fühlte sich in diesem Zustand der „vollständigen Aphasie, Agraphie und Alexie“ sehr unwohl, niedergedrückt und hilflos und war meist auf Begleitung angewiesen.[876] So nutzte er die Gelegenheit, daß seine Frau gerade einige Monate zu Studienzwecken in der Sowjetunion verbrachte, um sich von ihr in das „neue Rußland“ einführen zu lassen. Berta Lask hatte am ersten internationalen Kongreß der revolutionär-proletarischen Schriftsteller in Moskau teilgenommen und ihren Mann zusammen mit Lazar Minor am Bahnhof in Empfang genommen. Gemeinsam besuchten sie sowjetische Fabriken, Arbeiterklubs, Arbeiterwohnungen, ein Gefängnis und deutsche kommunistische Emigranten.

---

[874] Jacobsohn-Lask Wochen S. 35; Archiv Familie Lask. Auch in Deutschland gewann die Genetik in den 1920er Jahren immer mehr an Bedeutung.

[875] Vgl. Jacobsohn-Lask Wochen S. 35; Archiv Familie Lask. In der Sowjetunion wurde die lamarckistische Ideologie der Vererbung erworbener Eigenschaften wenige Jahre später zur Staatsdoktrin; ihr Hauptvertreter war Trofim Dennisowitsch Lyssenko. Auch Charles Darwin und sein deutscher Zeitgenosse Ernst Haeckel hielten die Vererbung erworbener Eigenschaften noch für eine notwendige Ergänzung der Selektion. Bis in die 1930er Jahre hatten viele „Alt-Darwinisten“ und anfangs auch Vertreter des synthetischen Darwinismus lamarckistische Ansichten, im Gegensatz zu den „Neo-Darwinisten“, die seit August Weismann in den 1880er Jahren die Vererbung erworbener Eigenschaften ablehnten. Vgl. Junker/Hossfeld Entdeckung S. 152-154.

[876] Vgl. Jacobsohn-Lask Wochen S. 48; Archiv Familie Lask.

Die Bekleidungsfabrik, die sie besichtigten, machte mit ihren hohen, hellen und sauberen Räumen einen guten Eindruck auf Jacobsohn-Lask. Auch die auf acht Stunden begrenzte Arbeitszeit sowie die Kindergärten, in denen die Kinder der Arbeiterinnen und Arbeiter tagsüber versorgt wurden, erschienen ihm annehmbar. Die Arbeiterwohnungen, die ihm gezeigt wurden, waren allerdings sehr klein – ganze Großfamilien wohnten oft in einem einzigen Zimmer. Alle Arbeiter eines Betriebes waren in Klubs organisiert, die sich zu geselligen Abenden, Theater- und Kinoaufführungen trafen oder politisch diskutierten.[877] Mit seiner Frau besuchte Jacobsohn-Lask auch ein Gefängnis, das im „neuen Rußland" nur noch „Besserungsanstalt" genannt wurde. Die Gefangenen, vornehmlich inhaftiert wegen Diebstahl oder Unterschlagung, arbeiteten in einer gefängnisinternen Fabrik, verdienten dort normalen Lohn und konnten sich auf dem Gelände frei bewegen. Zu bemängeln hatte der Gast nur die Unterbringung – zehn bis zwölf Gefangene lebten in einem Schlafraum. Einzelhaft gebe es nicht, wurde ihm versichert. Politische Gefangene wurden Jacobsohn-Lask nicht vorgestellt:

> *„Mir wurde gesagt, daß das, was in ausländischen Zeitungen über deren schlechte Behandlung verbreitet wird, Märchen seien. Die Regierung sei ihnen gegenüber allerdings nicht sentimental und dürfe es auch nicht sein. Sie eliminiere sie einfach entweder in ferne Orte, wo sie politisch nicht wirksam sein können, oder aber auch, und davor schrecke sie nicht zurück, indem sie die ihr am gefährlichsten Erscheinenden erschießen lasse. Sie betrachte sie keineswegs als Verbrecher, im Gegenteil, sie hätte vor ihnen wegen der Konsequenz ihrer Gesinnung große Hochachtung. Aber da es sich um Sein oder Nichtsein des Sowjetstaates handele, so erfordere die Staatsnotwendigkeit derartige Maßregeln."*[878]

Jacobsohn-Lask lernte über seine Frau mehrere Emigrantenfamilien kennen. Viele von ihnen hatten während der Revolution in Deutschland gekämpft und waren dann in die Sowjetunion geflüchtet, die sie „gastlich" aufnahm, ihnen Arbeit bot und die Familien nachkommen ließ. Diese Emigranten vertraten besonders „glühend" das Streben nach der „Befreiung des Proletariats":

> *„Als überzeugte Kommunisten verteidigen sie das Sowjetsystem mit aller Glut der felsenfesten Überzeugung, mit dem religiösen Fanatismus, daß nur auf diesem Wege die Menschen wirklich frei werden und von dem schweren Joche des Kapitalismus erlöst werden können. Die wirtschaftlichen Unvollkommenheiten in Rußland und sonstigen Übelstände spüren sie ganz gut, aber es sind in ihren Augen nur Übergangserscheinungen und werden sich bald bessern. Vor allem fühlen sie wohltätig die Befreiung vom Klassensystem. Sie fühlen, daß ihre Person und ihre Arbeit nun ganz anders gewertet werden und daß sie die Kerntruppe des neuen Wirtschaftssystems bilden. Sie verlieren keineswegs die Hochachtung vor der geistigen Überlegenheit eines anderen, aber sie*

---

[877] Vgl. Jacobsohn-Lask Wochen S. 40; Archiv Familie Lask.

[878] Jacobsohn-Lask Wochen S. 45; Archiv Familie Lask.

sind sich auch ihres Wertes voll bewußt, und deshalb ist der gegenseitige Verkehr ein vollkommen zwangloser und ungenierter. Ich hatte als Nichtkommunist in diesem Kreise einen schweren Stand. Sie berücksichtigen zu wenig die Realität der Verhältnisse in den verschiedenen außerrussischen Staaten, in denen sich nicht nach den Wünschen und nach der Energie einer Minderheit dasselbe durchführen ließ und jetzt noch weniger durchführen läßt, was sich in Rußland hat durchsetzen lassen, ganz abgesehen davon, ob es sich überhaupt auf die Dauer durchsetzen lässt und dem Gesamtwohl mehr Nutzen bringt als das bisherige. Aber das können sie schwer begreifen und schimpfen natürlich auf die Unfähigkeit, Blödheit und Böswilligkeit der anderen. Obwohl sie bei ihren Zusammenkünften von einer erfrischenden Heiterkeit und Geselligkeit sind, so fühlt man doch oft genug, dass eine Wunde in ihrem Herzen nicht recht vernarben will. Und das ist trotz allem und allem die unaustilgbare Sehnsucht nach der Heimat. Das vollkommene Verschmolzensein mit dem russischen Volke, das doch ganz anders geartet ist, fehlt. Dazu kommt die Schwierigkeit der Erlernung der russischen Sprache und damit ihrer Beherrschung, die Fremdheit der ganzen Umgebung und die geringe Eingewohntheit in tausend Kleinigkeiten des täglichen Lebens. Alles dies bedrückt sie und besonders natürlich ihre Frauen. Wie gerne, glaube ich, möchten manche wieder zurück und würden es wohl auch sofort tun, wenn sie vor Verfolgungen in der Heimat gesichert wären.“[879]

Jacobsohn-Lask ahnte nicht, daß er mit dieser Einschätzung der Situation der Emigranten sein eigenes Lebensgefühl zehn Jahre später vorwegnahm.

Voll von seinen Erlebnissen trat Jacobsohn-Lask im Januar 1928 die Rückreise nach Berlin an. Die letzte Stunde vor Abfahrt des Zuges verbrachte er mit seiner Frau und Lazar und Viktor Minor im Bahnhofsrestaurant. An der Grenze nach Polen erlebte er allerdings eine unangenehme Überraschung: ohne ein besonderes Ausreisevisum durfte er das Land nicht wieder verlassen. Ein solches Visum war nur in Einrichtungen des Konsulats erhältlich, und so mußte Jacobsohn-Lask in die nächstgrößere Stadt fahren – Minsk in Weißrußland. Hier wurde er von seinem ehemaligen Schüler Michail Kroll in Empfang genommen, der ihm sofort weiterhalf:

„Mit dem [gleichen] Schlitten jagten wir ins Konsulat, denn es bestand die Gefahr, dass es jeden Augenblick geschlossen werden konnte. Kroll hatte im Konsulat einen Bekannten, und mit dessen Hilfe und dem glücklichen Umstande, dass ich noch gerade ein Wertheimpassbild bei mir hatte, konnten die Formalitäten schnell erledigt werden, so dass ich nur eine Reiseverzögerung von 24 Stunden hatte.“[880]

Jacobsohn-Lask nutzte die Gelegenheit der Verzögerung, um die Klinik Krolls zu besichtigen. Er fand ein modernes Gebäude mit „neuzeitlicher“ Einrichtung vor; die Klinik mit ihren kleinen Krankenzimmern und neuen Apparaten war erst 1923 eröffnet worden, eine Poliklinik war angegliedert. Auch die Vorsitzende des Betriebsrates, eine Assistenzärztin, wurde Jacobsohn-Lask vorgestellt.

---

[879] Jacobsohn-Lask Wochen S. 47; Archiv Familie Lask.
[880] Jacobsohn-Lask Wochen S. 50; Archiv Familie Lask.

Sie achtete auf die Einhaltung der Arbeitszeit von acht Stunden und hatte ein entscheidendes Mitspracherecht bei der Organisation der Arbeit.[881] Jacobsohn-Lask war für eine Nacht Gast seines Kollegen Kroll, der ihn am nächsten Morgen mit dem Schlitten wieder zur Bahn geleitete. Nun konnte er die Grenze ungehindert passieren.

Einen kurzen Bericht über seine Reise veröffentlichte Jacobsohn-Lask 1928 in der Zeitschrift „Das neue Rußland“. Den Kontakt zu seinen russischen Kollegen erhielt er aufrecht, insbesondere zu Lazar Minor und dessen Familie.

---

881 Vgl. Jacobsohn-Lask Wochen S.51; Archiv Familie Lask.

5 Vertreibung aus der Heimat

Louis Jacobsohn-Lask arbeitete Anfang der 1930er Jahre in seinem kleinen Labor an der Fertigstellung eines fotografischen Atlasses der vergleichenden Neuroanatomie, seines Lebenswerkes, und hielt noch einige wenige Vorlesungen an der Universität. Während seine Familie politisch sehr aktiv war und sich gegen den aufkommenden Nationalsozialismus engagierte, zog er sich aus dem politischen Leben, an dem er sich nie intensiv beteiligt hatte, ganz zurück und trat auch aus der SPD aus. Nach der Machtübernahme der Nationalsozialisten und dem Reichstagsbrand Ende Februar 1933 spitzte sich jedoch die Situation seiner Familie gefährlich zu. Berta Lask und alle drei Söhne wurden verfolgt und emigrierten nach und nach in die Sowjetunion. Louis Jacobsohn-Lask blieb zunächst zurück; er wollte sein Werk möglichst noch in Deutschland vollenden. Im März 1933 wurde er siebzig Jahre alt. Danach endete auch seine Hochschultätigkeit: bis zum Wintersemester 1932/33 ist er noch im Vorlesungsverzeichnis erwähnt, anschließend nicht mehr. Eine offizielle Begründung für sein Ausscheiden, z. B. eine Entlassungsurkunde nach dem „Gesetz zur Wiederherstellung des Berufsbeamtentums", findet sich in seiner Personalakte nicht.[882]

Die jüdischen Hochschullehrer wurden größtenteils nach dem am 7. April 1933 beschlossenen „Gesetz zur Wiederherstellung des Berufsbeamtentums" entlassen, einige auch nach §4 der „ersten Verordnung zum Reichsbürgergesetz" vom 14. November 1935[883] oder aus anderen Gründen. Insgesamt waren es bis Ende 1935 135 von den 331 in der medizinischen Fakultät tätigen Hochschullehrern. Besonders in den Randgebieten der Medizin betrafen die Entlassungen teilweise fast alle Dozenten: von den sechs Berliner Dozenten für Neurologie und Neuropathologie schieden fünf durch nationalsozialistische Maßnahmen aus, von den 14 Dozenten für Neurologie und Psychiatrie waren es sechs.[884]

Zu Anfang der nationalsozialistischen Herrschaft hatten viele jüdische Ärzte in Deutschland immer noch die Hoffnung, die Unterdrückung sei vorübergehend. Wenn man keine Beziehungen ins Ausland und kein Geld hatte, wurde es immer schwieriger zu emigrieren. Einige Länder erkannten die deutschen Hochschulabschlüsse nicht an – eine zusätzliche Hemmschwelle gerade für viele ältere Ärzte. Ein Großteil von ihnen harrte aus, unter zunehmender Ein-

---

[882] Möglicherweise diente sein Alter als Begründung. Er selbst schrieb allerdings in einem Brief vom 20.09.1937 an Nikolaj Iwanowitsch Propper, den Stellvertretenden Kommissar für Gesundheitswesen der Sowjetunion, man habe ihn nach Hitlers Machtantritt „aus der Liste der Dozenten gestrichen" (Archiv Familie Lask).

[883] Diese Verordnung enthielt neben der Entlassung aller jüdischen Beamten auch die Aberkennung des Wahlrechts und der öffentlichen Ämter.

[884] Vgl. Hubenstorf Ende S. 38.

schränkung ihrer Rechte. In Berlin war nahezu die Hälfte aller Ärzte jüdisch, wenn man auch diejenigen hinzurechnet, die zwar nicht gläubig waren, nach den nationalsozialistischen Gesetzen aber als „nicht arisch" galten – insgesamt ungefähr 3500. Im gesamten deutschen Reich betrug der Anteil der jüdischen Ärzte ungefähr 15%.[885] Noch vor dem Inkrafttreten neuer Gesetze wurden zahlreiche in städtischen Krankenhäusern tätige jüdische und kommunistische Ärzte bald nach der nationalsozialistischen Machtergreifung einfach entlassen. Niedergelassene Ärzte wurden boykottiert. Das „Gesetz zur Wiederherstellung des Berufsbeamtentums" lieferte die erste offizielle Grundlage zur Entlassung angestellter Ärzte und zum Entzug der Kassenzulassung. Durch die Reichsärzteordnung vom 13. Dezember 1935 wurde die Erteilung der Approbation an das „Gesetz zur Wiederherstellung des Berufsbeamtentums" gebunden. Den noch tätigen jüdischen Kassenärzten – in Berlin war es immerhin ein Drittel der Kassenärzte insgesamt – wurde vom 30. September 1938 an nach der „Vierten Verordnung zum Reichsbürgergesetz" die Approbation entzogen. Einige von ihnen durften noch als „Krankenbehandler" ausschließlich jüdische Patienten behandeln.[886] Viele konnten ihren Lebensunterhalt nicht mehr bestreiten; nur wenige fanden eine Stelle in Einrichtungen wie dem jüdischen Krankenhaus. Die Mehrzahl der Ende 1938 noch in Berlin lebenden jüdischen Ärzte konnte Deutschland nicht mehr rechtzeitig verlassen und wurde Anfang der 1940er Jahre deportiert; die letzten von ihnen wurden im KZ Theresienstadt ermordet.[887]

Jacobsohn-Lask arbeitete fieberhaft an seinem Atlas und gab 1934 und 1935 die ersten drei von fünf Bänden im Selbstverlag heraus. Schließlich wurde aber auch für ihn als Jude und besonders noch als Ehemann einer verfolgten Kommunistin die Situation zu gefährlich, so daß er Anfang 1936 das Land verließ und in der Sowjetunion aufgenommen wurde. Dort wurde ihm sogar die Möglichkeit der weiteren Bearbeitung seines Materials gegeben: er erhielt ein kleines Laboratorium in Sewastopol, einer Hafenstadt mit Flottenstützpunkt auf der Krim, und wurde auch für seine Arbeit bezahlt. Eine Emigration in die Sowjetunion war ungewöhnlich – die meisten Ärzte wollten in westliche Länder ausreisen, Favoriten waren Großbritannien und die Vereinigten Staaten von Amerika. Die 1933 zur Vermittlung verfolgter Wissenschaftler gegründete „Society for the Protection of Science and Learning" mit Sitz in London gab einen Fragebogen aus, auf dem man angeben konnte, in welches Land man emigrieren wollte. Die Sowjetunion wurde hier meist abgelehnt – neben der Sprachbarriere sicherlich vor allem durch das kommunistische System begründet. Während die Emigration deutscher und österreichischer Wissenschaftler in westliche Länder

---

[885] Vgl. Schwoch Rolle S. 8 u. 11.
[886] Vgl. Schwoch Rolle S. 15 u. Gutman/ Jäckel/ Longerich/ Schoeps Enzyklopädie S. 1680.
[887] Vgl. Winau Medizin S. 326.

teilweise schon untersucht ist, gibt es zur Auswanderung in die Sowjetunion bis auf einige Erfahrungsberichte noch sehr wenig Literatur.[888]

Für die Emigration jüdischer Ärzte in die Sowjetunion war die Organisation „Agrojoint" zuständig. Agrojoint wurde 1924 von der seit der großen sowjetischen Hungersnot im Jahre 1921 in der Sowjetunion tätigen jüdisch-amerikanischen Gesellschaft Joint Distribution Committee (JDC) als Hilfsorganisation für die sowjetischen Juden gegründet. Agrojoint arbeitete neben der Unterstützung der Landwirtschaft auch in der Gesundheitsfürsorge in jüdischen Siedlungsgebieten. Anfang der 1930er Jahre herrschte in der Sowjetunion ein erheblicher Ärztemangel. Der Vorsitzende von Agrojoint, Joseph A. Rosen, bemühte sich deshalb um die Vermittlung deutscher Ärzte. Als Schwager des Volkskommissars für das Gesundheitswesen, Grigorij Naumowitsch Kaminskij, hatte er persönliche Kontakte zu den verantwortlichen Politikern, und im April 1934 erklärte sich Narkomsdraw[889] zur Aufnahme von 200 deutschen jüdischen Ärzten bereit.[890] Diese mußten bei einer Pariser Hilfsorganisation für jüdische Ärzte einen Antrag stellen, der an Narkomsdraw weitergeleitet wurde. Zuständig für die Auswahl der Ärzte war Wolf Moisejewitsch Bronner, Leiter der Informationsabteilung für das ausländische Sanitätswesen. Er veranlaßte dann die Erteilung des Visums. Die einwandernden Ärzte erhielten in einem Ort bei Moskau für zwei Monate Russischunterricht und wurden danach über die Sowjetunion verteilt.[891] Das ganze Verfahren war oft sehr langwierig, und immer wieder wurden auch Einwanderungsgesuche abgelehnt – insgesamt kamen bis Ende 1937 58 Ärzte auf diesem Weg in die Sowjetunion, einige weitere über die Internationale Rote Hilfe, eine kommunistische Organisation. Die meisten wurden in jüdische Siedlungen in der Ukraine oder auf der Krim geschickt.[892] Um die Genehmigung zur Einwanderung zu beschleunigen, holte Agrojoint Empfehlungsschreiben von in Moskau lebenden deutschen Kommunisten ein. Nach Mai 1936, während der „Blütezeit" der stalinistischen „Säuberungen", konnten jedoch nur noch fünf deutsche Ärzte einreisen. Die Arbeit von Agrojoint wurde im September 1938 eingestellt, nachdem zahlreiche Mitarbeiter sowie Kaminskij und auch Bronner verhaftet worden waren.[893]

Jacobsohn-Lask kam im Februar 1936, also gegen Ende der Einwanderungswelle, in die Sowjetunion. Hierbei waren ihm zwar auch Bronner, der deutsche Anatom Julius Schaxel und Kaminskij behilflich, jedoch abseits der ge-

[888] Pionierarbeit hat hier Carola Tischler mit ihrer 1996 erschienenen Dissertation über deutsche Emigranten im sowjetischen Exil geleistet.
[889] Das Volkskommissariat für Gesundheitswesen.
[890] Vgl. Tischler Flucht S. 66.
[891] Vgl. Tischler Flucht S. 67.
[892] Vgl. Tischler Flucht S. 70.
[893] Vgl. Tischler S. 79f.

wohnten organisatorischen Bahnen. Eine entscheidende Rolle für seine Wahl der Sowjetunion als Emigrationsland spielte seine Familie.

5.1 Berta Lask und die Söhne: Zuflucht in der Sowjetunion

5.1.1 Berta Lask

Berta Lask war seit früher Jugend an der sozialen Frage interessiert. Nach ihren eigenen Angaben kam sie in den ersten Jahren nach ihrer Heirat durch die Pflege ihrer Kinder und eigene Krankheiten jedoch kaum dazu, sich sozial oder politisch zu engagieren.[894] Schon vor dem ersten Weltkrieg verfaßte sie Sozialdramen über Berliner Arbeiterfamilien. Im Krieg begann sie intensiv zu schreiben, veröffentlichte 1915 erste Gedichte über die Frau im Krieg und wurde unter dem Eindruck des Todes ihrer beiden Brüder als Soldaten zur überzeugten Pazifistin. 1917 trat sie in die freideutsche Jugend ein; enttäuscht von den Parteien, beschäftigte sie sich autodidaktisch mit dem Antimilitarismus, Karl Marx und den Syndikalisten.[895] 1919 nahm sie erste Kontakte zu kommunistischen Künstlerkreisen auf, wegen ihrer gewaltfreien Überzeugung trat sie jedoch zunächst nicht in die Partei ein. 1923 „überwand“ sie "ihre kleinbürgerlichen Hemmungen" und wurde Mitglied der KPD.[896] Bereits in den Jahren davor hatte sie in linksbürgerlichen und anarchistischen Verlagen Gedichte, Dramen und eine Sprechchordichtung zur Jugendweihe veröffentlicht.

1924 wurde Berta Lask Mitglied des Schutzverbands deutscher Schriftsteller und gehörte 1928 mit Johannes R. Becher, Karl Grünberg, Hans Lorbeer und Kurt Kläber zu den Gründungs- und Vorstandsmitgliedern des Bundes proletarisch-revolutionärer Schriftsteller. Kurz zuvor, Mitte November 1927, nahm Berta Lask mit Becher und anderen Kollegen an der Internationalen Konferenz proletarischer Schriftsteller in Moskau teil. Hier wurden Spitzel des deutschen Reichskommissars für Überwachung und öffentliche Ordnung und der Nachrichtensammelstelle des Innenministeriums eingeschleust. Auch über Berta Lasks Beiträge wurde ausführlich berichtet – diese Akte lag später der Gestapo vor. Berta Lask schrieb damals einen längeren Artikel über die Konferenz, der

---

[894] Vgl. Handschriftlicher Lebenslauf Berta Lasks; RCChIDNI, 495/205/1415, Bl. 170.

[895] Der Syndikalismus war eine gegen Ende des 19. Jahrhunderts entstehende anarchistische Gewerkschaftsbewegung, die den Kapitalismus ohne marxistisch-leninistische Partei stürzen wollte.

[896] Vgl. Autobiographie Berta Lasks; RCChIDNI, 495/205/1415, Bl. 180.

von den Spitzeln als besonders bedeutungsvoll für die weitere „Intellektuellen-Propaganda“ eingeschätzt wurde.[897]

Zahlreiche Werke Berta Lask erschienen seit den späten 1920er Jahren im Parteiverlag. Sie war Mitarbeiterin der "Roten Fahne" und des "Arbeitertheaterzirkels". Den Stoff für ihre Werke erhielt sie durch Recherchen in Fabriken und Arbeiterfamilien. Sie arbeitete in Straßen- und Betriebszellen der Partei in ihrem Wohnbezirk Berlin-Lichterfelde, schleuste sich manchmal für mehrere Wochen als Arbeiterin in Fabriken ein, um Material aus erster Hand zu bekommen, und beteiligte sich an der Organisation von Arbeiterstreiks in ganz Deutschland.[898] Das Drama „Thomas Münzer“ wurde Pfingsten 1925 in Eisleben vor 15.000 Zuschauern uraufgeführt und bejubelt, aber danach sofort verboten, wie auch ihre Werke „Leuna 21“ und „Giftgasnebel“. 1925 und 1927 wurde Berta Lask wegen dieser Dramen des Hochverrats angeklagt, die Verfahren wurden aber niedergeschlagen.[899] Einige ihrer Arbeiten erschienen auch in russischer Sprache.

Unter den Autoren der proletarisch-revolutionären Literatur nahm Berta Lask eine besondere Stellung ein: zur Zeit der russischen Oktoberrevolution von 1917, die sie stark beeindruckte und die einen großen Einfluß auch auf andere deutsche Schriftsteller hatte, war sie bereits nahezu vierzig Jahre alt, während die meisten der später wichtigen Autoren erheblich jünger waren. Hierzu zählen Anna Seghers, geboren 1900, Bertolt Brecht, Jahrgang 1898, und Johannes R. Becher, Jahrgang 1891. Berta Lask zeichnete sich also durch eine längere Lebenserfahrung aus; außerdem hatte sie sich bereits zu Anfang des Jahrhunderts für die Frauenrechte engagiert, da sie sich nicht damit abfinden konnte, daß die höhere Bildung und das Studium an Hochschulen Frauen und Mädchen verschlossen bleiben sollten.[900] Berta Lask hatte auch Kontakte zu anderen Künstlerkreisen. So wurde das Haus der Familie in Lichterfelde der erste Ausstellungsort des Malers Otto Nagel; Berta kaufte als erste ein Bild von ihm.[901]

1924 begann Berta Lask russisch zu lernen. Ihr Traum war es, eine Studienreise in die Sowjetunion zu unternehmen, um dort "Kunst und Volkserziehung" kennenzulernen und diese Kenntnisse dann in Deutschland "im Dienst des Proletariats" für die Bildungsarbeit zu verwenden. Während sie Parteiarbeit eher in kleinem Rahmen in ihrem Wohnbezirk betrieb, hoffte sie, mit ihren

---

[897] Vgl. Bericht d. Reichskommissars f. Überwachung über die Linksbewegung vom 24.12.1927; BArch, R134/37, S. 34-37.

[898] Beispielsweise wurde sie 1930 von der Streikleitung des Mansfelder Berg- und Hüttenarbeiterstreiks um Unterstützung und Dichtung von Streikliedern gebeten. 1928 nahm sie am Streik der Textilarbeiter am Niederrhein teil. 1932 wurde sie während eines Berliner Straßenbahnerstreiks festgenommen und kurzzeitig im Polizeigefängnis festgehalten.

[899] Vgl. Handschriftlicher Lebenslauf Berta Lasks; RCChIDNI, 495/205/1415, Bl. 170.

[900] Vgl. Pollatschek Lask S. 359-360.

[901] Vgl. Interview mit Berta Lask vom 17.12.1964, Tonband; SAdK Berlin, Sammlung Berta Lask, Nr. S 23.

Dramen, Erzählungen und Gedichten einen breiten Wirkungsgrad zu erreichen. Nachdem ihr erster Antrag auf Einreiseerlaubnis nach Rußland 1924 zunächst vom Exekutivkomitee der Kommunistischen Internationalen (EKKI) abgelehnt worden war,[902] unternahm Berta Lask ihre erste Reise nach Rußland 1925 mit einer deutsch-französisch-belgischen Lehrerdelegation. Bis 1933 folgten insgesamt sechs zum Teil mehrmonatige Exkursionen in die Sowjetunion, wo sie in verschiedenen Teilen des riesigen Landes Arbeiter und Bauern besuchte, darüber Erzählungen und Erfahrungsberichte schrieb und Material für ihre weitere Arbeit sammelte.[903]

Ab März 1933, nach dem Reichstagsbrand, lebte Berta Lask in der Illegalität in Berlin. Am 2. März, dem 70. Geburtstag ihres Mannes, verließ sie das gemeinsame Haus, da sie vor einer Verhaftung durch SA-Truppen gewarnt worden war. Louis Jacobsohn-Lask brachte an diesem Tag „das wertvollste, was [er] besaß", „die wissenschaftlichen Schätze einer mühevollen 40jährigen Arbeit", in Sicherheit. Vom 3. März 1933 findet sich eine Tagebuchnotiz aus Dresden, so daß man vermuten kann, daß er seine Präparate- und Fotosammlungen dort oder in der Nähe unterbrachte, aus Angst vor der Zerstörung während einer Hausdurchsuchung. Wenige Tage nach seinem Geburtstag drang tatsächlich „eine kleine Schar von Nationalsozialisten als angebliche Hilfspolizei" in das Haus in Lichterfelde ein. Zu dieser Zeit waren nur die Hausangestellte sowie andere Hausbewohner anwesend, jedoch kein Mitglied der Familie. Während die Eindringlinge alle „Schränke, Koffer und Kisten" durchwühlten, bedrohten sie die Anwesenden mit „vorgehaltenen geladenen Revolvern" aus Angst vor einem „Verschwörernest". Sie stellten sich einen weiteren, mit Waffen gefüllten Raum unter dem durchsuchten Keller vor. Tief in der Nacht zogen sie aus dem verwüsteten Haus ab; die Familie konnte in dem hinterlassenen Chaos zunächst nicht feststellen, ob sie etwas mitgenommen hatten.[904]

Eine Woche später kamen Schutzpolizisten von einem Leutnant angeführt zur zweiten Hausdurchsuchung. Sie fanden sozialistische und kommunistische Literatur und Zeitungen. Diesmal suchten sie vor allem nach Berta Lask. Da sie nicht zu Hause war und ihr Mann ihren Aufenthaltsort nicht bekanntgeben konnte, nahmen sie ihn selbst mit zur Revierwache; von dort aus wurde er ins Polizeipräsidium eingeliefert und erneut zum Aufenthaltsort seiner Frau befragt. Nach diesem wiederum vergeblichen Verhör wurde Louis Jacobsohn-Lask im Polizeigefängnis in einem Gemeinschaftsraum mit politischen Gefangenen festgehalten, einem Keller mit vergitterten Deckenfenstern und Holzpritschen. Hier fand er nachts keine Ruhe:

---

[902] Vgl. Brief an Berta Lask v. 20.09.1924; RCChIDNI, 495/205/1415, Bl. 166.
[903] Vgl. Zeitungsausschnitte 1925-1933; SAdK Berlin, Sammlung Berta Lask, Nr. S 33.
[904] Vgl. Tagebuchaufzeichnungen Jacobsohn-Lasks v. 03.03.1933; Archiv Familie Lask.

„Es war die Sorge um meine Angehörigen, welche mich bedrückte ... Aber alles Schieben und Herumwälzen ist vergeblich, da man das Herumwälzen der Gedanken nicht zur Ruhe bringen kann und bald ein Auflachen, ein Drohen, ein Schimpfen der Mitinhaftierten einen aufhorchen lässt. Immerhin war es mir doch, als ob die Mehrzahl der letzteren schließlich um Mitternacht zur Ruhe gekommen war, da ich sie ruhig liegen sah und die gleichgehenden tiefen Atemzüge darauf hindeuteten, daß sie schliefen. ... Von Zeit zu Zeit hört man das starke Poltern von Wagen, welche unmittelbar vor dem Raume, in dem man sich befindet, hinein- und hinausfahren, und dann fährt es einem durch den Kopf: ‚Jetzt haben sie wohl wieder einen politisch Verdächtigen hineingebracht', und in der Tat tritt auch bald ein Neuinhaftierter in unseren Raum.“[905]

Jacobsohn-Lask war der älteste unter den politischen Gefangenen. Am nächsten Nachmittag begannen wieder Verhöre:

„Bald stand ich vor demjenigen, der nun ein Verhör mit mir anstellte. Es war ein Mann von mittleren Jahren, und ich fühlte mich schon erleichtert durch den Eindruck, den ich gleich von ihm gewann. Es schien mir, dass es kein Fanatiker und kein Böswilliger war. Er musste nur seine traurige Pflicht erfüllen. Ich fragte ihn, weshalb ich denn inhaftiert sei. Er entgegnete, daß in meinem Hause aufhetzerische Schriften gefunden worden seien. Ich erwiderte, daß ich mit diesen Schriften nichts zu tun hätte. Ich sei ja gar kein Kommunist, ich sei Sozialdemokrat und hätte mich in den letzten 4 Jahren politisch gar nicht betätigt, sondern mich nur wissenschaftlich mit Forschungen abgegeben. Diese Angaben beruhigten ihn merklich, zumal er hörte, daß ich Universitätslehrer sei und Vorlesungen halte. Dann fragte er, wer denn von meinen Angehörigen sich kommunistisch betätigt hätte. Ich erwiderte, daß meine Frau Schriftstellerin sei und für kommunistische Blätter, aber auch für Blätter anderer Richtungen geschrieben hätte, und mein Sohn, der Volkswirtschaftler sei, hätte Arbeitern Kurse in der Volkswirtschaft gegeben und dabei ihnen natürlich auch die Marx'sche Lehre auseinandergesetzt. Wo denn meine Frau wäre und warum sie sich verborgen halte? Ich sagte ihm mit überzeugendem Ton, dass ich nicht wüßte, wo sie wäre, und daß es doch wohl begreiflich wäre, wenn sich politisch Verfolgte verborgen halten, da sie in Angst wären, daß man alles Mögliche in dieser Zeit mit ihnen anstellen könnte. Er gab mir den wohlgemeinten Rat, daß ich, wenn ich erführe, wo sie wäre, sie nur ruhig aufs Polizeipräsidium bringen solle. Dort würde ihr nichts geschehen. Ich musste über diese Naivität innerlich lächeln. Dann fragte er, ob meine Frau in Rußland gewesen wäre. Ich bejahte die Frage. Sie hätte dort Studien gemacht über den Aufbau in Stadt und Land. Ich selbst, fügte ich hinzu, sei auch 1927 in Rußland gewesen. Er wurde einen Augenblick stutzig. Als er aber hörte, dass ich dort an einem Kongreß der Nervenärzte teilgenommen hätte, glättete sich seine Stirn wieder. Damit war das Protokoll beendet, und nachdem ich es unterschrieben hatte, verkündete er mir, daß ich gleich aus der Haft entlassen werden würde. Ich atmete erleichtert auf und schüttelte ihm dankend die Hand. Bald darauf, nach Empfang meiner Papiere und meines beschlagnahmten Geldes, von dem für Logis und Verpflegung 1,50 RM einbehalten wurden, war ich auf dem wogenden Alexander-

[905] Tagebuchaufzeichnungen Jacobsohn-Lasks v. 03.03.1933; Archiv Familie Lask.

> *platz und eilte nach Hause, wo ich von allen, die um mein Schicksal besorgt waren, freudig begrüßt wurde.*"[906]

Bis Ende März hielt sich Berta Lask „illegal ohne Papiere" in Berlin auf; am 26. März 1933 wurde sie von einem Spitzel des Polizeipräsidiums auf der Straße verhaftet und verbrachte einen Monat im Polzeipräsidium sowie zwei Monate im Frauengefängnis in der Barnimstraße in sogenannter "Schutzhaft".[907] Auch dort nutzte sie die Zeit für politische Aufklärungsarbeit und Schulungen und erwirkte die Möglichkeit der Bibliotheksbenutzung durch die Schutzhäftlinge. Ihr Mann schickte regelmäßig Pakete mit Nahrungsmitteln, Kleidung und Büchern. Im Mai schrieb Berta Lask einen Abschiedsbrief an ihn: sie hatte an einem Tag das Essen verweigert, war danach offenbar erheblichen Repressalien ausgesetzt und machte sich Sorgen um ihr „schwaches Herz", das „nur noch wenig Widerstandskraft" besitze:

> *„Nun, ich bin ganz ruhig, so gern ich auch noch weiter leben würde. Zu wissen, daß man selber auf dem richtigen Wege ist, und zu wissen, daß die Menschheit trotz Kampf und zeitweiliger Rückschläge sich doch aufwärts entwickelt, das ist das Wichtigste, worauf es ankommt. Und von beidem bin ich überzeugt. ... In Deiner großen Güte und Reinheit stehst Du so wunderbar hell vor mir inmitten so vieler wilder, dunkler Gestalten.*"[908]

Berta Lask überstand die Haft dennoch; nach ihren eigenen Aussagen wurde sie aufgrund geschickter Bemühungen eines von der Familie beauftragten Rechtsanwaltes im Zuge einer Massenentlassung am 23.Juni1933 freigelassen; nach Aussage ihrer Schwiegertochter Mira Lask wurde sie freigekauft.[909] Schon kurz nach ihrer Freilassung stand sie jedoch wieder auf der Fahndungsliste und sollte „auf Wunsch der Partei" in die Sowjetunion emigrieren.[910] Während die Polizei erneut zu Hause nach ihr suchte, wurde sie am 29. Juni 1933 von Mira Lask illegal über die grüne Grenze in die Tschechoslowakei gebracht und fuhr als Touristin über Reichenberg nach Prag. In Deutschland wurde weiterhin nach ihr gefahndet, das Haus in Lichterfelde wurde streng bewacht.[911] Die Gestapo wollte nicht übersehen, daß Berta Lask möglicherweise mit gefälschten Papieren zu-

---

906 Tagebuchaufzeichnungen Jacobsohn-Lasks v. 03.03.1933; Archiv Familie Lask.

907 Vgl. Biographie Berta Lasks; RCChIDNI, 495/205/1415, Bl. 181.

908 Auszug aus einem Abschiedsbrief an Louis Jacobsohn-Lask v. 22.03.1933 aus dem Frauengefängnis Barnimstraße; SAdK Berlin, Sammlung Berta, Nr. S 75.

909 Aussage Mira Lasks in einem Gespräch vom 15. Mai 1995.

910 Vgl. Parteiausweis-Formular Berta Lask; RCChIDNI, 495/205/1415, Bl. 169.

911 Vgl. Biographie Berta Lasks; RCChIDNI, 495/205/1415, Bl. 181.

rückkam, wie einige andere Kommunisten. In Prag wohnte Berta Lask bei den Schwestern des Schriftstellers Franz Kafka.[912] Hier traf sie zahlreiche Bekannte:

> *„Prag war angefüllt von Emigranten verschiedenster Art von Kommunisten bis zu Deutschnationalen. In einem besonders von deutschen Emigranten besuchten Café erörterten wir, wie lange sich Hitler wohl würde halten können und zeigten hierbei einen leider unbegründeten Optimismus."*[913]

Nach sieben Wochen in Prag reiste Berta Lask im August 1933 nach Moskau. Bis 1935 lebte sie dort unter dem Pseudonym Gerhard Wieland, um ihre noch in Deutschland verbliebene Familie zu schützen. Sie hatte anfangs keine feste Wohnung, kam bei verschiedenen Bekannten unter, war oft krank, veröffentlichte Gedichte und Erzählungen in mehreren Zeitschriften und arbeitete beim internationalen Radio. Im Juni 1934 wurde sie Mitglied der deutschen Kommission des Verbandes der Sowjetschriftsteller,[914] gab Arbeiterkurse über deutsche Literaturgeschichte und wurde 1934 und 1935 zur Aufklärungsarbeit in Dörfern und Feldbrigaden in die deutsche Wolgarepublik geschickt. Diese Aufenthalte dienten ihr zur Materialsammlung für ihre Werke. Trotzdem hatte sie den Eindruck, von den deutschen Kollegen in der Sowjetunion gemieden und übergangen zu werden: von der Kominterngruppe würde eine „unerhörte Prominentenpolitik" und „ein Kesseltreiben" gegen sie betrieben.[915]

Die ersten Jahre Berta Lask in der Sowjetunion standen neben der beruflichen Etablierung in der neuen Heimat im Zeichen ihres Engagements für ihre in Deutschland verfolgten Söhne, die nach und nach ebenfalls in die Sowjetunion emigrierten. Im Frühsommer 1934 reiste Berta Lask mit Zustimmung des EKKI und der Internationalen Roten Hilfe nach Holland, wo ihre Tochter Ruth lebte.[916]

---

912 Dieser Kontakt wurde wahrscheinlich von ihrer Schwiegertochter Dora Diamant hergestellt, die vom Sommer 1923 an bis zu seinem Tod im Juni 1924 Kafkas letzte Lebensgefährtin war. Alle drei Schwestern Kafkas, Gabriele, Valerie und Ottilie, wurden als Juden Anfang der 1940er Jahre deportiert und umgebracht – Gabriele und Valerie 1942 im Ghetto Lodz, Ottilie im Oktober 1943 in Auschwitz, wohin sie über Theresienstadt gebracht wurde. Vgl. Wagnerová Familie S. 195-203.

913 Brief B.L.s an „Genossin Albrechtova" v. 20. Okt. 1956; persönliche Mitteilung Mira Lasks vom April 1995; SAdK Berlin, Sammlung Berta Lask, Nr. S 75.

914 Vgl. Ausweis des sowjet. Schriftstellerverbandes 1934-1953; SAdK, Sammlung Berta Lask, Nr. S 24.

915 Vgl. Briefwechsel Berta Lasks mit Wilhelm Pieck vom Januar 1935; RCChIDNI, 495/205/1415, Bl. 183-186. Sie beschwerte sich bei Pieck, mit einigen anderen von öffentlichen Sitzungen und Treffen mit russischen Kollegen ferngehalten zu werden. Der Verlag ausländischer Arbeiter hätte mehrere ihrer Werke abgelehnt. Berta Lask wandte sich an Wilhelm Pieck mit der Frage, ob die Parteileitung diese „Diffamierung" angeordnet hätte – dies wurde von Pieck verneint.

916 Vgl. Brief von Fritz Heckert an die MOPR, Emigrantenstelle, v. 15.05.1934, mit Erlaubnis für Hollandreise; RCChIDNI, 495/205/1415, Bl. 178.

Ruth, geboren 1902, war 1933 mit ihrem Mann Ernst Adolf Friedländer, einem Ingenieur, nach Holland emigriert. 1940 gingen die beiden in die USA.[917] Das Treffen in Holland sollte das letzte für mehr als zwanzig Jahre sein. Wenige Monate später traf sich Berta Lask in Schweden auch heimlich mit ihrem Mann.[918] Louis Jacobsohn-Lask hielt sich gerade für einige Wochen zur Forschung bei dem Zoologen Bertil Hanström in Lund auf. Hanström, der das Paar zum Essen in sein Haus einlud, zeigte sich besonders beeindruckt von Berta Lasks kommunistischer Überzeugung – in einem Brief an seine Geschwister schrieb er: „... sie war eine überzeugte Bolschewikin und sehr beeindruckt von den Zuständen in Rußland. Und sie brachte Anna-Lisa rote Blumen mit, als sie zum Mittagessen kamen." Das Wort „rot" war unterstrichen.[919]

5.1.2 Die Söhne

Im September 1934 kam Berta und Louis Jacobsohn-Lasks jüngster Sohn Ernst mit seiner Frau Selma, später Mira genannt, nach Moskau. Durch die Interessen der Mutter wurden die Kinder schon früh sozial- und parteipolitisch geschult, und zwei seiner Schulfreunde waren seit 1923 Mitglied des Kommunistischen Jugendverbandes, in den er selbst 1925 eintrat. Von 1925 bis 1929 studierte er Volkswirtschaft in Kiel und Berlin und sollte nach seinem Staatsexamen durch den Einsatz eines seiner Professoren Assistent am Kieler Institut für Weltwirtschaft werden. Dies scheiterte jedoch daran, daß er an der Universität als aktiver Kommunist bekannt war. Bis zum Frühjahr 1932 war Ernst Lask arbeitslos und lebte im Haus seiner Eltern in Berlin, dann trat er eine Stelle bei der Berliner Handelsvertretung der UdSSR an. Während der Arbeitslosigkeit gab er Kurse an der Marxistischen Arbeiterschule (Masch) und hielt Seminare über marxistische Agrarwissenschaft. Er war seit 1928 Mitglied verschiedener Bezirksleitungen des Kommunistischen Jugendverbandes Deutschlands und trat 1930 in die KPD ein.[920]

Im November 1930 wurde Ernst Lask kurzzeitig in polizeiliche Untersuchungshaft genommen. Im Dezember 1929 war der Nationalsozialist Walter Fischer erschossen worden; als Täter vermutete man Kommunisten. Die Polizei erschien eines Abends zu einer Hausdurchsuchung in Lichterfelde und nahm

---

917 Vgl. Brief von Ruth Friedländer an ihre Eltern v. 23.04.1940 aus Wassenaar, Holland: „In ein paar Tagen geht es also endgültig los"; SAdK Berlin, Sammlung Berta, Nr. S 37. Ernst Adolf Friedländer nannte sich später Ernest Friedländer.

918 Vgl. Trauerrede Berta Lasks für ihren Mann vom 25.05.1940; Archiv Familie Lask.

919 Vgl. Weihnachtsbrief Bertil Hanströms an seine Geschwister vom 17.12.1934, unveröffentlicht, im privaten Nachlaß Hanströms. Zitiert nach einem Brief von Hanströms Tochter Brita Green vom 10.01.2003.

920 Vgl. Autobiographie Ernst Lasks; Nachlaß Mira Lasks.

Ernst mit. Natürlich konnte er sich nahezu ein Jahr nach dem Ereignis nicht mehr daran erinnern, wo er den betreffenden Abend verbracht hatte, schloß aber den Ort der Ermordung Fischers, ein Lokal in Wilmersdorf, aus. Dieses Restaurant „Sonneneck" war früher häufig Treffpunkt der Kommunistischen Jugend gewesen. Am nächsten Tag wurde er wieder freigelassen.[921]

Im Kommunistischen Jugendverband lernte Ernst 1930 seine spätere Frau Selma Landmann kennen, 1910 als Tochter des jüdischen Tischlers Kallmann Landmann geboren und in der Berliner Linienstraße aufgewachsen. Da ihre Mutter häufig krank war, mußte sie schon früh für ihre vier jüngeren Geschwister sorgen. Gegen den Wunsch ihres sehr religiösen Vaters absolvierte sie eine höhere Schulbildung und legte in Abendkursen ihr Abitur ab. Sie mußte aus finanziellen Gründen ihr Ökonomiestudium abbrechen und schlug sich als Sekretärin und Fremdsprachenkorrespondentin durch.[922]

Vom Frühjahr 1931 an arbeitete Ernst Lask im „Nachrichtenapparat" der Partei. Er beobachtete nationalsozialistische Organisationen wie SA und Betriebszellen und berichtete der KPD über deren geplante Aktionen. Außerdem war er Mitherausgeber von „Zersetzungsschriften".[923] Bevor Ende 1933 ein Haftbefehl gegen Ernst Lask erging, emigrierte er im September 1933 zunächst nach Holland, wo er bei Verwandten lebte, und ging im November nach Paris. Dort verdiente er sich seinen Lebensunterhalt als Metallarbeiter, zum Teil erhielt er noch finanzielle Unterstützung von der Familie. Auch Selma Landmann kam 1934 nach Paris.[924] Sie lebten dort in ärmlichen Verhältnissen und immer in der Angst vor Ausweisung. Nach Bemühungen Fritz Heckerts vom EKKI (Exekutivkomitee der Kommunistischen Internationalen) um eine Stelle für Ernst Lask am Internationalen Agrarinstitut in Moskau reisten Ernst Lask und Selma Landmann im September 1934 zunächst nach Warschau, wo sie im Beisein von Selmas Eltern nach jüdischem Brauch getraut wurden. Dann fuhren sie weiter nach Moskau; hier lebten sie unter dem Pseudonym Franz und Mira Lohse. Ernst Lask bekam die versprochene Stelle, wo er bis Anfang 1936 arbeitete, danach war er am Varga-Institut für Weltwirtschaft und Weltpolitik der Akademie der Wissenschaften beschäftigt. Mira Lask arbeitete als Dozentin für Deutsch an verschiedenen Instituten. Anfangs hatten sie keine feste Wohnung, später ein kleines Zimmer.[925]

---

921 Vgl. Polizeiakte Ernst Lask 1930; BArch, z/c 14128/III, Bl. 74-76.

922 Persönliche Mitteilungen Mira Lasks in verschiedenen Treffen zwischen 1993 und 1996.

923 Vgl. Autobiographie Ernst Lasks; Nachlaß Mira Lasks.

924 Seit Mai 1933 arbeitete ein Teil des Zentralkomitees der KPD von Paris aus. Vgl. Pikarski Gestapo (I) S. 102.

925 Vgl. Lebenslauf Ernst Lasks; RCChIDNI, 495/205/1260, Bl. 93-94. Den Vornamen „Mira" behielt Mira Lask später zeitlebens bei.

1936 erkrankte Ernst Lask schwer an einem Lungenabszeß, wahrscheinlich als Folge einer Lungentuberkulose; adäquate medizinische Hilfe zu bekommen, war gerade für Emigranten sehr schwierig. Lazar und Victor Minor, die Freunde seines Vaters, brachten ihn in der I. Universitätsklinik unter und sorgten für erstklassige medizinische Betreuung durch den berühmten Chirurgen Nikolaj Nikolajewitsch Burdenko.[926] Dieser hatte zunächst eine Besserung ohne Operation vorausgesagt.[927] Doch dann verschlechterte sich Ernsts Zustand drastisch, und seine Frau Mira suchte Burdenko in seiner Wohnung auf mit der dringenden Bitte um eine sofortige Operation. Während dieser Operation starb Ernst Lask am 30. Juni 1936.[928]

Im Februar 1935 kam Ludwig Lask über Prag in die Sowjetunion. Bereits in der Schule hatte er - wie seine Brüder - auch kommunistische Jugendfreunde. Nach dem Abitur 1923 begann er 1924 mit einem Jura-Studium an der Universität Freiburg, entschied sich dann aber, politische Ökonomie zu studieren und ging 1925 nach Berlin und 1927 nach Kiel, wo er 1929 sein Studium abschloß. Dort wohnte er mit seinem Bruder Ernst zusammen und hatte vor allem Kontakt zu kommunistischen und sozialistischen Studenten. Seit 1927 war er studentischer Mitarbeiter am Institut für Weltwirtschaft und Seeverkehr der Kieler Universität und galt dort als einer der begabtesten Schüler. Aber auch er erhielt wegen seiner politischen Gesinnung keine Stellung im Institut. Im Frühjahr 1931 kehrte Ludwig Lask nach Berlin zurück. Er war ebenfalls arbeitslos, nahm an Kursen der Marxistischen Arbeiterschule teil und trat im Sommer 1931 in die KPD ein. Diesen relativ späten Parteibeitritt begründete er immer mit seiner anfälligen Gesundheit - er wollte erst sein Studium beenden, bevor er sich der Parteiarbeit widmete. Nach dem Parteibeitritt lehrte er an der Marxistischen Arbeiterschule politische Ökonomie. Neben seiner Dozententätigkeit war er in der Öffentlichkeitsarbeit aktiv, vor allem im später von ihm als "reaktionär-kleinbürgerlicher, rasch faschistisierender Bezirk" bezeichneten Steglitz.[929]

An der Masch traf Ludwig Lask im Sommer 1931 seine spätere Frau Dora Diamant, eine sehr temperamentvolle Schauspielerin, die 1919 zwanzigjährig aus einer polnischen, jüdisch-orthodoxen Familie nach Deutschland gekommen war. Sie war der "patriarchalischen Zwangsjacke orthodoxen Judentums" in die Freiheit westeuropäischer Großstädte entflohen.[930] Dora Grigorjewna Dia-

---

[926]Vgl. Brief Ludwig Lasks an seine Eltern v. 18.05.1936; SAdK Berlin, Sammlung Berta Lask, Nr. S 67. Burdenko war auch einer der ersten und bekanntesten Neurochirurgen der Sowjetunion; er gründete 1929 die Moskauer Neurochirurgische Klinik.

[927] Vgl. Brief Berta Lasks an Louis vom 17.06.1936; SAdK, Sammlung Berta Lask, Nr. S 65.

[928] Vgl. Autobiographie Berta Lasks; RCChIDNI, 495/205/1415, Bl. 181, und Lebenslauf Ludwig Lasks; RCChIDNI, 495/205/5748, Bl. 62, sowie persönliche Erzählungen Mira Lasks vom Januar 1996.

[929] Vgl. Lebenslauf Ludwig Lasks; RCChIDNI, 495/205/5748, Bl. 62.

[930] Vgl. Pawel Leben S. 489.

mant[931], geboren 1898[932] in Brzezin, war zunächst nach Breslau, später nach Berlin gezogen. Im Juli 1923 lernte sie in Graal-Müritz den Schriftsteller Franz Kafka kennen, wo dieser mit der Familie seiner Schwester Urlaub machte, während sie in einem Berliner Ferienlager arbeitete. Sie wurde seine letzte Lebensgefährtin; von September 1923 an lebten sie erst in Berlin, später in verschiedenen Sanatorien zusammen, bis Kafka im Juni 1924 starb.[933] Später arbeitete Dora Diamant als Schauspielerin an deutschen Theatern. In Düsseldorf lernte sie Berta Lask als Autorin eines Arbeitertheaterstücks kennen und freundete sich mit ihr an. 1929 wurde sie arbeitslos und kam nach Berlin; hier trat sie 1930 der KPD bei und nahm im folgenden Jahr an Kursen der Masch teil. Dora Diamant und Ludwig Lask heirateten im Juni 1932.[934]

Seit 1932 arbeitete Ludwig Lask an der Berliner Handelsvertretung der UdSSR als Deutschlehrer. Im März 1933 wurde er bei einem Parteigenossen erstmals verhaftet und drei Tage im Polizeigefängnis am Alexanderplatz festgehalten. Am Tag der Verhaftung seiner Mutter wurde er freigelassen. Ludwig Lask ging in die Illegalität. Er war Mitglied der Redaktion der illegalen Steglitzer Wochenzeitung "Rote Fahne", wurde im August 1933 von einem Zeitungsmitarbeiter verraten und erneut verhaftet.[935] Acht Monate lang wurde er in „Schutzhaft“ festgehalten. Die ersten Wochen verbrachte er im berüchtigten Columbia-Gefängnis, im Oktober wurde er für drei Wochen ins Konzentrationslager Brandenburg gebracht, da man vermutete, er habe Berichte über die Zustände in der "Folterhölle der Gestapo" hinausgeschmuggelt. Die letzten Monate im Columbia-Gefängnis verbrachte er in Einzelhaft.[936]

Im Januar 1934 wandte sich Berta Lask, die in Moskau von seiner Verhaftung gehört hatte, an die Moskauer Parteivertretung mit dem Vorschlag, sich gegen ihren Sohn im Gefängnis austauschen zu lassen, da er ein noch junger und sehr begabter Nationalökonom sei, der der Partei nützlicher als sie sein könne.

---

931 In einigen Dokumenten wird der Name Diamant noch Dymant geschrieben.

932 In der Literatur finden sich unterschiedliche Quellen zu ihrem Geburtsdatum: es wird entweder das Jahr 1898, 1899 oder das Jahr 1903 angegeben.

933 Vgl. Diamant Leben S. 174. 1998 lernte ich während meiner Recherchen im Bundesarchiv Kathi Diamant, eine amerikanische Schauspielerin und Schriftstellerin kennen, die – eventuell entfernt verwandt mit Dora Diamant – seit Jahren ihr Leben erforscht und 2003 eine Biographie veröffentlicht hat. Vgl. Diamant Love passim.

934 Vgl. Lebenslauf Ludwig Lasks; RCChIDNI, 495/205/5748, Bl. 62.

935 Vgl. Lebenslauf Ludwig Lasks für Parteiausweis; RCChIDNI, 495/205/5748, Bl. 73.

936 Vgl. Lebenslauf Ludwig Lasks; RCChIDNI, 495/205/5748, Bl. 63 und 74-75. Das Columbia-Gefängnis am Alexanderplatz galt neben dem Gestapo-Gebäude in der Prinz-Albrecht-Straße als berüchtigste Folterkammer für politische Häftlinge.

Ihr Gesuch wurde als indiskutabel abgelehnt, solche "individuellen Handlungen" seien parteischädigend. Jeder sollte im Gegenteil an seiner Stelle kämpfen.[937]

Während der Haft Ludwigs wohnte Dora bei ihrem Schwiegervater in Lichterfelde. Anfang März 1934 wurde Doras und Ludwigs Tochter Marianne geboren[938]; da Dora nach der Geburt an einer schweren Lungenentzündung erkrankte, wurde Ludwig am 26.03. vorzeitig aus der Haft beurlaubt mit der Auflage, sich während der folgenden zwei Monate täglich auf der Polizeiwache zu melden. Nach seiner offiziellen Haftentlassung im Juni 1934 unterlag er der Meldepflicht zweimal wöchentlich. Ludwig Lask war jederzeit von erneuter Verhaftung bedroht, bei der politischen Arbeit waren ihm die Hände gebunden, so daß er Ende Oktober 1934 ohne Paß die deutsch-tschechische Grenze im Riesengebirge überschritt und nach Prag fuhr. Dora und Marianne verließen die gemeinsame Wohnung in Berlin-Wilmersdorf und zogen zu Louis Jacobsohn-Lask nach Berlin-Lichterfelde. Ludwig Lask hatte noch keine offizielle Erlaubnis der Partei zur Emigration erhalten, wurde in Prag deshalb nicht zur politischen Arbeit zugelassen und lebte dort sehr isoliert. Finanziell wurde er von seiner in Holland lebenden Schwester Ruth unterstützt.[939] Schließlich erhielt Ludwig Lask über das jüdische Komitee einen Interimspaß und reiste Ende Februar 1935 nach Moskau. Dort lebte er unter dem Decknamen Hans Eiler. Im Oktober 1935 wurde er sowjetischer Staatsbürger, im Dezember bekam er eine Anstellung im Marx-Engels-Institut – hier arbeitete einer seiner Schulfreunde, der Russe Paul Weller, der aus Krankheitsgründen seine Jugend in Deutschland verbracht hatte.[940] Später arbeitete Ludwig Lask in der Druckerei "revolutionärer Funke" als Korrektor. In Moskau nahm er auch Kontakt zu Lazar Minor auf, den er gelegentlich besuchte.[941]

---

937 Vgl. Briefwechsel Berta Lasks mit Fritz Heckert, Januar 1934; RCChIDNI, 495/205/1415, Bl. 171-173.

938 Wenige Tage vor der Geburt seiner Enkelin Marianne schrieb Louis Jacobsohn-Lask an seine Tochter Ruth:
„Wir erwarten in allernächster Zeit in unserer Familie ein freudiges Ereignis, da Dora wohl bald niederkommen wird. Sie befindet sich in ausgezeichnetem Zustande und hat schon alle Vorbereitungen für das Kind getroffen. Sie hat auch schon den Namen für den Jungen in Bereitschaft, aber den Namen für ein etwa eintreffendes Mädchen hat sie noch nicht finden können. Vielleicht hilfst Du ihr da ein bischen aus, liebe Ruth...". Dora schrieb dazu: „... Ich bin durch das dauernde und intensive Zusammensein mit Vater euch allen sehr nahe gekommen und mein völlig abhanden gekommener Familiensinn ist sehr stark wieder erwacht...".
Brief Louis Jacobsohn-Lasks an Ruth und Ernst „Liebe Kinder" vom 27.02.1934; SAdK Berlin, Sammlung Berta Lask, Nr. S 37.

939 Vgl. Lebenslauf Ludwig Lasks vom 04.05.1937; RCChIDNI, 495/205/5748, Bl. 63.

940 Vgl. Stammberger/Peschke Moskau S. 469f.

941 Vgl. Ludwig Lasks Bericht über Kontakte in der Sowjetunion; RCChIDNI, 495/205/5748, Bl. 64.

Hermann Lask, der mittlere der drei Söhne, arbeitete nach einer kaufmännischen Lehre von 1925 bis 1927 in verschiedenen Papier- und Zellstofffabriken und studierte danach bis 1931 an der Gewerbehochschule Köthen, wo er das Examen als Papiertechniker ablegte. Er hatte diese Ausbildung ursprünglich mit dem Ziel begonnen, einmal die kleine Papierfabrik seines Großvaters in Falkenberg zu übernehmen, die dann aber von einem Cousin geleitet wurde. Auch Hermann Lask interessierte sich früh für den Kommunismus. 1928 trat er in Köthen der KPD bei und leitete den dortigen kommunistischen Jugendverband. Nach Abschluß seiner Ausbildung war auch er arbeitslos und kehrte nach Berlin zurück. Er war Parteiinstrukteur verschiedener Betriebe sowie Mitherausgeber der Zeitung "Das rote Kabelwerk". Ab 1933 arbeitete er in der illegalen Agitpropabteilung Lichtenberg, und bis 1935 war er für die Beschaffung illegaler Quartiere für das Zentralkomitee des Kommunistischen Jugendverbandes zuständig.[942]

In der Partei lernte Hermann Lask wie seine Brüder seine spätere Frau kennen, Alice Müller, geboren 1910. Sie war 1930 der KPD beigetreten und arbeitete damals als Telefonistin. Im Juli 1932 wurde ihr erstes Kind, Ruth, geboren. Nachdem Hermann Lasks Mutter und beide Brüder emigriert waren, wurde auch für ihn und seine Frau das Leben in Berlin gefährlicher, und Ende Mai 1935 reiste die Familie in die Sowjetunion. Sie zog nach Archangelsk, wo Hermann Lask Arbeit als Meister und 1936 als Ingenieur im Papier- und Zellstoffkombinat, der ersten modernen Sulfatzellulosefabrik der Sowjetunion, bekam. Alice Lask arbeitete später als Lehrerin in einer Mittelschule. Ihre Tochter Ruth erkrankte und starb 1936; im April 1937 wurde ihr Sohn Ernst geboren.[943]

5.2 Ein Neuanfang: Louis Jacobsohn-Lasks Emigration

5.2.1 Der 15. Internationale Physiologenkongreß: eine neue Perspektive tut sich auf

Louis Jacobsohn-Lask und seine Schwiegertochter Dora Lask mit der Enkelin Marianne waren die letzten Familienmitglieder, die noch in Berlin blieben. Dort hatten sie engen Kontakt zu Bertas Schwester Helene Lask. Die Diffamierung und Verfolgung der Juden und die Trennung von seiner Frau und den Söh-

---

942 Vgl. Autobiographie Hermann Lasks vom 08.01.1946; RCChIDNI, 495/205/1288, Bl. 131.

943 Vgl. Komintern-Personalakte Hermann Lasks; RCChIDNI, 495/205/1288, Bl. 130 u. 149, und Brief von Hermann und Alice Lask an Louis Jacobsohn-Lask vom 11.12.1936; SAdK Berlin, Sammlung Berta Lask, Nr. S 37.

nen machte Jacobsohn-Lask jedoch zunehmend Sorgen. Eine ruhige Arbeit an seinem „Lebenswerk“, das er eigentlich noch in seiner Heimat vollenden wollte, war nicht mehr möglich, so daß auch er über eine Emigration nachdachte.[944] Mit einem Vortrag über seinen Atlas meldete sich Louis Jacobsohn-Lask 1935 für den 15. Internationalen Physiologenkongress an, der im August in Leningrad und Moskau stattfand. Die Begegnungen auf dieser Reise ermöglichten schließlich seine Emigration wenige Monate später.

Im August 1935 fuhr Louis Jacobsohn-Lask zunächst nach Leningrad. Dort traf er seinen Sohn Ludwig und besuchte den Kongress. Er reiste privat, im Gegensatz zu den offiziellen deutschen Teilnehmern, die ihre Reisegenehmigung beim Reichsministerium für Erziehung und Volksbildung beantragen mussten. Sie sollten als deutsche Abordnung "geschlossen und wirkungsvoll" Deutschland und die deutsche Hochschulmedizin vertreten. Es wurden 30 Wissenschaftler ausgewählt. Die Themen kamen zum Großteil aus dem arbeitsmedizinischen Bereich, aber auch aus anderen Gebieten der Physiologie. Die Antragsteller mussten "politisch einwandfrei" im nationalsozialistischen Sinn sein, um ein Bollwerk gegen die deutschen Emigranten und "nichtarischen Privatärzte" zu bilden, die in Rußland "Wind gegen Deutschland" machten.

Insgesamt nahmen über 1400 Wissenschaftler am Kongreß teil, es wurden 400 Vorträge gehalten. Die Kongreßsprachen waren Englisch, Französisch, Italienisch und nach mehreren Verhandlungen auch Deutsch. Das Reichsministerium für Erziehung und Volksbildung hatte die Teilnahme der Deutschen von der bedingungslosen Zulassung der deutschen Sprache als Kongreßsprache abhängig gemacht, die dem deutschen Botschafter in Moskau schließlich im Juli 1935 zugesagt wurde. Eröffnet wurde der Kongress von dem bereits 86jährigen Iwan Petrowitsch Pawlow. Es wurden Themen aus allen Teilgebieten der Physiologie behandelt.[945]

Jacobsohn-Lasks "Vergleichende Übersicht des Zentralnervensystems der Tiere und des Menschen" wurde in die Sektion "Evolutionary Physiology" integriert,[946] obwohl der Vortrag inhaltlich zwar mit "Evolution" in Verbindung gebracht werden konnte, aber aus dem Bereich der Anatomie und nicht der Physiologie kam. Für den aus dem öffentlichen Leben in Deutschland bereits ausgegrenzten Jacobsohn-Lask bedeutete dieser Vortrag eine wichtige Möglichkeit, sein "Lebenswerk" vor einer großen internationalen Forschergemeinschaft präsentieren zu können. Unter den 400 Vortragenden waren auch einige Neurowis-

---

[944] Vgl. Trauerrede Berta Lasks für ihren Mann am 25.05.1940; Archiv Familie Lask.

[945] Vgl. BArch, R 4901/2949, Bl. 86, 92, 172, 197, 205. „Reichsministerium für Erziehung und Volksbildung. XI. Internationaler Physiologenkongreß Leningrad und Moskau 9.-17. Aug. 1935“.

[946] Vgl. Proceedings Congress 1935, S. 597.

senschaftler vertreten, jedoch keiner der alten russischen Kollegen und Schüler Jacobsohn-Lasks.

Warum Jacobsohn-Lasks nicht-physiologisches Thema angenommen wurde, war nicht eindeutig zu klären. Einerseits wollten die Veranstalter sicherlich ein möglichst breites inhaltliches Spektrum bieten. Immerhin kamen 200 Vortragende aus dem westlichen Ausland, 100 davon aus den Vereinigten Staaten von Amerika. Andererseits spielten möglicherweise auch persönliche Verbindungen bei der Auswahl Jacobsohn-Lasks eine Rolle: einer der drei Vorsitzenden der Sitzung "Evolutionary Physiology" war der Jenaer Biologe und Zoologe Julius Schaxel. Vor seinem Einfluß warnte das Reichsministerium für Erziehung und Volksbildung im Vorfeld des Kongresses ganz besonders.[947] Schaxel war zwar kein KPD-Mitglied, hatte sich aber als Vorstandsmitglied des Verbandes der deutschen Hochschulen und Mitarbeiter des thüringischen Ministeriums für Volksbildung politisch engagiert und war gegen die Rassentheorie aufgetreten. Er war im April 1933 aus Jena über die Schweiz nach Leningrad geflohen, wo er als Biologe und Zoologe eine Professur an der Akademie der Wissenschaften erhalten hatte. Noch vor dem Kongreß wechselte er 1935 an die Moskauer Akademie.[948] Vermutlich kannten sich Jacobsohn-Lask und Schaxel zumindest namentlich. Sie kamen zwar aus verschiedenen Schulen, Schaxel war Biologe, so daß sie sich in Deutschland in unterschiedlichen wissenschaftlichen Netzwerken bewegten. Auf jeden Fall verbanden sie aber ähnliche Forschungsansätze, und für Schaxel dürfte auch Jacobsohn-Lasks Atlas interessant gewesen sein. Schaxel hielt selbst einen Vortrag "Über den Einfluß der Funktion auf die Formbildung". Hier postulierte er die formbildende Wirkung der Funktion verschiedener Organe und Zellen auf das sogenannte "präfunktionale" Gewebe.[949] An der Diskussion zu seinem Vortrag beteiligte sich als einziger Jacobsohn-Lask. Allerdings vertrat Schaxel im Gegensatz zu Jacobsohn-Lask eine eindeutig lamarckistische Position – während er eine Vererbung erworbener Eigenschaften mit entsprechenden Strukturveränderungen für möglich hielt,[950] postulierte Jacobsohn-Lask eher eine langsame Veränderung im Laufe der Evolution.

Schaxel paßte mit seiner Haltung gut in die sowjetische Wissenschaft – der Lamarckismus war als Gegenströmung zur klassischen Genetik weit verbreitet und auch politisch gestützt.[951] Während er in westlichen Ländern eine relativ

---

947 Vgl. BArch, R 4901/2949, Bl. 197.

948 Vgl. Tischler Flucht S. 76f.

949 Vgl. Schaxel Einfluß S. 590f.

950 Vgl. Senglaub Auseinandersetzungen S. 559.

951 Die Vorstellung der Vererbung erworbener Eigenschaften stützte das politische Konzept des Kommunismus: durch eine Verbesserung der gesellschaftlichen Umstände und damit des Menschen erhoffte man sich deren direkten Niederschlag in den Erbanlagen der kommenden Generationen und damit die Schaffung eines neuen Menschentypus. Vgl. hierzu auch Richter Rasse (1994) S. 44 und Schulz Begründung S. 547.

rasch vorübergehende Erscheinung war, hielt er sich in der Sowjetunion über Jahrzehnte.[952] Seinen in der Sowjetunion populärsten Vertreter, Trofim Dennissowitsch Lyssenko, soll Schaxel allerdings kritisiert haben. Er wurde 1937 im Rahmen der stalinistischen „Säuberungen" verhaftet und starb im Juli 1943 „unter ungeklärten Umständen".[953]

Ob Jacobsohn-Lask auf diesem Kongreß eine neue "scientific community" fand, ist fraglich. Zumindest ermöglichte der Leningrader Kongreß Kontakte zu Kollegen aus zahlreichen Ländern und besonders aus der Sowjetunion. Sein neuroanatomisch-entwicklungsgeschichtlicher Atlas war gleichermaßen interessant für Mediziner, Biologen, Zoologen und Anatomen. Da nur wenige Exemplare existierten, konnte der Kongress als Multiplikator wirken und das Interesse von Forschern aus anderen Kreisen wecken. Auch bei diesem Kongreß war das gesellschaftliche Rahmenprogramm nicht unbedeutend. Die Veranstalter richteten pompöse Feste "zu Ehren der Gäste" aus, "der Kaviar floss in Strömen".[954] Vermutlich erleichterten vor allem die Leningrader Kontakte Jacobsohn-Lask die Emigration. Eine direkte Initiative Minors oder Krolls ist jedenfalls nicht nachweisbar.

Nach dem Kongreß fuhr Louis Jacobsohn-Lask zusammen mit seinem Sohn Ludwig nach Moskau, wo er seine Frau traf. Auf Einladung von Narkomsdraw konnte er einige Tage mit seiner Frau in einer "Datsche"[955] in der Nähe der Stadt verbringen. Am 26. August hatte er einen Termin mit dem Leiter der Narkomsdraw-Abteilung für wissenschaftlichen Verkehr mit dem Ausland, Wolf Moisejewitsch Bronner[956] Bronner war Dermatologe und Venerologe und hatte

---

[952] Zu den wichtigsten Lamarckisten in der Sowjetunion zählten neben Lyssenko die Botaniker Iwan Wladimirowitsch Mitschurin und Kliment Arkadjewitsch Timirjasew. Lyssenkos Einfluß erstreckte sich noch bis in die Amtszeit Chruschtschows – seine Ideen waren als naturwissenschaftliche Begründung des Marxismus/Leninismus willkommen. Mit Hilfe von zum Teil gefälschten Ergebnissen seiner wissenschaftlichen Untersuchungen soll er sich gegen die klassischen Genetiker Sergej Tschetwerikow, Theodor Dobschanskij und Nikolaj Dubinin durchgesetzt haben. Von 1938 bis zum Amtsantritt Breschnews 1964 blieb Lyssenko Leiter des Instituts für Genetik der Akademie der Wissenschaften der UdSSR und beeinflußte damit die gesamte Forschung in der Sowjetunion nachhaltig. Schon als Leiter des Allunionsinstituts für Genetik und Zuchtverfahren in Odessa in den 1930er Jahren hatten seine Forschungsergebnisse nationale Bedeutung. Vgl. Schulz Begründung S. 546f., Jahn Lyssenko S. 893 und Lustig Neurologie S. 74-77.

[953] Vgl. Deichmann Biologen S. 44.

[954] Vgl. Brief Jacobsohn-Lasks an seinen Sohn Hermann v. 25.08.1935; Archiv Familie Lask.

[955] Wochenendhäuschen mit kleinem Garten.

[956] Der Vorstellungstermin Jacobsohn-Lasks bei Bronner läßt sich durch zwei Dokumente belegen: in einem Brief an seinen Sohn Hermann vom 25.08.1935 (Archiv Familie Lask) schreibt Jacobsohn-Lask, er habe am folgenden Tag einen Termin im Volkskommissariat für Gesundheitswesen, um über die Modalitäten einer eventuellen Übersiedlung in die Sowjet-

von 1918 bis zu seiner Verhaftung 1937 zusätzlich diese Funktion bei Narkomsdraw inne. Er war in seiner Zusammenarbeit mit Agrojoint eine der Schaltstellen für die Emigration deutscher Ärzte. Wahrscheinlich wurde die Verbindung zu Bronner über Julius Schaxel hergestellt: Schaxel erstellte für Agrojoint Gutachten über die vorgeschlagenen Ärzte, um die Genehmigung für eine Einwanderung zu erleichtern, und da er und Jacobsohn-Lask sich kurz zuvor in Leningrad getroffen hatten, ist eine Initiative Schaxels auch in seinem Fall zu vermuten. Außerdem hatte Schaxel Verbindungen zum Moskauer kommunistischen Ärzteaktiv, deren Mitglieder wiederum in Kontakt standen mit den anderen deutschen kommunistischen Emigranten, unter ihnen Berta und Ludwig Lask.[957] Berta Lask kannte Schaxel flüchtig auch persönlich, wie sie 1937 in einem Brief an Wilhelm Pieck erwähnte – Schaxel hatte eines ihrer Dramen gelesen, da sie dort das Leben an einer Universität beschrieb; er sollte diese Textstelle auf ihre Plausibilität überprüfen.[958] Jedenfalls konnte Jacobsohn-Lask die für die Emigration notwendigen Gespräche und Formalitäten rascher und einfacher erledigen als die meisten seiner durch die Vermittlung von Agrojoint oder der Internationalen Roten Hilfe emigrierenden Kollegen.

Jacobsohn-Lask fiel der Entschluß zur Emigration nicht leicht, und er knüpfte ihn an eine vertragliche Zusicherung günstiger Arbeitsbedingungen zur Vollendung seines "Lebenswerkes".[959] Bronner, bestrebt, den Ärztemangel auszugleichen, übermittelte ihm jedoch zunächst nur die Einladung eines großen Moskauer Krankenhauses, die Leitung der neurologischen Abteilung zu übernehmen. Dies lehnte Jacobsohn-Lask aufgrund seines hohen Alters ab.[960] Er wollte seine wissenschaftliche Arbeit vollenden, sah sich aber gesundheitlich nicht dazu in der Lage, nebenbei noch eine große Klinik zu führen. Wenige Tage nach den Verhandlungen mit Narkomsdraw reiste er noch ohne eine definitive Entscheidung über Ziel und Zeitpunkt der Emigration zurück nach Berlin.

Bronner bemühte sich indessen um eine andere Lösung. Bereits im Oktober 1935 erreichte Jacobsohn-Lask ein Einladungsschreiben von Jewgenij Alexandrowitsch Nielsen, dem Leiter des Setschenow-Instituts für physikalische Heilmethoden in Sewastopol, im Auftrag von Narkomsdraw. Er konnte ihm Arbeitsräume und Material für die Vollendung seines Werkes sowie eine Bezahlung von 800 Rubeln monatlich und eine Wohnung anbieten.[961] Jacobsohn-Lask sagte

---

union zu verhandeln. Sein Sohn Ludwig spezifiziert diese Angabe in einem Lebenslauf vom 04.05.1937. Vgl. RCChIDNI 495/205/5748, Bl. 64.

[957] Vgl. Tischler Flucht S. 77.

[958] Vgl. Brief Berta Lasks an Wilhelm Pieck vom 24.11.1937; RCChIDNI, 495/205/1415, Bl. 197.

[959] Vgl. Brief Jacobsohn-Lasks v. 25.08.1935 an seinen Sohn Hermann; Archiv Familie Lask.

[960] Vgl. RCChIDNI 495/205/5748, Bl. 64.

[961] Vgl. Karte von Nielsen an Jacobsohn-Lask v. 26.10.1935; Archiv Famlie Lask.

zu, froh, eine Möglichkeit zur Vollendung seines Werkes sogar in bezahlter Stellung zu erhalten.

Es ist fraglich, warum man ihn nach Sewastopol schicken wollte. Jacobsohn-Lask selbst führt unterschiedliche Gründe wie die Moskauer Wohnungsnot und das bessere südliche Klima hierfür an.

5.2.2 Flucht aus Deutschland

Jacobsohn-Lasks Einreisevisum traf im Dezember 1935 bei der sowjetischen Botschaft in Berlin ein. Von den deutschen Behörden wurde ihm jedoch keine Auswanderungsgenehmigung erteilt, da die Gestapo noch über den Verbleib Berta Lasks recherchieren wollte:

> *„Ganz unerwartet hatte mit einem Male die Gestapo an mir Interesse gewonnen, d.h. eigentlich weniger an mir, denn der Krimmi bescheinigte mir wohlwollend, dass ich ein höchst achtbarer und unschuldiger Mann sei, sondern an Mutter, die für die Gestapo eine höchst mysteriöse Persönlichkeit wäre, und von der man gerne wissen möchte, wo sie eigentlich stecke und was sie treibe. Da die Auskünfte, die ich über diese mysteriöse Persönlichkeit erteilte, der Gestapo wahrscheinlich nicht genügten, so wollte sie noch genauere Recherchen anstellen, und ich mußte nun warten, und konnte mein Geld, d.h. die Reichsfluchtsteuer (immerhin über 15.000 RM) nicht loswerden, zumal ja das Deutsche Reich gegenwärtig so wohlhabend ist und in Butter schwimmt, dass es auf jegliche Steuern verzichten kann.“*[962]

Die letzten Monate verbrachten Louis Jacobsohn-Lask und seine Schwiegertochter Dora „in einer schrecklichen Seelenspannung“, sie mußten vorsichtig sein und „jede[n] Schritt ... reiflich überleg[en].“ Das Haus konnte Jacobsohn-Lask noch verkaufen. Am 4. Februar übergab er dem Rechtsanwalt Fritz Rothstein eine Vollmacht über sein restliches Vermögen bei der Reichs-Kredit-Gesellschaft Berlin.[963] So verließ Jacobsohn-Lask schließlich am 7. Februar 1936 mit einem Intouristvisum das Land.[964] Seine wissenschaftliche Sammlung, die Bibliothek und seine Laboratoriumseinrichtung sowie einige Möbel waren kurz vorher bei Nacht von einem sowjetischen Diplomatenwagen abgeholt und über die Grenze gebracht worden.[965] Helene Lask blieb in Berlin. Ihr Plan, nach Holland zu emigrieren, konnte nicht verwirklicht werden – das hierfür gesparte Geld

---

[962] Brief Jacobsohn-Lasks an Hermann und Alice v. 17.02.1936; Archiv Familie Lask.
[963] Vgl. Erklärung Jacobsohn-Lasks über die Vollmacht vom 04.02.1936 an die Reichs-Kredit-Gesellschaft; Archiv Familie Lask.
[964] Vgl. Brief Jacobsohn-Lasks an Hermann und Alice v. 17.02.1936; Archiv Famlie Lask.
[965] Seine Schwiegertochter Dora und die Enkelin Marianne reisten einen Tag später ab, da Dora am Abend des 7. Februar noch einer Versammlung der jüdischen Gemeinde beiwohnen wollte und auf der Durchreise außerdem ihre Eltern in Polen besuchte.

wurde von den Nationalsozialisten beschlagnahmt. Dem Vorschlag Louis Jacobsohn-Lasks, nach Moskau zu fahren, stand sie zwar nicht ganz ablehnend gegenüber, konnte sich aber doch nicht dazu entschließen.[966] Sie wurde 1942 nach Riga deportiert und in einem Konzentrationslager umgebracht.[967]

Die Gestapo bemerkte erst einige Zeit später die Abreise Jacobsohn-Lasks und seiner Schwiegertochter – nach ihren Ermittlungen, die Ende Mai 1936 dem Auswärtigen Amt mitgeteilt wurden, seien Louis Jacobsohn-Lask und Dora Lask am 11.02.1936 „nach Moskau verzogen". Berta Lask sei am 1. Juli 1933 als „auf Reisen befindlich" gemeldet worden und arbeite in Moskau an der staatlichen Bibliothek. Diese Informationen teilte das Auswärtige Amt Mitte Juni der Deutschen Botschaft in Moskau mit, die drei Wochen später die Ergebnisse ihrer Ermittlungen zurück an das Auswärtige Amt in Berlin berichtete – man habe bisher keine Hinweise auf ein „deutschfeindliches Verhalten" der Eheleute Jacobsohn-Lask, werde aber die beiden „im Auge behalten". Das Deutsche Konsulat in Odessa wurde beauftragt, Louis Jacobsohn-Lask in Sewastopol zu beobachten und über ein etwaiges „deutschfeindliches Verhalten" seinerseits zu berichten – daß auch Berta Lask in Sewastopol lebte, war der Botschaft offenbar noch nicht bekannt. Den in der „Prawda" erschienenen Begrüßungsartikel für Louis Jacobsohn-Lask sowie einen Nachruf auf Ernst Lask fügte die Botschaft für die Kollegen in Berlin bei. Das Auswärtige Amt wiederum leitete die Angaben an die Gestapo weiter.[968]

Das Verfahren war hiermit nicht abgeschlossen: ein Jahr später, am 19. Oktober 1937, wandte sich die Gestapo an den Reichsführer SS und Chef der Deutschen Polizei im Reichsministerium des Innern, um die Aberkennung der deutschen Staatsbürgerschaft der Familienmitglieder Louis und Berta Jacobsohn-Lask, Ludwig und Dora Lask[969] sowie Hermann und seiner Tochter Ruth Lask zu erwirken. Damit verbunden war auch die Berechtigung, das Vermögen der Familie einzuziehen. Louis Jacobsohn-Lask habe 1936 einen Lehrstuhl in

[966] Vgl. Brief Louis Jacobsohn-Lasks an Hermann und Alice vom 17.02.1936; Archiv Familie Lask.

[967] Persönliche Mitteilung der Schwiegertochter Mira Lask v. 03.02.1996.

[968] Vgl. Schriftwechsel zwischen Gestapo, Auswärtigem Amt und Deutscher Botschaft in Moskau vom 28.05. bis zum 09.09.1936; BArch, R 901, Film 5424. Ausw. Amt. Die Frage nach „deutschfeindlichem Verhalten" der Familie hatte einen wichtigen Hintergrund: ein solches Verhalten wäre Grund für die Einziehung der in Deutschland verbliebenen „Vermögensstücke" der Familie gewesen. Da sich der Verdacht jedoch nicht bestätigen ließ, konnte die Gestapo noch nicht über die Vermögensangelegenheiten entscheiden, wie sie dem Auswärtigen Amt am 9. September 1936 mitteilte.

[969] Daß Ludwig und Dora Lask eine Tochter, Marianne, hatten, war der Gestapo offenbar entgangen: „Soweit festgestellt werden konnte, sind keine Kinder aus der Ehe hervorgegangen." Vgl. Brief der Gestapo vom 19.10.1937 an den Reichsführer SS und Chef der Deutschen Polizei im Reichsministerium des Innern; LAB A Rep. 093-03, Nr. 50482/ 42, Bl. 170/39.

Sewastopol übernommen und sei damit in sowjetische Staatsdienste eingetreten. Ihm sei deshalb eine „besonders schwere Verletzung der Treupflicht gegenüber dem Deutschen Reiche“ vorzuwerfen – ein höhnischer Vorwurf angesichts der Vertreibung jüdischer Bürger aus Deutschland. Der Begrüßungsartikel der Prawda galt der Gestapo als Beweis für Jacobsohn-Lasks herausragende Stellung als Wissenschaftler in der Sowjetunion.[970] Dem Schreiben der Gestapo ist zu entnehmen, daß die Familie „erhebliche Vermögenswerte im Reichsgebiet zurückgelassen“ hatte; es sollten deshalb „vorsorgliche Maßnahmen zur Sicherstellung dieser Werte getroffen werden“.[971] Wenige Wochen später, im November 1937, wurde Louis und Berta Jacobsohn-Lask, Ludwig, Hermann, Dora und Ruth Lask nach §2 des Gesetzes über den Widerruf von Einbürgerungen und die Aberkennung der deutschen Staatsangehörigkeit vom 14. Juli 1933 die deutsche Staatsangehörigkeit aberkannt. Ihr Vermögen wurde beschlagnahmt.[972]

Louis Jacobsohn-Lask, nach Jahren der Trennung endlich wieder mit der Familie vereint, war froh, der Verfolgung in Deutschland lebend entronnen zu sein. Doch die kommenden Jahre wurden für die Familie kaum ruhiger und sicherer – sie standen unter dem Zeichen des Terrors im Zuge der stalinistischen „Säuberungsaktionen“.

---

[970] Vgl. Brief der Gestapo vom 19.10.1937 an den Reichsführer SS und Chef der Deutschen Polizei im Reichsministerium des Innern; LAB A Rep. 093-03, Nr. 50482/ 42, Bl. 170/38.

[971] Brief der Gestapo vom 19.10.1937 an den Reichsführer SS und Chef der Deutschen Polizei im Reichsministerium des Innern; LAB A Rep. 093-03, Nr. 50482/ 42, Bl. 170/39.

[972] Vgl. Geheime Bekanntmachung des Reichs- und Preußischen Ministers des Innern, Zu IB 2007/5013 c vom November 1937 (ohne genaues Datum); LAB A Rep. 093-03, Nr. 50482/ 2, Bl. 168-170. Eine Bestätigung der Beschlagnahme des Familienvermögens findet sich in einem Brief des Landrats von Frankfurt/Oder an die Gestapo vom 1. Februar 1938; zuständig für die Durchführung der Vermögensbeschlagnahme im gesamten Reichsgebiet war das Finanzamt Moabit-West, Luisenstr. 33/34 in Berlin. An diesen Brief mit der „Rundverfügung“ des Landrats angehängt ist eine Liste der entsprechenden ausgebürgerten Personen, unter ihnen Berta und Louis Jacobsohn-Lask und ihr Sohn Ludwig Johann Lask. Außerdem enthält dieser Brief die Aufforderung an alle Bürgermeister der Grenzorte nach Polen, die in der Liste aufgeführten Personen bei Überschreiten der Grenze sofort festzunehmen. Vgl. BLHA Akte Rep. 41 Brieske Nr. 223 („Aberkennung der deutschen Staatsangehörigkeit, Amtsbezirk Brieske“), Bl. 24f.

5.3 Ein Lebensabend in Unruhe: die letzten Jahre in Sewastopol

5.3.1 Jacobsohn-Lask in seiner neuen Welt: das Laboratorium auf der Krim

In Moskau wurde Louis Jacobsohn-Lask von seiner Frau, seinem Sohn Ludwig seiner Schwiegertochter Selma (Mira) und seinem Freund Lazar Minor empfangen. Vor der Abreise nach Sewastopol besuchte er erneut Bronner und wurde durch ihn Christian Georgijewitsch Rakowskij vorgestellt, der bei Narkomsdraw dem Setschenow-Institut vorstand. Rakowskij sagte Jacobsohn Lask alle nötige Hilfe für seine wissenschaftliche Arbeit zu.[973] Vor seiner Abreise nach Sewastopol schrieb Jacobsohn-Lask an Hermann und Alice nach Archangelsk:

> *„Mutter und ich wollen am 20ten nach Sewastopol fahren und uns dort endgültig niederlassen. Wir sind damit gleichsam Eure Antipoden, und während Ihr in Eis erstarrt, werden wir geschmolzen werden.“*[974]

In Sewastopol arbeitete Berta Lask bei der Internationalen Roten Hilfe[975] und organisierte gesellschaftliche Arbeit am Setschenow-Institut. Nebenbei schrieb sie an ihrem autobiographischen Roman „Stille und Sturm“. Louis Jacobsohn-Lask richtete sich in zwei kleinen Räumen und einer Fotokammer sein Labor ein. Er arbeitete dort zunächst allein, später mit Hilfe einer wissenschaftlich ausgebildeten und an seiner Arbeit sehr interessierten Assistentin, der Ärztin Fanny Oserskaja sowie Rosa Sidlina die für die Herstellung der Fotos verantwortlich war.[976] Statt Rosa Sidlina wurde später Irina Andrejewna eingestellt.[977] Zu seiner Begrüßung erschienen mehrere Artikel in der überregionalen "Prawda" und in verschiedenen Lokalzeitungen, die Jacobsohn-Lask als weltbe-

---

[973] Vgl. RCChIDNI 495/205/5748, Bl. 64.

[974] Brief Jacobsohn-Lasks an Hermann und Alice vom 17.02.1936; Archiv Familie Lask.

[975] Die Internationale Rote Hilfe (IRH) war eine kommunistische Hilfsorganisation, die ursprünglich nach dem Vorbild des Internationalen Roten Kreuzes gegründet wurde. Es standen hier jedoch nicht gesundheitliche, sondern soziale Hilfsangebote im Vordergrund. Man wollte Befreiungskämpfe nationaler Minderheiten, antikoloniale Bewegungen „materiell, moralisch und juristisch unterstützen“, antifaschistisch kämpfen, sich „für Asylrecht und die Befreiung der proletarischen revolutionären Gefangenen“ einsetzen, Gefangene mit Literatur versorgen, gründete Kinderheime u.a.m. Vgl. „70 / 20 Jahre Rote Hilfe“, internet-Recherche Juli 2004.

[976] Vgl. Brief Jacobsohn-Lasks an Propper vom 20.09.1937; Archiv Familie Lask.

[977] Vgl. Brief Jacobsohn-Lasks an Mestkom und Partkom des Setschenow-Instituts v. 08.03.1940; Archiv Familie Lask.

rühmten Wissenschaftler priesen, der dem "barbarischen Deutschland" entkommen sei.[978] In den Artikeln wurde die Fortschrittlichkeit der Sowjetunion, die anhand des Stellenwertes der Wissenschaft gemessen wurde, im Vergleich zu Deutschland hervorgehoben.
Nach mehrfachen Anträgen erhielt Louis Jacobsohn-Lask im August 1936 schließlich auch die sowjetische Staatsbürgerschaft. Die deutsche Staatsbürgerschaft wurde Jacobsohn-Lask, seiner Frau und den Söhnen im Januar 1938 aberkannt.[979] Trotzdem fiel ihm die Eingewöhnung in diese ganz fremde Umgebung nicht leicht, und manchmal sehnte er sich nach Deutschland zurück:

> *„... dieses Sich-nicht-fremd-fühlen ist wohl das Ureigentliche des beglückenden Heimatgefühles. ... Und ob Freude oder Kummer seine Seele erfüllt, die Heimat wie eine Geliebte vergrößert seine Freude und tröstet auch seinen Schmerz. Die Heimat kann rauh, kalt, und der Lebenskampf in ihr kann ein recht schwerer sein, und doch liebt man sie, weil die Seele mit keiner anderen Stätte so verwachsen ist wie mit ihr. Man mag in ein fremdes Land kommen, das an Naturschönheit die Heimat weit übertrifft ... und doch, nach einiger Zeit erfaßt einen mit unwiderstehlicher Gewalt die Sehnsucht nach der vertrauten Heimat, da man sich nirgends so geborgen fühlt wie in ihr. ... Ich bin nun auch in eine neue Heimat verpflanzt. In der alten ist eine Pest aufgetreten, und Frau und Kinder riefen mich, damit ich nicht elend zugrundegehe."*[980]

Jacobsohn-Lasks Arbeitsbedingungen waren trotz seines offiziell hohen Ansehens durch tägliche Stromsperren und Materialknappheit erschwert. Den größten Teil der Laboratoriumseinrichtung hatte er aus Deutschland mitgebracht, aber Fotopapier und Reagenzien wurden allmählich knapp. Dies wurde sogar in der Lokalzeitung öffentlich gemacht: einige Monate nach seiner Ankunft, im August 1936, erschien ein Artikel im „Leuchtturm der Kommune", in dem „das große Vertrauen der fortschrittlichen ausländischen Intelligenz, die in unserem Land die Hochburg der Kultur und Wissenschaft sieht", betont wird. In diesem Artikel wird auch die Materialknappheit erwähnt, und das Institut sowie die Stadt wurden dazu aufgerufen, Jacobsohn-Lask die Arbeit möglichst leicht zu machen:

> *„...Doch leider kann Professor Jacobsohn-Lask bis heute die geplante Forschungsarbeit nicht vollständig entfalten. Es fehlen eine Reihe notwendiger Materialien. ... Abgesehen davon, daß für unser Land die umfangreiche Arbeit von Professor Jacobsohn-Lask sehr wertvoll ist, daß wir an der Beendigung seiner Arbeiten interessiert sein*

---

978 Vgl. P. Akulow: Tol'ko v naschej stranje wysoko cenjat nauku. (Nur in unserem Land schätzt man die Wissenschaft so hoch.) Krasny Chernomorez (Roter Schwarzmeermatrose), Sewastopol, 28.06.1936.
979 Vgl. Liste des Innenministeriums über Aberkennung der deutschen Reichsangehörigkeit vom 14.01.1938; BArch, R901, Film 4164.
980 Tagebuchaufzeichnung vom 25.06.1936; Archiv Familie Lask.

sollten, bedrückt den energischen Gelehrten physisch und moralisch der unnütze Zeitverlust. ...".[981]

Für Jacobsohn-Lask, der herzkrank war und deshalb zwischendurch seine Arbeit immer wieder unterbrechen mußte, war es tatsächlich ein Wettlauf mit der Zeit. Er wandte sich an Rakowskij, der ihm zuvor in Moskau jede Hilfe versprochen hatte, ohne jedoch eine Antwort zu bekommen, so daß er seinen Sohn Ludwig bat, Rakowskij aufzusuchen. Auch dies hatte keine Wirkung, und Jacobsohn-Lask nahm schließlich persönlichen Kontakt zu Grigorij Naumowitsch Kaminskij, dem Volkskommissar für Gesundheitswesen, auf. Erst danach wurde ein Teil seiner Arbeitsbedingungen verbessert.[982] Immer wieder während der folgenden Jahre kam es jedoch zu Problemen wie Materialknappheit, zeitweise wurden ihm auch ohne Begründung seine Assistentinnen entzogen, so daß Jacobsohn-Lask sich mehrfach mit Bitten oder Beschwerden an den Institutsleiter Nielsen oder an Narkomsdraw direkt wandte.[983] Fanny Oserskaja hatte sich während der Zeit ihrer Zusammenarbeit mehrfach in Moskau im Mikroskopieren fortgebildet und neue Techniken erlernt, die sie in Sewastopol anwenden konnte. Mit Jacobsohn-Lasks Unterstützung gab sie 1939 selbst einen Atlas der Anatomie des Zentralnervensystems des Menschen heraus.[984]

Noch 1936 wurde Jacobsohn-Lasks fotografischer Atlas der vergleichenden Neuroanatomie in der Fachzeitschrift "Nevropatologia, psikhiatria i psichogigiena" ausführlich und weitgehend positiv rezensiert. Herausgeber der Zeitschrift war Michail Kroll, Nachfolger Minors an der II. Moskauer Staatsuniversität und inzwischen einer der führenden Neurologen des Landes. Der Autor des Artikels war Alexej S. Tschernyschew. Er hatte in den 1920er Jahren mehrere neuroanatomische Arbeiten in Deutschland veröffentlicht und forschte über Leitungsbahnen im Gehirn, ein Thema, das auch Jacobsohn-Lask nach der Jahrhundertwende zum Gegenstand einiger seiner Arbeiten gemacht hatte.[985] Bereits unter Oskar Vogt war Tschernyschew nach seiner Assistentenzeit in der anatomischen Prosektur des Moskauer Semaschko-Krankenhauses seit 1927 Assistent am Moskauer Hirnforschungsinstitut.[986] In den 1930er Jahren arbeitete Tschernyschew dort unter Semen Alexandrowitsch Sarkissow, der die Leitung

---

981 „Pomotsch utschenomu" („Dem Gelehrten helfen"), Leuchtturm der Kommune, Sewastopol 09.08.36, No. 182. Wer diesen Artikel geschrieben hat, ließ sich nicht herausfinden.

982 Vgl. Lebenslauf Ludwig Lasks v. 04.05.1937; RCChIDNI 495/205/5748.

983 Vgl. Briefe Jacobsohn-Lasks an Nielsen v. 19.12.1936 und an Propper v. 15.06. und 20.09.1937; Archiv Familie Lask.

984 Vgl. Brief Jacobsohn-Lasks an Mestkom und Partkom des Setschenow-Instituts vom 08.03.1940; Archiv Familie Lask. Fanny Oserskaja war seine wichtigste Mitarbeiterin; auf sie zu verzichten, bedeutete eine erhebliche Beeinträchtigung seiner Tätigkeit.

985 Vgl. Tschernyschew Frage S. 300-354.

986 Dieses Institut wurde auch „Institut Mozga", also „Hirninstitut", genannt.

des Instituts von Vogt übernommen hatte. Tschernyschew muß ein Exemplar des Werkes vorgelegen haben – möglicherweise hatten sich beide 1935 in Leningrad anläßlich des Kongresses getroffen.[987] Sarkissow jedenfalls und damit das Moskauer Hirnforschungsinstitut erhielt erst Anfang 1937 offiziell ein Exemplar von Jacobsohn-Lask.

Im Januar 1937 schrieb Jacobsohn-Lask an seinen Rechtsanwalt in Berlin, Fritz Rothstein, mit der Bitte um Überweisung einer Summe für Fotopapier und Transportkosten – er hatte einen Großteil seines mitgebrachten Materials für die Herstellung weiterer Exemplare der ersten drei Bände des Atlasses verbraucht. Ein entsprechender Antrag Rothsteins bei der Devisenstelle wurde jedoch abgelehnt. Auch das Honorar an Rothstein konnte nicht von Jacobsohn-Lasks Konto gezahlt werden: die Genehmigung der Devisenstelle durfte nur erteilt werden, wenn keine Steuerrückstände vorlagen und von keiner staatlichen Stelle, die polizeiliche Befugnisse ausübte, Bedenken erhoben wurden. Auf Nachfrage Rothsteins beim Finanzamt wurden Steuerrückstände verneint – es müssen also andere Bedenken gegen die Auszahlung des Geldes vorgelegen haben. Jacobsohn-Lask konnte nun auch über seinen Bevollmächtigten nicht mehr über sein Konto in Deutschland verfügen.[988]

Anfang 1937 verschickte Jacobsohn-Lask zehn neu hergestellte Exemplare seiner ersten beiden Bände des Atlasses an sowjetische neurowissenschaftliche Institute, der dritte Band folgte ein Jahr später. Einer der Empfänger war Boris Innocentjewitsch Lawrentjew, Leiter der morphologischen Abteilung des Allunionsinstituts für experimentelle Medizin in Moskau.[989] Lawrentjew war wie Jacobsohn-Lask Teilnehmer des Internationalen Physiologenkongresses zwei Jahre zuvor in Leningrad gewesen. Dort hatte er einen Vortrag über die "Histophysiologie der Innervationsmechanismen (Synapsen)" gehalten.[990] Er war einer der Begründer der russischen Histophysiologie und experimentellen Neurohistologie und arbeitete seit 1932 am Moskauer Allrussischen Institut für Experimentelle Medizin. Besonders bekannt wurde er durch seine Arbeiten zur vergleichenden Neuroanatomie, zur phylo- und ontogenetischen Entwicklung von Nervenstrukturen und zur Anatomie des vegetativen Nervensystems – The-

---

[987] Über direkte Kontakte zwischen Tschernyschew und Jacobsohn-Lask sind keine Unterlagen bekannt.

[988] Vgl. Brief Rothsteins an Jacobsohn-Lask vom 28.01.1937; Archiv Familie Lask.

[989] Neben Lawrentjew erhielten den Atlas das Hirninstitut Pawlow in Leningrad, Sarkissow am Hirninstitut Moskau, Lazar Minors Schüler Alexander Michailowitsch Grinstein in Charkow, das Psychoneurologische Institut Odessa, Leonid Iwanowitsch Omorokow, Leiter der Klinik für Nervenkrankheiten in Kasan, weiterhin Sachartschenko vom Institut für Nervenkrankheiten in Taschkent, M. Amosow, Leiter der Klinik für Nervenkrankheiten in Baku und Konstantin Nikolajewitsch Tretjakow in Saratow. Vgl. Briefe Jacobsohn-Lasks an Narkomsdraw v. 15.6. und 27.12.1937; Archiv Familie Lask.

[990] Vgl. Lawrentjew Histophysiologie S. 295f.

men, mit denen sich auch Jacobsohn-Lask intensiv beschäftigte, so daß beide einen Forschungsschwerpunkt teilten. In den 1920er und Anfang der 1930er Jahre hatte Lawrentjew mehrere Artikel in der deutschen "Zeitschrift für mikroskopisch-anatomische Forschung" veröffentlicht. Es ist anzunehmen, daß Jacobsohn-Lask diese Arbeiten kannte. Lawrentjew seinerseits war sehr interessiert an Jacobsohn-Lasks Werk. Einem Brief Jacobsohn-Lasks vom September 1937 an den Stellvertretenden Volkskommissar für Gesundheitswesen Nikolai Iwanowitsch Propper (-Graschtschenkow) zufolge schlug Lawrentjew einen Anschluss des Sewastopoler Laboratoriums Jacobsohn-Lasks an die Akademie der Wissenschaften vor:

> *„Prof. Lawrentjew, der sich für meine Arbeiten interessiert, ist der Ansicht, daß mein Laboratorium wohl besser an diejenigen der Akademie der Wissenschaft angeschlossen würde, weil der Zusammenhang mit diesen ein viel engerer wäre als mit dem Setschenow-Institut, das ja wesentlich praktisch medizinischen Zwecken dient. Daß dieser Anschluß für meine Arbeiten ein großer Vorteil wäre, ist nicht zu bezweifeln. Sollte dies zu ermöglichen sein, so wäre ich sehr dankbar dafür. Selbst bei diesem Anschluß könnte ich auch hier in Sewastopol meine Arbeiten fortsetzen."*[991]

In der Nähe des Setschenow-Instituts lag die Biologische Station der Akademie der Wissenschaften, die eines der international führenden Forschungsinstitute auf dem Gebiet der Embryologie, vergleichenden Anatomie und experimentellen Morphologie war.[992] Es ist zu vermuten, daß Lawrentjew selbst eng mit der Biologischen Station zusammenarbeitete und diese auch besucht hat. Möglicherweise traf er sich bei dieser Gelegenheit mit Jacobsohn-Lask. Noch im Jahr seiner Ankunft in Sewastopol erhielt Jacobsohn-Lask durch Vermittlung der Biologischen Station Tiermaterial für die Vollendung des vierten Bandes seines Atlasses des Zentralnervensystems der Tiere und des Menschen. In diesem vierten Band wollte Jacobsohn-Lask die Architektonik des Hinter- und Mittelhirns aller Wirbeltierklassen vergleichend darstellen. Hiermit ist also ein direkter wissenschaftlicher Kontakt zur Biologischen Station belegt.[993] Ein Anschluß des kleinen Laboratoriums an die Akademie der Wissen-

---

[991] Vgl. Brief Jacobsohn-Lasks an den stellvertretenden Volkskommissar Propper v. 20.09.1937; Archiv Familie Lask.

[992] In einer Erinnerung an das 1941 von den Deutschen zerstörte Sewastopol schrieb Berta Lask im Mai 1944:
"Berühmte Werkstätten der Wissenschaft und Erholungsstätten lagen am Ufer der Bucht, weithin sichtbar mit säulengeschmückten weißen Mauern, die biologische Station der Akademie der Wissenschaften und das Heil- und Forschungsinstitut namens Sechenov."
SAdK Berlin, Berta Lask-Archiv, Akte 62.

[993] Vgl. Bericht Jacobsohn-Lasks über seine wissenschaftliche Tätigkeit im Neuro-histologischen Laboratorium des Setschenow-Institutes zu Sewastopol im Jahre 1936; Archiv Familie Lask.

schaften kam jedoch nie zustande, und über eine Fortführung oder eine Intensivierung des Kontaktes zur Biologischen Station sind keine Dokumente bekannt.[994] Zur Verlegung des vierten Teils seines Atlasses trat Jacobsohn-Lask mit dem Verlag "Biomedgis" in Verhandlung. Victor Minor, der Sohn seines Freundes Lazar Minor, sollte die Übersetzung übernehmen. Hierzu war Jacobsohn-Lasks in Moskau lebende Schweigertochter Mira in ständigem Kontakt mit ihm. Minor verzögerte die Arbeit aber so sehr, daß der Verlag den Vertrag mit ihm kündigte.[995] Der vierte Teil wurde bis zum Tod Jacobsohn-Lasks nicht mehr gedruckt.

Im Herbst 1937 wurde am Setschenow-Institut eine große Feier zum zwanzigjährigen Jubiläum der Oktoberrevolution von 1917 veranstaltet. Zu diesem Anlaß hielt auch Louis Jacobsohn-Lask eine Rede:

> *„Auch mich erfüllt heute ein glückliches Gefühl, dass ich teilnehmen kann an dem großen Feste, welches das gesamte russische Volk heute begeht aus Anlass der vor zwanzig Jahren geschehenen Oktoberrevolution, dieses welthistorischen Ereignisses, durch welches das russische Volk sich aus den Fesseln des Zarenregimes und des Kapitalismus befreite. Diese Freude ist auch in mir so groß, weil auch ich mich befreit fühle von der Unterdrückung, Beschimpfung und Degradation, in welche mich und viele meiner früheren Volksgenossen die in Deutschland zur Macht gelangte Hitlerbarbarei gebracht hat und aus welcher mich die Sowjetregierung erlöste, indem sie mich gastfreundlich aufnahm und mich zum Sowjetbürger machte. Ich bin stolz, dass ich heut zu Ihnen als Sowjetbürger sprechen kann, und dass ich meine Bewunderung dem russischen Volke aussprechen kann, welches in beispiellosem Heroismus viele Jahre lang den schweren Kampf zu seiner Befreiung geführt hat ... . Was Jahrtausende lang die Völker der Erde erträumt und ersehnt haben, das russische Volk hat es erreicht.*
> *Auch in den vergangenen 20 Jahren hat es noch viel durchkämpfen und ertragen müssen, hat die Interventen aus dem Lande vertrieben, hat den früheren Staatsapparat zerschlagen und einen neuen sozialistischen an seine Stelle setzen müssen und hat in den letzten Jahren das Land von den Trotzkisten und Schädlingen gründlich gesäubert. Freudig trotz aller Not ist es daran gegangen, das durch den imperialistischen Krieg und den Bürgerkrieg verwüstete Land wieder aufzubauen, und was es aus den Bodenschätzen des weiten Landes in enthusiastischer Arbeitsfreudigkeit zutage gefördert, was es an Fabriken, Betrieben, an landwirtschaftlichen Kollektivwirtschaften, an Schulen, Krankenhäusern, Kinderheimen, an Kunststätten in diesen 20 Jahren geschaffen, wie es Kunst und Wissenschaft zum Aufblühen gebracht hat, erregt jetzt schon die Bewunderung der ganzen Welt.*
> *Aber das russische Volk hat vom ersten Tage seiner Befreiung an eingesehen, und hat es ja auch gleich zu spüren bekommen, dass das Land ringsum noch von kapitalistischen Ländern umgeben ist und dass es seine neugewonnenen Freiheiten nur schützen*

---

[994] Sewastopol liegt auch heute noch im militärischen Sperrgebiet der Ukraine, so daß Nachforschungen vor Ort nahezu unmöglich sind. Das Setschenow-Institut existiert nicht mehr.

[995] Vgl. Brief Jacobsohn-Lasks an seine Schwiegertochter Mira v. 25.02., o. Jahresangabe (wahrscheinlich 1939); Archiv Familie Lask.

kann, wenn es sich aus dem ganzen Volke eine Armee mit dem dazugehörigen technischen Apparat schafft, die imstande ist, die Grenzen zu schützen und die Feinde abzuwehren. Diese Rote Armee ist der Stolz des Landes. Sie ist jetzt von einer solchen Kraft und einer solchen Ausbildung, dass der Sowjetbürger sich geborgen fühlt und unbesorgt sich seiner friedlichen Aufbauarbeit hingeben kann. Denn das russische Volk liebt den Frieden und will den Frieden. Es verabscheut den Völkerhass und den Rassenhass. Es bildet einen friedlichen Bund vieler verschiedener Nationalitäten, und jede dieser Nationalitäten kann sich frei und ganz seiner Eigenart nach entfalten und kann den anderen das wertvollste seiner Kultur übermitteln. In keinem Lande der Welt ist die Armee so eng mit dem Volke verbunden wie in Sowjetrußland. In anderen Ländern sind es von den Kapitalisten gekaufte Söldlinge oder zum Militärdienst gezwungene Menschen. In Sowjetrußland hat zuerst das Proletariat das Land verteidigt und befreit. Was diese Befreiung der Frau und der Jugend in der Entfaltung ihrer Fähigkeiten gebracht hat, wie jeder sich jetzt emporarbeiten kann, das fühlt besonders die Jugend, und daher reiht sie sich mit Begeisterung in die Rote Armee ein, um ihre Heimat, die sie grenzenlos liebt, vor allen Feinden zu schützen. Darum drängen sich so viele zu der herrlichen Fliegertruppe, die so großartige Leistungen vollbracht hat, dass die Freunde der Sowjetunion sie bewundern, dass die Feinde sie am meisten fürchten.

So ist das russische Volk heute von Stolz und von Freude erfüllt, so hat es das beglükkende Gefühl, dass es einer frohen Zukunft entgegengeht, dass der Sozialismus sich immer weiter entwickelt und ein Segen für alle wird.So müssen wir am heutigen Tage verehrend all jener Helden gedenken, die ihr Leben für die Befreiung ihres Volkes hingegeben haben und auch all der vielen, die von der aufreibenden Arbeit für ihre Volksgenossen frühzeitig dem Tode verfallen sind.

Und am heutigen Tage müssen wir der großen Männer gedenken, die dem Volke die richtigen Wege gewiesen haben, damit es seine große Mission erfüllen konnte. Gedenken wir heute ehrfurchtsvoll zunächst der beiden, die das theoretische Fundament des Sozialismus gelegt haben, indem sie zeigten, durch welche Ursachen der Kapitalismus das Volk so verelendet, jenes herrlichen Dioskurenpaares Marx und Engels. Gedenken wir des genialen Lenin, der die kommunistische Partei Rußlands geschaffen, der unentwegt gegen alle Widersacher dem Volke in seinem Kampfe den richtigen Weg gewiesen hat, auf dem fortschreitend es zum Siege kommen muss, und den es dann auch wirklich errungen hat. Gedenken wir schließlich des Mannes, der nach Lenins Tode das Steuer des Schiffes in seine Hand genommen und der es so geführt hat, dass Sowjetrußland jetzt ein mächtiges und mit jedem Jahre mehr aufblühendes Land geworden ist. Gedenken wir voll Liebe und Verehrung des großen Führers, des Genossen Stalin, der nun auch dem Volke eine Verfassung gegeben hat, welche die beste ist, die jemals ein Volk gehabt hat, welche ihm die Freiheit garantiert und all die Wohltaten, die der Sozialismus einem Volke nur bringen kann. Es leben die großen Führer, es lebe die kommunistische Partei, es lebe das ganze russische Volk."[996]

Jacobsohn-Lask war, trotz seiner Lobeshymne über den Kommunismus und die Sowjetunion, weiterhin parteilos; aus seiner Rede spricht aber seine Dankbarkeit, der Verfolgung in Deutschland entronnen zu sein. Seine Wortwahl läßt

---

[996] Tagebucheintragung Jacobsohn-Lasks, o. Datum; Archiv Familie Lask.

deutlich auf die politische Schulung durch seine Frau schließen.[997] Jedenfalls fand die Feier statt, bevor die Familie selbst begann, unter den stalinistischen Säuberungsaktionen zu leiden.

Über seine wissenschaftlichen Arbeiten zum vegetativen Nervensystem hielt Jacobsohn-Lask während seiner Zeit am Setschenow-Institut zwei Vorträge[998]; ansonsten scheint er mit Unterstützung seiner Assistentin Oserskaja weitgehend isoliert in diesem fachfremden Institut gearbeitet zu haben. Er lernte in seinem hohen Alter noch die russische Schrift und konnte auch einige Sätze sprechen.

Im Dezember 1937, drei Monate nach dem Brief Jacobsohn-Lasks an Propper fragte Propper schließlich selbst im Auftrag von Narkomsdraw bei Jacobsohn-Lask an, ob er seine Forschungen nicht am Moskauer Hirnforschungsinstitut fortsetzen wolle, da er dort von Kollegen weitere Anregungen erhalten und ihnen auch selbst Anregungen geben könne. Von einer Zusammenarbeit mit der Akademie der Wissenschaften bzw. der Biologischen Station in Sewastopol dagegen war nicht die Rede. Zum Moskauer Hirnforschungsinstitut hatte Jacobsohn-Lask bis dahin wenig Kontakt gehabt. Er hatte Semen Alexandrowitsch Sarkissow der seit 1936 Leiter des Hirnforschungsinstituts war und jahrelang unter Oskar Vogt gearbeitet hatte, möglicherweise 1935 anläßlich des Physiologenkongresses in Leningrad getroffen; sie hielten dort beide einen Vortrag. Sarkissow erhielt 1937 auch ein Exemplar seines Atlasses. Jacobsohn-Lask sagte zu, nach Moskau zu kommen, wollte aber erst den vierten Teil seines Atlasses fertigstellen und knüpfte eine Reihe Bedingungen an eine Übersiedlung, so die Einrichtung einer "selbständigen Forschungsabteilung" mit eigenen Räumen und einem Fotolabor, die Beschäftigung auch seiner Assistentin Oserskaja und die Bereitstellung einer ausreichend großen Wohnung mit drei bis vier Zimmern und Badezimmer, da er seit einem Jahr mit einer offenen Wunde lebe. Außerdem fürchtete er Verständigungsschwierigkeiten, da er selbst kaum Russisch sprach.[999] Eine direkte Vorstellung Jacobsohn-Lasks im Moskauer Institut fand nie statt. Die Übersiedlung scheiterte an den Bedingungen, die Jacobsohn-Lask gestellt hatte.[1000] Für ihn selbst war außerdem aufgrund einer Herzkrankheit das

---

[997] Ob er allerdings die Rede selbst geschrieben hatte oder von seiner Frau in der Wortwahl beraten wurde, oder ob sie gar zensiert worden war, läßt sich nicht mehr nachvollziehen. Jedenfalls paßt eine den Kommunismus glorifizierende Rede nicht zu seiner eigentlich kritischen Gesinnung.

[998] Vgl. Tagebuchaufzeichnung Jacobsohn-Lasks von 1939 (nicht genau datiert); Archiv Familie Lask.

[999] Vgl. Brief Jacobsohn-Lasks an den stellvertretenden Volkskommissar Propper v. 27.12.1937; Archiv Familie Lask.

[1000] Vgl. Brief Propper-Graschtschenkows an Jacobsohn-Lask v. 08.02.1938; Archiv Familie Lask.

Klima in Sewastopol wesentlich angenehmer als in Moskau, so daß er eigentlich hoffte, dort bleiben zu können, wie er in einem Brief an seine Frau betonte:

> *„Aber so diametral auch die im Setschenowschen Institut betriebene wissenschaftliche Arbeit der meinigen gegenübersteht, so leistet es mir doch für meine Gesundheit so wertvolle Dienste, wie ich sie in Moskau nie haben kann. ... Es müssten also ganz besondere Anerbietungen sein, die mich umstimmen könnten. Aber nicht nur schöne Aussichten und Versprechungen. Denn was man von solchen zu halten hat, das hat man ja mit der Zeit gelernt. Die Oserskaja würde natürlich sofort mit mir nach Moskau gehen, nichts wäre ihr lieber, als eine solche Umsiedelung ... Aber ich werde nur meiner eigenen Stimme folgen.“*[1001]

Möglicherweise spielten auch andere Bedenken Jacobsohn-Lasks eine Rolle: ihm war sicher bewußt, daß das Moskauer Hirnforschungsinstitut noch ganz der Tradition der cytoarchitektonischen Forschung Oskar Vogts verhaftet war.[1002] In seiner sonst wohlwollenden Rezension des Atlasses hatte Alexej Tschernyschew, Mitarbeiter Sarkissows, bereits 1936 die seiner Meinung nach mangelnde Berücksichtigung cytoarchitektonischer Aspekte durch Jacobsohn-Lask angemahnt. Es ist denkbar, daß dieser für den Fall einer Übersiedlung ans Moskauer Hirnforschungsinstitut eine Unterordnung seiner eigenen Arbeit unter die Vogt'schen Prinzipien befürchtete – wenn er dies auch nie offen aussprach. Doch seine ausdrückliche und unabdingbare Forderung nach einer eigenen Forschungsabteilung könnte darauf hinweisen.

Zu Sarkissow ergaben sich noch gelegentlich weitere Kontakte, wenn man auch nicht von einer Zusammenarbeit sprechen kann. In seiner Funktion als neurowissenschaftlicher Fachberater von Narkomsdraw reiste er 1939 zur 25-Jahr-Feier des Setschenow-Instituts nach Sewastopol. In seiner Rede wurde Jacobsohn-Lasks Labor nicht erwähnt. Da Sarkissow schon vorher in seiner Funktion als Leiter des Moskauer Hirnforschungsinstituts Kontakt zu Jacobsohn-Lask hatte, kann diese Nichtbeachtung nicht als Versehen gewertet werden. Ob Sarkissow von den Auseinandersetzungen zwischen Jacobsohn-Lask und seinem eigenen ehemaligen Institutsleiter Oskar Vogt wußte, ob die Ausgrenzung Jacobsohn-Lasks eher auf persönliche Differenzen mit Sarkissow oder Nielsen zurückzuführen ist oder auf politische Hintergründe und die allgemeine Ausgrenzung von Ausländern, insbesondere von Deutschen, konnte nicht ab-

---

[1001] Brief Jacobsohn-Lasks an Berta, undatiert (dem Inhalt nach Ende 1937); Archiv Familie Lask.

[1002] Über die jahrelange intensive Arbeit am Gehirn Lenins ist allerdings fast nichts veröffentlicht worden: Vogt selbst berichtete 1929 über sein Projekt, und aus dem Jahr 1936 existiert ein geheimer Bericht Sarkissows an das Politbüro des Zentralkomitees der Kommunistischen Partei. Mehrere Anträge Sarkissows auf Erlaubnis für eine Veröffentlichung wurden bis in die 1960er Jahre immer wieder abgelehnt. Vgl. Richter Rasse (2000) S. 93f.

schließend geklärt werden. Möglicherweise spielte auch die Verhaftung beider noch lebenden Söhne eine Rolle.

Allerdings hatte auch Jacobsohn-Lask für diese Feier des Instituts, die mit einer wissenschaftlichen Tagung verbunden war, sowohl einen Vortrag als auch eine Rede vorbereitet. Ob der Vortrag zugelassen wurde, bleibt offen – die Ansprache auf der Jubiläumsfeier jedenfalls wurde abgelehnt. Sie war, wie dem Manuskript im Tagebuch zu entnehmen ist, voller Lob und Anerkennung für das Institut und seine wissenschaftlichen Leistungen auf dem Gebiet der Naturheilkunde – einem Zweig der Medizin, der erst spät als eigenes Fach anerkannt wurde. Er schrieb dem Institut eine Vorreiterrolle bei der Erlangung dieser Anerkennung zu:

> *„Dieses Fest ist eine Feier 25jähriger fruchtbarer Tätigkeit an dem Setschenow'schen physeotherapeutischen Institute, das nicht nur unter den gleichartigen Instituten Sowjetrußlands den ersten Platz einnimmt, sondern das auch einen großen internationalen Ruf hat."*

Auch die Leiter des Instituts, Jewgenij Alexandrowitsch Nielsen und Tscherbak, lobte er. In Nielsens Rede wurde seine eigene kleine Abteilung allerdings gar nicht erwähnt. So ergänzte Jacobsohn-Lask nach der Eröffnungsveranstaltung seinen geplanten wissenschaftlichen Vortrag um eine kleine Vorrede, in der er die Stellung seiner Abteilung im Institut darstellte und deutliche Kritik an Nielsen und Sarkissow übte:

> *„Zu Beginn meines Vortrages möchte ich noch einige persönliche Bemerkungen machen. Seit mehr als drei Jahren besteht am Setschenow'schen Institut ein neuro-histologisches Laboratorium, das von mir geleitet wird. Die Hauptarbeit in diesem Laboratorium war in den verflossenen drei Jahren der weiteren Erforschung des Zentralnervensystems gewidmet. Was an Arbeit auf diesem Gebiete geleistet wurde, das haben die Genossen auf der Ausstellung besichtigen und beurteilen können. In der letzten Zeit ist aber auch das vegetative Nervensystem in den Bereich unserer Arbeit gekommen. Ich habe in zwei Vorträgen den Kollegen am Setschenow'schen Institute die anatomischen Grundlagen des vegetativen Nervensystems aufgezeigt und durch entsprechende Präparate demonstriert und habe ihnen erläutert, was ich hinsichtlich der vegetativen Zentren des Rückenmarks selbst erforscht habe. Heute kann ich nun auf der Kongresstagung Ihnen über die Phylogenese des vegetativen Nervensystems das Wissenswerte vortragen.*
> *Aus alledem kann man wohl entnehmen, daß das neuro-histologische Laboratorium zu einem integrierenden Bestandteil des physeo-therapeutischen Setschenowschen Institutes geworden ist. Und das wird wohl jeder zugeben, ist ein beachtenswerter Zuwachs, den das Setschenow'sche Institut erfahren hat. Denn Anatomie und Physiologie müssen die Grundlagen der Physeotherapie bilden. Und wenn auf dem Gebiete der Anatomie und Physiologie Fortschritte erzielt werden, so dient das auch dem Fortschritt der Physeotherapie.*
> *Von diesem Verhältnis am Setschenow'schen Institut scheint mir nun Genosse Sarkissow, der als Vertreter von Narkomsdraw zu dem Jubiläumsfeste hierher gekommen ist, nichts zu wissen, denn er hat in seiner Rede von diesem Zuwachs, den das Institut er-*

fahren hat, nichts erwähnt. Wenn er aus Unkenntnis dieser Verhältnisse zu entschuldigen ist, so ist es doch sehr erstaunlich, daß auch der wissenschaftliche Leiter des Setschenow'schen Institutes, Herr Professor Nielsen darüber kein Wort gesagt hat.Ich fühle mich und die von mir geleitete Abteilung mit dem Setschenow'schen Institute fest verbunden und bin ihm für die vielfache Unterstützung zu großem Danke verpflichtet. Aus solcher engen Verbundenheit hatte ich die Absicht, auf der Jubiläumssitzung auch kurz zu sprechen, um mein großes Interesse für das weitere Gedeihen des Institutes zum Ausdruck zu bringen. Aber ich wurde zum Reden nicht zugelassen.
Die kleinen Ergänzungen zu den Reden von Genossen Sarkissow und von Herrn Professor Nielsen mußte ich hier machen, um meine wissenschaftliche Stellung zu behaupten.Ich möchte nun Genossen Sarkissow bitten, daß er als Fachberater in Narkomsdraw die leitende Instanz dort informiert, welche Bedeutung das neuro-histologische Laboratorium im Gesamtkomplex des Setschenow'schen Institutes hat. Ich möchte ihn ferner bitten, in Narkomsdraw die Notwendigkeit darzulegen, daß die von mir geleitete neurohistologische Abteilung mehr Hilfskräfte erhält, da nur dann die vielen Aufgaben, welche vor uns liegen, erfüllt werden können."[1003]

Diese Rede ist die letzte Eintragung im Tagebuch Louis Jacobsohn-Lasks. Wenn sie tatsächlich gehalten wurde, so ist nichts über die Reaktionen der Zuhörer bekannt.

Im Sommer 1939 wurde Sewastopol zur Kriegsstadt erklärt, so daß viele Ausländer auch trotz sowjetischer Staatsangehörigkeit ausgewiesen wurden. Jacobsohn-Lask bat deshalb bei Narkomsdraw nun doch um eine Arbeitsstätte und Wohnung in Moskau. Narkomsdraw war weiterhin einverstanden, Jacobsohn-Lask ans Moskauer Hirnforschungsinstitut zu holen – unter den Verantwortlichen wurden bereits die konkreten Probleme besprochen.[1004] Ob auch diesmal die Übersiedlung an den äußeren Bedingungen wie Wohnung oder Arbeitsräumen scheiterte, bleibt unklar, ist aber wahrscheinlich, da in Moskau große Wohnungsnot herrschte. Auch Jacobsohn-Lask gibt nun dieses Problem als Hauptgrund für das Scheitern seiner Umsiedlung an – in einem Brief an seine Schwiegertochter Mira schrieb er im Februar 1939:

„...Mit unserer Übersiedlung an einen anderen Ort ist es noch ganz unbestimmt. Es scheint alles an der Wohnungsfrage zu scheitern. Hoffen wir, dass auch der politische Horizont bald besser wird und wir ruhig hierbleiben können. Denn für die Aufrechterhaltung der geringen Kräfte, die ich noch besitze, werde ich keinen besseren Ort finden.

1003 Tagebucheintragung Jacobsohn-Lasks von 1939 (nicht genau datiert); Archiv Familie Lask.

1004 Vgl. Brief Jacobsohn-Lasks an Propper-Graschtschenkow v. 31.07.1939; Archiv Familie Lask. Unter dem Brief sind Notizen Propper-Graschtschenkows vom 05.08.1939 vermerkt, die anscheinend das kurze Protokoll einer Besprechung des Problems bei Narkomsdraw darstellen. Hiernach gibt Sarkissow zu bedenken, man müsse eine 2-Zimmer-Wohnung finden, Kostin, man werde Prof. Jacobsohn-Lask vom 1. bis 10. September ins Hirnforschungsinstitut einweisen, und Alexandrowskij, man müsse ihm bei der Reise behilflich sein.

Der fünfte und letzte Teil meines Werkes schreitet langsam vorwärts, und ich hoffe in einigen Monaten die Bilder für ein Exemplar fertig zu haben... ".[1005]

Jacobsohn-Lask blieb mit seiner Frau bis zu seinem Tod im Mai 1940 in Sewastopol. Ein letzter Kontakt zu Sarkissow ist vom Januar 1940 belegt; Jacobsohn-Lask bat ihn um die Leihgabe einer Präparatserie der Hirnrinde von Affen, von deren Existenz ihm seine Assistentin berichtet hatte und die er noch zur Fertigstellung seines Werkes benötigte.[1006] Ob er diese Präparate jemals erhielt, ist nicht dokumentiert.

5.3.2 Und wieder Verfolgung: die stalinistischen Säuberungsaktionen

Jacobsohn-Lasks letzte Lebensjahre waren nicht nur von den Schwierigkeiten bei der wissenschaftlichen Arbeit, sondern vor allem auch durch die familiäre Situation überschattet: der jüngste Sohn Ernst starb wenige Monate nach Jacobsohn-Lasks Ankunft in Moskau, die beiden älteren Söhne wurden im Zuge der stalinistischen Säuberungen verhaftet. Die Familie, gerade der Lebensgefahr aus Deutschland entronnen, lebte erneut in Angst und Unruhe durch staatliche Verfolgung.

Besonders ist hier Ludwig Lask hervorzuheben. Er wohnte in Moskau und arbeitete am Marx-Engels-Institut, seine Frau Dora zog nach einer schweren Scharlacherkrankung im Frühjahr 1936 mit der Tochter Marianne zu den Eltern nach Sewastopol, worüber Louis Jacobsohn-Lask sehr glücklich war – er liebte seine Enkelin sehr und ist auf zahlreichen Fotos mit ihr zu sehen.[1007] Im Juli

---

[1005] Der Brief vom 25.02. ist ohne Jahresangabe, aus den inhaltlichen Zusammenhängen muß es sich jedoch um das Jahr 1939 handeln.

[1006] Vgl. Brief Jacobsohn-Lasks an Sarkissow, Hirninstitut Moskau, v. 03.01.1940; Archiv Familie Lask.

[1007] Vgl. Diamant Love S. 200 und Tagebuchaufzeichnung Jacobsohn-Lasks vom 18.06.1936; Archiv Familie Lask:
„Ich habe eine Enkelin, Marianne. Sie ist jetzt 2 Jahre und 4 Monate alt. Als ich sie einen Tag nach ihrer Geburt sah und ihren Kopf betrachtete, wusste ich, dass sie ein begnadeter Mensch ist. Die weitere Entwickelung dieses Kindes hat vollauf bestätigt, was mein erster Blick mir offenbarte. Sie ist von solchem seelischen Reichtum, von solcher inneren Harmonie, von solcher Zartheit des Empfindens und doch dabei von solchem festen Willen, dass man in ihrer Nähe aus einer beglückenden Bewunderung eines solchen Wunderwerkes nicht herauskommt. Man weiss nicht, ob man sie mehr bewundern soll, wenn sie gesund ist und strahlend leuchtet, wenn sie mutwillig, neckisch ist und ihre kleinen Erlebnisse erzählt, oder wenn sie krank und ermattet in ihrem Bettchen sitzt und eine Verständigkeit zeigt, die einen Grossen beschämen kann. Ich war heute wieder hingerissen von der Art, wie sie sich dem Arzte gegenüber benahm, als der sie untersuchte. Keine Spur von Sträuben und Furcht. Sie machte von selbst den Mund auf Aufforderung so weit auf, dass er bequem den Rachen übersehen konnte. Sie liess sich ruhig den ganzen Brustkorb abklopfen und abhorchen, sie zog ihr Händ-

1937 trat Ludwig Lask in die sowjetische Kommunistische Partei ein. Der Übertritt von der deutschen in die sowjetische KP war nur durch eine Empfehlung und nach genauer Prüfung der Biographie durch das Zentralkomitee der kommunistischen Partei möglich.[1008] Auf Beschluß des Politbüros wurde ihm im Dezember 1937 eine „schwere Rüge" erteilt. Dies war die „Blütezeit" der 1936 begonnenen stalinistischen Säuberungsaktionen, denen wahrscheinlich mindestens die Hälfte der deutschen Emigranten unter dem Vorwurf der Spionage zum Opfer fiel.[1009] Besonders verdächtig waren KPD-Funktionäre, die zuvor in deutschen Konzentrationslagern inhaftiert und dort entlassen worden waren – man stellte sich vor, die Bereitschaft zur Spionage sei die Bedingung für die Entlassung gewesen.

Die Atmosphäre in der Gesellschaft der Moskauer Emigranten war „von Intrige, Gerücht und Denunziation geprägt"; frühere Fraktionskämpfe brachen auf und wurden instrumentalisiert.[1010] Ludwig Lask wurde seine Jugendfreundschaft mit den Kommunisten Heinz Schreiber und Erich Korn vorgeworfen – Schreiber war nach seiner Verhaftung 1936 im Januar 1937 aus der Partei ausgeschlossen, auch Korn war verhaftet worden. Ludwig mußte der Kaderabteilung der Kommunistischen Partei sein Verhältnis zu beiden offenlegen. Er kannte Schreiber, der eigentlich Heinz Altmann hieß, bereits aus der Schulzeit; aus seinem Verhalten habe er nie eine parteifeindliche Haltung ersehen können, habe aber den Kontakt zu ihm nach seinem Parteiausschluß abgebrochen.[1011] Erich Korn, eigentlich Kunick, kannte er seit 1929. Bei ihm hatte er in seiner ersten Moskauer Zeit bis zum Juni 1936 gewohnt.[1012] Über Korn lernte Ludwig Lask auch Werner Hirsch kennen, den früheren Chefredakteur der „Roten Fahne". Auch diese Bekanntschaft war dem Volkskommissariat für Innere Angelegenheiten, genannt NKWD, suspekt.[1013]

---

chen nicht fort, als er lange ihren Puls fühlte, sie liess sich ruhig den Bauch betasten und drücken, sie atmete auf Befehl, sooft es verlangt wurde, ein und aus. ... Dabei beobachtete sie alles, was der Arzt mit ihr vornahm, mit grossem Interesse, und als die Untersuchung zuende war, sagte sie zu ihm kurz: Auf Wiedersehen! Er verstand sie und lächelte, denn sie drückte damit aus, dass sie wohl notgedrungen alles tut, was er will, dass es aber doch besser ist, wenn er geht und hoffentlich nicht wiederzukommen braucht."

[1008] Vgl. Tischler Flucht S. 94.

[1009] Vgl. Steinberger/ Broggini Berlin S. 52.

[1010] Vgl. Müller Fall S. 55.

[1011] Vgl. RCChIDNI, 495/205/5748, Bl. 52 u. 61.

[1012] Vgl. RCChIDNI, 495/205/5748, Bl. 64.

[1013] Hirsch, ein enger Mitarbeiter Ernst Thälmanns, wurde 1933 in Deutschland verhaftet, wurde ebenfalls monatelang im KZ interniert und dort schwer mißhandelt. Nach seiner Entlassung 1934 emigrierte er in die Sowjetunion, von Anfang an wurde ihm dort jedoch seine Verbindung mit angeblichen Trotzkisten vorgeworfen. Er wurde im November 1936 vom NKWD verhaftet und starb wahrscheinlich 1941 in einem sowjetischen Lager. Vgl. Müller

Im März 1938 wurde Ludwig Lask selbst unter dem Verdacht der Spionage vom NKWD verhaftet. Auf welchem konkreten Beweismaterial dieser Verdacht beruhte, wurde ihm nie mitgeteilt.[1014] Sein Unschuldsbekenntnis nützte ihm nichts; im Oktober 1938 wurde er ohne Gerichtsverfahren in ein Lager nach Magadan am Rande des Kolymagebirges gebracht.[1015] Erich Kunick alias Korn starb 1939 im Gefängnis[1016], Heinz Altmann wurde 1939 erschossen.[1017] Die meisten in die Sowjetunion emigrierten deutschen Führer der KP wurden unter Stalin ermordet, aber auch zahlreiche andere in der Sowjetunion lebende Antifaschisten, Intellektuelle, Künstler und Arbeiter. Viele, die nicht gleich nach ihrer Verhaftung ohne Gerichtsverfahren erschossen wurden, starben unter den harten Lebensbedingungen in den Lagern. Nur wenige wurden nach den Säuberungen Ende der 1930er Jahre aus der Haft entlassen, die meisten kamen, wenn sie überlebt hatten, erst nach Stalins Tod wieder frei.[1018] Monatelang erhielt die Familie keine Informationen über den Verbleib Ludwigs.

Bereits kurz vor der Verhaftung Ludwig Lasks wurden sein Bruder Hermann und dessen Frau Alice Anfang Februar 1938 in Archangelsk festgenommen. Auch ihnen wurde Spionage vorgeworfen; außerdem wurde Hermann Lask von Arbeitern seines Betriebes beschuldigt, Vergleiche zwischen der Lage in Deutschland und der Sowjetunion angestellt zu haben. Im Juni 1938 wurde

---

Fall S. 46, Weber Flecken S. 92 und Inst. f. Geschichte d. Arbeiterbewegung Fängen Hirsch S. 99.

1014 Von der Deutschen Vertretung beim EKKI (Exekutivkomitee der Kommunistischen Internationale) wurde Ludwig Lask als „junges Parteimitglied" eingeschätzt, das „eifrig an der Arbeit, vor allem auf propagandistischem Gebiet teilnahm. Es fehlte ihm aber offensichtlich die genügende Menschenkenntnis und Wachsamkeit." Dies bezog sich wiederum auf seinen Kontakt zu Altmann, von dem er schon in der Berliner Zeit wegen seiner propagandistischen Fähigkeiten sehr beeindruckt gewesen sei. Er habe sich aber nach dessen Parteiausschluß nicht sofort von ihm abgewandt, sondern erst, als er von Altmanns Beziehungen zu Werner Hirsch hörte, den Altmann zuvor immer verurteilt habe. Vgl. Brief der Deutschen Vertretung beim EKKI an die Kaderabteilung vom 17.06.1940; RCChIDNI, 495/205/5748, Bl. 51.

1015 Vgl. Tabellarischer Lebenslauf Ludwig Lasks von 1953; RCChIDNI, 495/205/5748, Bl. 17-18. Magadan liegt im äußersten Osten der damaligen Sowjetunion, am Ochotskischen Meer, gegenüber der Halbinsel Kamtschatka. Die Lager waren von der Umwelt vollkommen abgeschnitten; da sie unzugänglich im hohen Norden lagen, waren sie nur per Schiff oder auf dem Luftweg zu erreichen. In Kolyma gab es Goldgruben, in denen die Gefangenen – fast ausnahmslos politische Häftlinge – unter härtesten Bedingungen arbeiten mußten. Sie kamen mit freiwilligen Goldgräbern oder anderen Mitgliedern der Bevölkerung nicht in Kontakt. Obwohl Mitglieder zahlreicher Familien von der Lagerhaft betroffen waren, waren Gespräche darüber verboten; vgl. Steinberger/ Broggini Berlin S. 61. Auch über Ludwig Lasks Erlebnisse in der Kolyma gibt es keine Aufzeichnungen oder Berichte.

1016 Vgl. Weber Flecken S. 98.

1017 Vgl. Stammberger/Peschke Moskau S. 429.

1018 Vgl. Weber Flecken S. 31f.

Hermann Lask aus der KPD ausgeschlossen. Er mußte sich in einem Gerichtsprozeß verantworten; in der Verhandlung widersprachen sich jedoch einige Zeugen, anderen Angaben lagen Mißverständnisse zugrunde, so daß die Anklage schließlich fallengelassen wurde. Alice Lask wurde bereits im Januar 1939 freigelassen, Hermann Lask Ende Mai 1939, die Parteimitgliedschaft wurde im Oktober 1939 wiederhergestellt. Beide konnten ihre Arbeit wieder aufnehmen.[1019] Über solche relativ kurzzeitigen Inhaftierungen und die folgenden Entlassungen ist bisher wenig bekannt: man durfte gerade in dieser Zeit nicht über Verhaftungen sprechen. Nach Beginn des Krieges 1941 wurden keine Deutschen mehr entlassen.[1020]

Dora Lask reiste Ende 1938 mit ihrer Tochter Marianne nach England aus.[1021] Das vierjährige Kind litt als Folge des Scharlachs an einer schweren Nierenerkrankung, die in der Sowjetunion nicht geheilt werden konnte; selbst eine Kur in Jalta brachte keine Besserung. Man versprach sich eine bessere medizinische Behandlung in London.[1022] Eigentlich wollte Dora einen Schweizer Chirurgen aufsuchen, der einen besonders guten Ruf hatte. Das Reisegeld hatte sie sich durch kunstgewerbliche Arbeiten verdient. Nach einem schweren Abschied von der Familie fuhren Dora und Marianne über Leningrad zunächst an die Schweizer Grenze, wo sie jedoch abgewiesen wurden.[1023] Nach Holland durften sie einreisen und blieben einige Zeit bei Ruth und Ernst Friedländer in Den Haag, die dort auf ihr Visum nach Amerika warteten. Nach mehreren Versuchen wurden sie schließlich in England aufgenommen und, wie viele Emigranten, bis 1941 auf der Isle of Man interniert. Danach zogen sie nach London; dort organisierte Dora Lask jiddische Lesungen und Theaterstücke und schrieb Geschichten und Artikel auf Jiddisch.[1024] Dora und Ludwig sahen sich nie wieder.

Mira Lask blieb nach dem Tod ihres Mannes 1936 in Moskau; sie wurde als Politemigrantin anerkannt. Sie arbeitete im Volkskommissariat und der Akademie für Außenhandel, dann in der Akademie für wissenschaftliche Literatur, Abteilung Sozialwissenschaften. Hier war sie zuständig für den Austausch wissenschaftlicher sowjetischer mit westeuropäischer Literatur, da sie neben Rus-

---

[1019] Vgl. Brief Walter Ulbrichts an die Kaderabteilung vom 25.07.1939 und Sitzungsprotokoll der „kleinen Parteikommission“ vom 21.10.1939; RCChIDNI, 495/205/1288, Bl. 111, 112 und 118-119.

[1020] Vgl. Tischler Flucht S. 156.

[1021] Wie ihr diese Ausreise gelang, bleibt ungewiss.

[1022] Vgl. RCChIDNI, 495/205/5748, Bl. 18.

[1023] Vgl. Diamant Love S. 212. Dora Lask hatte im Gegensatz zu ihrem Mann nicht die sowjetische Staatsbürgerschaft erhalten.

[1024] Vgl. SAdK Berta Lask-Archiv, Akte 4/1 – 4/6, und Einladung zur Grabsteinsetzung für Dora und Marianne Lask, die 1999 von Kathi Diamant organisiert wurde, August 1999.

sisch auch fließend Englisch und Französisch beherrschte.[1025] Sie wurde nicht verhaftet.

Berta Lask die in Sewastopol mit der Aufzeichung ihres autobiographischen Romans „Stille und Sturm“ begann, wurde ebenfalls nicht verhaftet. Sie hatte jedoch später immer wieder Probleme mit der Partei. Ende 1936 wurde sie in die WKP[1026] aufgenommen; die zuvor eingeholten Stellungnahmen zweier Kollegen fielen positiv aus. Hier wurde sie als „absolut ehrlich“, „politisch innerlich gesund, aber wenig geschult und stark gefühlsmäßig“ charakterisiert. In letzter Zeit sei ein sehr gutes Sowjetbuch von ihr über das sowjetische Leben erschienen, das besser sei als die Bücher der meisten anderen deutschen Schriftsteller.[1027]

Im Juni 1937 beschwerte sich Berta Lask wieder bei Wilhelm Pieck in einer literarischen Angelegenheit. In der Zeitschrift "Das Wort" seien viele Biographien deutscher antifaschistischer, über die ganze Sowjetunion verstreut lebender Schriftsteller nach deren persönlicher Befragung und mit ihrer Unterschrift veröffentlicht worden. Sie selbst habe, obwohl gerade längere Zeit in Moskau, nichts von dem Vorhaben gewußt; in der kurzen Notiz über sie sei das Geburtsdatum falsch, und ihre Bibliographie ende mit dem Jahr 1932, als habe sie vor Hitler kapituliert und seitdem nichts mehr veröffentlicht. Gerade in der Emigration habe sie viel geschrieben, jede antifaschistische Stimme würde gebraucht. Sie verlangte eine Kopie der Berichtigung.[1028]

Wenige Monate später, im September 1937, teilte Berta Lask der Partei mit, daß auch sie Erich Korn alias Kunick, dessen Freundschaft offiziell ihrem Sohn Ludwig zum Verhängnis wurde, seit 1927 gekannt und auch während der Emigration immer Kontakt zu ihm gehabt hätte.[1029] Eine direkte Antwort erhielt sie nicht. Aber die Komintern, die sie sonst regelmäßig mit inhaltlichem „Material“ zum Schreiben versorgt hatte, meldete sich nicht mehr, und von der Lite-

---

1025 Vgl. eigene Angaben Mira Lasks in einem persönlichen Gespräch vom 15. Mai 1995 sowie Handschriftliche Notizen von Wilhelm Pieck; SAPMO-BArch, NY 4036/514.

1026 Die WKP, Kommunistische Allunionspartei der Bolschewiken, wurde ab 1952 KPdSU genannt.

1027 Vgl. Einschätzung der deutschen Schriftsteller in Moskau durch Apletin und Barta; RCChIDNI, 495/205/1415, Bl. 192. Die beiden Kollegen hatten die Aufgabe, alle deutschen Schriftsteller vor Übernahme aus der KPD in die WKP zu beurteilen. Es handelte sich um den aus Ungarn stammenden Alexander Barta, der vor 1933 Mitarbeiter der „Roten Fahne“ und danach Redakteur der deutschen Ausgabe der Moskauer „Internationalen Literatur“ war und 1939 im Zuge der Säuberungen verschollen ist (Vgl. Weber Flecken S. 77), sowie um Michail J. Apletin, den stellvertretenden Vorsitzenden der Auslandskommission im Vorstand des Verbandes der Sowjetschriftsteller. Apletin war verantwortlich für die internationalen Beziehungen des Schriftstellerverbandes. Vgl. Stammberger/Peschke Moskau S. 430.

1028 Vgl. Brief an Pieck vom 02.06.1937; RCChIDNI, 495/205/1415, Bl. 195.

1029 Vgl. RCChIDNI, 495/205/1415, Bl. 196.

raturzeitschrift und dem Verlag Ausländischer Arbeiter wurde sie fortan boykottiert.[1030]

Unter dem Eindruck und Schock der Verhaftung ihrer beiden Söhne schrieb Berta Lask 1938 eine symbolhafte Erzählung. Hier ging es um die deutschen Bauernkriege im 16. Jahrhundert, in der Erzählung gibt es zwei Hauptpersonen, eine dieser Personen nennt sie „Ludwig, den Schreiber". Beide fliehen in die freie Schweiz und erwarten dort Unterstützung, stattdessen werden sie gefangengenommen und zu ihren Taten in Deutschland verhört. Da sie nicht alle Aussagen beweisen können, bleiben sie unter schlechten Bedingungen Gefangene, bis sie schließlich von einem sympathisierenden Wärter befreit werden und wieder in den Kampf ziehen. – Die Parallelen zur Realität in der Sowjetunion der späten 1930er Jahre waren offensichtlich. Berta Lask reichte die Erzählung bei der Redaktion der Internationalen Literatur ein, sie wurde von der KPD als "politisch fehlerhaft" beurteilt, und der Schriftstellerverband brach den Kontakt zu ihr ab. Spätestens zu diesem Zeitpunkt hätte man angesichts der zahlreichen gnadenlosen Festnahmen vieler Emigranten aus fadenscheinigen Gründen auch eine Verhaftung Berta Lasks erwarten können – zumal die „Säuberungen" eigentlich ein Tabuthema waren.[1031] Laut Mira Lask entging ihre Schwiegermutter wahrscheinlich nur durch die Intervention der Übersetzerin und Schriftstellerin Olga Halpern, Ehefrau des ungarischen Schriftstellers Andor Gabor, einer Verhaftung. Halpern arbeitete von 1938 bis 1940 als Sekretärin der deutschen Länderkommission im Sowjetischen Schriftstellerverband. Sie überlebte die Zeit und kehrte 1945 nach Ungarn zurück. Möglicherweise hat auch Louis Jacobsohn-Lasks Anwesenheit als hoch geehrter und unpolitischer Wissenschaftler zur Verschonung Berta Lasks beigetragen. Und schließlich lebten beide weit weg von Moskau – vielleicht wurde auch Berta Lasks Einfluß am Schwarzen Meer geringer eingeschätzt als in der Hauptstadt.

Berta Lask Kollege Johannes R. Becher vertrat in einem Brief an das EKKI im April 1939 die Ansicht, Berta Lask sei „damals, als sie die Erzählung verfaßte, nicht voll zurechnungsfähig" gewesen, setzte sich aber für die Fortzahlung der Rente an die Schriftstellerin ein. Er schlug ein Gespräch mit Berta Lask vor, um „die Sache zu bereinigen". Dieses Gespräch fand am 29. Juni 1939 mit Walter Ulbricht als Vertreter des EKKI statt – er warf ihr vor, mit ihrer Erzählung gegen die Maßnahmen des NKWD Stellung genommen und „gegen die Wachsamkeit" geschrieben zu haben. Berta Lask gestand ihren „ernsten politischen Fehler" ein und bat die Partei, ihre persönliche Lage zu berücksichtigen. Diese Erklärung gab sie auch schriftlich ab.[1032]

[1030] Vgl. RCChIDNI, 495/205/1415, Bl. 198.

[1031] Vgl. Tischler Flucht S. 116.

[1032] Vgl. RCChIDNI, 495/205/1415, Bl. 202, 206, 207, 211-228. Kurz vor dem Treffen mit Ulbricht war Hermann Lask freigelassen worden.

Von Louis Jacobsohn-Lask selbst gibt es in seinem Tagebuch außer der Rede zum zwanzigjährigen Jubiläum der Oktoberrevolution zwischen 1936 und 1939 nur eine Eintragung vom 24. September 1938; beide Söhne waren damals seit einigen Monaten in Haft. Er schreibt eine Abhandlung über die Diktatur, lobt zunächst die Erfolge der Sowjetunion in der Bekämpfung des Kapitalismus und würdigt die vielen Probleme bei der Etablierung des Kommunismus. Er gibt zu, daß auch viele Emigranten Spionagedienste geleistet hätten, zeigt ein gewisses Verständnis für Massenverhaftungen, äußert dann aber ganz unverhohlen seine Kritik an der Art der Durchführung. Man kerkere Unschuldige ein und lasse sie auch nach Beweis ihrer Unschuld nicht wieder frei, dadurch würden Angst und Mißtrauen gesät, die Bevölkerung resigniere und verhalte sich unterwürfig, und besonders schlimm träfen die Maßnahmen Ausländer:

> *„... Das sind Methoden, wie sie bei den Faschisten üblich sind, die man aber für Sowjetrussland für ganz unmöglich gehalten hat und die auch nach der neuen Verfassung als ganz ungesetzlich betrachtet werden müssen. ... Ein verheerendes Misstrauen, besonders gegenüber jedem Ausländer, schleicht sich ein. Man kapselt sich gegeneinander ab, weil man nicht sicher ist, ob der andere, mit dem man früher zwanglos verkehrt hat, doch verdächtig ist. So wandelt sich der innere Kommunismus, d.h. die seelische Verbundenheit mit anderen Menschen, in sein Gegenteil um.“ “*[1033]

Sein Tagebuch gelangte vermutlich niemals in fremde Hände – sonst hätte wohl auch er selbst politische Verfolgung fürchten müssen. Ob Jacobsohn-Lask sich offiziell zu den Verhaftungen äußerte, ist nicht bekannt. In den Notizen der Partei über seine Frau wird er immer nur als jahrelang parteilos und wissenschaftlich in Sewastopol tätig beschrieben und offenbar als ungefährlich eingeschätzt.

5.3.3 Abschied von Sewastopol

Fieberhaft arbeitete Jacobsohn-Lask bis Anfang 1940 an der Fertigstellung seines Atlasses, unterbrochen von seiner Herzschwäche, von der er sich nur für kurze Zeit noch einmal erholte. Bereits in den Jahren zuvor war er mehrfach krank gewesen und lebte jahrelang mit einer offenen Wunde. Er wurde weiterhin tatkräftig von Fanny Oserskaja unterstützt, wie er selbst in einem Schreiben an die gewerkschaftliche und parteipolitische Leitung des Instituts noch im März 1940 betonte: seine zweite Assistentin, Irina Andrejewna war mit offiziellen Auszeichnungen bedacht worden, Fanny Oserskaja jedoch wurde nicht einmal erwähnt.[1034] Trotz aller Anstrengungen konnte Louis Jacobsohn-Lask den fünf-

---

1033 Tagebuchaufzeichnungen Jacobsohn-Lasks v. 24.09.1938; Archiv Familie Lask.

1034 Vgl. Brief Jacobsohn-Lasks an Mestkom und Partkom des Setschenow-Instituts vom 08.03.1940; Archiv Familie Lask. Fanny Oserskaja war Jüdin – nach Aussagen Mira Lasks

ten Band seines Lebenswerkes nicht mehr vollenden – er starb am 17. Mai 1940 in Sewastopol „nach mehrtägigem Ringen mit dem Tode“ an „Luftmangel infolge von Herzschwäche“.

Trotz der Differenzen mit der Leitung des Setschenow-Instituts im Jahr 1939 wurde Louis Jacobsohn-Lask in Sewastopol durch das Institut ein pompöses Begräbnis bereitet, zu seiner letzten Ruhestätte wurde er von einer Kapelle der Schwarzmeerflotte begleitet:

> *„Ein Kollektiv von Ärzten, Sanitäterinnen und Arbeitern arbeitete Tag und Nacht, um alles Erforderliche selbst herzustellen und zu beschaffen. Vater wurde in unserem grossen Wohnzimmer aufgebahrt in einem mit roter Seide bespannten Sarg, der ganze Körper mit Blumen bedeckt, der Kopf von Blumen umrahmt. Das Zimmer war auf das schönste mit Pflanzen und blühendem Flieder geschmückt. Die grosse gestickte Fahne des Instituts, rot, mit Gold bedruckt, stand ihm zu Häupten. Die ganze Nacht hielten Angestellte des Instituts einander ablösend Ehrenwache. Am Morgen wurden die Türen geöffnet. Die Angestellten des Instituts, Bekannte und Nachbarn kamen, sich von dem Toten zu verabschieden. Es war eine grosse Trauer und herzliche Teilnahme. Den ganzen Tag sassen Besucher bei uns. Mittags wurden neun grosse Kränze gebracht von den verschiedenen Abteilungen des Instituts und wissenschaftlichen Vereinigungen mit Aufschriften wie ‚Dem weltbekannten Gelehrten Professor Jacobsohn-Lask‘. ... Um fünf Uhr wurde nach hiesiger Sitte der offene Sarg auf ein mit Teppich und Blumen geschmücktes Auto gesetzt. Den Zug eröffnete ein Träger mit der Fahne. Es folgten die Kranzträger, dann der Tote, die Begleitenden zu Fuss, dann eine Kapelle der Roten Flotte, die den Zug mit Musik bis zum Friedhof begleitete. An den Rändern der Strassen standen Menschen, den Toten noch einmal zu sehen. So bewegte sich der Zug durch die Stadt, dann ins Freie hügelauf. Das offne Meer wurde sichtbar. Weit ausserhalb der Stadt nicht weit vom Meer einen Hügel hinauf zieht sich der schöne alte Friedhof mit Zypressen und viel Grün. Vaters Grab liegt hoch mit einem weiten Blick ins Land.*
> *Am Grabe sprachen ein Vertreter der Parteiorganisation, ein Wissenschaftler, der Leiter des Laboratoriums, Professor Slawskij und seine treue Assistentin Fanny Lwowna Oserskaja. Sie würdigten sein Leben als Gelehrter und als Mensch und Sowjetbürger und stellten es als Vorbild hin. Die Assistentin konnte vor Tränen kaum sprechen. So wurde er mit Ehre und Liebe am Ufer des Schwarzen Meeres bestattet.“*[1035]

Das Institut veranstaltete zu Ehren Louis Jacobsohn-Lasks am 25. Mai 1940 eine wissenschaftliche Tagung, zu der alle Ärzte der Stadt und der Flotte eingeladen wurden. Berta Lask hielt eine Trauerrede für ihren Mann, Slawskij als Leiter des Laboratoriums einen Vortrag über Jacobsohn-Lasks wissenschaftliche Arbeit, und Fanny Oserskaja berichtete über seine Arbeit als Leiter des histologischen Laboratoriums des Setschenow-Instituts. In einem Artikel der Lokalzeitschrift

---

spielte diese Tatsache eine Rolle, denn auch in der Sowjetunion und besonders unter Stalin waren Juden Benachteiligungen und Verfolgungen ausgesetzt.

[1035] SAdK Berlin, Berta Lask-Archiv , Akte 62, „Sewastopol Mai 1944“, und „Bericht über Vaters Beerdigung für euch Kinder und Enkel“ von Berta Lask vom 19. Mai 1940; Archiv Familie Lask.

„Kommunistischer Leuchtturm" wurde seine Arbeit „aus einer solchen Sicht, aus welcher Professor Jacobsohn-Lask sie durchgeführt hat", als „darüber die einzige in der Welt" gerühmt.[1036] Er habe sich dem Leben des Landes und dem „Kollektiv des Setschenow-Instituts angepaßt",

> *„viel zur Fortbildung [der] Kader getan, ... Vorlesungen und Kurse zur Fortbildung der Ärzte und auch Vorträge auf den Konferenzen des Instituts gehalten. ... Ungeachtet seines hohen Alters hat uns Prof. Jacobsohn-Lask mit seiner Energie und seinem Enthusiasmus bei der Arbeit verblüfft."*[1037]

Berta Lask dankte in ihrer Trauerrede dem Institut und dem Staat:

> *„So ist es keine Phrase, sondern Wahrheit, wenn ich sage, daß diese letzten Jahre die Vollendung seines Lebens waren. Im Dienste des Staates konnte er sein wissenschaftliches Lebenswerk vollenden. ... Es ist Louis Jakowlewitsch nicht vergönnt gewesen, seine letzte Arbeit ganz zu Ende zu führen. Er übergibt sie darum vertrauensvoll dem Sowjetstaat, damit die neue Generation vollendet, was er begann, wohl wissend, daß die Entwicklung der Wissenschaft und Kultur in dem Lande der befreiten werktätigen Klasse eine viel breitere und mächtigere werden wird als in allen anderen Ländern, weil hier das ganze Volk selbst alle Talente seiner Söhne und Töchter zu freier Entfaltung bringt. Darum soll man nicht trauern, sondern das Andenken eines guten wissenschaftlichen Arbeiters und guten Menschen ehren und voller Zuversicht in die Zukunft blicken."*[1038]

In der renommierten Fachzeitschrift "Nevropatologia i Psikhiatria" schrieb der Moskauer Hirnforscher Alexej Tschernyschew, weiterhin am Hirninstitut unter Sarkissow tätig, einen Nachruf, in dem er die wichtigsten wissenschaftlichen Arbeiten Jacobsohn-Lasks hervorhob und sein Interesse an der neuen Heimat lobte.[1039]

Insgesamt kann man dieses Begräbnis und die Ehre, die man Jacobsohn-Lask als Deutschem von allen Seiten zuteil werden ließ, in dieser politisch brisanten und wirtschaftlich schlechten Lage als ungewöhnlich bezeichnen. Dieses Phänomen kann angesichts der sonstigen Situation der Emigranten nur durch das hohe wissenschaftliche Ansehen erklärt werden, das Jacobsohn-Lask offenbar in der Sowjetunion genoß. Sein gesamtes wissenschaftliches Material einschließlich des Manuskriptes für den fünften Band seines Lebenswerkes vererbte er nach seinem Tod Narkomsdraw und der Akademie der Wissenschaften zur Be-

---

[1036] Vgl. Artikel im Kommunistischen Leuchtturm vom 23.05.1940, „Nautschnaja konferencia pamjati prof. Jacobsohn-Lask" („Wissenschaftliche Konferenz im Andenken an Prof. Jacobsohn-Lask"). Mit der „Arbeit" ist sein fotografischer Atlas gemeint, der als einzigartig angesehen wurde.

[1037] Vgl. Artikel im Kommunistischen Leuchtturm vom 18.05.1940, „L.J. Jacobsohn-Lask".

[1038] Trauerrede Berta Lasks am 25.05.1940; Archiv Familie Lask.

[1039] Vgl. Tschernyschew Jacobsohn-Lask S. 95.

nutzung durch wissenschaftliche Institute der Union.[1040] Was tatsächlich mit dem unveröffentlichten Teil des Werkes geschah, konnte leider nicht endgültig geklärt werden.

Jacobsohn-Lasks Assistentin Fanny Oserskaja nahm sich beim Einmarsch der Deutschen auf die Krim im November 1941 das Leben.[1041] Sewastopol wurde im Zuge der deutschen „Sommeroffensive" nach einer Belagerungszeit von mehr als sechs Monaten als letzte Stadt der Krim am 4. Juli 1942 besetzt. Auf der Krim lebten seit dem 7. Jahrhundert zahlreiche Juden; viele von ihnen flohen vor der Besetzung durch die Deutschen in den Kaukasus. Die verbliebenen ca. 40.000 wurden bis zum Juli 1942 systematisch von den Deutschen umgebracht.[1042]

Nach der Befreiung im Mai 1944 schrieb Berta Lask ihre Erinnerungen an das geliebte Sewastopol auf:

> *„Sewastopol – mit dem Leuchten deiner blauen Buchten, mit dem berauschenden Duft der weissen Akazienalleen im Mai, du wurdest uns zum Asyl. ... hell schien die Sonne auf die weissen Säulen am Hafeneingang und die schönen Bauten, die den Platz umsäumten. ... Berühmte Werkstätten der Wissenschaft und Erholungsstätten lagen am Ufer der Bucht, weithin sichtbar mit säulengeschmückten weissen Mauern, die biologische Station der Akademie der Wissenschaften und das Heil- und Forschungsinstitut namens Setschenow. Hier begannen für den Emigranten Jahre gesegneter friedlicher Arbeit im Dienste der Sowjetwissenschaft. Und wieder an einem Maitage des Jahres 1940 trugen wir ihn zu Grabe. ... Doch die faschistische Barbarenhorde drang bis hierher in die glückliche, blühende Stadt am südlichen Meer und zerstörte, in dunklem Hass, was kunstreiche, fleissige Hände erbaut hatten. Sie zerstörte mit dem Instinkt der zum Untergang Verdammten, dem Hass der Todbringer gegen die hellen Mächte des Lebens. Ein schwerer Alpdruck wurde das Gedenken an die geliebte Stadt im Joch der Barbaren. Nun wurden die finsteren Horden wie Spreu ins Meer geweht. Es siegten die hellen Mächte des Lebens. Die aufblühende Volkskraft wurde zur gewaltigen, alles bezwingenden Macht. Von den Masten und Dächern weht wieder die Fahne der siegreichen Roten Armee. Nun aufsteigen wirst Du aus den Ruinen, Sewastopol, geliebte heimatliche Stadt."*[1043]

Berta Lasks Hymne an diese Stadt wirkt nach all den Erlebnissen der Familie zwar verherrlichend, spiegelt aber auch ein Lebensgefühl der Familie wider, das trotz der Ängste und Rückschläge wahrscheinlich glücklicher und entspannter war, als es zur Zeit der „Säuberungen" in der Metropole Moskau gewesen wäre. Neben der Freundlichkeit und offensichtlichen Anteilnahme vieler Mitbürger in

---

[1040] Vgl. Artikel im Kommunistischen Leuchtturm vom 23.05.1940, „Nautschnaja konferencia pamjati prof. Jacobsohn-Lask" („Wissenschaftliche Konferenz im Andenken an Prof. Jacobsohn-Lask").

[1041] Persönliche Mitteilung Mira Lasks vom Mai 1995.

[1042] Vgl. Gutman/ Jäckel/ Longerich/ Schoeps Enzyklopädie S. 820-822.

[1043] SadK Berlin, Berta Lask-Archiv, Akte 62. „Sewastopol Mai 1944".

Sewastopol mögen zu einem besseren Lebensgefühl dort nicht zuletzt auch die weitaus besseren Wohnverhältnisse und das warme Klima beigetragen haben.

5.3.4 Die Familie nach dem Tod Louis Jacobsohn-Lasks

Berta Lask zog nach dem Tod ihres Mannes nach Moskau. Im Frühjahr 1941 fuhr sie noch einmal nach Sewastopol, um seinen Nachlaß zu ordnen. Mitte Oktober 1941 nach dem Angriff der Deutschen auf die Sowjetunion im Juni mußten alle Ausländer Moskau verlassen, viele von ihnen wurden auch wieder verhaftet. Berta Lask wurde nach Archangelsk evakuiert, wo sie bei ihrem Sohn Hermann und ihrer Schwiegertochter Alice wohnte. Von hier aus wandte sie sich 1944 an Wilhelm Pieck und Georgij Dimitroff mit der Bitte, sich für ihre Rückkehrerlaubnis nach Moskau einzusetzen – fast alle Schriftsteller, die überlebt hatten, waren bereits zurückgekehrt. Im November 1944 konnte sie schließlich nach Moskau reisen und arbeitete dort an einem neuen Roman.[1044] Als Deutsche war sie allerdings trotz sowjetischer Staatsbürgerschaft in Moskau in vielen Kreisen nicht gern gesehen – unabhängig von ihren bisherigen Erlebnissen, der Verfolgung in ihrer Heimat und der politischen Überzeugung sahen sich viele Emigranten einer kollektiven Beschuldigung ausgesetzt.[1045]

Hinzu kam ein latenter Antisemitismus, der wenige Jahre vor Stalins Tod einen neuen Höhepunkt erreichte: im Januar 1948 wurde Solomon Micho'els, weltberühmter Schauspieler, Leiter des Moskauer Jüdischen Theaters und einer der angesehensten jüdischen Persönlichkeiten des Landes, ermordet.[1046] Im selben Jahr wurde die Führung des Jüdischen Antifaschistischen Komitees verhaftet und im August 1952 erschossen. Vorgeworfen wurde ihnen „Nationalismus" wegen des Gebrauchs der jiddischen Sprache. Juden wurden nicht als „Juden", sondern als „Kosmopoliten", „wurzellose Antipatrioten" oder „Zionisten" und „bürgerliche Nationalisten" bezeichnet und damit zu Feinden des Sozialismus stilisiert.[1047] Sie wurden als die „fünfte Kolonne" des Westens und damit als Sicherheitsrisiko angesehen.[1048] Nachdem bereits 1948 und 1949 zahlreiche Juden

---

1044 Vgl. Nachlaß Wilhelm Piecks; BArch, NY 4036/544, Bl. 74, 75, 159, und handschriftliche Notizen Wilhelm Piecks über Berta Lask; BArch SAPMO, NY 4036/514.

1045 Vgl. Tischler Flucht S. 164.

1046 Vgl. Lustiger Rotbuch S. 198-206.

1047 Vgl. Etkind Es... S. 16. Offiziell war Stalin ein Gegner des Antisemitismus, den er in den 1930er Jahren als „chauvinistisch" und archaisch verurteilte. Bereits im Familienkreis trat seine antisemitische Grundhaltung aber offen zutage; seine Tochter zwang er zur Trennung von ihrem jüdischen Ehemann. Ein Großteil der in den Schauprozessen der 1930er Jahre verurteilten Kommunisten waren Juden. Vgl. Rapoport Hammer S. 64 und Lustiger Rotbuch S. 200-204.

1048 Vgl. Rapoport Hammer S. 237.

nach Zentralsibirien verbannt worden waren, wurde der Antisemitismus immer offensichtlicher. Er gipfelte in dem Plan Stalins, nahezu alle Juden in riesige Lager im fernen Osten Sibiriens oder in den Kaukasus zu deportieren. Äußerer Anlaß hierzu sollte das „Ärztekomplott" sein: im Januar 1953 wurde eine Nachricht lanciert, die den größtenteils jüdischen Kreml-Ärzten unterstellte, Regierungsmitglieder ermordet zu haben und den Tod Stalins zu planen.[1049] Neun Ärzte wurden sofort verhaftet; es kam daraufhin auch zu Entlassungs- und Verhaftungswellen zahlreicher anderer jüdischer Ärzte in der ganzen Sowjetunion – angeblich waren sie nicht mehr vertrauenswürdig.[1050] Die Kreml-Ärzte wurden im Gefängnis gefoltert und sollten öffentlich hingerichtet werden – dies und die geplante Deportation der Juden wurde nur durch Stalins Tod im März 1953 verhindert.[1051]

Sicherlich blieb auch Berta Lask von diesem um sich greifenden Antisemitismus nicht unberührt. Sie erlebte die Zeit des „Ärztekomplotts" und der ihm vorausgegangenen Verfolgungen mitten in Moskau. Welche Erfahrungen sie hier machte, ist nicht überliefert – über diese Erfahrungen zu reden, war auch nach der Stalin-Ära nicht erwünscht. Aber daß sie, obwohl sie 1949 nach mehreren Anträgen endlich ihre Ausreisegenehmigung erhalten hatte, auf ihren Sohn wartete, läßt eine große Sorge um ihn vermuten. Sie schrieb zahlreiche Briefe an das Zentralkomitee der KPD mit der Bitte, man möge sich für ihre Sohn einsetzen, und blieb in der Sowjetunion, bis erst nach Stalins Tod auch Ludwig Lask die Erlaubnis zur Ausreise bekam. Im August 1953 kehrten beide nach Berlin (Ost) zurück.[1052] Zu ihrem 80. Geburtstag erhielt Berta Lask 1958 den Vaterländischen Verdienstorden. Bis zu ihrem Tod arbeitete sie an der Fortsetzung ihres autobiographischen Romans „Stille und Sturm".[1053] Sie starb vor Vollendung ihres Werkes am 28. März 1967 „nach einem Leben, das vom Kampf um eine menschliche Welt erfüllt war".[1054]

1049 Diese Nachricht hatte einen Vorlauf: einer der Ärzte, Miron Wowsi, war ein Cousin des ermordeten Solomon Micho'els. Stalin, dem es selbst gesundheitlich immer schlechter ging, sagte schließlich den Ärzten eine Verbindung mit Micho'els nach und warf ihnen eine Verschwörung vor. Vgl. Rapoport Hammer S. 10f.

1050 Vgl. Rapoport Hammer S. 181-188.

1051 Einer der Ärzte, der angesehene Neurologe Alexander Michailowitsch Grinstein, war ein Schüler Lazar Minors und bis 1940 Leiter der Neurologischen Klinik in Charkow; dorthin hatte ihm Jacobsohn-Lask 1937 noch seinen Atlas geschickt. Grinstein wurde in der Haft mit Elektroschocks schwer gefoltert. Vgl. Rapoport Hammer S. 176; Bol'schaja Medizinskaja Enziklopedija, 3. A., H. 6, Moskau 1977, S. 443 und Jurnal Nevropatologii i Psikiatrii Imeni S. S. Korsakowa 81 (1981) S. 1080-1083.

1052 Persönliche Mitteilung Mira Lasks im Mai 1995.

1053 Die ersten beiden Bände des Romans sind veröffentlicht; sie enden mit der Emigration 1933.

1054 Vgl. Pollatschek Lask S. 367.

Luwig Lask war bis zum September 1946 in Magadan in Gefangenschaft. Seit 1943 mußte er dort in einem Autoreparaturwerk arbeiten und verletzte sich bei der Arbeit beide Augen; rechts erblindete er, links blieben ihm zehn Prozent Sehkraft. Erst im Frühjahr 1947 durfte Ludwig Lask Magadan verlassen, sich aber nicht frei bewegen: wie viele andere Überlebende wurde auch er „auf ewig" nach Sibirien verbannt. Er lebte in Nowosibirsk und arbeitete dort in einem Automobilwerk und einem Bau- und Montagetrust, bis nach Stalins Tod 1953 die Verbannung aufgehoben wurde und er die Erlaubnis erhielt, in die DDR auszureisen.[1055] Der Parteiausschluß wurde im Oktober 1956 von der Zentralen Parteikontrollkommission (ZPKK) aufgehoben, er wurde „nach mutmaßlichem Tode" rehabilitiert.[1056] Von der Ausreise Lasks war der ZPKK offenbar nichts bekannt. In Deutschland wurde er als Invalidenrentner anerkannt. Er starb im Dezember 1973.

Dora Lask blieb mit Marianne in London. Marianne erholte sich zunehmend von ihrer Erkrankung – 1947 berichtete Dora über Ruth aus den USA ihrer Schwiegermutter in Rußland: „Marianne is tall, strong, full of pep and independent, she hardly needs any care at all."[1057] Dora selbst erkrankte hingegen schwer und starb 1952 nach langem Leiden an Nierenversagen. Erst Jahre nach seiner Rückkehr nach Deutschland erfuhr Ludwig Lask vom Tod seiner Frau. Zu seiner Tochter nahm er wieder Kontakt auf; sie besuchten sich mehrfach gegenseitig.[1058] Marianne Lask arbeitete als Sekretärin und hatte in London gute Freunde. Sie starb im September 1982 in London.[1059]

Hermann und Alice Lask stellten im Januar 1946 beim ZK der KPD den Antrag, zur Aufbauarbeit nach Deutschland geschickt zu werden.[1060] Die Entscheidung über die Ausreiseerlaubnis zog sich lange hin; schließlich konnten beide mit ihrem Sohn Ernst aber 1948 nach Berlin zurückgehen. Hermann Lask arbeitete dort als Abteilungsleiter im Wirtschaftsministerium – einer der weni-

---

1055 Vgl. Autobiographie Ludwig Lasks von 1953; RCChIDNI, 495/205/5748, Bl. 32-34. Hermann Weber notiert Ludwig Lasks Verhaftung 1938, Lask sei danach verschollen. Vgl. Weber Flecken S. 202.

1056 Vgl. Inst. f. Geschichte d. Arbeiterbewegung Fängen S. 132. Diese Informationen stützen sich auf Kaderlisten der Partei und auf Archivquellen der Zentralen Parteikontrollkommission der SED.

1057 Vgl. Brief Ruths an Berta v. 10.06.1947; SAdK Berlin, Sammlung Berta Lask, Nr. S 37.

1058 1956 fuhr Marianne Lask erstmals seit 20 Jahren nach Berlin; ein weiterer Besuch fand wahrscheinlich kurz vor dem Tod ihres Vaters statt. Aus dieser Zeit gibt es mehrere Fotos, die Marianne bei ihren Besuchen in Berlin mit ihrer Großmutter und ihrem Vater zeigen.

1059 Bis kurz vorher hatte sie noch regelmäßigen schriftlichen Kontakt zu Mira Lask. In den Wochen vor ihrem Tod lebte sie zurückgezogen und brach alle Kontakte ab. Vgl. Brief Marianne Lasks an Mira Lask vom 11.07.1982 und Brief Marianne Steiners an Mira Lask vom 29.11.1982; Nachlaß Mira Lasks, und Diamant Love S. 340.

1060 Vgl. Brief Hermann und Alice Lasks ans ZK der KPD vom 08.01.1946; RCChIDNI, 495/205/1288, Bl. 130.

gen Emigranten, die nach ihrer Rückkehr direkt an der Aufbauarbeit der DDR teilnehmen konnten.[1061] Die meisten Lagerinsassen kehrten, wenn sie überlebt hatten, erst nach 1953 zurück. Über ihre Erfahrungen in den Lagern wollte man in den ersten Jahren nichts hören.[1062] Hermann Lask starb im Juni 1959 in Berlin.

Mira Lask, die nach dem Tod ihres Mannes in Moskau geblieben war, wurde im August 1941 nach Tomsk, weit in der östlichen Taiga am Fluß Ob gelegen, evakuiert und arbeitete dort in einer Zweigstelle des Moskauer Elektro-Mechanischen Instituts sowie im Institut für Weltliteratur. Anfang 1944 wurde sie zur Arbeit im Kriegsgefangenenlager in Schadrinsk, Region Swerdlowsk, im Ural verpflichtet – vermutlich, da sie fließend Deutsch und Russisch sprach. Im April sollte sie über Moskau in ein anderes Lager geschickt werden, wurde aber während ihrer Durchreise in Moskau von einem Arzt des NKWD krankgeschrieben – sie litt an schwerem Asthma. Anfangs hatte sie keine Wohnung, arbeitete als Übersetzerin und gab später Deutschkurse am Institut für Fremdsprachen, nachdem sie in Moskau einen Hochschulabschluß nachgeholt hatte.[1063] Zu ihren Schülerinnen aus dieser Zeit hatte sie noch nach vierzig Jahren bis ins hohe Alter engen Kontakt.[1064] Sie kehrte erst 1957 nach Berlin zurück und lebte hier in der Nähe ihrer Schwiegermutter, mit der sie ein enges Verhältnis hatte. Der über eintausend Seiten umfassende autobiographische Roman Berta Lasks „Stille und Sturm“ wurde von ihr auf knapp 360 Seiten gekürzt und 1974 neu herausgegeben.[1065] Mira Lask starb im Juli 1996 in Berlin.

Ruth Friedländer, die Tochter Bertas und Louis‘, die mit ihrem Mann Ernest Friedländer über Holland in die Vereinigten Staaten von Amerika emigriert war, lebte Ende der 1940er Jahre in Detroit. Sie hatten einen Sohn, Frank Michael.[1066] Noch während Berta in der Sowjetunion lebte, nahm sie wieder Kontakt zu Ruth auf, die auch Verbindung zu Dora und Marianne in London hatte. Ruth schickte Päckchen nach Rußland, die allerdings nicht immer ihren Bestimmungsort erreichten.[1067] Auch nach der Rückkehr Berta Lasks nach Berlin

---

1061 Vgl. Erklärung Berta Lasks im April 1953; RCChIDNI, 495/205/1415, Bl. 38.

1062 Vgl. Steinberger/Broggini Berlin S. 53.

1063 Vgl. Handschriftliche Notizen Wilhelm Piecks über Mira Lask; SAPMO-BArch, NY 4036/514.

1064 Bei meinen Besuchen zeigte Mira Lask mir häufig Briefe und Postkarten ihrer ehemaligen Schülerinnen, die immer noch in hervorragendem Deutsch verfaßt waren.

1065 Die ungekürzte Fassung erschien 1955, die erste gekürzte Ausgabe 1974 im Mitteldeutschen Verlag in Halle, eine Lizenzausgabe 1975 beim Damnitz-Verlag in München.

1066 In einem Brief Bertas von 1959 erwähnt Ruth Bilder ihrer „Enkel und Urenkel“; vgl. Brief Bertas an Ruth vom 16.02.1959; SAdK Berlin, Sammlung Berta Lask, Nr. S 37. Frank Friedländer, verheiratet mit Susanne List, hat drei Kinder. Im Sommer 2004 kam erstmals nach vielen Jahren wieder ein Kontakt zwischen der Familie Friedländer, USA, und der Familie Lask, Berlin, zustande.

1067 Vgl. Brief Ruths an Berta v. 10.06.1947; SAdK Berlin, Sammlung Berta Lask, Nr. S 37.

schrieben sie sich häufig. Ruth Friedländer starb im Oktober 1978, ihr Mann Ernst im Februar 1972 in Palo Alto.

Die letzten Kontakte zu Louis Jacobsohn-Lasks Freund Lazar Minor sind aus dem Jahr 1936 belegt. Indirekt ist einigen Briefen jedoch zu entnehmen, daß die Familie Lask ihn auch später noch in Moskau besuchte. Lazar Minor war 1932 im Alter von 77 Jahren emeritiert worden, seine Nachfolge hatte sein Schüler Michail Kroll angetreten. 1942 starb Minor in Taschkent – vermutlich wurde er, wie viele andere Mitbürger und auch zahlreiche Emigranten, bei Kriegsausbruch 1941 dorthin evakuiert.[1068]

Berta Lask und ihre Söhne waren voller Hoffnung und Enthusiasmus in die Sowjetunion gegangen: Berta Lask hatte einmal gesagt, sie wolle für den Kommunismus "leben und sterben". Sie wurden bitter enttäuscht, mußten sie doch Verleumdungen erleben und entgingen erneut knapp dem Tod. Ihren politischen Idealen blieben sie jedoch treu, wenn es auch schmerzlich gewesen sein muß, daß man nach ihrer Rückkehr nach Deutschland über die Erlebnisse in den stalinistischen Lagern schwieg.

[1068] Nach dem Angriff Deutschlands auf die Sowjetunion im Juni 1941 wurden zahlreiche Kinder, ältere Menschen und Invaliden, die keine beruflichen Aufgaben mehr in der Stadt hatten, aus Moskau weit in den Osten evakuiert. Insgesamt waren von der Umsiedlung während des Krieges etwa 25 Mio. Sowjetbürger betroffen. Vgl. Tischler Flucht S. 177.

6 Das Unvollendete: Der photographische Atlas der Anatomie des Zentralnervensystems der Tiere und des Menschen

Louis Jacobsohn-Lasks Atlas „Das Zentralnervensystem der Tiere und des Menschen, dargestellt in photographischen Abbildungen", erschien in seinen ersten drei Teilen 1934 und 1935. Da dieser Atlas einerseits inhaltlich die Ergebnisse der wichtigsten Werke Jacobsohn-Lasks umfaßt, da andererseits seine Entstehungsgeschichte aus Jacobsohn-Lasks Leben heraus zu erklären ist und die letzten Jahre dieses Lebens wesentlich bestimmte, wird ihm ein eigener Teil gewidmet. Das Werk sollte „die Krönung einer 40jährigen Arbeit bilden".[1069] Eine besondere Rolle spielte hierbei Jacobsohn-Lasks Theorie zur Struktur und Funktion der Nervenzellen, die er in seinen Arbeiten über die Kerne des Hirnstamms und des Rückenmarks zwischen 1908 und 1910 entwickelt hatte und die sein Schüler Edward Malone später als „Jacobsohn's Law" bezeichnete: nach Jacobsohn-Lasks Untersuchungen gibt die histologische Struktur einer Zelle Aufschluß über ihre Funktion.

Wie sehr dem fast Siebzigjährigen die Fertigstellung dieser Arbeit am Herzen lag, verdeutlicht eine Tagebucheintragung vom 17. September 1932:

> *„Drei Jahre sind verflossen, und in der ganzen inzwischen verflossenen Zeit habe ich nichts in dieses Buch eingeschrieben. Meine Seele war ganz nach aussen gewendet. Ein wissenschaftliches Werk nahm meine ganze Kraft in Anspruch und wird sie auch noch lange Zeit weiter nicht zu sich selbst kommen lassen. Es ist ein Werk, an dem ich nun schon 40 Jahre lang gearbeitet habe und das ich vor meinem Lebensende vollenden möchte. Und doch weiss ich, dass es schliesslich nur zeigen kann, wie das Nervensystem der Tiere und des Menschen aussieht und welche Funktion die eine oder andere Formation vielleicht erfüllt. Wenn mich die Hoffnung nicht erfüllte, das eine oder andere Rätsel von den unendlich vielen, welche in ihm verborgen sind, zu entschleiern, so würde ich vielleicht in der mühevollen Arbeit erlahmen. Aber diese Hoffnung hält mich in meinem Streben aufrecht, und an jedem Morgen gehe ich wieder freudig an die Arbeit, um einen Schritt weiterzukommen. Die Rätsel der Natur und der Mensch stehen sich wie eine Geliebte zu einem Liebenden gegenüber. Der Mensch kämpft um ihren Besitz mit der ganzen Glut seiner Seele. Aber sie ist spröde wie eine echte Geliebte, und je spröder sie ist, umso heisser wirbt er um sie. Warum müht er sich so? Der Liebende fühlt sich als Gott, wenn er die Geliebte errungen hat, und der Mensch, welcher um die Welträtsel kämpft, will ein Gott sein, bevor er wieder in das Nichts eingeht. Seine letzte Sehnsucht ist, den höchsten Gipfel zu erklimmen und von ihm aus die Welt erleuchtet zu sehen. Und doch, wie unendlich viele bleiben unten in der Dunkelheit!"*

[1069] Vgl. Brief Jacobsohn-Lasks wahrscheinlich an den amerikanischen Kollegen Charles J. Herrick v. 29.08.1933; SAdK Berlin, Sammlung Berta Lask, Nr. S 37.

Nicht zuletzt gab diese Arbeit Jacobsohn-Lask Kraft, die Verfolgung seiner Familie und die Demütigungen durch das nationalsozialistische Regime ab 1933 zu ertragen, wie er sogar in seinem Vorwort zum ersten Teil des Werkes, erschienen 1934 im nationalsozialistischen Deutschland, den Eingeweihten erkennen läßt:

> *„Die Arbeit, so mühsam sie auch war, sie war mir doch eine ständige Quelle großer Lebensfreude, und wenn ich dem Ansturm standgehalten habe, der auf mich in den letzten beiden Jahren eingedrungen ist, so habe ich es dieser Arbeit zu verdanken."*[1070]

6.1 „... denn die Abbildungen sind bleibende Dokumente." Zur Entstehungsgeschichte des Werkes

Während ihrer Ausbildung bei dem Neurologen Emanuel Mendel und dem Anatomen Wilhelm Waldeyer zwischen 1893 und 1899 hatten Louis Jacobsohn-Lask und sein Freund und Kollege Edward Flatau die Idee, „das Zentralnervensystem der Tiere und des Menschen zur Darstellung zu bringen". Sie veröffentlichten 1899 im Berliner Karger-Verlag gemeinsam das „Handbuch der Anatomie und vergleichenden Anatomie des Centralnervensystems der Säugetiere" als ersten, makroskopischen Teil der Arbeit – die Herstellung des mikroskopischen Teils verhinderten damals „widrige Umstände".[1071] Flatau ging 1899 zurück nach Warschau und arbeitete als klinischer Neurologe; Jacobsohn-Lask vergaß den ursprünglichen Plan jedoch nie. Für seine Vorlesungen in Neuroanatomie, die er seit 1900 hielt, fertigte er in den folgenden Jahrzehnten Diapositive von Fotografien seiner anatomischen Präparate an. Er wollte die normale Anatomie des Zentralnervensystems mit Fotografien makro- und mikroskopischer Präparate vergleichend darstellen; vereinzelt fügte er auch Abbildungen pathologischer Veränderungen hinzu.

Jacobsohn-Lask war begeistert von der zwar nicht ganz naturgetreuen, aber doch „genauen Wiedergabe des materiellen Substrates des Zentralnervensystems, soweit es durch die verschiedenen technischen Methoden zur Zeit zur Anschauung gebracht werden kann". Deshalb ergänzte er die für seine Vorlesungen benötigten Fotoserien um zahlreiche weitere und erhielt eine große Sammlung.[1072] So kam er auf die Idee, Fotos statt Zeichnungen für sein geplantes Werk zu verwenden und einen Atlas herzustellen – in diesem Umfang einzigartig in der bis heute erschienenen Literatur:

1070 Jacobsohn-Lask (75) Zentralnervensystem (I) S. 4.

1071 Auf die Art dieser „Umstände" geht Jacobsohn-Lask nicht ein.

1072 Vgl. Jacobsohn-Lask (75) Zentralnervensystem (I) S. 3.

„Ich illustriere ... alles nur durch photographische Bilder und gebe keine Zeichnungen und keine Skizzen, und zwar aus folgenden Gründen: eine Zeichnung oder eine Skizze bringt immer die rein subjektive Auffassung des Autors und ist deshalb immer mit einer gewissen Vorsicht zu bewerten. Das Photogramm aber bringt genau das, was das Präparat aufweist, nichts mehr und nichts weniger. Es ist eine rein objektive Darstellung des Präparats und unterliegt nun nicht nur einer persönlichen, sondern auch einer allgemeinen Deutung. Dadurch unterscheidet sich mein Werk von allen bisher veröffentlichten. Es ist meiner Ansicht nach ein Standardwerk von bleibendem Wert, denn die Abbildungen sind bleibende Dokumente."[1073]

Die wissenschaftliche Mikrofotografie hat ihren Ursprung bereits im 19. Jahrhundert: erste einfache Mikrofotografien wurden 1845 veröffentlicht. In den 1860er Jahren erschienen mehrere Handbücher zur Anwendung dieser neuen Technik. Erste Anwender aus der Anatomie nutzten die neue Methode zur mehrtausendfachen Vergrößerung ihrer Präparate, indem sie Details ihrer Fotos immer wieder abfotografierten – sie meinten, sie könnten dadurch mehr erkennen, als unter dem Mikroskop sichtbar war. Dies implizierte jedoch eine Ansammlung von Artefakten, die nichts mehr mit dem Originalpräparat zu tun hatten. Die Negative wurden außerdem retuschiert, so dass die Technik zunächst in Mißkredit geriet. Erst durch Robert Koch wurde die Mikrofotografie seit 1881 unter neuen Aspekten wieder propagiert: auch er vertrat die Meinung, ein Foto könne ein Objekt besonders genau und „frei von jeder Voreingenommenheit" wiedergeben und dokumentieren. Damit seien auch Vergleiche verschiedener Präparate durch unterschiedliche Forscher möglich, die absolut akkurate Beherrschung der Technik der Anfertigung der Präparate, der Mikroskopie und der Fotografie vorausgesetzt. Die Kontrolle über die Qualität der Verarbeitung sei hiermit besser möglich als früher.[1074]

Die wissenschaftliche Fotografie wurde auch in klinischen Fächern benutzt; einer der Vorreiter war hier Jean Martin Charcot, der seine Patienten aufnahm. Aufgrund der anfangs noch langen Belichtungszeit eigneten sich aber auch gerade die unbeweglichen anatomischen Präparate gut für Fotografien. Hierdurch konnte man Quellen, die schlecht verfügbar waren, einer breiteren Öffentlichkeit zugänglich machen und so auch zu Lehrzwecken in größerem Rahmen benutzen. Präparate konnten aus verschiedenen Perspektiven aufgenommen, katalogisiert und jederzeit neu geordnet und miteinander verglichen werden.[1075] Es entstand ein neues Lehr- und Forschungsinstrument, das sich mit dem technischen Fortschritt ständig verbesserte.

1073 Auszug aus einem Bericht Jacobsohn-Lasks über seine Arbeit in Sewastopol, undatiert (wahrscheinlich 1938); Archiv Familie Lask.

1074 Vgl. Breidbach Representation S. 221f., 232f., 240-242.

1075 Vgl. auch Schmiedebach Dokumentation S. 38-41.

Mit der Mikrofotografie kam Jacobsohn-Lask wahrscheinlich schon während seines Studiums in Berührung: er hörte Vorlesungen bei Robert Koch, und auch sein Lehrer Wilhelm Waldeyer benutzte diese Technik seit den 1880er Jahren.[1076] Zu Beginn seiner Karriere fehlten Jacobsohn-Lask jedoch Zeit und Geld für die Umsetzung seines Plans. In seinen ersten Werken benutzt er vorwiegend Zeichnungen zur Illustration; erst in den Arbeiten der 1920er Jahre kommen vereinzelt Mikrofotografien hinzu. Das „Handbuch der Anatomie und verlgeichenden Anatomie des Zentralnervensystems der Wirbeltiere" von 1899 enthält einen Anhang mit makroskopischen Darstellungen mehrerer Ansichten des Gehirns in Form von Heliografien von der Firma Meisenbach, Riffarth und Co, der um 1900 europaweit bedeutendsten graphischen Kunstanstalt mit Sitz in Berlin, München und Leipzig.[1077]

Anfang der 1920er Jahre konnte Jacobsohn-Lask sich schließlich durch eine kleine Erbschaft ein eigenes Labor mit Fotokammer zu Hause einrichten, und Ende der 1920er Jahre begann er neben der Lehre an der Universität mit der systematischen Zusammenstellung seiner Präparate und Fotos für den Atlas. Ein Institut mit Präparatesammlungen und eigenen Sektionsmöglichkeiten stand ihm nicht mehr zur Verfügung.

Jacobsohn-Lask fertigte in seinem Labor in der Lichterfelder Mittelstraße neue Fotos an, verwendete als Vorlage wahrscheinlich aber auch einige alte Aufnahmen.[1078] Wenige Präparate stammten noch aus der Zeit seiner Zusammenarbeit mit Edward Flatau und von seinen Lehrern Emanuel Mendel und Wilhelm Waldeyer. Präparate, die in seiner Sammlung fehlten, erhielt er von Freunden und Kollegen, Neurologen, Neuropathologen, Neuroanatomen und Zoologen – er nennt hier den bekannten Psychiater und Neuroanatomen Walter Spielmeyer aus München, Abelsdorf, seine Berliner Kollegen Max Bielschowsky, Richard Henneberg, dann Leonor Michaelis, Leiter des bakteriologischen Laboratoriums des Urban-Krankenhauses, den Jacobsohn-Lask noch aus seiner Ausbildungszeit bei Waldeyer kannte, und seinen alten Freund Paul Schu-

---

[1076] Vgl. Breidbach Representation S. 244.

[1077] Georg Meisenbach, ein berühmter Lithograph, führte 1881 die Fotografie mit Hilfe der „Autotypie" für Zeitungen ein. Er vervollkommnete die Technik der Heliografie, die bereits seit 1826 von Joseph Nicéphore Niépce entwickelt wurde. Dieser entdeckte die besondere Lichtempfindlichkeit einer Art Asphalt („Judäapech"), der in Öl gelöst auf eine glatte Zinnplatte aufgebracht wurde. Die Platte wurde in einer Camera obscura mit Tageslicht belichtet, danach wurde der nicht belichtete Asphalt mit Lavendelöl entfernt und die Platte mit der belichteten Seite nach unten auf ein mit Jod gefülltes Gefäß gelegt, so daß die Joddämpfe den freigelegten Teil der Platte schwärzten.

[1078] Eine genaue Beschreibung, wann Jacobsohn-Lask welche Präparate und Fotos anfertigte, liegt nicht vor. Die Qualität der Fotos scheint aber unter allen Fotos vergleichbar zu sein – eine Verwendung von Originalfotografien vom Ende des 19. oder Anfang des 20. Jahrhunderts erscheint deshalb unwahrscheinlich.

ster. Auch von seinem russischen Freund Lazar Minor aus Moskau und seinem amerikanischen Freund Hugh Talbot Patrick aus Chicago bekam Jacobsohn-Lask Präparate – diese mögen ebenfalls um die Jahrhundertwende entstanden sein, da beide später vorwiegend klinisch arbeiteten.

Einige Präparate erhielt Jacobsohn-Lask von Oskar Heinroth, der 1911 das Aquarium des Berliner Zoologischen Gartens aufbaute und bis 1944 dessen Leiter war.[1079] Heinroth hatte von 1924 bis 1928 zusammen mit seiner ersten Frau Magdalena Heinroth vier Bände eines „Jahrhundertwerkes" veröffentlicht: „Die Vögel Mitteleuropas, in allen Lebens- und Entwicklungsstufen photographisch aufgenommen und in ihrem Seelenleben bei der Aufzucht vom Ei ab beobachtet" – eine ähnliche Idee wie Jacobsohn-Lask, doch eher bezogen auf makroskopische Darstellungen und Verhaltensforschung. Wann und wie der Kontakt zu Heinroth zustandekam, oder ob er sich einfach mit Nachfragen an beide wandte, ist leider nicht dokumentiert. Das Werk des Ehepaares Heinroth war Jacobsohn-Lask sicher bekannt.

Die einzigen konkreten Nachweise über die Beschaffung von Präparaten fanden sich im Zusammenhang mit einem seiner alten Bekannten, dem schwedischen Zoologen Bertil Hanström. Hanström habilitierte sich 1925 für Zoologie an der Universität Lund und erhielt dort 1929 einen Lehrstuhl. Er befaßte sich wissenschaftlich schwerpunktmäßig mit dem Nervensystem wirbelloser Tiere. In vergleichender Hinsicht war diese Forschung für Jacobsohn-Lask von besonderem Interesse. Im Spätsommer 1934 verbrachte er drei Wochen in Lund, um Hanströms Nervensystem-Präparate und Präparate des Zoologischen Museums zu studieren.[1080] Noch im selben Jahr erhielt er von einem Mitarbeiter Hanströms, Torsten Gislén, ein Foto eines Hummergehirn-Präparates.[1081] Gislén und seinen Mitarbeiter Herved Berlin hatte Jacobsohn-Lask während seines Aufenthaltes in Lund kennengelernt. Im März 1935 bat Jacobsohn-Lask Hanström um Gehirne von Knorpelfischen; da dieser in seinem Institut keine solchen Präparate vorrätig hatte, wandte er sich für seinen deutschen Kollegen an die Zoologische Station in Kristineberg und versprach Jacobsohn-Lask Knorpelfisch-Köpfe „in 10% Formol fixiert".[1082] Die Schnitte durch diese Köpfe und die Fotografien fertigte Jacobsohn-Lask dann selbst an.

[1079] Vgl. Jacobsohn-Lask (75) Zentralnervensystem (I) S. 4 und Jahn/ Sucker Herausbildung S. 592.

[1080] Vgl. Brief von Brita Green, einer Tochter Hanströms, an mich vom 10.03.2003.

[1081] Vgl. Brief Hanströms an Jacobsohn-Lask vom 24.10.1934; Archiv Familie Lask. Gislén war seit 1932 Professor in Lund und leitete die Limnologischen Stationen Lund und Aneboda, die sich mit der Erforschung der Ökologie der Binnengewässer beschäftigten. Vgl. internet-Recherche vom 23.02.2003 unter www.tmbl.gu.se.

[1082] Vgl. Brief Hanströms an Jacobsohn-Lask vom 23.03.1935; Archiv Familie Lask.

Wenn Jacobsohn-Lasks Sammlung auch nicht vollständig war – bei Tausenden von Tierarten ein kaum realisierbares Projekt –, so kann sie doch als ungewöhnlich reich bezeichnet werden. Ähnliche Präparatesammlungen konnte man kaum bei privat arbeitenden Forschern erwarten, sondern eigentlich eher in entsprechend ausgerichteten Instituten, die, verflochten in einem Netzwerk zusammenarbeitender Institutionen,[1083] auch noch einfacher Präparate austauschen konnten, als dies einem einzelnen Wissenschaftler möglich war, der noch dazu als Jude bereits aus dem deutschen Wissenschaftsleben ausgegrenzt war. Allerdings gab es auch in Instituten nur selten große Sammlungen: da viele Dozenten eigene Sammlungen anlegten, diese bei Umzügen oder Wechsel an andere Universitäten mitnahmen, bestand bei den Einzelnen kein Interesse für Institutssammlungen. Die Konkurrenz unter den Forschern war groß, und nur, wenn jemand von ihnen starb und die Erben den Nachlaß der Universität zur Verfügung stellten, kamen solche privaten Sammlungen zurück an die Institute. Hier landeten sie jedoch auch oft in Abstellkammern, wurden nicht katalogisiert und Interessierten zur Verfügung gestellt, wenn sich nicht jemand explizit um die Präparate kümmerte.[1084]

Jacobsohn-Lask plante eine Einteilung des Werkes in fünf fortlaufende Teile, die auch jeweils unabhängig voneinander betrachtet werden konnten. Der erste Teil sollte als Grundlage die „Nervenzellen, Nervenfasern und Neuroglia", im Anhang die Sinnesorgane behandeln. Im zweiten Teil wollte er das Rückenmark untersuchen, im dritten Teil „die Entwicklung des Gehirns, die Oberflächenverhältnisse und die innere grobe Ausgestaltung des voll entwickelten Gehirns". Der vierte Teil sollte die „innere Architektonik des Hirnstamms und des Kleinhirns", der fünfte die „innere Architektonik der Zentralganglien und der Hirnrinde" beinhalten.[1085] Diese Systematik spiegelt teilweise diejenigen Forschungsthemen Jacobsohn-Lasks wider, die eine besondere Bedeutung für ihn besaßen: so widmet er den Nervenzellen, deren Aufbau er über Jahre untersucht hatte, einen eigenen Teil; hier fließen auch Überlegungen zu verschiedenen Färbe- und Bearbeitungsmethoden der Präparate ein, die ihm während seiner gesamten Forschungstätigkeit wichtig waren. Auch die Bahnen des Rückenmarks bildeten zu Anfang des Jahrhunderts über Jahre einen Forschungsgegenstand Jacobsohn-Lasks. Mit der Wortwahl „Architektonik" im Titel des vierten und fünften Teils des Atlasses nimmt Jacobsohn-Lask Bezug auf die damals

---

1083 Vgl. auch das Vorwort von Brauer und Schober zu ihrem 1968 erschienenen foto-grafischen Atlas der vergleichenden Neuroanatomie (Brauer/ Schober Katalog S. 4).

1084 Diesen Hinweis verdanke ich der Berliner Neuroanatomin Dr. Ursula Meyer.

1085 Vgl. Jacobsohn-Lask (75) Zentralnervensystem (I) S. 4.

aktuelle Bezeichnung des mikroskopischen Aufbaus bestimmter Teile des Nervensystems.[1086]

Die Systematik richtet sich zwar nach zoologischen Gesichtspunkten: unter den inhaltlichen Überschriften seiner Kapitel wie beispielsweise „Die Gruppierung der Nervenzellen im Rückenmarksgrau“ ordnet Jacobsohn-Lask die Präparate den verschiedenen Wirbeltierklassen Fische, Amphibien, Reptilien, Vögel und Säugetiere unter.[1087] Da er nicht von allen Unterklassen analoge Präparate beschaffen konnte, wirkt die weitere Einteilung auf den ersten Blick unsystematisch. Zwar hält sich Jacobsohn-Lask an die Reihenfolge der Wirbeltiere: in jedem Unterkapitel führt er zunächst Präparate von Fischen, dann von Amphibien, Reptilien, Vögeln und zum Schluß von Säugetieren und ihren jeweiligen Unterklassen und Ordnungen an, soweit Präparate vorhanden waren. Aber Lücken in der Systematik werden nicht gekennzeichnet.[1088]

Die technische Herstellung und Veröffentlichung des Werkes gestaltete sich schwierig: einen Verleger für sein Werk fand Jacobsohn-Lask nicht – die Ablehnungen wurden immer mit den hohen Druckkosten der zahlreichen Fotos begründet. Daß 1934 auch seine jüdische Herkunft hierbei eine Rolle spielte, ist als sicher anzunehmen. Jacobsohn-Lask war trotzdem fest entschlossen, seinen Atlas zu veröffentlichen, und wollte die Seiten mit den Fotos selbst herstellen. Er bereitete nacheinander die ersten drei Teile vor, indem er Fotos von seinen Präparaten anfertigte und den Text dazu schrieb. Jedes Foto wird in einem teils nur dreizeiligen, teils bis zu 20 Zeilen langen Text erläutert und jeder Band von einem längeren einleitenden und einem Schlußtext umrahmt. Hier beschreibt Jacobsohn-Lask die einzelnen Zell- und Fasergruppen, deren Besonderheiten, stellt vergleichende Überlegungen an und faßt seine Ergebnisse zusammen. Zeitweise half ihm sein Sohn Hermann bis er 1935 emigrierte: „Durch Hermanns Hilfe bin ich jetzt etwas entlastet. Während er die Bilder herstellte, konnte ich intensiv den Text für den zweiten Teil in Angriff nehmen.“[1089] Die meisten Exemplare wurden wegen des hohen Kostenaufwands auf Bestellung hergestellt.[1090] Für die Texthefte benötigte Jacobsohn-Lask eine billige Druckmöglichkeit – durch die Herstellung der teuren Fotos blieb ihm kaum

---

1086 Der Begriff „Architektonik“ wurde besonders von Oskar Vogt und Korbinian Brodmann geprägt („Myeloarchitektonik“ und „Cytoarchitektonik“).

1087 Diese Ordnung richtet sich nach dem Alter der jeweiligen Wirbeltierklasse: Fische sind die ältesten auf der Erde bekannten Wirbeltiere, Säugetiere die jüngsten.

1088 Hier wird deutlich, daß Jacobsohn-Lask kein Zoologe, sondern Anatom war.

1089 Brief Jacobsohn-Lasks „Liebe Kinder“ an Ruth und Ernest vom 27.02.1934; SAdK Berlin, Sammlung Berta Lask, Nr. S 37.

1090 Vgl. Brief Jacobsohn-Lasks an die Deutsche Bücherei vom 16.10.1934; Archiv Familie Lask.

noch Geld übrig: „Und ausserdem muss ich jetzt bedeutende Mittel aufwenden, um etwas zu erreichen, was auf andere Weise leider nicht zu erreichen war.“[1091]

Schließlich trat Jacobsohn-Lask in Verhandlungen mit der Druckerei Alfred Gaumert in Tempelhof, die ihm im Juni 1934 ein Angebot für den Druck der Texthefte sowie gummierter Streifen zur Beschriftung der Fotos unterbreitete. Insgesamt bestellte er 150 Textheftexemplare – vermutlich für die ersten beiden Teile der Arbeit, da diese in einem Heft zusammengefaßt sind – und je 170 Exemplare verschiedener Streifen zur Beschriftung der Fototafeln, außerdem 300 Prospekte von je vier Seiten Umfang.[1092]

Die Originalfotos klebte Jacobsohn-Lask auf feste Pappen im Querformat DIN A 4 und beschriftete bzw. numerierte sie handschriftlich. Jede Seite war einem anderen Thema gewidmet. In den dazugehörigen gedruckten Textheften erklärte er die charakteristischen Elemente der jeweiligen Präparate und Schnitte, verwies auf ihre Herkunft und die Färbemethoden und interpretierte sie auf dem Boden der vergleichenden Anatomie. Jacobsohn-Lask wollte mit seinem Werk, das auch Abbildungen seltener Tiere enthielt, eine Grundlage schaffen: Neurowissenschaftler sollten „alles das, was wir an Kenntnissen vom Bau des Nervensystems besitzen, an wirklichen Ersatzpräparaten“ kennenlernen. Die Form der Darstellung sollte eigene Ergänzungen jedes Besitzers möglich machen: die Pappen mit den Fotos waren lose, die Erläuterungen in gesonderten Heften abgedruckt. Man konnte die Pappen je nach Bedarf nebeneinander legen, dadurch analoge Strukturen bei verschiedenen Tiergattungen direkt vergleichen und auch phylogenetische Entwicklungen besser nachvollziehen. Jacobsohn-Lask wollte mit diesem System eine ständige Aktualisierung durch neue Erkenntnisse oder Präparate anderer Forscher ermöglichen.[1093]

Die Idee, einen fotografischen Atlas herzustellen, war zu diesem Zeitpunkt zumindest in der vergleichenden Anatomie einzigartig – bezieht man das Werk des Ehepaares Heinroth mit verhaltensbiologischem Ansatz nicht ein. Es gab zwar einige wenige Standardwerke der vergleichenden Neuroanatomie; als wichtigstes für den Bereich der Wirbeltiere ist hier aus den ersten Jahrzehnten des 20. Jahrhunderts „Die vergleichende Anatomie des Nervensystems der Wir-

---

[1091] Brief Jacobsohn-Lasks „Liebe Kinder“ an Ruth und Ernest vom 27.02.1934; SAdK Berlin, Sammlung Berta Lask, Nr. S 37.

[1092] Vgl. Briefe Alfred Gaumerts an Jacobsohn-Lask vom 01.06., 04.06., 06.06., 02.07., 12.07., 15.08. und 24.08.1934; Archiv Familie Lask. Erhalten geblieben ist nur der Schriftwechsel mit Gaumert, der den ersten und zweiten Teil der Arbeit betrifft. Die Prospekte waren im DIN A 4-Format wie die Texthefte selbst gedruckt. Auf der Vorderseite war die Titelseite abgebildet, die zweite Seite informierte über Ausstattung und Umfang des Werkes und den Preis sowie Jacobsohn-Lasks Adresse, daran schloß sich das zweiseitige Vorwort an. Der Prospekt für den dritten Teil des Werkes war nur zweiseitig; das Vorwort wurde nicht noch einmal abgedruckt.

[1093] Vgl. Jacobsohn-Lask (75) Zentralnervensystem (I) S. 3.

beltiere und des Menschen“ des bekannten niederländischen Forschers Ariens Kappers zu nennen, erschienen 1920/21. Ariens Kappers verwendete weder Fotos, noch bezog er die Wirbellosen in seine Arbeit ein. Über die Wirbellosen erschien 1928 eine umfangreiche Arbeit des schwedischen Zoologen Bertil Hanström. Hanström verwendete zwar über 600 Abbildungen, aber ebenfalls keine Fotografien.

Wenn auch Jacobsohn-Lask überzeugt war, mit Hilfe der Fotos weitgehend objektive Abbildungen zu erhalten, sind natürlich Fotos – wie Zeichnungen – nicht uneingeschränkt als objektives Instrument anzusehen. Gerade Schwarzweiß-Fotos von anatomischen Präparaten erfordern auch mit Beschriftung gewisse Vorkenntnisse des Betrachters, mehr noch als schematische Zeichnungen: während letztere Details hervorheben und die Präparate nicht in allen Einzelheiten darstellen, enthalten Fotos mehr Informationen, die sich aber dem Betrachter nicht so offensichtlich erschließen wie die Details einer Zeichnung – „um zu sehen, muß man zuerst wissen.“[1094] Daß die Präparate technisch einwandfrei und exakt gefärbt und die Qualität der Fotomaterialien und der Aufnahmetechnik gut sein mußte, war Jacobsohn-Lask klar. Auch um die Artefaktanfälligkeit seiner Darstellungsmethode wußte er. Mit seinen umfangreichen Erläuterungen im Text, der „Darlegung der [den Bildern] impliziten Annahmen und Konnotationen“[1095], gewinnen die Fotos jedoch eine gewisse Objektivität.

[1094] Fleck Schauen S. 147. Ludwik Fleck bemerkte in diesem 1947 veröffentlichten Aufsatz zur „Psychologie des Wahrnehmens“:
„Um zu sehen, muß man wissen, was wesentlich und was unwesentlich ist, muß man den Hintergrund vom Bild unterscheiden können, muß man darüber orientiert sein, zu was für einer Kategorie der Gegenstand gehört. Sonst schauen wir, aber wir sehen nicht, vergebens starren wir auf die allzu zahlreichen Einzelheiten, wir erfassen die betrachtete Gestalt nicht als bestimmte Ganzheit“
Fleck Schauen S. 148. In diesem Zusammenhang kann auch wieder Bezug auf die Gestalttheorien der 1920er Jahre genommen werden .
[1095] Breidbach Mikrokosmos S. 140.

6.2 Aufbau und Inhalt der ersten drei Teile: Von „Nervenenergie“, langen Bahnen und „Menschwerdung“

6.2.1 Erster Teil: Nervenzellen, Nervenfasern, Neuroglia und Sinnesorgane

Der erste Teil des Atlasses beschäftigt sich mit den neuroanatomischen Grundlagen. Hierzu verwendete Jacobsohn-Lask insgesamt 173 mikroskopische Fotos. Im Vordergrund steht die Darstellung seiner 25 Jahre zuvor gewonnenen Erkenntnisse über den Zusammenhang von Struktur und Funktion der Nervenzellen: besondere Bedeutung für die Funktionszuordnung mißt Jacobsohn-Lask den Granula oder Nissl-Schollen bei, die im Zytoplasma der großen Ursprungszellen peripherer motorischer Nervenfasern ein charakteristisches Muster zeigen.

Eingeleitet wird die Sammlung von makroskopischen Ansichten des gesamten Zentralnervensystems verschiedener Wirbeltiere: eines Knochenfisches, einer Schildkröte, eines Frosches, einer Taube, eines Hundes, eines Affen sowie eines Menschen und von der Bauchganglienkette eines Wirbellosen, des Regenwurms, jeweils aus unterschiedlichen Perspektiven. Es folgen mikroskopische Fotos von unterschiedlich gefärbten Präparaten verschiedener Nervenzellen. Die Zellen entstammen allen Teilen des Gehirns und Rückenmarks von Menschen unterschiedlicher Altersgruppen sowie dem Nervensystem mehrerer Wirbeltiere.[1096] Anschließend stellt Jacobsohn-Lask mikroskopische Präparate von Nervenfasern[1097] dar sowie Präparate von Neurogliazellen und Neurogliagewebe aus dem Nervensystem von menschlichen Embryonen, erwachsenen Menschen, Kaninchen, Hunden, Katzen und von Bachneunaugen-Larven[1098] als „niedersten“ Wirbeltieren. Diese Reihe ergänzt er mit einigen Fotos von pathologischen Präparaten mit Erweichungsherden und Narben. Der erste Teil des Werkes wird abgeschlossen durch Präparate von Sinnesorganen eines Knochenfisches, einer Froschlarve, eines neugeborenen Kaninchens und eines Säugetierfetus– hier beschreibt Jacobsohn-Lask zunächst das Riechorgan als entwicklungsgeschichtlich ältestes Sinnesorgan, anschließend die Augenblasen „niederer“ Wirbeltiere und Larven, eines jungen Knochenfisches sowie menschlicher

---

1096 Jacobsohn-Lask bildet hier Fotos von Nervenzellen von Knochenfischen, Fröschen, Eidechsen, Schildkröten, Gänsen, Kaninchen, Katzen und Tauben ab, jedoch keine Zellen von Wirbellosen.

1097 Der Unterschied zwischen Axonen und Dendriten war zu dieser Zeit noch nicht klar.

1098 Ammocoetes.

Feten und erwachsener Menschen. Es folgen Präparate des Labyrinths und abschließend einige Präparate von Geschmackszellen einer menschlichen Zunge, von Zellen der Haut an der besonders sensiblen Fingerkuppe sowie aus dem menschlichen Bauchfell.[1099] Fast alle Fotos stammen von Präparaten niederer und höherer Wirbeltiere, es sind kaum Präparate von Wirbellosen dabei – diese waren besonders schwierig zu beschaffen.[1100]

Vorab gibt Jacobsohn-Lask den unterschiedlichen Einfluß der einzelnen Färbe- und Härtemethoden sowie die postmortalen Veränderungen des Gewebes überhaupt für die Beurteilung dieser künstlich hergestellten Produkte zu bedenken. Er vergleicht deshalb immer nur Zellen, die mit derselben Methode bearbeitet wurden. Hierbei unterscheidet er die selektive Darstellung der chromophilen Substanz von der Darstellung der Neurofibrillen nach den Methoden von Bielschowsky und Ramón y Cajal. Er untersucht so die Bestandteile der Nervenzellen – Granula oder Nissl-Schollen, Fibrillen und Hyaloplasma. Granula und Plasma seien auch an lebenden Zellen erkennbar, Fibrillen nicht sicher – Jacobsohn-Lask diskutiert damit auch die Möglichkeit einer Vortäuschung der Existenz der Fibrillen durch Artefakte.[1101]

Im Vergleich der selektiven Granula-Darstellung (Nissl-Schollen-Muster) der Nervenzellen verschiedener Tiere fiel Jacobsohn-Lask auf, daß sich die Granula bei „niederen" Wirbeltieren wie Reptilien oder Fischen, also Kaltblütern, im gesamten Zentralnervensystem verwaschener darstellten als bei den warmblütigen Säugetieren und im Rückenmark deutlicher erkennbar waren als in der Hirnrinde. Der Unterschied zwischen Rückenmark und Hirnrinde wurde bei Vögeln besonders offensichtlich; bei Säugetieren hingegen beobachtete er im gesamten Zentralnervensystem eine gleichmäßig scharfe Kontur der Granula – je höher das Nervensystem entwickelt war, desto schärfer konnte er die Nissl-Schollen abgrenzen.

Als weiteren Unterschied zwischen Menschen und den meisten Tieren sah Jacobsohn-Lask die zunehmende Ansammlung von Pigmentgranula[1102] als Zeichen fettiger Degeneration im Alter, die bei Tieren mit Ausnahme von Elefanten und Pferden nicht auftraten. Die unterschiedliche Verteilung der Granula führte ihn zu der Annahme, daß diese Nissl-Schollen zusammen mit dem Hyaloplasma die Hauptbestandteile des Zytoplasmas der Nervenzelle ausmachen und für deren Leistungen hauptverantwortlich sein sollten: der Kräfteverbrauch der Kalt-

---

[1099] Vgl. Jacobsohn-Lask (75) Zentralnervensystem (I) S. 5-10.

[1100] Jacobsohn-Lask fuhr deshalb ja auch für einige Wochen nach Schweden, um bei Bertil Hanström solche Präparate zu studieren und einige mit nach Hause zu nehmen.

[1101] Vgl. Jacobsohn-Lask (75) Zentralnervensystem (I) S. 15.

[1102] Wahrscheinlich handelt es sich hier um Lipofuszin, ein eisenfreies braunes Pigment, das in seiner Struktur Lipiden ähnelt und als „Abnutzungspigment" vermehrt bei Atrophie und im Alter vorkommt.

blüter war geringer als derjenige der Warmblüter, der Kräfteverbrauch der Hirnrinde der Vögel und der niederen Säugetiere geringer als derjenige ihres Rükkenmarks. Die tigroide Substanz setzte Jacobsohn-Lask gleich mit der „Energie" und der Leistungsfähigkeit einer Nervenzelle.[1103]

Mit diesem Konzept konnte sich Jacobsohn-Lask auch die Unterschiede in der Menge und Beschaffenheit verschiedener Zellen desselben Organismus erklären: große Nissl-Schollen fand er z. B. in Vorderhornzellen des Rückenmarks, motorischen Hirnnervenkernen des Hirnstamms und im präzentralen Gyrus der Hirnrinde (Betz'sche Riesenpyramidenzellen), Regionen, die bereits als motorisch identifiziert waren. Kleine Körnerzellen mit nur kleinen Granula dagegen stellten sich in den Thalamuskernen und anderen als sensibel geltenden Bereichen dar. Den höheren Energiebedarf motorischer Zellen erklärte Jacobsohn-Lask mit deren Aufgabe, viele Reize weiterleiten zu müssen, während sensible Zellen jeweils nur einen bestimmten qualitativen Reiz empfangen müßten.

Jacobsohn-Lask färbte auch die Neurofibrillen selektiv und erhielt so Negativbilder der Granulafärbungen. Er stellte fest, daß eine Zelle desto weniger Tigroidsubstanz enthielt, je weniger Fibrillen vorhanden waren. Wie schon viele Forscher vor ihm, stellte er die Fibrillen im Axon der Nervenzellen dar, die keine Granula enthielten. Wieder einmal beschäftigte sich Jacobsohn-Lask in diesem Zusammenhang mit der noch immer nicht endgültig geklärten Frage der Nervenleitung: er stellte erneut die sich in den 1890er Jahren hart bekämpfenden Lager der Vertreter der Neurontheorie und der Retikularisten einander gegenüber. Während er in seiner ersten Arbeit über die Neurontheorie von 1898 keine Stellung bezogen hatte, arbeitete Jacobsohn-Lask hier seine eigenen jahrzehntelangen Beobachtungen ein. Das intrazelluläre Fibrillennetz hielt er in dieser Frage für unwichtig. Die Verbindung der Nervenzellen war durch ihre Fortsätze gegeben; er beobachtete eine Gabelung oder Aufzweigung dieser Fortsätze direkt vor der Wand der Nachbarzelle und ihre Verschmelzung mit dieser Zelle. An dieser Verschmelzung waren seiner Meinung nach aber nicht nur die Fibrillen, sondern auch das Hyaloplasma beteiligt – Jacobsohn-Lask konnte deshalb sich selbst keiner der beiden Theorien zuordnen. Er hielt eine Isolierung der Zellen für unwahrscheinlich und postulierte die enge Verbindung der Zellen untereinander, schrieb aber jeder Zelle dennoch eine „physiologische Selbständigkeit" zu:

[1103] Vgl. Jacobsohn-Lask (75) Zentralnervensystem (I) S. 16. Heute wissen wir, daß die Nissl-Schollen elektronenmikroskopisch aus mit Ribosomen besetzten Paketen endoplasmatischer Membranen bestehen und der Proteinsynthese dienen, und daß ihr Muster auf hohe Proteinstoffwechselintensität hinweist. Die Energie dafür wird in den Mitochondrien gebildet, deren Struktur und Funktion zur Zeit von Jacobsohn-Lask noch unerforscht war.

„...ebenso wie z. b. jeder Bahnhof eine selbständige Station ist, wenn er auch durch Schienenstränge mit wer weiß wie vielen anderen verbunden ist.“[1104]

Inhaltlich stand er damit doch der Neurontheorie näher; daß auch chemische Überträgerstoffe an den Verbindungsstellen eine Rolle spielten, vermutete man zwar schon seit fast 30 Jahren, endgültig bewiesen war die These aber noch nicht – mechanistische Vorstellungen von der Reizübertragung herrschten immer noch vor.[1105] Die Gestalt der Synapsen konnte erst einige Jahre später mit Hilfe des Elektronenmikroskopes in anfangs 30facher, ab 1959 in bis zu 30.000facher Vergrößerung dargestellt werden.

Zuletzt beschäftigte sich Jacobsohn-Lask mit der Rolle der Neuroglia als „Stützzellen“ oder, nach Rudolf Virchow „Nervenkitt“. Er schrieb den Gliazellen mit ihrer im Gegensatz zu den Nervenzellen hohen Regenerationsbereitschaft auch eine Funktion als „Reinigungskraft“ zu, die für den Zu- und Abfluß des „Ernährungssaftes“ der Nervenzellen zuständig sei.[1106] Zur Diskussion stellt er eine eigene Hypothese: die Gliazellen könnten noch als „Auffänger und Abdämpfer“ der Nervenenergie dienen, wie eine „Sanddüne die Kraft des Wellenschlages auffängt und abdämpft“. Dann wäre „das leichte Abflauen einer starken Nervenerregung auf eine gut funktionierende, das Nichtabflauen auf eine mangelhaft funktionierende Neuroglia zurückzuführen“.[1107] Seine naturphilosophisch anmutende Wortwahl lenkt leicht vom Inhalt seiner Vorstellungen ab – der Gedanke war im Grunde richtig: die Oligodendroglia ist durch die Bildung von Markscheiden für die Isolierung der Axone gegeneinander verantwortlich. Die elektrische Erregungsleitung, beruhend auf Ladungsveränderungen der Ionen an der Zellmembran, kann so normalerweise nicht unkontrolliert um sich greifen. Im Falle einer Störung dieser Isolierung durch Tumoren, Narben, Entzündungen oder andere Herde ist eine unkontrollierte Entladung der Zellmembranen doch möglich – eine Ursache für epileptische Anfälle. Astrozyten erfüllen eine Clearancefunktion für extrazelluläre Kalium-Ionen, die bei Anhäufung depolarisie-

[1104] Jacobsohn-Lask (75) Zentralnervensystem (I) S. 18f.

[1105] Scott Sherrington hatte bereits 1897 den Begriff „Synapse“ als funktionelle Bezeichnung eingeführt; 1905 vermutete Thomas Renton Elliott die Freisetzung von Adrenalin bei der neuromuskulären Erregungsübertragung sympathischer Nerven, und in den 1920er Jahren entwickelte sich zunehmend die neurochemische Forschung. Erst Ende der 1950er Jahre war die chemische Transmission an Synapsen in einigen Fällen bewiesen. Vgl. Penzlin Tierphysiologie S. 480-482.

[1106] Der Stofftransport wird von der Astroglia übernommen, die anatomisch eng benachbart ist zu kleinen Blutgefäßen. Sie kann auch Transmitter abbauen und den Nervenzellen wieder zuführen. Außerdem ist sie verantwortlich für die Aufrechterhaltung eines gleichmäßigen Ionenmilieus im Hirngewebe. Die Oligodendroglia hingegen ist wichtig für die Bildung der Markscheiden im Zentralnervensystem. Mikrogliazellen können Zellen und Zellbestandteile phagozytieren. Vgl. auch Zilles/ Rehkämper Neuroanatomie S. 57-59.

[1107] Vgl. Jacobsohn-Lask (75) Zentralnervensystem (I) S. 20.

rend wirken und die Erregungsrückbildung stören würden. Jacobsohn-Lask war damit einer der wenigen Hirnforscher überhaupt, die sich eingehender mit der Rolle der im Zeitalter der Neuronentheorie unpopulären Glia beschäftigten und ihr noch andere als ausschließliche Stützfunktionen zuschrieben.[1108]

6.2.2 Zweiter Teil: Das Rückenmark

Im zweiten Teil seines Atlasses benutzt Jacobsohn-Lask insgesamt 270 Fotos von verschiedenen Rückenmarkspräparaten. Zunächst stellt er anhand von über 30 Fotos die Entwicklung des Rückenmarks, des ältesten Teils des Zentralnervensystems, dar. Hierzu verwendet er Präparate von einem Knochenfisch, einer Bombinatorlarve,[1109] einer Froschlarve, unterschiedlich lange bebrüteten Hühnereiern, von menschlichen Feten unterschiedlichen Alters und neugeborenen Kindern, neugeborenen Katzen und Kaninchen. Es folgen Querschnitte vom Rückenmark aller Wirbeltierklassen; hier wählt Jacobsohn-Lask Neunaugenlarven (Ammocoetes), Knochenfische, Frösche, Schildkröten, Tauben, Pferde, Schimpansen und verschiedene andere Affen, Menschen, Elefanten, Schweine, Hunde, Seehunde, Tümmler, Kaninchen, Ratten, Fledermäuse, Maulwürfe, Gürteltiere, Beuteleichhörnchen und Igel aus. Daran anschließend stellt er das menschliche Rückenmark in Totalansichten und in Querschnitten durch die einzelnen Segmente dar.

In weiteren fast 40 Präparaten folgen Betrachtungen über die Gruppierung der Nervenzellen im Rückenmarksgrau; hierzu verwendet Jacobsohn-Lask wieder nach Nissl gefärbte Rückenmarksquerschnitte verschiedener Wirbeltiere aller fünf Klassen. Dabei greift er auf seine Arbeit von 1911 „Über die Gruppierung der Nervenzellen im Fischrückenmark, erläutert an Querschnitten des Rükkenmarks von Tinca vulgaris“ zurück: das erste Foto dieses Abschnitts ist ein

---

[1108] Ein anderer Berliner Wissenschaftler und Zeitgenosse Jacobsohn-Lasks, der die Rolle der Glia eingehend untersuchte, blieb in der Geschichtsschreibung der Neurowissenschaften bis vor wenigen Jahren ebenfalls unberücksichtigt: es handelt sich um den Berliner Chirurgen und Anästhesisten Carl Ludwig Schleich (1859–1922). Er schrieb der Glia eine aktive Hemmfunktion bei der Entladung von Neuronen zu – bei gut gefülltem Blutgefäßsystem dränge sich die dann geschwollene Glia in den Spalt zwischen den einzelnen Neuronen und verhindere dadurch die Erregungsleitung. Schleich bezeichnete die Glia als „Gliaschalter“ oder „zentralen psychosensiblen Steuerapparat der Hirnrinde“. Von Schleichs Zeitgenossen wurde seine Theorie als „Hirngespinst“ abgetan; vgl. Dierig Psychophysik S. 157-163. Ob sich Schleich und Jacobsohn-Lask kannten, ist nicht belegt. Sie bewegten sich in unterschiedlichen wissenschaftlichen Kreisen, arbeiteten jedoch beide in Berlin. Jacobsohn-Lask zitiert ihn allerdings nicht in seinen Arbeiten. Neue Forschungsmodelle untersuchen die Rolle der Glia in der Transmittersynthese und –aufnahme sowie bei der Regulierung synaptischer Übertragung. In vielen Lehrbüchern wird die Glia jedoch auch heute nur am Rande erwähnt.

[1109] Larve einer orange gesprenkelten Unke.

nach Nissl gefärbter Querschnitt von Tinca vulgaris.[1110] Schließlich untersucht er den Zell- und Fasergehalt des Vorderhorns in den verschiedenen Segmenten des menschlichen Rückenmarks in Präparaten, die er nach Weigert-Pal gefärbt hat, gefolgt von Untersuchungen des Hinterhorns und der vegetativen Kerne, der Clarke'schen Säule, der Substantia gelatinosa, der Voder- und Hinterwurzeln, des Zentralkanals, der Substantia centralis, der Kommissuren und der Fasersysteme.

Die zylindrische äußere Form des Rückenmarks findet Jacobsohn-Lask bei allen Tieren, die Zyklostomen mit ihrem bandförmigen Rückenmark ausgenommen. Als augenfälligsten Unterschied zwischen Fischen und Landtieren sieht er die bei letzteren vorhandene Anschwellung des Marks im Hals- und Lendenbereich, während das Rückenmark der Fische eine gleichförmige Struktur aufweist. Größe und Umfang des Rückenmarks seien proportional zu Größe und Umfang des ganzen Tieres. Auch im makroskopischen Bereich korreliert Jacobsohn-Lask Struktur und Funktion: die Anschwellung des Hals- und Lendenmarks begründet er mit deren Zuständigkeit für die Innervation der Extremitäten, die eine besondere Muskelkraft benötigen – das Halsmark für die Arme, das Lumbalmark für die Beine. Bei Fledermäusen und Walen dagegen beobachtet er dieses Phänomen nicht; der Leib einer Fledermaus sei durch die großen Flügel allseits vergrößert, und die Wale hätten keine Extremitäten.

Bei den meisten Tieren findet Jacobsohn-Lask die auch beim Menschen vorhandenen Zellgruppen: große motorische Zellen im Vorderhorn, Seitenhornzellen im Brustmark und Hinterhornzellen, Zellgruppen in der Substantia gelatinosa und die der Clarke'schen Säule, die kleinen Hinterhornzellen (Stilling) sowie Mittelzellen (Waldeyer). Beim Menschen und Schimpansen identifiziert er im unteren Lenden- und besonders im Sakralmark (S2-S4) am vorderen medialen Rand des Vorderhorns eine Zellgruppe, deren Zellen den vegetativen Seitenhornzellen des Brustmarks ähneln, so dass Jacobsohn-Lask sie als zusätzlichen „Nucleus sympathicus medialis s. lumbosacralis" bezeichnet.[1111] Die großen motorischen Vorderhornzellen konnte Jacobsohn-Lask besonders gut in Nissl-Präparaten, aber auch durch Färbungen nach Weigert-Pal darstellen.

Auffällig sind für ihn wieder die Unterschiede zwischen Kalt- und Warmblütern: Kaltblüter wie Fische, Amphibien und Reptilien zeigen eine deutlich geringere Markausbildung im Gehirn und Rückenmark. Außerdem findet er eine Ähnlichkeit der Nervenzellen der Kaltblüter zu denjenigen des fetalen Rückenmarks der Säugetiere. Bei Kaltblütern seien Vorder- und Hinterhorn besonders stark ausgeprägt, während die Mittelzone im Unterschied zu Warmblütern kaum Markfasern aufweise. Wesentliche Unterschiede zwischen dem Rückenmark der

---

[1110] Knochenfisch. Vgl. Jacobsohn-Lask (75) Zentralnervensystem (II) S. 27.

[1111] Vgl. Jacobsohn-Lask (75) Zentralnervensystem (II) S. 43. S. auch seine ausführliche Arbeit von 1931 zu diesem Thema.

Kalt- und Warmblüter stellt Jacobsohn-Lask im Bereich der hinteren Wurzeln fest: bei Kaltblütern weist er kleinere Hinterwurzeln, aber keine Substantia gelatinosa und keine Clarke'sche Säule nach. Für die Wirbeltiere konnte er das Flatau'sche Gesetz der exzentrischen Lagerung langer Bahnen bestätigen: die Markfasern liegen nah zur grauen Substanz, also im Innern des Rückenmarks, wenn sie Nachbargebiete verbinden, aber exzentrisch in der Randzone des Rükkenmarks, wenn sie weit voneinander getrennte Gebiete verbinden.[1112]

Jacobsohn-Lask schloß aus seinen vergleichenden Untersuchungen auf bestimmte Funktionen einzelner Formationen. Er stellte diese Deutungen als eigene Ergebnisse dar, die es zu überprüfen gelte. Dies versuchte er einerseits makro-, andererseits mikroskopisch. Äußerlich konnte Jacobsohn-Lask nur wenige auffallende Unterschiede festmachen: so stellte er eine Rückenmarksanschwellung im Hals- und Lendenbereich nur bei Landtieren mit Armen und Beinen fest und korrelierte die Beschaffenheit des Rückenmarks mit derjenigen des gesamten Körpers sowie der Körperhaltung. Das Vorhandensein vieler Kreuz- und Steißbeinwirbel assoziierte er mit einem langen Rückenmark und umgekehrt. So fand er bei Amphibien und Igeln ein kurzes, bei Reptilien und vielen Säugetieren ein langes Rückenmark. Den zu einer Knochenröhre verschmolzenen Sakralwirbeln der Landtiere schrieb er eine Stützfunktion für das seitlich ansetzende Becken zu, auch die Rückenmuskulatur befinde sich hier seitlich der Medianlinie. Bei Fischen hingegen seien die Wirbel gegeneinander verschieblich, die mächtige stützende und damit der Verschieblichkeit entgegenwirkende Rükkenmuskulatur reiche deshalb bis zur Medianlinie. Im Gegensatz zu den Säugetieren sei bei den Vögeln auch die Lendenwirbelsäule und ein Teil der Brustwirbelsäule als Röhre verwachsen, nur der Schwanzwirbel sei wieder frei beweglich. Diese „einheitliche, teils ausgewölbte Röhre" sei mit den Beckenknochen zu einer „flugzeugartigen Bildung" verwachsen. Dadurch seien keine isolierten Bewegungen der Wirbel möglich, so daß auch keine Muskulatur in der Medianlinie notwendig sei. Der vor den Vogelbeinen gelegene Körperabschnitt sei zwar länger und schwerer als der hintere, durch die Verschiebung der Muskelmasse von medial nach außen und hinten und die lange Wirbelröhre des Vogels werde aber ein Absinken des Körpers nach vorn beim Laufen verhindert. Für den Menschen mit seinem aufrechten Gang hingegen sei die Stabilisierung des Beckens am Kreuzbein ausreichend, und die anderen Säugetiere verteilten ihre „Körperlast auf vier Stützpunkte".[1113]

Korrelierend zur metameren Gliederung der Körpermasse sieht Jacobsohn-Lask die Gliederung der „nervösen Zentren" im Rückenmark. Wieder bezieht er

---

1112 Vgl. Jacobsohn-Lask (75) Zentralnervensystem (II) S. 44.

1113 Vgl. Jacobsohn-Lask (75) Zentralnervensystem (II) S. 48. Eine ähnliche morphologisch-funktionell orientierte Deutung des Bauplans der Wirbeltiere findet sich in den eingesehenen Übersichtswerken zur Geschichte der Biologie nicht.

sich hier auf die besondere Beschaffenheit des Vogelkörpers: er hatte schon 1927 den Sinus rhomboidalis der Vögel untersucht, eine Erweiterung des Zentralkanals im Bereich des Lendenmarks. Bei Vögeln nehme dieser Spalt in der Mitte seiner Längsausdehnung auch seine größte Breite ein. Während sich bei anderen Wirbeltieren die Hinterstränge caudal träfen, seien sie beim Vogel durch diese tiefe Grube getrennt und nach seitlich ventral zurückgebogen – analog findet er beim Menschen einen rudimentären „Sulcus spinalis posterior“ sacral, allerdings nur mit geringer Ausstülpung der „nervösen Seitenwände des Medullarrohres“, aber auch mit seitlicher Verlagerung der Muskulatur. Beim Vogel seien durch das nach hinten verlagerte Körpergewicht, „balanciert“ von den Hinterbeinen, auch die Muskelmassen und damit das für die hinteren Extremitäten und die Muskulatur zuständige nervöse Zentrum nach hinten verschoben.[1114]

Mehr Raum widmet Jacobsohn-Lask der Untersuchung der mikroskopischen Struktur des Rückenmarks. Dabei spielt das fetale menschliche Rückenmark eine besondere Rolle. Einzelne Teile der grauen Substanz seien durch ihre besonders intensive, auf der dichten Lagerung der Zellkerne beruhende Färbung schon in der 6. bis 8. Woche abgrenzbar. Die dunkle dorsale Zone entspreche den späteren sensiblen, die hellere ventrale den motorischen Regionen. Diese Unterscheidung sei in der 10. bis 12. Woche wegen der zunehmenden Verteilung der anfangs dichter gelegenen Zellkerne schwieriger. Jacobsohn-Lask korreliert die Gliederung der „zentralen Stationen“ im Rückenmark mit der Anordnung der Organsysteme im Körper und ihrer Herkunft aus den drei Keimblättern: die um den Zentralkanal gelegene graue Substanz sei der „urälteste Teil der grauen Substanz“:

> *„Er ist vor allem eine sensible Empfangsstation, nimmt die feinen Regungen aus den einzelnen Gebieten des Intestinalkanales und aus anderen inneren Organen auf und bildet durch verbindende Faserung (intrazentrale Kommissurfaserung) ein einheitliches Zentrum.“*[1115]

Seitlich dieser Region befinde sich ein motorisches Zentrum der glatten, also Organ-Muskulatur, das bisher nur als „sympathische“ Kerne bekannt sei. Jacobsohn-Lask vermutet noch eine Zwischenstation für die Regulierung der „feineren motorischen Ausschläge“. Die inneren Organe, entstanden aus dem Entoderm, dem inneren Keimblatt, seien also durch die ganz innen liegenen „zentralen Stationen“ repräsentiert. Die peripher dieses Zentralgebietes liegenden „Zentralstationen“ der grauen Substanz vermittelten dementsprechend die Funktionen des Meso- und Ektoderms: dorsal die „sensiblen Stationen“ der

---

[1114] Vgl. Jacobsohn-Lask (75) Zentralnervensystem (II) S. 47f.

[1115] Jacobsohn-Lask (75) Zentralnervensystem (II) S. 49.

Muskulatur und der Haut, ventral die motorischen Stationen der quergestreiften Körpermuskulatur.[1116]

Auch durch die vergleichende Anatomie der inneren Architektonik des Rückenmarks schließt Jacobsohn-Lask auf die Funktion anatomischer Systeme. Zum sensiblen System gehörig betrachtet er die Substantia gelatinosa Rolandi, die direkt daran angrenzenden Nervenzellen, die Clarke'sche Säule, die Nervenzellen der äußeren Zone des Hinterhorns und kleine, direkt am Zentralkanal liegende Nervenzellen. In alle Gebiete münden Bündel der Hinterwurzeln ein. Als wesentliche „Station der Hautsensibilität" bezeichnet er die Substantia gelatinosa, die er deshalb auch als „Nucleus sensibilis proprius" benennt.[1117] Er findet sie erst bei Vögeln und in größerem Ausmaß bei Säugetieren, besonders beim Menschen, nicht jedoch bei Fischen, Amphibien und Reptilien. Jacobsohn-Lask kann mit der Hämatoxylin-Färbung nach Weigert-Pal zahlreiche markhaltige Fasern nachweisen, die in die Substantia gelatinosa einstrahlen, aber auch marklose Fasern.[1118] In vergleichend-anatomischer Hinsicht kann Jacobsohn-Lask bei Tieren mit „großem Hautkleid" wie Fledermäusen oder mit behaarter oder stachliger Haut und schwachem „Gesichtssinn" wie Igel oder Ratten eine besonders gut entwickelte Substantia gelatinosa feststellen, bei Wassersäugetieren mit glatter Haut dagegen, die sich nur in diesem einen Element „Wasser" bewegen, sei sie nur schwach entwickelt. Bei Kaltblütern findet er allenfalls rudimentäre Anlagen, bei Warmblütern eine gut entwickelte Substanz. Er folgert daraus eine Korrelation zwischen der Ausprägung der Substantia gelatinosa und derjenigen der „Fühlfähigkeit" eines Organismus; diese „Fühlfähigkeit" ermögliche eine Orientierung in der Außenwelt – besonders wichtig für Landtiere.[1119] Jacobsohn-Lask macht die Substantia gelatinosa vor allem für die Berührungsempfindlichkeit verantwortlich – Schmerzempfindung sei auch bei Kaltblütern

---

[1116] Die heute üblichen Bezeichnungen „Flügelplatte" für die dorsale und „Grundplatte" für die ventrale graue Substanz, unterteilt durch den „Sulcus limitans", benutzt Jacobsohn-Lask nicht.

[1117] Vgl. Jacobsohn-Lask (75) Zentralnervensystem (II) S. 50. Die Substantia gelatinosa der „alten Terminologie" entspricht der Lamina II nach Bror Rexed, der daran angrenzende „Nucleus proprius" der Lamina III-IV. Die Substanti gelatinosa gehört zu den ersten im Rückenmark erforschten Regionen, da sie relativ gut abgrenzbar ist.

[1118] Die Mehrzahl der Neurone der Lamina II sendet ihre Axone in den dorsolateralen Fasciculus oder den angrenzenden lateralen Fasciculus proprius. Auch Kommissurenfasern zur gegenseitigen Substantia gelatinosa entspringen hier. Axone aus Zellen der Lamina II enden in verschiedenen Ebenen derselben Lamina und werden nicht in anderen Strukturen gefunden, weshalb die Lamina II auch als „geschlossenes System" bezeichnet wird. Neurone aus tieferliegenden Laminae senden ihre Dendriten in die Lamina II, so daß ihr außerdem eine Kontrollfunktion zugeschrieben wird, indem sie die synaptische Übertragung vom ersten auf das zweite sensible Neuron moduliert. Vgl. Parent Neuroanatomy S. 340f.

[1119] Vgl. Jacobsohn-Lask (75) Zentralnervensystem (II) S. 52.

vorhanden, eine Substantia gelatinosa hingegen nicht – womit er Recht behalten sollte.[1120]

Die Clarke'sche Säule, ebenfalls Teil der grauen Rückenmarkssubstanz, findet Jacobsohn-Lask vom oberen Brustmark bis zum mittleren Lendenmark ziehend, in ihrer Masse nach unten zunehmend.[1121] Mikroskopisch sieht er rundlich-ovale Zellen und eine feinkörnige Tigroidsubstanz. Durch die Clarke'sche Säule verläuft ein Bündel Hinterwurzelfasern bis zum Kleinhirnseitenstrang. Wieder findet Jacobsohn-Lask die Säule nicht bei Fischen und Amphibien, bei Reptilien nur spurenweise, aber auch bei Vöglen nicht sicher. Auch bei einigen Säugetieren wie Fledermäusen und Walen kann er keine Clarke'sche Säule identifizieren, bei Nagetieren nur eine rudimentäre Anlage, während er sie beim Schimpansen und Menschen stark ausgeprägt sieht. Den Verlauf der Säule mit Bezug zur Rumpf- und Becken- bzw. Oberschenkelmuskulatur sowie Verbindung mit dem Kleinhirnwurm korreliert er mit dem Vorkommen und dem Größenverhältnis bei verschiedenen Tieren: der aufrechte Gang des Menschen, die Haltung des Rumpfes benötige eine ständige Regulierung, deshalb sei die Clarke'sche Säule beim Menschen besonders stark ausgeprägt.[1122] Vierfüßler dagegen könnten ihr Gewicht auf vier Punkten abstützen, die Gleichgewichts- und Muskelkontrolle sei hierbei weniger entscheidend, die Clarke'sche Säule dementsprechend weniger ausgeprägt. Bei Luftfüßlern wie Fledermäusen und Wassertieren wie Walen sei sie gar nicht erst vorhanden: der Rumpf würde vom Wasser oder der Luft getragen und nicht vom Becken.[1123]

B. Onuf und J. Collins stellten nach Degenerationsversuchen die Clarke'sche Säule in Verbindung mit dem vegetativen Nervensystem. Auch Jacobsohn-Lask sah in der nachbarschaftlichen Beziehung zwischen der Clarke'schen Säule und der Seitenhornzellsäule, die im selben Rückenmarksniveau beginnen und enden, keinen Zufall. Er stellte die These auf, daß bei

---

[1120] Vgl. Jacobsohn-Lask (75) Zentralnervensystem (II) S. 53. In der Lamina II liegen v.a. mechanozeptive Zellkörper, also Neurone, die für die Berührungsempfindung verantwortlich sind, während sich die noci- und thermozeptiven Neurone eher in der Lamina I befinden. Es endigen jedoch unmyelinisierte Axone letzterer Neurone auch in der Lamina II. Vgl. Parent Neuroanatomy S. 340.

[1121] Auch Stilling-Clarke 'sche Säule, Nucleus thoracicus oder Nucleus dorsalis genannt (C8-L3). Entspricht weitgehend der Lamina VII der Einteilung nach Rexed.

[1122] Im Ncl. thoracicus liegen die Kerne der 2. Neurone der Propriozeption für die untere Körperhälfte, also der Empfindung der Stellung und Bewegung der Gelenke. Sie erhalten Afferenzen aus den Golgi-Sehnenorganen, den Muskelspindeln und Druckrezeptoren. Vgl. Parent Neuroanatomy S. 378 und Zilles/ Rehkämper Neuroanatomie S. 242 u. 254.

[1123] Seine vergleichend-anatomischen Vermutungen sah Jacobsohn-Lask durch pathologische Ergebnisse bestätigt: bei der Tabes beispielsweise sei die Funktion des aufrechten Ganges gestört, bedingt durch eine Schädigung der Hinterwurzelfasern zwischen Clarke'scher Säule und Kleinhirnwurm.

Krankheiten wie Erbrechen und Durchfall, die mit Schwindel bei aufrechtem Gang einhergehen, neben einer starken Erregung des vegetativen gastrointestinalen Systems auch akute Irritationen des Kleinhirnwurms auftreten, die den Schwindel verursachen. Es sei nicht auszuschließen, „daß die starke sensible Reizung des ganzen Gastrointestinalkanales auf dem Wege hinterer Wurzeln die Umgebung der Clarkeschen Säule in Erregung versetzt, und diese Erregung auf dem Wege der Kleinhirnseitenstrangbahn auf den Kleinhirnwurm übertragen" würde.[1124]

Neben den beschriebenen größeren sensiblen Systemen des Rückenmarks findet Jacobsohn-Lask im unteren Lendenmark und im Sakralmark noch sehr große Zellen ventral der Substantia gelatinosa. Sie enthielten so reichlich Tigroid-Substanz, wie er es bis dahin nur in motorischen Zellen beobachtet hatte. Er vermutet eine Beziehung zur Urethral- und Analmuskulatur des Beckenbodens, kann aber dem Achsenzylinder dieser großen Zellen nicht ganz eindeutig eine Richtung zur Vorder- oder Hinterwurzel zuordnen. Er läßt daher auch die Frage offen, ob möglicherweise die eigentlich als motorisch definierten Vorderwurzeln auch einige sensible Fasern und die sensiblen Hinterwurzeln einige motorische Fasern führen könnten.[1125]

Die Beschreibung der „motorischen Sphäre der grauen Substanz des Rükkenmarks" nimmt bei Jacobsohn-Lask weniger Raum ein als die der sensiblen Zentren: er findet sie übersichtlicher. Er teilt die motorischen Zentren in die Vorderhornzellen, die im Thorakalmark befindlichen Seitenhornzellen und die lumbosacral am Vorderrand des Vorderhorns liegenden, dem lumbal nicht mehr vorhandenen Seitenhorn homologen Zellen ein. Dabei nehmen die Vorderhornzellen eine eindeutige motorische Funktion ein, während er die Seitenhornzellen dem vegetativen Nervensystem zuordnet. Jacobsohn-Lask stützt sich hier auf eigene pathoanatomische Arbeiten: in einem Fall eines Mamma-Karzinoms mit Befall des Plexus brachialis und des Ramus communicans des ersten Thorakalnerven konnte er durch die retrograde Degeneration der Seitenhornzellen deren Zugehörigkeit zum vegetativen Nervensystem beweisen. Seine Ergebnisse seien kurz vor Veröffentlichung des Atlasses von Oskar Gagel bestätigt worden. In den „sympathischen" Kerngebieten findet er zwar mehr, aber kleinere Zellen als

---

1124 Vgl. Jacobsohn-Lask (75) Zentralnervensystem (II) S. 54.

1125 Vgl. Jacobsohn-Lask (75) Zentralnervensystem (II) S. 55. Möglicherweise meinte Jacobsohn-Lask mit diesen großen Zellen auch die später sogenannte Lamina IV, die dickste Schicht des Hinterhorns mit einigen besonders großen Zellen voller Nissl-Substanz. Die Dendriten dieser Zellen laufen parallel zu afferenten Fasern. Die Neurone der Lamina IV leiten leichte Berührung. Vgl. Parent Neuroanatomy S. 341f.

in den motorischen; im Halsmark kann er keine „sympathischen" Zellen nachweisen.[1126]

Zum Schluß seiner Ausführungen beschreibt Jacobsohn-Lask noch die weiße Substanz des Rückenmarks mit ihren „kompakten Leitungsbahnen", die „mit der grauen Substanz in Verbindung stehen". Wichtig ist ihm hierbei besonders die topographische Lagerung der Bahnen, die er bei Wirbellosen und bei Wirbeltieren unterschiedlich vorfindet. Wirbellose weisen eine zentrale Lagerung der weißen Substanz und eine periphere Lagerung der Nervenzellen im Bauchstrang auf, bei Wirbeltieren findet er die graue Substanz der Nervenzellen im Zentrum des Rückenmarks, umgeben von der peripher liegenden weißen Substanz. Die Wirbellosen haben bilateral-symmetrische Ganglienzellketten, getrennt für jede Körperhälfte zuständig; bei der Verschmelzung der bilateralen Ketten lagert sich die verbindende weiße Substanz zentral. Bei „Umformung des wirbellosen Körpers in den wirbelhaltigen" ändere sich diese Lagerung: das Medullarrohr sei aus der Medullarplatte entstanden und bilde durch die Einstülpung des Rohres ein zentrales Lumen, den Zentralkanal. Die am Lumen dieses Kanals liegenden Keimsinneszellen vermehrten sich nach außen, zentral davon sei aber durch dieses Kanallumen keine Lagerungsmöglichkeit für die Bahnen der weißen Substanz vorhanden. Außerdem strömten die Leitungen aus der Körperperipherie in die näher liegende periphere Zone des Rohres, um dann auf- und absteigend Informationen zu leiten. Proportional zur Weiterentwicklung der grauen Substanz hätten sich auch die Bahnen der weißen Substanz weiterentwickelt und die Nervenfasern durch Bildung einer Markscheide vervollkommnet. Diese Phylogenese der Markentwicklung habe sich in der Evolution „fast ruckartig" vollzogen: niederste Fische wie Zyklostomen wiesen im Gegensatz zu anderen Fischen noch keine markhaltigen Fasern auf.[1127]

Jacobsohn-Lask führt als Grund für die Markreifung einerseits die Isolierung der Nervenfasern auf, vermutet aber auch andere Gründe, die er allerdings noch nicht benennen kann.[1128] Er beobachtet den Beginn der Markreifung in der Körperperipherie, sie setze sich nach zentral fort. Bei Knochenfischen, Amphibien, Reptilien und Vögeln findet er im Rückenmark eine fast vollständige Markentwicklung im Gegensatz zu einer nur geringen Markentwicklung in der Hirnrinde; er bezeichnet diese Tiere daher als „Rückenmarks- und Hirnstamm-

---

[1126] Das vegetative Nervensystem ist im Rückenmark nur von C8 bis L2 sowie im Sakralmark repräsentiert.

[1127] Vgl. Jacobsohn-Lask (75) Zentralnervensystem (II) S. 56.

[1128] Die Markscheide dient vor allem zur schnelleren Erregungsleitung in den von ihnen umhüllten Axonen, da die Erregung springend von einer die Scheide unterbrechenden Lücke zur nächsten verläuft, anstatt kontinuierlich. Dies konnte jedoch erst mit elektrophysiologischen Experimenten entdeckt werden.

tiere".[1129] Als färberisches Erkennungsmittel „frühreifmarker" im Gegensatz zu „später reifmarken" Bahnsystemen führt er die Markscheidenfärbung an. Die Seitenstränge seien später markreif als Vorderstränge und Vorder- und Hinterwurzeln. Die Markausbildung des menschlichen Rückenmarks kann er vom 6. intrauterinen Monat an nachweisen, auch hier entwickeln sich Vorder- und Hinterwurzeln vor den Seitensträngen. Die Markreifung sei erst am Ende des ersten Lebensjahres vollendet, abhängig vom Ernährungszustand. Bei Fischen kann er keinen eindeutigen Hinterstrang nachweisen, bei Amphibien nur ein schmales Bündel, bei Reptilien einen ähnlich ausgebildeten Hinterstrang wie bei Säugetieren. Bei niederen Säugetieren wie Beuteltieren findet Jacobsohn-Lask die Pyramidenbahn, also das die Willkürmotorik leitende System, im Hinterstrang gelegen.[1130]

Das Tempo der Markentwicklung im Zentralnervensystem eines Tieres sieht er proportional zum Tempo der Entwicklung des gesamten Organismus der jeweiligen Tierklasse: ein Fisch entwickle sich schneller als ein Säugetier, dieses wiederum schneller als der Mensch. Die Markentwicklung verlaufe parallel zur „funktionellen Betätigung" eines Tieres und beginne daher im Rückenmark, den peripheren Nerven und im Hirnstamm und hier besonders in den Gebieten, die zur „primitiven Lebensbetätigung" notwendig seien.

Die Anzahl und Ausprägung der Leitungsbahnen im Rückenmark korreliert Jacobsohn-Lask mit der „Mannigfaltigkeit der Körperausbildung und der entsprechenden Vermehrung der aneinander geschalteten Zentralstationen" und damit auch mit der Weiterentwicklung in der aufsteigenden Tierreihe. Über die Fasersysteme der Säugetiere und Menschen gebe es bereits zahlreiche Untersuchungen, nicht aber über diejenigen der niederen Wirbeltiere. Die Anordnung der längs verlaufenden Bahnen sei bei Säugetieren überall prinzipiell gleich: je näher die durch die Bahn verbundenen Zentren einander lägen, je kürzer die Bahn also sei, desto näher sei sie der grauen Substanz, also dem zentralen Rükkenmark, gelagert, und umgekehrt – das „Gesetz der exzentrischen Lagerung der langen Bahnen" von Flatau. Daraus folgert Jacobsohn-Lask, daß im oberen Halsmark die aufsteigenden sensiblen Bahnen, im unteren Rückenmark die absteigenden motorischen Bahnen peripher gelagert sind. Die Zahl der Fasersysteme findet er bei Säugetieren und Menschen ähnlich, sie unterschieden sich aber in ihrem Umfang: beispielsweise sieht er den Tractus vestibulospinalis, der wichtig ist für den Gleichgewichtssinn, bei der Katze stärker entwickelt als beim Menschen.

Neu entstandene Fasersysteme in der evolutionären Entwicklung enthielten zunächst weniger Marksubstanz, bis sie „sich sozusagen eingeschliffen" hätten. Jacobsohn-Lask findet die Pyramidenbahn als typisch motorisches System bei

---

[1129] Vgl. Jacobsohn-Lask (75) Zentralnervensystem (II) S. 56.
[1130] Vgl. Jacobsohn-Lask (75) Zentralnervensystem (II) S. 45.

„niedersten" Säugetieren wie dem Beuteltier im später dem sensiblen System vorbehaltenen Hinterstrang gelagert, beim Kaninchen an der Grenze zwischen beiden; er leitet daraus eine enge Beziehung zum Hinterstrangsystem ab, das als phylogenetisch erheblich älteres System die „Muskelsensibilität" leitet. In der weiteren phylogenetischen Entwicklung seien beide Systeme immer weiter ausgebaut worden und „bis in den Mantelteil des Gehirns aufgestiegen". Schließlich habe das sensible Hinterstrangsystem durch die Zunahme seines Umfangs die Pyramidenbahn in den Seitenstrang „verdrängt". Bei den höchsten Säugetieren und beim Menschen habe das Pyramidensystem im Seitenstrang „nicht mehr ganz Unterkunft" gefunden, und ein kleiner Teil sei deshalb bei der Kreuzung der Pyramidenbahn im Vorderstrang zurückgeblieben.[1131]

Auch in diesem Teil der Arbeit benutzte Jacobsohn-Lask also die vergleichende Anatomie als neue Methode, um seine alten Theorien über Struktur und Funktion zu bestätigen und durch einige neue Beobachtungen zu ergänzen. Seine wissenschaftlichen Erkenntnisse trugen zur Kenntnis der phylogenetisch entstandenen topographischen Ordnungsprinzipien des Zentralnervensystems, seiner hierarchischen Gliederung und Funktion bei.

6.2.3 Dritter Teil: Das Zentralnervensystem von wirbellosen Tieren, die Entwicklung des Gehirns der Wirbeltiere (Kranioten) und die grobe, mit bloßem Auge erkennbare Ausgestaltung des voll entwickelten Gehirns von Vertretern aller Wirbeltierklassen

Im dritten Teil seines Werkes legt Jacobsohn-Lask den Schwerpunkt seiner Untersuchung auf die umstrittene Frage, ob sich während der Evolution die Wirbeltiere aus den Wirbellosen entwickelt hätten, oder ob beide Entwicklungen parallel verlaufen seien.[1132] Außerdem geht er auf die Frage nach der Plausibilität der darwinistischen Aszendenz-Deszendenz-Theorie ein, die beispielsweise eine geradlinige Entwicklung des Menschen aus dem Affen postuliert. Zuvor untersucht er alle Anteile des Gehirns insbesondere der Wirbeltiere in vergleichender Hinsicht. Die Materialbeschaffung von Präparaten des Nervensystems Wirbelloser gestaltete sich allerdings schwierig. Da Jacobsohn-Lask außer Regenwürmern und Blutegeln selbst keine zur Untersuchung geeigneten Wirbellosen besorgen konnte, erhielt er anläßlich eines dreiwöchigen Aufenthaltes in Schweden bei Bertil Hanström im Sommer 1934 Präparate von höheren Klassen der Wirbellosen wie Hummern, Schnecken, Ringelwürmern, Termiten, Kru-

---

[1131] Vgl. Jacobsohn-Lask (75) Zentralnervensystem (II) S. 58.
[1132] Vgl. Jacobsohn-Lask (76) Zentralnervensystem (III) S. 3 u. 73.

stentieren und Gliederfüßern aus der Museumssammlung der Zoologischen Fakultät der Universität Lund.[1133] Trotz der geringen Anzahl der Fotos verzichtete Jacobsohn-Lask nicht auf die Darstellung, sondern wollte den „fundamentalen Unterschied in der Ausgestaltung des Nervensystems der Wirbellosen gegenüber derjenigen der Wirbeltiere" aufzeigen. Anschließend beschäftigte er sich mit makroskopischen Präparaten des Gehirns aller Wibeltierklassen in unterschiedlichen Entwicklungsstadien. Insgesamt enthält der dritte Band 412 Fotos. Die mikroskopische Darstellung der Wirbeltiergehirne behielt er sich für den vierten Teil des Werkes vor. Anders als beide vorangegangene Teile, die im wesentlichen seine älteren Theorien bestätigen und weiterentwickeln, stellt dieser Teil der Arbeit erstmals Jacobsohn-Lasks eigene evolutionsbiologische Theorie dar und eröffnet damit eine neue Dimension des Gesamtwerkes.

Schon in seiner Arbeit über das Kreuzungsphänomen 1927 hatte Jacobsohn-Lask die Vielfältigkeit der Gestaltung des Nervensystems der Wirbellosen dem weitgehend ähnlichen Grundbauplan des Nervensystems der Wirbeltiere gegenübergestellt; er vermutete bereits damals eine getrennte Entwicklung von Wirbellosen und Wirbeltieren.[1134] Bei Nessel- und Korallentieren fand er eine netzförmige Grundgestalt des Nervensytsems ohne Anhäufung von Nervenzellen. Das Nervensystem der niederen Würmer bestehe demgegenüber schon aus einer Kette kleiner Bauchganglien. Vom „Zellhaufen" eines jeden Ganglions ziehe ein dünner Nervenstrang in die Peripherie und splittere sich dort in Fasern auf. Beim Blutegel beobachtete Jacobsohn-Lask bereits kreuzende und beide Seiten verbindende Fasern. Bei höheren Wirbellosen wie Mollusken und Arthropoden stellte er eine Orientierung der Ganglienkette an der Körpersegmentierung fest sowie die Ausbildung eines „Zerebralganglions", auch „Supraoesophagealganglion" genannt, mit Steuerungsfunktionen durch die Verbindung von Fasern mit den Sinnesorganen und dem gesamten Körper. Einen entscheidenden Unterschied zwischen Wirbeltieren und Wirbellosen sah Jacobsohn-Lask auch in dem bei Wirbeltieren vorhandenen, bei Wirbellosen fehlenden Hohlraum im Zentrum des Nervensystems.[1135]

Zur Darstellung des entwickelten Gehirns der Wirbeltiere hatte Jacobsohn-Lask wesentlich mehr Präparate zur Verfügung: er untersuchte 162 Präparate, begonnen mit der Neunaugenlarve als niederstem Wirbeltier bis zum Menschen. Die Entwicklung des Gehirns konnte Jacobsohn-Lask nur bei Wirbeltieren untersuchen, da ihm Präparate von Wirbellosen fehlten. Anhand von 237 Präparaten aller fünf Wirbeltierklassen zeigt Jacobsohn-Lask den Aufbau und die topographische Lage des Groß-, Zwischen- und Kleinhirns sowie des Hirnstamms. Er leitet die Entstehung des Nervensystems aus der Medullarplatte (Neural-

---

[1133] Vgl. Jacobsohn-Lask (76) Zentralnervensystem (III) S. 3.

[1134] Vgl. Jacobsohn-Lask (68)Kreuzung S. 54.

[1135] Vgl. Jacobsohn-Lask (76) Zentralnervensystem (III) S. 61.

platte) her, die sich zu einem Rohr verschließt und schließlich das Rückenmark bildet.

Zunächst beschreibt Jacobsohn-Lask die Einfaltung des vorderen Abschnitts des Neuralrohres an zwei Stellen und die Bildung des Prosencephalon, Mesencephalon und Metencephalon[1136] als drei Hirnbläschen. Diese Anteile des Gehirns seien bei „niederen" Wirbeltieren nur durch mehr oder weniger tiefe Einfaltungen der dünnen Hirnwände abgegrenzt. Aus dem Prosencephalon entwickle sich das Riech-, aus dem Mesencephalon das Seh- und aus dem Metencephalon das Hörzentrum sowie alle Zentren für die lebenserhaltenden Organfunktionen. Wie beim Rückenmark die sensible Zone, so lagerten sich die „Zentren für Sinnesempfindungen" dorsal, alle anderen ventral und ventrolateral an. In der weiteren Phylogenese bilde sich als „übergeordnete Zentralstation" aus dem Riechlappen und dem Corpus striatum oder „Pallaeostriatum" als „Wurzel" beiderseits ein viertes und fünftes Bläschen, das rechte und linke Telencephalon (Endhirn), aus. Der Rest des ehemaligen Prosencephalon fungiere als Diencephalon, also Zwischenhirn, in einer „physiologischen Einheit" mit dem Telencephalon. Aus dem Dach des vorderen Rautenhirns (Rhombencephalon) entwickle sich das Kleinhirn.

Jacobsohn-Lask erklärt die Entwicklung der Sinnesorgane, beschreibt die Entstehung der Retina (Netzhaut) durch Ausstülpung aus dem Vorderhirnbläschen und die anschließende Invagination dieses Bläschens, im Gegensatz zu den anderen Sinnesorganen, die alle von der Körperperipherie aus entstanden. Der Retina komme dadurch auch der Beginn der Sinnesverarbeitung zu. Es bestehe, anders als bei der Riech-, Hör- und Geschmackssinnesplatte, keine ganz offene Verbindung zur Außenwelt, da die Lichtstrahlen wie durch ein Fenster durch die „eingekapselte Sinnesfläche" fielen.

Bei der vergleichenden Darstellung der einzelnen Anteile des Gehirns berücksichtigt Jacobsohn-Lask besonders die funktionellen Aufgaben der jeweiligen Hirnabschnitte für die einzelnen Wirbeltierklassen. Er beginnt mit dem Großhirn der Säugetiere, bestehend aus Zentralganglien, Riechhirn und Hirnmantel. Diese drei Teile sind in ihrem Größenverhältnis je nach Tierklasse unterschiedlich gewichtet. Bei den Säugetieren ist das Großhirn der mächtigste Hirnteil, gefolgt von Kleinhirn, Zwischen- und Mittelhirn, die es umso mehr bedeckt, je größer es ist. Jacobsohn-Lask stellt weitere Zusammenhänge der Größenverhältnisse auf: je größer das Großhirn ist, desto größer ist auch das Zwischenhirn, desto kleiner aber das Mittelhirn, das bei allen Säugetieren der kleinste Hirnabschnitt ist. Als stammesgeschichtlich ältesten Teil untersucht Jacobsohn-Lask zunächst das Riechhirn und teilt die Säugetierklassen nach dessen Größenverhältnis zum Rest des Großhirns ein: makrosmatische – die meisten

---

1136 Vorder-, Mittel- und Hinterhirn.

Säugetiere einschließlich der Halbaffen –, mikrosmatische – zu denen gehören die meisten Wassersäugetiere, Affen und Menschen – und anosmatische Tiere, das sind nur die Wale. Bei den makrosmatischen Tieren sei das Riechhirn größer als der Hirnmantel und imponiere wie ein eigener Hirnlappen vor dem Großhirn.[1137] Bei den anderen Wirbeltieren fiel Jacobsohn-Lask besonders bei Knorpelfischen ein prominenter Bulbus und Tractus olfactorius auf. Die Großhirnhemisphären der Fische seien an der vorderen Basis glatt und gingen in die Riechbahn über.[1138] Die Reptilien wiesen ein besonders großes und langgestrecktes Endhirn auf mit ebenfalls großen Riechlappen.

Jacobsohn-Lask untersucht weiterhin das Corpus striatum, den sog. „Streifenhügel", bestehend aus dem Schalenkern des Linsenkerns und dem Schweifkern[1139], ein Teil des extrapyramidalen Systems, also desjenigen motorischen Systems, das die unwillkürlichen Bewegungen steuert und den Muskeltonus reguliert. Es bilde beim Säugetier und Mensch eine Masse, die sich vom basalen Vorderhirn in die seitliche Hirnkammer vorwölbe und durch Faserbündel aufgeteilt sei. Er wendet sich gegen Ariens Kappers' phylogenetische Einteilung des Striatums in Archi-, Palaeo- und Neostriatum, da dieser die Nuclei amygdalae[1140] der Säugetiere dem Archistriatum, den Nucleus caudatus und das Putamen zum Neo- und den Globus pallidus[1141] zum Palaeostriatum zuordnete.[1142] Jacobsohn-Lask meint demgegenüber, daß schon die phylogenetisch alten Fische ein großes Corpus striatum mit verschiedenen Abteilungen besessen hätten, und es vor diesem Hintergrund „sehr gewagt" sei, einzelne Teile des menschlichen Striatums damit zu vergleichen.[1143] Beim Knochenfisch war ihm ein hügelförmiges Corpus striatum mit Übergang in den Riechlappen aufgefallen, und auch Vögel und Reptilien seien mit einem „mächtigen" Corpus striatum ausgestattet.[1144]

1137 Vgl. Jacobsohn-Lask (76) Zentralnervensystem (III) S. 69.

1138 Vgl. Jacobsohn-Lask (76) Zentralnervensystem (III) S. 66.

1139 Oder Putamen und Neucleus caudatus.

1140 Der Mandelkern oder Corpus amygdaloideum erhält Informationen aus dem Riechapparat, hat u.a. Verbindung mit dem Hypothalamus und wirkt auf die Produktion von Hormonen ein. Er übt auch hemmende Funktionen auf orale oder sexuelle Triebhaftigkeit aus, der größte Teil des Kerns beim Menschen gehört zum limbischen System und reguliert emotionale Abwehrmechanismen.

1141 Nucleus caudatus, Putamen und der diencephale Globus pallidus gehören zum dorsalen Striatum und üben motorische Funktionen aus.

1142 Vgl. Jacobsohn-Lask (76) Zentralnervensystem (III) S. 82. Das „Archistriatum" bezeichnet hier das „Urstriatum", das „Palaeostriatum" das „alte" und das „Neostriatum" das „neue", also den phylogenetisch jüngsten Teil des Striatums.

1143 Vgl. Jacobsohn-Lask (76) Zentralnervensystem (III) S. 82.

1144 Vgl. Jacobsohn-Lask (76) Zentralnervensystem (III) S. 66-68.

Jacobsohn-Lask untersucht auch die Beschaffenheit der Großhirnrinde. Knochenfische wiesen als Hirnmantel nur eine nervenzellfreie Hülle auf, was Jacobsohn-Lasks Meinung nach durch die für dieses Tier ausreichende Funktion des Corpus striatum mit der Zentralstation des Riechapparates erklärt ist; ein Mantel sei nicht nötig. Erneut widerspricht er damit Ariens Kappers' Darstellung, der das Fehlen eines Hirnmantels mit den engen Platzverhältnissen im vorderen Schädelraum begründete.[1145] Eine eigentliche Hirnrinde kann Jacobsohn-Lask rudimentär erst bei Reptilien nachweisen, wo sie allerdings nur eine dünne, lamellenartige Schicht zwischen Ventrikel und Wand bilde; die gut ausgeprägte, aber unterschiedlich dicke Hirnrinde der Säugetiere sei dagegen je weiter außen, desto höher das Tier in der Reihe der Evolution stehe. Der Hirnmantel sei vorne umso breiter, je höher entwickelt das Tier sei; das hintere Großhirn sei bei den meisten Säugetieren stark abgerundet und bedecke nur beim Menschen, geringer beim Affen das Kleinhirn. Die Differenz der Ausprägung der Hirnrinde sei bereits im vierten Monat der fetalen Entwicklung sichtbar. Jacobsohn-Lask unterscheidet hier 15 nach der Differenz ihrer Schichtdicke eingeteilte regionale Zonen im Hirnmantel des Endhirns, die nach seiner Meinung „viel schärfer ins Auge" fielen als „die zahllosen feinen Differenzen, welche eine große Zahl von Forschern an der Rinde des entwickelten Gehirns festgestellt hat".[1146] Diese Zonen entsprächen auch funktionellen Einheiten, die teilweise bereits nachgewiesen waren, so z.B. der Lobus olfactorius, die Area olfactoria, der Gyrus hippocampi, das Ammonshorn und die Insel. Er warnt vor der Gefahr, sich durch noch genauere Einteilungen „ins Uferlose zu verlieren", und gibt einschränkend zu bedenken, daß seine Untersuchung nur für die fetale Hirnrinde gelte, die zwar bereits funktionelle Verschiedenheiten aufwiese, sich in der weiteren Entwicklung jedoch noch differenziere.[1147]

[1145] Vgl. Jacobsohn-Lask (76) Zentralnervensystem (III) S. 79.

[1146] Vgl. Jacobsohn-Lask (76) Zentralnervensystem (III) S. 80. Er spielt hier wahrscheinlich v.a. auf die im wesentlichen noch heute gültige zytoarchitektonische Gliederung des Cortex in 47 funktionelle Zonen (Areae) durch Korbinian Brodmann an. Brodmann hatte allerdings das bereits entwickelte Hirn untersucht und seine Differenzierung nach mikroskopisch sichtbaren Zellunterschieden ausgerichtet, während Jacobsohn-Lask hier nur die fetale Hirnrinde nach makroskopisch sichtbaren Aspekten untersuchte.

[1147] Vgl. Jacobsohn-Lask (76) Zentralnervensystem (III) S. 80. Im einzelnen nennt Jacobsohn-Lask folgende Zonen:
„*1.: Laterale Fläche oberhalb der Fiss. Sylvii, 1.a: Frontaler Abschnitt bis ungefähr zum Beginn der Insula Reili; b: mittlere Abschnitt, sich weit nach hinten erstreckend; c: Occipitalpol; 2.: Orbitalfläche; 3.: Lobus olfactorius; 4.: Area olfactoria; 5.: Septum; 6.: Insula Reili, 6.a: Dorsaler Teil; b: Ventraler Teil; 7.: Kuppe des Temporallappens; 8.: Der hinter der Kuppe gelegene Teil der lateralen Temporalfläche; 9.: Mediale Zone der basalen Temporooccipitalfläche, 9.a: Vorderer Teil dieser Fläche, b: Hinterer Teil dieser Fläche; 10.: Gyrus hippocampi; 11.: Ammonshorn; 12.: Gyrus dentatus; 13.: Vorderer Teil der medialen Hemi-*

Auch die Oberflächenstruktur der Hirnrinde bezieht Jacobsohn-Lask in seine vergleichende Arbeit ein; bereits um die Wende zum 20. Jahrhundert waren die Hirnfurchen als Gegenstand anatomischer Studien häufig Grund zu weltanschaulichen Auseinandersetzungen – es sei hier an rassenhygienische Untersuchungen zum Thema der „Affenspalte“ erinnert.[1148] Die Oberfläche des Hirnmantels der Vögel, Amphibien und Reptilien findet Jacobsohn-Lask glatt, sie weise nur Gefäßfurchen auf. Die Furchung des Hirnmantels der Säugetiere nehme mit ihrer Höherentwicklung zu; „niedere“ Tiere wie Beuteltiere und Insektenfresser haben eine glatte Hirnoberfläche mit flachen Gefäßfurchen, „höhere“ Säugetiere dagegen Furchen unterschiedlicher Tiefe mit der von der Basis aufsteigenden Fissura Sylvii, drei Hauptbogenfurchen um diese Fissur herum und einigen querverlaufenden Furchen. Halbaffen, Affen und Menschen unterscheiden sich durch ein differenzierteres Furchensystem mit Längs- und Querfurchen, die auch wichtige funktionelle Zentren voneinander trennen.[1149] Ob bei Säugetiergehirnen Übergangsformen zwischen Bogen- und gemischten Furchentypen existieren, war umstritten. Der Furchenbildung schreibt Jacobsohn-Lask die gleichen Ursachen zu wie der Einfaltung der inneren Organe: bei knapp bemessenem Schädelinnenraum sollte die Ausdehnung der Hirnoberfläche so groß wie möglich werden. Die ersten „Grund- oder Grenzfurchen“ trennen verschiedene Funktionsbereiche, wie der Sulcus centralis die Zentralstationen für die Sensibilität einerseits und die Bewegung andererseits. Jacobsohn-Lask stellt eine große Variabilität der Furchungen fest, die auch zur Individualität beitrage. Eine Homologie der Furchen zwischen verschiedenen Tierklassen sei nur in engen Grenzen begründbar – hier stimmt Jacobsohn-Lask mit Carl Gegenbaur, Ludwig Edinger und Theodor Ziehen überein.[1150] Er stellt noch weitere Thesen des Pathologen Christfried Jacob vor, der in Zusammenarbeit mit dem Naturforscher und Direktor des Zoologischen Gartens von Buenos Aires, Clemente Onelli, 1911 eine Arbeit „Vom Tierhirn zum Menschenhirn“ veröffentlichte: Wenige Längsfurchen teilen den Hirnmantel in Längszonen als „Projektionsgebiete des Körpers“ ein; in der Tiefe bleibe eine innere Rindenpartie stehen, die Inselrinde, mit Verbindung zur „basalen Riechzone“ – von hier aus stellten sich die beiden Forscher die schichtenweise Bildung aller Rindensegmente vor. Die Ausbildung weiterer Furchen komme sekundär durch die Hemisphärenrotation zustande. Jacobsohn-Lask fand diese Thesen zwar „beachtenswert“, nahm aber nicht eindeutig Stellung; er selbst vermutete einen „polyphyletischen“[1151] Ur-

---

sphärenfläche unterhalb des Sulcus calloso-marginalis; 14.: Hinterer Teil der medialen Hemisphärenfläche; 15.: Die Wand im Grunde der Fissura calcarina.“

[1148] Vgl. Kap. 8.

[1149] Vgl. Jacobsohn-Lask (76) Zentralnervensystem (III) S. 70.

[1150] Vgl. Jacobsohn-Lask (76) Zentralnervensystem (III) S. 81.

[1151] Abstammung von zwei oder mehreren Vorläuferformen.

sprung der Windungen und Furchen, definitive Aussagen könne er jedoch erst im mikroskopischen Teil seiner Arbeit treffen.

Neben der nach außen weisenden Oberfläche des Großhirns untersucht Jacobsohn-Lask auch die Wandstruktur der ersten Gehirnanlagen, die er bei allen Wirbeltieren ähnlich findet; sie bestehe aus mehreren Schichten dicht gelagerter Keimzellen zwischen zwei Grenzmembranen. Aus dieser „Matrix“ entwickeln sich drei Schichten: eine innere, am Ventrikel gelegene aus dicht gedrängten Keimzellen, eine Mantelschicht aus lockeren Keimzellen und ganz außen ein „Randschleier“ aus dichten Fasermaschen, nahezu ohne Keimzellen. An einigen Stellen bleibe die Matrix bestehen und wandele sich in einen „Drüsenapparat“ um. Dieser sei bei den Fischen nur als feines Gefäßnetz vorhanden und nehme erst auf der Stufe der Amphibien einen eindeutig drüsigen Charakter an.[1152] Zur Erklärung der Entstehung dieser drüsigen Plexus chorioideae verwendet Jacobsohn-Lask auch Ergebnisse seiner 1927 veröffentlichten Arbeit. Bei niederen Wirbeltieren biete eine das Gehirn umgebende Schicht aus Schleim und Fett Schutz vor direktem Kontakt des Gehirns mit der knöchernen Schädelwand, bei höheren Wirbeltieren erfülle diese Funktion ein aus Liquor gebildeter Flüssigkeitssaum. Der Plexus, entstanden aus „einfacher drüsiger Schleimhaut“, sezerniere und filtriere den Liquor. Dieser „Filtrationsapparat“ habe anfangs das gesamte Dach des Gehirns eingenommen, sich im Verlauf der Phylogenese aber in die Hohlräume verschoben. Jacobsohn-Lask nimmt auch eine Funktion des Plexus für den Gehirnstoffwechsel an, diese sei aber noch nicht untersucht.[1153]

Das Diencephalon, wie das Telencephalon aus dem Prosencephalon hervorgegangen, unterteilt Jacobsohn-Lask bei allen Tieren in einen dorsalen „animalen“ und einen ventralen „vegetativen“ Abschnitt.[1154] Bei Fischen, Amphibien und Reptilien überwiege der ventrale vegetative Anteil deutlich. Das basale (ventrale) Zwischenhirn bei Fischen rage „wie eine Hügellandschaft“ heraus. Corpora mamillaria[1155] kann er nur bei Säugetieren entdecken.[1156]

[1152] Vgl. Jacobsohn-Lask (76) Zentralnervensystem (III) S. 64.

[1153] Heute weiß man, daß durch die Plexuszellen Glukose, Vitamine, Amino- und Nukleinsäuren aus dem Blut in den Liquor transportiert werden; außerdem sorgt der Plexus für ein osmotisches Gleichgewicht in den Ventrikeln – die Annahme Jacobsohn-Lasks wurde also bestätigt.

[1154] Das „animale“ ist das somatische Nervensystem, das über die Sinnesorgane Informationen über die Umwelt erhält und durch die Steuerung der Skelettmuskulatur (bewußt oder unbewußt) darauf reagiert. Das „vegetative“ Nervensystem reguliert das Zusammenspiel der inneren Organe.

[1155] Die beiden Corpora mamillaria sind wichtig für Lernfähigkeit und Orientierung und gehören zum limbischen System, das affektives Verhalten steuert und an Lernprozessen und Gedächtnis beteiligt ist.

[1156] Vgl. Jacobsohn-Lask (76) Zentralnervensystem (III) S. 69. Das Zwischenhirn umgibt den unpaaren 3. Ventrikel und besteht aus dem Epithalamus mit Epiphyse, Habenulae und dem

Das Mesencephalon[1157] findet Jacobsohn-Lask bei Fischen und Amphibien am stärksten ausgeprägt; allerdings bestehe die für die Umschaltung der Hör- und der Sehbahn zuständige Hügelplatte nur bei Säugetieren aus vier, sonst aus zwei Hügeln.[1158] Der „Sehapparat“ steche bei Fischen besonders mächtig hervor und verdecke, bestehend aus Sehnerven, Chiasma opticum und Tractus opticus, das basale Endhirn. Das Chiasma opticum sei auch bei Reptilien und Vögeln sehr groß, im Gegensatz hierzu bei Amphibien nur sehr klein ausgeprägt.[1159] Jacobsohn-Lask stellt eine Rückentwicklung des Mittelhirns im Gegensatz zu den anderen Gehirnabschnitten fest; bei Fischen noch verhältnismäßig groß, nehme es bei Säugetieren nur noch wenig Raum ein.[1160]

Zuletzt untersucht Jacobsohn-Lask das Metencephalon und seine topographische Lage. Bei „niederen“ Wirbeltieren sei die Hirnbasis gleichmäßig langgestreckt, das Vorderhirn bilde eine gerade Linie mit dem Hirnstamm; bei Säugetieren und beim Menschen hingegen biege der Hirnstamm abgewinkelt nach unten und liege dort in einer Sattelgrube der Schädelbasis.[1161] Er findet eine Abhängigkeit der Größe des Metencephalon von derjenigen des Kleinhirns.[1162] Das Kleinhirn der Amphibien bestehe nur aus einer winzigen Leiste, auch das halbringförmige Kleinhirn der Reptilien sei verhältnismäßig klein. Die besondere Größe des Kleinhirns bei Fischen korreliert Jacobsohn-Lask mit deren Notwendigkeit einer guten Gleichgewichtsregulation im strömenden Wasser aufgrund ihrer „starken Bewegung“. Es habe eine glatte oder nur schwach gefurchte Oberfläche, Markstrahlen fehlten ganz. Amphibien benötigten durch ihre hockende Stellung dagegen nur ein winziges Kleinhirn, Reptilien ein etwas größeres und Vögel wiederum ein sehr großes mit besonders groß ausgebildetem Kleinhirnwurm aufgrund der hohen Beweglichkeit des Gesamtkörpers beim Fliegen im Wind.[1163] Die Kleinhirnoberfläche bei Vögeln sei bereits mit Furchen und Windungen ausgestattet.

Dach des 3. Ventrikels, dem Thalamus, Hypothalamus (Kontrolle von Organfunktionen, autonomen und hormonellen Funktionen), Subthalamus und Metathalamus und hat Verbindung zum Hypophysenhinterlappen.

[1157] Das Mittelhirn besteht aus dem den 3. und 4. Ventrikel verbindenden Aquaeductus cerebri, dorsal davon dem Dach (Tectum) mit der Hügelplatte, der Haube (Tegmentum), der Substantia nigra und dem Nucleus ruber und basal den Hirnschenkeln.

[1158] Die unteren Vierhügel sind v.a. Umschaltstation für die Hörbahn, haben aber auch andere multimodale Integrationsfunktionen; die oberen Vierhügel sind Umschaltstation für die Sehbahn, erhalten aber auch teils akustische Signale.

[1159] Vgl. Jacobsohn-Lask (76) Zentralnervensystem (III) S. 66-68.

[1160] Vgl. Jacobsohn-Lask (76) Zentralnervensystem (III) S. 77.

[1161] Vgl. Jacobsohn-Lask (76) Zentralnervensystem (III) S. 69.

[1162] Vgl. Jacobsohn-Lask (76) Zentralnervensystem (III) S. 77.

[1163] Die Säugetiere hätten neben dem Kleinhirnwurm deutlich abgegrenzte Kleinhirnhemisphären; der Wurm sei bei Walen, Affen und beim Menschen schmal, bei Beuteltieren, Insektenfressern u.a. breiter ausgeprägt.

Jacobsohn-Lask konnte nur vom menschlichen Kleinhirn fortlaufende ontogenetische Entwicklungsstadien darstellen, von anderen Wirbeltieren besaß er lediglich einzelne Präparate aus verschiedenen Entwicklungsstadien. Die Phylogenese des Kleinhirns konnte er jedoch durch Präparate aus allen wichtigen Wirbeltierklassen weitgehend vollständig nachvollziehen. Die erste Kleinhirnanlage fand er bei allen Tieren gleich, sie bestand aus einer verdickten einfachen Lamelle. Bei Amphibien und Reptilien verdicke sich diese Lamelle gering, die halbringartige Form bleibe bestehen, eine Querfurche konnte Jacobsohn-Lask im Gegensatz zu dem dänisch-schwedischen Anatom Sven Ingvar nicht entdekken. Beim Vogel-Kleinhirn beobachtete er bereits nach zwei Wochen fetaler Entwicklung eine Furchung, jedoch keine Hemisphärenausbildung, beim Säugetierfetus eine Verdickung des seitlichen Teils der Lamelle zur Vorbereitung der Hemisphärenbildung, in der Mitte der Lamelle bildete sich der Wurm aus. Die Entwicklung des menschlichen Kleinhirns verlaufe in den ersten beiden Fetalmonaten wie beim Säugetier, dann bildeten sich bereits erste Furchen aus. Das Kleinhirn der Fische spiele eine besondere Rolle und könne nicht mit dem Vogel- oder Säugetierkleinhirn verglichen werden; es sei mit „mächtigen Aurikeln“[1164] mit dem verlängerten Mark verbunden.[1165] Beim Säugetier- und menschlichen Kleinhirn unterscheidet Jacobsohn-Lask wie Ludwig Edinger den Wurm[1166] von den Hemisphären. Man kannte bereits die Verbindungen vom Wurm zum Rückenmark und zum Vestibularis-Kerngebiet der Medulla oblongata und diejenigen der Kleinhirnhemisphären mit dem Großhirn. Den vorderen, kleineren Teil der Hemisphären beschreibt Jacobsohn-Lask bei den meisten Säugetieren als relativ glatt mit parallelen und queren Rinnen und Windungen, den hinteren, größeren als blumenartig vorgewölbt mit schlangenartigem Verlauf; er sieht kleine Unterschiede bei jeder Tiergattung. Nur beim Menschen und beim Wal kann er keine eindeutige Trennung in eine vordere und hintere Hälfte der Hemisphären vornehmen. Eine weitere Einteilung sei nur nach dem Verlauf der „Hauptmarkstrahlen“ möglich.

Kleinhirnkerne findet Jacobsohn-Lask nur beim Vogel- und Säugetiergehirn. Bei den Vögeln gehe die Kernmasse über in die Kerne der seitlichen Medulla oblongata. „Niedere“ Säugetiere wiesen einen medialen und einen lateralen Kern auf, Affen und Menschen einen großen lateralen olivenartigen (Nucleus dentatus) und einen medialen, in mehrere kleine Kerne gespaltenen (Nuclei fastigii, globosus und emboliformis). Vom Nucleus dentatus weist Jacobsohn-Lask Verbindungen zum Roten Kern (Nucleus ruber) und zum Striatum

---

1164 Ohrenförmige Fortsätze.

1165 Vgl. Jacobsohn-Lask (76) Zentralnervensystem (III) S. 71f. u. 83.

1166 Der Kleinhirnwurm erhält Informationen von den Vestibulariskernen und koordiniert Augen-, Kopf- und Körperbewegungen bezüglich Schwerkraft und Gleichgewicht, sowie den aufrechten Gang, Tonus und Bewegung.

nach, vom kleineren medialen Kerngebiet zur Medulla oblongata.[1167] Die „höhere Ausbildung“ des Säugetier-Kleinhirns macht er damit an der Entwicklung des Nucleus dentatus fest, dessen Größe mit der Größe der Kleinhirnhemisphären und der Verbindungen zwischen Cortex, Pons und Cerebellum korreliert.[1168]

Im Anschluß an die vergleichend-funktionelle Darstellung der einzelnen Hirnabschnitte versucht Jacobsohn-Lask, die Frage der Entstehung des Zentralnervensystems der Wirbeltiere zu beantworten: ist es eine Weiterentwicklung des Zentralnervensystems der Wirbellosen „in veränderter Gestalt und Lage“ oder eine „eigene, für sich bestehende Entwicklung“? Haben sich die Wirbeltiere aus einem hochentwickelten Stamm der Wirbellosen gebildet, und sind vielleicht nur die Zwischenglieder ausgestorben, oder sind sie aus viel einfacheren, phylogenetisch viel früheren Entwicklungsstadien herzuleiten und haben eine andere Entwicklungsform genommen als die Wirbellosen?

Jacobsohn-Lask führt das „biogenetische Grundgesetz“ Ernst Haeckels an: Die Ontogenese ist eine Rekapitulation der Phylogenese. Dieses Grundgesetz sieht er jedoch durch seine eigenen Beobachtungen und diejenigen anderer Forscher nicht eindeutig im Sinne einer Entwicklung der Wirbeltiere aus den Wirbellosen bestätigt – zwar könne man bei einigen Klassen der Wirbellosen wie bei den Moostierchen oder den Darmkiemern rudimentäre röhrenförmige Bildungen des Zentralnervensystems entdecken, diese fänden sich jedoch entweder nur an kleinen Stellen des Nervensystems oder, wie beim Manteltier, sogar nur während der Fetalperiode und bildeten sich später zurück. Jacobsohn-Lask konnte bei keinem anderen Wirbellosen „auch nur eine Andeutung“ einer ähnlichen röhrenförmigen Bildung ausmachen, so daß es ihm unmöglich war zu definieren, „aus welcher der zurückliegenden Wirbellosenklassen“ sich diese rudimentäre Neuralplatte oder das sich daraus entwickelnde Nervenrohr gebildet haben könnte. Selbst die anfangs vielversprechenden Untersuchungen des Lanzettfischchens Amphioxus hätten keine Aufklärung gebracht.[1169] Verschiedene Forscher hätten unterschiedliche Wirbellose zu Vorfahren der Wirbeltiere erklärt, ohne ihre Meinung eindeutig beweisen zu können .[1170]

[1167] Dies entspricht auch ungefähr dem heutigen Wissensstand; der mediale Teil der Kleinhirnhemisphäre empfängt Informationen über die Propriozeption aus dem Rückenmark, der laterale wird über die Brückenbahnen von der Großhirnrinde beeinflußt.

[1168] Vgl. Jacobsohn-Lask (76) Zentralnervensystem (III) S. 84. Der Nucleus dentatus liegt in der seitlichen Kleinhirnregion und erhält Informationen von der Hirnrinde. Er koordiniert Bewegungen der gleichseitigen Extremitäten.

[1169] 1867 hatte Alexander Kowalewski nachgewiesen, daß „die Hauptorgane“ des Amphioxus lanceolatus im wesentlichen wie bei den Wirbeltieren gebildet werden. So wurde die Ontogenese des Lanzettfischchens „zum Schlüssel für die Embryologie der Wirbeltiere“ und stellte in den folgenden Jahrzehnten den Maßstab für alle Vergleiche der Evolutionsforschung dar. Vgl. Junker Darwin S. 374-375.

[1170] Vgl. Jacobsohn-Lask (76) Zentralnervensystem (III) S. 73.

Jacobsohn-Lask entwickelte in seiner Arbeit eine eigene Deutung der Entwicklung des Nervensystems der Wirbeltiere und Wirbellosen: er war der Überzeugung, daß das Nervensystem bei den niedersten Wirbellosen und Wirbeltieren aus in diffuser Anordnung über den Körper verteilten Sinneszellen entstanden sei. Diese Sinneszellen hätten sich durch „elektive Funktion“[1171] gebildet und die Funktion als reizaufnehmendes Organ bei primitivsten Wirbellosen wie den Korallen übernommen; daneben hätten sie sich zu Nervenzellen mit netzförmigen Faserverbindungen für die Reizübertragung entwickelt. Im Verlauf der weiteren Entwicklung mit der Gliederung des Körpers und Ausbildung von Körperanhängen hätten sich die Nervenzellen zu Ganglien konzentriert und die Faserverbindungen aus dem Fasernetz isoliert. Aus dieser „niederen“ Entwicklungsstufe hätte sich dann die Tierwelt in zwei verschiedene Richtungen – Wirbellose und Wirbeltiere – differenziert; die Ursache dieser „Divergenz“ konnte Jacobsohn-Lask nicht ermitteln. Die Wirbellosen hätten sich dann im „alten Geleise“ weiterentwickelt, mit Modifikationen je nach ihrer „Körperorganisation“, jedoch ohne wesentliche Änderung des Grundbauplans. Bei den „Voreltern“ der Wirbeltiere habe sich die vor dem Urmund gelegene Flimmerplatte durch „vermehrte Funktionsbeanspruchung“ allmählich zu einer „die Körperfunktionen beherrschenden Sinnes- und Nervenzellplatte“ entwickelt, die die anderen im Körper verstreut liegenden Sinnes- und Nervenzellansammlungen „unter [ihre] Führung“ brachte. Die Sinnesplatte habe sich – im Gegensatz zu den nach außen Kontakt aufnehmenden Sinnesorganen – zum Schutz ins Körperinnere zurückgezogen und mit einer „dorsalen Schutzdecke“ aus Ektoderm und einem „Stützorgan“, der Chorda dorsalis, aus welcher sich allmählich die das Nervenrohr umhüllende Wirbelsäule entwickelt habe, versehen. Ein Teil der Nervenzellen sei entsprechend der Körpersegmente aus dem Nervenrohr „ausgewandert“, habe Spinalganglien und vegetative Ganglien gebildet und Anschluß an die Sinneszellen der Peripherie gewonnen. Der andere Teil habe sich als „Zentralstation“ im Nervenrohr zu Nervenzellen umgewandelt und verknüpfende Bahnen gebildet; die sich nicht umwandelnden zentral gelegenen Sinneszellen bildeten die Stützzellen. Jacobsohn-Lask beschrieb schließlich noch die „Umorganisation“ der Nahrungsaufnahme mit der endgültigen Trennung von Nervenrohr und Darmkanal.[1172] Für ihn war damit die Entwicklung zum Wirbeltier vollzogen.

Wenn Jacobsohn-Lask auch prinzipiell eine gemeinsame Abstammung der Wirbeltiere annahm, also einer Grundtheorie des Darwinismus zustimmte, so war er doch nicht überzeugt von der von Charles Darwin erst 1871 und von Ernst Haeckel bereits 1868 entwickelten und in weiten Kreisen anerkannten

---

[1171] Diesen Begriff erläutert Jacobsohn-Lask nicht; vermutlich ist die Spezialisierung von Zellen durch bestimmte funktionelle Erfordernisse gemeint.

[1172] Vgl. Jacobsohn-Lask (76) Zentralnervensystem (III) S. 74.

Theorie, der Mensch sei phylogenetisch ein Nachkomme des Affen.[1173] Diese These werde zwar unterstützt durch die Ähnlichkeit der Gehirne in Furchen, Windungen und der Oberfläche des Großhirns und sei damit „außerordentlich bestechend". „In neuerer Zeit" seien jedoch Einwände und Zweifel an dieser Deszendenztheorie und Haeckels biogenetischem Grundgesetz lautgeworden, die Jacobsohn-Lask als „von erheblicher Tragweite" einschätzte.[1174] Jacobsohn-Lask zitierte nach Max Westenhöfer zunächst eine Arbeit des damals als wissenschaftlicher Assistent am Königsberger Institut für Geologie arbeitenden Paläontologen Karl Beurlen, der die Entwicklung der Tierwelt in drei Phasen unterteilte: anfangs hätten sich in „explosiver" Form verschiedene „sprunghaft erscheinende Formtypen ohne Übergänge" gebildet,[1175] diese hätten sich orthogenetisch[1176] ohne Rückbildungsmöglichkeiten weiterentwickelt und seien schließlich in der Endphase gemündet mit „gesteigerter Variabilität, Formverwilderung und Formunsicherheit, häufig verbunden mit individuellen Anomalien und sogar pathologischen Erscheinungen". Beurlens 1932 veröffentlichte Ansicht konnte Jacobsohn-Lask mit Blick auf die unbefriedigenden deszendenztheoretischen Deutungen „nicht von der Hand ... weisen".[1177]

Besonders beeindruckt zeigte sich Jacobsohn-Lask von Max Westenhöfers Theorie selbst. Westenhöfer, Schüler Rudolf Virchows und bis 1929 a.o. Professor am Institut für Pathologische Anatomie der Berliner Universität, hatte seine Arbeit 1934 in einer Artikelserie der „Medizinischen Welt" veröffentlicht und ein Jahr später in zweiter Auflage als Buch herausgegeben. Er war der Ansicht, daß die „Menschwerdung" vor einer „Sonderspezialisierung" der Säugetiere ein-

---

[1173] Darwin hielt allerdings auch eine gemeinsame Abstammung der heutigen Affenformen und des Menschen im Gegensatz zu einer Abstammung des Menschen von derzeitigen Affen für möglich; vgl. Junker/Hossfeld Entdeckung S. 134. Haeckel, der einen homophyletischen Ursprung aller Vielzeller annahm, führte diese Vorstellung viel genauer und radikaler als Darwin selbst aus. Er suchte nach dieser Urform, die seiner Meinung nach dem Gastrula-Stadium in der Embryonalentwicklung entsprechen sollte; eine fossile Entsprechung fand sich jedoch bis heute nicht. Vgl. Junker/Hossfeld Entdeckung S. 135f.

[1174] Vgl. Jacobsohn-Lask (76) Zentralnervensystem (III) S. 84.

[1175] Diese Vorstellung entspricht der saltationistischen Evolutionstheorie. Gerade für die Paläontologen, die sich mit Fossilien beschäftigten, schienen die oft sehr lückenhaften Fossilienfunde gegen eine graduelle Evolution zu sprechen. Einer der frühen Vertreter dieser Theorie war 1864 der Schweizer Zoologe Albert Kölliker. Vgl. Junker/Hossfeld Entdeckung S. 162.

[1176] Die Hypothese der Orthogenese nimmt als Grund für eine geradlinige evolutionäre Entwicklung ein inneres, auf ein evolutionäres Ziel gerichtetes Prinzip an. Einer der ersten Vertreter dieser dem synthetischen Darwinismus widersprechenden Vervollkommnungstheorie war Carl Naegeli (1817–1891).

[1177] Vgl. Beurlen Funktion S. 73-80 und Jacobsohn-Lask (76) Zentralnervensystem (III) S. 74. Beurlen vertrat die „Typensprunglehre" oder „Zweiphasenhypothese", nach der „typenbildende transspezifische Mutationen" unabhängig sind von „infraspezifischen Mutationen". Vgl. Hossfeld Heberer S. 139.

schließlich der Affen „dicht an der Wurzel der Säugetiere" begonnen habe, parallel zu anderen Säugetieren. Alle hätten zwar eine gemeinsame Wurzel, aus der neben Hauptzweigen auch kleine Nebenzweige mit Ähnlichkeit zum Hauptzweig entstehen könnten, sie entwickelten sich aber dann unterschiedlich schnell weiter. Je einfacher sie strukturiert und je näher sie der Wurzel seien, desto mehr Möglichkeiten zur Spezialisierung stünden diesen Zweigen offen; eine Rückentwicklung sei aber nicht möglich. So erklärt sich Westenhöfer auch die Beziehung zwischen Affen und Menschen anders als die klassischen Darwinisten:

> *„Der Mensch ist ein Hauptreis, das direkt aus der Wurzel kommt und die Wurzeleigentümlichkeiten wenig verändert und spezialisiert bis heute bewahrt hat. Entweder ist der Affe, der ihm ja unter den Tieren zweifellos am nächsten steht, aus dem menschlichen Reis in der Nähe der Wurzel als Seitenreis entstanden, oder er ist dicht neben dem menschlichen Reis unmittelbar aus der Wurzel entsprungen. Der Mensch blieb ein Bodentier und durch seine frühe aktive Aufrichtung war ihm jede Möglichkeit einer anderen körperlichen Spezialisierung als eben derjenigen des wirklich aufrechten Ganges und der Entwicklung seines Gehirnes unterbunden. Die Affen aber mit kaudalwärts verschobenem Becken, gerader, wenig beweglicher Wirbelsäule, flachem Fuße, halb aufrechter oder Vierfüßler-Haltung, gingen auf die Bäume, abduzierten die große Zehe bis zur Opposition und sekundärer Reduktion und entwickelten sich zu Klettertieren, eine Entwicklung, die sie immer weiter vom Menschen und der Menschenähnlichkeit entfernte, die sie im fetalen und kindlichen Zustande noch heute darbieten als Beweise ihrer Herkunft."*[1178]

Jacobsohn-Lask übertrug Westenhöfers Bild der Wurzel und ihrer „Reiser" auf die Gehirnentwicklung:

> *„...daß diese Gehirnentwicklung bei allen aus einer Wurzel, dem Medullarrohr, ihren Ursprung genommen hat. Von dieser Wurzel sind dann vier Reiser ... entsprossen, nämlich dasjenige der Fische, der Amphibien-Reptilien, der Vögel und der Säugetiere. Diese vier Tierklassen zeigen in dem Aufbau des Gehirns außer der Gleichheit des Grundrisses auch noch große Ähnlichkeiten in den Stadien seiner ersten weiteren Entwickelung .... Diese Ähnlichkeiten, obwohl auch im vollentwickelten Ausbau immer noch erkennbar, werden aber mit der weiteren Entwickelung geringer, die Differenzen immer größer, indem die einzelnen Gebäudeteile des Gehirns in jeder Tierklasse ihre besondere Ausgestaltung erfahren. Auch die Unterschiede in der Gehirnausgestaltung bei Vertretern der gleichen Tierklasse, und hier besonders der Fische und der Säugetiere, können immer noch so erhebliche sein, daß nur zwischen manchen Ordnungen eine gewisse Verwandtschaft, aber keine Aszendenz-Deszendenz feststellbar ist. Dies gilt auch schließlich für das Verhältnis des Gehirns von Affe und Mensch."*[1179]

[1178] Westenhöfer Problem S. 94f. Vgl. Jacobsohn-Lask (76) Zentralnervensystem (III) S. 85 und. Westenhöfer erkennt die Verdienste des Darwinismus an, „die Forscher auf neue Wege geführt und zu neuen Entdeckungen angeregt zu haben", stellt ihn aber als Irrtum dar.
[1179] Vgl. Jacobsohn-Lask (76) Zentralnervensystem (III) S. 84.

Ob Jacobsohn-Lask persönlichen Kontakt zu Max Westenhöfer, an dessen Evolutionstheorie er sich anlehnte, hatte, ist nicht nachvollziehbar, in einer Zeit der wissenschaftlichen Isolation Jacobsohn-Lasks aber unwahrscheinlich. Westenhöfer arbeitete seit 1900 mit Unterbrechungen am Institut für Pathologische Anatomie der Berliner Universität. Er lehrte von 1908 bis 1911 als Ordinarius in Santiago de Chile und von 1917 bis 1929 als Extraordinarius wieder in Berlin.[1180] Westenhöfer vertrat schon in den 1920er Jahren seine besondere Evolutionstheorie. Die von herkömmlichen Theorien als Vorfahren angesehenen Tiere seien selbst viel zu spezialisiert, um Vorläufer des Menschen zu sein – beispielsweise hätten die „Menschenahnen den Umweg über das Baum- und Klettertier" machen müssen, wofür es keine Belege gebe. Besonders auffällig fand Westenhöfer die Zweibeinigkeit der Menschen – kein Primat besitze eine mit dem Menschen vergleichbare Zweifüßigkeit. Einige könnten sich zwar kurze Strecken aufrichten, bewegten sich aber über längere Entfernungen vierfüßig. Westenhöfer nahm eher an, die Affen hätten sich aus Zweifüßern für ein Leben auf den Bäumen zu Vierfüßern mit veränderter Zehenstellung weiterentwickelt, gewissermaßen spezialisiert. Ein weiteres, für „Savannentiere" untypisches Merkmal war für Westenhöfer das fehlende Haarkleid des Menschen und ein vergleichweise dickes Unterhautfettgewebe – beides eher typisch für Wassersäugetiere bzw. sekundär an Wasser angepaßte Wirbeltiere, ebenso wie die lineare Anordnung der Extremitäten. Westenhöfer konnte sich auch eine Herkunft der ersten Menschen von einem Stamm vorstellen, der zuvor im Wasser gelebt hätte.[1181]

Westenhöfers 1923 erstmals veröffentlichte Theorie[1182] wurde in kleineren Kreisen wie auf der Tagung der Anthropologischen Gesellschaft in Salzburg 1926 referiert und diskutiert, aber von den meisten Anatomen und Biologen und später besonders von nationalsozialistisch gesinnten Anthropologen als „Sondermeinung" abgetan und dann über viele Jahre vergessen.[1183] In den 1980er Jahren stieß der französische Zoologe Francois de Sarre auf seine Arbeiten und gründete ein „Study and Research Center for Initial Bipedalism" in Nizza.[1184] In Übersichtswerken zur Geschichte der Evolutionsbiologie wird Westenhöfer teils gar nicht, teils nur kurz erwähnt, auf seine Theorie wird nicht eingegangen.[1185]

1180 Westenhöfer starb 1957; wo er die Jahre nach 1929 verbrachte, ließ sich nicht herausfinden. Das Vorwort zur zweiten Auflage seines Werkes „Das Problem der Menschwerdung" schrieb er im Oktober 1935 noch in Zepernick bei Berlin.

1181 Vgl. Sarre Theorie S. 2, 19 u. 20.

1182 Vgl. Westenhöfer Erhaltung S. 1247-1255.

1183 Vgl. Hossfeld Staatsbiologie S. 277.

1184 De Sarre gibt auch eine Zeitschrift heraus: „Le Bulletin de la Bipédie Initiale".

1185 Während Hossfeld in seiner Abhandlung über Staatsbiologie, Rassenkunde und Moderne Synthese Westenhöfer immerhin kurz erwähnt, allerdings ohne seine Theorie darzustellen,

Jacobsohn-Lask kam durch seine vergleichenden Studien ebenfalls zu der Ansicht, daß sich die Säugetierstämme nebeneinander entwickelt hätten, und konnte Westenhöfers Theorie unterstützen: er fand bei seinen vergleichenden Untersuchungen Ähnlichkeiten in den ersten fetalen Entwicklungsstadien aller Wirbeltiere, jedoch eine Zunahme von Differenzen mit fortlaufender Entwicklung und Spezialisierung des jeweiligen Individuums. Auch innerhalb einer Tierklasse stellte er teilweise so große Unterschiede durch Spezialisierungen ursprünglich ähnlicher Anlagen fest, daß er eine genealogische Abstammung für unwahrscheinlich hielt.

6.3 Die Rezeptionsgeschichte

6.3.1 Die zeitgenössische Rezeption in Deutschland

Louis Jacobsohn-Lask verschickte 300 gedruckte Prospekte über sein Werk im In- und Ausland an Kollegen und Bibliotheken. Am 13. Oktober 1934 erhielt er eine Antwort von der Deutschen Bücherei Leipzig, der 1912 gegründeten „Zentralsammelstelle des deutschsprachigen Schrifttums“, mit der „sehr ergebenen Bitte“, der Bücherei ein Belegexemplar zuzusenden. Daran gebunden war die kostenlose Verpflichtung der Bücherei zur Veröffentlichung in bibliographischen Übersichtswerken einschließlich dem „täglichen Verzeichnis der Neuerscheinungen“, einer Beilage des Börsenblatts für den deutschen Buchhandel. Auch Jacobsohn-Lasks in den vorangegangenen Jahren im Buchhandel erschienenen Werke waren in der Deutschen Bücherei vorhanden.[1186] Jacobsohn-Lask war bereit, der Deutschen Bücherei ein Exemplar zuzusenden, jedoch wegen der hohen finanziellen Belastung bei der Herstellung nur unter dem Vorbehalt der Rücksendung oder Bezahlung:

> *„...Ich würde das Werk gewiss gern der deutschen Bücherei überlassen, wenn die Herausgabe nicht unter so ausserordentlich schwierigen Umständen und unter so grossen finanziellen Opfern meinerseits erfolgte. Neben dem gedruckten Text besteht das Werk aus Originalfotografien, die in meinem eigenen kleinen Laboratorium von mir selbst bzw. meinem Sohne je nach dem, wieviel Bestellungen einlaufen, hergestellt werden. Der Preis von 80 RM liegt ca. 10 M über den reinen Selbstkosten, d.h. den Kosten der technischen Herstellung der Photographien, Druck etc., die eigene Arbeit, Präparate, Laboratorium etc. überhaupt nicht gerechnet. Sie können sich also wohl denken, was*

---

wird in der umfangreichen „Geschichte der Biologie“ Ilse Jahns gar nicht auf ihn eingegangen; auch die „bipedalistische“ Theorie wird nicht besprochen.

1186 Vgl. Brief der Deutschen Bücherei an Louis Jacobsohn-Lask v. 13.10.1934; Archiv Familie Lask.

unter solchen Umständen die Überlassung eines Freiexemplares für mich bedeutet. ... Sollte der Absatz des Werkes gut sein, sodass ich eine grössere Anzahl von Exemplaren herstellen lassen kann, so werde ich Ihnen ein Freiexemplar schicken. ...".[1187]

Nach Bestätigung durch die Bücherei sandte Jacobsohn-Lask ein Exemplar nach Leipzig, das er einen Monat später „mit deutschem Gruß" zurück erhielt.[1188]

Im März 1935 schickte Jacobsohn-Lask den Prospekt über den gerade erschienenen dritten Teil seines Werkes nach Leipzig; auch hier legte er ein Exemplar zur Besprechung bei. Anläßlich der Rücksendung im Mai 1935 drückte der Bibliothekar Montabaur, stellvertretender Leiter der Werbeabteilung, sein besonderes Bedauern darüber aus, das Werk nicht behalten zu können:

„Wir müssen gestehen, daß wir ihn nur ungern zurücksenden, da wir das Werk selbst nicht in unseren Beständen missen möchten. Wir hoffen jedoch zuversichtlich, daß Sie nach Abschluß des Werkes es ermöglichen können, uns ein Archivexemplar zur Verfügung zu stellen. Auf alle Fälle bitten wir Sie, auch die nachfolgenden Bände zur Aufnahme übersenden zu wollen."[1189]

Auch die Preussische Staatsbibliothek in Berlin bat Jacobsohn-Lask im April 1935 zunächst um die ersten Bände seines Werkes. Er sandte noch im selben Monat ein Exemplar der ersten beiden erschienenen Teile an die „Pflichtexemplarstelle" der Bibliothek in der Annahme, er sei dazu verpflichtet:

„...Sollte diese gesetzliche Verpflichtung für wissenschaftliche Forscher jüdischer Rasse nicht mehr in Geltung sein, was bei der gegenwärtigen politischen Einstellung ja möglich ist, dann bitte ich höflich um Rücksendung des Exemplares."[1190]

Auf seine Anfrage erhielt Jacobsohn-Lask eine kurze Antwort – an den Bestimmungen über die Ablieferung von Pflichtexemplaren habe sich nichts geän-

---

1187 Antwortschreiben Jacobsohn-Lasks an die Deutsche Bücherei v. 16.10.1934; Archiv Familie Lask.

1188 Vgl. Brief der Deuschen Bücherei an Jacobsohn-Lask v. 20.11.1934; Archiv Familie Lask. Es erschienen je eine Anzeige im „Literarischen Zentralblatt für Deutschland" Nr. 22 vom November 1934 und in der „Deutschen Nationalbibliographie", Reihe B, vom 15. November 1934.

1189 Brief des Bibliothekars Montabaur an Jacobsohn-Lask v. 04.05.1935; Archiv Familie Lask. Montabaur, der stellvertretend für den Leiter der Werbeabteilung unterschrieb, verabschiedete sich von Jacobsohn-Lask im Gegensatz zu seinem Vorgesetzten nicht „mit deutschem Gruß", sondern „in vorzüglicher Hochachtung". Der dritte Teil der Arbeit wurde wiederum in der „Deutschen Nationalbibliographie, Reihe B", vom 15.04.1935 sowie im „Literarischen Zentralblatt" Nr. 10 Ende Mai angezeigt.

1190 Brief der Staatsbibliothek an Jacobsohn-Lask vom 06.04.1935 und Antwort Jacobsohn-Lasks vom 16.04.1935; Archiv Familie Lask.

dert.[1191] Auf eine weitere Anfrage sandte er auch den dritten Teil an die Bibliothek. Dieses Exemplar der ersten drei Bände ist heute noch – als einziges in Deutschland – in der Staatsbibliothek Berlin einsehbar.

Ein weiteres Exemplar erhielt die Bibliothek der Berliner Universität.[1192] Rezensionsexemplare schickte Jacobsohn-Lask auf entsprechende Anfragen noch an das „Zentralblatt für die gesamte Neurologie und Psychiatrie“, an den „Jahresbericht Veterinär-Medizin“ und an die Zeitschrift „Berichte über die wissenschaftliche Biologie“.[1193] In den ersten beiden Zeitschriften wurde das Werk zwar erwähnt, aber nicht rezensiert.[1194] In den „Berichte[n] über die wissenschaftliche Biologie“ wurde – soweit es sich nachvollziehen läßt – keine Ankündigung abgedruckt. Je ein Exemplar aller drei Teile erwarb die medizinische Buchhandlung Robert Müller im November und Dezember 1935.[1195]

Als Jacobsohn-Lasks alter Kollege, der Neurologe Paul Schuster, von der Veröffentlichung der ersten beiden Bände des Atlasses erfuhr, schrieb er am 4. Oktober 1934:

> *"Lieber College, Per tot discrimina rerum! Also Sie haben es doch durchgeführt; nehmen Sie meinen aufrichtigen und herzlichen Glückwunsch. Leider kann ich Ihnen nur einen Glückwunsch und keine Bestellung senden. Aber so ist es heute leider; Blumen, Blumen, nichts als Blumen sagt der alte Kalchas! Trotzdem nochmals: seien Sie vergnügt; Sie haben wieder einmal mit eiserner Energie etwas durchgesetzt. Viele herzliche Grüße von Ihrem Schuster."*[1196]

Otfrid Foerster, als erster deutscher Ordinarius für Neurologie in Breslau und international anerkannter Fachvertreter eine herausragende Persönlichkeit in der neurologischen Fachgesellschaft, schrieb Jacobsohn-Lask ebenfalls im Oktober 1934, nachdem dieser ihm offensichtlich ein Gratisexemplar zugesandt hatte:

> *„Hoch verehrter Herr Kollege! Ich danke Ihnen ganz besonders herzlich für die Übersendung Ihres wundervollen Atlasses des Nervensystems. Schon die vorläufige Durchsicht hat mich gelehrt, dass hier Ausgezeichnetes geboten wird und eine grosse Lücke ausgefüllt wird. Ihr Idealismus, das Werk im Eigenverlag herauszubringen, verdient*

[1191] Vgl. Brief der Preussischen Staatsbibliothek vom 06.05.1935 an Jacobsohn-Lask; Archiv Familie Lask.

[1192] Vgl. Empfangsbestätigung der Universitätsbibliothek vom 16.10.1934; Archiv Familie Lask.

[1193] Vgl. Postkarten des Zentralblatts für die gesamte Neurologie und Psychiatrie vom 13.12.1934, des Jahresberichts Veterinär-Medizin vom 03.12.1934 und der Berichte für die wissenschaftliche Biologie vom 04.12.1934 an Jacobsohn-Lask; Archiv Familie Lask.

[1194] Vgl. Zbl. ges. Neurol. 76 (1935) S. 5 und Jber. Vet. Med. 57 (1935) S. 528.

[1195] Vgl. Postkarten Robert Müllers an Jacobsohn-Lask mit Bestellungen vom 12.11. und 05.12.1935; Archiv Familie Lask. Die Buchhandlung befand sich in der Nähe der Charité in der Karlstraße 39/ Ecke Charitéstraße.

[1196] Postkarte Schusters an Jacobsohn-Lask v. 04.10.1934; Archiv Familie Lask.

grösste Bewunderung. Ich fühle mich aber durch Ihre Hochherzigkeit mir das Werk zu überreichen unter den schwierigen Umständen, unter denen dasselbe herausgebracht wird, offen gesagt, doch sehr bedrückt und ich möchte Sie herzlich bitten, es mir nicht zu verübeln, wenn ich Ihnen den Betrag für das Werk überweise. Es geschieht in der Hoffnung, dass jeder Einzelbetrag es Ihnen ermöglicht, auch die folgenden Teile des Werkes herauszubringen. Mit freundlichem Gruss, Ihr ergebenster O. Foerster."[1197]

Außer diesen beiden Briefen sind keine Stellungnahmen deutscher Kollegen aus dieser Zeit überliefert. Zahlreiche Rückmeldungen erhielt Jacobsohn-Lask jedoch aus dem Ausland, darunter auch aus der Schweiz, der Tschechoslowakei und Österreich.

6.3.2 Die zeitgenössische internationale Rezeption

Jacobsohn-Lask wandte sich zunächst an die Kollegen in den deutschsprachigen Nachbarländern. Von Jacobsohn-Lasks Kontakt zu Otto Marburg, dem Wiener Lehrstuhlinhaber für Neurologie, zeugt ein reger Schriftwechsel. Im Oktober 1934 schrieb Jacobsohn-Lask an ihn und schickte ihm einen Prospekt mit der Anfrage, ob ihm eine Besprechung des Atlasses in tschechoslowakischen und österreichischen Fachzeitschriften und der Universitätsbibliothek in Prag eventuell der Ankauf des Werkes möglich sei.[1198] Marburg antwortete begeistert:

„Ich empfinde es geradezu als Auszeichnung, dass Sie mir antragen, Ihr Werk zu referieren. Denn nachdem, was Sie bisher auf unserem Gebiete geleistet haben, ist Höchstes zu erwarten."

Marburg schrieb wie Foerster, daß er „ein so wertvolles Werk" unmöglich als Geschenk annehmen könne, daß er aber auch kein Geld zu Verfügung habe und die Gehälter so gekürzt worden seien, daß er sein „Institut aus [seiner] eigenen Tasche führen" müsse. Er empfahl Jacobsohn-Lask aber eine Bewerbung um ein Stipendium der Ella Sachs-Ploetz-Foundation in den USA, auf dessen Vergabe er einen „bescheidenen" Einfluß habe. Wenn diese Bewerbung geglückt sei, werde er „gern ein Exemplar des Werkes ... übernehmen, um es gebührend zu besprechen".[1199] Jacobsohn-Lask bedankte sich prompt für Marburgs Angebot und schickte ihm bereits am nächsten Tag ein Exemplar des Werkes, da für ihn

---

1197 Brief Foersters an Jacobsohn-Lask v. 04.10.1934; Archiv Familie Lask.

1198 Vgl. Brief Jacobsohn-Lasks an Marburg v. 20.10.1934; Archiv Familie Lask.

1199 Vgl. Brief Marburgs an Jacobsohn-Lask v. 29.10.1934; Archiv Familie Lask. Über diese Stiftung ließen sich keine weiteren Angaben herausfinden. Marburg selbst hatte 1910 in Wien einen „Mikroskopisch-topographischen Atlas des menschlichen Zentralnervensystems" herausgegeben.

das Bekanntwerden „nur durch möglichst viele Besprechungen in den Fachblättern bewirkt werden“ könne.[1200] Marburg ließ ihm die Adresse von Joseph C. Aub, dem Sekretär der Foundation in Boston, mit der Zusage zukommen, ein Gutachten über das Werk dort hinzusenden. Im November 1934 schickte Jacobsohn-Lask ein Exemplar des Werkes über eine Leipziger Buchkommissionsfirma nach Prag an die Prager Firma Taussig & Taussig – vermutlich wurde es von dort weiter nach Boston gesandt.[1201] Marburg schrieb Jacobsohn-Lask Ende Dezember, er möge Aub noch genauer erklären, daß er die Mittel zur Herstellung weiterer Präparate benötige, und diese Ausgaben belegen.[1202]

Im März 1935 schickte Jacobsohn-Lask seinen dritten Teil an Marburg, der sich auch darüber wieder begeistert äußerte. Jacobsohn-Lasks Gesuch um ein Stipendium bei der Ella-Sachs-Ploetz-Foundation wurde abgelehnt.[1203] Marburg antwortete sofort und drückte sein Bedauern über die Ablehnung aus; er werde sich noch bei Professor Saitko in London für ihn einsetzen. Das erste Referat in der Wiener klinischen Wochenschrift als „Organ des Wiener Professorenkollegiums“ sei Anfang 1935 erschienen, das zweite sei schon eingereicht.[1204] Mit diesem Schreiben endet der nachweisbare schriftliche Austausch zwischen Jacobsohn-Lask und Marburg; auch von Saitko aus London ist nicht mehr die Rede.[1205] Das Referat über den dritten Teil der Arbeit ist in Jacobsohn-Lasks Nachlaß als Abschrift vorhanden.[1206] Marburg stimmt hier Jacobsohn-Lasks Ansicht zu, daß „eine aufsteigende Entwicklung des Nervensystems in der Tierreihe“ sich nicht „in dem Sinne feststellen“ lasse, daß „eine geschlossene Reihe vorhanden“ sei, und äußert sich damit als einziger Rezensent überhaupt zu Jacobsohn-Lasks evolutionsbiologischer Theorie. Er fährt fort:

> *„...Auch was er über die Entwicklung der Hirnrinde anführt, ist von großer Bedeutung, weil hier die entwicklungsgeschichtlichen und die ontogenetischen Verhältnisse der höheren Säuger vielfach an den Rindenbau der niederen Vertebraten erinnern. ... Wenn wir den Schlussteil überblicken, so kommt darin nicht nur das profunde Wissen des Autors zum Ausdruck, sondern auch die Art, wie er über den Dingen steht. Die phylogenetische Entwicklung des Gehirns, wie es vom Dreibläschenbau zum Vierbläschenbau übergeht und wie dieses vierte Bläschen, das Endhirn, sich immer mehr entwickelt,*

[1200] Vgl. Brief Jacobsohn-Lasks an Marburg v. 30.10.1934; Archiv Familie Lask.

[1201] Vgl. Briefabschriften Jacobsohn-Lasks an die Buchkommissionsfirma L. A. Kittler in Leipzig v. 14.11.1934; Archiv Familie Lask.

[1202] Vgl. Brief Marburgs an Jacobsohn-Lask v. 28.12.1934; Archiv Familie Lask.

[1203] Vgl. Brief Jacobsohn-Lasks an Marburg v. 17.06.1935; Archiv Familie Lask.

[1204] Vgl. Brief Marburgs an Jacobsohn-Lask v. 18.06.1935; Archiv Familie Lask.

[1205] Marburg selbst emigrierte 1938; mit Hilfe seines New Yorker Kollegen und Freundes Bernard Sachs bekam er im Labor des Mount Sinai Hospital in New York die Möglichkeit zu forschen; im nächsten Jahr wurde er bereits Professor für Klinische Neurologie an der Columbia University. Vgl. Globus Marburg S. 59-60.

[1206] Es erschien ebenfalls 1935 in der Wiener Klinischen Wochenschrift.

wird in interessanter Weise durchgeführt. ... Es ist sehr interessant, dass er die verschieden starke Ausbildung der Hirnrinde und des darunterliegenden Marks benützt, um eine Einteilung des Grosshirns zu geben, die etwa 15 Gegenden umfasst, jedenfalls weniger als jene Autoren anführen, die sich auf Zellbefunde stützen. Dafür aber lassen sich diese 15 Gegenden schon makroskopisch leicht abscheiden. ... Man sieht auch hier wieder eine grosse Fülle von Gedanken und Anregungen neben einer reichen Anzahl von Tatsachen, die auch diesem Werk einen bleibenden Wert in der Anatomie des Nervensystems sichern werden."[1207]

Gleichzeitig wie zu Otto Marburg nahm Jacobsohn-Lask auch Kontakt zu Mieczyslaw Minkowski, dem Leiter des Hirnanatomischen Instituts in Zürich, auf.[1208] Minkowski bewunderte in seiner Antwort wie seine Kollegen Jacobsohn-Lasks „Idealismus bei der Herausgabe dieses Werkes im Eigenverlag unter den gegenwärtigen schwierigen Verhältnissen" und versprach ein Referat im Schweizer Archiv für Neurologie und Psychiatrie.[1209] Tatsächlich erschien eine Besprechung aller drei Teile 1935 im „Schweizer Archiv für Neurologie und Psychiatrie".[1210] Hier gibt Minkowski kurz Jacobsohn-Lasks Plan der Vollendung des 1899 mit Flatau begonnenen Werkes wieder und beschreibt die Aufteilung des Werkes. In seiner Beurteilung des ersten Teils schreibt er, weniger euphorisch als Marburg:

„Es ergeben sich dabei manche interessante, wenn auch über unsere bisherigen Kenntnisse kaum hinausgehende Feststellungen und Gesichtspunkte, z.B. im Hinblick auf Strukturunterschiede der Ganglienzellen bei Kalt- und Warmblütern im allgemeinen, der verschiedenen Zellkategorien des Rückenmarks, der Hirnrinde, der Spinalganglien und anderer Formationen im besonderen, ebenso mit Bezug auf verschiedene Zelltypen ... u.a. Übrigens macht der Verfasser selbst mit Recht darauf aufmerksam, daß Besonderheiten der Fixierung und Färbung des Materials das Gewebsbild das eine oder andere Mal etwas verschieden ausgestalten können, so daß ein Vergleich nicht ohne weiteres möglich ist."

Minkowski lobt die „prägnanten" Bilder und die „übersichtliche Weise" der Darstellung sowie „interessante Gedankengänge":

1207 Vgl. Marburg Rez. Jacobsohn-Lask Zentralnervensystem (75,76) I-III. Wien. klin. Wschr. 48 (1935) S. 504.

1208 Minkowski war Schüler Constatin von Monakows, der 1886 in Zürich ein hirnanatomisches Laboratorium einrichtete, das 1910 der Universität angegliedert wurde. 1887 gründete er eine neurologische Poliklinik, um anatomische Forschung mit klinischer Neurologie zu korrlieren. Seine wissenschaftliche Ausrichtung bezeichnete man als Neurobiologische Schule von Zürich. 1894 erhielt er den ersten neurologischen Lehrstuhl in der Schweiz; Minkowski trat 1912 als Assistent in sein Institut ein. Vgl. Hitz Minkowski S. 31.

1209 Vgl. Postkarte Minkowskis an Jacobsohn-Lask v. 27.10.1934; Archiv Familie Lask.

1210 Vgl. Minkowski Rez. Jacobsohn-Lask Zentralnervensystem I-III. Schweiz. Arch. Neurol. 35 (1935) H. 2.

„Es ergibt sich hierbei u.a. die interessante Tatsache, daß bei Tieren, die ein außergewöhnlich großes, ein stark behaartes oder mit Stacheln besetztes Hautkleid besitzen, und bei denen zugleich der Gesichtssinn stark herabgesetzt ist, wie bei Fledermäusen, beim Maulwurf, beim Igel, die Substantia gelatinosa verhältnismäßig sehr stark ausgebildet ist, während sie andererseits bei den Wassersäugetieren mit ihrer glatten Haut und dem scharfen Sehvermögen sehr schwach entwickelt ist. ... Sowohl die Präparate, die der Darstellung des Verf. zugrundeliegen, wie ihre photographische Wiedergabe müssen im allgemeinen als technisch sehr gut und gut gewählt bezeichnet werden. In ihrer Gesamtheit bilden sie einen reichen und wertvollen Atlas, welcher im Unterricht, aber auch in der Forschung namentlich demjenigen ausgezeichnete Dienste zu leisten berufen ist, der über kein eigenes Material verfügt. Hohe Anerkennung verdient die Opferwilligkeit des Verf., der für das kostspielige Werk keinen Verleger gefunden hat und es aus eigenen Mitteln, jedenfalls unter sehr großen materiellen Opfern, veröffentlicht...“

Im Juni 1935 bestellte Maximilian Rose die ersten beiden Bände des Atlasses; er war damals Professor für Neurologie und Psychiatrie und Klinikleiter an der Universität Wilna in Litauen. In seinem Brief erwähnt Rose einen Hirnanatomiekurs, den er 1911 bei Jacobsohn-Lask besucht hatte und in „dankbarer Erinnerung“ behalten habe.[1211]

Selbstverständlich erhielt auch Jacobsohn-Lasks Kollege Bertil Hanström, den er noch im Sommer 1934 in Lund besucht hatte, ein Exemplar seines Werkes. Jacobsohn-Lask hatte sich an ihn mit der Bitte um ein Referat in einer englischsprachigen Fachzeitschrift gewandt; Hanström wollte damit seinen Mitarbeiter Torsten Gislén beauftragen, der sich aber zu einem solchen Referat nicht in der Lage sah: er habe nicht zum Nervensystem geforscht; außerdem seien englischsprachige Fachzeitschriften „ziemlich schwer zugänglich“ für Ausländer. Hanström selbst verfaßte ein Referat für „Hygiea“, eine schwedische Zeitschrift, die nahezu alle schwedischen Ärzte und Anatomen erhielten.[1212] Im folgenden März schickte Jacobsohn-Lask auch den dritten Teil seiner Arbeit an Hanström, der sich sehr dafür bedankte, besonders, da er soviel Literatur wie möglich über das Nervensystem der Wirbellosen sammelte. Ein weiteres Referat über diesen dritten Teil erschien nicht, so daß auch Hanström sich nicht zu Jacobsohn-Lasks evolutionsbiologischen Deutungen äußerte. Er veranlaßte die Anschaffung des Werkes durch die Universitätsbibliothek Lund.[1213] Die Bezahlung des dritten Teils durch die Bibliothek war allerdings „in Rücksicht der Va-

1211 Vgl. Briefe Roses an Jacobsohn-Lask v. 25.06. und 03.07.1935; Archiv Familie Lask.

1212 Vgl. Brief Hanströms an Jacobsohn-Lask v. 24.10.1934; Archiv Familie Lask, und Hanström Ref. Jacobsohn-Lask Zentralnervensystem I-II. Hygiea, Stockholm 22 (1934), o. Seitenangabe.

1213 Vgl. Brief Hanströms an Jacobsohn-Lask v. 15.03.1935; Archiv Familie Lask. Der Brief ist mit „Lieber Professor Jacobsohn-Lask!“ und abschließenden Grüßen von seiner Frau und seinen Kollegen sehr persönlich gehalten.

lutaverhältnisse" nicht möglich, so daß Jacobsohn-Lask mit P. Wilner, dem Bibliotheksdirektor, eine Vergütung „bei passender Gelegenheit" vereinbarte.[1214]

Auch an die Universitätsbibliothek Oslo schickte Jacobsohn-Lask im Oktober 1934 einen Prospekt über sein Werk, das prompt bestellt wurde, einschließlich der „Fortsetzung nach Erscheinen" im Voraus. Als die Rechnung nach einem Monat nicht bezahlt war, fragte er bei der Bibliothek an, ob der Betrag bereits überwiesen worden sei; die Anfrage wurde mit einem Beleg der Devisen-Abteilung der Reichshauptbank bestätigt.[1215]

Undatiert ist ein Brief des einflußreichen belgischen Neurologen Ludo van Bogaert, Professor in Anvers und Generalsekretär des „Groupement belge d'études oto-neuro-ophthalmologiques et neuro-chirurgicales", der auch einen Prospekt über den Atlas erhalten hatte, ein Referat im „Journal Belge de Neurologie" anbot und um ein Rezensionsexemplar bat.[1216] In den entsprechenden Jahrgängen des „Journal Belge de Neurologie" findet sich allerdings kein Referat, und es bleibt offen, ob Jacobsohn-Lask tatsächlich jemals ein Exemplar seines Werkes an van Bogaert schickte.

In der Sowjetunion erschien erst nach Jacobsohn-Lasks Emigration eine Rezension, auf die später eingegangen wird.

Schließlich wurde der Atlas auch außerhalb Europas zur Kenntnis genommen. Bereits im August 1933 erhielt Jacobsohn-Lask einen Brief von Othmar Solnitzky, einem Anatom aus Washington, der ihn um Zusendung einiger seiner Originalarbeiten bat. In seinem Antwortschreiben kündigte Jacobsohn-Lask auch die baldige Herausgabe seines Atlasses an und schickte bereits 27 Fototafeln mit. Er sprach seine finanziellen Sorgen die Publikation des Werkes betreffend an sowie die schwierige Situation für Juden in Deutschland:

> „...*Eine große Sorge habe ich allerdings, nämlich die, ob es möglich sein wird, das Werk zu publizieren. Die Kosten dafür sind natürlich sehr große, aber außerdem stehen jetzt in Deutschland einem wissenschaftlichen Unternehmen von seiten eines Juden so große Widerstände gegenüber, dass ich nicht weiss, ob in absehbarer Zeit eine Publikation in Deutschland möglich sein wird. Daher wäre es mir lieb, wenn ich amerikanische Fachkollegen für das Werk interessieren könnte, und wenn ich von Ihnen auch eine finanzielle Unterstützung zur Herausgabe des Werkes erhalten könnte. So wäre ich*

1214 Vgl. Briefe P. Wilners an Jacobsohn-Lask v. 16. und 19.03. und Antwort Jacobsohn-Lasks v. 18.03.1935; Archiv Familie Lask.

1215 Vgl. Brief Jacobsohn-Lasks an die Universitätsbibliothek Oslo v. 15.11.1934 und Beleg der Devisen-Abteilung der Reichshauptbank, Nr. 538968, v. 20.11.1934; Archiv Familie Lask. Die Überweisungen aus Norwegen – und wahrscheinlich aus dem gesamten Ausland – verzögerten sich wegen der „Clearing" zwischen Deutschland und Norwegen jeweils um Wochen. Vgl. Brief der Universitätsbibliothek Oslo an Jacobsohn-Lask v. 15.04.1935; Archiv Familie Lask.

1216 Vgl. Brief Ludo van Bogaerts, undatiert, wahrscheinlich Herbst 1934, an Jacobsohn-Lask; Archiv Familie Lask.

> *auch Ihnen sehr dankbar, wenn Sie vielleicht für die Ermöglichung der Publikation dieses Werkes in Fachkreisen werben wollten.*[1217]"

Mehr als ein Jahr später schickte Solnitzky wie vereinbart die Fototafeln zurück. Jacobsohn-Lask sandte ihm einige Prospekte der bereits erschienenen ersten beiden Teile mit der Bitte, das Werk in neurologischen Fachkreisen bekannt zu machen.[1218] Ob er über Solnitzky irgendeine finanzielle Unterstützung erhielt, ist nicht dokumentiert. 1935 schickte Jacobsohn-Lask ein Exemplar aller drei Teile an seinen alten Freund Hugh Talbot Patrick nach Chicago. Dieser antwortete begeistert:

> „*My dear Jacobsohn-Lask: The tremendous collection of photographs, parts one, two and three of your big work, arrived this morning and will have my prompt attention. ... I need not tell you that I think most of the photographs are exceedingly good. You are able to estimate their value much better than I can. I sincerely hope that you will be able to complete the entire work as planned by you and that it will have a successful circulation....*"[1219]

Patrick sah sich selbst nicht zu einer Rezension in der Lage, da er sich nicht mit vergleichender Anatomie beschäftigt hatte. Er setzte sich mit Singer dem Herausgeber der „Archives of Neurology and Psychiatry" in Verbindung, der eine Rezension versprach, außerdem mit Charles Judson Herrick, der „größten Autorität in Amerika" auf dem Gebiet der vergleichenden Anatomie des Nervensystems, der eine Rezension im „Anatomical Record" zusagte.[1220] Patrick sandte auch eine Kopie seines Briefes an Joseph C. Aub, den Sekretär der Ella-Sachs-Ploetz-Foundation. Die Rezension in den „Archives of Neurology and Psychiatry" erschien im Januar 1936. Hier wurde zunächst Jacobsohn-Lask selbst als den „Neurologen bekannt durch seine früheren Veröffentlichungen" erwähnt, von denen „Die Kreuzung der Nervenbahnen", das Handbuch mit Flatau und der „Jahresbericht" genannt wurden. Der Rezensent hob die „exquisiten" Fotos hervor sowie die „ungewöhnliche Sorgfalt und das ungewöhnliche Geschick" Jacobsohn-Lasks beim Präparieren. In den eingesehenen Exemplaren des „Anatomical Record" findet sich zwischen Anfang 1935 und Anfang 1937 hingegen kein Hinweis auf Jacobsohn-Lasks Werk. Ein Exemplar des Atlasses ist in der Bibliothek der University of Chicago zu besichtigen.[1221]

[1217] Brief Jacobsohn-Lasks an Solnitzky vom 29. Aug. 1933; SAdK Berlin, Sammlung Berta Lask, Nr. S 37.

[1218] Vgl. Brief Jacobsohn-Lasks an Solnitzky vom 5. Dez. 1934; Archiv Familie Lask.

[1219] Brief Patricks an Jacobsohn-Lask vom 5. Juni 1935; Archiv Familie Lask.

[1220] Vgl. Brief Patricks an Jacobsohn-Lask vom 1. Juli 1935; Archiv Familie Lask.

[1221] Bei einem Besuch in Chicago im Juni 2000 konnte ich das gut erhaltene Werk dort einsehen. Vermutlich handelt es sich um das Exemplar Hugh Talbot Patricks, der in Chicago gearbeitet hatte.

In Deutschland erfuhr Jacobsohn-Lasks Atlas also wenig Resonanz – abgesehen von den Bibliotheken, die Belegexemplare einforderten, sind zumindest nur von wenigen Kollegen Rückmeldungen erhalten. Besonders wichtig war sicherlich die Begeisterung und Zustimmung eines der auch international bekanntesten und einflußreichsten deutschen Neurologen, Otfrid Foersters. Ob Foerster allerdings auch zur weiteren Verbreitung oder zum Bekanntwerden des Werkes in Fachkreisen beitrug, bleibt dahingestellt.

Bemerkenswert ist die Wertschätzung der Arbeit durch den Wiener Ordinarius Otto Marburg – offensichtlich schätzte er Jacobsohn-Lasks Arbeiten schon lange, obwohl beide nie zusammenarbeiteten. Seine Rezension geht besonders auf Jacobsohn-Lasks Evolutionstheorie und seine damit zusammenhängenden Untersuchungen ein. Als einziger bemühte er sich auch um eine finanzielle Unterstützung für Jacobsohn-Lask. Möglicherweise spielt bei seinen Bemühungen eine Rolle, daß er selbst sich bald in einer ähnlichen Lage befinden sollte. Auch sonst war die Resonanz aus dem Ausland weitgehend positiv – vermutlich war der Atlas zur Zeit seiner Veröffentlichung in anderen Ländern bekannter als in Deutschland selbst.

6.4 Arbeiten zum vierten und fünften Teil

Louis Jacobsohn-Lask kam nicht mehr dazu, seine Arbeit in seiner Heimat zu vollenden, wie er es sich eigentlich gewünscht hatte. Er emigrierte im Februar 1936 in die Sowjetunion. Bald nach der Ankunft in Sewastopol machte er sich mit Hilfe seines mitgebrachten Materials an die Arbeit für den vierten und fünften Teil seines Atlasses. Nach der Darstellung der Gehirnentwicklung und der makroskopischen Schnitte des Gehirns im dritten Teil wollte er nun im vierten Teil die „innere Architektonik des Hirnstammes und des Kleinhirns“ und im fünften und letzten Teil die „innere Architektonik der Zentralganglien und der Hirnrinde“ thematisieren. Einige Vorarbeiten und Präparate hatte er aus Deutschland mitgebracht, es fehlten ihm aber noch zahlreiche Präparate.

Noch im Jahr seiner Ankunft in Sewastopol erhielt Jacobsohn-Lask durch Vermittlung der dem Setschenow-Institut benachbarten Biologischen Station, einem der international führenden Institute auf dem Gebiet der vergleichenden Anatomie und Embryologie, das ihm noch fehlende Tiermaterial für die Vollendung des vierten Bandes. Mit Hilfe seiner Assistentin Fanny Oserskaja legte er mikroskopische Schnitte an, die er dann fotografierte. Nach und nach übernahm Fanny Oserskaja diese Arbeit, während Jacobsohn-Lask selbst mit dem beschreibenden Text begann und aus den Präparaten Schlußfolgerungen „in funktioneller Hinsicht“ ableitete.[1222]

Über den genauen Inhalt des vierten Teils ist wenig bekannt, da das Manuskript nicht mehr existiert. Einige Angaben konnten jedoch unvollständigen Berichten Jacobsohn-Lasks aus seinem Privatnachlaß entnommen werden. Danach sollte der vierte Teil „einmal die Architektonik des Hinter- und Mittelhirns und ausserdem die Markfaserausreifung zur Zeit der Geburt an den Gehirnen von Vertretern fast sämtlicher Tierklassen und des Menschen“ zeigen. Dieser vierte Teil sollte noch mehr Fotos als alle vorangegangenen enthalten: es wurden 792 Bilder angefertigt.[1223]

Zur Verlegung des vierten Teils seines Atlasses trat Jacobsohn-Lask mit dem Verlag "Biomedgis" in Verhandlung. Das deutsche Textmanuskript bestand aus 519 Seiten, beginnend mit einem fünfseitigen Vorwort, gefolgt von einem beschreibenden Teil mit 309 Seiten, einem vergleichenden Teil mit 171 und einem Schlussteil mit 33 Seiten. Er wählte also die gleiche Aufteilung wie für die drei ersten Bände des Atlasses und bat den Verlag auch, das gleiche Format und die gleichen Drucktypen zu benutzen. Die Bildertafeln, insgesamt 52, wollte er wie in Deutschland selbst mit Hilfe seiner Assistentin herstellen. Es war auch eine Übersetzung ins Russische geplant, die aber nicht gesondert erscheinen sollte, sondern Jacobsohn-Lask schlug eine zweisprachige Ausgabe mit Zweiteilung jeder Druckseite vor.[1224] Zu dieser umfangreichen Übersetzung hatte sich Victor Minor, der Sohn seines Freundes Lazar Minor, bereit erklärt. Hierzu war Jacobsohn-Lasks in Moskau lebende Schwiegertochter Mira in ständigem Kontakt mit ihm. Minor verzögerte die Arbeit aber so sehr, daß der Verlag schließlich den Vertrag mit Jacobsohn-Lask kündigte.[1225] Der vierte Teil wurde bis zu seinem Tod nicht mehr gedruckt.[1226]

Es stellt sich die Frage, welches Interesse sowjetische Forscher oder Institutionen an Jacobsohn-Lasks Arbeit hatten. Noch 1936 wurde Jacobsohn-Lasks fotografischer Atlas der vergleichenden Neuroanatomie in der Fachzeitschrift "Nevropatologia, psikhiatria i psichogigiena" von Alexej S. Tschernyschew aus-

---

[1222] Vgl. Bericht Jacobsohn-Lasks über seine wissenschaftliche Tätigkeit im Neuro-histologischen Laboratorium des Setschenow-Instituts zu Sewastopol im Jahre 1936; Archiv Familie Lask.

[1223] Vgl. Bericht Jacobsohn-Lasks über seine wissenschaftliche Arbeit, wahrscheinlich 1938; Archiv Familie Lask.

[1224] Vgl. „Instruktionen zur Drucklegung des Vierten Teiles“ an die Druckerei und den Verlag Biomedgis, undatiert; Archiv Familie Lask.

[1225]Vgl. Brief Jacobsohn-Lasks an seine Schwiegertochter Mira v. 25.02., o. Jahresangabe (wahrscheinlich 1939); Archiv Familie Lask.

[1226] Vgl. Brief Berta Lasks an den Volkskommissar für Gesundheitswesen, undatiert (wahrscheinlich Sommer 1940); Archiv Familie Lask: „Der vierte Teil soll bei Biomedgis herauskommen“. Das Werk ist nie bei Biomedgis veröffentlicht worden.

führlich rezensiert. Tschernyschew beschreibt zunächst die einzelnen drei Teile der Arbeit genau und lobt die umfangreiche und detaillierte Darstellung der Phylo- und Ontogenese des Nervensystems. Er kritisiert allerdings die geringe Berücksichtigung und Deutung der Architektonik des Gehirns durch Jacobsohn-Lask – desjenigen Forschungsgebietes, mit dem sich Tschernyschew selbst als Schüler Vogts und Sarkissows schwerpunktmäßig beschäftigte.[1227] Das Hirnforschungsinstitut unter Semen Alexandrowitsch Sarkissow lud Jacobsohn-Lask im Dezember 1937 ein, seine Arbeit dort fortzuführen. Wie bereits geschildert, scheiterte dies an äußeren Bedingungen. Möglicherweise hatte Jacobsohn-Lask auch Bedenken, sich einer bestimmten Forschungsrichtung inhaltlich unterordnen zu müssen.

Interessiert an seiner Arbeit war noch Boris Innocentjewitsch Lawrentjew, Leiter der morphologischen Abteilung des Allunionsinstituts für experimentelle Medizin in Moskau. Beide kannten sich vermutlich vom Internationalen Physiologenkongreß 1935 in Leningrad, wo Lawrentjew einen Vortrag über die „Histophysiologie der Innervationsmechanismen (Synapsen)“ gehalten hatte.[1228] Eines der wichtigsten Forschungsgebiete Lawrentjews war die phylo- und ontogenetische Entwicklung von Nervenstrukturen und deren funktionelle Bedeutung im gesunden und kranken Körper; er beschäftigte sich also wie Jacobsohn-Lask mit der Entwicklung des Nervensystems. Lawrentjew schlug einen Anschluss des Sewastopoler Laboratoriums Jacobsohn-Lasks an die Akademie der Wissenschaften vor, um eine bessere Zusammenarbeit ermöglichen zu können.[1229] Dieser Anschluß kam jedoch nie zustande.[1230]

Louis Jacobsohn-Lask hätte thematisch mit seiner Arbeit gut in die russische scientific community der Evolutionsbiologen und Neuroanatomen gepaßt. Die politischen Umstände, die ihm als Deutschen und Juden Widerstände entgegenbrachten, die äußeren Umstände wie die Wohnungsnot in Moskau und nicht zuletzt sein Alter und seine Krankheit, die ihn seine Kräfte allein für die Fertigstellung seines Lebenswerkes aufsparen ließen, wirkten einer solchen Zusammenarbeit entgegen.

Das Lebenswerk Jacobsohn-Lasks blieb unvollendet. Als er im Mai 1940 starb, waren wesentliche Vorarbeiten zur Herausgabe des fünften Teils schon geleistet; der vierte Teil wartete auf seine Veröffentlichung. Jacobsohn-Lask hatte seiner Frau den Auftrag gegeben,

---

1227 Vgl. Tschernyschew Rez. Jacobsohn-Lask (75,76) Zentralnervensystem I-III. Nevropat. psichiatr., Moskva 5 (1936) S. 1902f.

1228 Lawrentjew Histophysiologie S. 295f.

1229 Vgl. Brief Jacobsohn-Lasks an den stellvertr. Volkskommissar Propper v. 20.09.1937; Archiv Familie Lask.

1230 Weitere Dokumente zu diesem Thema fanden sich nicht.

> *„das ganze wissenschaftliche Material seines fünfbändigen Werkes über ‚Das Zentralnervensystem der Tiere und des Menschen' entweder Narkomsdraw oder der Akademie der Wissenschaften zu übergeben, damit es wissenschaftlich benutzt werden [könne] zum Besten der Wissenschaft seiner neuen Heimat und damit der unvollendete fünfte Teil vollendet" werde.*[1231]

Berta Lask schrieb nach dem Tod ihres Mannes an Narkomsdraw[1232] und die Akademie der Wissenschaften und bat beide Organisationen, „Sorge für die Erhaltung und Benutzung des Materials zu tragen".[1233] Was tatsächlich aus dem Material wurde, ließ sich nicht mehr nachvollziehen. Jedenfalls wurde der Atlas auch in der Sowjetunion nie veröffentlicht. Einer kleinen Notiz in einem von Berta Lask 1962 verfaßten kurzen Lebenslauf für die Akademie der Wissenschaften Berlin zufolge ist es jedoch möglich, daß sie den vierten Band nach Deutschland mitnahm und der Akademie zur Verfügung stellte:

> *„... Das zuletzt genannte Werk [Das Zentralnervensystem der Tiere und des Menschen, d. Verf.] befindet sich in der Deutschen Bücherei in Leipzig. Der vierte, in der Sowjetunion fertiggestellte und nicht veröffentlichte Teil dieses Werkes befindet sich bei Ihnen!".*[1234]

6.5 Der Kreis schließt sich: Oskar Vogt und die Akademie der Wissenschaften Berlin-Ost

Einige Jahre nach ihrer Rückkehr aus der Sowjetunion unternahm Berta Lask noch einen Versuch, eine Neuausgabe zumindest der ersten drei Bände des Lebenswerkes ihres Mannes zu erwirken. Dazu mußte jedoch erstmal das Material wiederbeschafft werden. Im Dezember 1956 schrieb sie an die Deutsche Bücherei in Leipzig um zu erfahren, ob dort noch ein Exemplar des Atlasses vorhanden sei. Ihr kam es vor allem auf die Fotografien an, da diese „bei einer Neuauflage sonst erst aus dem Ausland beschafft werden müssten".[1235] Originale

---

[1231] Brief Berta Lasks an Narkomsdraw und die Leitung der Akademia Nauk, undatiert, wahrscheinlich Sommer 1940; Archiv Familie Lask.

[1232] Ministerium für Gesundheitswesen der Sowjetunion.

[1233] Vgl. Brief Berta Lasks an Narkomsdraw und die Leitung der Akademia Nauk, undatiert, wahrscheinlich Sommer 1940; Archiv Familie Lask.

[1234] Lebenslauf Louis Jacobsohn-Lasks von Berta Lask, undatiert (wahrscheinlich 1962); Archiv Familie Lask. Allerdings ist bei den Kontakten der Familie mit der Akademie von diesem vierten Teil vorher nicht die Rede. Vielleicht sorgte Berta Lask Ende der 1950er Jahre dafür, daß dieser Teil aus der Sowjetunion an die Akademie gegeben wurde, in der Hoffnung, daß das Material dort eher genutzt werden könnte. Diese Annahmen sind aber spekulativ, da der Nachlaß in der Akademie nicht mehr existiert.

[1235] Vgl. Brief Berta Lasks an die Deutsche Bücherei vom 14.12.1956; Archiv Familie Lask.

des gedruckten Textes hatte sie aus der Sowjetunion wieder mitgebracht. Vier Wochen später erhielt sie eine Antwort: man hatte dem Werk nachgeforscht, das Exemplar der Deutschen Bücherei war aber angeblich „durch die in der Zeit vor 1945 bestehenden Verhältnisse" verlorengegangen.[1236] Der Abteilungsdirektor versprach jedoch Hilfe bei der Suche eines weiteren Exemplars in der DDR und der Bundesrepublik. Einige andere der größeren Werke Jacobsohn-Lasks waren in der Bücherei noch vorhanden.[1237]

Berta und ihr Sohn Ludwig Lask wandten sich daraufhin an die Akademie der Wissenschaften; ob dort der Atlas vorlag oder sie ihn aus einer anderen Bibliothek bekamen, ist nicht mehr nachzuvollziehen. Erhalten geblieben ist der Schriftwechsel der Familie Lask mit der Klasse für Medizin der (Ost-) Berliner Akademie. Vom März 1957 datiert eine Aktennotiz zum Atlas, aufgezeichnet vom medizinischen Fachredakteur Freytag:

> *„Bei diesem Werk handelt es sich um einen umfangreichen Bildatlas, dessen erste drei Teile seinerzeit weder der Karger-Verlag noch der Springer-Verlag angenommen haben mit der Begründung, daß die Wiedergabe der Fotos im Buchdruck schlecht möglich wäre. ... eine flüchtige Durchsicht zeigte, daß es sich um ein Werk handelt, welches dem Autor bestimmt sehr viel Arbeit und Mühe bereitet hat, das aber fachlich kaum besondere Bedeutung besitzt. Herr Dr. Mendel*[1238] *wird zunächst versuchen, Gutachten über das Werk zu bekommen. Es wurde ihm mitgeteilt, daß der Verlag das Werk nur auf Klassenbeschluß und nur dann herausgeben kann, wenn es als Kommissionsware der Akademie behandelt wird. ... Auch Dr. Mendel war der Ansicht, daß der Interessentenkreis außerordentlich klein ist."*[1239]

Mendel traf sich mit Ludwig Lask und teilte ihm mit, man müsse erst Gutachten über das Werk einholen. Als Gutachter vorgesehen war ursprünglich Richard Arwed Pfeifer, ehemaliger Leiter des Hirnforschungsinstituts Leipzig, der aber im März 1957 starb. Daraufhin übergab Mendel das Werk Walter Kirsche, Professor für Anatomie der Humboldt-Universität Berlin.[1240] Dieser nahm das Werk

---

[1236] Ob die Deutsche Bücherei tatsächlich ein Exemplar des Atlasses von Jacobsohn-Lask erhalten hatte, oder ob sie nur das Ansichtsexemplar hatten, das sie Jacobsohn-Lask auf seine Bitte im November 1934 wieder zurückschickten, bleibt ungewiß.

[1237] Vgl. Antwort der Deutschen Bücherei an B.L. vom 18.01.1957; Archiv Familie Lask.

[1238] Leiter des Büros der Klasse für Medizin.

[1239] Auszug aus der redaktionellen Aktennotiz Freytags vom 13.03.1957; ABBAW, Bestand Akademie-Verlag, Nr. 977.

[1240] Im Dezember 1999 nahm ich Kontakt zu dem in der Nähe von Berlin lebenden Professor Walter Kirsche auf. Der Name Jacobsohn-Lask war ihm sofort ein Begriff, er konnte sich an den Atlas jedoch nicht erinnern und verwies mich an die Berliner Akademie der Wissenschaften – offensichtlich nicht wissend, daß sich der Nachlaß Jacobsohn-Lasks dort nicht mehr befindet. Kirsche vermittelte jedoch einen Kontakt zu Wassilij Kuprijanow, dem ehemaligen Präsidenten der sowjetischen Allunions-Gesellschaft der Anatomen, Histologen und Embryologen. Auch von ihm erhielt ich einige Wochen später eine Antwort auf meine

anläßlich eines mehrmonatigen Studienaufenthaltes mit zu Oskar Vogt in den Schwarzwald, um es ihm vorzulegen. Vogt, der ehemalige Erforscher von Lenins Hirn, genoß damals besonders in der DDR hohes Ansehen:

> *„... Wir haben in Deutschland außer dem Ehepaar Vogt keine Hirnforscher, die eine solche Autorität genießen, wie Oskar und Cécile Vogt. Selbst das Gutachten eines ausländischen Hirnforschers würde, bei dem Schwergewicht, das die Klasse auf das Urteil von Vogt legen würde, kaum zählen. ...".*[1241]

Oskar Vogt, inwzischen 87 Jahre alt, fällte sein Urteil über das Lebenswerk seines ehemaligen Kollegen und Widersachers, der ihm aus vielen Diskussionen in der Berliner Gesellschaft für Psychiatrie und Nervenkrankheiten noch gut bekannt gewesen sein dürfte:

> *„Bei dem vorliegenden Werk handelt es sich um die Zusammenstellung zahlreicher Fotographien vergleichend anatomischer, makroskopischer und mikroskopischer Präparate des Nervensystems. Im Hinblick auf die fotographische Leistungsfähigkeit des Jahres 1934, in dem das Werk veröffentlicht wurde, muß betont werden, daß die Mehrzahl der Bilder selbst dem damaligen Stand der fotografischen Technik nicht entsprechen. Bedenkt man jedoch die in der heutigen Zeit gestellten Anforderungen an die Wiedergabe struktureller Einzelheiten, so muß hervorgehoben werden, daß das vorliegende Werk leider in keiner Weise dem heutigen Stand der fotografischen Technik entspricht. An der Auswahl der Bilder ist zu erkennen, daß das gesamte Werk in wissenschaftlicher Hinsicht als veraltet angesehen werden muß. Es kann als sicher angenommen werden, daß Herr Professor Jacobsohn-Lask selbst, 23 Jahre nachdem das Werk im Selbstverlag erschienen ist, eine vollständige Umarbeitung vorgenommen haben würde, wobei aber 95% aller Abbildungen erneuert werden müßten."*[1242]

Frage, ob er etwas über die weitere Entwicklung des Setschenow-Instituts und über die Forschungen zur vergleichenden Neuroanatomie in der Sowjetunion wüßte. Den Kontakt zu Kollegen auf der Krim hatte Kuprijanow nach dem Zweiten Weltkrieg verloren. Den Namen Jacobsohn-Lask kannte er und konnte sofort einige seiner wichtigsten Werke wie das Handbuch von 1899 oder die Arbeiten über die Kerngebiete nennen. Vgl. Brief Kuprijanows vom März 2000.

1241 Auszug aus einem Brief Mendels an Ludwig Lask vom 15.07.1957; ABBAW, Bestand Akademie-Verlag, Nr. 977. Cécile und Oskar Vogt wurde Anfang der 1950er Jahre der Nationalpreis Erster Klasse der DDR verliehen. Sie erhielten damit neue Mikroskope aus Jena; das von Oskar Vogt herausgegebene „Journal für Hirnforschung" erschien ab 1954 im Berliner Akademie-Verlag. In den 1950er Jahren wurden außerdem mehrere Wissenschaftler aus der DDR in Studienaufenthalten bei dem Ehepaar Vogt fortgebildet. Vgl. Satzinger Geschichte S. 97.

1242 Auszug aus einem Brief Mendels an Ludwig Lask vom 15.07.1957 (darin wortwörtliches Zitat Vogts); ABBAW, Bestand Akademie-Verlag, Nr. 977. Nach modernen Maßstäben sind Jacobsohn-Lasks Fotos nicht als perfekt anzusehen. Von den zeitgenössischen Rezensenten wurde ihre Qualität hingegen als sehr hoch beurteilt, und im Gegensatz zu seinem zeitlebens

Der Atlas wurde nicht mehr veröffentlicht, und Mendel krönte das Urteil Oskar Vogts mit dem letzten Satz seines Briefes an Ludwig Lask:

> *„Ich glaube unter diesen Umständen Ihnen keine Aussicht machen zu können, daß irgendeine Stelle für die Veröffentlichung des Werkes Ihres Vaters zu interessieren sein wird.“*[1243]

Die Bemühungen um eine Neuauflage des Werkes gab die Familie auf. Dennoch wandte sich Berta Lask im Oktober 1962 erneut an die Akademie der Wissenschaften mit dem Vorschlag,

> *„anläßlich seines 100. Geburtstages im nächsten Frühjahr in einer [der Akademie, d. Verf.] geeignet erscheinenden Form seiner zu gedenken – als eines verdienten und aufrechten deutschen Gelehrten, der wie viele andere humanistisch gesinnte Deutsche durch die Faschisten aus seiner Heimat vertrieben wurde und in der Sowjetunion seinen Lebensabend verbracht hat“.*

Als Anlage legte sie einige Lebensdaten und die Titel seiner wichtigsten Werke bei.[1244] Über eine Veranstaltung oder ein schriftliches Gedenken an Jacobsohn-Lask gibt es keine Aufzeichnungen, auch im Archiv der Akademie der Wissenschaften findet sich dazu kein Material. Wahrscheinlich wurde dem Vorschlag Berta Lask nicht nachgekommen. Der Nachlaß Louis Jacobsohn-Lasks in der Akademie der Wissenschaften existiert heute nicht mehr. Im Anschluß an den Schriftwechsel mit der Familie Lask wurde er nicht mehr in der Klasse für Medizin, sondern in der Abteilung für Inneren Dienstverkehr aufbewahrt. Dort wurde er in den 1980er Jahren „kassiert“.[1245] Geblieben ist lediglich der Schriftwechsel. Sollten das Manuskript und das Material für den vierten Teil des Atlasses tatsächlich in der Akademie der Wissenschaften gelegen haben, ist auch dieses einmalige Dokument damit unwiederbringlich verloren.

Aus der Nachkriegszeit findet sich ein einziges Werk, das Jacobsohn-Lasks Atlas im Literaturverzeichnis zitiert. Es ist der „Katalog der Säugetiergehirne“ von Kurt Brauer und Wilfried Schober in zwei Teilen 1970 und 1976 veröffentlicht. Nach einem sehr kurzen einführenden Text in deutsch und englisch – eine rein deutsche Veröffentlichung hätte sich aufgrund der Begrenztheit des Leserkreises nicht gelohnt – drucken die Autoren Fotos von makroskopischen Ge-

---

von der Familie Krupp finanziell geförderten Kollegen Vogt hatte Jacobsohn-Lask nur sehr eingeschränkte apparative Möglichkeiten.

1243 Auszug aus dem Brief Mendels an Ludwig Lask vom 15.07.1957; ABBAW, Bestand Akademie-Verlag, Nr. 977.

1244 Vgl. Brief Berta Lasks an die Deutsche Akademie der Wissenschaften, Klasse für Medizin, vom 04.10.1962; Archiv Familie Lask.

1245 Dies wurde mir 1992 telefonisch mit Bedauern von der Akademie mitgeteilt. „Kassiert“ werden in Archiven Dokumente, die nicht mehr für wichtig erachtet werden, um Platz für neues Material zu schaffen.

hirnansichten verschiedener Säugetiere ab, immer neben Zeichnungen derselben Ansichten und mit genauen Maßangaben. Auf einer Seite sind jeweils vier Fotos desselben Gehirns aus unterschiedlichen Perspektiven zusammengestellt; die Seiten lassen sich herausnehmen und vergleichend nebeneinander legen – ein ähnliches Prinzip also wie dasjenige Jacobsohn-Lasks, nur ergänzt durch Zeichnungen und beschränkt auf makroskopische Fotos und ausschließlich auf Säugetiergehirne.[1246] Im Literaturverzeichnis des ersten Bandes wird Jacobsohn-Lasks Atlas allgemein als verwendete Literatur angegeben, jedoch nicht spezifisch zitiert.[1247] Im Science Citation Index von 1965 bis 2000 findet der Atlas keine Erwähnung. Nach Brauers und Schobers „Katalog" erschienen keine ähnlichen Werke mehr: die verlgeichende Makromorphologie interessiert weltweit nur ganz vereinzelte Wissenschaftler. Heute wird das Material noch gelegentlich von Forschern des Max-Planck-Instituts für Primatengehirne benutzt.[1248]

Das Lebenswerk Jacobsohn-Lasks repräsentiert mehr als seine früheren Arbeiten seine eigenwillige wissenschaftliche Forschungsrichtung, die anknüpft an alte Traditionen der morphologischen Anatomie und deshalb antiquiert wirken mag, dennoch besondere Verknüpfungen und Gedankengänge aufweist, die neu waren, aber zu seinen Lebzeiten kaum als solche erkannt wurden. Daß der Atlas so wenig Beachtung fand und heute ganz vergessen ist, hat sicherlich auch darin seinen Grund, daß nur wenige Exemplare des Werkes existierten, die Jacobsohn-Lask an einige ausgewählte Kollegen oder Institute schickte. Von dieser kleinen Auflage sind heute kaum noch Exemplare vorhanden – die wenigen, deren Existenz bekannt ist, liegen verstaubt in vereinzelten Bibliotheken.[1249]

[1246] Brauer und Schober wollten Daten sammeln, die sich sonst jeder einzelne vergleichend-anatomisch arbeitende Forscher mühsam zusammensuchen mußte. Auch für sie war die Materialbeschaffung schwierig; zahlreiche Präparate erhielten sie aus Museen. Nach Erscheinen des ersten Teils des zweiten Bandes wurde die Veröffentlichung weiterer Teile eingestellt: der Interessentenkreis war zu klein, die Auflage damit zu gering und die Herstellungskosten zu hoch (nach Angaben Kurt Brauers in einem Telefongespräch vom 12.12.2003).

[1247] Vgl. Brauer/ Schober Katalog (I) S. 13. In der Bibliothek des Leipziger Hirnforschungsinstituts liegt Jacobsohn-Lasks Atlas nicht vor.

[1248] Nach einem Telefonat mit Kurt Brauer vom 12.12.2003.

[1249] Nachweisbar liegen Exemplare des Werkes in der Staatsbibliothek Berlin, in der Bibliothek der University of Chicago und derjenigen der New York Academy of Medicine.

7 Louis Jacobsohn-Lask und das „Tor zur Erkenntnis“. Die Vertreibung eines verkannten Vordenkers moderner Neuroanatomie

„Das Tor zur letzten Erkenntnis bleibt uns verschlossen. Auf diesem Tore steht die Dante'sche Inschrift: ‚Lasciate ogni speranza'.[1250] *Aber das ist uns kein Tor zur Hölle, vor dem wir zurückschrecken. Mutig und unentwegt schlagen wir auch an dieses Tor, obwohl wir genau wissen, daß, selbst wenn es uns gelänge, dieses Tor zu öffnen, gleich hinter ihm ein neues verschlossenes sich befinden würde. Die mächtige Seelenkraft in dem groß ausgebauten nervösen Zentralisationsapparat des Menschen strebt unermüdlich vorwärts, wie es schon die kleine Seelenkraft in dem winzigen Zentralisationsapparat des niederen wirbellosen Tieres getan hat. Und in diesem Streben wird Nervensystem und Körperform sich weiter ausgestalten. Aber alles Streben und alle weitere Ausgestaltung wird die letzten Rätsel nicht enthüllen. Und es ist gut so, denn das wäre der geistige Tod des Menschen.“*[1251]

Louis Jacobsohn-Lask wurde nie müde, an immer neue Tore zu schlagen – auch wenn ihm dies zeitweise durch äußere Umstände fast unmöglich gemacht wurde. Er ist einer derjenigen deutschen Forscher, deren Ergebnisse im eigenen Land vergessen sind, obwohl er die Grundlagenforschung der heute wieder so populären Neurowissenschaften mitgeprägt hat. Die Gründe hierfür sind zweierlei: erstens gehörte Jacobsohn-Lask zur großen Gruppe der vertriebenen jüdischen Wissenschaftler, deren Wirken als Forscher und Lehrer mit Beginn des Nationalsozialismus jäh ein Ende gesetzt wurde. In Berlin waren gerade im Bereich der Neurowissenschaften als sich zu Anfang des 20. Jahrhunderts neu etablierende Disziplin vergleichsweise viele Juden vertreten, die häufig außeruniversitär oder – wie Jacobsohn-Lask – als Privatdozenten am Rande der Universität arbeiteten. Mit der Vertreibung dieser Personen wurden Forschungstraditionen und –ansätze aus Deutschland verdrängt oder gingen ganz verloren. Louis Jacobsohn-Lask emigrierte zudem in die Sowjetunion, die als Emigrationsland von den meisten Nicht-Kommunisten abgelehnt wurde. Dort konnte er zwar weiterforschen, zu einer Veröffentlichung seines Lebenswerkes, des fotografischen Atlasses der vergleichenden Neuroanatomie, kam es jedoch nicht mehr, sein Werk blieb unvollendet. Im Setschenow'schen Institut in Sewastopol war er fachlich isoliert. Eine Zusammenarbeit mit sowjetischen Kollegen in einer neuen scientific community wurde einerseits durch sein Alter und seine Krankheit, andererseits durch die politischen und ausländerfeindlichen Umstände der Stalin-Ära verhindert. Ein wichtiger Teil seines wissenschaftlichen Nachlasses – die

---

[1250] „Laßt alle Hoffnung!“

[1251] Jacobsohn-Lask (68) Kreuzung S. 122.

Original-Manuskripte des vollendeten vierten und des unvollendeten fünften Bandes des Atlasses sowie der ersten drei Bände – ist verschollen oder wurde aus Unwissenheit und Gedankenlosigkeit vernichtet. Vor Ende des Zweiten Weltkrieges starb Louis Jacobsohn-Lask, und nach Ende des Krieges interessierten sich nur noch vereinzelte spezialisierte Forscher für einige seiner Arbeiten. Die meisten der ohnehin wenigen Exemplare des Atlasses sind wahrscheinlich in Privatbesitz; öffentlich zugänglich blieben weltweit nur drei Exemplare.

Zweitens galten Jacobsohn-Lasks neuroanatomische Forschungen unter den meisten seiner Zeitgenossen spätestens seit den 1920er Jahren als altmodisch-rückgewandt, beherrschten doch neurophysiologische Experimente und die aufkommende Genetik auch die Neurowissenschaften; sogar die Neuroanatomie stellte sich in den Dienst der Neurophysiologie. Der von ihm unabhängig von Wladimir Bechterew 1908 beschriebene Fingerbeugereflex[1252] war eines der wenigen klinischen Forschungsergebnisse Jacobsohn-Lasks, die auch später noch zitiert wurden. Seine um die Wende zum 20. Jahrhundert entstandenen Handbücher wurden sowohl in den Kreisen der Berliner Neurologen und Anatomen als auch international noch viel beachtet und als Beitrag zur neuroanatomischen Grundlagenforschung angenommen.[1253] Schon Jacobsohn-Lasks wenige Jahre später erschienenen funktionsmorphologischen Arbeiten über die Kerngebiete in Hirnstamm und Rückenmark sind allerdings als sehr eigenwillig anzusehen;[1254] sie wurden im Gegensatz zu späteren Werken aber in der Berliner Gesellschaft für Psychiatrie und Nervenkrankheiten noch lebhaft diskutiert und in zahlreichen Zeitschriften rezensiert. Kontroversen mit seinen Kollegen wie etwa Korbinian Brodmann oder Oskar Vogt ergaben sich hier aus seinem besonderen methodischen Ansatz der Korrelation von lichtmikroskopisch sichtbaren Strukturmerkmalen der Nervenzellen mit ihrer Funktion auf rein anatomischer Basis ohne die Berücksichtigung physiologischer Gesichtspunkte: Jacobsohn-Lask schrieb den großen Nissl-Schollen eine entscheidende Relevanz für die motorische Funktion der sie besitzenden Zellen zu.

Jacobsohn-Lasks Bedeutung liegt in der detailreichen genauen Beschreibung der Kerngebiete des Rückenmarks und besonders des Hirnstamms, die er nur auf Grund morphologischer Kriterien voneinander unterscheiden konnte. Sie waren Grundlage für spätere neurophysiologische und auch immunhistologische Untersuchungen, die dann eine exaktere funktionelle Zuordnung ermöglichten. Noch heute gilt Jacobsohn-Lasks Zusammenstellung und Beschreibung der

---

[1252] Jacobsohn (-Lask) (32) Fingerbeugereflex S. 1971-1973.

[1253] Flatau/ Jacobsohn (-Lask) (16) Handbuch und Flatau/ Minor/ Jacobsohn (-Lask) (20) Handbuch.

[1254] Jacobsohn (-Lask) (29, 30, 31) Kerne (1908) und Jacobsohn (-Lask) (37, 38) Kerne (1909), sowie Jacobsohn (-Lask) (43) Struktur (1910) und Jacobsohn (-Lask) (44) Gruppierung (1911).

Kerngebiete des Rückenmarks und des Hirnstamms in kleinen Kreisen spezialisierter, vor allem vergleichend arbeitender Neuroanatomen als frühes Standardwerk; ihm kommt auch die Rolle als Erstbeschreiber einiger Kerngebiete wie des Nucleus tegmenti pedunculopontinus zu, deren Funktion teilweise bis heute nicht aufgeklärt ist. Anfang des 20. Jahrhunderts waren die Formatio reticularis, das limbische System, das aufsteigende Aktivierungssystem, die Transmitter und Rezeptoren dieser Systeme und das sogenannte zentrale Höhlengrau noch weitgehend unerforscht. Von einer funktionellen Neuroanatomie war die allgemeine neuroanatomische Forschung weit entfernt. In dieser Hinsicht spielte Jacobsohn-Lask eine besondere Rolle bei der Aufdeckung des Verhältnisses zwischen Struktur und Funktion auf zellmorphologischer Ebene in einer Zeit, in der die Morphologie aus dem Blickfeld geraten war und erst Jahrzehnte später wieder als untersuchungswürdig angesehen wurde. Von seinem Schüler Edward Malone wurde für diese Korrelation von Struktur und Funktion 1913 der Begriff „Jacobsohn's Law" geprägt,[1255] der sich allerdings offenbar nicht in einem größeren wissenschaftlichen Umfeld durchsetzte und in Deutschland gänzlich unbekannt blieb. Dennoch können Jacobsohn-Lasks Arbeiten zu den Kerngebieten als seine erfolgreichsten angesehen werden; im Vergleich zu allen anderen seiner Veröffentlichungen werden sie wesentlich häufiger im Science Citation Index erwähnt und bis heute zitiert.[1256]

Mit seinem vergleichend-anatomischen und im Nachhinein als konstruktionsmorphologisch zu charakterisierenden Ansatz bei der Erforschung des Kreuzungsphänomens in den 1920er Jahren und überhaupt der Wahl dieses Themas ging Jacobsohn-Lask dann endgültig einen ganz eigenen Weg, der von den meisten seiner Zeitgenossen ignoriert oder zumindest nicht mehr als diskussionswürdig angesehen wurde. Diese Arbeiten wurden zwar später in einschlägigen sehr spezialisierten Werken rezipiert, ihr Inhalt fand aber keinen Eingang in allgemeiner verbreitete Lehrbücher. Mit der vergleichenden Neuroanatomie und Morphologie bewegte sich Jacobsohn-Lask außerhalb seiner eigentlichen klinisch-neurologischen scientific community, aber selbst von Neuroanatomen, die nicht wie Jacobsohn-Lask aus der Klinik kamen, wurden diese Methoden nach Beginn des 20. Jahrhunderts verlassen. Auch die Entwicklungsmorphologie kam

---

[1255] Vgl. Malone Recognition S. 67-82.

[1256] Insgesamt fanden sich im Science Citation Index von 1965 bis 2000 94 Zitate seiner Arbeiten über die Kerngebiete und nur 12 Zitate anderer Arbeiten. Besonders häufig werden diese Veröffentlichungen von Forschern der vergleichenden Neurowissenschaften benutzt: im Vordergrund steht das „Journal of Comparative Neurology" mit 23 Zitaten, gefolgt von „Brain Research" mit 8 und „Anatomy and Embryology" mit 5 sowie der „Zeitschrift für Zellforschung und mikroskopische Anatomie" mit 4 Zitaten.

aus der Mode; vor allem Wirbellose spielten keine Rolle mehr in vergleichend-anatomischen und evolutionsbiologischen Untersuchungen.[1257]

Sein von Jacobsohn-Lask selbst als „Lebenswerk“ bezeichneter fotografischer Atlas der vergleichenden Neuroanatomie, den er unter großen Mühen in wenigen Exemplaren nach Beginn der nationalsozialistischen Herrschaft im Selbstverlag veröffentlichte, wurde nur noch von einigen deutschen, aber zahlreicheren ausländischen Neurologen und Neuroanatomen beachtet und gewürdigt. Im Vordergrund dieser Beachtung stand die große Anzahl der Fotos, der Katalog, der von Jacobsohn-Lask als Basis für weitere vergleichende Untersuchungen gedacht war. Einzigartig für die Anatomie seiner Zeit war der wissenschaftliche Zugang über die Fotografie. Nicht rezipiert wurde dagegen sein besonders im dritten Teil deutlich werdender Forschungsansatz, der sich an die Bipedalismus-Theorie des Berliner Pathologen Max Westenhöfer anlehnte und gegen die darwinistisch geprägte Aszendenz-Deszendenz-Theorie argumentierte: die von herkömmlichen Theorien als Vorfahren angesehenen Affen seien für ihr Leben auf Bäumen selbst viel zu spezialisiert, um Vorläufer des Menschen zu sein. Auch das nur rudimentär angelegte Haarkleid des Menschen erinnere eher an Wassersäugetiere als an Savannentiere, ein weiteres Argument gegen die Abstammung des Menschen vom Affen.

Ein neben seinen ungewöhnlichen Forschungsmethoden zu bemerkender Grund für seine Außenseiterposition ist Jacobsohn-Lasks schon früher Einsatz für eine interdisziplinäre Zusammenarbeit in den Neurowissenschaften – eine Haltung, die nicht ins Konzept der zunehmenden Spezialisierungen innerhalb der Neurowissenschaften Anfang des 20. Jahrhunderts paßte, aber Teil seines eigenen ganzheitlichen Forschungsansatzes war. Er wandte sich anläßlich der Gründung der Deutschen Gesellschaft für Neurologie 1907 und der Gründung der Gesellschaft für Psychotherapie 1926 gegen eine explizite Trennung der Neurologie von der Psychiatrie; zumindest forderte er von diesen Gesellschaften, die auf dem Weg zu ihrer Spezialisierung ausgeblendeten Aspekte ihrer Wissenschaft nicht aus den Augen zu verlieren. In den späten 1920er Jahren versuchte er vergeblich, in der Berliner Gesellschaft für Psychiatrie und Nervenkrankheiten regelmäßige interdisziplinäre Tagungen einzuführen.

Jacobsohn-Lask selbst verwirklichte seine Vorstellung von interdisziplinärer Zusammenarbeit in der Zeit der Etablierung der Neurowissenschaften im Rahmen einer Zeitschrift: er war 1897 Mitbegründer und bis 1917 Herausgeber des „Jahresbericht[s] über die Leistungen und Fortschritte auf dem Gebiete der Neurologie und Psychiatrie“, der über alle neuesten Forschungsergebnisse und Veröffentlichungen berichtete. Er selbst arbeitete zwar hochspezialisiert als

---

[1257] Noch in den 1960er Jahren gab es in Deutschland Evolutionstheorie nicht als Forschungs- oder Unterrichtsgebiet und damit kaum spezialisierte Forscher. Vgl. Reif Evolutions-Diskussion S. 362f.

Neuroanatom, war aber immer am fachlichen Austausch interessiert. Seine scientific community war – bedingt durch seine Ausbildung bei dem Neurologen Emanuel Mendel und die spätere Übernahme dessen Laboratoriums – die Berliner Gesellschaft für Psychiatrie und Nervenkrankheiten, wenn er auch Mitglied in der Anatomischen Gesellschaft war und bei Wilhelm Waldeyer gelernt hatte. Ganz enge Verknüpfungen der beiden Fachgesellschaften scheinen jedoch kaum bestanden zu haben – wohl begründet durch die Entwicklung der Neurologie und der mit ihr verbundenen Wissenschaften aus der Psychiatrie und der Inneren Medizin und weniger aus der traditionellen Anatomie.

Aus heutiger Sicht kann sowohl Louis Jacobsohn-Lasks konstruktionsmorphologische Methode, in den 1970er Jahren neu erfunden und von Frankfurter Wissenschaftlern des Senckenbergischen Forschungsinstituts weiterentwickelt, als auch sein Ansatz einer kritischen Evolutionstheorie und seine Betonung der Ganzheitlichkeit und der Interdisziplinarität als modern angesehen werden. Einige der ihn bewegenden Fragen wie das Problem der Kreuzung der Nervenbahnen – jahrzehntelang ein völlig unbeachtetes Thema – beschäftigen heute wieder zahlreiche Forscher. Jacobsohn-Lask kann als Vordenker auf diesen Gebieten der Neuroanatomie bezeichnet werden – wohl aber nicht als Wegbereiter, da die heutigen Wissenschaftler seine Ergebnisse, soweit anhand der Veröffentlichungen nachvollziehbar, vermutlich nicht kannten. Durch seine Geschichte als Forscher wird deutlich, wie bestimmte Ideen – einmal abgesehen von der Verfolgung, Vertreibung und Vernichtung vieler Wissenschaftler im Nationalsozialismus – auch durch wissenschaftspolitische Paradigmen ins Abseits gedrängt werden.

Die Entwicklung der Forschung Louis Jacobsohn-Lasks war in hohem Maße von seiner Biographie beeinflußt. Als Sohn kleinbürgerlicher jüdischer Einwanderer aus den armen Ostgebieten des Deutschen Reiches gehörte er zur ersten Generation dieser Familien, die studieren und angesehene akademische Berufe ergreifen konnte. Eine universitäre Karriere blieb den jungen Akademikern als Juden trotz offizieller Gleichstellung jedoch versagt. So strebten viele jüdische Ärzte in die sich um die Wende zum 20. Jahrhundert etablierenden neuen Fächer in der Medizin, für die noch keine Ordinariate existierten. Dazu gehörte auch die Neurologie, die gerade begann, sich von der Psychiatrie und der Inneren Medizin zu emanzipieren. Mit Emanuel Mendel fand Jacobsohn-Lask einen angesehenen neurologischen Lehrer mit internationalen Kontakten, der ähnlich sozialisiert war wie er selbst. Besonders an Neuroanatomie interessiert, vervollständigte er seine bei Mendel erworbenen Kenntnisse bei dem weltbekannten Ordinarius für Anatomie, Wilhelm Waldeyer.

Berlin galt zu dieser Zeit weltweit als eines der wichtigsten Forschungszentren für Neurowissenschaften; neben der Universität trugen besonders einige außeruniversitär oder am Rande der Universität als Privatdozenten tätige Neurologen wie Hermann Oppenheim und Emanuel Mendel zu diesem guten Ruf bei und zogen zahlreiche internationale Gastwissenschaftler an. Das lebendige wissenschaftliche Leben sowie die Entwicklung der Neurowissenschaften spiegelt sich in den Berichten über die gut besuchten Sitzungen der Berliner Gesellschaft für Psychiatrie und Nervenkrankheiten wider. Aus den sehr lebhaften Auseinandersetzungen lassen sich wissenschaftspolitische Zusammenhänge ablesen, von denen auch Jacobsohn-Lask nicht unbeeinflußt blieb. Er engagierte sich drei Jahrzehnte lang in dieser Gesellschaft, zog sich aber schließlich enttäuscht zurück, da seine Anregungen für eine Öffnung des Verbandes aus der inzwischen engen Berliner Wissenschaftlergemeinde heraus hin zu einer interdisziplinären Orientierung keinen Anklang fanden. Seine Forschungsergebnisse wurden ignoriert. Für die Entstehung dieser Außenseiterposition spielte in der konservativen Akademikergesellschaft möglicherweise auch die politische Ausrichtung seiner kommunistisch aktiven Ehefrau und seiner Söhne eine Rolle. Er selbst war lange Zeit Mitglied der SPD und forschte während des Ersten Weltkrieges und bis in die 1920er Jahre an sozialpsychologischen Themen im Rahmen der Betreuung jugendlicher Straffälliger: in Anlehnung an Arbeiten des amerikanischen Anstaltsarztes Guy Fernald entwickelte Jacobsohn-Lask eine Methode, die das „sittliche Empfinden" Jugendlicher herausarbeiten und so einen neuen Zugang zur Bewertung ihrer Straftaten ermöglichen sollte. Jacobsohn-Lask war damit einer der Vorreiter der Moralpsychologie, die sich erst durch Jean Piaget in den späten 1920er und Lawrence Kohlberg in den 1960er Jahren international etablierte.

In Deutschland zunehmend isoliert, intensivierte Jacobsohn-Lask in den 1920er Jahren seine Kontakte nach Osteuropa – außerhalb der offiziellen, teils über die deutsche und die sowjetische Regierung, teils über verschiedene Freundschafts- oder Interessenverbände geknüpften Beziehungen. Seine bereits in der Ausbildungszeit entstandene Freundschaft zu dem polnischen Neurologen Edward Flatau und dem Moskauer Kollegen Lazar Minor erhielt er aufrecht und reiste 1927 mit einem Vortrag über die Kreuzung der Nervenbahnen zum Allunions-Kongreß der sowjetischen Neurologen. Seine Arbeit wurde dort anerkannt, wenn auch nicht diskutiert – auch hier bewegte sich Jacobsohn-Lask als nicht mehr klinisch, sondern anatomisch arbeitender Wissenschaftler nicht in der passenden scientific community. Dies änderte sich erst mit seinem Besuch des 15. Internationalen Physiologenkongresses 1935 in Leningrad. Dort knüpfte er Kontakt zu dem aus politischen Gründen emigrierten Zoologen Julius Schaxel und über ihn zu Wolf Moisejewitsch Bronner, der im Volkskommissariat für Gesundheitswesen zuständig war für die Einwanderung ausländischer Ärzte. Diese Reise war schließlich entscheidend für die Einladung der Sowjetunion zur Emigration mit der Möglichkeit, seine Forschungen fortzusetzen. Ein wesentlicher Grund für die Entscheidung Jacobsohn-Lasks für die Sowjetunion als Emigrationsland war allerdings seine Familie: seine Frau und seine drei Söhne waren bereits vor ihm dorthin geflohen. Die erneute Verfolgung der Söhne im Rahmen der stalinistischen Säuberungen, die angstvolle Atmosphäre in der Sowjetunion unter Josef Stalin bestimmten seine letzten Lebensjahre in Sewastopol entscheidend mit, wenn er auch hier seinen Alltag mit der Arbeit an seinem Lebenswerk füllte und seinem Gastland dankbar für die Aufnahme und die Forschungsmöglichkeiten war. Jacobsohn-Lasks Aufzeichnungen und Briefe der Familie dienen zur weiteren Aufklärung der bisher nur teilweise untersuchten deutsch-russischen Medizinbeziehungen und des Lebensweges vieler deutscher Emigranten in der Sowjetunion.

Die Aufarbeitung der wissenschaftlichen Arbeiten Louis Jacobsohn-Lasks soll ein Baustein für die Aufdeckung der durch die Nationalsozialisten vertriebenen Forschungsansätze sein. Da nicht alle Arbeiten der vertriebenen Forscher in einschlägigen Werken Beachtung fanden, fördert nur eine intensive Auseinandersetzung mit den einzelnen Personen diese Ansätze zutage. Abzuwarten bleibt, ob Louis Jacobsohn-Lasks wissenschaftliche Ergebnisse, zu denen diese Arbeit einen Zugang ermöglichen soll, heutige Neurowissenschaftler zu neuen Ideen oder Forschungen anregen können.

Kurzbiographien

Adler, Alfred

1870 Penzig/Wien – 1937 Aberdeen. Psychologe. Stud. Wien, 1895 Prom. 1895–97 Ass. Allgemeines Krankenhaus Wien. 1897 Praxis als Nervenarzt, Wien. Schüler Freuds. 1911 Bruch mit Psychoanalyse. Entwickelte Individualpsychologie: Hauptquelle der unbewußten Motivation sind Minderwertigkeitskomplexe, nicht Sexualbedürfnisse. 1912 Gründung Gesellschaft f. Individualpsychologie. 1927 Lecturer Columbia Univ. New York. 1931 Prof. Medizin. Psychologie, Long Island Medical College New York.
Vgl. Rückriem Adler (internet-Recherche ww.ich-sciences.de, April 2004); Voswinckel Nachträge Bd. 3, S. 12; Schmidt Adler S. 4f.; Peiffer Hirnforschung S. 1051.

Adler, Arthur

1888 Dr. med. Berlin, Breslau, Berlin.
Vgl. Jerns Vorträge S. 417.

Agadschanianz, Karapet Sergejewitsch (Sarkisowitsch)

1876 – ?. Prof. Don'sche Universität, Emigration Frankreich (1928 dort veröffentlicht). 1933 Mitgl. d. Groupe Académique Russe, Paris, Pariser Gesellschaft der russ. Emigration.
Vgl. Minerva 13 (1933), S. 1558.

Albrecht, Othmar

1871 Graz – 1947 Wien. Medizinstud. 1892–96. Militärmedizinischer Dienst 1896–1920. 1896 Oberarzt, 1899 Regimentsarzt, 1920 Oberstabsarzt. Experimentelle Untersuchungen über galvanische Reflexe und Hautelektrizität.
Vgl. Jerns Vorträge S. 417; internet-Recherche, www.geocities.com, Januar 2004.

Althoff, Friedrich

1839 Dinslaken – 1908 Berlin. Jurist, Politiker. Stud. Berlin, Bonn. 1882–1908 als Geh. Regierungsrat Leiter d. Universitätsressorts im preußischen Kultusministerium (Ministerialdirektor), baute Berliner Univ. von 38 auf 81 Institute aus.
Vgl. internet-Recherche, www.ib.hu-berlin.de, Januar 2004.

Altmann, Heinz (Pseudonym Schreiber)

1905 Berlin-Charlottenburg – 1939 (sowjetisches Lager, erschossen). Seit 1919 Schulkamerad der Brüder Lask, Kraftfahrer. KJVD, 1926 KPD, 1930 Leitg. Unterbezirk Berlin-Nordwest. Mai 1933 Verhaftung, KZ bis Dezember 1933. 1934 Emigr. Prag, Schweiz, Sowjetunion. Lehrer Internat. Leninschule Moskau. 1936 vom NKWD verhaftet, zu 10 Jahren Lagerhaft verurteilt. Januar 1937 Ausschluß KPD. Oktober 1956 rehabilitiert.
Vgl. Stammberger/Peschke Moskau S. 429; Institut für Geschichte der Arbeiterbewegung (Hrsg.): In den Fängen des NKWD, S. 24.

Alzheimer, Alois

1864 Marktbreit – 1915 Breslau. Neuropathologe. Stud. Berlin, Würzburg, Tübingen. 1888 Prom. Würzburg, Ass. Anatom. Inst. Würzburg (Kölliker), 1888–1901 Psychiatr. Anst. Frankfurt/Main (Emil Sioli), Hirnpathol. bei Nissl, 1902–1904 Psychiatr. Universitätsklinik Heidelberg (Kraepelin), 1904 München (mit Kraepelin), dort Leiter des Anatom. Labors Universitätsnervenklinik. 1904 Habil. München, 1906 Oberarzt, 1909 a.o.Prof. 1912 o.Prof. Psychiatrie Breslau. Enge Zusammenarbeit mit Franz Nissl.
Vgl. Fischer Lexikon S. 26; Kreuter Neurologen S. 31f.; v. Engelhardt Enzyklopädie S. 13f.; Peiffer Hirnforschung S. 1051.

Anton, Gabriel
1858 Saaz (Böhmen) – 1933 Halle. Studium Prag, Wien. 1882 Prom. 1882–87 Ass. Psychiatr. Landesanstalten Dobrzan u. Prag (Pick). 1887–91 Ass. Psychiatr. Klinik Wien (Theodor Meynert). 1889 Habil. Psych. u. Neurol., Wien. 1891 a.o.Prof. Innsbruck, 1894–1905 o.Prof. Graz, 1905 Halle.
Vgl. Fischer Lexikon S. 32; Jerns Vorträge S. 418; Peiffer Hirnforschung S. 1051.

Apletin, Michail J.
1886–1981. Stellv. Vors. Auslandskommission im Vorstand d. Verbandes der Sowjetschriftsteller, verantwortlich f. internationale Verbindungen.
Vgl. Stammberger/Peschke Moskau S. 430.

Ariens Kappers, Cornelius Ubbo (auch A. Kappers)
1877 Groningen – 1946 Amsterdam. Niederländ. Neuroanatom. Stud. Amsterdam, 1904 Prom. 1903–06 Ass. Pathol. Inst. Amsterdam, 1906–08 Frankfurt/Main Senckenberg. Inst. (Edinger). 1908 Dir. Holl. Zentralinst. f. Hirnforschung (für ihn gegr., in Anlehnung an Frankf. Isnt.), 1929 o.Prof. Vergl. Hirnforschung Amsterdam. Arbeitete v.a. mit Methode d. vergleichenden Neuroanatomie.
Vgl. Peiffer Hirnforschung S. 1052; Rioch Ariens Kappers S. 7-10.

Aschoff, Ludwig
1866 Berlin – 1942 Freiburg. Pathologe. Stud. Bonn, Straßburg, 1889 Prom. Bonn. 1891–93 Ass. Pathol. Straßburg (v. Recklinghausen), 1893–1903 Ass. Patholog. Inst. Göttingen (Johannes Orth). 1894 Habil. path. Anat. Göttingen. 1901–02 Gastass. London, Liverpool, Institut Pasteur Paris. 1903 o.Prof. Pathologie Marburg. 1906–36 Freiburg. Erforschte Reizleitungssystem d. Herzens, entdeckte 1904 Rheumaknötchen im Herzmuskel. Seit 1923 mehrere Reisen in Sowjetunion. 1927 in Moskau dtsch.-russ. Forschungsstelle f. vergl. Völkerpathologie mitbegründet.
Vgl. Fischer Lexikon S. 44; Gross Solomon und Richter Aschoff S. 195; Kreuter Neurologen S. 49f.; v. Engelhardt Enzyklopädie S. 21f.; Voswinckel Nachträge Bd. 3, S. 49f.; Peiffer Hirnforschung S. 1052.

Aub, Joseph Charles
1890–1973. Sekretär der Ella Sachs-Ploetz-Foundation.

Babinski, Joseph Francois Félix
1857 Paris (poln. Eltern) – 1932. Neurologe. Stud. Paris, 1884 Prom. 1885. Ass. bei Charcot, Salpêtrière. 1890–1927 Chef de clinique, Hôpital Pitié, Paris. Mitbegr. Société de Neurologie de Paris. Beschrieb 1896 nach ihm benannten Plantarreflex, erkannte dessen diagnostische Bedeutung.
Vgl. Peiffer Hirnforschung S. 1052; Wartenberg Babinski S. 234-236.

Babukhin, Alexander Ivanovich
1827–1891. Physiologe, Histologe. Stud. Moskau, Ass. Univ. Moskau, 1865 Prof. Physiologie Moskauer Med. Fak., 1869 Histologie, Embryologic, vergl. Anatomie. 1888 erster Moskauer Lehrstuhl Bakteriologie. Wichtige Forschungen zur Anatomie und Physiologie des peripheren Nervensystems.
Vgl. Prochorow Enzyklopedija Bd. 2, S. 1506.

Balázs, Béla (eigentlich Herbert Bauer)
1884 Szeged – 1949 Budapest. Ungarischer Schriftsteller, Filmtheoretiker und –kritiker. Stud. Budapest, Berlin, Paris. Ab 1908 Mitarb. d. Zeitschrift Nyugat. 1914 Soldat, schwer erkrankt. 1915 Mitgl. d. Budapester Sonntagszirkels unter Leitung d. Literaturtheoretikers György Lukács. Wurde Kommunist, deshalb 1919 Exil in Wien. Dort mehrere Filmprojekte mit versch. Regisseuren. 1926 Umzug nach Berlin, dort Mitarbeit im Arbeitertheater-

bund u. versch. sozialist. Filmprojekten, u.a. mit Bertolt Brecht Essays in kommunist. Zeitschriften. Mit Leni Riefenstahl Film „Das blaue Licht". 1933 Emigr. 1933–40 Moskau, Dozent f. Filmästhetik am Staatl. Filminstitut; 1940–45 Alma Ata. 1945 Budapest, Akademie für Theater- und Filmkunst, galt dort als bürgerlich.
Vgl. Internet-Recherche, www.kirjasto.sci.fi, November 2003.

Ballet, Gilbert
1853 Ambaza (Haute-Vienne) – 1916 Paris. Psychiater, Medizinhistoriker. Ass. Limoges u. Hôpitaux de Paris. Oberarzt Salpêtrière, Paris (Charcot). 1886 Prof. agrégé. 1907 Prof. Geschichte d. Medizin, 1909 Prof. Psychiatrie. Antialkoholbewegung.
Vgl. Fischer Lexikon S. 62f.

Bardeleben, Heinrich Adolf v.
1819 Frankfurt/ Oder – 1895 Berlin. Chirurg. Stud. Berlin, Heidelberg, Berlin, Paris. 1841 Prom. 1840 Ass. Geburtshilfe Heidelberg; Prosektor Gießen. 1843/44 Habil. Chirurgie, Gießen. 1848 a.o.Prof. Gießen, o.Prof. Greifswald, überregionaler Ruf als Operateur. 1866 und 1870/71 konsultierender Generalarzt d. Armee, Operationskurse f. Militärärzte. 1868–1895 o.Prof. Berlin, 1888 nach Behandlg. d. Kaisers Friedr. III. Adelsstand. Mitbegr. Dtsch. Ges. f. Chir., Langjähriger Vors. d. Berliner med. Ges. Einführung d. antiseptischen Wundbehandlung.
Vgl. Pagel Lexikon S. 86-88; v. Engelhardt Enzyklopädie S. 32.

Bardeleben, Karl Heinrich von
1849 Gießen – 1918 Jena. Anatom. Stud. Greifswald, Heidelberg, Berlin, Leipzig. 1870/71 Feldassistenzarzt, Lazarettarzt. 1871 Prom. Berlin. 1872 Ass. Anatom. Inst. Leipzig (Wilh. His) 1873 Prosektor Jena. 1878 a.o.Prof. Anatomie, 1888 o.Hon.-Prof. Jena. 1898 Oberstabsarzt I. Klasse, 1899 Generaloberarzt. Topograph., vergl. Anatomie, Entwicklungsgeschichte, Spermatogenese.
Vgl. Fischer Lexikon S. 70; v. Engelhardt Enzyklopädie S. 32; Peiffer Hirnforschung S. 1053.

Becher, Johannes Robert
1891 München – 1958 Berlin. Schriftsteller. Stud. Philologie, Philosophie, Medizin München, Berlin, Jena. 1912–13 Mitarb. expressionist. Zschr. 1913 Mitglied SDS, 1917 USPD, 1918 Spartakusbund, 1919 KPD, 1920 Austritt wg. religiöser Bindungen, 1923 Wiedereintritt. 1925–28 Anklage wg. „literar. Hochverrat", Verf. Eingestellt. 1928 Mitbegründer und Vors. Bund proletarisch-revolutionärer Schriftsteller, Mitgl. Moskauer Internat. Büro f. revolutionäre Literatur. Zschr. „Die Linkskurve". 1928–32 Hrsg. „Proletarische Feuilleton-Korrespondenz". 1932–33 Feuilleton-Redakteur der „Roten Fahne". April 1933 Emigration über Prag u. Paris in Sowjetunion. 1935–45 Chefredakteur der „Internationalen Literatur". In Moskau Mitgl. ZK der KPD. 1941 nach Taschkent evakuiert. Anfang 1942 Rückkehr Moskau. 1943 Mitbegr. Nationalkomitee Freies Deutschland. Juni 1945 Rückkehr Berlin. 1950 Mitgl. ZK d. SED und Volkskammer. 1945–57 Präsident Kulturbund, 1953–56 Akademie d. Künste. 1954 Kulturminister DDR.
Vgl. Stammberger/Peschke Moskau S. 430; Baumgartner/Hebig Handbuch S. 366f.

Bechterew, Wladimir Michailowitsch
1857 Sorali, Prov. Viatka – 1927 Moskau. Bekanntester russischer Psychiater und Neurologe, auch Psychologe, Physiologe, Morphologe. 1878 Prom. Med.-Chir. Akad. St. Petersburg, Ass. Psych. Klinik (J. P. Merschejewskij), hirnanat. Forschung. 1881 Habil. Neurol. u. Psych. 1884 Lehrjahr Wien (Theodor Meynert), Leipzig (Wilhlem Wundt, Paul Flechsig), Berlin (Emil du Bois-Reymond), Paris (Jean-Martin Charcot). 1885 Leiter neu gegr. Abt. Psychiatrie Univ. Kasan, 1886 Einrichtung des ersten psychophysiolog. Labors. 1893

Gründg. Neurolog. Journal u. Kasaner Ges. d. Neuropathologen u. Psychiater, 1893–1927 Prof. Neurologie u. Psychiatrie Militärmed. Akad. St. Petersburg. 1897–1927 Prof. Med. Inst. f. Frauen. 1908 Dir. d. von ihm (aus Privatmitteln) geschaffenen Psychoneurolog. Inst., 1918 Leiter d. Inst. Stud. d. Hirn- u. psych. Aktivitäten, später Nationales Reflexolog. Inst. z. Stud. d. Gehirns Bechterew. Arbeitete auch mit Methode des bedingten Reflexes („Assoziative Reflexe"). Berühmter Lehrer; 500 wiss. Arbeiten.

Vgl. Fischer Lexikon S. 85f.; Brazier History S. 227-233; Bechterew (Autobiographie). In: Louis Radcliffe Grote: Führende Psychiater in Selbstdarstellungen, Leipzig 1930 [Sonderausgabe von: Grote: Die Medizin der Gegenwart in Selbstdarstellungen], S. 1-52; Hanser/Scholtyssek Lexikon Bd. 1, S. 155; Peiffer Hirnforschung S. 1054.

Bellermann, Ludwig,

1836–1915 Berlin, Literaturhistoriker. 1877–93 Dir. Königstädt. Gymnasiums, 1893–1910 Dir. Gymnasium z. Grauen Kloster. Div. Schriften über Friedr. Schiller.

Benda, Carl

1857 Berlin – 1932 Berlin. Pathologe. Stud. Berlin, Heidelberg, Wien, Paris. 1880 Prom. Berlin, Ass. Pathol. Inst. Halle u. Göttingen, Physiol. Inst. Berlin. 1888 Habil. normale u. pathol. Histologie, Berlin. 1899 Tit.-Prof., 1894–1907 Prosektor Pathol. Inst. Krankenhaus Am Urban, Berlin. 1908–25 Prosektor Pathol. Inst. Krankenhaus Moabit. 1921 Hon.-Prof. Untersuchungen Spermatogenese, Zellstrukturen, Tuberkulose.

Vgl. Fischer Lexikon S. 994f.; v. Engelhardt Enzyklopädie S. 42; Voswinckel Nachträge Bd. 3, S. 99.

Bendix, Siegfried

Sanitätsrat. Nervenarzt. Approbation 1880.

Bergmann, Ernst v.

1836 Riga – 1907 Wiesbaden. Chirurg. Stud. Dorpat. 1860 Prom. Ass. Chirurg. Klinik Dorpat, 1964 Habil. Studienreisen Königsberg, Breslau, Wien, München, Heidelberg, Hannover, Leipzig, Berlin. 1871 o.Prof. Chirurgie Dorpat, Kriegschirurg 1866 (Preußen/Österreich), 1870/71(Dtschld./Frankreich), 1877 (Russland/Türkei). 1878 Würzburg. 1882 Berlin (Charité); führte Asepsis (Dampfsterilisation) in Chirurgie, Mitbegr. d. Hirnchirurgie in Deutschland.

Vgl. Albrecht Diagnosen S. 592; Eckart Bergmann S. 47f.; Goerke Bergmann S. 191-202; Peiffer Hirnforschung S. 1055.

Berlin, Herved

1890–1954. Schwedischer Zoologe, Leiter des Zoologischen Museums der Universität Lund.

Bernhardt, Martin

1844 Potsdam – 1915 Berlin. Neurologe. Stud. Berlin, 1866 Prom., 1867–69 Ass. Inn. Klinik Königsberg (v. Leyden) u. 1869–73 Charité Berlin (Westphal). 1872 Habil. Nervenkrankheiten u. Elektrotherapie Berlin, 1882 a.o.Prof., 1913 entpflichtet.

Vgl. Asen Gesamtverzeichnis S. 14; Fischer Lexikon S. 104; v. Engelhardt Enzyklopädie S. 50; Peiffer Hirnforschung S. 1055.

Bethe, Albrecht

1872 Stettin – 1954 Schwanheim/Pfalz. Physiologe. Stud. Freiburg, München, Berlin, Straßburg. 1895 München Dr. phil. (Zoologie). 1898 Straßburg Dr. med., 1896–1911 Ass. Physiol. Inst. Straßburg, Forschungen auch an Zoolog. Station Neapel (Anton Dohrn). 1899 Habil. Physiologie. 1911 o.Prof. Physiologie Kiel. 1915–37 Frankfurt/ Main (aus polit. Gründen entlassen, 1945 rehabilitiert).

Vgl. Fischer Lexikon S. 109; Hanser/Scholtyssek Lexikon Bd. 1, S. 166f.; Peiffer Hirnforschung S. 1055.

Beurlen, Karl

1901 Aalen – 1985 Tübingen. Geologe, Paläontologe. 1919–23 Geologiestud., Prom. 1923. 1934 Wiss. Ass. Inst. Geologie Königsberg, 1934 Ordinarius Inst. Geologie und Paläontologie Kiel, 1941 Inst. Paläontologie München. 1936–42 Mitglied Leopoldina. 1950 Brasilien, 1957 Prof. Univ. Recife, 1969 Rückkehr Deutschland.

Vgl. Duarte Beurlen S. 7-11.

Beveridge, William

1879–1963. Mitbegründer des britischen Wohlfahrtsstaats. Seit 1906 Berater der britischen liberalen Regierung in Versicherungs- und Rentenfragen. 1933 Mitbegründer des Academic Assistance Council zur Rettung der von den Nationalsozialisten verfolgten Akademiker. Der AAC vergibt noch heute über die Society for the Protection of Science and Learning Stipendien an verfolgte Wissenschaftler.

Vgl. internet-Recherche, www.lse.ac.uk und www.bbc.co.uk/history, Januar 2004.

Bielschowsky, Max

1869 Breslau – 1940 Hendon-Middlesex, England. Neurologe, Neuropathologe. Stud. Breslau, Berlin, München. 1893 Prom. München. 1895 Ass. Senckenberg. Patholog. Inst. Frankfurt/Main (Weigert, Edinger), dort mit Färbetechniken beschäftigt. 1896–1904 Ass. Labor Emanuel Mendel, 1904–33 Neurobiolog. Laboratorium (Oskar Vogt). 1925–33 wiss. Mitarbeiter Hirnforschungsinst. Kaiser-Wilh.-Gesellschaft (Nachfolgeinst. d. Vogt'schen Laboratoriums). 1933 Emigr. Amsterdam, Forschung Lab. Wilhelmina Gasthuis, Labor Psychiatr. Klinik Utrecht, 1935 Cajal-Inst. Madrid, 1936 Rückkehr Deutschland, 1939 Emigration nach England kurz vor Kriegsausbruch, Mitarbeit in Labor in Sheffield (Green).

Vgl. Hallervorden Kreis S. 115f.; Fischer Lexikon S. 115f.; Kreuter Neurologen S. 127-130; Voswinckel Nachträge Bd. 3, S. 123; v. Engelhardt Enzyklopädie S. 55; Weil Bielschowsky S. 168-171; Peiffer Hirnforschung S. 1056.

Bier, August

1861 Helsen/Arolsen – 1949 Sauen/Beeskow. Chirurg. Stud. Berlin, Leipzig, Kiel, 1888 Prom. Kiel, 1889 Habil. Kiel, 1894 a.o.Prof. Kiel, 1899 o.Prof. Chirurgie Greifswald, 1903 Bonn, 1907–32 Berlin. 1899 Einführung der Lumbalanästhesie, Verbesserung von Amputationsmethoden, Einsatz f. Homöopathie. 1920 Gründungsdir. Dtsch. Hochschule f. Leibesübungen.

Vgl. Albrecht/Albrecht Diagnosen S. 593; v. Engelhardt Enzyklopädie S. 55; Voswinckel Nachträge Bd. 3, S. 123f.; Winau Bier S. 287-301; Peiffer Hirnforschung S. 1056.

Bing, Paul Robert

1878 Straßburg – 1956 Basel. Neurologe. Stud. Basel, Prom. 1902. Ass. Nervenheilkunde Frankfurt/M., Paris, Berlin, London. 1905 nervenärztl. Praxis Basel, 1907 Habil. Nervenheilkunde Basel, Vorst. Neurolog. Univ.-Poliklinik. 1908 Gründung Schweizer. Neurol. Ges., Präs. 1919–22. 1918 a.o.Prof. 1919 Gründung Schweiz. Archiv f. Neurologie und Psychiatrie. 1926 Vorstand d. Neurol. Univ.-Labors. 1932–48 o.Prof. Neurologie Psychiatrie Basel. Arbeiten über topische Gehirn- und Rückenmarksdiagnostik.

Vgl. Killy Enzyklopädie S. 533; v. Engelhardt Enzyklopädie S. 57; Voswinckel Nachträge Bd. 3, S. 127; Peiffer Hirnforschung S. 1056.

Binswanger, Otto

1852 Münsterlingen – 1929 Kreuzlingen. Psychiater. Stud. Heidelberg, Straßburg, Zürich, 1877 Prom. Weiterbildung Psychiatr. Klinik Wien. 1877 Ass. Psychiatr. Klinik Göttingen,

Patholog. Inst. Göttingen und Breslau. 1880 Oberarzt Psychiatr. Klinik Charité Berlin (Carl Westphal), 1882 Habil. Berlin. 1882 Leiter Psychiatr. Klinik Jena u. a.o.Prof., 1886 Studienaufenthalt Paris (Jean Martin Charcot). 1891–1919 o.Prof. Jena. 1905 Gründung eig. Nervenklinik. Arbeiten über Neurasthenie, Epilepsie, Hysterie.
Vgl. v. Engelhardt Enzyklopädie S. 57; Peiffer Hirnforschung S. 1056.

Binswanger, Robert
1850 Tübingen – 1910 Kreuzlingen. Psychiater. Stud. Zürich, Tübingen, Straßburg, Basel. 1875 Prom. Straßburg. 1875–76 Ass. Medizin. Klinik Straßburg (v. Leyden), Psychiatr. Klinik Göttingen. 1877 Ass., 1880 Leiter d. Asyls Bellevue (Psychiatr. Privatanstalt) Kreuzlingen. Kontakt m. Sigmund Freud, Beschäftigungstherapie. 1898 Mitw. Schweiz. Irrengesetzgebung.
Vgl. Sponsel Binswangers S. 3.

Birnbaum, Karl
1878 Schweidnitz – 1950 Philadelphia, Pennsylvania. Psychiater und Neurologe. Direktor III. Irrenanstalt d. Städtischen Heil- und Pflegeanstalt Berlin-Buch, 1933 entlassen. 1939 Emigration USA. 1939 Lecturer New School for Social Research, New York. 1940 städt. Angestellter Medical Department New York.
Vgl. Holdorff Hirnforschung S. 159; Müller Brief internet-Recherche Mai 2003, www.kfunigraz.ac.at.

Bleuler, Eugen
1857 Zollikon/Zürich – 1939 Zollikon. Psychiater. Stud. Zürich, psychiatr. Ausbildung 1884/85 München, 1885 Burghölzli Zürich. 1886 Dir. Pflegeanstalt Rheinau b. Zürich. 1898 o.Prof. Psychiatrie Zürich, Dir. Burghölzli. Anhänger Psychoanalyse Freuds, psychoanalytisch orientierte Therapie d. Psychosen. Bis heute gültige Beschriebung d. Schizophrenie. Brücksichtigte sozialpsychologische Aspekte.
Vgl. v. Engelhardt Enzyklopädie S. 61; Voswinckel Nachträge Bd. 3, S. 138; Peiffer Hirnforschung S. 1056f.

Bogaert, Ludo van
1897 Antwerpen (Belgien) – 1989 Antwerpen. Internist. Stud. Utrecht, Brüssel. 1915–19 Freiwilliger belg. Armee. 1922 Prom., Weiterbildung Salpêtrière, Paris (Pierre Marie), Charité Paris, Amsterdam (Brouwer), München (Spielmeyer), Wien (v. Economo), Paris (Guillain). Ass. St. Elizabeth-Hospital Antwerpen, dann Stuivenberg Hospital. 1920–39 Privatpraxis. 1933 Dir. des Bunge Research Inst. Antwerpen, dort zahlreiche internat. Schüler. Gründer d. World Federation of Neurology, förderte internat. Zusammenarbeit.
Vgl. www.whonamedit.com, internet-Recherche Mai 2003; Peiffer Hirnforschung S. 1057.

Bonhoeffer, Karl
1868 Neresheim (Württ.) – 1948 Berlin. Psychiater. Stud. Tübingen, Berlin, München. 1892 Prom. 1893 Ass. Psychiatr. Klinik Breslau (Wernicke). 1897 Habil. Breslau. 1898 Leiter Beobachtungsstation f. geisteskranke Gefangene. 1903 o.Prof. Psychiatrie Königsberg, 1904 Heidelberg. 1904 Breslau (Psychiatrie und Neurologie). 1912–32 Charité Berlin. Vors. Berliner Gesellschaft für Psychiatrie und Nervenkrankheiten 1913/14, 1916/17, 1921–32, 1933–40. Ab 1912 Vorstandsmitglied Psychiatr. Verein zu Berlin (ab 1920 vereinigt). Hrsg. „Monatsschrift für Psychiatrie und Neurologie“; („Hausblatt“ d. Charité-Mitarbeiter). Mitgl. „Wissenschaftl. Deputation für das Medizinalwesen“ als Obergutachter, Nervenarzt im Sanitätswesen; Mitgl. Reichsgesundheitsrat. Begutachter des Reichstagsbrandstifters Marinus van der Lubbe. Sachverst. Psychiater Erbgesundheitsobergericht.
Vgl. Asen Gesamtverzeichnis S. 20; Bayerl Bonhoeffer S. 303-325; Meyer Jahre S. 124-132; Voswinckel Nachträge Bd. 3, S. 157; Peiffer Hirnforschung S. 1057.

Borchardt, Moritz

1868 Berlin – 1948 Buenos Aires. Chirurg. Stud. Zürich, Berlin, Leipzig, Heidelberg. Ass. Chir. Charité (Ernst v. Bergmann), 1893 Prom., Ass. Städt. Krankenhaus Am Urban, Berlin. 1901 Habil., 1905 a.o.Prof. Berlin. Ordinariat wg. jüd. Abstammung verwehrt. 1906 Dir. Chirurg. Klinik Rudolf-Virchow-Krankenhaus Berlin (damals modernste städt. Chirurg. Klinik Berlins). 1914–18 orthopädisch-chirurgische Rehabilitation Kriegsverletzter; entwickelte Fräse zur Eröffnung der Schädeldecke und m. Hermann Oppenheim und Max Rothmann erste neurochirurg. Lazarette. 1919 Dir. Chirurg. Klinik Krankenhaus Moabit (seit 1920 III. Universitätsklinik). 1922 Konsiliarius Lenins, entfernte Geschoß eines Attentats aus dem Hals. 1923 Eröffnung chirurg. Pavillons mit modernsten Operationssälen. 1932 m. Kurt Goldstein, Leiter der Neurologischen Klinik, Antrag auf Errichtung eines Zentrums für Neurochirurgie am Krankenhaus Moabit. April 1933 Entlassung. Bis 1938 Privatpraxis, 1939 Emigr. Argentinien.

Vgl. Pross Ärzte S. 152-158; Zierski Geschichte S. 146; v. Engelhardt Enzyklopädie S. 72; Voswinckel Nachträge Bd. 3, S. 160f.; Peiffer Hirnforschung S. 1057.

Bramann, Fritz Gustav von

1854 Wilhelmsberg/ Ostpreußen – 1913 Halle/ Saale. Chirurg. Stud. Königsberg, 1883 Prom. 1880–84 Ass. Chirurg. Abt. Städt. Krankenhaus Königsberg. 1884–1890 Ass. Chirurg. Klinik Charité (v. Bergmann). 1888 Habil., 1889 a.o.Prof. Chirurgie Berlin. 1889 o.Prof., 1890 Verleihung d. Adelstitels nach erfolgr. Behandlung d. dtsch. Kronprinzen u. späteren Kaisers Friedrich III. 1890–1913 o.Prof. Chir. Halle. Wissenschaftliche Verdienste in Gehirnchirurgie (Balkenstich).

Vgl. Pagel Lexikon S. 226; Fischer Lexikon S. 162; v. Engelhardt Enzyklopädie S. 74.

Bramwell, Sir Byrom

1847 North Shields, England – 1931. Neurologe. Stud. Edinburgh, Appr. 1869. 1869–74 Allgemeinarzt in Praxis d. Vaters. 1874 Konsilarzt in Newcastle-upon-Tyne. 1879 Consultant in Edinburgh. Lecturer Klin. Med. u. Pathol. Univ. of Durham. 1880 School of Med. Edinburgh, 1882 Pathol. Inst. Royal Infirmary. 1885 Ass. Physician Royal Infirmary. 1897 Physician. Beliebter klinischer Lehrer. 1925 geadelt.

Vgl. Fischer Lexikon S. 162; Peiffer Hirnforschung S. 1058; Bramwell Bramwell S. 253-256.

Bredel, Willi

1901 Hamburg – 1964 Berlin/DDR. Romanautor und Publizist. Lehre als Metalldreher auf Hamburger Werften. 1916 Dtsch. Metallarbeiterverb., Sozialist. Arbeiterjugend. 1917 Spartakusbund, 1919 KPD. 1923 Teilnahme Hamburger Aufstand (Ernst Thälmann), Verurteilung, 2 Jahre Haft, dort erste literar. Arbeiten. 1925 Amnestie, Journalist kommunist. Zeitungen. 1927/28 Matrose. 1930 Hochverratsprozeß wg. Bericht über geheime Rüstungsproduktionen, 2 J. Haft Bergedorf. 1928 Beitritt Bund proletar.-revolutionärer Schriftsteller. 1932 erste Reise Sowjetunion. 1933 Internierung KZ Fuhlsbüttel, 1934 Emigration über Prag nach Moskau. Dort 1936–39 Mithrsg. Emigrantenzeitschrift „Das Wort". Ab 1937 Reisen Frankreich und Spanien, Teilnahme Bürgerkrieg. 1941 antifaschist. Aufklärungsarbeit an der sowjet. Front. 1943 Mitglied Nationalkomitee Freies Deutschland, 1945 Rückkehr nach Deutschland. Mitbegründer Kulturbund zur demokrat. Erneuerung Deutschlands, Hrsg. Zeitschrift „Heute und Morgen", Chefredakteur „Neue deutsche Literatur" (Schriftstellerverband der DDR). Seit 1954 Mitgl. ZK der SED. 1956 Vizepräsident, 1962 Präsident Akademie der Künste der DDR.

Vgl. Killy Literatur S. 189f.; Baumgartner/Hebig Handbuch S. 83f.

Brieger, Ludwig

1849 Glatz/Schlesien – 1919 Berlin. Internist, Hydrotherapeut. Stud. Breslau, Straßburg, Wien, Berlin. 1874 Prom. Ass. Innere Klinik Bern (Quincke), Berlin (Frerichs, Leyden). 1881 Habil. Innere Med. Berlin. 1887 Privatpoliklinik innere Krankheiten, Privatlaboratorium. 1890 a.o.Prof., 1891 Abteilungsvorstand Kgl. Inst. f. Infektionskrankheiten. 1900 Dozent physikal.-diätet. Heilmethoden Univ. Berlin, 1901 Dir. Universitätsanstalt f. Wasserheilverfahren. 1919 o.Hon.Prof. Stoffwechsel- u. Infektionskrankheiten, Toxine, Ptomaine. Schuf wiss. Basis f. physikal. Therapie.

Vgl. Fischer Lexikon S. 171; v. Engelhardt Enzyklopädie S. 82.

Broca, Paul

1824 Sainte-Foy-la-Grande – 1880 Paris. Chirurg, Neurologe. 1843 Ass. Bicêtre, 1849 Parom. 1853 Prof. agrégé Chirurgie. Neurolog. u. neuropatholog. Arbeiten mit Gratiolet u.a. über Aphasie, Lokalisationslehre. Nach ihm ist motor. Sprachzentrum benannt.

Vgl. Peiffer Hirnforschung S. 1059.

Brodmann, Korbinian

1868 Liggersdorf/Hohenzollern – 1918 München. Psychiater, Neuropathologe. Stud. München, Würzburg, Berlin, Freiburg. 1895 Appr., Weiterbildung Lausanne, München. 1896 Ass. Nervenheilanstalt Alexandersbad (Oskar Vogt), Ass. Patholog. Inst. Leipzig, 1898 Prom. Leipzig. Ass. Psychiatr. Klinik Jena (Binswanger), 1900 Irrenanstalt Frankfurt/Main (Sioli). 1901–10 Ass. Neurobiolog. Centralstation (Oskar Vogt). 1910 Ablehnung Habil. "Cytoarchitektonische Cortexgliederung der Halbaffen" durch Berliner Fak. 1910–16 Ass., später Oberarzt, Leiter Anatom. Laboratorium Psychiatr. Klinik Tübingen. Aufbau hirnanatom. Institut, 1911 Habil., 1913 a.o.Prof., Nervenabteilung Reservelazarett Tübingen. 1916 Leiter d. neu eingerichteten Prosektur Landesheilanstalt Nietleben/ Halle (Berthold Pfeiffer). 1918 Leiter topographisch-histolog. Abt. d. neu eröffneten Forschungsanstalt f. Psychiatrie München (Kraepelin). Begr. Vergl. Zytoarchitektonik d. Hirnrinde d. Säugetiere. Beziehungen zw. Anatomie u. Anthropologie, Physiologie u. Neurologie.

Vgl. Fischer Lexikon S. 174f.; Hallervorden Kreis S. 108–110; Nagel Brodmann S. 1; Breidbach Materialisierung S. 229-241; Kreuter Neurologen S. 189f.; v. Engelhardt Enzyklopädie S. 83; Peiffer Hirnforschung S. 1059.

Bronner, Wolf Moisejewitsch

1876 Werchne-Udinsk (Ulan-Ude, Burjat. Mongolei) – 1937. Venerologe. Stud. Tomsk, Berlin, Beteiligung an revolutionären Studentenbewegungen. 1900 Prom. Berlin. 1902 Rückkehr Tomsk, 1906–13 Exil Paris, dort Forschung am Inst. Pasteur. 1913 nach Rückkehr erneute Verhaftung, 1915 Ass. Moskauer Universitätsklinik, seit 1918 bei Narkomsdraw. 1921 Gründung staatl. venerolog. Inst. Moskau, dessen Dir. 1923–37. 1924 Leiter Abt. Medizin. Ausbildung, Volkskomm. f. Gesundheitswesen. 1931–35 o.Prof. Haut-u. Geschlechtskrankheiten Moskau. 1937 verhaftet. Angeblich an Infarkt während eines Verhörs gestorben.

Vgl. Branower/Berlin/Wagner Enzyklopedija Bd. 1, S. 176; Tischler, Flucht S. 67 u. 80; Richter Rasse (2000) S. 315; Voswinckel Nachträge Bd. 3, S. 181f.

Bruns, Ludwig

1858 Hannover – 1916 Hannover. Neurologe. Stud. Göttingen, München. 1882 Prom. München. Ophthalmologie, dann Neurologie. Ass. Provinzialirrenanst. Nietleben b. Halle (Hitzig). 1885 Ass. Psychiatr. und Nervenklinik Halle, Aufenthalte Berlin, Paris. 1886 Niederlassung als Neurologe Hannover. 1894 Oberarzt der Hannoverschen Kinderheilanstalt. 1903 Tit.-Prof., 1908 San.-Rat.

Vgl. Fischer Lexikon S. 187; Kreuter Neurologen S. 197-200; v. Engelhardt Enzyklopädie S. 88; Peiffer Hirnforschung S. 1059.

Bumke, Oswald

1877 Stolp, Pommern – 1950 München. Psychiater. Stud. Freiburg, Leipzig, München, Halle. 1901 Prom. Kiel. 1901–06 Ass. Psychiatr. u. Nervenklinik Freiburg (Emminghaus, Hoche). 1904 Habil., 1906 Oberarzt. 1910 a.o.Prof. Freiburg, 1914 o.Prof. Psychiatrie Rostock, 1916 Breslau. 1921 Leipzig, 1924 München. Gehörte 1923 zum Team der Konsilärzte Lenins. Ab 1925 m. Ernst Siemerling Hrsg. d. „Archiv f. Psychiatrie und Nervenkrankheiten". 1928/29 Rektor Univ. München. 1946 Suspendierung v. Amt, 1947 Emeritierung. Kritiker d. Psychoanalyse Freuds.

Vgl. Kreuter Neurologen S. 206-209; v. Engelhardt Enzyklopädie S. 95; Voswinckel Nachträge Bd. 3, S. 207; Peiffer Hirnforschung S. 1060.

Cassirer, Max

1857 Schwientochlowitz, Oberschlesien – 1943. Preußischer Kommerzienrat, Industrieller, Stadtrat, Ehrenbürger Stadt Berlin. Neffe d. Nervenärzte Richard Cassirer (1868–1925) u. Kurt Goldstein. Medizinstud. Breslau, Berlin, Wechsel zur Kaufmannsausbildung, 1882 Holzgeschäft in Danzig gegründet. 1887 Gründung Holz- und Forstgeschäft Berlin-Charlottenburg. 1893 Mitgl. Stadtverordnetenversammlung, 1896–1919 Mitglied Magistrat. 1899 Gründung Zellstoff-Fabrik in Wloclawek (damals Rußland, dann Polen). 1902 Ehrenbürger Stadt Charlottenburg, 1928 Ehrenbürger TH Berlin-Charlottenburg. Vorstandsmitglied in mehreren Zellstoff- und Holzindustrie-Vereinen, Mitgl. Hauptausschuß Reichsverband der Deutschen Industrie, der Zulassungsstelle der Berliner Börse, Ausschußmitglied Industrie- und Handelskammer Berlin. Seit 1914 Mitglied der Kaiser-Wilhelms-Gesellschaft und der Deutschen Gesellschaft.

Vgl. Reichshandbuch S. 265.

Cassirer, Richard

1868 Breslau – 1925 Berlin. Neurologe. Stud. Berlin, Freiburg. 1891 Prom. Leipzig, 1891–93 Ass. Psych. Breslau (Wernicke), dort auch Zusammenarbeit mit Bonhoeffer. Fortbildung Wien (Obersteiner). 1895 Ass. Psychiatr. Klinik Görlitz (Kahlbaum), dann Poliklinik f. Nervenkrankheiten Berlin (Oppenheim), später dort Teilhaber. 1903 Habil. 1912 Tit.-Prof. 1917–19 Leiter Nervenstation Reservelazarett Kunstgewerbemuseum Berlin. 1919–25 Leiter Oppenheimsche Poliklinik m. Robert Hirschfeld Untersuchungen über Enzephalitis und vasomotorische Neurosen. Cousin Kurt Goldsteins und Edith Geheebs (geb. Cassirer).

Vgl. Fischer Lexikon S. 225f.; Gumpert/Joseph Medizin S. 508f.; Reichshandbuch S. 265; Kreuter Neurologen S. 220-222; Peiffer Hirnforschung S. 1061; v. Engelhardt Enzyklopädie S. 103.

Chapman, Henry Cadwalader

1845 Philadelphia – 1909 Bar Harbor, Maine. Physiologe, Gerichtsmediziner. 1867 Prom. Univ. Pennsylvania, weitere Ausbildung in Europa. Prof. Grundlagenmedizin u. Gerichtsmed., Jefferson Medical College.

Vgl. Fischer Lexikon S. 237.

Charcot, Jean-Martin

1825 Paris – 1893 Lac de Settons. Berühmter Neurologe und Psychiater, zahlreiche internat. Schüler. Stud. Sorbonne, Paris. 1848 Appr., Ass. Pathologie und Innere Medizin. 1862 Dir. Salpêtrière, Paris, baute dort bedeutendstes franz. Zentrum f. Nervenheilkunde auf. 1872 Prof. Patholog. Anat. Sorbonne, 1882 Prof. Innere Medizin u. Neurologie Salpêtrière

(erster klin. Lehrstuhl Neurologie). Arbeiten über Neuroanatomie u. Ursachen und Behandlung d. Hysterie. Führte Hypnose in Therapie der Hysterie ein.
Vgl. Albrecht/Albrecht Diagnosen S. 598; Hanser/Scholtyssek Lexikon S. 244; Seifert Charcot S. 216-233; Peiffer Hirnforschung S. 1062; Wechsler Charcot S. 266-269.

Chvostek, Franz

1835 Mistek/Mähren – 1884 Wien. Internist. Stud. Josephinum Wien, 1861 Prom. 1863–67 Ass. Innere Medizin Wien, 1867 Habil. Elektrotherapie. 1867–71 Dozent Elektrotherapie Akademie Wien. 1870 Regimentsarzt. 1871–74 Dir. Lehrstuhl Innere Medizin Josephinum, 1873 ao.o.Prof., Dir. Inn. Abt. Garnisonsspital. Dozent Elektrotherapie, Physikal. Diagnostik im „Militärärztlichen Kurs". Veröffentlichungen auch über Neuropathologie. Nach ihm Chvostek-Zeichen (mechan. Übererregbarkeit N. facialis bei Tetanie) benannt.
Vgl. v. Engelhardt Enzyklopädie S. 105; Voswinckel Nachträge Bd. 3, S. 256.

Clarke, Jacob Augustus Lockhart

1817 London – 1880 London (Tuberkulose). Neurologe in London. Stud. Guy's and St. Thomas' Hosp. 1851–68 Allgemeinarzt in Pimlico, 1869 Mitgl. College of Physicians of London. 1871 am Hosp. for Epilepsy and Paralysis. Korrelierte früh Klinik und Pathologie. Nach ihm und Benedikt Stilling wurde die Clarke'sche Säule bzw. der Ncl. thoracicus benannt. Beschrieb 1868 Syringomyelie.
Vgl. Peiffer Hirnforschung S. 1062; Smith Clarke S. 18-21.

Cohn, Toby

1866 Breslau – 1929 Berlin. Neurologe. Stud. Breslau, Freiburg. 1891 Prom. Breslau. Ass. b. Wernicke (Breslau) u. Mendel (Berlin). 1895 Nervenarzt Berlin; nach Mendels Tod 1907 Errichtung eigener Poliklinik in Berlin, hielt von zahlreichen ausländischen Ärzten besuchte Kurse über Elektrodiagnostik und –therapie, Massagekurse. Vorstandsmitglied Berliner Jüdische Gemeinde.
Vgl. Fischer Lexikon S. 258; Kreuter Neurologen S. 231f.; v. Engelhardt Enzyklopädie S. 108.

Cramer, August

1860 Pirminsberg (St. Gallen, Schweiz) – 1912 Göttingen. Psychiater. Stud. München, Freiburg, Marburg. 1886 Prom. Marburg. 1886/87 Ass. Psychiatr. Kliniken Marburg u. Freiburg, 1889–95 Oberarzt Landesirrenanstalt Eberswalde (August Zinn). 1895 Habil. Psychiat.; stellv. Dir. Provinzial-Heil- u. Pflegeanstalt Göttingen (Ludwig Meyer). 1897 Tit.-Prof., 1900 o.Prof. Psych. u. Neurol. Göttingen. 1901 Gründung Poliklinik f. psychische und Nervenkrankheiten Göttingen, später Universitätsnervenklinik. 1912 sachverständiger Beirat hannoversches Landesdirektorium. Arbeiten über Anatomie, klin. u. forens. Psychiatrie. Pionier d. modernen psychiatr. Anstaltswesens.
Vgl. Fischer Lexikon S. 274; Neumärker Bonhoeffer S. 101f.; Kreuter Neurologen S. 234-236; v. Engelhardt Enzyklopädie S. 112f.

Creutzfeldt, Hans Gerhard

1885 Harburg/Elbe – 1964 München. Psychiater, Neurologe. Stud. Jena, Rostock, Kiel, Prom. 1909. Schiffsarzt. Studium Neuropathologie Breslau, München, Berlin. Ass. Krankenhaus St. Georg, Hamburg, Neurolog. Inst. Frankfurt/M., psychiatrisch-neurolog. Kliniken Breslau, Kiel, Berlin, Deutsche Forschungsanstalt f. Psychiatrie München. 1920 Habil. Kiel. 1924 Oberarzt Nervenklinik Charité (Bonhoeffer), Leiter Neuropatholog. Lab. 1925 a.o.Prof. Psychiatrie und Neurologie. 1938–53 o.Prof. Kiel, Leiter Psychiatr.- und Nervenklinik, nach 1945 Rektor Univ. Kiel. Ehefrau von Nationalsozialisten interniert, eigenes Haus und Klinik ausgebombt.

Vgl. v. Engelhardt Enzyklopädie S. 114; Neumärker Bonhoeffer S. 136f.; Voswinckel Nachträge Bd. 3, S. 283f.; Peiffer Hirnforschung S. 1063.

Critchley, MacDonald

1900–1997. Neurologe. 1927 Registrar King's College Hospital und National Hospital for the Paralysed and Epileptic, London. Später Dekan des Instituts für Neurologie Queen Square. Berühmter Lehrer, zahlreiche Veröffentlichungen, insbes. zur Aphasie, Migräne und Erkrankungen des Parietallappens. Präsident der World Federation of Neurology.

Vgl. internet-Recherche Juli 2003 www.whonamedit.com.

Crosby, Elizabeth Caroline

1888 Petersburg/Mich. – ? Ass. Neuroanatomie Chicago, 1926 London, dann Hirnforschungsinst. Amsterdam. Bis 1960 Prof. Neuroanatomie Univ. of Michigan Med. School.

Vgl. Peiffer Hirnforschung S. 1063.

Dale, Sir Henry Hallett

1875 London – 1968 Cambridge. 1898-1903 Stud. Physiologie, Zoologie Cambridge, 1909 Prom. Medizin. 1903 Ass. Paul Ehrlich, Frankfurt/M., dann University College London. 1904 Pharmakologe Wellcome Physiological Research Laboratories, dort 1906 Direktor. 1914 Dir. Department of Biochemistry and Pharmacology National Institute for Medical Research, London, 1928–42 Direktor d. Inst. 1942 Prof. Chemie und Dir. Davy-Faraday-Laboratorium Royal Institute London. 1925–35 Sekretär und 1940–45 Präsident Royal Society, 1938–60 Vors. Wellcome Trust. 1936 Nobelpreis Physiologie/Medizin. Arbeiten über Ergotamine und Histamine.

Vgl. Hanser/Scholtyssek Lexikon S. 304; The Nobel Foundation 2002, www.nobel.se/medicine, internet-Recherche Mai 2003; Voswinckel Nachträge Bd. 3, S. 298f.

Darkschewitsch, Liwerij Ossipowitsch (von)

1858 Jaroslawl – 1925 Moskau. Neuropathologe, Neurohistologe. 1882 Prom. Moskau. 1882–87 Spezialisierung Neurologie in westeurop. Labors u. Kliniken (Charcot, Vulpian, Flechsig, Meynert, Goltz, Munk). 1887 Habil., Ass. Neuropatholoige Moskau. 1892 a.o.Prof. Neuropathologie Kasan. Organisierte dort Klinik f. Nervenkrankheiten u. erste russ. Klinik f. Alkoholiker. 1893 m. v. Bechterew in Kasan Gründg. Gesellschaft f. Neuropathologie u. Psychiatrie. 1917 Prof. Abt. f. Nervenkrankheiten d. I. Moskauer Staatsuniv. 1917–23 Mitbegr. u. Leiter d. Staatl. Höheren Medizinschule, dort Einrichtung Lehrstuhl Psychologie. Mitbegr. Ges. f. Neuropathologie. Anatomie, Histologie d. Nervensystems. Entdeckte als einer d. ersten die syphilit. Ätiologie d. Tabes dorsalis.

Vgl. Albrecht/Albrecht Diagnosen S. 600; Schulz/Urban/Lebed USSR S. 119; Peiffer Hirnforschung S. 1064.

Darwin, Charles Robert

1809 Shrewsbury – 1882 Down. Evolutionsbiologe. 2 Jahre Medizinstud. Edinburgh, dann Theologie- u. Botanikstudium Cambridge. Begegnung m. Geologen Adam Sedgwick (1785–1873) und Biologen John Stevens Henslow (1795–1861). 1831–36 Weltreise mit engl. Forschungsschiff HMS Beagle, stud. Geologie, Fossilien, lebende Tiere versch. Kontinente. Danach Ausarbeitung einer modernen Evolutionstheorie: Artenwandel und Entstehung neuer Arten durch natürliche Selektion, 1859 Herausgabe seines Werkes „On the Origin of Species". 1839 Mitgl. Royal Society. Begraben in Westminster Abbey.

Vgl. Jahn Darwin S. 804f.; Peiffer Hirnforschung S. 1064.

De Crinis, Maximinian

1889 Ehrenhausen (Steiermark) – 1945 Berlin (Suizid). Psychiater. Stud. Graz, Innsbruck. 1912 Prom. Graz. Ass. Inst. Medizin. Chemie Innsbruck und Graz. Ab 1913 Ass. Psychia-

tr.-Neurolog. Klinik Graz (Fritz Hartmann). Militärarzt, Gutachter. 1920 Habil. Neuropathologie, Psychiatrie Graz, dort 1924 a.o.Prof., naturwiss. orientierte Psychiatrie. 1927 Gründungsmitglied Arbeitsbund f. österr. Familienkunde. 1929 Steirischer Heimatschutz, 1931 Beitritt NSDAP. Deshalb Mai 1934 Verhaftung, nach Entlassung Flucht nach Deutschland. 1934–38 o.Prof. Psychiatrie, Neurologie Köln, 1936 Beitritt SS, Verein Lebensborn. 1938–45 o.Prof. Psychiatrie, Neurologie Berlin, Leiter Universitätsnervenklinik Charité. 1938 Mitgl. Kuratorium KWG f. Hirnforschung. Beteiligung an Erarbeitung eines Euthanasie-Gesetzentwurfs. 1940 Ministerialreferent Amt Wissenschaft d. Reichsminist. f. Wissenschaft, Erziehung und Volksbildung. 1941 Vors. Berliner Gesellschaft f. Psychiatrie und Neurologie. 1944 Oberster Beratender Heerespsychiater, hoher SS-Offizier.
Vgl. Jasper De Crinis S. 9-138; Voswinckel Nachträge Bd. 3, S. 285f.; Peiffer Hirnforschung S. 1064.

Dejerine, Jules-Joseph
1849 Genf – 1917 Paris. Internist, Neurologe. Stud. Paris, 1872 Externe, 1874 Interne des Hôpitaux. 1879 Prom. Paris, Oberarzt Charité Paris. 1882 Médecin des Hôpitaux, 1886 Agrégé, 1887 Neurologe Bicêtre. 1895 Salpêtrière. 1901 Prof. Gesch. d. Medizin, inn. Path., 1910 Prof. de clinique des maladies du système nerveux. Diverse klinische Arbeiten.
Vgl. Fischer Lexikon S. 300; Peiffer Hirnforschung S. 1064; Zabriskie Dejerine S. 271-275.

Dejerine-Klumpke, Augusta Marie
1859 San Francisco – 1927 Paris. Neurologin. 1871 Umzug nach Deutschland, 1873 nach Genf, in Lausanne Kurse in Chemie und Naturwiss. besucht. 1875 Umzug nach Paris, dort Beginn Medizinstudium. 1887 als erste Frau in Frankreich als klinische Ärztin anerkannt, 1889 Prom. Im Ersten Weltkrieg Neurologische Rehabilitationstherapie für Nerven- und Rückenmarksverletzungen entwickelt.
Vgl. internet-Recherche Mai 2003 www.whonamedit.com.

Delafield, Francis
1841 New York – 1915. Pathologe. 1863 Prom. Ausbildung in Europa pathol. Anat., 1876 Adj., 1882 Prof. Pathol. u. prakt. Med. Beteiligt an Entwicklung der Alaunhämatoxylinfärbung.
Vgl. Fischer Lexikon S. 301.

Dimitroff, Georgi
1882–1949 Moskau. Bulgar. Gewerkschafter und Kommunist. Häufige Verhaftungen während Arbeiterstreiks. 1902 Mitglied Sozialdemokrat. Arbeiterpartei Bulgariens. 1903 Spaltung der Partei, danach marxistische Arbeiterpartei. 1909–49 Mitgl. Zentralkomitee der Partei. 1919 in „Bulgarische Kommunistische Partei“ umbenannt, die 1923 „antifaschistischen Aufstand“ organisierte. 09.03.1933 nach Reichstagsbrand Verhaftg. als Verdächtiger, im Prozeß freigesprochen. 1935–43 Generalsekretär Kommunist. Internationale. 1937–45 Mitglied Oberster Sowjet. 1944 Rückkehr Bulgarien. 1946–49 Ministerpräsident Bulgariens. 1948 Generalsekretär der KP Bulgariens.
Vgl. Stammberger/Peschke Moskau S. 436; Arbeiterbund Dimitroff S. 5-14.

Dobschanskij, Theodosius (auch Dobzhansky)
1900 Nemirow/Russland – 1975 San Jacinto. Genetiker. Bereits als Jugendlicher Interesse an Biologie. Stud. Biologie Kiew, ohne Abschluß. 1921 Ass. Fakultät für Agrikultur, Polytechn. Inst. Kiew. 1927 Emigration USA, forschte dort über Populationsgenetik. 1937 bekanntes Werk “Genetics and the Origin of Species”, gilt als Gründungsschrift des synthetischen Darwinismus.

Vgl. Junker/Hossfeld Entdeckung S. 177 f.; Lei Pi Sze Dobzhansky, internet-Recherche Mai 2003.

Donaldson, Henry Herbert

1857 New York – 1938 Philadelphia. Neurologe. Stud. New York u. Johns Hopkins (Baltimore), 1885 Prom. 1886–87 neurolog. Ausbildung in Europa b. Forel, Gudden, Meynert, Golgi. 1889–92 Ass. Prof. Neurol. Worcester. 1892–98 Prof. Neurol. Chicago. 1905 Prof. Anat./ Biol. Philadelphia (Wistar Inst. of Anatomy and Physiology), 1916–18 Präs. Ass. Am. Anat. 1937 Präs. Neurol. Soc.

Vgl. Fischer Lexikon S. 324; Peiffer Hirnforschung S. 1065.

Du Bois-Reymond, Emil Heinrich

1818 Berlin – 1896 Berlin. Physiologe. Stud. Philosophie, Naturwiss. Berlin, Bonn, dann Medizin Berlin (Schüler Johannes Müllers). 1843 Prom. Physiologie. Begründer d. neuen Wissenschaft der Elektrophysiologie. 1846 Habil., Dozent Anat. Akademie d. Künste Berlin. 1854 Doz. Physiologie Univ. Berlin, 1855 a.o.Prof. 1858 o.Prof. Physiologie Berlin. 1851 Mitgl. Königl.-Preuss. Akad. d. Wiss. Berlin, ab 1867 deren Sekretär. 1877 Eröffnung d. modernsten dtsch. Physiolog. Instituts. Großes Interesse an Philosophie. Vertrat materialistisch-naturwissenschaftliche Auffassung d. exakten Physiologie.

Vgl. Lennig Du Bois-Reymond passim; v. Engelhardt Enzyklopädie S. 136f.; Peiffer Hirnforschung S. 1066.

Economo, Konstantin Alexander Freiherr von

1876 Braila (Rumänien) – 1931 Wien. Neurologe. Stud. Maschinenbau, dann Medizin. 1901 Prom. Wien, Ausbildung Paris, Straßburg, München, Wien (Obersteiner). 1906–18 Ass. Psychiatr. Klinik Wien (Wagner-Jauregg), 1913 Habil. Psych. u. Neurol. 1917 Encephalitis lethargica epidemica beschrieben. 1921 Tit. a.o.Prof. Wien, 1925 über Cytoarchitektonik d. Großhirnrinde gearbeitet, 1931 Gründung eig. Hirnforschungsinstitut. Arbeiten über Schlaf; Zell- und Faserarchitektonik. Zahlreiche internationale wissenschaftliche Kontakte.

Vgl. Fischer Lexikon S. 347; Albrecht/Albrecht Diagnosen S. 603; v. Engelhardt Enzyklopädie S. 144; Peiffer Hirnforschung S. 1066.

Edinger, Ludwig

1855 Worms – 1918 Frankfurt/Main. Neurologe. Stud. Heidelberg, Straßburg, 1876 Prom. Straßburg, 1877–79 Ass. bei Kussmaul, Straßburg. 1880–82 Gießen. 1881 Habil., Reisen zu Gowers (England), Wernicke (Breslau), Westphal (Berlin). 1883 Frankfurt/Main prakt. Nervenarzt. 1883–88 Vorlesungen Neuroanatomie. 1885 Senckenberg. Inst. (Weigert) 1903 eig. Abt. f. Neurologie im Senckenberg. Inst. 1904 Tit.-Prof., 1914 persönl. Ordinarius Neurologie bei Aufbau Frankfurter Universität – erhielt erst Professur, nachdem er eigene Bibliothek und wissenschaftliche Sammlungen dem Staat übergeben hatte (jüd. Herkunft). Entwickelte Großflächenmakrotom. Vergl. Anat., Entwicklungsgeschichte d. Nervensystems. Monographie über Migräne.

Vgl. Fischer Lexikon S. 349; Gumpert/Joseph Medizin S. 507; v. Engelhardt Enzyklopädie S. 144; Peiffer Hirnforschung S. 1066.

Ehrenberg, Christian Gottfried

1795 Delitzsch/Leipzig – 1876 Berlin. Naturforscher, Arzt. Stud. Theologie, Medizin Leipzig, Berlin. 1818 Prom. Berlin. 1820–25 Expedition Ägypten, Libyen, Palästina, Syrien und Libanon, dort botan., zoolog. und geolog. Sammlungen.1827 a.o.Prof. Berlin. Begleitete 1829 Alexander von Humboldt in den Ural u. nach Altai. 1839 o.Prof. Theorie, Geschichte und Methodik der Medizin. Verbesserte mikroskopische Technik, untersuchte

pflanzliche und tierische Mikroorganismen, entdeckte 1833 Zellkörper der Nervenzellen bei Wirbellosen.
Vgl. Jahn Ehrenberg S. 815; v. Engelhardt Enzyklopädie S. 145f.; Peiffer Hirnforschung S. 1067.

Ehrlich, Paul

1854 Strehlen, Schlesien – 1915 Homburg. Internist. Stud. Breslau, Straßburg, Freiburg, Leipzig. 1878 Prom. Leipzig. Ass. b. Frerichs u. Gerhardt, Berlin. 1884 Tit.-Prof. 1887 Habil. Inn. Medizin Berlin, v. a. Laboratoriumsmedizin (eig. Labor Steglitzerstr.). 1890 Leiter klin. Beobachtungsstation Krankenhaus Moabit zur Erprobung d. Tuberkulus (Robert Koch). Leiter d. Labors am neugegr. Inst. f. Infektionskrankheiten. 1896 a.o.Prof., Leiter provisor. Staatl. Inst. f. Serumforschung u. -prüfung in Steglitz. 1899 Umzug d. Inst. als Kgl. Inst. f. experiment. Medizin nach Frankfurt/M. 1906 Leiter d. Georg-Speyer-Hauses f. Chemotherapie in Ffm. Mitbegründer d. Frankfurter Universität als o.Prof. 1908 Nobelpreis. Entwickelte Methylenblaufärbung und Grundlagen für Salvarsantherapie der Syphilis.
Vgl. Fischer Lexikon S. 352-354; Peiffer Hirnforschung S. 1067; Bäumler Ehrlich S. 265-285.

Eliasberg, Wladimir Gottlieb

1887 Wiesbaden – 1969 New York. Psychiater und Sozialpsychologe. Russ.-jüd. Familie. Stud. Berlin, 1911 Prom. Heidelberg, 1912 Ass. Psychiatr. Universitätsklinik München (Kraepelin), 1913 Schiffsarzt im Fernen Osten. 1914–18 Kapitän Sanitätskorps d. Armee. 1919–23 Ass. Aug.-Heckscher-Krankenhaus f. hirnverletzte Soldaten, München. 1924 Dr. phil. München. 1924–33 Privatpraxis Psychiatrie Neurologie. 1926 Gründer d. Allg. Ärztl. Ges. f. Psychotherapie, Vors. bis 1929. 1928–30 Konsilarzt Krankenhaus f. Nerven- und Geisteskrankheiten, München-Thalkirchen. 1928–31 Mitbegr. u. Hrsg. d. Allg. ärztl. Zschr. Psychotherapie. 1933 Emigr. Österreich. Prof. Psychiatr. d. Handelsakademie. 1934 Vorsitzender d. 8. Int. Kongr. f. Psychotechnik, Prag. 1937 Emigr. Tschechien. Gastprof. Akad. d. Polit. Wiss., Prag. 1938 Emigr. USA. 1940 Gründer, 1940–43 Vors. d. Ass. for the Advancement of Psychotherapie. 1941–44 Psychiater d. Poliklinik Mt. Sinai-Hosp., 1944–69 Privatpraxis Psychiatrie, Neurologie, Psychoanalyse New York. 1946 Dozent Psychiatrie, Rutgers Univ., New Brunswick, N.J. 1946–48 Dozent und Konsiliararzt Bulova Watch Co. F. Kriminologie, Sozialpsychiatrie, Industriebeziehungen etc., 1950 Hrsg. Arch. for Criminal Psychopathol. 1954 Begr. und Mithrsg. Journ. Group Psychotherapy, Journ. Clin. Psychopathol. 1953 Med. dir. Brooklyn Citizens Comm. Treatment Unit and Group Comm. Guidance Clin., New York. 1954 Präs. Am. Mental Health Found.
Vgl. Strauss/Röder Dictionary Bd. 2, S. 257.

Elschnig, Anton Philipp

1863 Leibnitz (Steiermark, Österreich) – 1939 Wien. Augenarzt. Stud. Graz. 1886 Prom. Ass. d. Grazer u. Wiener Augenklinik. 1892 Habil. Augenheilkunde. 1895 Wien. 1900 a.o.Prof. 1907–33 o.Prof. Deutsche Univ. Prag. Normale u. patholog. Anatomie d. Sehnerveneintritts, Keratitis parenchymatosa u.a. Bek. Augenchirurg.
Vgl. Fischer Lexikon S. 362; v. Engelhardt Enzyklopädie S. 153; Voswinckel Nachträge Bd. 3, S. 367f.

Erb, Wilhelm Heinrich

1840 Winneweiler (Pfalz) – 1921 Heidelberg. Internist, Neurologe. Stud. Heidelberg, Erlangen, München; während d. Studiums Ass. Inst. pathol. Anatomie München. 1864 Prom. Heidelberg, Ass. Friedreich. 1865 Habil. Inn. Medizin. 1869 a.o.Prof. Heidelberg, 1880 o.Prof. spez. Pathologie u. Therapie Leipzig. 1883–1917 o.Prof. Heidelberg. Zahlreiche

Arbeiten zu neurologischen Themen. 1879 Arbeit über Tabes dorsalis: behauptete kausalen Zusammenhang zur Syphilis. Mitbegr. Elektrodiagnostik und -therapie. 1891 Mitbegr. „Deutsche Zeitschrift für Nervenheilkunde".
Vgl. Fischer Lexikon S. 370f.; v. Engelhardt Enzyklopädie S. 156; Peiffer Hirnforschung S. 1067.

Erpenbeck, Fritz

1897 Mainz – 1975 Berlin. Schriftsteller. Lehre Maschinenschlosser, 1915–18 Soldat. 1919–21 Schauspielunterricht Osnabrück, danach an versch. Bühnen. 1927 KPD, 1928 Mitgl. Bund proletar.-revolutionärer Schriftsteller. Mitarbeit an Filmen, u.a. „Metropolis". 1931 Chefred. „Roter Pfeffer", „Magazin für alle". 1933 Emigration Prag, 1935 Sowjetunion. Mitarbeit Nationalkomitee Freies Deutschland. 1945 Rückkehr Berlin, Journalist, Chefred. versch. Theaterzeitschriften. 1959–62 Chefdramaturg „Volksbühne" Berlin.
Vgl. Baumgartner/Helbig Handbuch S. 165.

Eulenburg, Albert

1840 Berlin – 1917 Berlin. Psychiater. Stud. Berlin, Bonn, Zürich. 1861 Prom. Ass. Greifswald und Poliklinik Charité Berlin. 1864 Habil., Militärarzt 1866, 1870/71. 1873–82 o.Prof. Pharmakologie Greifswald. 1882 Berlin, eigene Poliklinik f. Nervenkrankheiten; Verfasser d. Realenzyklopädie der gesamten Heilkunde, 15 Bde., 1880–83. Seit 1895 Mithrsg. d. Dtsch. med. Wschr. 1896 Geh. Med.-Rat. Arbeiten v. a. zur Nervenphysiologie u. Therapie d. Nervenkrankheiten, Elektrotherapie, Schlaf, Syphilis und Schilddrüsenerkrankungen.
Vgl. Pagel Lexikon S. 477f.; Albrecht Diagnosen S. 605; Jerns Vorträge S. 448; v. Engelhardt Enzyklopädie S. 161f.; Peiffer Hirnforschung S. 1068.

Feilchenfeld, Hugo

1874 Kulm/ Westpreußen – 1965 Jerusalem. Augenarzt. Stud. Heidelberg, 1896 Prom. Kiel. Ass. Königsberg, Berlin, Wien. 1907–36 Leiter d. Augenklinik d. Jüd. Krankenhauses Berlin. 1939 Emigration Palästina.
Vgl. Strauss/Röder Dictionary Bd. 2, S. 285.

Ferrier, Sir David

1843 Aberdeen – 1928 London. Neurologe. Stud. Aberdeen, Edinburgh, London, Heidelberg. Als Ass. bei prakt. Arzt in Bury St. Edmunds erste neurophysiolog. Experimente. 1870 Prom., danach Lecturer Physiologie Middlesex Hospital London u. King's College. 1873 West Riding Lunatic Asylum Wakefield. West London Hosp. 1878 Mitbegr. der Zeitschrift „Brain". 1880 National Hosp. Queen Square, 1889 Prof. Neuropathologie King's College (Lehrstuhl für ihn geschaffen). 1911 geadelt. Physiologische Lokalisationsversuche an Affen.
Vgl. Rioch Ferrier S. 122-125; Peiffer Hirnforschung S. 1069.

Fick, Rudolf Armin

1866 Zürich – 1939 Berlin. Anatom. Stud. Würzburg, Marburg, Zürich, Erlangen. 1888 Prom. Würzburg. 1889–92 Ass., Prosektor Anatomie. 1892 Habil. Anatomie. 1893 a.o.Prof. Anatomie Leipzig, 1905 o.Prof. Dtsch. Univ. Prag, 1909 Innsbruck, 1917–34 Berlin. Muskel- und Gelenkmechanik, Genetik.
Vgl. Asen Gesamtverzeichnis S. 47; v. Engelhardt Enzyklopädie S. 171; Voswinckel Nachträge Bd. 3, S. 403; Peiffer Hirnforschung S. 1064.

Flatau, Edward

1869 Plock, Polen – 1932 Warschau. Berühmtester poln. Neurologe.
Vgl. Flatau Flatau, www.whonamedit.com, internet-Recherche November 2002; Peiffer Hirnforschung S. 1070.

Flechsig, Paul

1847 Zwickau – 1929 Leipzig. Psychiater, Neuropathologe. Stud. Leipzig. 1870/71 Soldat. 1872 Ass. Patholog. Inst. Leipzig (Ernst Wagner), Ass. Medizin. Poliklinik. 1873 Leiter der Abt. Histologie Physiolog. Inst., 1875 Habil. 1877 a.o.Prof. Psychiatrie, 1884–1921 o.Prof. 1882 Dir. Psychiatr. Klinik. Erkannte Funktion d. Myelins als Voraussetzung für die Funktionsfähigkeit einer Nervenbahn, gliederte danach die Hirnareale.

Vgl. Hanser/Scholtyssek Lexikon Bd. 2, S. 3f.; vlp.mpiwg-berlin.mpg.de, internet-Recherche Mai 2003; v. Engelhardt Enzyklopädie S. 178; Peiffer Hirnforschung S. 1070.

Fleck, Ludwik

1896 Lemberg/Polen – 1961 Ness-Ziona/Israel. Poln. Mikrobiologe. Stud. Lwów (Lemberg). 1920 Ass. Forschungslab. Infektionskrankheiten Przemysl (Rudolf Weigl), mit ihm 1921–23 Ass. Krankenhaus Lwów, Infektionskrankheiten. 1923 Gründg. Bakteriolog. Privatlabor. 1923–25 Leiter bakteriolog.-chem. Labor Abt. Inn. Med., Allg. Krankenhaus Lwów. 1927 Studienaufenthalt Wien, Inst. f. Serotherapie (R. Kraus, 1928–35 Leiter bakteriolog. Labor d. Krankenkasse Lwów. Interesse für Wissenschaftstheorie. 1935 Monographie Wissenschaftstheorie, weitere Arbeit in Privatlabor. 1941 Getto Lwów, dort Aufbau eines Gettokrankenhauses, Forschungen über Fleckfieber, stellte ersten wirksamen Impfstoff her. 1943 Auschwitz, mußte dort in Hygieneinst. Arbeiten. 1944 Buchenwald, Typhusimpfstoff-Versuche, boykottierte diese (stellte wirksamen Impfstoff nur für Häftlinge her). 1945 Leiter Abt. medizin. Mikrobiologie Univ. Lublin. 1946 Habil. Breslau, 1947 a.o.Prof., 1950 o.Prof. Breslau, 1952–57 Warschau. 1957 Emigr. Israel, Lehrauftrag Med. Fak. Hebrew Univ. Jerusalem, Leiter Department of Experimental Pathol., Israel Inst. for Biological Research, Ness-Ziona.

Vgl. Schäfer/Schnelle Einleitung S. X-XVII.

Foerster, Otfrid

1873 Breslau – 1941 Breslau. Neurologe, Neurochirurg. Stud. Freiburg, Kiel, Breslau. 1897 Prom. Breslau, danach Paris (Jules-Joseph Dejerine), Heiden (Schweiz, H. S. Frenkel). 1899 Ass. Psychiatr. Klinik Breslau (Carl Wernicke). 1903 Habil., Ass. Neurolog. Abteilung Wenzel-Hancke-Krankenhaus Breslau. 1909 a.o.Prof., 1911 eig. neurolog. Bettenabteilung Städt. Krankenhaus Allerheiligen Breslau. 1914–20 Beratender Facharzt Armee. 1917 o.Honorarprof. 1920 städt. Primararzt, Leiter Wenzel-Hancke-Krankenhaus. 1921–38 o.Prof. Neurologie Breslau (erster deutscher Lehrstuhl f. Neurologie). Während d. Ersten Weltkriegs autodidaktisch Neurochirurgie erlernt. 1922–24 in Russland persönliche Behandlung Lenins. 1934 Gründung des Neurologischen Forschungsinstituts Breslau (Otfrid Foerster, Neurologisches Institut), mit Hilfe d. Rockefeller-Foundation. 1924–32 Vors. Ges. Dtsch. Nervenärzte. Operierte als erster Neurologe in Deutschland Gehirn, Rückenmark und periphere Nerven. Vertrat Unabhängigkeit der Neurologie von der Psychiatrie.

Vgl. Kreuter Neurologen S. 360-366; Voswinckel Nachträge Bd. 3, S. 430; v. Engelhardt Enzyklopädie S. 181f.; Peiffer Hirnforschung S. 1070; Wartenberg Foerster S. 422-425.

Forel, August

1848 La Gracieuse – 1931 Yvorne. Schweizer Neuropathologe, Psychiater. Stud. Zürich, Wien. 1871/72 Prom. (Meynert). 1873–78 Ass. Psychiatrie München (v. Gudden). 1877 Habil. München, 1878–79 Südamerika- u. Afrikareise. 1879-1898 Dir. Anstalt Burghölzli, Prof. Psychiatrie Zürich. 1902 mit Oskar Vogt Gründung d. „Journal für Psychiatrie und Neurologie“. Vertrat Neuronentheorie. Monist, Pazifist, später Sozialist.

Vgl. Peiffer Hirnforschung S. 1070; Kuhlenbeck Forel S. 35-38.

Fraenkel, Albert

1848 Frankfurt/Oder – 1916 Berlin. Internist. Stud. Berlin, 1870 Prom., 1872 Appr. Ass. Innere Klinik Freiburg (Kussmaul), Berlin (Traube, v. Leyden). 1877 Habil. Innere Medizin. 1884 a.o.Prof. 1887 Leiter Frauen-Siechenanstalt Berlin-Kreuzberg und einer Privatklinik. 1890 mit Werner Körte Dir. des neu errichteten städtischen Krankenhauses Am Urban. Legte Wert auf hohen Hygienestandard, richtete u.a. Röntgenabteilung ein. 1884 Erstbeschreiber der Pneumokokken. Besonderes Interesse f. Herz- und Lungenkrankheiten.
Vgl. www.m-ww.de/persoenlichkeiten/fraenkel.html, internet-Recherche Sept. 2002; Peiffer Hirnforschung S. 1071.

Fränkel, Bernhard

1836 Elberfeld – 1911 Berlin. Hals-Nasen-Ohrenarzt. Stud. Berlin, 1860 Appr. 1872 Habil. Innere Medizin, Dir. Arzt Augusta-Hospital. Forschungen Rhino-Laryngologie. 1887 a.o.Prof., Dir. neugegr. Universitäts-Poliklinik, 1893 Dir. Klinik f. Hals- und Nasenkrankheiten Charité, 1897 Hon.Prof.
Vgl. v. Engelhardt Enzyklopädie S. 184.

Fräntzel, Oscar Max Victor

1838 Meseritz – 1894 Berlin. Internist. Stud. Berlin. 1860 Prom. 1861–65 Militärarzt am Rhein u. russ.-poln. Grenze, 1864 Feldzug gg. Dänemark. 1865 Stabsarzt u. prakt. Arzt Berlin. 1867–69 Ass. Propädeut. Klinik Berlin (Traube). 1869–73 Dir. Arzt Augusta-Hospital Berlin. 1870 Habil. 1875 a.o.Prof. physikal. Untersuchungsmethoden (Auskultation, Perkussion, Laryngoskopie), Lungenkrankheiten.
Vgl. Pagel Lexikon S. 539; Asen Gesamtverzeichnis S. 50; v. Engelhardt Enzyklopädie S. 185.

Freud, Sigmund

1856 Freiberg/Mähren – 1939 London. Psychiater, Neuropathologe. Stud. Wien. Ass. Physiolog. Inst. u. Neurolog. Klinik Univ. Wien. 1885 Habil. Neuropathologie Wien. 1885–86 Weiterbildung Paris Salpêtrière (Charcot). Neurolog. Abt. Wiener Kinderkrankenhaus, eig. Praxis Wien. Entwickelte Psychoanalyse. 1902 a.o.Prof. Neuropathologie Wien, 1920 o.Prof. 1938 Emigr. London.
Vgl. Kreuter Neurologen S. 388f.; Voswinckel Nachträge Bd. 3, S. 449; Schott Freud (1991) S. 323-335; Schott Freud (2002) S. 190f.; Peiffer Hirnforschung S. 1071.

Frey, Maximilian von

1852 Salzburg – 1932 Würzburg. Physiologe. Stud. Wien, Leipzig, Freiburg, München. 1880 Ass. Leipzig Physiologie (Carl Ludwig), dort Habil., a.o.Prof. 1898 o.Prof. Zürich, 1899 Würzburg. Forschungen über Haut- und Tiefensensibilität, Sinnesphysiologie.
Vgl. v. Engelhardt Enzyklopädie S. 193.

Fritsch, Gustav Theodor

1838 Cottbus – 1927 Berlin. Anatom, Physiologe. Stud. Berlin, Breslau, Heidelberg. 1862 Prom. Berlin. 1863–66 anthropolog. Studien Südafrika, wiss. Fotograf bei Expeditionen, in Ägypten zoolog. Studien mit elektrischen Fischen. In 1860er Jahren mit Eduard Hitzig erste elektrische Reizversuche des Cortex, die 1870 veröffentlicht wurden. 1869 Habil. Anatomie Berlin, 1870/71 Soldat. 1874 a.o.Prof. Vergl. Anatomie Berlin, Leiter der histolog. Abteilung und wiss. Fotograf, später physikal. Anthropologie Inst. Physiologie (Du Bois-Reymond, Engelmann), dann Anatom. Inst. Erneute Forschungsreisen nach Südafrika. 1899–1921 o.Hon.Prof. Anatomie Berlin. Später a.o.Prof. Physiologie Berlin.
Vgl. Kuntz Hitzig S. 140.

Fürstenheim, Walter
1879 Berlin – 1967 Frankfurt/Main. Kinderarzt, Psychiater. Gerichtsarzt f. Kinder u. Jugendliche. Stud. Berlin, Bonn, Göttingen. Appr. 1903, Prom. 1904. 1903–06 Ass. Univ.-Kinderklinik Charité Berlin (Heubner) und Psychiatrie (Ziehen). 1906 Gründung einer „Medico-pädagogischen Poliklinik für Kinderforschung, Erziehungsberatung und ärztliche erziehliche Behandlung" in Berlin-Lichterfelde. Nach 1911 Ass. Sanatorium „Hohemark", Oberursel. 1916 Gründung der „Jugensichtungsstelle" Frankfurt/Main. 1922 Stadtmedizinalrat Frankfurt. 31.03.1933 Enlassung, 1934 Auswanderungsversuch England gescheitert. 1936 Praxisaufgabe. Dez. 1938 Emigr. England, ab 1939 Wimbledon. 1959 Rückkehr Frankfurt/Main. 1966 Ehrenplakette der Stadt Frankfurt/Main.
Vgl. Woldrich Beratung S. 5; Jerns Vorträge S. 459; Seidler Kinderärzte S. 226.

Gabor, Andor
1884–1953. Ungar. Schriftsteller, Journalist. 1919 nach Untergang d. ungar. Räterepublik verhaftet. Emigration Wien. Heirat mit Olga Halpern, Mitglied KP Ungarns. 1925 Berlin, Mitarbeiter Rote Hilfe, Korrespondent „Prawda". 1928 Mitbegr. Bund proletar.-revolutionärer Schriftsteller. 1934 Emigr. Sowjetunion, Leiter der Arbeitsgemeinschaft für erzählende Prosa der deutschen Sektion der Internationalen Vereinigung Revolutionärer Schriftsteller, 1938 Chefredakteur ungar. Emigrantenzeitschrift. 1945 Rückkehr Ungarn.
Vgl. Stammberger/Peschke Moskau S. 441.

Gagel, Oskar
1899 Nürnberg – 1978 Nürnberg. Neurologe. Stud. Erlangen, München. 1924 Prom. Erlangen, 1925–27 Ass. Deutsche Forschungsanstalt f. Psychiatrie München (Spielmeyer), Inn. Klinik Erlangen. 1929 Abteilungsleiter Neurolog. Forschungsinst. Breslau (Foerster), 1931 Habil., 1937 apl.Prof., 1939 a.o.Prof. Neurologie Breslau. 1940 Wien, 1942–45 o.Prof., Direktor Neurolog. Institut und Poliklinik Wien. Ab 1945 Nervenarztpraxis Nürnberg. 1961 o.Prof. Neurologie Erlangen. 1970 Ehrenmitgl. Deutsche Gesellschaft für Neurologie, 1973 Wilh.-Erb-Gedenkmünze. Frühe grundlegende Arbeiten über das vegetative Nervensystem.
Vgl. Wer ist wer? (1974/75) S. 282; Who's who in Germany (1972) S. 427f.; Peiffer Hirnforschung S. 1072.

Gall, Franz Joseph
1758 Tiefenbrunn – 1828 Montrouge. Arzt. Stud. Straßburg, Wien. 1785 Prom., prakt. Arzt Wien. Entwicklung der Schädel- und Organlehre (Phrenologie: Gehirn bestehe aus Einzelorganen, denen Erhabenheiten des Schädels entsprechen; aus Schädelform könne man auf psychische Funktionen und Charkatermerkmale schließen). Ab 1796 Beobachtung psychisch Kranker, Sektionen. Privatvorlesungen 1801 durch Österr. Kaiser verboten („materialistisches Gedankengut"), 1805–07 Vortragsreise Europa. 1809 Paris, Praktiker, Privatgelehrter.
Vgl. Hanser/Scholtyssek Bd. 2, S. 28; Oehler-Klein Gall S. 206f.; Mann Gall S. 51-64, Peiffer Hirnforschung S. 1072.

Gaupp, Robert
1870 Neuenbürg (Württ.) – 1953 Stuttgart. Psychiater, Neurologe. Stud. Tübingen, Genf, Straßburg. 1893 Prom. Tübingen, 1894–99 Ass. Nervenklinik Breslau (Wernicke). 1897 Oberarzt württemberg. Anstalt Zwiefalten, im selben Jahr zurück nach Breslau. Dort 1899 Niederlassung als Nervenarzt. 1900 Nervenklinik Univ. Heidelberg (Kraepelin), 1901 Habil. 1904 Oberarzt München (Kraepelin). 1906–36 o.Prof. Psychiatrie Tübingen. Red. „Zeischrift für die gesamte Neurologie und Psychiatrie. 1945–48 Dezernat f. Wohlfahrts- und Gesundheitswesen" Stuttgart.

Vgl. Kreuter Neurologen S. 430f., v. Engelhardt Enzyklopädie S. 209; Voswinckel Nachträge Bd. 3, S. 490f.; Peiffer Hirnforschung S. 1073.

Gegenbaur, Carl

1826 Würzburg – 1903 Heidelberg. Anatom, Vergl. Anatom, Zoologe. Stud. Würzburg, 1851 Prom. 1852 m. Lehrer A. Kölliker nach Messina, um wirbellose Meerestiere zu studieren. Ass. Würzburger Juliusspital. 1854 Habil. vergl. Anat. Würzburg. 1855 a.o.Prof. Zool. Jena. 1858 o.Prof. Anat. Zool., ab 1859 Forschung v.a. über Wirbeltiere (zuvor Wirbellose). 1873–1901 o.Prof. Anat. u. Vergl. Anat. Heidelberg. Weltruf v.a. auf dem Gebiet der Vergleichenden Anatomie. Stand Darwinismus Haeckels zunehmend skeptischer gegenüber.

Vgl. v. Engelhardt Enzyklopädie S. 210f.; Peiffer Hirnforschung S. 1073.

Geheeb-Lieberknecht, Anna

1875 Geisa (Sachsen-Weimar) – 1960. Schwester d. Reformpädagogen Paul Geheeb u. d. Chefredakteurs des „Simplicissimus“ Reinhold Geheeb (1872-1939). Pädagogin, Ärztin. Pestalozzi-Lehrerinnen-Seminar Berlin. 1894–99 Privatlehrerin Manchester und Castletown (Isle of Man). 1899 Abitur Bern, 2 Semester Medizinstud. Zürich, ab 1900 Halle, Leipzig, Marburg. Eine d. ersten Medizinstudentinnen in Deutschland. 1907 Prom. Marburg. 1907–08 Volontärass. Psychiatr. Klinik Gießen, 1911 Ass. Berlin-Lankwitz, 1912–13 Ärztin Heilerziehungsheim Berlin-Lichterfelde, Holbeinstr. 28; 1914, 1917 und 1919 Privatheilerziehungsanstalt für psychopath. u. debile Kinder, Berlin-Wannsee; 1924 u. 1926–27 König, Kreis Erbach. 1926/27 Fachärztin f. Nervenkrankheiten. 1928–29, 1931, 1933, 1937 (1925–1946/47?) Leiterin Erziehungsheim Nordeck bei Gießen. Mitgl. Gesellschaft für Heilpädagogik.

Vgl. Geheeb Casuistik S. 29; Lüthi Geheeb-Archiv.

Geheeb (-Cassirer), Edith

1885–1982. Tochter d. Industriellen Max Cassirer und Hedwig Freunds. Pädagogin. 1910 m. Paul Geheeb Begründerin d. Odenwaldschule in Oberhambach, größtenteils finanziert von ihrem Vater. 1934 Emigration Schweiz, dort Aufbau Ecole d'Humanité in Goldern, die heute noch existiert.

Vgl. Leo Baeck Inst. Kurzbiographien S. 111; Lüthi Geheeb-Archiv; Reichshandbuch S. 265.

Geheeb, Paul

1870–1961. Bürgerl. Reformpädagoge. Bruder von Anna Geheeb-Lieberknecht. 1889–93 Studium Theologie, Naturwissenschaften, Psychologie, Sprachen, Pädagogik, Neuropathologie. Oberlehrer. 1899–1902 Leiter Nordseepädagogikum Insel Föhr. 1904 Leiter Landerziehungsheim Haubinda/Thüringen. 1906 m. Gustav Wyneken (1875–1964) Gründung d. Freien Schulgemeinde Wickersdorf. 1910 Eröffnung Odenwaldschule. 1934 Emigration Schweiz, dort Fortsetzung d. pädagog. Tätigkeit an der École d'Humanité, Versoix (b. Genf).

Vgl. Albrecht/Albrecht Diagnosen S. 610.

Gehuchten, Arthur van

1861 Antwerpen – 1914 Cambridge. Neurologe, Neuropathologe. Stud. Louvain (Löwen). Ass. b. Weigert u. Edinger (Frankfurt/M). 1886 erste Publikation üb. Struktur d. Muskelzellen. Prof. Anat., Pathol. u. Ther. d. Nervenkrankheiten in Louvain. Seit 1900 Hrsg. d. Zschr. "Le Névraxe". Bei Kriegsausbruch Flucht nach England, Prof. in Cambridge. Vergleichende Anatomie, Muskelphysiologie.

Vgl. Fischer Lexikon S. 488; Peiffer Hirnforschung S. 1073.

Gelb, Adhémar Maximilian Maurice

1887–1936. Gestaltpsychologe ungar. Herkunft. 1910 Prom. Psychologie Berlin (Carl Stumpf). 1912–14 Ass. Psycholog. Inst. Frankfurt/Main, 1915 klin. Psychologie im Hirnverletztenlazarett Frankfurt (Kurt Goldstein). 1919 Habil. Philosophie, Psychologie. 1924 a.o.Prof., 1929 Dir. Psycholog. Inst. Frankfurt/Main (m. Wertheimer). 1931 Prof. Philosophie, Dir. Psycholog. Seminar Halle. 1933 Entzug d. Lehrbefugnis, 1934 Tuberkulose.
Vgl. Rückriem Gelb. Internet-Recherche Sept. 2003 www.ich-sciences.de.

Gerhardt, Carl Adolf Jakob Christian

1833 Speyer – 1902 Gamburg/Baden. Internist. Stud. Würzburg, Jena. 1856 Prom. Ass. Med. Poliklinik, 1858 Med. Klinik Tübingen. 1860 Habil. Inn. Medizin Würzburg. 1862 o.Prof. Innere Med. Jena, 1872 Würzburg. 1885 Berlin, II. Med. Klinik Charité; 1888/89 Rektor d. Univ. Einführung physikal.-chem. Diagnostik.
Vgl. Pagel Lexikon S. 594; Albrecht/Albrecht Diagnosen S. 610; v. Engelhardt Enzyklopädie S. 213.

Gerlach, Joachim

1908 Breslau – 1989. Neuroanatom, Neurochirurg. 1938-39 Ass. KWI f. Hirnforschung Berlin-Buch (H. Spatz, K.-J. Zülch). Ab 1939 Neurochirurg im Sonderlazarett d. Heeres (Sauerbruch). 1948 Chirurg. Universitätsklinik Würzburg, dort Wiederaufbau der neurochirurg. Abt. (gegr. von Tönnis). 1950 Habil., 1961 a.o.Prof., 1965 Dir. D. neurochirurg. Univ.-Klinik, 1968–75 o.Prof. Beeinflusst durch Hartwig Kuhlenbeck.
Vgl. Peiffer Hirnforschung S. 1074.

Gerlach, Joseph von

1820 Mainz – 1896 München. Prakt. Arzt, Anatom. Stud. Würzburg, München, Berlin. Reisen nach London, Wien, Paris. 1843–50 prakt. Arzt Mainz, 1850 o.Prof. Anatomie Erlangen. Entwickelte Chrom-Carminfärbung.
Vgl. Peiffer Hirnforschung S. 1074.

Gieson, Ira Thompson van

1866 Long Island – 1913 New York. Pathologin. 1885 Prom. College of Physicians and Surgeons, New York. Pathologin in New York, entwickelte Färbemethode.
Vgl. Peiffer Hirnforschung S. 1074.

Gislén, Torsten Richard Emanuel

1893 Kalmar – 1954 Lund. Schwed. Zoologe. Stud. Jönköping, Uppsala, 1924 Prom. Uppsala. Zunächst Gymnasiallehrer (in Norrköping, Stockholm, Göteborg, Uppsala). Tiefe religiöse Überzeugung. 1928–31 Forschungsaufenthalt in Japan und Californien, dort Freundschaft mit Edward Flanders Rickets (1897–1948). 1932 Prof. Zoologie Lund, 1934–46 Dir. Limnolog. Stationen Lund und Aneboda (Limnologie=Ökologie der Binnengewässer). Forschungen über Echinoderma, Ökologie und Zoogeographie.
Vgl. Hanström Gislén S. 134-136; Sjöström Vem S. 1104.

Goldflam, Samuel Wulfowitz

1852 Warschau – 1932. Polnischer Neurologe. Stud. Warschau. 1875 Ass. Innere Medizin Heilig-Geist-Krankenhaus Warschau (Wilhelm Dusan Lambl). 1882 Berlin (Westphal) und Paris (Charcot), danach in Warschau Dozent Neurologie. Eröffnete eig. Klinik in Warschau. 1914–18 Zusammenarbeit m. Edward Flatau im Jüd. Krankenhaus, teilte Wohnung mit ihm. Seit 1918 Neurolog. Klinik „Na Czystem“-Krankenhaus (Flatau), zus. m. Lazarus Ludwik Zamenhof (1859–1917), dem Erfinder des Esperanto. Gründer d. Jüd. Ges. f. Nervenkrankheiten; der „Sophia“-Klinik f. Nervenkranke in Otwock und der „Berson- und Bauman-Kinderklinik“ in Warschau.

Vgl. www.whonamedit.com, internet-Recherche Sept. 2002; Voswinckel Nachträge Bd. 3, S. 518.

Goldscheider, Johannes Karl August Eugen Alfred

1858 Sommerfeld (Frankfurt/Oder) – 1935 Berlin. Internist. Stud. Berlin, 1881 Prom. Militärarzt Schlesien. 1889 Stabsarzt Kaiser-Wilh.-Akademie, 1891 I. Med. Klinik Charité Berlin (v. Leyden), 1891 Habil. Inn. Medizin. 1894 dirig. Arzt II. Inn. Abt. Städt. Krankenhauses Moabit. 1895 Tit.-Prof., 1898 a.o.Prof.,1907 o.Hon. Prof. 1906–10 Leiter Virchow-Krankenhaus (Ärztl. Dir.). 1910 Leiter Poliklin. Univ.-Inst. (seit 1919 III. Med. Klinik d. Univ. Berlin); 1919–26 o.Prof. (als einer der wenigen jüd. Prof.), bis 1933 Leiter III. Med. Klinik. Zahlreiche Arbeiten über Diagnostik und Therapie d. Nervenkrankheiten.

Vgl. Fischer Lexikon S. 513; Asen Gesamtverzeichnis S. 60; Kreuter Neurologen S. 454-458; v. Engelhardt Enzyklopädie S. 224; Voswinckel Nachträge Bd. 3, S. 518; Peiffer Hirnforschung S. 1075.

Goldstein, Kurt

1878 Kattowitz – 1965 New York. Neurologe, Psychiater. Philosophie-, Literatur- und Medizinstud. Breslau, Heidelberg. 1903 Prom. Breslau, Ass. bei Edinger, Hoche, Oppenheim, E. Meyer. 1907 Habil. Königsberg. Ausbildung bei Wernicke, Oppenheim, Hoche und Meyer, ab 1914 bei Edinger (Frankfurt/Main). Gründete 1914 mit Edinger „Institut zur Erforschung der Folgeerscheinungen von Hirnverletzungen“ in Frankfurt/Main. Arbeiten zur Aphasie, mit Psychologen Adhémar Gelb Begr. d. Neuropsychologie. 1919 Leiter d. Neurolog. Instituts Frankfurt. 1923 o.Prof. Neurologie Frankfurt/Main. 1930 Leiter d. neu gegr. Neurologischen Abt. Krankenhaus Moabit, Hon.Prof. Berlin. 14.09.1933 Entzug d. Lehrbefugnis (§3 d. Gesetzes zur Wiederherstellung des Berufsbeamtentums). Kurzzeitige Verhaftung, April 1933 Emigr. Schweiz, Amsterdam, 1935 USA. 1936–40 Prof. Psychiatrie Columbia-University, Einrichtung neurophysiolog. Labor Montefiore-Hospital New York. 1940–45 Prof. Neurologie Tufts Medical School Boston, ab 1945 Privatpraxis Neuropsychiater und Psychotherapeut.

Vgl. HUB, UA, UK – Personalia, G 144 [PA Goldstein, Kurt]; Kütemeyer/Schultz Goldstein S. 133-139; v. Engelhardt Enzyklopädie S. 224f.; Voswinckel Nachträge Bd. 3, S. 520f.; Peiffer Hirnfroschung S. 1075.

Golgi, Camillo

1844 Corteno – 1926 Pavia. Histologe. Stud. Pavia. 1865–72 Ass. Pathologie Ospedale di San Matteo, Pavia. 1868 Arbeiten über Pellagra unter Lombroso. Erste Arbeiten über Neuroglia 1870–71. 1871 Habil., 1872 Oberarzt Anstalt Abbiategrasso. 1873 Silberimprägnation der Nervenzellen entwickelt (1885 publiziert). 1875–1918 a.o.Prof. Histologie Pavia, 1876 o.Prof. Pathologie Siena und Turin, 1881–1918 Allg. Pathologie Pavia. 1906 mit Santiago Ramón y Cajal Nobelpreis für Physiologie/Medizin.

Vgl. Hanser/Scholtyssek Bd. 2, S. 93f.; Peiffer Hirnfroschung S. 1075; Ferraro Golgi S. 41-44.

Graefe, Friedrich Wilhelm Ernst Albrecht von

1828 Finkenheerd – 1870 Berlin. Ophthalmologe. Stud. Berlin, 1847 Prom. Fortbildung Augenheilkunde Prag, Wien, Paris, London, Glasgow, Dublin. 1850 Augenklinik eröffnet, bedeutendste ophthalmolog. Lehr- und Forschungsanstalt der Welt. 1856 erste erfolgreiche Katarakt-Operation, 1857 Glaukom. 1852 Habil., 1857 a.o.Prof. Berlin, 1866 o.Prof.

Vgl. v. Engelhardt Enzyklopädie S. 227; Hoffmann-Axthelm Graefe S. 40-50.

Gratiolet, Pierre

1815 Ste-Foy-la-Grande (Gironde) – 1865 Paris. Physiologe. Ass. Museum f. Naturkunde, Paris. Erst Präparator, dann Arbeiten zur Vergleichenden Anatomie insbesondere d. Gehirns. 1861 Lehrstuhl f. Vergleichende Anatomie, Paris.

Vgl. internet-Recherche Mai 2003 webperso.easyconnect.fr.

Griesinger, Wilhelm

1817 Stuttgart – 1868 Berlin. Internist und Psychiater; Vordenker und Reformer der Psychiatrie. Stud. Tübingen, Zürich, Paris, Kontakt zu Physiologen Francois Magendie (1783–1855). 1839 prakt. Arzt Friedrichshafen/ Bodensee. 1840–42 Ass. Nervenheilanstalt Winnenthal, 1842 prakt. Arzt Stuttgart. 1843 Habil. Psychiatrie Tübingen. 1847 a.o.Prof. Tübingen, 1849 Dir. Med. Poliklinik Kiel. 1850–52 Kairo, Leibarzt Vizekönig Abbas Pascha, Dir. medizin. Schule Kairo, Präsident Medizinalwesen Ägyptens. 1852 Tübingen, 1854 dort o.Prof. Psychiatrie. 1860 Zürich o.Prof. Innere Medizin, Reformierung d. Irrenwesens, Plan f. Klein. Burghölzli als Universitätspsychiatrie. 1865 o.Prof. Psychiatrie u. Neurologie Charité Berlin (neuer Lehrstuhl), Reformierung d. Irrenanstalt der Charité. „Geisteskrankheiten sind Gehirnkrankheiten". Begr. 1867 „Berliner medicinisch-psychologische Gesellschaft" und „Archiv für Psychiatrie und Nervenkrankheiten".

Vgl. Meyer Pionier S. 78-82; Schmiedebach Griesinger S. 109-130; Wahrig-Schmidt Griesinger S. 172-189; Peiffer Hirnforschung S. 1076.

Grinstein, Alexander Michailowitsch

1881 Tula – 1959 Moskau. Neurologe. 1904 Studienabschluß Med. Fak. Moskau, 1906–09 Ass. Klinik f. Nervenkrankheiten Univ. Moskau, ab 1909 Ass. Nervenklinik d. Moskauer Univ. f. Frauen (ab 1918 2. Moskauer Univ., Dir. Lazar Minor). 1910 Prom. 1921–24 Prof. Neurologie/Psychiatrie Univ. Woronesch, 1924–40 Charkow, 1940–55 2. Moskauer Med. Univ. Beratender Kreml-Arzt. 1952–53 inhaftiert, Vorwurf der Spionage f. USA sowie der absichtlichen Fehlbehandlung von Funktionären der KPdSU und der Roten Armee. Nach Rapoport im Gefängnis verhungert, nach anderen Quellen Rehabilitation nach Stalins Tod.

Vgl. Soskin Grinstein S. 1309f.; Schulz/Urban/Lebed USSR S. 217; Rapoport Hammer S. 176.

Grotjahn, Alfred

1869 Schladen/Harz – 1931 Berlin. Sozialhygieniker. Stud. Greifswald, Kiel, Leipzig, Berlin. 1894 Prom. Ass. Poliklinik Nervenkranke (Emanuel Mendel), 1896 prakt. Arzt Berlin. 1912 Habil. Sozialhygiene. 1915 Leiter Abt. Soziale Hygiene Medizinalamt Berlin. 1919 Dir. Heilstättenamt, 1920 erster dtsch. Lehrstuhl Sozialhygiene Berlin. 1921–24 Mitgl. Reichstag (SPD). Entwickelte Sozialhygiene als selbst. Wissenschaft. Sexualhygiene, Geburtenregelung, Bekämpfung Alkoholismus, Geschlechtskrankheiten.

Vgl. v. Engelhardt Enzyklopädie S. 235; Hubenstorf Grotjahn S. 337-358.

Gudden, Johann Bernhard Aloys von

1824 Kleve – 1886 Starnberger See. Psychiater. Stud. Bonn, Berlin, Halle. 1848 Prom. Halle. 1848–51 Ass. Psychiatrie Siegburg (Karl Wigand Maximilian Jacobi). 1851–55 Ass. Irrenanstalt Illenau, Baden (Christian Friedrich Wilhelm Roller). 1855 Dir. d. neu gegründeten Unterfränkischen Landes-Irrenanstalt Werneck, Unterfranken. Bekannt als exzellenter Organisator, liberaler Psychiater, der Zwangsmaßnahmen abschaffte. 1869 Dir. d. Kantonsspitals Burghölzli, Schweiz, und o.Prof. Psychiatrie Zürich. 1872 Dir. Oberbayer. Kreis-Irrenanstalt Haar, München, o.Prof. Psychiatrie München. 1875 geadelt, wurde Leibarzt des Königs Ludwig II von Bayern. Nach Diagnose einer Schizophrenie wurde der König 1886 seiner Ämter enthoben und von Gudden zu seinem Schloss gebracht; dort beide ertrunken im Starnberger See gefunden.

Vgl. www.whonamedit.com, internet-Recherche Sept. 2002; Kreuter Neurologen S. 450; v. Engelhardt Enzyklopädie S. 238; Peiffer Hirnforschung S. 1077.

Gusserow, Adolf Ludwig Sigismund

1836 Berlin – 1906 Berlin. Gynäkologe. Stud. Berlin, Prag, Würzburg. 1859 Prom. 1864 Habil. Geburtshilfe, Gynäkologie Berlin. 1866 o.Prof. Utrecht. 1867 Zürich. 1872 Straßburg. 1878 Berlin, Frauenklinik Charité.

Vgl. Pagel Lexikon S. 660; Asen Gesamtverzeichnis S. 66; v. Engelhardt Enzyklopädie S. 241.

Haeckel, Ernst

1834 Potsdam – 1919 Jena. Preussisch-protestantisch erzogen. Mediziner, Zoologe. Stud. Berlin (Joh. Müller) u. Würzburg (v. Kölliker). 1856 Ass. Rudolf Virchow (später Gegner Haeckels). 1857 Prom. Berlin. 1858 Zoolog. Station Neapel (A. Dohrn). 1861 Habil. Jena, 1862 dort a.o.Prof. Morphologisch-taxonomische Arbeiten über Wirbellose. Seit 1863 öffentl. Protagonist Charles Darwins. 1869–1909 o.Prof. Zoologie Jena. Forschungen zur Entwicklungsgeschichte, popularisierte Entwicklungslehre. Später Entwicklung eines monistischen Gedankengebäudes. Zahlreiche Forschungsreisen. Landschaftsmaler.

Vgl. Jahn Haeckel S. 840f.; internet-Recherche Mai 2003 home.tiscalinet.ch/biografien/haeckel.htm; Peiffer Hirnforschung S. 1077.

Haller, Béla

1859 – 1914 Heidelberg. Zoologe. A.o.Prof. Heidelberg. Arbeiten über Fibrillennetze.

Vgl. Peiffer Hirnforschung S. 1077.

Hallervorden, Julius

1882 Allenberg/Ostpreussen – 1965 Frankfurt/Main. Psychiater, Neuroanatom, Neuropathologe. Stud. Königsberg. 1909 Prom., Ass. Privatnervenklinik Haus Schönow, Zehlendorf (M. Laehr), Schüler Emil Kraepelins in München. 1913 Anstaltsarzt Landsberg/Warthe, 1918 Kreisarzt. 1921 Gastass. Deutsche Forschungsanstalt f. Psychiatrie, München (Spielmeyer), Kontakte zu Hugo Spatz. 1929 Prosektor Landsberg, 1936 Potsdam, Brandenburg. Psychiatr. Anstalten. 1938 Leiter d. Hirnpatholog. Abt. KWI f. Hirnforschung Berlin-Buch, später Max-Planck-Inst. f. Hirnforschung Frankfurt/M., gleichzeitig weiterhin Prosektor Anstalt Brandenburg/Görden. Untersuchte zahlreiche Gehirne von Opfern der Kinder-Euthanasie während d. Nationalsozialismus. 1944 Umzug mit Institut nach Dillenburg, 1949 Giessen, 1962 Frankfurt/Main. Bildete zwischen 1936 und 1960 zahlreiche deutsche Neuropathologen aus.

Vgl. Peiffer Jahre S. 24; Peiffer Hirnforschung S. 1077f.

Halpern, Olga

1886–1965. Übersetzerin. Verheiratet mit Andor Gabor. 1938–40 Sekretärin der deutschen Länderkommission im Sowjetischen Schriftstellerverband. 1945 Rückkehr nach Ungarn.

Vgl. Stammberger/Peschke Moskau S. 444.

Hanström, Bertil

1891 Kalmar (Schweden) – 1969 Steninge (Hall, Schweden). Zoologe. 1910 Stud. Phil. Stockholm, 1920 Dr. phil. 1918–29 Lehrer Gymnasium Landskrona, gleichzeitig 1925 Habil. Zool. Lund. 1929–57 Prof. Zool., 1930–57 Leiter Zool. Inst. Univ. Lund. 1951–56 Prorektor Univ. Lund. Erforschung von Nervensystem u. Sinnesorganen wirbelloser Tiere (vergleichende Anatomie), Forschungsaufenthalte f. zoolog. Studien Trondheim 1921,1924,1931; Kalifornien und Mexiko 1922; Woods Hole Massachusetts, USA 1925 u. 1935 (Rockefellerstipendien); Bergen 1927 und 1952; Helgoland 1928; Istrien 1930; Rügen 1931; Bornholm 1933; Florida 1935; Anholt 1937; Jylland 1939; England 1946,1948,

1953, 1956; Tromsö 1947; Schottland 1948, 1951; Südafrika 1948; Finnland 1950, 1951; Oslo 1952; Neapel 1953. Div. Arbeiten auch in Deutschland veröffentlicht.
Vgl. Schmidt Hanström S. 843; Dahl Hanström S. 283-285; Sjöström Vem S. 1132.

Hartmann, Robert
1831 Blankenburg/ Harz – 1893 Berlin. Anatom, Physiologe. Stud. Berlin. 1856 Prom. 1860 u. 1861 Reisen nach Ägypten, Nubien, Ost-Sudan m. Freiherrn A. v. Barnim. 1864–65 Priv.-Doz. Anat. u. Physiol. Berlin. 1865–67 Lehrer d. landwirtschaftl. Zoologie Proskau (Oberschlesien). 1867 a.o.Prof. u. Prosektor Berlin; Geh. Med.-Rat. Div. anthropolog., ethnogr. u. anat. Schriften. Seit 1869 Mithrsg. d. Zschr. f. Ethnologie.
Vgl. Pagel Lexikon S. 690.

Hay, Julius (auch Gyula Hay; Pseudonym Stefan Faber)
1900–1975. Ungarisch-österreichischer Schriftsteller, während Nationalsozialismus im Moskauer Exil. Nachlaß im Literatur-Archiv Marbach.
Vgl. Internet-Recherche Juli 2003 www.wikipedia.de.

Heberer, Gerhard
1901 Halle/Saale – 1973 Göttingen. Biologe. 1932 Habil. Tübingen, 1939–45 a.o.Prof. Jena. 1949 Prof. Göttingen, 1961–62 Freie Univ. Berlin, Leiter d. Anthropolog. Forschungsstelle Göttingen. Vertrat eugenisch orientierte Biologie.
Vgl. Peiffer Hirnforschung S. 1079.

Heckert, Fritz
1884 Chemnitz – 1936 Moskau. Maurer, Redakteur. 1902 Mitgl. SPD, 1908–12 Schweiz. 1916 Mitbegr. Spartakusbund, USPD, 1918 Gründungsmitgl. KPD. 1920–36 Mitgl. ZK d. KPD. 1923 sächs. Wirtschaftsmin. 1924–33 Mitgl. Reichstag, 1928 Präsidium des EKKI. 1932–34 Vertreter KPD beim EKKI Moskau. 1935 Mitgl. EKKI, Sekr. d. Roten Gewerkschaftsinternationale (RGI). 07.02.1933 Teilnahme an illegaler KPD-Funktionärstagung in Ziegenhals. Von Gestapo verfolgt, 1935 od. 1936 Emigr. UdSSR.
Vgl. Stammberger/Peschke Moskau S. 444; Wehner Widerstand S. 60.

Heidenhain, Martin
1864 Breslau – 1949 Tübingen. Anatom. Stud. Biol. Breslau, Würzburg, Medizin Freiburg. 1890 Prom., 1891 Prosektor Embryologie, Mikroskopie Würzburg (A. Kölliker). 1894 Habil., 1899 Prosektor Tübingen. 1917 a.o.Prof. Anat. Tübingen. 1934 Emigration. Arbeiten zur mikroskop. Anat. 1891 Einführung Eisenhämatoxylin in histol. Färbemethoden.
Vgl. Jahn Heidenhain S. 847; v. Engelhardt Enzyklopädie S. 259; Peiffer Hirnforschung S. 1079.

Heidenhain, Rudolf Peter Heinrich
1834 Marienwerder (Westpreußen) – 1897 Breslau. Physiologe. Stud. Naturwiss., dann Med. Königsberg, Halle, Berlin, 1854 Prom. Physiologie (Du Bois-Reymond), dort Ass. 1857 Habil. Halle. 1859 o.Prof. Physiol. u. Histologie Breslau. Arbeiten v.a. über Drüsentätigkeit.
Vgl. Schmidt Heidenhain S. 848; v. Engelhardt Enzyklopädie S. 259; Peiffer Hirnforschung S. 1079.

Heinroth, Oskar
1871 Kastel/Mainz – 1945 Berlin. Ornithologe, Zoologe, vergl. Verhaltensforschung. 1895 med. Prom. Kiel, ab 1896 zoolog. Studien Berlin Zoolog. Garten, Zoolog. Museum. 1900–01 zoolog. Expedition Bismarck-Archipel (Südsee). 1904 Ass. Zoolog. Garten Berlin, baute 1911 Aquarium auf. 1913–44 Leiter d. Aquariums. 1926–36, 1938–45 1. Vors. d. Dtsch. Ornitholog. Gesellschaft. 1942 Vors. d. Säugetiergesellschaft. Verhaltensforschung an Vögeln, etablierte Beachtung von Merkmalen wie Mauser od. Sozialverhalten in der or-

nithologischen Systematik. Zog mit seiner ersten Ehefrau Magdalena Wiebe verschiedene Vogelarten im Zimmer auf, untersuchte als einer der ersten systematisch Brutdauer.
Vgl. Jahn Heinroth S. 848; Plesse Heinroth S. 349-357.

Heller, Julius

1864 Berlin – 1931 Berlin. Dermatologe. Stud. Berlin, Heidelberg, Straßburg, 1887 Prom. 1891–97 wiss. Ass. u. Oberarzt Syphilisklinik Charité. 1897–1917 eig. Poliklinik Dermatologie, Urologie u. Venerologie Berlin. 1901 Habil. Dermatologie. 1910 Tit.-Prof. 1919 a.o.Prof. Engagement in der Vereinigung dtsch. Privatdozenten.
Vgl. Fischer Lexikon S. 606; v. Engelhardt Enzyklopädie S. 265.

Henle, Friedrich Gustav Jacob

1809 Fürth – 1885 Göttingen. Pathologe, Anatom. Stud. Bonn, Heidelberg. 1832 Prom., vergl.-anat. Studien m. J. Müller in Paris. 1834 Prosektor Berlin (Müller). Beteiligung an Burschenschaftsbewegung, monatelange Haft. 1837 Habil. Anatomie. 1840 Prof. Anat. Physiologie Zürich. 1841 Weltruf durch Schrift "Allg. Anatomie", Leipzig. 1844 Prof. Anat. Heidelberg (neben Tiedemann); Mitbegr. Zschr. f. rationelle Medizin. 1849 Nachf. Tiedemanns. 1852–1885 Göttingen. Galt als einer d. bedeutendsten Anatomen, beliebter Lehrer. Entdeckung Cylinderepithel d. Darmkanals, Endothel d. Blutgefäße, d. Leberzellen, d. Henle'schen Schleife. Forderte 1840 parasitäre Ätiologie d. Infektionskrankheiten.
Vgl. Pagel Lexikon S. 716-19; v. Engelhardt Enzyklopädie S. 269; Peiffer Hirnforschung S. 1079.

Henneberg, Richard Max Wilhelm

1868 Magdeburg – 1962 Berlin. Neurologe, Neuropathologe. Stud. Tübingen, München, Kiel, Freiburg, Leipzig, Berlin. 1893 Prom. Berlin. Forschungstätigkeit Zoolog. Station Neapel (A. Dohrn). 1896–1904 Ass. u. Oberarzt Psychiatr. u. Nervenklinik Charité (Jolly), Leitung Anatom. Laboratorium. 1902 Habil. Psychiatrie Neurologie. Nach Jollys Tod 1904 Ausscheiden aus der Charité, Konsiliarius und Gutachter. 1906 Tit.-Prof. Engagement in der Vereinigung dtsch. Privatdozenten. 1921–33 a.o.Prof. Arbeiten über Entwicklungsstörungen des Zentralnervensystems, Rückenmarkskrankheiten.
Vgl. Fischer Lexikon S. 609; Asen Gesamtverzeichnis S. 76; v. Engelhardt Enzyklopädie S. 269; Voswinckel Nachträge Bd. 3, S. 620; Peiffer Hirnforschung S. 1079.

Herrick, Charles Judson

1868 Minneapolis – 1960. Neuroanatom. 1891 Prom. Univ. Cincinnati. 1892–93 Doz. Naturwiss. Univ. Ottawa, 1893–95 Ass. Biolog. Inst. Univ. Denison. 1897–1901 Doz. f. Vergl. Neurologie Patholog. Inst. d. New York State Commn., Lunacy. 1898–1907 Prof. f. Zoologie Denison, 1907–34 Prof. Neurol. Univ. Chicago (Department of Anatomy). 1934–37 Prof. emer., bis 1942 Gastprof. f. Anat. Univ. Michigan. Seit 1894 Hrsg. des von seinem Bruder Clarence Luther Herrick (1858–1904) gegr. „The Journal of Comparative Neurology". Ehrenmitgl. div. internat. Fachgesellschaften (in Europa skandinav. Länder u. Niederlande). Vergleichende Neuroanatomie Hirnnerven, Nervensystem d. Amphibien.
Vgl. Haines Contributors S. 21-25; Voswinckel Nachträge Bd. 3, S. 625; Peiffer Hirnforschung S. 1080.

Hertwig, Oskar Wilhelm August

1849 Friedberg/Hess. – 1922 Berlin. Anatom, Zoologe. Stud. Jena (Haeckel, Gegenbaur), Zürich, Bonn. 1872 Prom. Philosophie u. Medizin Bonn. Nach Militärdienst Studienreise m. Ernst Haeckel nach Korsika u. Villafranca (Mittelmeer). 1875 Habil. Anat., Entwicklungsgeschichte Jena. 1878 a.o.Prof., 1881 o.Prof. Anatomie Jena. 1888–1921 o. Prof. Vergl. Anat. Berlin, Dir. Anat.-biolog. Inst. Berlin (1892 als II. Anatomisches Institut gegr., seit 1897 Anat.-biol.). 1904–05 Rektor Univ. Berlin. Forschungen über Tuberkulin-

wirkung, vergl. Anat., Entwicklungsgeschichte, Entwicklungs- und Vererbungslehre, erkannte Bedeutung d. Zellkerns f. Vererbung, wurde berühmt durch Beobachtung der Befruchtung am Seeigel.
Vgl. Jahn Hertwig S. 852f.; v. Engelhardt Enzyklopädie S. 274; Peiffer Hirnforschung S. 1080.

Hildebrandt, Kurt
1881 Florenz – 1966 Kiel. Psychiater, Philosoph. Stud. München, Berlin, 1906 Prom. Stud. Philosophie Marburg, 1922 Dr. phil. Oberarzt Wittenauer Heilstätten Berlin, seit 1928 Vorlesungen Univ. Berlin. 1932 Leiter Heilanstalt Herzberge. 1933 Mitgl. NSDAP. 1934 a.o.Prof., 1934–45 o.Prof. Philosophie Kiel. Arbeiten u.a. zur Eugenik.
Vgl. v. Engelhardt Enzyklopädie S. 280.

Hirsch, Werner
1899 Berlin-Wilmersdorf – 1941 sowjet. Lager. Journalist, Schriftsteller. 1919–21 KPD, 1924–26 KPÖ, in Wien Chefredakteur d. „Roten Fahne", 1926 wieder KPD. 1930 Chefred. d. Berliner „Roten Fahne" (KPD-Zentralorgan), 1932 Sekretär Ernst Thälmanns. 1933 Verhaftung in Berlin mit Thälmann, schwere Mißhandlung durch Gestapo, Konzentrationslager, Entlassung, Flucht, Emigr. Prag, Moskau. 1933 Verdächtigung als Spitzel d. Reichswehr. 1936 Vorwurf d. Verbindung m. Erich Wollenberg, Zensl Mühsam, Max Hoelz (Trotzkisten). September 1936 Antrag auf Ausreise nach Paris v. Politbüro abgelehnt. 04.11.1936 Verhaftung NKWD, Verurteilung zu 10 J. Lagerhaft. 1941 dort Hungerstreik, starb im Lager. 1959 rehabilitiert.
Vgl. Weber Flecken S. 92; In den Fängen des NKWD, S. 99; Müller Fall S. 34-61.

His, Wilhelm (sen.)
1831 Basel – 1904 Leipzig. Anatom. Stud. Basel, Bern, Berlin, Würzburg. 1856 Prom. u. Habil. Anatomie Physiologie Basel. 1857 Prof. Anatomie Basel, 1872–1904 Leipzig, dort 1875 neues anatom. Inst. 1883 Begr. der später sog. Neuronentheorie (jede Nervenfaser entspringt einer Nervenzelle). Mithrsg. Archiv f. Anthropologie u. Zeitschrift f. Anatomie und Entwicklungsgeschichte. 1886 Mitbegr. d. Anatom. Gesellschaft. Anatomische Nomenklatur 1895 als Grundlage für Nomina anatomica von 1907.
Vgl. Hanser/Scholtyssek Bd. 2, S. 151; v. Engelhardt Enzyklopädie S. 285; Peiffer Hirnforschung S. 1081.

Hitzig, Eduard Julius
1838 Berlin – 1907 St. Blasien. Physiologe, Neurologe, Psychiater. Stud. Würzburg, Berlin. 1862 Prom. Berlin. Neurolog. Praxis Berlin, 1870 m. Gustav Fritsch Veröffentlichung ihrer berühmten Untersuchungen über Auslösung von Bewegungen durch elektr. Reizung d. Hirnrinde. 1872 Habil. Inn. Medizin, Psychiatrie. 1875 o.Prof. Psychiatrie Zürich, Dir. Irrenanstalt Burghölzli. 1879–1903 o.Prof. Psychiatrie Halle, Dir. Anstalt Nietleben. 1885 Dir. d. neuen Psychiatr. Universitätsklinik Halle. Rücktritt wg. Erblindung. Arbeiten über Hypochondrie, experimentelle Hirnforschung. Propagierte Vereinigung Psychiatrie und Neurologie, sah Psychiatrie als Hirnforschung.
Vgl. Gumpert/Joseph Medizin S. 508; Kreuter Neurologen S. 581f; v. Engelhardt Enzyklopädie S. 286; Peiffer Hirnforschung S. 1081.

Hoche, Alfred Erich
1865 Wildenhain/Dresden – 1943 Baden-Baden. Psychiater. Stud. Berlin, Heidelberg. 1888 Prom. Heidelberg (Erb). 1888-90 Ass. Luisenheilanstalt (später Univ.-Kinderklinik). 1890 Ass. Univ.-Irrenklinik Heidelberg (Karl Fürstner). 1890–97 Oberarzt Psychiatr. Klinik Straßburg (Fürstner), dort Neurologie u. Neuropathologie. 1891 Habil., 1897 m. Fürstner überworfen, 1898 Niederlassung als Nervenarzt in Straßburg, wiss. Arbeit, Vorle-

sungen gerichtl. Psychiatrie u. physiolog. Psychologie. 1899 a.o.Prof., 1902–1933 o.Prof. Psychiatrie Freiburg, Aufbau eig. Nervenklinik m. histol. Labor. Mitglied d. Alldeutschen Verbandes, 1917/18 Vors. d. Badischen Vaterlandspartei. 1920 m. Binding "Die Freigabe zur Vernichtung lebensunwerten Lebens" veröffentlicht.
Vgl. Fischer Lexikon S. 639; Kircher Hoche S. 1-109; Voswinckel Nachträge Bd. 3, S. 653; Peiffer Hirnforschung S. 1081.

Hoetzsch, Otto
1876 Leipzig – 1946. Historiker. Stud. Leipzig, 1899 Prom. 1900 Redakteur „Akademische Blätter“ Berlin, Mitarbeit im Alldeutschen Verband, Ostmarkenverein u.a. 1903 Red. „Deutsche Monatsschrift für das gesamte Leben der Gegenwart“. 1905 militär. Dolmetscherexamen Polnisch, Russisch. 1904 erste Reise nach Russland, 1906 Priv.-Doz. Osteuropäische Geschichte Univ. Berlin. 1906–13 Königl. Akademie Posen. Seit 1910 Mitgl. Deutsch-Konservat. Partei. 1911–14 Red. „Zeitschrift f. osteuropäische Geschichte“. 1913 a.o.Prof. osteuropäische Geschichte und Landeskunde, Berlin. 1919 Abgeordneter d. Provinz Posen in Preuß. Verfassungsgebender Versammlung. 1919–28 Vorstandsmitgl. Deutschnationale Volkspartei. 1918–30 Mitgl. d. Auswärtigen Ausschusses. 1925 Leitung d. Zeitschrift „Osteuropa“. 1923–34 mehrfache Russlandreisen. 1935 entlassen, Posten der Osteuropa-Gesellschaft niedergelegt. 1944 Umzug nach Stettin. 1946 Zusammenarbeit mit Deutscher Zentralverwaltung f. Volksbildung.
Vgl. Schumann/Iwert Hoetzsch S. 1-3.

Hoffmann, Johann
1857 Hahnheim/Rheinhessen – 1919. Neurologe. Stud. Heidelberg, Straßburg, Berlin. 1883 Prom. Heidelberg. 1883–1907 Ass. Medizin. Klinik Heidelberg (Friedreich, Weil, Erb). 1907 Dozent Neurologie, Elektrotherapie. 1910 o.Hon.-Prof., 1919 o.Prof. Nervenpathologie.
Vgl. Jerns Vorträge S. 473; Peiffer Hirnforschung S. 1082.

Hofmann, August Wilhelm von
1818 Gießen – 1892 Berlin. Chemiker. Stud. Gießen (Justus v. Liebig), 1843 Prom. 1845 Habil., Priv.-Doz. Bonn, Prof. Chem. Inst. Royal School of Miners, London. Errichtung des College of Chemistry, London. Vorbereitung d. Weltausstellungen 1851 und 1862 London. 1864 o.Prof. Bonn, 1865 Berlin. 1867 Mitbegr. d. Deutschen Chemischen Gesellschaft. Wies Existenz von Chinolen und Anilin nach, entdeckte Vitalfarben, die später in der Bakterienforschung verwendet wurden. Synthetisierte Formaldehyd aus Methanol.
Vgl. Asen Gesamtverzeichnis S. 83; Internet-Recherche Mai 2003 www.wikipedia.org.

Homén, Ernst Alexander
1851 Pieksämäki, Finnland – 1926. Pathologe, Anatom. 1881 Prom. 1882 Dozent pathol. Anatomie. 1886–1916 Prof. pathol. Anatomie Helsingfors, Finnland. Arbeiten über Anatomie d. Nervensystems; grundlegende Arbeiten zur Lues hereditaria tarda d. Nervensystems. Ab 1905 Hrsg. d. Arbeiten aus dem Pathologischen Institut der Universität zu Helsingfors.
Vgl. Fischer Lexikon S. 659.

Horner, Johann Friedrich
1831 Zürich – 1886 Zürich. Schweizer. Ophthalmologe. Stud. Zürich, Studienaufenthalte Paris, Wien, Prag, Berlin. 1854–55 Ass. Augenklinik Graefes, Berlin. 1856 prakt. Arzt Zürich, Habil. Augenheilkunde. 1862 a.o.Prof. Augenheilkunde Zürich, Dir. Augenklinik, 1873 o.Prof. Beschrieb bekannte Trias aus Enophthalmus, Ptosis und Miosis.
Vgl. Pschyrembel S. 719; v. Engelhardt Enzyklopädie S. 296; Peiffer Hirnforschung S. 1083.

Huntington, George Sumner
1851 East Hampton – 1916 Cairo, New York. Neurologe. 1871 Prom. 1874 New York. Praktizierte bis 1915 in Duchess County. Bereits als Kind von seinem als Landarzt praktizierenden Vater m. Sympt. der Chorea vertraut gemacht. 1872 berühmte Arbeit über Chorea, die später nach ihm benannt wurde.
Vgl. Fischer Lexikon S. 674; www.whonamedit.com, internet-Recherche März 2003.

Ingvar, Sven Ingvar Olsson
1889 Gveninge, Dänemark – 1947 Lund, Schweden. Neurologe. Medizinstud. Lund 1907–15, Batallionsarzt Feldlazarett 1916, Prom. 1919 Lund. 1921–22 Ass. Nervenklinik, 1922–30 Oberarzt, 1924–27 Laborarzt der Medizin. Kliniken Lund. 1927–29 Prof. Praktische Medizin Lund, 1933–36 Vors. Medizin. Gesellschaft Lund, 1944 Medizin. Wissenschaftsrat, Vorsitzender des Abstinenzvereins 1944–46.
Vgl. Ask-Upmark Ingvar S. 26-28.

Jackson, John Hughlings
1835 Green Hammerton, Yorkshire, England – 1911 London. „Vater der englischen Neurologie". Stud. York, London, Leeds. 1856 Ass. York Dispensary. 1859 London Ass. Metropolitan Free Hospital u. Islington Dispensary, Dozent London Hospital Medical School. 1860 Prom. St. Andrew's Univ. Scotland. Referent Medical Times and Gazette, Lecturer Pathologie London Hosp. Med. School. 1862 Ass. National Hospital Nervous Diseases, Queen Square, London. Dort erste Arbeiten über Epilepsie. 1863 Metropolitan City Hospital, 1865 London Hospital, 1867 National Hospital. 1874–94 London Hospital. 1870 erste Arbeit über Epilepsie, 1878 Mitbegründer d. Zeitschrift „Brain".
Vgl. Hanser/Scholtyssek Lexikon Bd. 2, S. 213; www.arches.uga.edu, internet-Recherche Nov. 2002; Peiffer Hirnforschung S. 1084.

Jacobsohn, Louis (nicht Jacobsohn-Lask)
1852 Königsberg – 1906 Berlin. Ohrenarzt. 1888 Habil., 1896 Gründung einer Privatpoliklinik f. Ohrenkranke in Berlin. 1897 Tit.-Prof.
Vgl. Wininger National-Biographie Bd. 3 (1928), S. 235f.

Jakob, Alfons Maria
1884 Aschaffenburg – 1931 Hamburg. Neurologe, Psychiater. Stud. München, Berlin, Straßburg. 1910 Appr., 1909–11 Ass. Psychiatr. Klinik München (Kraepelin, Alzheimer, Nissl). 1911 Psychiatr. Klinik Hamburg-Friedrichshain, 1914–18 Militärarzt. 1919 Habil. 1920er Jahre Vortragsreisen Südamerika und USA. 1924 a.o.Prof. Hamburg. Bildete eigene Schule der Neuropathologie in Hamburg. 1921 Erstbeschreibung d. nach ihm u. Creutzfeldt benannten Erkrankung, 1923 Monographie extrapyramidale Erkrankungen. 1923 Vortragsreise Südamerika, 1928 Gastprof. USA.
Vgl. v. Engelhardt Enzyklopädie S. 306; Peiffer Hirnforschung S. 1084; Hassin Jakob S. 184-186.

Jakob, Christfried (Christofredo)
1866 Wernitz-Ostheim – 1956 Argentinien. Anatom. Stud. Erlangen, 1891 Prom. Ass. Klinik und Poliklinik Adolf Strümpells. Studien zur patholog. Anatomie d. Nervensystems. 1899 Argentinien. 1911 Besuch in Deutschland, Studien d. Mikroglia (Luis Merzbacher). 1913–45 Dir. d. Patholog.-Anatom. Inst. Nationalhospital Alienadas, Argentinien. Arbeiten zur Embryologie, Ursprung und funktioneller Organisation des Neocortex. Entdeckte Papez-Regelkreis Anfang des 20. Jhdts.
Vgl. Faccio Jakob www.alcmeon.com.ar; Peiffer Hirnforschung S. 1084.

Joachimsthal, Georg

1863 Stargard, Pommern – 1914 Berlin. Orthopäde. Stud. Berlin, 1887 Prom. 1888 Prakt. Arzt Berlin, Ass. Univ.-Poliklinik orthopäd. Chir. (Julius Wolff, sein Onkel). 1898 Habil. orthopäd. Chir. 1900 eig. Poliklinik. 1902 Tit.-Prof. 1908 a.o.Prof., Leiter Univ.-Poliklinik, Dir. Caecilienheim f. Knochen- und Gelenktuberkulose. 1910 Gründg. Berliner Orthopäd. Ges.

Vgl. Fischer Lexikon S. 713; v. Engelhardt Enzyklopädie S. 311.

Jolly, Friedrich

1844 Heidelberg – 1904 Berlin. Psychiater. Stud. München, Göttingen, Studienreisen Wien, Berlin. 1867 Prom. München. 1868 Ass. Kreis-Irrenanstalt Werneck (Gudden). 1870 Ass. Irrenanstalt Juliushosp. Würzburg (Rinecker), dort 1871 Habil. 1873 Studienreise England, Schottland. 1873 a.o.Prof. Straßburg. 1875 o.Prof. Straßburg, 1886 Eröffnung d. neuen, nach J.'s Plänen erbauten Psychiatr. Klinik Straßburg. 1890 Charité Berlin. 1891–1904 Red. Archiv f. Psychiatrie u. Nervenkrankheiten.

Vgl. Asen Gesamtverzeichnis S. 90; Fischer Lexikon S. 717; Kreuter Neurologen S. 665; v. Engelhardt Enzyklopädie S. 312; Peiffer Hirnforschung S. 1085.

Jung, Carl Gustav

1875 Kesswil/Bodensee – 1962 Küsnacht. Psychiater, Psychologe. Stud. Basel, 1900 Ass., 1905–09 Oberarzt Psychiatr. Universitätsklinik Burghölzli, Zürich (Bleuler). 1902 Prom., 1905–13 Privatdoz. Zürich, 1933–42 ETH, 1935 Tit.-Prof. 1943–44 o.Prof. medizin. Psychologie Basel. Seit 1909 Praxis als Psychotherapeut Küsnacht. Anfangs Anhänger Freuds; nach Bruch 1913 m. psychot. Reaktion Entwicklung eig. analytischer Psychologie. Vertreter spiritualist. Gegenströmungen u. alchemist. Philosophie. Antiaufklärer., antirationalist., antimodernist. Denkart. Weltanschauung christl. Geprägt, sah sich als mythischer Offenbarungsträger. Vertrat Rassismus.

Vgl. Seidmann Jung S. 315; Voswinckel Nachträge Bd. 3, S. 748; Peiffer Hirnforschung S. 1085f.

Kafka, Franz

1883 Prag – 1924 Klosterneuburg b. Wien. Schriftsteller. Jurastudium in Prag, 1906 Rechtspraktikum Prager Landgericht. Seit 1907 Versicherungskaufmann (Angstellter der Arbeiter-Unfall-Versicherungsanstalt). Wegen Tuberkulose wiederholte Aufenthalte in Sanatorien.

Vgl. Pawel Leben S. 1-501.

Kahlbaum, Karl Ludwig

1828 Driesen/Neumark – 1899 Görlitz. Psychiater. Stud. Königsberg, Würzburg, Leipzig, Berlin, 1854 Prom. 1856 Ass. Provinzialirrenanstalt Allenberg/Ostpreußen. Habil. Psychiatrie Königsberg, 1863–66 dort Vorlesungen. 1866 Ass. Privat-Irrenanstalt Reimer, Görlitz. 1867 dort Dir. Beschrieb Hebephrenie und Katatonie als Krankheitsbilder.

Vgl. v. Engelhardt Enzyklopädie S. 317; Peiffer Hirnforschung S. 1086.

Kahler, Otto

1849 Prag – 1893 Wien. Internist. Stud. Prag, 1871 Prom. Fortbildung Paris (Charcot). Erforschung Klinik u. Patholog. Anatomie Zentralnervensystem. Ass. Medizin. Universitätsklinik Prag, 1875 Habil. Innere Medizin, 1888 Dir. II. Med. Klinik Dtsch. Univ. Prag. 1889 Dir. II. Med. Universitätsklinik Allg. Krankenhaus Wien.

Vgl. v. Engelhardt Enzyklopädie S. 317.

Kalischer, Siegfried

1862 Thorn – ? (1937 noch in Berlin). Neurologe. Stud. Berlin, Würzburg. 1885 Prom. 1886–90 Ass. Laboratorium Emanuel Mendel, später Nervenabt. Kinder-Poliklinik (Hugo

Neumann), Berlin. 1890–91 Schiffsarzt Ost- und Westindien. 1891 Gründung Privatnervenklinik Pankow. 1898 Leitender Arzt d. neu eröffneten Kurhauses Hubertus (Nervensanatorium Schlachtensee). 1912 Sanitätsrat. Zahlreiche Veröffentlichungen zu versch. neurolog. und psychiatrischen Themen, v.a. Syphilis, schwachbegabte Kinder, psychisch kranke Kinder u.a.

Vgl. Kreuter Neurologen S. 686f.; Jerns Vorträge S. 586; Peiffer Hirnforschung S. 1086.

Kalischer, Otto

Bruder Siegfried Kalischers. Neurologe. Approbation 1891. Arbeitete u.a. über großhirnlose Hunde.

Kaminskij, Grigorij Naumowitsch

1895 Jekaterinoslaw (Dnjepropetrowsk) – 1939 (1938?) im Gefängnis. Politiker. Seit 1913 Mitgl. KP. Stud. Medizin Moskau. 1917 Parteifunktionär Moskau, dann Tula. 1920 Parteisekretär Baku, 1922–29 Allunionsrat d. Kolchosen. 1929 Leiter Agitationsabt. KpdSU, 1930–31 Sekr. Moskauer KpdSU. 1932-34 Moskauer Exekutionskomitee. 1934–37 Volkskommissar für Gesundheitswesen, 1937 verhaftet.

Vgl. Tischler Flucht S. 66; Schulz/Urban/Lebed USSR S. 254.

Kläber, Kurt (Pseudonym Kurt Held)

1897 Jena – 1959 Sorengo/Schweiz. Schriftsteller („Die rote Zora und ihre Bande“ u.a.), Schlosser. Mitgl. der Wandervogel-Bewegung. 1914 Soldat, nach Rückkehr Beitritt KPD und Spartakusbund. Arbeitete als „fleigender“ Buchhändler, lernte dabei seine spätere Frau, die Märchenerzählerin und Kinderbuchautorin Lisa Tetzner, kennen. 1928 Mitbegr. des Bundes Proletarisch-Revolutionärer Schriftsteller. 1933 „Schutzhaft“, nach Freilassung Emigration Schweiz, seit 1948 schweizer Staatsbürger. Austritt aus Kommunist. Partei, galt in der Schweiz trotzdem als Kommunist.

Vgl. internet-Recherche März 2004 www.mdr.de; Koppe Held S. 1-4.

Koch, Robert

1843 Clausthal – 1910 Baden-Baden. Bakteriologe, Hygieniker. Stud. Mathematik, Naturwiss., Medizin Göttingen. 1865 Ass. Pathol. Museum. 1866 Prom., 6 Mon. Berlin, dann Allg. Krankenhaus Hamburg. 1866 Ass. Idiotenanstalt Langenhagen b. Hannover. 1868 Arztpraxis Niemegk. 1869 Arztpraxis Rackwitz, Prov. Posen. 1870/71 Teilnahme dtsch.-frz. Feldzug. 1872 Kreisphysikus Wollstein/Bomst; dort Beginn m. bakteriolog. Forschung über Wundinfektion, Septikämie, Milzbrand; Medizinalbeamter in Breslau. 1880 Berufung als o. Mitgl. Kaiserl. Gesundheitsamt Berlin, dort Untersuchungen über Tbc, entdeckte Tuberkelbazillen. Geh. Reg.-Rat., 1883 Leiter d. dtsch. Cholera-Kommission in Ägypten u. Indien, Entdeckg. d. Kommmabazillus. 1884 als Cholerakommissar nach Frankreich. 1885 o.Prof. Hygiene Berlin, Dir. d. neu errichteten Hygiene-Inst.; Geh. Med.-Rat. 1891 o.Hon.-Prof., Dir. d. neuen Inst. f. Infektionskrankheiten. 1896 Stud. d. Rinderpest u. Tropenkrankheiten Capstadt; in Indien Arbeiten zur Pest. 1899 Expeditionen Italien, Java, Deutsch-Guinea, Neupommern, Neumecklenburg, Neuhannover. 1901 Malariastudien Brioni (Istrien); Forschungen zur Tbc, Typhus, Rhodes. Rotwasserfieber, Pferdesterbe. 1904 em., weitere wiss. Arbeiten am Inst. f. Infektionskrankheiten. 1905 Nobelpreis. 1906/07 Studien Schlafkrankheit. 1908 Weltumsegelung.

Vgl. Pagel Lexikon S. 876; Asen Gesamtverzeichnis S. 100; Fischer Lexikon S. 784; Elkeles Koch S. 247-271; Henneberg Koch S. 213-232; Gradmann Koch S. 336f.; Peiffer Hirnforschung S. 1088.

Köhler, Wolfgang

1887 Reval – 1967 Enfield, New Hampshire. Gestaltpsychologe (Berliner Schule). Stud. Tübingen, Bonn, Berlin. 1909 Prom., 1910–13 Ass. Psychol. Inst. Belrin (Carl Stumpf).

1911 Habil. Psychologie Frankfurt/Main. 1913–20 Dir. Forschungsstation f. Anthropoide auf Teneriffa, dort 1914–17 interniert. Forschungen mit Menschenaffen: Lernen entsteht durch Umstrukturierung der Wahrnehmung. 1921–22 Dozent Psychologie Berlin, 1921 o.Prof. Göttingen, 1922 Berlin. 1925–26 Visiting Prof. Clark Univ. Chicago. 1934–35 Harvard Univ., 1935–46 Prof. Swarthmore Coll., Pennsylvania, 1955–56 Inst. for Advanced Studies, Princeton. 1957 Hon.Prof. Freie Univ. Berlin.

Vgl. Legewie/Ehlers Psychologie S. 218; Rückriem Köhler. Internet-Recherche Mai 2003 www.ich-sciences.de; Peiffer Hirnforschung S. 1088f.

Kölliker, Rudolf Albert Ritter v.,

1817 Zürich – 1905 Würzburg. Anatom, Zoologe. Stud. Zürich, Bonn, Berlin, ab 1840 m. R. Remak u. C. Naegeli meeresbiol. Studien auf Föhr und Helgoland, Neapel, Messina. 1842 Prom. Zürich, 1843–45 Prosektor Zürich (Henle), 1843 Habil. Heidelberg, 1844 a.o.Prof. Physiol. u. Vergl. Anat. Zürich, 1847 o.Prof. Physiol. u. Vergl. Anat. Würzburg, 1849 o.Prof. Anatomie Würzburg, 1864–97 o.Prof. gemeinsamer Lehrstuhl Physiologie, Anatomie, Histologie, Entwicklungsgeschichte (letztere bis 1902). Erkannte 1841 Rolle der Spermatozoen als Geschlechtsprodukte; mikroskop. Anatomie, vergleichende Anat. u. Entwicklungsgeschichte, Embryologie. Mitbegr. d. Neuronentheorie.

Vgl. Jahn Geschichte S. 874; v. Engelhardt Enzyklopädie S. 338; Peiffer Hirnforschung S. 1088; v. Bonin Kölliker S. 52-54.

Kölliker, Theodor

1858 Würzburg – ? Sohn Albert v. K.s. Chirurg. Stud. Würzburg, Göttingen. 1876 Prom. Würzburg. Weitere Ausbildung Basel, bei s. Vater und in Halle. 1881 Habil. Chirurgie in Leipzig. 1885 Dir. Univ.-Poliklinik. 1891 a.o.Prof. 1922–23 o.Prof.

Vgl. Fischer Lexikon S. 789; Voswinckel Nachträge Bd. 3, S. 811.

Koffka, Kurt

1886–1941. Psychologe. Stud. Philosophie, Psychologie Berlin, Edinburgh. 1908 Prom. Berlin (Carl Stumpf). Ass. Freiiburg, Würzburg, Frankfurt/Main. 1911 Habil. Gießen exp. Psychologie, Pädagogik. 1914–18 psycholog. Untersuchung Hirnverletzter. 1921 Leiter Inst. exp. Psychol. Gießen. 1924–27 Gastprof. Versch. Amerikan. Univ. 1921–35 Mithrsg. D. Zschr. „Psychologische Forschung" mit Köhler, Wertheimer, Goldstein, Gelb. 1932 Prof. Smith, College Northampton, Massachusetts. 1939–40 Gastprof. Univ. Oxford.

Vgl. Rückriem Koffka. Internet-Recherche Mai 2003 www.ich-sciences.de.

Kohlberg, Lawrence

1927 New York – 1987 Massachusetts. Psychologe. 1945 Soldat bei der Handelsmarine in Europa, dann Maschinist auf jüd. Flüchtlingsschiff nach Palästina, Gefangennahme, Internierung auf Zypern. Nach Befreiung durch Haganah in Palästina in Kibbuz gelebt. Psychologiestud. Chicago (Bruno Bettelheim, Carl Rogers u.a.). 1958 Prom. über moralisches Urteilen bei Kindern u. Jugendlichen. Ass. Prof. Yale, Fellow Palo Alto. 1962–68 Ass., dann Assoc. Prof. Chicago. 1968 o.Prof. Harvard Univ., gründete "Zentrum für moralische Entwicklung und Erziehung". Entwicklung hypothet. Dilemma-Geschichten. Propagierte moralische Entwicklung durch moralisches Handeln und Entscheiden, Demokratie durch Praxis lernen (Just Community). Entwarf Schulmodell nach diesem Prinzip. 1973 Forschungsreise Mittelamerika, schwere Virusinfektion, nachf. Behinderung u. Depression.

Vgl. Böhmig/Hoenecke/Deeg/Harbrucker/Schaff/Sylvester Kohlberg S. 1-4.

Kohlbrugge, Jacob Herman Friedrich

1865 Wertherbruch/Preußen – 1941 Zeist. Anatom. 2 Jahre Kadettenschule, Hauptkadettenanstalt Groß-Lichterfelde/Berlin, brach Offizierslaufbahn ab. 1884–89 Stud. Utrecht. In Amsterdam Fortbildung vergl. Anatomie, Zoologie, Anatomie, Naturphilosophie. 1890

Prom. Freiburg/Breisgau. Weitere Ausbildung u.a. Zoolog. Station Neapel, Paris. 1892 Tropenarzt in Niederländisch-Indien. 1899 zurück Niederlande, Dozent in Utrecht. 1901–06 Reisen Indien, Java, dort vergl.-anatomische Studien. 1906 Prof. Anatomie/ Physische Anthropologie, 1913 Utrecht Prof. Ethnologie. 1935 emeritiert.
Vgl. Coumou Kohlbrugge passim.

Kolzow, Nikolaj Konstantinowitsch
1872–1940. Genetiker. 1918–30 Prof. experimentelle Zoologie I. Moskauer Univ. 1917–39 Dir. Inst. f. experimentelle Biologie Russ. Akademie d. Wiss.
Vgl. Richter Rasse (2000) S. 318.

Korsakow, Sergej Sergejewitsch
1853 Glasfabrik Gut "Gans", Wladimirsk – 1900 Moskau. Psychiater, Neurologe. Stud. Moskau, Ass. Irrenanstalt Moskau (Preobraschenski), 1876–79 Psychiatr. Universitätsklinik (Koschewnikow). 1887 Prom. über „alkoholische Paralyse", daraufhin internat. bekannt. 1888 Habil. Neurologie Psychiatrie. Gastass. bei Meynert (Wien). 1892 a.o.Prof. 1899–1900 o.Prof. Neurologie Psychiatrie Moskau. Führte grundlegende Reformen in russ. psychiatr. Institutionen ein. Gründung d. Moskauer Gesellschaft d. Neuropathologen u. Psychiater. Nach ihm Korsakow'scher Symptomenkomplex (Delirium tremens, Gedächtnisstörungen, Konfabulationen, euphorische und später gleichgültige Stimmung, Orientierungsstörung, Antriebsschwäche, rasche Ermüdbarkeit) benannt. Zahlreiche Schüler.
Vgl. Fischer Lexikon S. 804f.; Peiffer Hirnforschung S. 1089.

Koschewnikow, Alexej Jakowlewitsch
1836 Rjasan, Rußland – 1902 Moskau. Neurologe, Psychiater. Stud. Moskau, 1860 Appr., 1865 Prom. 1866–68 Ausbildung in Deutschland, England, Frankreich und der Schweiz. 1869 Dozent im Novo-Jekaterinskij-Krankenhaus f. Nervenkrankheiten. 1871–74 Dozent Allgemeine Pathologie und Therapie Univ. Moskau. 1874–99 o.Prof. Neurologie und Psychiatrie Neurologie Moskau (neu geschaffener Lehrstuhl), bek. Schüler u. a. Korsakows. Gründer d. neuen getrennten Univ.-Klinik f. Psychiatrie u. Neuropathologie Moskau u. d. Ersten Moskauer Psychiatr. Schule. Gründer d. Neurolog. Museums in Moskau u. d. Gesellschaft der Moskauer Neuropathologen u. Irrenärzte.
Vgl. Fischer Lexikon S. 806; Minor Koschewnikoff S. 874f.; Goodenow/Mettler Kozhevnikov S. 315-317.

Kossel, Albrecht Karl Ludwig Martin Leonhard
1853 Rostock – 1927 Heidelberg. Physiologe, Anatom. Stud. Rostock, Straßburg. 1876 Prom. 1877–83 Ass. Physiologie Straßburg (Hoppe-Seyler). 1881 Habil. physiolog. Chemie Straßburg. 1884 Leiter chem. Abt. physiol. Inst. Berlin (Du Bois-Reymond). 1887 a.o.Prof. Physiologie u. Anatomie Berlin. 1895 o.Prof. Hygiene. 1895 o.Prof. Physiologie Marburg. 1901–24 Heidelberg. 1910 Nobelpreis f. Forschungen über Chemie d. Zellkerns.
Vgl. Pagel Lexikon S. 903; Asen Gesamtverzeichnis S. 104; Fischer Lexikon S. 806f.; Peiffer Hirnforschung S. 1089.

Kraepelin, Emil
1856 Neustrelitz – 1926 München. Psychiater. Stud. Würzburg, Leipzig. 1878 Prom. Würzburg. 1878-1882 Ass. Kreis-Irrenanstalt München (v. Gudden) 1882 Psychiatr. Klinik Leipzig (Flechsig), Nerven-Poliklinik (Erb) und Labor von Wilhelm Wundt (1879 als weltweit erstes experimentalpsycholog. Labor gegr.). 1882 Habil. 1883 erste Fassung seines späteren Lehrbuchs d. Psychiatrie. Rückkehr München, Kreis-Irrenanstalt. Oberarzt Heilanstalt Leubus. 1885 Dir. Irrenabteilung Allg. Krankenhaus Dresden. 1886 o.Prof. Psychiatrie Dorpat, 1891 Heidelberg, 1903–22 München. 1917 Gründung d. Dtsch. Forschungsanstalt f. Psychiatrie München. 1920 Dr. h.c. Philosoph. Fak. Königsberg. Schuf neue

Klassifikation der „endogenen“ Psychosen, teilte sie in Hauptgruppen „Dementia praecox“ und „manisch-depressives Irresein“ ein (bis heute nachwirkende Einteilung); klin. Psychopathologieforschung im Vordergrund. Anhänger Entartungs- und Degenerationslehre, forderte Zwangssterilisationen.

Vgl. Kohl Kraepelin S. 98f.; Bayerl Bonhoeffer S. 316f.; Benzenhöfer Kraepelin S. 343f.; Pauleikoff Kraepelin S. 299-322; Peiffer Hirnforschung S. 1089.

Kramer, Franz

1878 Breslau – 1967. Neurologe. Stud. Breslau, 1902 Prom. Ass. Psychiatrie u. Nervenklinik Breslau (Wernicke). 1907 Habil. Neurologie. 1912 Tit.-Prof. Psychiatrie u. Neurologie Berlin, Oberarzt Charité, Leitung Nervenpoliklinik, d. 1921 gegründeten „Kinder-Kranken- und Beobachtungsstation“f. Kinder und Jugendliche mit psycholog. Problemen und d. psycholog. Laboratoriums. 1921 a.o.Prof., 1933 Lehrbefugnis entzogen. Danach Privatpraxis Berlin. 1938 Emigration Holland.

Vgl. Asen Gesamtverzeichnis S. 104; Fischer Lexikon S. 813; Neumärker Bonhoeffer (1990) S. 60, 106, 116, 124, 131f., 136f., 168.

Kramer, Wassilij Wassiljewitsch

1876 Moskau – 1935 Moskau. Neurologe. Mitbegr. d. sowjetischen Schule d. Neurochirurgie. 1900 Prom. Moskau, Ass. unter V. K. Rot(h) und L. S. Minor. 1920 Habil. 1929 mit N. N. Burdenko Gründung der Neurochirurg. Klinik des Staatl. Instituts für Röntgenologie, ab 1934 Zentralinst. f. Neurochirurgie, später N. N. Burdenko-Institut für Neurochirurgie (Akad. d. Wiss. USSR). 1923/24 Leibarzt Lenins.

Vgl. Prochorow Enzyklopedija 13 (1973), S. 319.

Kraus, Friedrich

1858 Bodenbach/Böhmen – 1936 Berlin. Internist. Stud. Prag, 1882 Prom. Ass. Chem.-Physiolog., dann Patholog. Inst. (Chiari). 1888 Habil. Innere Medizin, 1893 a.o.Prof. und Abteilungsleiter Rudolfspital Wien, 1894–1902 o.Prof. Pathologie und Therapie Graz. 1902–27 o.Prof. Innere Medizin, Dir. II. Medizin. Klinik Charité Berlin. Pathophysiologie, funktionelle Pathologie. Förderte EKG und Röntgendiagnostik.

Vgl. Albrecht/Albrecht Diagnosen S. 627; v. Engelhardt Enzyklopädie S. 345; Peiffer Hirnforschung S. 1090.

Krause, Fedor

1857 Friedland/Breslau – 1937 Bad Gastein. Chirurg, Neurochirurg. Stud. Berlin, 1879 Prom. Ass. Augenklinik (Julius Hirschberg), Kaiserl. Gesundheitsamt (Robert Koch). Chirurg. Universitätsklinik Halle, Gastass. Senckenberg. Inst. Frankfurt/Main (Weigert). 1887 Habil., a.o.Prof. 1892 Dir. Chir. Abt. Hamburg-Altona, 1901 Augusta-Spital Berlin, dort 1914 o.Hon.Prof. Chir. Therapie Knochen- u. Gelenktuberkulose, Trigeminusneuralgie. Mitbegr. d. dtsch. Neurochirurgie.

Vgl. v. Engelhardt Enzyklopädie S. 346; Peiffer Hirnforschung S. 1090.

Kretschmer, Ernst

1888 Wüstenrot/Heilbronn – 1964 Tübingen. Psychiater. Stud. Philosophie, Medizin. 1913 Ass. Nervenklinik Tübingen (Gaupp), 1914 Prom. 1916 Leiter psychiatr. Militärstation, behandelte Kriegsneurosen mit suggestiver Dressurmethode. 1918 Habil. Tübingen. 1926 o.Prof. Psychiatrie Marburg, 1946–59 Tübingen. 1959–64 Leiter Forschungsstelle für Konstitutions- und Arbeitspsychologie. Mitbegr. Kriminalbiolog. Gesellschaft. Korrelierte Körperbau-Typen mit Persönlichkeitsstrukturen.

Vgl. v. Engelhardt Enzyklopädie S. 347; Matz Kretschmer passim; Peiffer Hirnforschung S. 1090.

Kristeller, Samuel

1820 Xions (Posen) – 1900 Berlin. Gynäkologe. Stud. Berlin, 1843 Prom. Prakt. Arzt Gnesen, 1850 als erster Jude Kreisphysikus. 1851 Berlin, 1860 Habil. Gynäkologie Geburtshilfe, Leiter Gynäkolog. Abt. Charité. Engagement Armenfürsorge u. Emanzipation d. Juden, Mitbegr. d. „Hilfsvereins für jüdische Studierende" und d. Deutsch-Israelitischen Gemeindebundes.

Vgl. v. Engelhardt Enzyklopädie S. 349.

Kroll, Michail Borisowitsch

1879 Minsk – 1939 Moskau. Neurologe. 1901 Dipl. Moskau, 1904–06 Studienaufenthalt Berlin (Louis Jacobsohn-Lask, Oskar Vogt u.a.). 1906–21 Ass. Nervenklinik Moskauer Univ. f. Frauen (L. S. Minor). 1918 Prom. 1921 Gründung Medizin. Abt. Weißruss. Univ. Minsk. 1923 Leiter Abt. f. Nervenkrankheiten Minsk. 1930 Mitgl. KPdSU. 1933 Leiter Klinik f. Nervenkrankheiten, All-Unions-Institut f. Experimentelle Medizin Moskau. 1934–38 Beratender Kreml-Arzt. Leibarzt Lenins. Vors. d. All-Unions-Gesellschaft der Neuropathologen und Psychiater, Chefhrsg. Zeitschrift "Neuropathologie und Psychiatrie". Arbeiten über Chronaxie, Virusinfektionen d. Nervensystems, Apraxie, Aphasie u.a.

Vgl. Branower/Berlin/Wagner Enzyklopedija S. 95; Jacobsohn-Lask Wochen (Archiv Familie Lask); Miterew Kroll S. 3-13; Schulz/Urban/Lebed USSR S. 318.

Kronfeld, Arthur

1886 Berlin – 1941 Moskau. Psychiater. Stud. Jena, Berlin, München, Heidelberg. 1909 Prom. Heidelberg, 1910 Appr. 1910–13 Ass. Psychiatr. Klinik Heidelberg (Franz Nissl), 1913 Berliner Irrenanstalt Dalldorf (Friedr.-Wilh. Kortum). Ab 1914 Militärdienst, 1917–18 Kriegslazarett Freiburg, Einrichtung Nervenstation. 1918–19 Berliner Irrenanstalt Herzberge (Hugo Liepmann). 1919–26 Leitender Arzt Inst. f. Sexualwissenschaft Berlin (Magnus Hirschfeld). 1926 nervenärztl. Praxis Berlin. 1927 Habil. Psychiatrie Berlin, 1931 n.b.a.o. Prof., 1935 Entzug d. Lehrbefugnis („rass. Gründe"). Sommer 1935 Emigr. Schweiz, 1936 Sowjetunion. Prof. Neuropsychiatr. Forschungsinst. Gannuschkin, Moskau. 1937 Einbürgerung Sowjetunion (m. Schüler Erich Sternberg). Publikationen in Russisch. Während Moskau-Offensive d. dtsch. Wehrmacht 1941 Suizid m. Ehefrau.

Vgl. Kreuter Neurologen, S. 795; Fischer Lexikon S. 827; Asen Gesamtverzeichnis S. 107; Peiffer Hirnforschung S. 1090.

Küster, Ernst Georg Ferdinand

1839 Kalkofen (Usedom) – 1930 Charlottenburg. Chirurg. Stud. Bonn, Würzburg, Berlin, Wien, Prag, Paris. 1863 Prom. 1866 Ass. St. Hedwigs-Krankenhaus, Krankenhaus Bethanien. Leibarzt Alfred Krupps. 1870/71 Ass. Generalarzt Versailles. Leiter Barackenlazarett Berlin, später Augustahospital, dort 1871–90 Dir. Chir. Abt. 1875 Habil. Chir., 1879 a.o.Prof. Chirurgie Berlin. 1890–1907 o.Prof. Marburg. Vorkämpfer Antisepsis.

Vgl. Pagel Lexikon S. 926; Asen Gesamtverzeichnis S. 106; v. Engelhardt Enzyklopädie S. 354.

Kuhlenbeck, Hartwig

1897 Jena – 1984 Philadelphia. Neurobiologe, Neuroanatom, Philosoph. 1914-18 Leutnant. Stud. Jena (Philosophie, Medizin). 1920 Dr. phil., 1922 Dr. med. 1922–23 Schiffschirurg. 1923–24 Allgemeinmed. Mexico City. 1924–27 Dozent Anatomie u. Neurologie, Kaiserl. Univ. Tokio. 1927–33 Ass., später PD Anat. Univ. Breslau. 1928 Habil. Verweigerte Kontakt mit nationalsozialist. Studentenorg. und Hitlergruß. Aug. 1933 Emigr. USA. 1934–35 Gastass. Anat. Univ. Pennsylvania, Philadelphia. 1935 erneuter Japanaufenthalt. 1938 Einbürgerung USA. 1935–71 Fakultätsmitgl. Woman's Med. Coll. of Pennsylvania, seit 1970 Med. Coll. of Pennsylvania: 1935 Prof. Anat., 1963–66 Research Prof. Anat.

1965 Sc.M.D.h.c. 1966–71 Res. Prof. Neurologie. 1971 Prof. em. Anat. 1944–46 Major US Army med. corps. 1947–55 Berater d. Inst. f. Pathol., US Army. 1963 ausländ. Wiss. Mitgl. d. Max-Planck-Inst. f. Hirnforschung, Frankf./Main. Forschung in morpholog. Evolution des Gehirns einschl. Arbeiten über den Ursprung d. Cortex; concept of mind in neurology. Benutzte Schopenhauers Philosophie für eigene, auf dem Satz vom zureichenden Grunde aufbauende Thesen: Bewußtsein und kulturelle Leistungen des Menschen sind Hirnleistungen („Neurologische Erkenntniskritik"), strukturiert durch Raum und Zeit. Klassiker der Neuroanatomie.

Vgl. Strauss/Röder Dictionary Bd. 2, S. 671; Gerlach Kuhlenbeck S. 107-109; Gerlach Satz S. 369-378; Peiffer Hirnforschung S. 1091.

Kunick, Erich (Pseudonym Korn)

1890 Lissa/Schlesien – 1939 in sowjet. Gefängnis. Ingenieur. 1917 USPD, 1920 KPD-Mitglied. Redakteur versch. Parteizeitungen. 1925 Leiter Pressedienst; 1928–33 Leiter Informationsabteilung ZK d: KPD. Lektor Reichsparteischule „Rosa Luxemburg". Dez. 1933 Emigr. Sowjetunion. Leiter des Deutschen Kabinetts des Varga-Instituts für Weltwirtschaft und Weltpolitik. Sept. 1937 Verhaftung durch NKWD.

Vgl. In den Fängen des NKWD, S. 128f.; Komintern-Personalakte Ludwig Lasks, RCChIDNI 495/205/5748 Bl. 64 und 68.

Kurella, Alfred

1895 Brieg/Schlesien – 1975 Berlin. Schriftsteller, Journalist. Stud. Kunstgewerbeschule München, 1914–16 Soldat. 1918 Gründer Freie Sozialist. Jugend München, 1919 Mitgl. KPD. Seit 1920 Publizist. 1924–26 Dir. KP-Schule Frankreich. 1927–29 Kommunist. Internationale Moskau. 1932–34 Sekr. Internat. Komitee zum Kampf gegen Krieg und Faschismus, Paris. 1934–54 Sowjetunion, Mitarb. Moskauer Staatsbibliothek. 1943–45 Stellv. Chefred. „Freies Deutschland". 1954 Rückkehr DDR, bis 1957 Dir. Inst. f. Literatur Leipzig. Mitgl. SED, 1955 Vorstandsmitgl. Schriftstellerverband. 1957–63 Leiter Kulturkommission ZK der SED. 1958–75 Mitgl. ZK der SED, 1958 Abg. Volkskammer.

Vgl. Baumgartner/Helbig Handbuch S. 451f.

Kussmaul, Adolf v.

1822 Graben/Karlsruhe – 1902 Heidelberg. Internist, Schriftsteller. Stud. Heidelberg, Weiterbildung Wien, Prag. 1850–53 prakt. Landarzt, 1855 Prom. Würzburg, Habil. Innere Medizin. 1859 o.Prof. Innere Medizin Erlangen, 1863 Freiburg, 1876 Straßburg. Nach ihm wurde die Hyperventilation mit regelmäßiger tiefer Atmung bei metabolischer Azidose benannt. Pumpte 1867 erstmals Magen aus.

Vgl. v. Engelhardt Enzyklopädie S. 356; Peiffer Hirnforschung S. 1091.

Laehr, Hans

1856 Schweizerhof/Berlin – 1929 Wernigerode. Psychiater. Stud. Tübingen, Berlin, Straßburg, 1880 Prom. Berlin. 1889 Dir. Psychiatr. Anstalt Schweizerhof (Zehlendorf), Nachf. seines Vaters Heinrich L. 1905 Schriftführer Dtsch. Verein f. Psychiatrie.

Vgl. v. Engelhardt Enzyklopädie S. 358.

Laehr, Heinrich L.

1820 Sagan/Schlesien – 1905 Zehlendorf b. Berlin. Psychiater. Stud. Berlin, Halle, 1843 Prom. 1848–52 Ass. Provinzial-Irrenanstalt Halle. 1853 Gründung Anstalt Schweizerhof (Gemütskranke, ab 1866 auch Nervenkranke). 1864 Mitbegr. Dtsch. Verein d. Irrenärzte.

Vgl. v. Engelhardt Enzyklopädie S. 358; Peiffer Hirnforschung S. 1091f.

Lamarck, Jean-Baptiste de

1744 Bazentin-le-Petit – 1829 Paris. Botaniker, Zoologe. Medizinstud. Paris, bes. Interesse f. Botanik. 1778 neues System f. Pflanzenbestimmung entwickelt. Kurator Kgl. Botan.

Garten Paris, zahlreiche Reisen durch Europa. 1788 Prof. Botanik, 1793–1818 Prof. Zoologie Paris. Führte bis heute gültige Tierklassen sowie Gliederung d. Tierreiches in Wirbellose und Wirbeltiere. Legte erste begr. Evolutionstheorie vor: Umwandlung d. Arten im Laufe der Erdgeschichte durch Veränderung d. Lebensbedingungen u. Bedürfnisse, Vererbung erlernter Eigenschaften. Seine wiss. Arbeiten blieben zu seinen Lebzeiten weitgehend unbeachtet; starb verarmt.
Vgl. Jahn Lamarck S. 882; home.tiscalinet.ch/biografien, internet-Recherche Sept. 2002; Peiffer Hirnforschung S. 1092.

Landau, Leopold
1848 Warschau – 1920 Berlin. Gynäkologe. Stud. Breslau, Würzburg, Berlin. 1870 Prom.. 1872 Ass. Kgl.-Gynäkol. Klinik Breslau. 1874 Habil. Gynäkol. Breslau. 1874–76 PD Breslau. 1876 PD Gynäkol. Berlin. 1892 Leiter seiner angesehenen Privat-Frauenklinik m. pathol.-mikroskop. Labor; viele Schüler, obwohl keine Universitätsklinik. 1893 Tit.-Prof. 1899 a.o.Prof. Berlin. 1908 Göttingen.
Vgl. Pagel Lexikon S. 942; Asen Gesamtverzeichnis S. 111; Fischer Lexikon S. 853.

Landmann, Kallmann
24.11.1878 Jaslowicz – 20.05.1940 Sachsenhausen. Tischler. Vater von Mira Lask.

Langley, John Newport
1852 Newbury/Engl. – 1925 Cambridge. Physiologe. Stud. Math., Gesch., Naturwiss. 1876 Ass. bei Michael Foster. 1877 Ass. Physiologie Heidelberg (Wilhelm Kühne). 1883–1903 Univ. Lect. Physiologie u. Lect. Naturwiss. 1900 Stellv. Prof. 1904–05 Vizepräs. Royal Society. 1903–25 Prof. Physiologie Trinity College Cambridge. Anatomische u. funktionelle Untersuchungen des vegetativen Nervensystems, von ihm erstmals als „autonomes Nervensystem" bezeichnet.
Vgl. Schmidt Langley S. 883; Peiffer Hirnforschung S. 1092.

Lannois, Maurice
1856 Clichy-la-Garenne – ?. Ohrenarzt. Stud., 1880 Prom. Paris. Militärarzt. Ass. Otologie Wien (Adam Politzer, Leopold Ritter von Schrötter-Kristelli). 1886 Ohrenarzt Lyon. 1889 Méd. des Hôpitaux. 1908 Ass. Prof. 1912 Tit.-Prof. 1927 Hon. Prof. Neben Otologie auch intensive Beschäftigung m. Nervenkrankheiten.
Vgl. Fischer Lexikon S. 865.

Lask, Cerline, geb. Kohn
1849 Berlin – 1921 Falkenberg/Mark. Mutter Berta Lasks. Lehrerin.

Lask, Dora, geb. Diamant (Dymant)
1899 Pabianice – 1952 London. Schauspielerin.

Lask, Emil
1875 Wadowice – 1915 bei Turza Mata/Galizien. Bruder Berta Lasks. Stud. Jura u. Philos. Freiburg, Straßburg, Berlin. 1902 Prom. Freiburg (Heinrich Rickert). 1901-04 Abschluß Jurastud. Berlin. 1905 Habil. Philosophie (Wilh. Windelband) Heidelberg. Kreis um Max Weber. 1910 (1913?) a.o.Prof. Heidelberg, 1914 freiw. an die Front gemeldet. Entstammte badischer Schule d. Neukantianismus, strebte kategoriale Erfassung d. Lebens u. d. Philosophie an. Habil.-Schrift „Rechtsphilosophie" bahnbrechend durch Hervorhebung und Begründung des Wert- und Geltungscharakters d. Rechts als eines besonderen ideellen Gebietes, das dem der geschichtlichen Weltgeltung zur Seite steht. 1911 „Logik der Philosophie und die Kategorienlehre", 1912 „Die Lehre vom Urteil". Wurde als „feinsinniger Vertreter der die Starrheit d. Logizismus überwindenden Richtung innerhalb des Neukantianismus" bezeichnet. Alle Schriften 1923 in 3 Bd. von Eugen Herrigel herausgegeben.
Vgl. Wininger Biographie Bd. 7, S. 220.

Lask, Hans
1884 Wadowice – 1915 (als Soldat). Bruder Berta Lasks.

Lask, Helene
1877 Wadowice – 1942 deportiert nach Riga, wahrscheinlich 1943 im KZ umgebracht (verschollen). Schwester Berta Lasks. Lehrerin.

Lask, Leopold
1841–1905 Falkenberg/Mark. Vater Berta Lasks Sohn eines Kleinhändlers, selbst erst Angestellter in Wadowice/Galizien, dann Besitzer einer kleinen Papierfabrik in Falkenberg/Mark.

Lawrentjew, Boris Innocentjewitsch
1892 Kasan – 1944 Moskau. Histologe, Gründer histophysiolog., experiment. Schule d. Neurohistologie. 1914 Prom. Kasan. Spezialisierung Histologie (D. A. Timofejew, Nikolay Aleksandrovich Mislawskij). 1914–20 Militärchirurg Zarist., dann Rote Armee. 1920–26 Dissektor Histologie Kasan. 1927 Habil. 1927–29 Prof. Veterinär-Zootechn. Inst. Moskau, Leiter Morpholog. Abt. Obukh-Inst. 1929–30 Prof. 1. Moskauer Staatsuniv. 1930–33 Prof. 1. Moskauer Med. Inst. 1932–44 Abteilungsleiter Morpholog. Abt. Allunions-Inst. f. Experimentelle Medizin. 1937–43 Dir. Allunions-Inst. f. Experimentelle Med. 1934–44 Prof. 2. Moskauer Med. Inst. 1939 korrespond. 1940 Ehrung als Wissenschaftsarbeiter der UdSSR. 1941 Stalin-Preis. Arbeiten über peripheres Nervensystem, Nervendegeneration, vegetatives Nervensystem. Entwickelte evolutionsgeschichtl. Prinzip d. Einheit von Form u. Funktion.
Vgl. Schulz/Urban/Lebed USSR S. 339; Feldman Lawrentjew S. 161f.; RCChIDNI 411/4/98, Bl. 5-22.

Lenhossék, Mihály
1863 Budapest – 1937 Budapest. Anatom, v.a. Neuroanatom. Stud. Budapest, 1886 Prom. 1886 Ass. Anat. Inst. Budapest. 1889 Habil. Anat., 1890 Prosektor Anat. Basel. 1891 a.o.Prof. Anat. 1893 Prosektor Würzburg (Koelliker). 1896 Tübingen (Froriep). 1900 o.Prof. Budapest. Vertrat Neuronentheorie.
Vgl. Fischer Lexikon S. 888; Peiffer Hirnforschung S. 1093.

Leuret, Francois
1797 Nancy – 1851 Nancy. 1829 Chef de l'hôpital de Bicêtre.
Vgl. Internet-Recherche Mai 2003 www.perso.club-internet.fr.

Levy-Suhl, Max
Berliner Neurologe, Psychiater. 1903 Prom. Im RMK von 1911–33 verz.; 1911–13 Kaiserallee 157 (Wilm.), 1914–19 Kaiserallee 156; danach Kaiserallee 56. Ab 1914 auch Dr. Hildegard Levy-Suhl, Ärztin f. Kinderkrankheiten, selbe Adr. RMK 1935: nicht mehr verz., nicht Emigrationslex., nicht Deportationsliste.

Lewandowsky, Max
1876 Berlin – 1918 Berlin. Neurologe, Physiologe. Stud. Marburg, Berlin, Halle. 1898 Prom. Halle. 1902 Habil. Physiologie Berlin (H. Munk). 1902–03 Ass. Neurobiolog. Inst. (Vogt), 1904/05 Paris (Pierre Marie) u. Heidelberg (Nissl). 1905 neurolog. Praxis Berlin. Ass. Psychiatr. Klinik Charité (Bonhoeffer). Beratender Neurologe Krankenhaus Friedrichshain. 1909 Tit.-Prof. 1910 m. Alzheimer Gründung d. Zschr. ges. Neurol. 1910–14 Hrsg. d. "Handbuchs der Neurologie", Berlin. 1917 Neurolog. Beirat Westfront.
Vgl. Fischer Lexikon S. 904; v. Engelhardt Enzyklopädie S. 374; Peiffer Hirnforschung S. 1093.

Lewin, Kurt
1890 Mogilno/Posen – 1947 Newtonville, Massachusetts. Psychologe, Sozialpsychologe. Mitbegründer der Berliner Schule der Gestaltpsychologie und der experimentellen Sozialpsychologie.
Vgl. internet-Recherche Mai 2003 www.wikipedia.org.

Lewinski, Ludwig
1847 Tuchel – ?. 1880–1912 Priv.-Doz. Inn. Medizin, Berlin.
Vgl. Asen Gesamtverzeichnis S. 117.

Lewy, Fritz Heinrich (auch Frederic Henry Lewey)
1885 Berlin – 1950 Pennsburg/USA. Neurologe. Stud. Berlin, Zürich. 1910 Prom. Berlin. 1905–06 Praktikum internat. Hirnforschungsinst. Zürich (v. Monakow). 1907–08 Ass. Physiolog. Institut Berlin (Munk), Neurolog. Privatpoliklinik Hermann Oppenheims, Berlin; 1908–10 Ass. Physiolog. Inst. Breslau, 1910–12 Psychiatr. Kliniken und Neuropath. Labor München (Nissl, Alzheimer, Kraepelin. 1912–14 Dir. Labor. Neurolog. Klinik Breslau (Alzheimer). 1914–17 Stabsarzt Gardepionierbatallions Frankreich, Rußland. 1917 Versetzung Türkei, leitete türk. Seuchenlazarette im Taurus, später Einrichtung von Laboratorien, Bekämpfung Choleraepidemie in Syrien und Anatolien. 1918 Prosektor mehrerer Lazarette Konstantinopel, nach türk. Waffenstillstand Lazarett (1500 Betten) Haidar Pascha. Nach Auflösung zurück nach Deutschland, 1919 Ass. II. Medizin. Klinik Charité (Kraus). 1921 Habil. Neurologie Berlin. 1923 a.o.Prof. Neurolog. Konsiliarius AEG-Klinik. 1926 Leiter Neurolog. Abt. II. Med. Klinik Charité. 1932 Gründung Neurolog. Inst. Berlin, Kranken- und Forschungsanstalt, gegen Widerstand d. Charité und Oskar Vogt (Neurobiolog. Labor). 13.02.1934 Entzug d. Lehrbefugnis nach §6 d. Gesetzes zur Wiederherstellung d. Berufsbeamtentums v. 07.04.1933. Ende 1933 Emigr. England, über SPSL Stipendium f. 8 Mon., Stellung Maudslay Hospital. 1934 Emigr. USA. Prof. Neuroanatomie Philadelphia/Pennsylvania. 1946–50 Prof. Neuroanatomie u. –pathologie Cushing General Hospital Framingham. Arbeiten über Blei- und Manganvergiftung, Neuroanatomie dors. Vaguskerne, Paralysis agitans (Lewy-Körper, Erstbeschreibung 1912), Tonus, Chronaxie.
Vgl. Holdorff Hirnforschung S. 164; Peiffer Neuropathologie (2001) S. 47; Peiffer Hirnforschung S. 1094; HUB, UA, UK – Personalia, G 141 [PA Lewy, Friedrich Heinrich]; Leo Baeck Inst. Kurzbiographien S. 230; SPSL-Archive, Akte 121/3, S. 366 u. 423; Archiv der MPG, I. Abt., Rep. 1A, Nr. 1579 KWI für Hirnforschung; GStA PK Berlin, I. HA Rep. 76 Kultusmin. Va, Sekt. 2, Tit. IV, Nr. 50, Bd. XV, Bl. 378f., Bd. XVI, Bl. 1, 20f. „Privatdozenten in der Medizinischen Fakultät".

Leyden, Ernst von
1832 Danzig – 1910 Berlin. Internist. Stud. Berlin, 1853 Prom. 1854–65 Militärarzt, Ass. Inn. Klinik Charité (Schönlein, Traube). 1863 Habil. inn. Medizin Berlin. 1865 o.Prof. Königsberg, 1872 Straßburg, 1876–1907 Berlin. Hier zuerst Nachf. Traubes (Propädeut. Klinik), dann I. Med. Klinik. 1880 Gründung "Zschr. f. klin. Medizin" m. Frerichs. 1881 Gründung Gesellschaft f. inn. Medizin. Arbeiten über Krankheiten d. Nervensystems, bes. d. Rückenmarks.
Vgl. Fischer Lexikon S. 908f.; v. Engelhardt Enzyklopädie S. 375; Peiffer Hirnforschung S. 1094.

Liebreich, Matthias Eugen Oskar
1839 Königsberg – 1908 Berlin. Pharmakologe. Seemann, dann Chemiestud. Wiesbaden (Fresenius); techn. Chemiker. Stud. Königsberg, Tübingen, Berlin. 1865 Prom. Berlin. 1867 Ass. Pathol. Inst. Virchow. 1868 Habil. Arzneimittellehre. 1869 Entdeckung d.

schlafmachenden Wirkg. d. Chloralhydrats. 1871 a.o.Prof., 1872 o.Prof., Gründer pharmakolog. Inst. Berlin. Seit 1887 Hrsg. d. Therapeutischen Monatshefte u. d. Enzyklopädie d. Therapie. Vors. d. Hufeland'schen u. d. Balneologischen Ges.

Vgl. Pagel Lexikon S. 1010; Asen Gesamtverzeichnis S. 118; v. Engelhardt Enzyklopädie S. 377.

Liepmann, Hugo Karl

1863 Berlin – 1925 Berlin. Psychiater, Neurologe. Stud. Philosophie Freiburg, Berlin, Leipzig, 1885 Prom. Stud. Medizin 1889–94 Berlin, 1895 Prom. Ass. Psychiatr. Klinik Charité (Jolly), Senckenberg. Inst. Frankfurt/Main (Weigert, Edinger), bis 1899 Breslau (Wernicke). 1900 Ass. Städt. Irrenanstalt Berlin-Dalldorf, 1907 Oberarzt. 1904 Habil. Berlin Psychiatrie Neurologie. 1905 Tit.-Prof. 1914–19 Dir. Irrenanstalt Herzberge (Berlin-Lichtenberg). 1919 o.Hon.Prof. Berlin. Klinisch-pathologische Zusammenarbeit mit Oskar Vogt. Forschung über Aphasie und Apraxie.

Vgl. Fischer Lexikon S. 915; v. Engelhardt Enzyklopädie S. 380; Peiffer Hirnforschung S. 1094; Goldstein Liepmann S. 326-329.

Löwenstein, Kurt

1894 Iserlohn – 1953 Tel Aviv. Neurologe. 1920–21 Ass. Patholog. Inst. Heidelberg (P. Ernst), 1921–22 Orthopäd. Klinik Frankfurt/Main, 1922–25 Rudolf-Virchow-Krankenhaus Berlin. Später Ass. Neurolog. Klinik Hamburg (Max Nonne). Dann bis 1933 Leiter Neurolog. Abt. Berlin-Lankwitz. Bis 1933 Schriftführer Berliner Gesellschaft für Psychiatrie und Nervenkrankheiten.

Vgl. Peiffer Hirnfoschung S. 493 u. 1095; Holdorff Hirnforschung S. 167.

Lombroso, Cesare

1836 Verona (Italien) – 1909 Turin. Psychiater. Stud. Pavia, Padua, Wien; 1858 Prom. Pavia. 1859–65 Militärarzt im italien. Unabhängigkeitskrieg. 1863 Dozent, 1867 a.o.Prof. Psychiatrie Pavia. 1871–72 Leiter psychiatr. Klinik Pesaro. 1876 o.Prof. Gerichtsmedizin Turin, 1896 dort o.Prof. Psychiatrie. 1905 o.Prof. Kriminalanthropologie Turin. 1905 Gründung Museum f. Kriminalanthropologie Turin. Trotzdem kaum offizielle Anerkennung in Italien. 1905 Kommandeur franz. Fremdenlegion, 1906 Ehrenpräs. Londoner Ethical Society und 1907 Ehrendoktor Univ. Aberdeen. Vertrat These, Verbrechen seien die Folge angeborener Eigenschaften; begründete Lehre d. Kriminalanthropologie. Schrieb Verbrechern bestimmte charakteristische äußere Eigenschaften zu.

Vgl. Büttemeyer Lombroso S. 202-204; Gadebusch-Bondio Rezeption S. 18-51; Peiffer Hirnforschung S. 1095.

Lorbeer, Hans

1901–1973. Schriftsteller.

Ludwig, Carl Friedrich Wilhelm

1816 Witzenhausen – 1895 Leipzig. Anatom, Physiologe. Stud. Marburg, Erlangen. 1839 Prom. Marburg. 1841 2. Prosektor Anat. Marburg. 1842 Habil. Physiologie Marburg. 1846 a.o.Prof. vergl. Anatomie. 1849 o.Prof. Anatomie Physiologie Zürich. 1855 Prof. Physiologie Zoologie Josephinum Wien. 1865 o.Prof. Physiologie Leipzig, "physiolog. Anstalt". Neben J. Müller einer d. großen Physiologen im Dtschld. d. 19. Jh. Wollte Physiologie als Wissenschaft von Physik u. Chemie d. tier. Organismus etablieren. Führte graphische Methoden (Wellenschreiber) in Physiologie ein. Viele Schüler aller Nationalitäten, ca. 200 davon später selbst Wissenschaftler, u.a. Pawlow.

Vgl. Kronecker Ludwig, S. 860-862; Hanser/Scholtyssek Bd. 2, S. 320; Lohff Ludwig S. 388; Peiffer Hirnforschung S. 1096.

Lugaro, Ernesto
1870 Palermo – ?. 1894 Prom. Ass. Psychiatr. Klinik Palermo (E. Tanzi), dann Florenz. 1899 Habil. Psychiatrie. 1906 a.o.Prof., Leiter Psychiatr. Klinik Sassari. 1907 Messina. 1908 Modena, dort 1909 o.Prof. 1911 Psychiatr. Klinik Turin. 1927 Leiter Neurol. Klinik Turin.
Vgl. Fischer Lexikon S. 950.

Lyssenko, Trofim Denisowitsch
1898 Gandja/Ukraine – 1976. Biologe, Genetiker. 1940–65 Dir. Inst. für Genetik Odessa. Vertrat Theorie der Vererbung erworbener Eigenschaften.
Vgl. Peiffer Hirnforschung S. 1096.

Maas, Otto Philipp
1867 – (?). Berlin, Gießen, München, Weihenstephan, London. Neurolog. Ausbildung bei Oppenheim. Später wiss. Zusammenarbeit mit Liepmann, Oskar und Cécile Vogt. Nervenärztliche Privatpraxis Potsdamer Str. Berlin. 1910 erster leitender klin. Neurologe Berlin-Buch. 1925 Ärztl. Dir. Entlassung 1933 nach Gesetz zur Wiederherstellung des Berufsbeamtentums. Wahrsch. Emigr. Israel.
Vgl. Jerns Vorträge S. 493; Holdorff Hirnforschung S. 160.

Magendie, Francois
1783 Bordeaux – 1855 Sannois. Physiologe, Pathologe. 1791 Umzug nach Paris, Vater Revolutionspolitiker. Mit 10 Jahren Besuch der Grundschule. 1796 Schüler Chirurgie am Hôtel-Dieu. Medizinsutd., 1807 Ass. Anatomie, Prom. Pharmakolog. Experimente. 1813 Privatpraxis, priv. Physiologiekurse. 1826 Salpêtrière. 1830–1845 Leiter einer Frauenstation Hôtel-Dieu, 1831 Lehrstuhl Inenre Medizin Collège de France. Mit Charles Bell Experimente zur Funktion der Spinalwurzeln. 1821 Gründung des Journal de physiologie expérimentale.
Vgl. internet-Recherche Mai 2003 www.whonamedit.com.

Mallory, Frank Burr
1862 Cleveland, Ohio – ?. Pathologe. 1890 Prom. Harvard. Stud. Histologie u. Pathologie Prag u. Freiburg. 1894 Instructor Harvard. 1896 Ass. Prof. 1901 Assoc. Prof. f. Pathol. Harvard. Pathol. Boston City Hosp.
Vgl. Fischer Lexikon S. 978.

Malone, Edward Fall
1880 Nashville, Tennessee, USA – ?. 1907 Prom. (M.D.) Johns' Hopkins (Baltimore). 1907–10 Berlin (Laboratorium Louis Jacobsohn-Lask). 1910–15 Assistant Prof. Anat. Cincinnati; 1915–18 Assoc. Prof.; 1918–25 Prof. Histologie; 1925–45 Prof. Anat. Cincinnati. Mitgl. d. American Association for the Advancement of Science u. d. Association Anat. Distribution.
Vgl. Cattell Men S. 2637.

Manasse, Paul
1866 Naugard – 1927 Würzburg. Laryngologe, Ohrenarzt. Stud. Tübingen, Berlin, Straßburg. 1891 Prom. Ass. Patholog. Inst. d. Ohrenklinik, Ass. Medizin. Klinik Straßburg. Studienreise Berlin, Wien. 1896 Habil. Ohrenheilkunde Straßburg. 1901 Dir. d. Ohrenklinik Straßburg, 1902 a.o.Prof., 1911 o.Prof., 1919 Würzburg.
Vgl. v. Engelhardt Enzyklopädie S. 394.

Marburg, Otto
1874 Römerstadt (Raymariv)/Mähren – 1948 New York. Neurologe. Stud. Wien, Berlin, Paris. 1899 Prom. 1900–03 Ass. Neurolog. Inst. Wien (Obersteiner). 1903–05 Psychiatr. Klinik (Wagner v. Jauregg). Gastass. Oppenheim, Berlin u. Marie, Paris. 1905 Habil. Neu-

rologie, 1906–19 Neurolog. Inst. Wien, 1912 Tit.-Prof., 1917 a.o.Prof., 1919–38 o.Prof. Neurologie Wien, Vorsteher des Neurolog. Instituts. 1938 Emigr. New York City (befreundet m. dem Neurologen Bernard Sachs), USA. Dort 6 Monate Labor im Mount Sinai Hospital. 1939 Clin. Prof. of Neurology, College of Physicians and Surgeons Columbia Univ. Laborarbeiten am Montefiore Hospital und Neurological Inst. New York. Arbeiten über Hirngefäße, Multiple Sklerose. Mitgl. Gesellschaft Deutscher Nervenärzte.
Vgl. Jerns Vorträge S. 495; v. Engelhardt Enzyklopädie S. 395; Peiffer Hirnforschung S. 1096; Globus Marburg S. 58-60.

Marchi, Vittorio
1851 Novellara/Emilia – 1908 Jesi. Histologe, Neurologe. Stud. Modena. 1873 Prom. Chemie, Pharmakologie, 1882 Prom. Medizin. Ass. Anatom. Inst., Prosektor psychiatr. Anstalt San Lazzaro. 1883 Gastass. Golgis (Pavia). 1885 Ass. Physiologie Florenz, 1886 Entdeckung d. Markscheidenfärbung (Osmiumsäure). Arbeitete mit Methode der sekundären Degeneration. 1887 Landarzt in San Benedetto del Tronto, da bei Bewerbung um Ordinariat Histologie in Palermo nur 3. Platz. 1890 Leiter Krankenhaus Jesi, dort Neurologie, Histologie.
Vgl. Roizin Marchi S. 61-63; Peiffer Hirnforschung S. 1096.

Marie, Pierre
1853 Paris – 1940 Pradet. Neurologe. Stud., 1883 Prom. Paris. 1885 Ass. Brocas, Salpêtrière; Mitarbeiter Charcots. 1888 Ass. Univ.-Klink, 1889 Prof. agrégé. 1892 Hospice Debrousse, 1895 Hôpital de l'Hôtel Dieux, 1896 Bicêtre. 1907–25 Prof. Neurologie Paris. Beschrieb hereditäre zerebelläre Ataxie; Einteilung der Aphasie. Nach 1925 Côte d'Azur.
Vgl. Albrecht/Albrecht Diagnosen S. 635; Peiffer Hirnforschung S. 1096.

Marinesco, Georges
1864 Bukarest – 1938 Bukarest. Neurologe. Stud: Bukarest. Ass. Brancovan-Krankenhaus. Präparator Histolog. Laboratorium, Ass. Bakteriolog. Inst. (Victor Babès), Veröffentlichungen über Myelitis transversa. 1888 Weiterbildung Paris (Meisterschüler Charcots), Zusammenarbeit mit Pierre Marie, Joseph Babinski, Fulgence Raymond. 1890 Ass. bei Carl Weigert, Frankfurt/Main, 1891 Emil du Bois-Reymond, Berlin. 1897 Rückkehr Bukarest, Prom. Eröffnung einer neuen Neurolog. Klinik Pantélimon-Krankenhaus. 1897–1938 erster Ordinarius für Neurologie Universität Bukarest, Begründer der rumän. Neurologie. Enger wiss. Kontakt nach Paris. Arbeiten über Neuropathologie, Parkinsonismus, Substantia nigra. Als großer Lehrer beliebt.
Vgl. internet-Recherche Mai 2003 www.whonamedit.com, S. 1-2; Peiffer Hirnforschung S. 1096f; Kernohan Marinesco S. 189-192.

Marx, Hugo
? – 1919. Inst. f. Staatsarzneikunde Berlin. Arzt am Untersuchungsgefängnis Moabit. Gerichtsarzt. Arbeiten über Psychologie in Untersuchungshaft, prakt. Kriminalpsychologie, Haftfähigkeit, Schwangerschaft und forensische Psychiatrie, Vorarbeiten zum Deutschen Strafgesetzbuch.
Vgl. Kreuter Neurologen S. 921f.

Mayer, Siegmund
1842 Bechtheim/Worms – 1910 Amras/Tirol. Histologe, Physiologe. Stud. Heidelberg, Tübingen, Gießen, 1865 Prom. Ass. Physiolog. Inst. Heidelberg (v. Helmholtz), Leipzig (Ludwig), Wien (v. Brücke). 1869 Habil. Physiologie Wien. 1870 Ass. Prag, 1872 a.o.Prof., 1880 Vorst. Histolog. Inst. Prag, 1887 o.Prof.; Forschungen über Neuroanatomie und –physiologie.
Vgl. v. Engelhardt Enzyklopädie S. 402.

Meisenbach, Georg
1841 Nürnberg – 1912 Emmering/Ebersberg. Lithograph (Kupferstecher). Vervollkommnete Technik d. Heliografie u. Autotypie (Rasterätzung: photochemisches Reproduktionsverfahren zur Wiedergabe von Halbtonvorlagen wie Fotos oder Gemälden, beruht auf Zerlegung d. Bildvorlage entsprechend ihrer Helligkeitswerte in verschieden große Punkte mit einem Netzraster), ebnete damit 1881 der Fotografie den Weg in die Zeitungen. Teilhaber der um 1900 europaweit bedeutendsten graphischen Kunstanstalt Meisenbach, Riffarth und Co. mit Sitz in Berlin, München und Leipzig.
Vgl. internet-Recherche Sept. 2003 www.ppprS1.phy.tu-dresden.de, „Timeline-Krone-Sammlung".

Mendel, Emanuel Ernst
1839 Bunzlau – 1907 Pankow b. Berlin. Neurologe, Psychiater. Stud. Breslau, Wien, Berlin.
Vgl. Stürzbecher Mendel S. 39f.; Fischer Lexikon S. 1021; Fleckner Mendel S. 8-24; Peiffer Hirnforschung S. 1097.

Mendel, Kurt
1874 Berlin-Pankow – 1946 Berlin. Sohn Emanuel Mendels. Neurologe. Stud. Göttingen, Berlin, Kiel. 1897 Prom. Kiel. 1899–1907 Ass. Poliklinik und Klinik E. Mendels. Nervenarzt in Berlin-Wilmersdorf. Nach ihm benannt: 1904 Mendel'scher Reflex (Fußrückenreflex; ohne sein Wissen 1901 von Bechterew beschrieben). Ab 1907 Nachfolger seines Vaters in der Herausgabe des "Neurologischen Centralblattes", ab 1912 Schriftführer Ges. Dtsch. Nervenärzte. 1913 Ass. Alzheimer (Breslau). 1938 Entzug d. Approbation aufgrund d. „Reichsbürgergesetzes". Überlebte Nationalsozialismus in „Mischehe".
Vgl. Fischer Lexikon S. 1021f.; Baeck Kurzbiographien S. 230; Peiffer Hirnforschung S. 1097.

Mendelejew, Dmitrij Iwanowitsch
1834 Tobolsk – 1907 St. Petersburg. Chemiker. Neben Lothar Meyer einer der Erfinder des Periodensystems der Elemente. Stud. St. Petersburg. 1856 Prom. und Habil. 1859–61 Paris und Heidelberg. 1863 Prof. Chemie Technolog. Inst. St. Petersburg, 1867 Prof. Chemie Univ. St. Petersburg. 1869 erstmals Periodensystem vorgestellt. 1890 wegen fortschrittlicher polit. Forderungen entlassen. 1893 Dir. Russ. Amt für Maße und Gewichte.
Vgl. internet-Recherche Juni 2004 www.aberhallo.de/lexikon.

Meynert, Theodor
1833 Dresden – 1892 Klosterneuburg bei Wien. Neuroanatom u. Psychiater. Stud. Wien, 1861 Prom. 1865 Habil., 1866 Prosektor Wiener Irrenanstalt, 1870 a.o.Prof., 1873 o.Prof. Psychiatrie Wien, 1875 Dir. Wiener Psychiatr. Univ.-Klinik, 1886 Einrichtung Abt. f. Nervenkranke. Einer d. Begründer d. naturwiss. ausgerichteten Psychiatrie. Stellte Mehrschichtigkeit der Hirnrinde fest, unterschied zwischen Allo- und Neocortex. Erste cytoarchitektonische Forschungen.
Vgl. Hanser/Scholtyssek Lexikon Bd. 2, S. 356; v. Engelhardt Enzyklopädie S. 410f.; Peiffer Hirnforschung S. 1098; Papez Meynert S. 64-67.

Michaelis, Leonor
1875 Berlin – 1949 New York. Biochemiker. Stud. Berlin, Freiburg. 1897 Prom., 1898–99 Ass. Staatl. Institut f. Serumforschung und Serumprüfung (Paul Ehrlich). 1899–1902 Ass. Städt. Krankenhaus Am Urban, Berlin (Moriz Litten). 1902–06 Ass. Med. Klinik d. Charité, Abt. f. Krebsforschung (v. Leyden). 1904 Habil., 1905 Tit.-Prof. 1905–21 Leiter Bakteriolog. Lab. Städt. Krankenhaus Am Urban. 1921 a.o.Prof. Physikal. Chemie Berlin. 1922 Konsultant wiss. Laborgerätebau Berlin. 1922–26 Gastprof. Biochemie Univ. Na-

goya, Japan. 1926–29 Res. Lecturer Medical Research, Johns Hopkins' Univ. Baltimore. 1929–41 Mitgl. Rockefeller-Inst. Med. Research. 1934 Entzug der Lehrbefugnis an der Berliner Univ.

Vgl. Fischer Lexikon S. 1039f.; Höxtermann Michaelis S. 902f.

Mingazzini, Giovanni,

1859 Ancona – 1929 Rom. Neuropathologe und –anatom, Psychiater. Stud. Rom. 1883 Prom. Ass. Psychiatrie München (v. Gudden), dort neuroanatom. Forschungen. Hospitationen bei Oppenheim (Berlin). 1891 Dir. anat.-patholog. Laboratorium Rom, 1895 o.Prof. Neuropathologie. 1905 Dir. Irrenanstalt Maria della Pietá Rom, 1921 o.Prof. Psychiatrie. Klinisch-neuroanatom. Arbeiten zur Aphasie, Kleinhirnfunktionen, Linsenkern.

Vgl. Richter Rasse (2000) S. 320; Peiffer Hirnforschung S. 1098.

Minkowski, Mieczyslaw

1884 Moskau – 1972 Zürich. Neurologe. Stud. Warschau, München, Breslau. 1907 Prom. Ass. St. Petersburg (Pawlow), München (Alzheimer), Breslau, Berlin (Ziehen, Rothmann). 1911 Privatass. v. Monakows (Zürich), 1912 Ass. Hirnanatom. Inst. Zürich (v. Monakow). 1913 Habil. 1919 Oberass., 1926 Tit.-Prof. 1928–55 a.o.Prof. Neurologie, Dir. Hirnanatom. Inst. und Poliklinik Zürich. 1944 erster schweizer. Lehrstuhl Neurologie. Propagierte wie sein Lehrer Verbindung Neurologie-Neuroanatomie sowie Einführung der Neurologie als Lehrfach ins Medizinstud. Arbeiten über binokulares Sehen, Sehbahn, patholog.-anatom. Grundlagenforschung. 1919 Gründungsmitgl. „Vereinigung für soziale und kulturelle Arbeit im Judentum", 1925–46 deren Präsident.

Vgl. Hitz Neurologe S. 9-12 u. 36; Peiffer Hirnforschung S. 1098.

Minor, Lazar Salomonowitsch

1855 Wilna – 1942 Taschkent. Sowjetischer Neurologe. Beschrieb als erster Syndrom d. Cauda equina d. Rückenmarks und Art d. Aufstehens aus dem Sitzen bei Patienten m. Ischias (Minor-Zeichen). Minor'scher idiopathischer Tremor. Arbeiten über traumat. Schäden Halssympathikus, Histologie d. Nervensystems, Hämatomyelie, Multiple Sklerose. Bekämpfte Alkoholismus. Ehrenmitglied vieler sowjetischer und ausländischer wissenschaftlicher Gesellschaften. Schuf wichtige Schule Neuropathologie (Schüler V. V. Kramer, M. B. Kroll, L. G. Chlenov und A. M. Grinstein).

Vgl. Schulz/Urban/Lebed USSR S. 389; Branower/Berlin/Wagner Enzyklopedija S. 287f.; Milowidow Minor S. 264.

Minor, Ossip Solomonowitsch

1861 Minsk – 1934 Paris. Politikwissenschaftler, Politiker. Stud. Moskau, Mitgl. Sozialrevolutionäre. 1883 verhaftet, ausgewiesen nach Tula. 1885 Stud. Jurist. Lyzeum Jaroslawl, erneut verhaftet, bis 1888 Untersuchungshaft Srednje-Kolmsk (Prvinz Jakutsk). 1889 Aufstand polit. Gefangener, zu Zwangsarbeit verurteilt, Gefängnisse Biljuisk, Akatuisk. 1897 nach Tschitj umgesiedelt, 1898 Rückkehr ins europ. Rußland, 1900 Wilna. 1908 Bevollmächtigter d. Partei d. Sozialrevolutionäre Powolschje, Jan. 1909 Verhaftung, 1910 zu 10 J. Zwangsarbeit verurteilt. Nach Februarrev. 1917 Moskau, Juli 1917 Bürgermeister Moskau. 1918 m. tschechischen Sozialisten nach Wladiwostok, Emigration nach Paris. Dort Wortführer d. Sozialrevolutionäre, 1920 Vorstand Redaktion „Freiheit Russlands" Prag.

Vgl. Lustiger Rotbuch S. 311f.; Branower/Berlin/Wagner Enzyklopedija S. 288; Badja Minor S. 221f.

Minor, Solomon

1826 Gouvernement Romny Poltabskoj – 1900 Wilna. Rabbiner, Publizist. 1848 Ausbildung Rabbiner-Stiftung Bilensk, Talmudunterricht. Rabbiner Minsk, erste Predigten auf Russisch. 1869 Rabbiner Moskau, 1892 Verbannung aus Moskau (nach seinem Einsatz

gegen Aussiedlung d. Juden aus Moskau), Publizist in Wilna. Freundschaft m. Leo Tolstoi u.a. Literaten.
Vgl. Branower/Berlin/Wagner Enzyklopedija S. 288.

Möbius, Paul Julius

1853 Leipzig – 1907 Leipzig. Neurologe. 1873 Prom. Philosophie. 1877 Prom. Medizin. Militärarzt. 1879 prakt. Nervenarzt in Leipzig. 1883 Habil. Neurol., Ass. d. Neurolog. Poliklinik Leipzig. Ass. Nervenpoliklinik Albert-Verein. 1893 Venia legendi niedergelegt, da keine weitere Beförderung. Anatom.-neurolog. Arbeiten, Werke über funktionelle Nervenkrankheiten.
Vgl. Fischer Lexikon S. 1053; Kirchhoff Irrenärzte S. 274-279; Kreuter Neurologen S. 970-973; Peiffer Hirnforschung S. 1099.

Moeli, Karl

1849 Kassel – 1919 Berlin. Psychiater. Stud. Marburg, Würzburg, Leipzig. 1873 Prom. Ass. Inn. Klinik Rostock, München. Ass. Psychiatr. Klinik Charité, Berlin (Westphal). 1883 Habil. Psychiatrie Berlin. 1884 Oberarzt. 1887 Dir. Städt. Irrenanstalt Dalldorf. 1891 (1892?) a.o.Prof. 1893–1914 Leiter Städt. Irrenanstalt Herzberge. 1910–19 Vors. Dtsch. Verein f. Psychiatrie. 1911 Vors. Berliner Gesellschaft für Psychiatrie und Nervenkrankheiten. Mitgl. Medizinalabt. d. Kultusministeriums, wiss. Deputation f. Medizinalwesen, dadurch Einfluß auf Entwicklung d. Irrenwesens in Preußen.
Vgl. Asen Gesamtverzeichnis S. 133; Fischer Lexikon S. 1054; Neumärker Bonhoeffer (1990) S. 91 u. 128; Kreuter Neurologen S. 973-976; Peiffer Hirnforschung S. 1099.

Monakow, Constantin v.

1853 Gut Bobrezowo (nördl. Russland) – 1930 Zürich. Neurologe. Kindheit in Dresden, Paris, Zürich. Stud. Zürich. 1877 Ass. Psychiatr. Klinik Burghölzli (Eduard Hitzig) und Kreis-Irrenanstalt München (v. Gudden). Schiffsarzt. 1878 Irrenanstalt St. Pirminsberg bei St. Gallen, 1884/85 Studienaufenthalt Berlin, 1885 Habil. Zürich. 1886 Gründung priv. Nerven-Poliklinik Zürich m. priv. hirnanatom. Labor, 1913 Univ. angegliedert. 1894–1923 a.o.Prof. Neurologie, Hirnanatomie. Zahlreiche in- und ausländ. Schüler. Arbeiten über Enzephalopathie, Verlauf d. Sehbahn, Aphasie, Apraxie, Lokalisationslehre.
Vgl. Fischer Lexikon S. 1060; Kreuter Neurologen S. 981-985; Peiffer Hirnforschung S. 1099.

Müller, Friedrich von

1858 Augsburg – 1941 München. Internist. Stud. Naturwiss. u. Medizin München, Würzburg. Schüler Bernhard v. Guddens Interesse an Neurologie. 1882 Prom. 1883 Ass. Juliusspital Würzburg (Carl Gerhardt) 1885–89 Berlin, Oberarzt II. Med. Klinik Charité. 1888 Habil. Inn. Medizin. 1889 a.o.Prof. Bonn. 1890 Breslau. 1892–99 o.Prof., Dir. Med. Poliklinik Marburg. 1899 Basel. 1902–34 München, dort viele Schüler, beliebter Lehrer. 1907 u. 1926 wiss. Besuche USA. 1920 Mitbegr. Notgemeinschaft Dtsch. Wissenschaftler. Stoffwechseluntersuchungen, klin. Neurologie.
Vgl. Fischer Lexikon S. 1083; Pagel Lexikon S. 1171; Sigerist Ärzte S. 411-413; Peiffer Hirnforschung S. 1099.

Müller, Johannes Peter

1801 Koblenz – 1858 Berlin. Anatom, Physiologe. Stud. Bonn. 1822 Prom., 1823 vergl. Anatomie Berlin. 1824 Habil. Bonn, 1826 a.o.Prof. Bonn, 1830 o.Prof. 1833 o.Prof. Anatomie Physiologie Berlin. Begründer d. Berliner Schule d. Physiologie, die er als eigenständige Disziplin etablierte. Zahlreiche berühmte Schüler. Sinnesphysiologie, Embryologie, Pathologie, Neurophysiologie. Forschungsreisen Meeresforschung.

Vgl. Hanser/Scholtyssek Lexikon Bd. 2, S. 381; Hagner Müller S. 423f.; Lohff Müller S. 119-134; Peiffer Hirnforschung S. 1100.

Munk, Hermann

1839 Posen – 1912 Berlin. Physiologe. Stud. Berlin, Göttingen, 1859 Prom. Berlin. 1862 Habil. Physiologie, 1869 a.o.Prof., 1876 Prof. Physiologie Tierarzneischule Berlin.1897 o.Hon.Prof. Berlin. Lokalisationsforschung (Sehrinde).

Vgl. v. Engelhardt Enzyklopädie S. 423; Kreuter Neurologen S. 1004-1006; Peiffer Hirnforschung S. 1100.

Naegeli, Carl Wilhlem von

1817 Kilchberg b. Zürich – 1891 München. Botaniker. Stud. Zürich, Genf, 1840 Prom. 1841 Berlin, 1842 Jena (Matthias Schleiden). 1849 a.o.Prof. Zürich, 1852 o.Prof. Botanik Freiburg. 1856 Prof. Allg. Botanik Eidgenöss. Polytechnikum Zürich. 1857–1889 Prof. Allg. Botanik und Mikroskopie München. Arbeiten über Chromosomen, Osmose, Zellwände, Pflanzengenetik, Verwendung des Mikroskopes.

Vgl. Hoppe Naegeli S. 910.

Nagel, Otto

1894 Berlin – 1967 Berlin. Maler, Kunstkritiker, Publizist, Politiker. 1908–10 Lehre Mosaik- und Glasmalerei. Mitgl. Sozialdemokrat. Arbeiterjugend. 1910–17 Hilfsarbeiter, Zeichenkurse Abendschule. 1917 Inhaftierung als Kriegsdienstverweigerer. 1918 Arbeiter- und Soldatenrat. 1919 erste Ölbilder und Aquarelle, Einfluss durch August Macke. 1920 Mitgl. KPD. 1921 Berliner Märzstreik, 1922 Sekretär „Künstlerhilfe“ und „Internationale Arbeiterhilfe“. 1924 Reise nach Moskau, 1925 Ausstellung Leningrad, Heirat Walentina Nikitina. 1926 Ausstellung Akad. d. Künste Berlin. Arbeiten mit Heinrich Zille und Käthe Kollwitz. 1933 mehrf. Inhaftierung, Malverbot. 1936 kurzzeitig KZ Sachsenhausen. Bilder werden als „entartet“ erklärt. 1943 Flucht von Berlin nach Forst, Lausitz. 1945 Mitbegr. d. „Kulturbundes zur demokratischen Erneuerung Deutschlands“. 1948 Tit.-Prof. 1953–56 Vizepräs. Deutsche Akademie d. Künste, 1956–67 deren Präsident. Zahlreiche internationale Ausstellungen.

Vgl. internet-Recherche Mai 2003 www.diegeschichteberlins.de.

Nansen, Frithjof

1861 Store-Fröen/Oslo – 1930 Lysaker. Zoologe, Meeresforscher. Kustos Zoolog. Museum Bergen. 1897 Prof. Univ. Oslo, 1901 Leiter Internat. Laboratorium f. Meeresforschung. Grönland-Expeditionen. Humanitäre Einsätze f. Hungernde in Russland und Deutschland, 1922 Friedensnobelpreis.

Vgl. Peiffer Hirnforschung S. 1100.

Neiding, Marcel Natanowitsch

1884 Odessa – 1949 Odessa.

Vgl. Bol'schaja Meditsinskaja Enziklopedija (BME) 20, Moskau 1961, S. 400, und Branower/Berlin/Wagner Enziklopedija (RJE) Bd. 2, S. 324.

Neisser, Clemens

1861 Schweidnitz – 1940 Breslau. Psychiater. 1886 Appr., Ass. Provinzial-Irrenanst. Leubus/Schlesien. Seit 1898 Lehrkurse Psychiatrie f. prakt. Ärzte. 1902 Dir. oberschles. Provinzial-Pflegeanst. Lublinitz, 1904–30 Bunzlau. 1909 San.-Rat. 1930 Übersiedlung Breslau (Ruhestand).

Vgl. Kreuter Neurologen S. 1022f.

Neumann, Heinrich

1814 Breslau – 1884 Breslau. Internist, Psychiater. Stud. Breslau, 1836 Prom. Regimentschirurg, Ass. Geburtshilfl. Klinik Breslau, Habil. Inn. Medizin. 1846 Ass. Provinzialirren-

anstalt Leubus. 1849 Militärarzt, 1852 Gründg. Privatirrenanstalt Pöpelwitz/Breslau, Habil. Psychiatrie Breslau. 1867 a.o.Prof., Primararzt Irrenabt. Allerheiligen-Hosp., 1874 Dir. Psychiatr. Universitätsklinik Breslau.
Vgl. v. Engelhardt Enzyklopädie S. 435.

Neumann, Hugo
1858 Berlin – 1912 Berlin. Pädiater. Stud. Berlin, Heidelberg, 1883 Prom. 1884–87 Ass. Städt. Krankenhaus Moabit, Studien in Wien, München, Paris, Frankfurt/Main. 1883 Habil. Pädiatrie Berlin, 1888 Gründung eig. Pädiatr. Poliklinik. Säuglings- und Kinderfürsorge.
Vgl. v. Engelhardt Enzyklopädie S. 436.

Nicolas, N.
Anatom, zunächst Univ. Nancy, dann Paris.
Vgl. Peiffer Hirnforschung S. 1101.

Nielsen, Jewgenij Alexandrowitsch
1872 St. Petersburg – 1960. Nervenarzt, Physiotherapie. Stud. Militärmed. Akad. St. Petersburg bis 1896. 1896–1913 Militärhosp. Warschau. Arbeiten über Nervensystem und Alkoholismus. 1913 Mitbegründer Institut f. physikal. Heilmethoden Sewastopol. Arbeit in versch. Kurorten. 1931 Prof. physiotherapeut. Medizin Univ. Taschkent, 1934–51 Dir. Setschenow-Inst. Sewastopol, arbeitete v.a. über Heilmethoden bei Erkrankungen des Nervensystems.
Vgl. Glebowa Nielsen S. 171f.

Nissl, Franz Alexander
1860 Frankenthal/Pfalz – 1919 München. Neuropathologe und Psychiater. Stud. München, 1885 Prom. 1885–88 Ass. Münchner Kreisirrenanstalt (v. Gudden), dann Städt. Irrenanstalt Frankfurt/Main (Sioli), Zusammenarbeit m. Alzheimer. 1895 Psychiatr. Klinik Heidelberg (Kraepelin), 1896 Habil., 1901 a.o.Prof., 1904 Prof. Psychiatrie u. Dir. Psychiatr. Universitätsklinik Heidelberg, baute dort berühmtes hirnpathologisches Laboratorium auf. 1918 Dtsch. Forschungsanstalt f. Psychiatrie München. 1885 nach ihm benannte Methylenblau-Färbung in Neuroanatomie eingeführt, 1894 Nissl-Schollen entdeckt.
Vgl. Hanser/Scholtyssek Lexikon Bd. 2, S. 483; v. Engelhardt Enzyklopädie S. 440; Kreuter Neurologen S. 1034-1036; Peiffer Hirnforschung S. 1101.

Nonne, Max
1861 Hamburg – 1959 Hamburg. Neurologe. Stud. Heidelberg, Freiburg, Berlin. 1884 Prom. Heidelberg. Fortbildung Paris, Nancy, London. Ass. Med. Klinik Heidelberg (Erb), 1886 Chir. Klinik Kiel (Esmarch), Nervenabt. Hamburg-Eppendorf (Eisenlohr). 1887 prakt. Nervenarzt Hamburg, Ass. Neurolog. Abt. Krankenhaus Eppendorf, 1889 Ass. Abt. Haut- und Geschlechtskrankheiten St. Georg, Oberarzt Inn. Abt. d. Rot-Kreuz-Hosp. 1896 Chefarzt Nervenabt. Krankenhaus Eppendorf. 1913 Tit.-Prof. 1919 a.o.Prof. Neurologie d. neugegründeten Univ. Hamburg, Leiter Univ.-Nervenklinik. 1925–33 o.Prof. 1923 Mitgl. d. Internat. Konsils für Lenin. Arbeiten über Neurolues, funikuläre Myelitis, traumat. Neurose, Rückenmarkstumoren.
Vgl. Fischer Lexikon S. 1127; Albrecht/Albrecht Diagnosen S. 639; v. Engelhardt Enzyklopädie S. 441; Kreuter Neurologen S. 1039-1044; Peiffer Hirnforschung S. 1101f.

Nothnagel, Karl Wilhelm Hermann
1841 Alt Lietzegöricke – 1905 Wien. Internist. Stud. Berlin, Prom. 1863. 1863–68 Ass. Med. Klinik Königsberg (v. Leyden), 1866 Habil. 1868 Militärarzt Berlin, 1870 Breslau. 1872 Prof. Arzneimittellehre, med. Poliklinik Freiburg. 1874 Prof. spezielle Pathologie u. Therapie Jena, 1882 Prof. Inn. Medizin Wien. 1901 Gründung Ges. f. Innere Medizin

Wien. Arbeiten über Physiologie u. Pathologie d. Nervensystems, d. Herzens, über Magen-Darmerkrankungen.
Vgl. Albrecht/Albrecht Diagnosen S. 640; v. Engelhardt Enzyklopädie S. 442.

Obersteiner, Heinrich

1847 Wien – 1922 Wien. Neuroanatom, Neuropathologe. Stud. Wien, 1870 Prom., seit 1872 Leiter Privat-Irrenanstalt Ober-Döbling b. Wien. 1873 Habil. Anat. u. Pathol. d. Nervensystems. 1880 a.o.Prof. 1882 Gründg. Neurol. Inst. Wien, später österr. interakad. Zentralinst. f. Hirnforschung, Schüler aus aller Welt. Ab 1892 bis 1922 Hrsg. von insges. 22 Bde. d. "Arbeiten aus d. Neurolog. Inst.", Leipzig u. Wien. 1898–1919 Tit.o. Prof.
Vgl. Fischer Lexikon S. 1136; v. Engelhardt Enzyklopädie S. 446; Kreuter Neurologen S. 1050-1054; Peiffer Hirnforschung S. 1102.

Olshausen, Robert Michael

1835 Kiel – 1915 Berlin. Gynäkologe. Stud. Kiel, Königsberg. 1857 Prom. Ass. Berlin, Halle. 1862 Habil. Gynäkologie. 1863 a.o.Prof. 1864 o.Prof. 1887–1910 Berlin (Nachfolger C. Schröders), Dir. Univ.-Frauenklinik. Ab 1887 Red. d. Zschr. Gyn. u. Geburtsh.
Vgl. Pagel Lexikon S. 1229; Asen Gesamtverzeichnis S. 143; v. Engelhardt Enzyklopädie S. 448f.

Onelli, Clemente

1864 Rom – 1924 Buenos Aires. Paläontologe, Ethnologe, Geologe. 1889 Argentinien, dort Mitarbeiter Perito Morenos am Museum La Plata, Entdeckungsreisen als Naturforscher. 1904 Prof. Mineralogie Colegio Nacional Sur, 1904–24 Dir. Nat. Zoolog. Garten Buenos Aires. 1911 mit Christfried Jakob Veröffentlichung „Vom Tierhirn zum Menschenhirn".
Vgl. www.argiropolis.com.ar, internet-Recherche Mai 2003.

Oppenheim, Hermann

1858 Warburg/ Westfalen – 1919 Berlin. Neurologe. Stud. Göttingen, Bonn, Berlin (Westphal). 1881 Prom. Bonn, Ass. Maison de Santé, Berlin. 1883–91 Ass., später stellv. dir. Arzt Nervenklinik d. Charité Berlin (Westphal). 1886 Habil. Neurologie Berlin. 1891 Gründung Privatpoliklinik, von Ärzten aus d. ganzen Welt besucht. Galt als außergewöhnlich guter Diagnostiker und klinischer Neurologe, von vielen als „Führer der deutschen klinischen Neurologie" gesehen. 1893 Tit.-Prof. 1898 Dozentur Univ. niedergelegt. 1894 Lehrbuch der Nervenkrankheiten (über 30 Jahre Standardwerk), 1896 und 1907 Arbeiten über Hirntumoren und deren neurochirurgische Therapie. Seit 1889, bes. im Ersten Weltkrieg Beschäftigung mit der traumat. Neurose. 1907 Gründung d. Ges. Dtsch. Nervenärzte, 1916 Rücktritt.
Vgl. Fischer Lexikon S. 1149; v. Engelhardt Enzyklopädie S. 449; Kreuter Neurologen S. 1056-1062; Peiffer Hirnforschung S. 1102.

Otto, Berthold

1859 Guhrauer Kreis, Schlesien – 1933. Pädagoge. Studium alter Sprachen, Philosophie, Volkwirtschaftslehre Berlin, Kiel. Lehnte Universitätslaufbahn ab. Freier Schriftsteller; in Leipzig Redakteur am Brockhaus-Lexikon. Reformpädagoge. Unterrichtet seine 5 Kinder selbst. 1887 Manuskript „Lehrgang der Zukunftsschule", von keinem Verlag angenommen. 1897 Gründung der Wochenzeitschrift „Der Hauslehrer – Wochenzeitschrift für den geistigen Verkehr mit Kindern", worin er u.a. die Unterrichtsgespräche mit seinen Kindern wiedergibt. Damit Interesse bei Eltern und Lehrern im In- und Ausland, v.a. Baltikum und St. Petersburg. 1902 Einladung des Königlich-Preußischen Kultusministeriums, seine pädagogische Arbeit in Berlin fortzusetzen. Hier Entstehung eines kleinen „Schulzirkels" in einer privaten Villa in Lichterfelde mit interessierten Eltern und Kindern. Seit 1906 Gründung

der „Hauslehrer-Schule“ (später Berthold-Otto-Schule). Zahlreiche internationale Besucher.
Vgl. Vogt Kind S. 6-8; Otto Hauslehrerbestrebungen S. 39; Otto Schule S. 189.

Ottwald, Ernst (Pseudonym für Ernst Gottwalt Nicolas)
1901 Tippenow/Westpreußen – 1943 Sibirien (Lager). Schriftsteller. Zunächst im „Freikorps Halle“, kämpfte für Militärdiktatur. 1921 Spitzel bei Arbeiterversammlungen, dann Wandlung zu kommunist. Überzeugung. 1931 KPD, Arbeit im Bund proletarisch-revolutionärer Schriftsteller. Ende 1934 über Dänemark Emigr. Sowjetunion. November 1936 Verhaftung durch NKWD. 1939 zu 5 Jahren Lagerhaft verurteilt, nach Archangelsk gebracht. In sibirischem Lager umgekommen.
Vgl. In den Fängen des NKWD, S. 168; Serke Dichter S. 338-343.

Patrick, Hugh Talbot
1860 New Philadelphia, Ohio, USA – 1939 Chicago. Neurologe. Stud. Univ. of Wooster, Ohio. 1880–84 Bellevue Hospital Med. College, New York Univ. 1884 Prom. New York. 1884–85 Ass. Randall's Island Hosp., N.Y. 1886–91 Allgemeinarztpraxis Chicago. 1891–94 in Frankreich, Deutschland und England Weiterbildung Neurologie Psychiatrie. 1894–1930 Allgemeinarztpraxis Chicago. 1895–1919 Dozent, seit 1902 Klin. Prof. Neurologie u. Psychiatrie, Medical School of Northwestern Univ. 1895–1919 Prof. Neurologie u. Psychiatrie Chicago Policlinic, 1905 Präs. Mississippi Valley Med. Association, 1907 Präs. American Neurol. Ass. u. Chicago Neurol. Society. 1919 erster Hrsg. d. Arch. of Neurol. and Psychiat.. Viele Jahre Hrsg. des Year Book of Nervous and Mental Diseases. Vorreiter d. Entwicklung d. Neurologie im Mittleren Westen.
Vgl. Fischer Lexikon S. 1180; Who's Who in America? Vol.6, Chicago 1910/11, S. 1475; Who's who in American Medicine? N. Y. 1925, S. 1149; Dictionary of American Medical Biography, Vol. II, Connecticut 1984, S. 584; Oehri Kurzbiographien, o. Seitenangabe.

Paviot, Jean-Marie
1866 Lyon – ?. 1888 Med. Fak. 1896 Prom. Klinikarzt. 1908 Habil. Inn. Med. Prof. Med. Klinik Lyon.
Vgl. Fischer Lexikon S. 1183.

Pawlow, Iwan Petrowitsch
1849 Rjasan, Russland – 1936 Leningrad (St. Petersburg). Physiologe. 1865 erstes Interesse f. Physiologie. Zunächst Priesterseminar. 1870–75 Medizinstud. Naturwiss. Fakultät St. Petersburg. 1875 Ass. Medizin.-Chirurg. Akademie. 1879 Ass. physiolog. Laboratorium von S. P. Botkin (1832–1889), St. Petersburg. 1883 Prom. 1884 Venia legendi Medizin. Akademie. 1884–86 Gastass. bei Rudolf Heidenhain, Breslau, u. Karl Ludwig, Leipzig, danach wieder b. Botkin. 1889 erste Oesophagotomie. 1890 a.o.Prof. Pharmakologie Militärmedizin. Akademie St. Petersburg. 1891 Dir. Physiolog. Abt. Kaiserl. Inst. f. experimentelle Medizin. 1895 a.o.Prof. Physiologie. 1897 o.Prof. Physiologie, weiterhin Dir. am Inst. f. experiment. Medizin. 1904 Nobelpreis Medizin und Physiologie.
Vgl. Fischer Lexikon S. 1180; Popowski Spuren S. 5; Plesse Pawlow S. 212-224; Peiffer Hirnforschung S. 1102.

Petrén, Karl
1868 Halmstad, Schweden – 1927 Lund. Physiologe. Stud. Lund, Sinnesphysiologie (Magnus Blix). 1895 Ass. b. Dejerine, Paris. 1896 Ass. Med. Klinik Lund. 1897 Ass. klin. Labor Straßburg (Naunyn, Magnus-Levy). 1902 Prof. f. inn. Med. Upsala; außerdem Bäderarzt. 1910 Lund. Neurophysiologische Arbeiten zu sensiblen Bahnen im Rückenmark, Rückenmarkstumoren, Entwicklungsanomalien d. Rückenmarks.
Vgl. Fischer Lexikon S. 1198.

Pfeifer, Richard Arwed

1877 Brand/Freiberg – 1957 Leipzig. Neurologe, Psychiater, Hirnforscher. 1892-98 Lehrerseminar Nossen, 1898–1901 Hilfslehrer Meißen. 1902–05 Stud. Pädagogik Leipzig, 1905 Dr. phil. 1906–10 sächs. Schuldienst. 1912–16 Stud. Medizin Leipzig, 1916 Prom. Feldarzt Hirnverletzte. 1919 Ass. Univ.-Nervenklinik (Flechsig). 1920 Habil. Neurologie Psychiatrie, 1924 apl.Prof., 1927 a.o.Prof. Hirnforschung. Gründer Hirnforschungsinst. Leipzig. 1946–52 kommissar. Leiter Univ.-Nervenklinik. 1954 Nationalpreis DDR.

Vgl. v. Engelhardt Enzyklopädie S. 464; Peiffer Hirnforschung S. 1104.

Piaget, Jean

1896–1980. Schweizer Psychologe, Biologe, Philosoph. 1925–29 Prof. Neuchâtel, 1929 Dir. Inst. Jean-Jaques Rousseau u. Psycholog. Inst. Univ. Genf. Kinderpsychologie, genet. Psychologie, Psychologie d. Entwicklung. Systemat. Beobachtungen über lange Zeitabschnitte, eig. Kinder erste Versuchspersonen. Unterschied Stadien d. kognitiven Entwicklung, die zur Strukturierung von Wahrnehmung und Denken führen.

Vgl. Legewie/Ehlers Psychologie S. 248-50; Rückriem Piaget. Internet-Recherche Mai 2003 www.ich-sciences.de.

Pick, Arnold

1851 Groß-Meseritsch/Mähren – 1924 Prag. Psychiater, Neurologe. Stud. Wien, 1872 Ass. Psychiatr. Klinik Wien (Meynert). 1875 Prom., Ass. Charité Berlin (Westphal) u. Großherzogl. Oldenburg. Irrenanstalt Wehnen (Ludwig Kelp). 1877 Sekundararzt Prager Irrenanstalt (Jacob Fischel), 1878 Habil. Psychiatrie Neurologie Prag. 1880–86 Dir. Landesirrenanstalt Dobrzan, seit 1880 Vorlesungen Dtsch. Univ. Prag, 1886–1921 o.Prof. dtsch. Univ. Prag (an der neugegr. Psychiatr.-Neurolog. Klinik). 1907 Tit. Hofrat, 1921 Em. Nach ihm degenerative Hirnatrophie benannt.

Vgl. Fischer Lexikon S. 1212; Kreuter Neurologen S. 1092-1098; v. Engelhardt Enzyklopädie S. 467; Peiffer Hirnforschung S. 1105.

Pieck, Wilhelm

1876 Guben – 1960 Berlin. 1890–96 Tischlerlehre und Wanderschaft. 1895 Mitgl. SPD. 1896–1906 Tischler in Bremen. 1899 Stadtbezirksvors. SPD. 1895–1910 Mitgl. Bremer Bürgerschaft. 1906 hauptamtl. Sekretär Bremer SPD. 1907–08 zentrale Parteischule der SPD Berlin, Unterricht bei Rosa Luxemburg u.a. 1910 2. Sekretär zentr. Bildungsausschuss d. SPD Berlin. Gehörte zum linken Flügel d. Partei. 1915 Kriegsdienst. 1917 Prozeß vor Militärgericht wegen Antikriegspropaganda, flieht in Illegalität nach Berlin. 1918 Exil Amsterdam, im Oktober Rückkehr Berlin, Mitgl. Zentrale d. Spartakusbundes. Teilnahme am Gründungsparteitag der KPD, Mitgl. Parteizentrale. 1921 Vertreter d. KPD im EKKI (Exekutivkomitee der Kommunistischen Internationale) Moskau, Zusammenarbeit mit Wladimir Iljitsch Lenin. 1921–28 Abgeordneter Preuß. Landtag. 1922 Mitbegr. d. IRH (Internat. Rote Hilfe). 1925 Vors. d. Roten Hilfe Deutschlands. 1925–29 Leiter des Organisationsbüros ZK d. KPD, 1928 Mitgl. d. Reichstags, 1929 d. Politbüros ZK d. KPD und d. Preuß. Staatsrats. 1931–43 Mitgl. d. Präsidiums d. EKKI. 1933 Parteivors. KPD, Vertretung d. verhafteten Thälmanns. Emigr. Paris, 1935 Moskau. 1937 Vors. d. Internat. Arbeiterhilfe. 1943 Mitbegr. d. Nationalkomitees „Freies Deutschland". Juli 1945 Rückkehr Berlin. Vors. ZK d. KPD, forcierte Vereinigung mit SPD. 1946 mit Otto Grotewohl Vors. SED. 1949 Staatspräsident der DDR, 1953 bestätigt.

Vgl. Stammberger/Peschke Moskau S. 457.

Plivier, Theodor (syn. Plievier)

1882 Berlin – 1955 Avegno/Schweiz. Schriftsteller. Stukkateurlehre, Wanderarbeiter Europa und Südamerika. 1914–18 Matrose Hilfskreuzer. 1918 Mitred. Wilhelmshavener

„Republik-Nachrichten des Arbeiter- und Matrosenrates", Verlagsgründung zur Herausgabe anarchist. Schriften. Aufenthalt Südamerika, 1933 Emigr. Prag, Schweiz, Paris, Schweden, Moskau. 1934 Teilnahme Allunionskongreß sowjet. Schriftsteller Moskau, bis 1945 Sowjetunion. 1935–36 Leningrad, 1936–38 Paulskoje (Wolgadeutsche Republik). 1939 Moskau. 1941 Evakuierung Taschkent. 1945 Rückkehr Deutschland mit d. Roten Armee. 1946–47 Mitgl. Thüringer Landtag (SED). 1947 München, freier Schriftsteller.
Vgl. Stammberger/Peschke Moskau S. 457; Baumgartner/Helbig Handbuch S. 654.

Poll, Heinrich
1877–1939. Anatom. Schüler Oskar Hertwigs. Erhielt 1924 als einer der wenigen jüd. Professoren Ordinariat für Anatomie Univ. Hamburg. 1939 Emigr. Lund, Schweden.

Pollack, Bernhard
Nervenarzt in Berlin, Ass. Laboratorium Emanuel Mendels. 1898 und 1904 Veröffentlichungen mit Max Bielschowsky. Wiss. Arbeiten über Färbetechniken, mikroskop. Untersuchungen, Innervation d. Säugetierauges, Opticus-Gliom.
Vgl. Kreuter Neurologen S. 1122.

Pollak, Eugen
1890–1939 (?). Wiener Neurologe, Neuropathologe. Dozent 1923, Ass. Neurolog. Institut Wien (Obersteiner, Marburg). 1924 Habil. Anatomie, Pathologie d. Nervensystems, Wien. 1938 Emigration England. Arbeit über M. Wilson.
Vgl. Peiffer Hirnforschung S. 1105.

Propper-Graschtschenkow, Nikolai Iwanowitsch (auch Graschtschenkow)
1901 Zabor/Smolensk – 1965 Moskau. Neurologe. 1918 Mitgl. Kommunist. Partei. 1926 Appr., 1926–33 Ass. Med. Fak. Moskau u. Allunionsinst. f. Experimentelle Medizin. 1935 Prom. 1931 Dir. Psychoneurolog. Inst. d. Kommunist. Akademie. 1933 stellvertr. Dir. Allunionsinst. f. Experimentelle Medizin Moskau. 1935–37 Weiterbildung Physiologie, Elektrophyisologie d. Nervensystems in Cambridge, New York, New Haven, Boston, Montreal. 1937–39 stellv. Volkskommissar f. Gesundheitswesen d. UdSSR. 1939–44 Dir. Allunionsinst. f. Experimentelle Medizin Moskau. 1944–48 Dir. Inst. f. Neurologie, Med. Akademie d. Wiss., 1947–51 deren Präs. 1951–58 Prof. Nervenkrankheiten Zentralinst. f. medizin. Fortbildung Moskau u. Dir. Klin. Neurophysiolog. Laboratorium Akad. d. Wiss. 1958–65 Prof. Nervenkrankheiten 1. Moskauer Med. Univ. u. Laboratorium zur Erforschung d. Nerven- und Hormonregulation, Akad. d. Wiss. Arbeiten zur Physiologie u. Pathologie d. Sinnesorgane, d. Zwischenhirns, zu Traumatologie und Entzündungen des Nervensystems.
Vgl. Richter Rasse (2000) S. 316; Nikitin Graschtschenkow S. 791; Schulz/Urban/Lebed USSR S. 211.

Quadfasel, Fred
1902–1970. Psychiater, Neurologe. Seit 1928 Ass. psychiatr. und Nervenklinik Charité (Bonhoeffer, „zweite Berliner Schule"). Arbeiten über Stellreflexe d. Menschen, Motorik bei Aphasikern, jugendl. Straftäter. Ende 1936 Emigr. New York, nachdem sich Bonhoeffer bei New Yorker Psychiater für ihn eingesetzt hatte.
Vgl. Neumärker Bonhoeffer (1990) S. 139 u. 168.

Quincke, Heinrich Irenaeus
1842 Frankfurt/Oder – 1922 Frankfurt/Main. Internist. Stud. Berlin, Würzburg, Heidelberg, 1863 Prom. Berlin, 1865 Physiol. Wien, 1866 Ass. Bethanien Berlin, 1867–71 Ass. Med. Klinik Charité (Frerichs). 1870 Habil. Inn. Med., 1873 o. Prof. Bern, 1878–1908 Kiel, 1908 Internist Frankfurt/Main, 1915 dort Hon.-Prof. 1891 Einführung Lumbalpunktion. 1882 Beschreibung Qunicke-Ödem. Lungenchirurgie.

Vgl. Fischer Lexikon S. 1260; v. Engelhardt Enzyklopädie S. 482; Peiffer Hirnforschung S. 1106.

Rádl, Emanuel

1873 Pischely, Böhmen – 1942 Prag. Philosoph. Stud. Naturwiss. Prag, 1899 Dr. phil. Gymnasialprof. Pilsen, Pardubitz und Prag. 1904 Habil. Geschichte d. biolog. Wiss., 1919 o.Prof. Naturphilosophie Prag. Vertrat Vitalismus in der Biologie. 1920 Mitbegr. d. Realist. Klubs. Mitgl. SPD, Kritik an Nationalismus. Nach 1922 protestant. Religion m. Philosophie verbunden. 1934 Vors. Internat. Philosoph. Tagung Prag.

Vgl. Kucera Rádl S. 377f.

Rakowskij, Christian Georgijewitsch (Pseudonym: Insarov)

1873–1941. Politiker. 1889 Sozialdemokrat. Bewegung in Bulgarien, 1890–1903 aktiv in Arbeiterbewegung Schweiz, Deutschland, Frankreich, Rumänien, Russland. 1904 Rückkehr nach Russland. 1907 Teilnahme an Bauernrevolte, während 1. Weltkrieg m. Trotzki sympathisiert. 1919–23 Deleg. d. Ukrain. Rates d. Volkskommissariats. 1923–25 sowjet. Gesandter in England, 1925–27 Frankreich. 1928 Verbannung nach Sibirien wg. Verbindung m. Trotzkist. Opposition, 1934 Wiederaufnahme in KP, Rot-Kreuz-Delegierter in Tokio, 1938 verhaftet, 1941 Tod in Haft.

Vgl. Schulz/Urban/Lebed USSR S. 471.

Ramón y Cajal, Santiago

1852 Petilla de Aragon – 1934 Santiago. Anatom. Stud. Saragossa. 1873 Militär in Cuba, 1875 Ass. Med. Fak. Saragossa, 1877 Prom. Madrid. 1879 a.o. Prof., Leiter d. Anat. Inst. Saragossa, 1884 Prof. vergl. Anat. Valencia. 1887 Prof. f. normale u. path. Histol. Barcelona. 1889 Demonstration silberimprägnierter Hirnschnitte vor der Deutschen Anatomischen Gesellschaft in Berlin, danach zunehmend berühmt. 1892–1922 Madrid (auch eig. Forschungsinst.), 1906 m. Golgi Nobelpreis f. Medizin. Entwicklung d. Chromsilberimprägnation. Unterstützte Neuronentheorie.

Vgl. Fischer Lexikon S. 1265; Clarke Brain S. 109; Courville Ramón y Cajal S. 74-77; Peiffer Hirnforschung S. 1106.

Raymond, Fulgence

1844 St.-Christophe/Indre-et-Loire – 1910 Planche-d'Andillé/Poiton. Neurologe. Stud. Tierarztkunde, École d'Alfort. 1866 Chef des travaux d'anatomie et de physiologie. 1867 Medizinstud. Paris. 1870 Externe, 1871 Interne. 1876 Prom., 1877 Chef de clinique (G. Sée). 1878 Médecin des Hôpitaux, 1880 Agrégé. 1894 Nachf. Charcots Salpêtrière, galt als hervorragender Neurologe und klinischer Lehrer.

Vgl. Fischer Lexikon S. 1274; Peiffer Hirnforschung S. 1107; Kalinowsky Raymond S. 359-361.

Redlich, Emil

1866 Brünn – 1930 Wien. Neurologe. Stud. Wien, 1889 Prom. Ass. Allg. Krankenhaus Wien, 1889–92 hirnanat. Studien b. Obersteiner. 1892 Sekundararzt Wiener Versorgungsanstalt. 1894 Habil. Neurol., Gastass. Paris (Marie, Dejerine). 1895 Ass. psychiatr.-neurol. Klinik Wien (Wagner-Jauregg). 1898–1906 Leiter Privat-Irrenanstalt Inzersdorf. 1900 Tit.-Prof., 1913 a.o.Prof. 1914 Leiter Nervenheilanstalt Maria-Theresia-Schlössel (Modellklinik), 1922 o.Prof. Arbeiten zur Pathologie des Hirns und Rückenmarks.

Vgl. Fischer Lexikon S. 1276f.; v. Engelhardt Enzyklopädie S. 488; Kreuter Neurologen S. 1151-1155; Peiffer Hirnforschung S. 1107.

Remak, Robert

1815 Posen – 1865 Bad Kissingen. Neurologe, Zoologe. Stud. Berlin (Joh. Müller), 1838 Prom. 1843–47 Ass. bei Schönlein, 1847 Habil. Inn. Med., erster jüd. PD in Preußen (Ber-

lin) nach Übertritt zum Christentum. 1859 a.o.Prof. Mikroskop. Anatomie d. Nerven, Elektrodiagnostik und –therapie. Erwähnte als erster die Myelinscheide, bevor sie 1838 von Schwann beschrieben wurde.
Vgl. Pagel Remak S. 764; v. Engelhardt Enzyklopädie S. 493; Kreuter Neurologen S. 1168-1170; Peiffer Hirnforschung S. 1107.

Renk, Friedrich Georg

1850 München – 1928 Dresden. Hygieniker. Stud. München, 1875 Prom. 1876 Kurs Army Medical School, Netley, England. 1876–87 Ass. Hygien. Inst. München (v. Pettenkofer). 1879 Habil. Hygiene, 1886/87 Mithrsg. hygien.-techn. Zschr. "Gesundheits-Ingenieur". 1887 Kaiserl. Gesundheitsamt Berlin, Leitg. hygien. Abt., Reg.-Rat. 1890 o.Prof. Hygiene Halle, Gründg. d. Hygiene-Inst. 1894 Dir. Zentralstelle öffentl. Gesundheitspflege Dresden, Erweiterung d. chem. Inst. durch bakteriolog. Abt.; o.Prof. Hygiene-Inst. TH Dresden, 1897 ständiger Beirat d. Innenministeriums in hygien. u. Medizinalangelegenheiten. 1898 Geh. Med.-Rat., 1901 Mitgl. Reichsgesundheitsrat.
Vgl. Pagel Lexikon S. 1364-66; v. Engelhardt Enzyklopädie S. 500.

Rexed, Bror

1914–2002. Schwedischer Neuropathologe. 1953–67 Prof. f. Anatomie in Uppsala, 1967–68 Generaldirektor im Medicinalstyrelsen, 1968–78 Socialstyrelsen. Nahm 1952 in Uppsala Neuordnung des Rückenmarks in Laminae vor, die heute noch Gültigkeit besitzt.
Vgl. schwedische Nationalenzyklopädie im Internet, Sept. 2003.

Riebesell, Paul

1883 Hamburg – 1950 Hamburg. Mathematiker. Stud. Mathematik, Naturwiss. München, Kiel, Berlin. 1919 Habil., 1921 a.o.Prof. Versicherungsmathematik, mathematische Statistik Hamburg. 1916–22 Dir. Jugendamt Hamburg, 1923–33 Dir. Hamburger Feuerkasse. 1934 Präs. Reichsverband öffentlich-rechtlicher Versicherungen. 1934 Lehrauftrag Versicherungsmathematik TH Berlin, 1935 Hon.-Prof. Univ. Berlin, ausgeschieden 1940 München. Hrsg. der „Mitteilungen der Mathematischen Gesellschaft in Hamburg“.
Vgl. Asen Gesamtverzeichnis S. 158; Degener Wer Bd. 9 (1928) S. 1269; Degener Wer Bd. 10 (1935) S. 1302.

Rinecker, Franz von

1811 Scheßlitz – 1883 Würzburg. Psychiater, Dermatologe. Stud. München, Würzburg. 1831 Regimentsarzt bei aufständ. Polen, russ. Gefangenschaft. 1832 Prom. Würzburg, Ass. Münchner Allg. Krankenhaus. 1833 Ass. Würzburger Juliusspital, 1836 Habil. Innere Medizin. 1837 a.o.Prof., 1838 o.Prof. Arzneimittellehre u. Poliklinik. 1840 Studienfahrt England, Frankreich, danach Einrichtung eines Physiolog. Instituts in Würzburg. 1863 Dir. Psychiatr. Klinik, 1872 Dir. Klinik f. Syphilis- und Hautkrankheiten Würzburg.
Vgl. v. Engelhardt Enzyklopädie S. 500; Kreuter Neurologen S. 1183; Peiffer Hirnforschung S. 1108.

Röthig, Paul

1874 Berlin – 1940 Berlin. Neuroanatom. Stud. Freiburg, Berlin, 1898 Prom. Ass. Anat.-Biolog. Inst. Berlin (Hertwig). 1904–08 Ass. Munk, Virchow, Berlin. 1908 Abt.-Leiter Edinger-Inst. Frankfurt/Main, 1909 Schwed. Akademie-Forschungsinst. Kristineberg, Centralinst. Hirnforschung Amsterdam (Ariens Kappers). 1911 Privatgelehrter Anatom. Inst. Berlin (Waldeyer). 1915 Soldat. 1918 Tit-Prof. 1919–24 besoldeter Stadtrat Charlottenburg. 1929 Antrag R.'s an die KWG auf Unterstützung bei der Einrichtung eines Instituts für Vergl. Hirnforschung abgelehnt. 1930 Hon.Prof. Vergl. Hirnforschung. 04.09.1933 Lehrbefugnis entzogen. Anfang 1934 (?) Ruhegehalt als Stadtrat in Charlottenburg entzogen, nach Einspruch Rudolf Ficks ab Juni 1934 wieder erhalten. Bis 1938 mit Ficks Unterstützung gegen Stieve zwei Arbeitszimmer im Anat. Inst. genutzt, danach vom Univ.-Kurator gekündigt.

Vgl. HUB, UA, UK – Personalia, G 178 [PA Röthig, Paul]; Archiv der MPG, I. Abt., Rep. 1A, Nr. 1579 d. KWI für Hirnforschung, Bl. 237 und 246; Peiffer Hirnforschung S. 1109.

Romanes, George John

1848 Kingston, Kanada – 1894 Oxford. Biologe, Physiologe. 1867–70 Stud. Math., Naturwiss. Cambridge (England), dann Biol. u. Physiol. Interesse f. Darwin, den er 1874 kennenlernte. 1874–77 Physiol. Labor Univ. Coll. London, Studien über nervöses u. lokomotor. System d. Medusen u. Echinodermen. 1879 Mitgl. Royal Soc. London, 1888–91 Prof. Physiol. Roy. Inst. London. Ab 1890 o. Mitgl. Univ. Oxford. 1891 eig. Lehrstuhl Physiol. Oxford. Krit. Auseinandersetzung m. Darwins Theorie.

Vgl. Jahn Romanes S. 939; Peiffer Hirnforschung S. 1109.

Romberg, Moritz Heinrich

1795 Meiningen – 1873 Berlin. Internist. Stud. Philosophie, Medizin. 1817 Prom. Berlin, Fortbildung bei Johann Peter Frank, Wien. 1917 prakt. Arzt Berlin, Armenarzt. 1818/19 Sektionen Verstorbener m. Hirn- und Rückenmarkskrankheiten Charité. 1830 Habil. spez. Pathologie und Therapie Berlin (erst nach Übertritt vom jüd. Zum christl. Glauben), 1831/1837 Leiter d. Cholera-Lazarette. Seit 1834 Vorlesungen, 1838 a.o.Prof., 1842 Leiter Univ.-Poliklinik Berlin, 1845–65 o.Prof., wandte sich der Neurologie zu. Veröffentlichte 1840–46 erstes klassisches Lehrbuch der Nervenkrankheiten.

Vgl. Schiffter Romberg (1998) S. 3-5; Gumpert/Joseph Medizin S. 507; v. Engelhardt Enzyklopädie S. 506; Kreuter Neurologen S. 1194-1196; Peiffer Hirnforschung S. 1109.

Rose, Maximilian

1883–1937. Polnischer Neurologe, Psychiater, Hirnforscher. Krakau, Rheingau bei Zürich, Tübingen, Przemysl, Berlin, Warschau, Wilna. Mitgl. d. poln. Sozialdemokrat. Partei. 1910–11 Gastass. Oppenheim, Ziehen, Berlin; 1911 Hirnanatomie-Kurse Jacobsohn-Lask, Berlin u. Korbinian Brodmann, Tübingen. 1911–12 Gastass. Rheinau b. Zürich. 1913–14 Privatpraxis Nervenarzt Krakau. 1914–15 Militärdienst, 1915–18 Leiter d. neurolog.-psychiatr. Abteilung d. Garnisonsspitals in Przemysl und Krakau. 1918–21 leitender Major d. neurolog.-psychiatr. Abteilung d. garnisonsspitals Krakau. 1921–25 Privatpraxis Krakau, Forschungen am Anatom. Inst. 1925–28 Abteilungsleiter Berliner KWI für Hirnforschung (Oskar Vogt). 1928 Habil. Warschau. 1928–31 Dozent Neurologie Univ. Warschau, 1929 Dir. Hirnforschungsinst. Warschau. 1931 Prof. Psychiatrie Wilna, ab 1933 dort auch Prof. Neurologie, Dir. Hirnforschungsinst. Wilna. Teilte Allocortex in verschiedene Rindengebiete ein.

Vgl. Hallervorden Kreis S. 118; Peiffer Hirnforschung S. 1109; Rostworowski Rose S. 49f.; Mitlgiederlisten der Gesellschaft Deutscher Nervenärzte 1927-1932; Richter Rasse (2000) S. 322; Brief Roses an Jacobsohn-Lask von 1935, Archiv Familie Lask.

Rosen, Joseph A.

1877 Moskau – 1949 New York. Agronom. Stud. Agrarwissenschaften Russland und Deutschland. Wegen Verbindung zu Sozialdemokrat. Partei Verbannung nach Sibirien. 1903 Emigr. USA. In 1920er Jahren Mitglied des Jewish Joint Distribution Committee, seit 1921 aus USA nach Russland Mais, landwirtschaftl. Maschinen u.a. exportiert, um verarmte Juden in der Sowjetunion zu unterstützen.1924 Direktor der Unter-Organisation Agro-Joint zur Unterstützung verarmter Juden.

Vgl. Web Guide, internet-Recherche Sept. 2003.

Rosenfeld, Max

1871 Königsberg – 1956 Berlin. Neurologe, Psychiater. Stud. Königsberg, München, Straßburg. 1897 Prom., Ass. Psychiatr. Klinik Straßburg. 1903 Habil., 1904 Ass. Psychiatr. und Nervenklinik Erlangen. 1907 a.o.Prof. Straßburg. 1919 o.Prof. Psychiatrie Neurologie Rostock, Dir. Heil- und Pflegeanstalt Rostock-Gehlheim.

Vgl. v. Engelhardt Enzyklopädie S. 510; Kreuter Neurologen S. 1201-1203.

Rosenhagen, Hans

1901 Hamburg – ? Neurologe, Neuropathologe. Stud. Hamburg, Marburg. Bis 1926 Ass. in Davos (wg. Lungen-Tbc). 1926 Ass. Patholog. Inst., Neurolog. Abteilung und neuropatholog. Labor Allg. Krankenhaus Hamburg. 1931 Ass. Neurolog. Abt. Krankenhaus Moabit, Berlin (Kurt Goldstein). Gastass. Breslau (Foerster), 1932 Oberarzt Neurolog. Abt. Moabit. 1935 Leiter Neurolog. Abt. Ludwig-Hoffmann-Krankenhaus Berlin-Buch, enge Verbindung zum KWI f. Hirnforschung (Hallervorden, Spatz). 1939 San.-Offizier, 1940 Leiter Neurolog.-konservative Abt. Bucher Lazarett f. Nerven-, Hirn- und Rückenmarkverletzte. 1942 Habil.

Vgl. Peiffer Hirnforschung S. 1109.

Rosenthal, Moritz

1833 Großwardein/Ungarn – 1889 Wien. Neurologe. Stud. Botanik, Chemie, Mineralogie, Geognosie, Paläontologie, Medizin Wien. 1858 Prom., Ass. Abt. Nervenkranke Allg. Krankenhaus Wien (Ludwig Tuerck). 1863 Habil. Elektrotherapie und Neuropathologie, 1875 a.o.Prof. Nervenkrankheiten. 1883 Leiter d. Ambulatoriums Elektrotherapie u. Neuropathologie Allg. Krankenhaus Wien.

Vgl. v. Engelhardt Enzyklopädie S. 511; Kreuter Neurologen S. 1206-1208.

Rossolimo, Grigorij Iwanowitsch

1860 Odessa – 1928 Moskau. Neurologe, Pädiater. Stud. Moskau, 1884 Abschluß. 1884 Ass. Nervenklinik Moskau (Koschewnikow). 1887 Prom. 1889 Ass. Prof., 1890 Dir. kleiner Nervenklinik in Ostrumows Innerer Klinik. 1911 Gründung Inst. f. Kinderpsycho-neurologie. 1917 Prof. Neuropathologie I. Moskauer Staatsuniversität, dort Einrichtung Abt. f. Kinderpsychoneurologie. Prof. patholog. Pädologie. Nach Oktoberrev. Mitarb. Volkskommissariat f. Gesundheitswesen, Volkskomm. f. Erziehung. Entwickelte experimentell-psycholog. Methoden, bes. "psychologisches Profil", Einteilung d. Kinder nach psychophysiolog. Besonderheiten. Mitgründer d. Korsakow'schen Journals f. Neurologie u. Psychologie. Redakteur d. neuropatholog. u. psychiatr. Teils d. großen russ. med. Enzyklopädie. Nach R. wurden der Analreflex (1891) u. d. tiefe Zehenreflex (1902) benannt.

Vgl. Fischer Lexikon S. 1329; Schulz/Urban/Lebed USSR S. 480.

Rot(h), Wladimir Karlowitsch

1848 Orel – 1916 Moskau. Russ. Neuropathologe schwed. Herkunft. 1871 Prom. Moskau. Ass. Physiologie (Babukhin). 1873–76 Ass. Nervenklinik Univ. Moskau (Koschewnikow). 1877–79 Weiterbildung Paris, Berlin, Wien. 1881–90 Dir. Nervenabt. d. Katharinen-Krankenhauses Moskau. 1885 Habil. 1895 a.o.Prof. 1890 Mitbegr. d. Moskauer Gesellschaft f. Neuropathologie u. Psychiatrie, d. Neurolog. Inst. Koschewnikow u. d. Skaniawskij-Volksuniv. 1902–11 o.Prof. Nervenkrankheiten Moskau. 1897 Organisation d. XII. Internat. Med. Kongresses in Moskau. 1901 Mitbegr. d. Korsakow-Journals. 1911 Ruhestand (Protest gg. reaktionäre Politik d. Erziehungsministers L. A. Kasso).

Vgl. Fischer Lexikon S. 1332; internet-Recherche Mai 2003 www.whonamedit.com.

Rothmann, Max

1868 Berlin – 1915 Berlin. Neurologe, Psychiater. Sud. Berlin, Freiburg. 1889 Prom. Berlin. 1891–93 Ass. Inn. Abt. Krankenhaus Am Urban (Fraenkel). Ass. Physiol. Labor Tierarzneischule Berlin (Munk), Ass. Physiol. Labor d. Psychiatr. und Nervenklinik Charité (Bonhoeffer). 1899 Habil. Neurologie. 1910 Tit.-Prof. 1914 Redaktion d. Neurolog. Centralbl. Gründete auf Teneriffa Forschungsstation zum Studium von Anthropoiden. Widmete sich Lokalisationslehre, propagierte Trennung Neurologie von Psychiatrie und Entwicklung d. Neurochirurgie.

Vgl. Fischer Lexikon S. 1333; Kreuter Neurologen S. 1211-1213; Jacobsohn (-Lask) (53) Rothmann S. 252 u. 256.

Rüdin, Ernst

1874 St. Gallen – 1952 München. Psychiater und Rassenhygieniker. Stud. Genf, Lausanne, Neapel, Heidelberg, Berlin, Dublin, Zürich. 1898 Examen, 1899 Ass. Psychiatr. Univ.-Klinik Burghölzli, Zürich (Bleuler). 1901 Prom. Ass. Psychiatr. Abt. Haftanstalt Berlin-Moabit, 1907 Ass. Psychiatr. Univ.-Klinik München (Kraepelin). 1909 Oebrarzt, 1915 a.o.Prof. Psychiatrie. 1925–28 Dir. Heil- und Pflegeanstalt Friedmatt/Basel. 1928 Dir. Psychiatr.-genealog.-demograph. Institut deutsche Forschungsanstalt für Psychiatrie München, 1931 Abteilungsleiter Kaiser-Wilh.-Inst. f. Psychiatrie München, dort Schwerpunkt Eugenik-Populationsgenetik. Erforscht Vererbung von Geisteskrankheiten, unterstützt Zwangssterilisation, Beteiligung an Entwicklung des „Gesetzes zur Verhütung erbkranken Nachwuchses“ vom 14. Juli 1933. 1937 Mitgl. NSDAP. 1945–46 amerikan. Kriegsgefangenschaft, Freilassung auf Initiative von Max Planck.

Vgl. iternet-Recherche Sept. 2003 www.aberhallo.de/lexikon.

Sachs, Bernhard (Barney)

1858 Baltimore – 1944 New York (Eltern aus Deutschland ausgewandert). Neurologe. Stud. Harvard, 1878-84 Studienreise Europa, Schüler bei Kussmaul (Innere Medizin), Waldeyer (Anatomie), v. Recklinghausen (Pathologie), Goltz (Physiologie) in Straßburg, Westphal, Virchow in Berlin, Meynert, Freud in Wien, Charcot in Paris, Jackson in London. 1884 Prof. Neurologie New York Poliklinik und Direktor Neurologie Mount Sinai, Beratender Neurologe Bellvue Hosp. Mehrfach Präs. American Neurological Association, New York Neurological Society. 1931 erster Präs. Internat. Gesellschaft f. Neurologie Bern; führender amerikan. Neurologe. Vertrat Einheit von Psychiatrie und Neurologie. Beschreibung d. Amaurotischen Idiotie (GM2-Gangliosidose, M. Tay-Sachs).

Vgl. Globus Sachs S. 376-379; Peiffer Hirnforschung S. 1110.

Salomon, Alice

1872 Berlin – 1948 New York. 1899 Vors. d. Mädchen- u. Frauengruppe f. soz. Arbeit, Berlin, 1900–20 Schriftführg. d. Bundes dtsch. Frauenvereine, 1906 Prom. Nationalökonomie, Berlin. 1908 Gründg. d. Soz. Frauenschule Berlin, Leitg. bis 1925. 1909 Schriftführg. d. Internat. Frauenbundes. 1925 Gründg. d. Dtsch. Akad. f. soz. u. pädagog. Frauenarbeit Berlin (1933 von Nationalsozialisten aufgelöst). 1937 ausgewiesen, Emigr. USA.

Vgl. internet-Recherche Mai 2003 www.oppisworld.de.

Sander, Wilhelm

1838 Hainau/Schlesien – 1922 Berlin. Psychiater, Gerichtsmediziner. Stud. Breslau, Berlin, 1860 Prom. Ass. Provinzial-Irrenanstalt Siegburg, 1862 Charité Berlin (Wilhelm v. Horn, dann Wilhelm Griesinger). 1869 Habil. Psychiatrie und gerichtliche Medizin Berlin, 1870 Zweiter Arzt Berliner Irrenpflegeanstalt. 1876 Medizinalassessor Provinzial-Collegium. 1879–1914 Dir. Irren-Siechenanstalt Berlin-Dalldorf, ab 1887 Dir. ges. Anstalt Dalldorf. Vors. Berliner Ges. für Psychiatrie und Nervenkrankheiten 1889–91. 1894 Geh. Medizinalrat.

Vgl. v. Engelhardt Enzyklopädie S. 524f.; Damm/Emmerich Irrenanstalt S. 21-24; www.whonamedit.com, internet-Recherche Mai 2003.

Sarkissow, Semjon Alexandrowitsch

1895 Nagorno Karabach/Armenien – 1971. Neuroanatom, Neurophysiologe. 1918 Mitgl. KP. 1923 Abschluß I. Moskauer Staatsuniv. Ass. Nervenklinik I. Moskauer Staatsuniv. (Rossolimo). 1926–27 Weiterbildung Neurobiolog. Inst. Berlin (Vogt), zytoarchitekton. Hirnforschung. 1927–36 Stellvertr. Dir. Inst. Mozga (Hirnforschungsinst. Moskau) unter Vogt, 1937–68 Dir. d. Instituts.

Vgl. Richter Rasse (2000) S. 322.

Scharrer, Adam

1889 Kleinschwarzenlohe (Mittelfranken) – 1948 Schwerin. Schriftsteller. Vater Hirte. Schlosserlehre, Wanderschaft Deutschland, Österreich, Schweiz, Italien. 1914-18 Soldat, 1916 russ. Front, Rüstungsarbeiter Essen und Berlin. 1918 Spartakusbund, Teilnahme Streik Berliner Munitionsarbeiter. 1920 Mitglied KAPD (Kommunistische Arbeiterpartei Deutschlands, Splittergruppe d. KPD). 1933 Hochverratsprozeß, Emigr. Tschechoslowakei, 1934 Moskau. 1935 Ukraine, lebte auf Kolchosen. 1937 Schriftstellerkolonie Peredelkino bei Moskau. Erzählungen über Landleben in Franken und nationalsozialist. Bedrohungen. 1941 Mitarb. „Deutscher Volkssender". 1941–43 Evakuierung Taschkent. 1945 Rückkehr Deutschland. Dezernent in der Landesverwaltung Mecklenburg-Vorpommern Schwerin, Mitbegr. Kulturbund Mecklenburg, Mitgl. Landesleitung sowie Landesvorstand der VVN (Vereinigung der Verfolgten des Naziregimes).

Vgl. Stammberger/Peschke Moskau S. 460; Baumgartner/Helbig Handbuch S. 764.

Schaudinn, Fritz

1871 Roeseningken/Ostpreußen – 1906. Zoologe. 1894 Prom. Naturwiss., Ass. Berliner Zoolog. Institut. 1898 Habil. Zoologie Berlin; Vorlesungen v. a. über Protozoen u. allgem. Zellenlehre. Eismeerexpedition. 1904 Leiter Protozoenlaboratorium d. Kaiserl. Gesundheitsamtes Berlin. 1905 m. E. Hoffmann Entdeckung d. Erregers d. Syphilis, daraufhin weltberühmt.

Vgl. Fischer Lexikon S. 1376; Peiffer Hirnforschung S. 1111.

Schaxel, Julius

1887 Augsburg – 1943 bei Moskau. Biologe. 1906–07 Stud. Biologie Jena (Ernst Haeckel). 1908/09 Stud. München (Richard Hertwig), 1909 Jena, 1909 Prom. Jena (Ludwig Plate, Zoologie). 1910–11 Ass. und Kustos d. Phyletischen Museums Jena (Plate, mit ihm zunehmende Differenzen). 1912 Habil. Jena, lehrte Zoologie, Biologie, Geschichte d. Biologie, Ökologie, Anatomie u. Physiologie d. Menschen. 1916 a.o.Prof. Zoologie. 1918 Eröffnung „Anstalt für experimentelle Biologie" m. finanz. Unterstützung Carl-Zeiss-Stiftung (Dachgeschoß d. Veterinäranstalt); Leiter bis 1933. 1919 Gründung „Abhandlungen zur theoretischen Biologie". Überzeugter Kommunist, beeinflußt durch komm. Reichstagsabgeordneten Emil Höllein; in Jena Mitglied d. Arbeiter- und Bauernrates. Bis 1924 Regierungsrat im Thüring. Ministerium f. Volksbildung, Entwicklung einer Hochschulreform, dadurch Feinde inner- und außerhalb d. Universität. Marxist. Propaganda, 1924 Gründung d. „Monatszeitschrift über Natur und Gesellschaft – Urania". Ab 1924 keine Teilnahme mehr an der Jahresvers. d. Deutschen Zoolog. Ges. 1933 Entzug d. Lehrauftrages f. experimentelle Biologie, d. Lehrbefugnis sowie d. Leitung der „Anstalt f. exp. Biologie". 1933 Emigr. Genf, 1934 Akad. d. Wissenschaften Leningrad, 1935 Moskau, A.N.Sewerzow-Institut f. Evolutionsmorphologie (Akad. d. Wiss.). Tod unter ungeklärten Umständen in Sanatorium bei Moskau, wahrscheinlich als Opfer der Stalin'schen Säuberungen (angebl. Suizid).

Vgl. Penzlin Geschichte S. 56-63; Kolchinsky Aspekte S. 198; Deichmann Biologen S. 44.

Schlesinger, Hermann

1866 Preßburg – 1934 Wien. Internist. Stud. Wien, 1890 Prom. Wien. Ass. Allg. Krankenhaus u. Kliniken von Meynert, Kaposi, Fuchs, Nothnagel, Schrötter. 1892 Sekundararzt Allg. Krankenhaus, 1895 Ass. III. Med. Klinik, Habil. Inn. Med., 1901 Dir. Kaiser-Franz-Joseph-Spital, 1902 Tit. a.o.Prof., 1908 Dir. III. Med. Abt. d. Allg. Krankenhauses Wien. 1920 a.o.Prof. Mithrsg. Zentralblatt f. d. Grenzgeb. d. Med. u. Chir., Mitbegr. d. Wiener Medizin. Klubs.

Vgl. Fischer Lexikon S. 1392; Jerns Vorträge S. 537; v. Engelhardt Enzyklopädie S. 541; Kreuter Neurologen S. 1273-1277.

Schmaus, Hans

1862 München – 1905 München. Pathologe. 1888 Prom. München. 1888–1904 Ass. Path. Inst. München (Otto von Bollinger). 1889 Habil. path. Anat. 1899 a.o. Prof. 1904 Prosektor Städt. Krankenhaus München rechts der Isar.

Vgl. Fischer Lexikon S. 1395; v. Engelhardt Enzyklopädie S. 542.

Schmidt-Ott, Friedrich

1860 Potsdam – 1956 Berlin. Wissenschaftpolitiker. 1895 vortrag. Rat Preuß. Kulturministerium, 1898 Hochschulreferent. 1908 Ministerialdir. Kunst u. Wissenschaft. 1913 Mitgl. Präsidium Kaiser-Wilh.-Gesellschaft. 1917–18 Preuß. Kultusminister. 1920–34 Mitbegründer u. Präs. Notgemeinschaft d. dtsch. Wissenschaft (später DFG, Deutsche Forschungsgemeinschaft), 1920–32 Präs. Dtsch. Gesellschaft zum Studium Osteuropas, 1920–37 Vizepräs. Kaiser-Wilhelm-Gesellschaft.

Vgl. Richter Rasse (2000) S. 323; Peiffer Hirnforschung S. 1112.

Scholinus, Gustav

1863 Stettin – 1922 Berlin. Psychiater. 1890 Prom. Greifswald., Ass. Rudolf Gottfried Arndts, dann Karl Ludwig Kahlbaums (Görlitz) und Emanuel Mendel. Kaufte 1893 Mendels private Pankower Anstalt. 1913 San.-Rat.

Vgl. v. Engelhardt Enzyklopädie S. 566; Kreuter Neurologen S. 1298.

Schröder, Karl Ernst Friedrich

1838 Neustrelitz – 1887. Gynäkologe. Stud. Würzburg, Rostock. 1864 Prom. Ass. Gyn. Klinik Bonn, dort 1866 Habil. f. Gyn. u. Geburtshilfe. 1868 a.o.Prof. Erlangen. 1869 o.Prof. 1876 Berlin. Neubau moderner Klinik, beliebter Lehrer. 1877 Gründg. einer Puerperalfieber-Kommmission; Mithrsg. d. Zschr. f. Geburtsh. u. Gyn.

Vgl. Pagel Schröder S. 143f.

Schröder, Paul

1873 Berlin – 1941 Leipzig. Psychiater. Stud. Berlin. 1897 Prom. 1897–1900 Ass. Psychiatr. Klinik Breslau (Wernicke), 1900–03 Heidelberg (Kraepelin), 1904 Königsberg u. Breslau (Bonhoeffer). 1905 Habil. 1912 mit Bonhoeffer nach Berlin, Leiter d. anatom.-neuropatholog. Laboratoriums Charité. 1913 o.Prof. Psychiatrie Greifswald, 1925–38 Leipzig. Schwerpunkt Kinder- und Jugendpsychiatrie. 1937 erster Präsident der „Internationalen Gesellschaft für Kinderpsychiatrie". 1940–41 kommissar. Ordinarius Halle-Wittenberg.

Vgl. Neumärker Bonhoeffer (1990) S. 60, 106, 136; Peiffer Hirnforschung S. 1113; Archiv f. Leipziger Psychiatriegeschichte: Paul Schröder (1873–1941). Kurzbiographie. Internet-Recherche Juli 2002.

Schuster, Paul

1867 Köln – 1940 London. Neurologe. Stud. Bonn, München, Berlin. 1890 Prom. Bonn. 1892–93 Ass. Patholog. Inst. Greifswald., Bakteriolog. Inst. Bonn, Physiolog. Lab. Berlin (Munk). 1893–1904 Ass. Mendel'sche Nervenklinik Berlin. 1903 Habil. Neurologie Ber-

lin, Mitarb. Hermann Munks (Physiolog. Laboratorium Tierarzneischule Berlin). 1904 Gründung eig. Poliklinik, Behandlung chronisch Kranker im Siechenhaus (Städt. Hospital Fröbelstr., später Hufeland-Hospital). 1910 Tit.-Prof. 1920–33 Dir. Nervenabt. Friedr.-Wilh.-Hospital (ab 1926 Städt. Hufeland-Hospital) Berlin-Prenzl. Berg, 1921 a.o.Prof. Neurologie. Sept. 1933 Entzug d. Lehrbefugnis. Neurologe Jüd. Krankenhaus Berlin. 1939 Emigration England (mit Hilfe seines Sohnes Hans). Zahlreiche Arbeiten über traumatische Erkrankungen d. Nervensystems.
Vgl. HUB, UA, Med. Fak. Nr. 1478 „Die Behandlung jüd. Wissenschaftler 1933/34“; HUB, UA, UK – Personalia, G 345 [PA Schuster, Paul]; Med. Diss. P. Schuster, Bonn 1890; Kreuter Neurologen S. 1331; v. Engelhardt Enzyklopädie S. 569; Peiffer Hirnforschung S. 1114, Holdorff Polikliniken S. 134.

Schwalbe, Gustav Albert
1844 Quedlinburg – 1916 Straßburg. Anatom. Stud. Berlin, Zürich, Bonn. 1866 Prom. Berlin. 1866 Ass. Anatomie Bonn (Max Schultze). 1868 Inst. f. Physiologie, Univ. Amsterdam (Kühne). 1870 Habil. Anatomie Halle. 1871 Prosektor Freiburg/Brsg. 1871 a.o. Prof. Histologie Leipzig. 1873 o.Prof. Anatomie Jena, Nachfolger Gegenbaurs 1881 Königsberg. 1883–1914 Straßburg. Arbeiten v.a. vergleichend-anthropologisch an fossilen Menschenresten u. rezenten Rassen, stammesgeschichtliche Fragen, Einführung exakter naturwiss. Methoden in Vorgeschichtsforschung.
Vgl. Schmidt Schwalbe S. 952; Peiffer Hirnforschung S. 1114.

Schweigger, Karl Ernst Theodor
1830 Halle – 1905 Berlin. Ophthalmologe. Stud. Erlangen, Halle. 1852 Prom. Halle. 1852–55 Ass. Krukenberg's med. Klinik, gab Kurse in Auskultation u. Perkussion. 1857–64 Ass. Augenklinik Univ. Berlin (v. Graefe). 1860 Habil. Augenheilkunde. Wissenschaftl. Reisen Utrecht, London, Nordamerika. 1868–71 a.o.Prof. Augenheilkunde Göttingen. 1871 Berlin, 1873–1900 o.Prof. Berlin.
Vgl. Pagel Lexikon S. 1563; Asen Gesamtverzeichnis S. 183.

Seeligmüller, Otto Ludwig Gustav Adolph
1837 Naumburg – 1912 Halle. Neurologe. Stud. Würzburg, Leipzig, Halle, Berlin. 1861 Prom. Hospitationen bei Duchenne, Paris, und Benedikt, Wien. 1862–65 Ass. Anstalt Halle-Nietleben, 1865 Niederlassung als Nervenarzt in Halle. 1876 Habil. Neurologie, 1882 a.o.Prof., Leiter Nervenpoliklinik. 1904 eig. Privatklinik eröffnet.
Vgl. Peiffer Hirnforschung S. 1114.

Semaschko, Nikolaj Aleksandrovich
1874 Liwenskoje – 1949. Begründer sowjet. Sozialhygiene. Stud. Moskau. 1895 Beitritt marxist. Zirkel, Verhaftung f. 2 Monate, Verbannung Heimatort. Fortsetzg. Stud. in Kasan. 1901 Dipl. Prakt. Arzt Gouvernement Orel, statist. Untersuchungen zur Hygiene. 1905 Teilnahme revolut. Kämpfe, Verhaftung. 1906–08 Emigration Schweiz, Kontakt zu Lenin. 1908–17 Paris, Sekr. Auslandsbüro ZK. 1917 Rückkehr Moskau, 1918–30 Erster Volkskommissar Gesundheitswesen UdSSR. Prof. Sozialhygiene I. Moskauer Staatsuniv. 1923/24 Leiter internat. Ärztekonsilium Lenins. Kontakt zu Alfred Grotjahn. 1925 Vortrag Berlin (Verein sozialist. Ärzte). 1924–27 m. Friedrich Kraus Hrsg. d. deutsch-russ. medizin. Zschr.
Vgl. Richter Rasse (2000) S. 323; Winter Semaschko S. 102-105.

Senator, Hermann
1834 Gnesen – 1911 Berlin. Internist. Stud. Berlin, 1857 Prom. 1868 Habil., Priv.-Doz. Innere Medizin und Staatsarzneikunde Berlin. 1875 a.o.Prof. Dir. Innere Medizin Augusta-

Hospital, 1881 I. Meidzin. Klinik Charité. 1888 in III. Meidzin. Klinik und Poliklinik umbenannt. 1899 o. Hon.Prof.
Vgl. internet-Recherche Mai 2003 www.whonamedit.com.

Serbskij, Wladimir Petrowitsch

1858 Bogorodsk (Noginsk) – 1917 Moskau. Russ. Psychiater, Mitbegr. d. Forensischen Psychiatrie in Rußland. 1880 Prom. Physik u. Mathematik Moskau. 1883 Prom. Medizin, Stud. bei Korsakow. 1892–1900 Doz. forens. Psychiatrie Jurist. Fak. Moskau. 1900 Doz. Psychiatrie Moskau. 1902 Prof./Dir. Psych. Universitätsklinik. 1911 Ruhestand aus Protest gg. reaktionäre Politik d. Erziehungsmin. Kasso.
Vgl. Wwedenskij Enzyklopedija Bd. 38, S. 555.

Setschenow, Iwan Michailowitsch

1829 Tjoplyj Stan (heute Setschenowo, Nischnij Nowgorod) – 1905 Moskau. Berühmter Physiologe. 1848 Ingenieur St. Petersburg. 1850–56 Medizinstud. Moskau. Interessiert an physiolog. Grundlagen psychischer Prozesse. 1856–59 Fortbildung Deutschland, Frankreich (J. Müller, Du Bois-Reymond, Hoppe-Seyler, Berlin; Funke, Leipzig; Ludwig, Wien; Helmholtz, Heidelberg). 1860 Prom. St. Petersburg. Ass. Physiologie med.-chirurg. Akad. u. Ordinator d. 2. Land-Militärhospitals St. Petersburg. 1861 o.Prof. Physiologie St. Petersburg. 1862 Ass. Laboratorium C. Bernard, Paris, danach wieder St. Petersburg. Gründete Erste Russ. Physiologenschule Med.-Chir. Akad. St. Petersburg. 1871 Odessa. 1876–88 St. Petersburg. Mitbegr. Höheren Bildungsanstalt f. Frauen. 1889 Priv.-Doz. Physiologie Moskau. 1891–1901 o.Prof. Moskau. 1903–04 Dozent Arbeitsunterrichtskurse Moskau. 1904 Ehrenmitglied St. Petersburger Akad. d. Wiss. Gilt als Begründer d. "objektiven Psychologie". Lehrer Pawlows.
Vgl. Petersen Ssetschenow S. 381f.; Plesse Setschenow S. 206-212; Schmidt Secenov S. 952.

Sewertsow, Alexej Nikolajewitsch

1866 Moskau – 1936 Moskau. Biologe. 1890 Prom. Moskau. 1899 Prof. Jurjewsko (heute Tartusk). 1902 Kiew. 1911–1930 Moskau. 1930 Laboratorium f. Evolutionsmorphologie eingerichtet (seit 1935 Institut für Evolutionsmorphologie und Palaeozoologie, heute Institut f. Evolutionsmorphologie und tierische Ökologie A. N. Severtsov). Grundlegende Arbeiten über Metamerie des Kopfes, Entstehung der paarigen Extremitäten der Wirbeltiere, Evolution der niederen Wirbeltiere.
Vgl. Matwejew Sewertsow S. 157.

Sherrington, Sir Charles Scott

1857 London – 1952 Eastbourne (England). Physiologe. Stud. Cambridge, London, 1885–87 Berlin. Prom. 1887, Dozent Systemat. Physiologie St. Thomas' Hospital. 1891–95 leitender Arzt Brown Animal Sanatory Inst., 1895–1912 Holt-Prof. Physiol. Liverpool, 1913–35 Waynflete-Prof. Oxford, 1936–38 Lecturer Edinburgh. 1920–25 Präs. Royal Society London, 1932 Nobelpreis.
Vgl. Schmidt Sherrington S. 956; Peiffer Hirnforschung S. 1115.

Siemerling, Ernst

1857 Müssow/Greifswald – 1931 Berlin. Psychiater. Stud. Marburg, Halle, Berlin. 1882 Prom. Marburg. 1881–82 Ass. Physiolog. Inst. Marburg, 1883–84 Ass. Anstalt Nietleben, 1884–93 Psychiatr. Klinik Charité Berlin (Westphal, Jolly). 1888 Habil. Neurologie Psychiatrie. 1892 a.o.Prof. Berlin, 1893 o.Prof. Psychiatrie Tübingen, 1900 Kiel, 1925 Praxis Berlin-Charlottenburg.
Vgl. v. Engelhardt Enzyklopädie S. 582; Kreuter Neurologen S. 1352-1355; Peiffer Hirnforschung S. 1115.

Sigerist, Henry Ernest

1891 Paris – 1957 Pura/Tessin. Medizinhistoriker. 1904 Zürich, 1910 Stud. Oriental. Sprachen Zürich, Medizinstud. Zürich, München, 1917 Prom. Zürich. 1921–23 Dozent Medizingeschichte Zürich, dort 1922 Habil. 1924 Tit.-Prof., 1925–32 o.Prof. Medizingesch. Leipzig. 1932 Emigration USA, 1932–47 Prof. Medizingesch. Johns' Hopkins, Forschung an der Yale-Univ., 1947 Rückkehr Schweiz.

Vgl. v. Engelhardt Enzyklopädie S. 583.

Simons, Arthur

1877 Düsseldorf – 1942 Deportation Konzentrationslager Vaivara (Reval/Estland), dort ermordet. Psychiater, Neurologe. Stud. Heidelberg, Berlin. 1903 Prom. Leipzig. 1904 Ass Robert-Koch-Inst. Berlin, Bakteriologie und Seuchenbekämpfung. 1905–07 Ass. path.-anat. Inst. Augusta-Hospital (Oestreich), Volontär Poliklinik f. HNO. 1906/1907 Psychiatriepraktikant Psychiatr. Abt. Wittenau (Liepmann). 1907–08 Ass. II. Inn. Klinik Charité (Kraus). 1907–14 Erster Ass. Privatklinik Hermann Oppenheim. 1914–18 Stabsarzt. 1919–33 Beratender Neurologe I. Med. Klinik Charité (Wilhelm His), Virchowkrankenhaus und Krankenhaus Westend. 1921 Habil. Neurologie Berlin. 1923 n.b.a.o.Prof. Nervenärztl. Privatpraxis in seiner Wohnung. 01.04.1933 Lehrverbot, 06.09.1933 Entzug d. Lehrbefugnis nach. Bemühte sich mit div. Zeugnissen um Auswanderung (AAC, Academic Ass. Council), wurde abgelehnt. September 1942 von Termin bei Gestapo nicht zurückgekommen. Deportation 03.10.1942, 20. Osttransport, Transport-Nr. 18.625 nach Reval.

Vgl. Asen Gesamtverzeichnis S. 188; HUB, UA, UK – Personalia, G 125/a [Simons, Arthur]; LAB, Akte 05205 XIV / 9307, Karton 898, Arthur Simons, Akte 05205–32./17347, Karton 1035 und Vermögensakte Nr. 703, Bl. 37; SPSL-Archive, Akte 438/4 Arthur Simons und 397/II Eugen Pollak; GStA PK Berlin, I. HA Rep. 76 Kultusmin. Va, Sekt. 2, Tit. IV, Nr. 50, Bd. XV, Bl. 92f. „Privatdozenten in der Medizinischen Fakultät".

Sioli, Emil

1852 Lieskau/Halle – 1922 Friedrichsdorf/Taunus. Psychiater. Stud. Halle, 1875 Prom. Ass. Mineralog. Inst., Anatom. Inst. Straßburg (Waldeyer), dann Anstalt Nietleben bei Halle (Hitzig). Ass. Nervenklinik Charité Berlin (Westphal), 1880 Oberarzt Provinzial-Irrenanstalt Leubus, 1881 Dir. Anstalt Bunzlau. 1888 Dir. Anstalt f. Irre und Epileptische Frankfurt/Main, 1907 Tit.-Prof. 1914–19 o.Prof. Psychiatrie Frankfurt.

Vgl. v. Engelhardt Enzyklopädie S. 583; Kreuter Neurologen S. 1359-1362; Peiffer Hirnforschung S. 1115.

Smith, Sir Grafton Elliot

1871 Grafton/New South Wales, Australien – 1937. Neuroanatom. Stud. Sydney, Prom. 1892. 1896 über Stipendium Univ. Sydney nach Cambridge/England zum Studium der Morphologie d. Gehirns. 1900–08 Prof. Anatomie Kairo, dort Interesse f. Ausgrabungen. 1909 Prof. Anatomie Manchester, 1919–36 University College London, Neuaufbau d. Inst. Mit Hilfe d. Rockefeller Foundation. Arbeiten über vergleichende Neuroanatomie.

Vgl. Walker Smith S. 89-92; Peiffer Hirnforschung S. 1115.

Solnitzky, Othmar Charles

1897 Craiova (Rumänien) – ?. Anatom. 1917 Knights of Columbus scholar, Catholic Univ., Dr. phil. 1920, dann Medizinstudium George Washington Univ. 1926–35 Assistant Professor of Anatomy, George Washington Univ. 1935–37 Assoc. Prof., Medical School, Georgetown. Dort 1937 Prof., Chairman d. Anatom. Abteilung, 1954 Direktor Brain Research Institut. Forschungsgebiet bes. Embryologie des Nervensystems.

Vgl. American Men of Science, 10. Aufl., Tempe Arizona 1961, S. 3830.

Spatz, Hugo

1888 München – 1969 Frankfurt/Main. Neurologe, Neuropathologe. Stud. München, Heidelberg. 1914 Prom. Ass. Psychiatr. Klinik Heidelberg, 1919 Histopatholog. Abt. Dtsch. Forschungsanstalt f. Psychiatrie München. 1923 Habil., 1925 Leiter Anat. Lab. Nervenklinik München. 1927 a.o.Prof., 1928 Oberarzt Münchner Nervenklinik. 1937 Dir. Kaiser-Wilh.-Inst. f. Hirnforschung Berlin-Buch, 1945 Max-Planck-Inst. f. Hirnforschung Gießen, dort Hon.-Prof. 1952 Umzug d. Abt. nach Frankfurt/Main. Enge Zusammenarbeit mit Julius Hallervorden; untersuchte zahlreiche Gehirne von Opfern der Kinder-Euthanasie.

Vgl. v. Engelhardt Enzyklopädie S. 588; Peiffer Jahre S. 24; Peiffer Hirnforschung S. 1116; Kreuter Neurologen S. 1378-1383.

Spielmeyer, Walter

1879 Dessau – 1935 München. Psychiater. Stud. Greifswald, Halle. Ass. Anat. Lab. Nervenklinik Halle (Hitzig). 1902 Prom. Halle, Ass. Pathol. Inst. (Eberth) und Beobachtungsstation f. geisteskranke Verbrecher in Halle (Aschaffenburg). 1902 Ass. Psych. Klinik Freiburg (Hoche). 1906 Habil. Psychiatrie. 1912 Hirnanatom. Inst. Psychiatr. Klinik München (Nachfolger Alzheimers). 1913 a.o.Prof. München. Während Krieg Gründer u. Leiter Nervenabt. Münchener Lazarette. 1917 Hon.Prof. München, Leiter Histopathol. Abt. d. Deutschen Forschungsanst. f. Psychiatrie München (Kraepelin). 1928 Übersiedlung in Neubau der Abt. 1932 Erb-Medaille.

Vgl. Fischer Lexikon S. 1484, Kreuter Neurologen S. 1386-1390; v. Engelhardt Enzyklopädie S. 590; Peiffer Hirnforschung S. 1116.

Spinoza, Baruch de, auch Benedictus de S.

1632–1677. Niederländ. Philosoph m. biblisch-talmudischer Ausbildung d. jüd. Gemeinde, 1656 Bannfluch d. jüd. Gemeinde wg. relig. Dogmenkritik. Scholastiker. Vertrat pantheistischen Substanzmonismus: Gott ist eine einzige, unteilbare, unendliche Substanz m. vielen Attributen; Gott gleich Natur. S. hatte Verbindung zu G. W. Leibniz u. a.

Vgl. Rückriem Spinoza. Internet-Recherche Mai 2003 www.ich-sciences.de.

Spitzer, Alexander

1868 Miskolc (Ungarn) – 1944 KZ Theresienstadt. Österr. Neurologe und Anatom. 1892 Prom. Wien. 1893–1901 Ass. II. Psychiat. Univ.-Klinik Wien (Krafft-Ebing). 1901–14 Neurol. Inst. Univ. Wien (Obersteiner). 1914–19 Anat. Inst. Univ. Wien. 1919 Habil. Anat. 1919–33 Neurol. Inst. Wien. 1924 a.o.Prof. Anat. u. Pathol. des Nervensystems. 1942 Deportation KZ Theresienstadt.

Vgl. Killy/Vierhaus Enzyklopädie S. 411f.; Kreuter Neurologen S. 1390; Peiffer Hirnforschung S. 1116.

Stalin (der "Stählerne"), Jossif Wissarionowitsch (eigentl. J. W. Dschugaschwili)

1879–1953. Russ. Politiker. 1917 Organisation d. Petrograder Bolschewiki, nach Sieg d. Revolution hohe Regierungsämter. 1922 Generalsekr. d. KP, großer Machtgewinn. Nach Lenins Tod 1924 Ausschaltung sämtl. Konkurrenten um Partei- u. Staatsführung, ab ca. 1929 Diktatur über Staat u. Partei. 1934 nach Ermordung d. Parteisekr. v. Leningrad (S. M. Kirow) blutige Säuberung u. Schauprozesse gegen polit. Mißliebige. 1941–53 Vors. d. Rates d. Volkskommissare.

Vgl. Richter Rasse (2000) S. 324.

Steiner, Marianne

1913 Prag – 2000 London. Nichte Franz Kafka. Exil in London, nach 1945 zurück nach Prag. Mit ihrem Ehemann Georg Steiner 1948 aus politischen Gründen Rückkehr ins Londoner Exil.

Vgl. Schmelcher Onkel passim.

Stelzner, Helene Friederike (geb. Westmann)
1861 Maierhof Spörnig/Böhmen – 1937 Berlin. Internistin, Psychiaterin. Freimaurerinstitut Dresden, 1871–77 Höhere Töchterschule Chemnitz. 1897 Abitur Luzern, Medizinstud. Zürich, 1900–02 Halle, 1902 Prom. 1902–03 Volontärass. Chirurgie Halle (von Bramann), Krankenhaus am Urban, Berlin. 1903–04 erste weibl. Vol.-Ass. Psychiatr. Klinik Charité Berlin (Ziehen). 1905–35 Niederlassung Charlottenburg f. Nervenkrankheiten und Elektrotherapie (später Inn. Medizin). 1904–13 Schulärztin Charlottenburg, Anstaltsärztin Magdalenenstift (höhere Mädchenschule). 1911–12 Gutachterin Jugendgerichtshof Berlin. 1911 Mitleiterin d. Ziegelroth'schen Privatklinik (Sanatorium) für physikal.-diätet. Ther., Sommer-u. Winterkuren, in Krummhübel, Schlesien, Rgbz. Liegnitz (Luftkurort im Riesengebirge). 1915–17 Lazarettärztin Innsbruck. 1935–37 Zehlendorf. Bes. Interesse für schulärztliche Tätigkeit und sozialmedizinisch-psychiatrische Arbeit.
Vgl. Bleker/Schleiermacher Ärztinnen S. 294; Schleiermacher Schulaufsicht S. 172f.; Brinkschulte Ärzte S. 181f.

Stern, Erich
1889 Berlin – ?. Psychologe. Stud. Berlin, Karlsruhe, Lausanne, Straßburg, Hamburg. 1917 Dr. phil. Hamburg. 1920 Habil., 1924–28 a.o.Prof., 1927–33 Dozent Pädagog. Inst., Dir. Inst. f. Psychologie, Jugendkunde und Heilpädagogik, Mainz. 1933 Emigr. Frankreich, 1933–40 u. 1950–55 Mitarb. Neuropsychiatr. Kinderklinik d. Univ. Paris. 1934 Résistance. Nach 1945 Hilfe bei Rehabilitaiton jüd. Kinder. 1948 Mitgl. Centre National de la Recherche Scientifique, Paris. In Frankreich auf Psychologie der Immigranten spezialisiert.
Vgl. Strauss/Röder Dictionary Bd. 2, S. 1123; v. Engelhardt Enzyklopädie S. 602.

Stier, Hermann Otto Ewald
1874 Neuruppin – ?. Psychiater, Neurologe. Stud. Berlin. 1899 Prom. 1900–02 Ass.-Arzt im Feld-Artillerie-Rgt., kommand. psychiatr. Univ.-Klinik Jena. 1903–04 Oberarzt (Neurologie) Festungsgefängnis Köln (Militär-Strafanst.). 1905–06 Oberarzt i. 2. Garde-Rgt. z. Fuß (Oberleutnant). 1906–12 Stabsarzt Kaiser-Wilh.-Akad. 1911 Habil. Psychiatrie Neurologie Berlin. 1913–14 Stabsarzt b. Bezirkskomm. III, Priv.-Doz. 1915–19 Berlin, Prof. Psych. u. Neurol., 1917 a.o.Prof. Berlin. Arbeiten über Fahnenflucht, Alkoholismus, Linkshändigkeit. Gegen Anerkennung von Kriegs- und Unfallneurosen als rentenpflichtige Krankheiten.
Vgl. Fischer Lexikon S. 1512; Peiffer Hirnforschung S. 1117.

Stilling, Benedikt
1810 Kirchhain (Hessen) – 1879 Kassel. Anatom und Chirurg. 1832 Prom. Marburg, 1833 Landgerichtswundarzt Kassel (wegen jüd. Herkunft akad. Karriere unmöglich). Wissenschaftl. Reisen Italien, Paris, London, Edinburgh, Wien. Geh. San.-Rat. Gehirn- und Rükkenmarksforschung, Lehre vom vasomotor. Nervensystem. Nach ihm und Jacob Clarke wurde der Ncl. thoracicus benannt.
Vgl. v. Engelhardt Enzyklopädie S. 605; Kreuter Neurologen S. 1424f.

Strasser, Hans
1852 Lauenen (Schweiz) – 1927 Bern. Anatom. Stud. Bern, Würzburg, Breslau. 1877 Prom. 1877–81 Ass. Anat. Inst. Breslau. 1879 Habil. 1881 Prosektor Freiburg. 1883 a.o. Prof. 1887 o.Prof. Bern.
Vgl. Fischer Lexikon S. 1524; v. Engelhardt Enzyklopädie S. 610.

Stumpf, Friedrich Carl
1848 Wiesenheid/Bayern – 1936 Berlin. Psychologe. Stud. Göttingen, Würzburg. 1869–70 Priesterseminar Würzburg. 1870 Habil. Philosophie, Psychologie Göttingen, 1873 o.Prof. Psychol. Würzburg, 1879 Prag, 1884 Halle, 1889 München, 1893(od. 1894) – 1921 Berlin.

1894 Gründg. d. Inst. f. Psychol. Berlin. Wiss. Verdienste v.a. in der funktionalen Psychologie, Ton-/Musikpsychol., Singen u. Sprache, Erkenntnistheorie. Baute erstes dtsch. Phonogramm-Archiv auf.
Vgl. Rückriem Stumpf Internet-Recherche Mai 2003 www.ich-sciences.de; Peiffer Hirnforschung S. 1118.

Swift, Walter Babcock
1869 Genf – ?. Neurologe. Stud. Boston. 1908–10 Forschungsaufenthalt Berlin. 1918–39 Leiter der National Society for the Study and Correction of Speech Disorders, USA.
Vgl. internet-Recherche Sept. 2003 www.ancestry.com.

Sydenham, Thomas
1624–1689. Offizier, Arzt in London. 1686 Chorea minor beschrieben.
Vgl. McHenry History S. 74; Pagel Sydenham S. 490-493.

Thälmann, Ernst
1886–1944. Politiker. 1903 SPD. 1915–18 Kriegsdienst. 1918 USPD. Mitgl. Hamburger Arbeiter- und Soldatenrat. 1919 Vors. Hamburger USPD, 1920 KPD, bis 1923 Zentralausschuß KPD. 1923 Beteiligung am Hamburger Aufstand. 1924 stellv. KPD-Vorsitzender. 1925 Vors. Roter Frontkämpferbund, Mitglied Politbüro und Reichstag. 1925–35 Parteivorsitzender KPD. 03.03.1933 verhaftet, 1944 im KZ Buchenwald ermordet.
Vgl. Stammberger/Peschke Moskau S. 466.

Thiele, Rudolf
1888–1960. Psychiater. 1920–33 Ass. Karl Bonhoeffer, Berlin. Dort Betreuung der neu eröffneten „Kinder-Kranken- und Beobachtungsstation" als Stationsarzt, unterstützt von Oberarzt Franz Kramer. 1926 Habil. über Encephalitis lethargica. 1949–57 Dir. Psychiatr. und Nervenklinik der Charité. 1951–57 Vorsitzender der BGPN West.
Vgl. Neumärker Bonhoeffer (1990) S. 130f., 137, 153, 204.

Timirjasew, Kliment Arkadjewitsch
1843–1920. Botaniker, Naturforscher.
Vgl. Russischer Biographischer Index, München 2002, S. 1000.

Timofejew-Ressowskij, Nikolai Wladimirowitsch
1900 Provinz Kaluga/Russland – 1981Obninsk/Russland. Genetiker. Stud. Biologie Moskau. 1925–45 Ass., dann Leiter Abt. Humangenetik d. KWI f. Hirnforschung Berlin (Vogt). Arbeiten zur Zellgenetik u. Einfluß von Röntgenstrahlung. 1945 Deportation Sowjetunion, 10 J. Zwangsarbeit.
Vgl. Richter Rasse (2000) S. 324; Peiffer Hirnforschung S. 1119.

Toennies, Jan Friedrich
1902 – ? Elektronik-Ingenieur. Technische Entwicklung des EEG (Differentialverstärker) und d. Mikroelektrodenableitung einzelner Nervenzellen. Arbeitete am KWI f. Hirnforschung Berlin-Buch (Kornmüller), kurzzeitig am Rockefeller-Inst. USA, nach 1945 Freiburg/Brsg. (R. Jung).
Vgl. Peiffer Hirnforschung S. 1119.

Tretjakow, Konstantin Nikolajewitsch
1892–1956. Neurologe, Neuropathologe. Stud. Sorbonne, Paris. Prom. 1919. 1916–23 Ass. Pierre Maries, Paris. 1926 Rückkehr nach Russland. 1932 Dir. Klinik f. Nervenkrankheiten Univ. Saratow. Arbeiten über Histopathologie d. Nervensystems, Parkinson.
Vgl. Schulz/Urban/Lebed USSR S. 548.

Trousseau, Armand
1801 Tours – 1867 Paris. Internist. Stud. Tours, Paris bis 1830. Arbeiten über Typhus, Diphtherie, Cholera. Ass. versch. Kliniken Paris, auch Hôtel-Dieu. 1837 erste Tracheoto-

mie. 1852 Prof. Innere Medizin Paris, berühmter Lehrer. Prägte das Wort „Aphasie", vermutete funktionelle Asymmetrie d. Gehirns.
Vgl. Hanser/Scholtyssek Lexikon Bd. 3, S. 384f.

Tschernyschew (auch Chernyshev), Alexej
1894 – ?. Ass. anatom. Prosektur des Moskauer Semashko-Krankenhauses. 1917 Ass. am Neurochirurgischen Institut als Leiter d. hirndiagnostischen Laboratoriums. 1927 Mitarbeiter Inst. für Hirnforschung (Inst. Mozga) Moskau unter Oskar Vogt.
Vgl. Richter Rasse (2000) S. 324.

Tschetwerikow, Sergej Iwanowitsch
1850–1927. Genetiker.
Vgl. Russischer Biographischer Index, München 2002, S. 1742.

Valentin, Gabriel Gustav
1810 Breslau – 1883 Bern. Physiologe. Stud. Breslau. 1832 Prom., Ass. Physiolog. Inst. (Purkynje). 1834 Entdeckung der Flimmerbewegung und 1836 der Zellkörper in Ganglienzellen bei Wibeltieren. Forschte zur Entwicklungsgeschichte (Mensch und Säugetiere). 1835 Grand Prix des Sciences Physiques, frz. Akad. d. Wiss. Paris. 1836–81 o.Prof. Physiologie Bern.
Vgl. Jahn Valentin S. 979; v. Engelhardt Enzyklopädie S. 644; Peiffer Hirnforschung S. 1120.

Varga, Eugen
1879 bei Budapest – 1964. Volkswirtschaftler, Theoretiker d. Komintern. Student. Mitgl. Ungar. Sozialdemokratischen Partei. 1907–16 Parteijournalist, Mitarbeiter d. „Neuen Zeit" (Karl Kautsky). 1918 Prof. Wirtschaftswiss. Budapest. 1919 Volkskommissar Finanzen, Vorsitzender d. Obersten Wirtschaftsrates d. Ungarischen Räterepublik. August 1919 nach Machtübernahme durch Miklos Horthy Flucht nach Österreich, dort interniert bis 1920, Mitgl. Kommunist. Partei, Emigr. Sowjetunion. 1920–22 Komintern-Mitarbeiter, 1923–27 Wirtschaftsberater Sowjet. Botschaft Berlin. 1927–47 Leiter Institut f. Weltwirtschaft und Weltpolitik, Moskauer Akad. d. Wiss.. 1945 wiss. Beirat Potsdamer Konferenz.
Vgl. Steinberger/Broggini Berlin S. 129f.

Verworn, Max Richard Konstantin
1863 Berlin – 1921 Bonn. Physiologe. Stud. Berlin, Jena. 1887 Prom. Phil. Berlin, 1889 Prom. Med. Jena. 1891 Habil. Physiologie, 1895 a.o.Prof. Jena, 1901 o.Prof. Göttingen, 1910–21 Bonn. 1912 Studienreisen USA. Zell- und Nervenphysiologie.
Vgl. v. Engelhardt Enzyklopädie S. 647f.; Peiffer Hirnforschung S. 1120.

Virchow, Rudolf
1821 Schivelbein, Pommern – 1902 Berlin. Pathologe. Stud. Berliner Friedr.-Wilh.-Inst. 1843 Prom., Unterarzt. 1844 Ass. Charité Prosektur (Froriep). 1846 Prosektor. 1847 Habil. Berlin. Gründung (m. Benno Reinhardt) d. Arch. f. pathol. Anat. u. Physiol. u. f. klin. Medizin. 1848 Reise n. Oberschlesien z. Stud. d. Hungertyphus-Epidemie (Anweisg. d. Kultusmin.), Vorschläge zu sozialpolit. Reformen, forderte einheitl. Medizinalgesetzgebung f. Dtschld.; 1848 nach polit. Kampf f. Demokratie Amtsenthebung. 1849 o.Prof. patholog. Anatomie Würzburg. 1856 o.Prof. pathol. Anat. Berlin. 1858 Veröffentlichung der „Zellularpathologie". Anthropolog. Forschungen, Archäologie. 1861 Mitbegr. d. linkslib. Dtsch. Fortschrittspartei, 1880–93 Mitgl. Dtsch. Reichstag.
Vgl. v. Engelhardt Enzyklopädie S. 642f.; Andree Virchow S. 175-190; Mann Virchow S. 203-215; Peiffer Hirnforschung S. 1120.

Vogt, Cécile (geb. Mugnier)
1875 Annecy – 1962 Neustadt/Schwarzwald. Neuroanatomin. Stud. Paris. 1897–99 Interne Psychiatr. Klinik Bicêtre, Paris, bei Pierre Marie neuroanatom. Ausbildung. 1900 Prom. Heirat mit Oskar Vogt, Mitarbeiterin in seiner Neurobiologischen Centralstation, Berlin.
Vgl. Peiffer Hirnforschung S. 1121.

Vogt, Heinrich W.
1875 Regensburg – ? Bad Pyrmont. Neurologe, Psychiater. 1899 Prom. 1901 Ass. Göttingen Nervenklinik, 1904 Ass. Hirnanatom. Inst. Zürich. 1907 Habil. Psychiatrie Göttingen. 1909 Neurol. Inst. Senckenberg Frankfurt/Main. 1911 Dir. Neurolog. Sanatorium Wiesbaden, 1925 Badearzt Bad Pyrmont, 1935 Gründung eines Forschungsinstituts Balneologie Breslau. 1948 Bad Pyrmont.
Vgl. www.whonamedit.com, internet-Recherche Mai 2003.

Vogt, Oskar
1870 Husum – 1959 Neustadt/Schwarzwald. Neuroanatom, Psychiater. Pfarrerssohn. Stud. Kiel, Jena, 1894 Prom. Jena. Ass. Jena (Otto Binswanger) Zürich (Forel) Leipzig (Flechsig), 1896 Paris (Dejerine). Stud. d. Hypnotismus. 1898 in Berlin Gründung d. "Neurologischen Zentralstation". 1899 Heirat mit Cécile Mugnier. 1902 Umwandlung in "Neurobiologisches Laboratorium der Universität Berlin" als reine Forschungsanstalt. 1913 Tit.-Prof. 1915 Kaiser-Wilhelm-Institut (KWI) f. Hirnforschung in Räumen d. Neurobiolog. Instituts. 1925 Gründung d. Hirnforschungsinst. Moskau z. Erforschung von Lenins Hirn. 1931 Einweihung d. KWI f. Hirnforschung Berlin-Buch. Ende 1934 Ruhestand, bis 1937 kommissar. Leiter. 1937 Neustadt/Schwarzwald, "Institut d. Deutschen Hirnforschungs-Gesellschaft m. b. H.".
Vgl. Fischer Lexikon S. 1625; Hallervorden Kreis S. 108-123; Sanides Vogt S. 435-442; Kreuter Neurologen S. 1503-1508; v. Engelhardt Enzyklopädie S. 654; Peiffer Hirnforschung S. 1121; Archiv der MPG Berlin, I. Abt., Rep. 1A, Nr. 1579 d. KWI f. Hirnforschung, S. 317-324.

Walden, Herwart (eigentlich Georg Lewin)
1878 Berlin – 1941 wahrsch. Straflager Satarow, UdSSR. Expressionist. Schriftsteller, Verleger, Galerist. Seit 1903 verheiratet mit Else Lasker-Schüler. Mit Alfred Döblin Begr. Zeitschrift „Der Sturm", seit 1910 Hrsg.
Vgl. Internet-Recherche Sept. 2003 www.wikipedia.org.

Waldeyer (-Hartz), Heinrich Wilhelm Gottfried v.
1836 Hehlen (Holzminden) – 1921 Berlin. Anatom. Stud. Naturwissenschaften, Mathematik Göttingen, Einfluß durch Anatom Jacob Henle Wechsel zur Medizin. Stud. Göttingen, Greifswald, Berlin, bes. Interesse f. Entwicklungsgeschichte. 1861 Prom. Berlin. 1862 Ass. Physiolog. Inst. Königsberg (v. Wittich), 1864 Ass. Physiolog. Inst. Breslau. (Rudolf Heidenhain). 1864 Habil. Anatomie Physiologie Breslau. 1865 dort a.o.Prof. Patholog. Anatomie, 1867 o.Prof., 1872–83 o.Prof. Anatomie Straßburg. 1883–1917 Berlin, 1898–99 Rektor der Univ. 1896–1919 Sekr. Physikalisch-mathematische Klasse d. Königl.-Preuß. Akad. d. Wiss. 1916 geadelt. Nach ihm wurden das Waldeyersche Epithel (1883), die Waldeyersche Markbrücke (1888) u. d. Waldeyersche Schlundring (1886) benannt; prägte 1888 den Begriff „Chromosom" u. 1891 den Begriff „Neuron". 1863 Einführung Hämatoxylin. Weitere Schüler Ludwig Edinger, Paul Ehrlich, Carl Weigert, Johannes Sobotta.
Vgl. Fischer Lexikon S. 1635; Neumärker Bonhoeffer (1990) S. 118; Lerner Waldeyer-Hartz S. 455-461; Peiffer Hirnforschung S. 1121.

Wallenberg, Adolf

1862 Stargard – 1949 Manteno/Chicago. Neuroanatom. Stud. Heidelberg, Leipzig. 1886 Prom. Heidelberg. 1886–88 Ass. u. Prosektor Med. Abt. Städt. Krankenhaus Danzig. 1888–1907 Prakt. Arzt Danzig. Seit 1896 Freundschaft u. Zusammenarbeit m. Ludwig Edinger. 1907–28 Dir. Inn. u. Psychiatr. Abt. Städt. Krankenhaus Danzig. 1910 Tit.-Prof. 1913 Studienaufenthalt Biol. Stat. Helgoland. 1914–18 Berat. Militärarzt. 1928 Ehrendoktor Philosoph. Fak. Univ. Königsberg. Ruhestand 1928. Weiterhin ärztli. Praxis u. wiss. Arbeit in Kellerraum d. Krankenhauses Danzig. 1929 Erb-Gedenkmünze. 1938 Entzug Approbation, 1939 m. Ehefrau Emigr. Holland, England, 1943 USA. Vorträge u. Konsiliarius in staatl. Nervenheilanstalt bei Chicago. Nach ihm ist Syndrom d. dorsolat. Oblongata benannt.

Vgl. Fischer Lexikon S. 1137; Kreuter Neurologen S. 1529; Peiffer Hirnforschung S. 1122.

Wangenheim, Gustav von

1895 Wiesbaden – 1975 Berlin. Schauspieler, Regisseur, Schriftsteller. Landwirtschaftl. Ausbildung, 1912–14 Schauspielschule Berlin (Max Reinhardt). 1914–15 Soldat, nach Verwundung und Ruhr entlassen. 1915–16 Burgtheater Wien, 1916–17 Deutsches Theater Berlin, 1917–18 Hoftheater Darmstadt. 1918–19 Berliner Volksbühne, ab 1921 Filmschauspieler. 1918 USPD, 1922 KPD. 1923 Leiter Zentr. Sprechchor KPD Berlin. 1924–30 Deutsches Theater Berlin, Deutsches Schauspielhaus Hamburg, Piscator-Bühne Leipzig. 1928 Regisseur Agitprop-Gruppe „Rote Blusen“, 1933 Emigration Sowjetunion, 1943 Nationalkomitee Freies Deutschland. 1945 Rückkehr Deutschland, bis 1947 Intendant Deutsches Theater, SED-Mitgl.

Vgl. Baumgartner/Helbig Handbuch S. 977f.

Wartenberg, Robert

1887 Grodno – 1956 USA. Neurologe. Stud. Kiel, München, Freiburg, Rostock. 1919 Prom. Rostock.1920 Ass. Privatpoliklinik Cassirer, Berlin, 1921 Psychiatr. Univ.-Klinik Freiburg (Hoche). 1922 Ass. Nervenklinik Hamburg (Nonne) und 1924 Breslau (Foerster), 1928–34 Dozent Univ. Freiburg, 1930 leitender Oberarzt Univ.-Nervenklinik Freiburg. 1933 Habil. Neurologie. 1935 Emigr. USA. Dozent, 1943–54 Prof. Neurologie Univ. of California, School of Medicine, San Francisco. Weltberühmte Monographie "Examination of Reflexes", in 7 Sprachen übersetzt (deutsch 1952). 1954 Hon.Prof. Freiburg.

Vgl. Noth Wartenberg S. 575; Peiffer Hirnforschung S. 1122.

Weigert, Carl

1845 Münsterberg/Schlesien – 1904 Frankfurt/Main. Neuropathologe. Cousin Paul Ehrlichs. Stud. Breslau, Berlin, Wien. 1866 Prom. Berlin. 1868 Ass. Anatomie Breslau (Waldeyer). Soldat 1870/71. 1871 Ass. Inn: Medizin Breslau (Hermann Lebert), 1874 Pathologie (Julius Cohnheim). 1875 Habil. Pathologie Breslau. 1878 Leipzig, dort 1879 a.o.Prof. patholog. Anatomie Leipzig. 1885–1904 Dir. d. patholog. Sektion d. Senckenberg. Instituts Frankfurt/Main, dort Zusammenarbeit m. Ehrlich und Edinger. Galt als bescheidener Wissenschaftler, beliebter Lehrer. 1871 als erster Bakterienfärbung, entwickelte Glia- und Markscheidenfärbungen. Wegen jüd. Religionszugehörigkeit kein Ordinariat.

Vgl. Kreuter Neurologen S. 1544-1552; v. Engelhardt Enzyklopädie S. 672; Peiffer Neurologen S. 1122; Neubuerger Weigert S. 222-225.

Weinert, Erich

1890 Magdeburg – 1953 Berlin. Lyriker. Maschinenschlosser, 1908–12 Stud. Kunstgewerbeschule Magdeburg, Kgl. Kunstschule Berlin. Zeichenlehrer, Grafiker. 1913–19 Militärdienst. 1919–20 Hilfslehrer Kunstgewerbeschule Magdeburg. 1920–22 Schauspieler Kabarett Leipzig, 1923 Berlin. 1928 Mitbegr. Bund proletar.-revolutionärer Schriftsteller Berlin,

1929 KPD. 1933 Auslandstournee, Emigr. Schweiz, Frankreich, 1937–39 span. Bürgerkrieg. 1939 Gefangenschaft Frankreich, Emigr. Sowjetunion. 1941 Dtsch. Volkssender Moskau, 1942 antifschist. Propagandist Front Stalingrad. 1943 Mitbegr. Nationalkomitee Freies Deutschland. 1946 Rückkehr Berlin, SED, Vizepräs. Dtsch. Zentralverwaltung f. Volksbildung.

Vgl. Baumgartner/Helbig Handbuch S. 988.

Weiss, Nathan

1851 Gr. Meseritsch – 1883 (Suizid). 1874 Prom. Wien, 1879 Habil. Inn. Med. 1881 Beziehung zwischen Tetanie und Kropfentfernung entdeckt.

Vgl. Fischer Lexikon S. 1662.

Weissenberg, Richard

Anatom, Schüler Oscar Hertwigs. 1906 Assistent, 1913 Habil., 1922–33 a.o.Prof., 1937 Emigration USA. 1948–57 Visiting Professor Anatomie (Women's Medical College of Pennsylvania, Philadelphia).

Vgl. Waldeyer Geschichte S. 522.

Weller, Paul

1903 Mitschurinsk – 1941 bei Smolensk. 1913 wegen Krankheit nach Berlin, dort bis 1921 in Heil-Erziehungsheim. Besuchte mit Kindern Lask die Berthold-Otto-Schule in Berlin-Lichterfelde. Parteilos. 1924 Rückkehr Moskau, 1925–41 Mitarbeiter Marx-Engels-Inst. In Moskau Kontakt zu Ludwig Lask. Meldete sich 1941 an die Front, im Oktober 1941 bei Smolensk umgekommen.

Vgl. Stammberger/Peschke Moskau S. 469f.; Komintern-Personalakte Ludwig Lasks, RCChIDNI 495/205/5748, Bl. 65.

Wernicke, Carl

1848 Tarnowitz/Oberschlesien – 1904 Dürrberg/Gera (Fahrradunfall Thüringer Wald). Psychiater. Stud. Breslau, 1870 Prom. Ass. Augenklinik Breslau, Psychiatr. Klinik Allerheiligenhospital (Heinrich Neumann), Soldat im Dtsch.-Frz. Krieg 1870/71. 6 Mon. Wien (Meynert). 1875 Habil. Psychiatrie Breslau. 1876–78 Ass. Nervenklinik Charité (Westphal). 1878 Gründung priv. neuropsychiatr. Praxis Berlin. 1881–83 „Lehrbuch der Gehirnkrankheiten". 1885 a.o.Prof., 1890 o.Prof. Neurologie Psychiatrie Breslau, 1904 Halle. 1897 m. Theodor Ziehen Gründer Monatsschrift f. Psychiatrie und Neurologie. Begr. d. Breslauer Schule der Neuropathologie. Aphasieforschung. Gegner der Klassifikation Kraepelins.

Vgl. v. Engelhardt Enzyklopädie S. 679; Kreuter Neurologen S. 1559-1561; Peiffer Hirnforschung S. 1123; Goldstein Wernicke S. 406-409.

Wertheimer, Max

1880 Prag – 1943 New York. Psychologe. 1898–1901 Jurastud. Prga, dann Philosophiestud. Prag, Wien, Berlin, Frankfurt/Main. 1905 Prom. Philosophie Würzburg, Ass. Philosophie Göttingen. 1912 Habil. Frankfurt/Main. 1918–22 Dozent, später a.o.Prof. Philosophie Berlin (Psycholog. Inst. Berlin, Stumpf). 1921 Gründung d. Zschr. „Psychologische Forschung". 1929 o.Prof. Philosophie, Psychologie Frankfurt/Main. 1933 Entzug d. Lehrbefugnis nach §6 d. Gesetzes zur Wiederherstellung d. Berufsbeamtentums. Emigr. Österreich, Schweiz, Frankreich, USA. Prof. New School for Social Research, New. York. Gestaltpsychologie.

Vgl. Kreuter Neurologen S. 1561f.; Peiffer Hirnforschung S. 1123; Rückriem Wertheimer passim. Internet-Recherche Mai 2003 www.ich-sciences.de.

Westenhöfer, Max
1871 Ansbach – 1957. Pathologe, Anthropologe, Schüler Rudolf Virchows. 1904 Habil. Berlin, 1905 Ass. Institut für Pathologische Anatomie Berlin. 1908–11 o.Prof. Santiago de Chile, 1917 a.o.Prof. Berlin, 1929 emeritiert. 1930–32 Generaldirektor d. Patholog.-Anatom. Dienstes d. Republik Chile. Vertrat die Ansicht, daß sich Affen und Menschen als Gattungen von Anfang an getrennt nebeneinander entwickelt hätten.
Vgl. Kürschner's Deutscher Gelehrtenkalender 5, Berlin 1935, S. 1524.

Westphal, Carl Friedrich Otto
1833 Berlin – 1890 Kreuzlingen/Konstanz. Psychiater, Internist. Stud. Berlin, Heidelberg, Zürich. 1855 Prom. Berlin. Studienreise Wien, Paris. 1857 Zivilass. Pockenabt. d. Charité, Berlin (Wilhelm v. Horn). 1858 Ass. Irrenabt. Charité (Ideler, Griesinger). 1861 Habil. Psychiatrie. 1867 Dir. d. Pockenhauses u. Inn. Abt. 1869 a.o.Prof., Dir. Abt. f. Nerven- u. Geisteskranke. 1874 o.Prof. Psychiatrie, beliebter klin. Lehrer. 1873 Mitgl. d. wiss. Deputation f. d. Medizinalwesen; 1868 Red. Arch. f. Psychiatrie u. Nervenkrankheiten. Geh. Med.-Rat.
Vgl. Kreuter Neurologen S. 1565f.; Pagel Lexikon S. 1843; Asen Gesamtverzeichnis S. 215; v. Engelhardt Enzyklopädie S. 680; Hirsch/Haberling/Vierordt/Hübotter Lexikon Bd. 5, S. 913f.; Peiffer Hirnforschung S. 1123.

Wiener, Hugo
1868 Prag – 1930 Prag. Anatom, Pathologe. 1891 Prom. Dtsch. Univ. Prag. Demonstrator, später Ass. Physiolog. Inst. Prag (E. Hering), dort bes. über Physiologie des Nervensystems gearbeitet. 1901 Habil. Nervenkrankheiten Prag. Ass. Inn. Medizin (Jaksch), Pharmakolog. Inst. (Hofmeister, Pohl) und Chem. Inst. (Zeynek). Später Venia legendi f. exper. Pathologie (statt Nervenheilkunde). 1922 a.o. Prof. Wiss. Arbeiten über Anatomie und Physiologie des Nervensystems, v.a. Rückenmark und Spinalwurzeln.
Vgl. Kreuter Neurologen S. 1581f.

Wilmanns, Karl
1883 Mexiko – 1945 Wiesbaden. Psychiater. Stud. Bonn, Göttingen, Berlin. 1897 Prom. Bonn. Ass. Psychiatrie Bremen, Bonn. 1902 Ass. Psychiatrie Heidelberg (Kraepelin). 1904 Oberarzt bei Nissl. 1906 Habil. Heidelberg, 1912 a.o.Prof., 1917 Dir. Anstalt Konstanz. 1918–33 o.Prof. Heidelberg (Entl. aus polit. Gründen). 1926 Reise in die Mongolei zur Erforschung der Syphilis.
Vgl. Peiffer Hirnforschung S. 1124; Gross Solomon Reisetagebuch S. 1.

Wittich, Wilhelm von
1821 Königsberg – 1882 Königsberg. Physiologe. Stud. Königsberg, Halle. 1845 Prom. Halle. 1846 prakt. Arzt Königsberg, nebenbei anat. Arbeiten, Interesse f. Physiologie v. Helmholtz gefördert. 1850 Habil. Physiologie, histol. Kurse. 1854–82 a.o.Prof, 1857 o.Prof. Königsberg, 1878 Eröffnung d. Physiolog. Instituts.
Vgl. Stieda Wittich S. 974f.; v. Engelhardt Enzyklopädie S. 684.

Wolff, Julius
1836 Märkisch-Friedland, Westpr. – 1902 Berlin. Chirurg. Stud. Berlin. 1860 Prom. 1868 Habil. Chir. 1884 a.o.Prof. 1886 Vorstandsmitgl. Freie Vereinigung d. Chirurgen Berlins. 1890 Dir. d. ersten dtsch. Univ.-Poliklinik orthopäd. Chir. 1899 Geh. Med.-Rat. Förderte funktionelle Orthopädie.
Vgl. Pagel Lexikon S. 1871; Asen Gesamtverzeichnis S. 220; v. Engelhardt Enzyklopädie S. 691.

Wollenberg, Erich

1892–1973. Politiker, Publizist. 1919 KPD, an Kämpfen in Bayern beteiligt. Mitarbeiter d. KPD, 1924 Militärschule, Bataillonskommandeur Moskau. Militär. Leiter d. Roten Frontkämpferbundes Deutschland. 1934 durch IKK aus KPD ausgeschlossen. Flucht Prag, 1938 Paris, 1940 Marokko. Nach 1945 Publizist.

Vgl. Stammberger/Peschke Moskau S. 471.

Wollenberg, Robert

1862 Pelplin/Westpr. – 1942 Berlin. Psychiater. Stud. Königsberg, 1885 Prom. Leipzig, 1885–88 Prov.-Irrenanstalt Nietleben/Halle. 1888–91 Nervenklinik Charité (Westphal), 1891–98 Oberarzt Nervenklinik Halle (Hitzig). 1892 Habil. Psychiatr. Neurologie Halle. 1896 a.o.Prof. 1898–1901 Oberarzt Irrenanstalt Friedrichsberg Hamburg. 1901 o.Prof. Tübingen. 1906 Straßburg, 1919 Marburg/Lahn, 1921–30 Breslau. 1928 Rektor Univ. Breslau. 1930 Übersiedlung nach Berlin.

Vgl. Fischer Lexikon S. 1704; Kreuter Neurologen S. 1600; Peiffer Hirnforschung S. 1125.

Wundt, Wilhelm Maximilian

1832 Neckarau – 1920 Großbothen/Sachsen. Psychologe, Philosoph, Physiologe. Stud. Tübingen, Heidelberg, Berlin. 1855 Prom. Heidelberg, 1858–63 Ass. Physiolog. Inst. Heidelberg (Helmholtz), 1857 Habil. Physiologie. 1864 a.o.Prof. 1866–68 Abgeordneter Bad. Landtag. 1874 a.o.Prof. Induktive Philosophie u. Psychol. Zürich; 1875–1917 o.Prof. Philos. u. Exper. Psychol. Leipzig. Begründete 1879 in Leipzig Privatinst. f. experiment. Psychol., weltweit erstes Inst. f. Psychologie. Zahlreiche internat. Schüler. Stellte Psychol. auf naturwiss. Basis, verwendete math.-quantitative Methoden d. Auswertung. Begr. erste Zeitschr. f. experiment. Psychol., Mitbegr. d. Vereins dtsch. Arbeitervereine.

Vgl. Jahn/Schmidt Wundt S. 997; Kreuter Neurologen S. 1604f.; Gundlach Wundt S. 693; Peiffer Hirnforschung S. 1125.

Wyder, Theodor Aloys

1853 Steckborn a. Untersee, Thurgau – 1926 Schaffhausen. Gynäkologe. Stud. Tübingen, Zürich, Straßburg, Berlin. 1877–78 Ass. Frauenklinik Straßburg. 1878 Prom. Straßburg. 1879–82 Ass. Kgl.-Sächs. Entbindungsanstalt Dresden. 1882–83 Doz. Gynäkol. Zürich. 1883–88 Ass. geburtshilfl.-gynäkolog. Klinik Charité, Berlin; 1888–1920 o.Prof. Geburtsh. u. Gyn. Zürich, Dir. Univ.-Frauenklinik u. Hebammenschule.

Vgl. Pagel Lexikon S. 1883; Fischer Lexikon S. 1711.

Zeiss, Heinrich

1888–1949. Bakteriologe, Tropenmediziner. 1921–24 Leiter Bakteriolog. Zentrale, Hilfsexpedition d. Dtsch. Roten Kreuzes Moskau. 1924–32 wiss. Mitarbeiter Tarassewitsch-Inst. Moskau. 1933 Dir. Hygieneinst. Berlin, Vertrauensmann d. Reichsleitung d. NSDAP f. Med. Fak. Berlin.

Vgl. Richter Rasse (2000) S. 325.

Ziehen, Georg Theodor

1862 Frankfurt/M. – 1950 Wiesbaden. Philosoph, Psychologe, Psychiater, Hirnanatom. Stud. Würzburg, Berlin. 1885 Prom. Berlin, Ass. Priv.-Anstalt Nerven- u. Gemütskranke Görlitz (Kahlbaum). 1886–96 Ass., 1887 Oberarzt Psychiatr. Klinik Jena (Otto Binswanger), dort 1887 Habil. 1889–90 mit Binswanger Friedrich Nietzsche (1844–1900) behandelt. 1892 a.o.Prof. Jena, 1900 o.Prof. u. Dir. Psychiatr. Klinik Utrecht, 1903 Halle. 1904–12 Berlin. 1910 Ehrendoktorwürde Philosoph. Fak. Berlin. 1912–17 Privatgelehrter in Wiesbaden. 1917–30 Halle als o.Prof. Philosophie, auch Psychologie gelehrt. Vertrat positivist.-materialist. Erkenntnistheorie, lehrte Logik, Naturphilosophie, Ästhetik, experimentelle physiologische Psychologie i.S. Wundts. 1930 em., Übersiedlung nach Wiesbaden.

1945 nervenärztl. Praxis. Ab 1897 Mithrsg. „Sammlung von Abhandlungen aus dem Gebiete der pädagogischen Psychologie und Physiologie“. Gegner d. Psychotherapie u. bes. d. Freud'schen Lehre.

Vgl. Fischer Lexikon S. 1722f.; Asen Gesamtverzeichnis S. 223; Kreuter Neurologen S. 1616; Peiffer Hirnforschung S. 1125.

Zinner, Hedda (Pseudonym Elisabeth Frank, Hannchen Lobesam)

1907 Wien – 1994 Berlin. Schriftstellerin. 1923–25 Schauspielakad. Wien, Theaterengagements Stuttgart, Baden-Baden, Zwickau, Berlin. 1929 KPD, 1933 Emigr. Österreich, Tschechoslowakei, 1935 m. Ehemann Fritz Erpenbeck Moskau. Rundfunk, Hörspiele. 1945 Berlin. 1959 Vizepräs. Gesellschaft f. kulturelle Verbindungen mit dem Ausland. SED, Schriftstellerverband d. DDR.

Vgl. Baumgartner/Helbig Handbuch S. 1049f.

Bibliographie Louis Jacobsohn (ab 1920: Jacobsohn-Lask)

1. Beiträge zur Chemie des Sputums und des Eiters. Med. Inaugural-Dissertation, Berlin 1889.
2. Ein Fall von partieller Doppelbildung und Heterotopie des Rückenmarks. Neurol. Zbl. 10 (1891) S. 38-45.
3. Über die schwere (apoplectische) Form der Arteriosclerose im Centralnervensystem. Neurol. Zbl. 14 (1895) S. 129f.
4. Über die Lage der Pyramidenvorderstrangfasern in der Medulla oblongata. Neurol. Zbl. 14 (1895) S. 348-354.
5. Fallvorstellung Diphtherie. Neurol. Zbl. 14 (1895) S. 794f.
6. Über einen ungewöhnlichen Fall einer Läsion des Halstheils des Sympathikus. Neurol. Zbl. 15 (1896) S. 194-198.
7. Zur Frage der Sehnervenkreuzung. Aus dem I. Anatomischen Institut zu Berlin. Neurol. Zbl. 15 (1896) S. 838-840.
8. Hemiplegie der rechten Körperhälfte nach Nephritis. Vortrag vor der BGPN vom 08.07.1895. Ref. Arch. Psychiatr. 29 (Berlin 1897) S. 660f.; Disk. S. 661.
9. Ein Fall von Tumor der inneren Kapsel. Vortrag vor der BGPN vom 08.03.1897. Ref. Arch. Psychiatr. 31 (Berlin 1899) S. 874f. und Neurol. Zbl. 16 (1897) S. 333-335; Disk. Arch. Psychiatr. 31 (Berlin 1899) S. 875-877.
10. Erwiderung auf eine Entgegnung Ludwig Bruns' zur Genese der Stauungspapille. Neurol. Zbl. 16 (1897) S. 429f.
11. Über das Aussehen der motorischen Zellen im Vorderhorn des Rückenmarks nach Ruhe und Hunger. Neurol. Zbl. 16 (1897) S. 946-948.
12. zusammen mit Jamane: Ueber die anatomischen Veränderungen des Centralnervensystems bei Tumoren der hinteren Schädelgrube. Vortrag vor der BGPN vom 11.11.1895. Ref. Neurol. Zbl. 23 (1895) S. 1150-1155. In erweiterter Form veröffentlicht unter dem Titel: Zur Pathologie der Tumoren der hinteren Schädelgrube. Arch. Psychiatr. 29 (Berlin 1897) S. 80-181.
13. Über einen Fall von Hemicranie, einseitiger Lähmung des Halssympathikus und Morbus Basedowii. Dtsch. med. Wschr. 24 (Leipzig und Berlin 1898) S. 107-109.
14. Über die Gesetzmäßigkeit sekundärer Degenerationen als Prüfstein der Neurontheorie. Neurol. Zbl. 17 (1898) S. 1106f.
15. Über Veränderungen im Rückenmark nach peripherischer Lähmung, zugleich ein Beitrag zur Lokalisation des Zentrum ciliospinale und zur Pathologie der Tabes dorsalis. Vortrag vom 7. Januar 1899 vor dem Verein f. Innere Medizin Berlin. Ref.: Neurol. Zbl. 18 (1899) S. 714. Disk. vom 16. Januar 1899: Neurol. Zbl. 18 (1899) S. 714 und Dtsch. med. Wschr. 7 (1899) S. 145. In erweiterter Form veröffentlicht unter demselben Titel: Zschr. klin. Med. 37 (Berlin 1898), S. 228-253.
16. zusammen mit Edward Flatau: Handbuch der Anatomie und vergleichenden Anatomie des Centralnervensystems der Säugetiere. I. Makroskopischer Teil, Berlin 1899.
17. Demonstration eines Tumors beider Centralganglien (Vortrag). Verh. Ver. inn. Med. 19 (1899/1900) S. 426-428, und Neurol. Zbl. 19 (1900) S. 238f.
18. Über den gegenwärtigen Stand der Pathogenese und Therapie der Tabes. Berliner Klinik (Sammlung klin. Vorträge. Begründet v. Eugen Hahn u. Paul Fürbringer. Hrsg. v. Richard Rosen. H. 152), Berlin 1901.

19. Demonstration eines Gipsmodells der menschlichen Großhirnhemisphäre. Vortrag in der BGPN aus dem Jahre 1903. Ref.: Neurol. Zbl. 22 (1903) S. 139.
20. zusammen mit Edward Flatau und Lazar Minor (Hrsg.): Handbuch der pathologischen Anatomie des Nervensystems, in Verbindung mit Gabriel Anton, Gilbert Ballet, Wladimir Bechterew u. a., Berlin 1904.
21. Über Heißluftbäder bei Nervenkrankheiten. Dtsch. med. Wschr. 13 (1905) S. 505-507.
22. Über fibrae arciformes medullae spinalis. Neurol.Zbl. 24 (1905) S. 295-308.
23. Erwiderung auf die Bemerkung des Herrn Prof. B. Haller zu van der Vloets Aufsatz vom Verlauf der Pyramidenbahn. Anat. Anz., Jena 29 (1906.) S. 492-494.
24. Über traumatisch-chirurgische Facialislähmungen. Dtsch. med. Wschr. 32 (Berlin und Leipzig 1906) S. 1153-1155.
25. Über cysticercus cellulosae cerebri et musculorum mit besonderer Berücksichtigung der den Parasiten einschließenden Kapselwand. Mschr. Psychiatr. 21 (1907) S. 119-136.
26. Beiträge zum intramedullären Verlauf von hinteren Wurzeln des Conus medullaris. Neurol. Zbl. 26 (1907) S. 386-391.
27. Nachruf Mendel. Verh. Ver. Inn. Med. 26 (Berlin 1907/1908) S. 124.
28. Disk.bem. Vogt Rindenfelder (17.02.1908). Arch. Psychiatr. 46 (Berlin 1910) S. 1232-1234 bzw. Neurol. Zbl. 27 (1908) S. 227f.
29. Über die Kerne des menschlichen Rückenmarkes. Anh. zu: Abh. Preuss. Akad. Wiss., phys.-math. Kl. 1908, Berlin 1908.
30. zusammen mit N. Kalinowski: Über die Kerne des Rückenmarkes. Neurol. Zbl. 27 (1908) S. 617-626.
31. Über die Kerne des menschlichen Rückenmarkes. Vortrag auf der 22. Versammlung der Anat. Ges. in Berlin vom 22. bis 25. April 1908. Anat. Anz., Jena 32 (1908) (= Verh. Anat. Ges., Jena 22, 1908), S. 297-303.
32. Über den Fingerbeugereflex. Dtsch. med. Wschr. 34 (Berlin und Leipzig 1908) S. 1971-1973.
33. Fehldiagnosen in der Lokalisation von Krankheitsprozessen der Großhirnhemisphäre, bedingt durch die überragende funktionelle Stellung der linken Hemisphäre gegenüber der rechten. Beitr. Anat. Ohr. 1 (1908) S. 366-387.
34. Einige interessante Beobachtungen von Erkrankungen des zentralen und peripherischen Nervensystems. Zschr. klin. Med. 68 (1909), S. 53-74.
35. Disk.bem. Brodmann Vorkommen. Neurol. Zbl. 28 (1909) S. 384f.
36. Disk.bem. Liepmann Stande. Arch. Psychiatr. 48 (1911) S. 415 u. 419.
37. Über die Kerne des menschlichen Hirnstamms (Medulla oblongata, Pons und Pedunculus cerebri). Anh. zu: Abh. Preuss. Akad. Wiss., phys.-math. Kl. 1909, Berlin 1909.
38. Über die Kerne des menschlichen Hirnstamms (Medulla oblongata, Pons und Pedunculus cerebri). Vorläufige Mitteilung. Neurol. Zbl. 28 (1909) S. 674-679.
39. Zur Frage der sogenannten motorischen Aphasie. Zschr. exper. Path., Berlin 6 (1909), S. 811-823.
40. Demonstration von Frontalschnitten durch zwei Hundegehirne, denen Herr Otto Kalischer beide Schläfenlappen exstirpiert hat. Vortrag vom 12. Juli 1909 in der BGPN. Ref.: Neurol. Zbl. 28 (1909) S. 841-843.
41. Disk.bem. Malone Kerne (Vortrag). Neurol. Zbl. 29 (1910) S. 59f.
42. Disk.bem. Swift Demonstration. Neurol. Zbl. 29 (1910) S. 692-695 und Arch. Psychiatr. 48 (Berlin 1911) S. 1196-1199.

43. Struktur und Funktion der Nervenzellen. Neurol. Zbl. 29 (1910) S. 1074-1083.
44. Über die Gruppierung der Nervenzellen im Fischrückenmark, erläutert an Querschnitten des Rückenmarks von Tinca vulgaris. Arch. mikrosk. Anat. 78 (Bonn 1911) S. 506-528.
45. Disk.bem. Liepmann Grundlage. Neurol. Zbl. 30 (1911) S. 879-881.
46. zusammen mit W. Frankfurter und Arnold Hirschfeld: Anatomie des Nervensystems. Ergebnisse des Jahres 1911. Jber. Leistg. Neurol. 15 (1912) S. 7-94.
47. Disk.bem. in der allgemeinen Sitzung der BGPN vom Januar 1913 über das sympathische Nervensystem. Arch. Psychiatr. 55 (Berlin 1915) S. 1013f.
48. Über Paraffinserienschnitte durch das Gehirn. Neurol. Zbl. 32 (1913) S. 802-807. Disk. in den Sitzungen der BGPN vom 26. Mai und 09. Juni 1913. Neurol. Zbl. 32 (1913) S. 786f. und 864f.; Arch. Psychiatr. 55 (1915) S. 1046f.
49. zusammen mit W. Frankfurter und Arnold Hirschfeld: Anatomie des Nervensystems. Jber. Leistg. Neurol. 16 (1913) S. 12-106.
50. zusammen mit W. Frankfurter und Arnold Hirschfeld: Anatomie des Nervensystems. Ergebnisse d. Jahres 1913. Jber. Leistg. Neurol. 17 (1914) S. 9-70.
51. Disk.bem. Liepmann Fall (Vortrag v. 08.01.1912 in der BGPN). Arch. Psychiatr. 53 (1914) S. 1140f.
52. Disk.bem. Borchardt Fälle. Neurol. Zbl. 34 (1915) S. 138f.
53. Nachruf auf Max Rothmann. Mschr. Psychiatr. 38 (Berlin 1915) S. 252-256.
54. Anatomie des Nervensystems. Jber. Leistg. Neurol. 19 (1916) S. 6-44.
55. zusammen mit Hugo Wiener: Allgemeine Physiologie. Jber. Leistg. Neurol. 19 (1916) S. 44-144.
56. Disk.bem. Kramer/Henneberg Enzephalitis. Neurol. Zbl. 35 (1916) S. 986.
57. Die Kriminalität der Jugendlichen. Jber. Leistg. Neurol. 18 (1915), S. XXXI-XXXIV; erweitert erschienen in: Mschr. Kriminalpsychol. 11 (Heidelberg 1917), S. 577-600.
58. Untersuchungsmethoden und Anatomie des Nervensystems. Jber. Leistg. Neurol. 20 (1917), S. 1-30.
59. Allgemeine Physiologie des Nervensystems. Jber. Leistg. Neurol. 20 (1917) S. 30-126.
60. Disk.bem. Schröder Encephalitis. Neurol. Zbl. 36 (1917) S. 566f.
61. Gibt es eine brauchbare Methode, um Aufschluß über das sittliche Fühlen eines Jugendlichen zu bekommen? Vortrag und Disk. vom 09.12. 1818 vor der BGPN. Ref.: Neurol. Zbl. 38 (1919) S. 70-74. In erweiterter Form veröffentlicht unter demselben Titel. Zschr. Neurol., Berlin 46 (1919) S. 285-347.
62. Die Privatdozenten und die Zukunft der deutschen Universitäten. Eine Entgegnung, Berlin 1919.
63. Über die Fernald'sche Prüfungsmethode zur Feststellung des sittlichen Empfindens und ihre weitere Ausgestaltung. Neurol. Zbl. 39 (1920) S. 178-191. Disk. vom 09.02.1920 in der BGPN. Ref.: Neurol. Zbl. 39 (1920) S. 205-208.
64. Über die Fernald'sche Methode zur Prüfung des sittlichen Fühlens und über ihre weitere Ausgestaltung (Beih. Zschr. angew. Psychol., Leipzig 24), Leipzig 1920.
65. Schulwünsche. Vossische Zeitung, Berlin, 25. Jan. 1921.
66. Über eine Methode zur Feststellung des sittlichen Verständnisses bei Fürsorgezöglingen. Zbl. Vormundschaftswesen 13 (1921) S. 33-36.
67. Disk.bem. Poll Daktylogramme. Zbl. ges. Neurol. 29 (1922) S. 534.
68. Warum kreuzen sich die Bahnen im Zentralnervensystem? Vortrag am 12.05. und 02.06.1924 in der BGPN. Zbl. ges. Neurol. 38 (1924) S. 94-96. Veröffentlicht in er-

weiterter Form unter dem Titel: Die Kreuzung der Nervenbahnen und die bilaterale Symmetrie des tierischen Körpers (Abh. Neurol. Psychiatr. Psychol. H. 26), Berlin 1924.

69. Warum liegt im Rückenmark die graue Substanz nach innen, die weiße Substanz nach außen, und warum ist die Lagerung dieser beiden Substanzen in den Hemisphären eine umgekehrte? Vortrag vor der BGPN vom 09.11.1925. Ref.: Zbl. ges. Neurol. 42 (1926) S. 846-848; Disk. Zbl. ges. Neurol. 43 (1926) S. 250. Veröffentlicht in erweiterter Form unter dem Titel: Warum liegt im Rückenmark die graue Substanz nach innen, die weiße nach außen, und warum ist das Lageverhältnis dieser beiden Substanzen in den Hemisphären der höheren Wirbeltiere ein umgekehrtes? Zugleich ein Beitrag zur Grundeinteilung des sekundären Vorderhirns. Zschr. Anat. Entw.-gesch. 83 (1927) S. 45-104.

70. Welche Umstände haben die Bildung der Telae chorioidei veranlaßt? Vortrag vor der BGPN im November 1926. Ref.: Zbl. Ges. Neurol. 45 (1927), S. 671f. Disk. Zbl. ges. Neurol. 46 (1927) S. 378. Veröffentlicht in erweiterter Form unter dem Titel: Über das Problem der Entstehung der Plexus chorioidei und des Gehirnschädels. Anat. Anz., Jena 62 (1927) S. 401-429.

71. Die Grundeinteilung des sekundären Vorderhirns (Telencephalon) nach den Fortschritten der anatomischen Forschungen der letzten 60 Jahre. Zschr. Neurol., Berlin 109 (1927) S. 793-812.

72. Warum kreuzen sich die Leitungsbahnen im Zentralnervensystem? (Eine Ergänzung. Nach einem Vortrage auf dem Kongreß für Neuropathologie in Moskau 1927). Zschr. Neurol., Berlin 112 (1928) S. 317-330.

73. Über die exzentrische Lagerung der langen Bahnen im Zentralnervensystem. In: Festschrift für Edward Flatau, Warschau 1929, S. 20-29.

74. Über den medialen Sympathikuskern des menschlichen Rückenmarks. Zschr. Neurol., Berlin 134 (1931) S. 649-656.

75. Das Zentralnervensystem der Tiere und des Menschen. Dargestellt in photographischen Abbildungen. I. Teil: Die Nervenzellen, die Nervenfasern und die Neuroglia. Dazu als Anhang: Die Sinnesorgane. II. Teil: Das Rückenmark. Berlin-Lichterfelde 1934.

76. Das Zentralnervensystem der Tiere und des Menschen. Dargestellt in photographischen Abbildungen. III. Teil: Das Zentralnervensystem von wirbellosen Tieren, die Entwicklung des Gehirns der Wirbeltiere (Kranioten) und die grobe, mit bloßem Auge erkennbare Ausgestaltung des voll entwickelten Gehirns von Vertretern aller Wirbeltierklassen. Berlin-Lichterfelde 1935.

Jahresberichte über die Leistungen und Fortschritte auf dem Gebiete der Neurologie und Psychiatrie 1-20 (1897-1916)

1. Jber. Leistg. Neurol. 1 (1897). In Verbindung mit Arthur Adler, de Bary, Wladimir Bechterew u. a. Hrsg. v. Edward Flatau und L. J. (-L.). Red. v. Emanuel Mendel.
2. Jber. Leistg. Neurol. 2 (1898). In Verbindung mit Arthur Adler, Bernhard Ascher, de Bary u. a. Hrsg. v. Edward Flatau u. L. J. (-L.). Red. v. Emanuel Mendel.
3. Jber. Leistg. Neurol. 3 (1899). In Verbindung mit Arthur Adler, de Bary, Wladimir Bechterew u. a. Hrsg. v. Edward Flatau u. L. J. (-L.). Red. von Emanuel Mendel.
4. Jber. Leistg. Neurol. 4 (1900). In Verbindung mit Arthur Adler, Bernhard Ascher, de Bary u. a., unter Mitwirkung von Edward Flatau. Red. von Emanuel Mendel u. L. J. (-L.).
5. Jber. Leistg. Neurol. 5 (1901). In Verbindung mit Arthur Adler, Bernhard Ascher, de Bary u. a., unter Mitwirkung von Edward Flatau. Red. von Emanuel Mendel u. L. J. (-L.).
6. Jber. Leistg. Neurol. 6 (1902). In Verbindung mit Arthur Adler, Bernhard Ascher, de Bary u. a., unter Mitwirkung von Edward Flatau. Red. von Emanuel Mendel u. L. J. (-L.).
7. Jber. Leistg. Neurol. 7 (1903). In Verbindung mit Arthur Adler, Bernhard Ascher, de Bary u. a., unter Mitwirkung von Edward Flatau. Red. von Emanuel Mendel u. L. J. (-L.).
8. Jber. Leistg. Neurol. 8 (1904). In Verbindung mit M. Arndt, Bernhard Ascher, W. Baumann u. a., unter Mitwirkung von Edward Flatau u. Siegfried Bendix. Red. von Emanuel Mendel u. L. J. (-L.).
9. Jber. Leistg. Neurol. 9 (1905). In Verbindung mit Othmar Albrecht, M. Arndt, Bernhard Ascher u. a. Hrsg. unter Mitwirkung von Edward Flatau u. Siegfried Bendix, red. von Emanuel Mendel u. L. J. (-L.).
10. Jber. Leistg. Neurol. 10 (1906). In Verbindung mit Othmar Albrecht, M. Arndt, Bernhard Ascher u. a. Hrsg. unter Mitwirkung von Edward Flatau u. Siegfried Bendix, red. von Emanuel Mendel u. L. J. (-L.).
11. Jber. Leistg. Neurol. 11 (1907). In Verbindung mit Othmar Albrecht, M. Arndt, Bernhard Ascher u. a. Hrsg. unter Mitwirkung von Edward Flatau u. Siegfried Bendix, red. von L. J. (-L.).
12. Jber. Leistg. Neurol. 12 (1908). In Verbindung mit Othmar Albrecht, M. Arndt, Bernhard Ascher u. a. Hrsg. unter Mitwirkung von Edward Flatau u. Siegfried Bendix, red. von L. J. (-L.).
13. Jber. Leistg. Neurol. 13 (1909). In Verbindung mit M. Arndt, Bernhard Ascher, Sergio Audenino u. a., hrsg. u. unter Mitwirkung von Edward Flatau u. Siegfried Bendix, red. von L. J. (-L.).
14. Jber. Leistg. Neurol. 14 (1910). In Verbindung mit Bernhard Ascher, Sergio Audenino, W. Baumann u. a. u. unter Mitwirkung von Edward Flatau u. Siegfried Bendix, red. von L. J. (-L.).
15. Jber. Leistg. Neurol. 15 (1911). In Verbindung mit Bernhard Ascher, Sergio Audenino, W. Baumann u. a. u. unter Mitwirkung von Edward Flatau u. Siegfried Bendix, red. von L. J. (-L.).

16. Jber. Leistg. Neurol. 16 (1912). In Verbindung mit Bernhard Ascher, Sergio Audenino, W. Baumann u. a. u. unter Mitwirkung von Edward Flatau u. Siegfried Bendix, red. von L. J. (-L.).
17. Jber. Leistg. Neurol. 17 (1913). In Verbindung mit Bernhard Ascher, Sergio Audenino, Bernhart u. a. u. unter Mitwirkung von Edward Flatau u. Siegfried Bendix, red. von L. J. (-L.).
18. Jber. Leistg. Neurol. 18 (1914). In Verbindung mit Bernhard Ascher u. a. u. unter Mitwirkung von Edward Flatau u. Siegfried Bendix, red. von L. J. (-L.).
19. Jber. Leistg. Neurol. 19 (1915). In Verbindung mit Bernhard Ascher u. a. u. unter Mitwirkung von Edward Flatau u. Siegfried Bendix, red. von L. J. (-L.).
20. Jber. Leistg. Neurol. 20/21 (1916/18). In Verbindung mit Bernhard Ascher u. a. u. unter Mitwirkung von Edward Flatau u. Siegfried Bendix, red. von L. J. (-L.).

Sekundärliteratur

Agadschanianz, Karapet Sergejewitsch: Étude anatomo-clinique des tumeurs des nerfs périphériques. Paris, 1928.

Adrianov, O. S., und T. A. Mering: Atlas Mozga Sobaki, Moskva 1959.

Albrecht, Barbara, und Günter Albrecht (Hrsg.): Diagnosen. Ärzteerinnerungen aus dem 20. Jahrhundert, Berlin 1977.

Aly, Götz: Macht, Geist, Wahn, Berlin 1997.

American Men of Science, 10. Aufl., Tempe Arizona 1961.

Amin, Ismail: Assoziationspsychologie und Gestaltpsychologie, Bern u. Frankfurt/Main 1973.

Andree, Christian: Rudolf Virchow. In: Wilhelm Treue und Rolf Winau (Hrsg.), Berlinische Lebensbilder, Bd. 2: Mediziner (Einzelveröffentlichungen der Historischen Kommission zu Berlin, Bd. 60), Berlin 1987, S. 175-190.

Arbeiterbund für den Wiederaufbau der KPD (Hrsg.): Georgi Dimitroff – ein grosser Führer der Arbeiterklasse, 6. Aufl., München 1991.

Arendt, Detlev et al.: Evolution of the bilateral foregut. Nature 409, 4. Jan. 2001, S. 85.

Asen, Johannes: Gesamtverzeichnis des Lehrkörpers der Universität Berlin, Bd. 1, Leipzig 1955.

Ask-Upmark, Erik: Sven Ingvar Olsson Ingvar. In: Svenskt Biografiskt Lexikon 20, Stockholm 1975, S. 26-28.

Aumüller, Gerhard: Die Anatomie in der NS-Zeit. In: Fachschaft Medizin der Philipps-Universität Marburg (Hrsg.): „Bis endlich der langersehnte Umschwung kam...". Von der Verantwortung der Medizin unter dem Nationalsozialismus. Marburg 1991, S. 87-112.

Bachmann, Konrad: Biologie für Mediziner, Berlin, Heidelberg, New York 1976.

Badja, L. W.: Ossip Minor. In: P. W. Wolobujew (Hrsg.): Polititscheskije Dejatjeli Rossii 1917. Biografitscheskij Slowar, Moskwa 1993, S. 221f.

Baeck, Leo, Institut Jerusalem (Hrsg.): Kurzbiographien zur Geschichte der Juden 1918-45, New York, London, Paris 1988.

Bäumler, Ernst: Paul Ehrlich. In: Wilhelm Treue und Rolf Winau (Hrsg.), Berlinische Lebensbilder, Bd. 2: Mediziner (Einzelveröffentlichungen der Historischen Kommission zu Berlin, Bd. 60), Berlin 1987, S. 265-285.

Baldwin, Nicholas: The Society for the Protection of Science and Learning Archive, Oxford 1988.

Baumgartner, Gabriele und Dieter Helbig (Hrsg.): Biographisches Handbuch der SBZ/DDR 1945-1990, München-New Providence-London-Paris 1996.

Bayerl, Rolf: Karl Bonhoeffer. In: Wilhelm Treue und Rolf Winau (Hrsg.), Berlinische Lebensbilder, Bd. 2: Mediziner (Einzelveröffentlichungen der Historischen Kommission zu Berlin, Bd. 60), Berlin 1987, S. 303-325.

Benzenhöfer, Udo: Emil Kraepelin. In: v. Engelhardt Enzyklopädie S. 343f.

Berliner Medizinische Gesellschaft: Satzung der Berliner Medizinischen Gesellschaft. Allg. med. Zentr.ztg. (Berlin 1860) S. 406-408.

Bethe A.: Das Molybdänverfahren zur Darstellung der Neurofibrillen und Golginetze im Zentralnervensystem. Zschr. Wiss. Mikrosk., Stuttgart 17 (1900) S. 13-35.

Beurlen, Karl: Funktion und Form ind er organischen Entwicklung. Die Naturwissenschaften 20, H. 5 (1932) S. 73-80.

Bleker, Johanna, und Sabine Schleiermacher: Ärztinnen aus dem Kaiserreich. Lebensläufe einer Generation. Weinheim 2000.

BME = Bol'shaja Meditsinskaja Enziklopedija (Große medizinische Enzyklopädie), hrsg. von der Akademie der Medizinischen Wissenschaften der UdSSR, Moskau 1956-1964; 3. Aufl. hrsg. v. B. W. Petrowskij, Moskau 1977.

Böhmig, H.-E., Ch. Hoenecke, H. Deeg, F. Harbrucker, M. Schaff, Th. Sylvester (Arbeitsgruppe der Leiterinnen und Leiter der Berliner Schulpraktischen Seminare): Lawrence Kohlberg (1927-1987), Berlin 2004, internet-Seite: www.arbeitsblaetter.stangl-taller.at.

Bonin, Gerhardt von: Rudolf Albert von Kölliker (1817-1905). In: Webb Haymaker (Hrsg.): The Founders of Neurology, Springfield, Ill., 1953, S. 52-54.

Borchardt, Moritz: Zwei Fälle von Rückenmarksschußverletzung. Vortrag und Disk. vom 11. Januar 1915 in der BGPN. Ref.: Neurol. Zbl. 34 (1915) S. 136-139.

Braeucker, Wilhelm: Die Anatomie und Chirurgie des vegetativen Nervensystems. Verh. Ges. Dtsch. Nervenärzte 18 (Leipzig 1928) S. 29-87.

Bramwell, Edwin: Sir Byrom Bramwell (1847-1931). In: Webb Haymaker (Hrsg.): The Founders of Neurology, Springfield, Ill., 1953, S. 253-256.

Branower, Herman G., Sir Jesaja Berlin u. Zejew N. Wagner (Hrsg.): Rossijskaja Jewrejskaja Enzyklopedija (RJE), Moskau 1994-1995.

Brauer, Kurt, und Wilfried Schober: Katalog der Säugetiergehirne, Jena 1970 und 1976.

Breidbach, Olaf: Lokalisation und Repräsentation – Zur Geschichte der Hirnforschung im 19. und beginnenden 20. Jahrhundert. Biol. Zbl. 113 (1994) S. 145-150.

Breidbach, Olaf: Ontogenese versus Phylogenese. Zum Konzept einer entwicklungsmorphologisch fundierten Evolutionstheorie. Selbstorganisation. Jb. Komplexität Natur-, Sozial-, Geisteswiss. 6 (1995) S. 69-86.

Breidbach, Olaf: Die Materialisierung des Ichs, Frankfurt am Main 1997.

Breidbach, Olaf: Entphysiologisierte Morphologie – Vergleichende Entwicklungsbiologie in der Nachfolge Haeckels. Theory Biosc. 116 (1997) S. 328-348.

Breidbach, Olaf: Der sichtbare Mikrokosmos. Zur Geschichte der Mikrofotografie im 19. Jahrhundert. Fotogeschichte. Beitr. Gesch. Ästhetik Fotografie 18, H. 68/69 (1998) S. 131-142.

Breidbach, Olaf: Representation of the Microcosm – The Claim for Objectivity in 19th Century Scientific Microphotography. J. Hist. Biol. 35 (2002) S. 221-250.

Breslauer, Bernhard: Die Zurücksetzung der Juden an den Universitäten Deutschlands. Denkschrift im Auftrag des Verbandes der Deutschen Juden, Berlin 1911.

Brinkschulte, Eva: Weibliche Ärzte, Berlin 1993.

Brodmann, Korbinian: Über das Vorkommen der Affenspalte beim Menschen. Vortrag vor der BGPN vom Februar 1909. Neurol. Zbl. 28 (1909) S. 283f. Disk. vom 8. März 1909. Neurol. Zbl. 28 (1909) S. 384-386 und Arch. Psychiatr. 48 (Berln 1911) S. 406-409.

Brömer, Rainer, Uwe Hossfeld und Nicolaas A. Rupke. Evolutionsbiologie von Darwin bis heute (Verhandlungen zur Geschichte und Theorie der Biologie, Bd. 4), Berlin 2000.

Bruns, Ludwig: Zur Genese der Stauungspapille. Eine Entgegnung. Neurol. Zbl. 16 (1897) S. 427f.

Büttemeyer, Wilhelm: Lombroso. In: Friedrich Wilhelm Bautz (Hrsg.): Biographisch-Bibliographisches Kirchenlexikon, Bd. 5, Hamm/Westf. 1993, S. 202-204.

Bullock, Theodore Holmes: How Do Brains Work? Papers of a Comparative Neurophysiologist, Boston 1993.

Bumke, Oswald: Eröffnungsansprache zur 22. Jahresversammlung der Gesellschaft Deutscher Nervenärzte, München, 27.-29. Sept. 1934. Ref.: Verh. Ges. Dtsch. Nervenärzte 22 (Berlin 1934) S. 3-5.

Bumke, Oswald und Otfrid Foerster: Handbuch der Neurologie. Erster Band. Allgemeine Neurologie I. Anatomie. Bearbeitet von M. Bielschowsky, J. Boeke, S. Ramón y Cajal, L. Freedom, O. Gagel, R. Greving, E. Pollak, M. Rose, A. Rosenstein, A. H. Schroeder, H. Spatz, Berlin 1935.

Cattell, J.M., and Jaques Cattell: American Men of Science: A Biographical Directory. 10th ed., Arizona 1960-1962.

Clarke, Edward: The Human Brain and Spinal Cord, Berkeley 1968.

Compte Rendu des Travaux du 1er Congrès International de Psychiatrie, de Neurologie, de Psychologie et de l'Assistance des aliénés, tenu à Amsterdam du 2 à 7 Septembre 1907, Amsterdam 1908.

Coumou, H. G.: Jacob Herman Friedrich Kohlbrugge (1865 – 1941). In: Biografisch Woordenboek van Nederland 5, Den Haag 2001.

Courville, Cyril B.: Santiago Ramón y Cajal (1852-1934). In : Webb Haymaker (Hrsg.): The Founders of Neurology, Springfield, Ill., 1953, S. 74-77.

Critchley, Macdonald: The Ventricle of Memory. Personal Recollections of Some Neurologists, New York 1990.

Crowner, D. et al.: Lola regulates midline crossing of CNS axons in Drosophila. Development 129 (2002) S. 1317-1325.

Dahl, Erik: Bertil Hanström. In: Svensk Biografisk Lexikon 18, Stockholm 1971, S. 283-285.

Damm, Sabine und Norbert Emmerich: Die Irrenanstalt Dalldorf-Wittenau bis 1933. In: Totgeschwiegen. 1933-1945. Die Geschichte der Karl-Bonhoeffer-Nervenklinik. Hrsg.: Arbeitsgruppe zur Erforschung der Geschichte der Karl-Bonhoeffer-Nervenklinik. Wissenschaftliche Beratung: Götz Aly (= Stätten der Geschichte Berlins Bd. 17), Berlin 1988, S. 11-47.

Diamant, Dora: Mein Leben mit Franz Kafka. In: Koch, Hans-Gerd (Hrsg.): „Als Kafka mir entgegenkam...“: Erinnerungen an Franz Kafka, Berlin 1996, S. 174-185.

Degener, Hermann A. L. (Hrsg.): Wer ist's? 9, Berlin 1928 und 10, Berlin 1935.

Deichmann, Ute: Biologen unter Hitler. Vertreibung, Karrieren, Forschung, Frankfurt/New York 1992.

Diamant, Kathi: Kafka's last love. The mystery of Dora Diamant, New York 2003.

Dictionary of American Medical Biography, vol. 1 u. 2, Connecticut 1984.

Dierig, Sven: „Vom Schaltwerk der Gedanken“ – Zur „Psychophysik der Neuroglia“ am Ausgang des 19. Jahrhunderts. Biol. Zbl. 113 (1994) S. 157-167.

Dircksen, Rolf und Grete: Tierkunde, München 1972.

Domay, Friedrich (Hrsg.): Handbuch der deutschen wissenschaftlichen Akademien und Gesellschaften. 2. Aufl., Wiesbaden 1977.

Duarte, Paulo José: Prof. Dr. Karl Beurlen (1901-1985). Estudos Geológicos, Série B: Estudos e Pesquisas 8 (Recife 1986) S. 7-11.

Eckart, Wolfgang U.: Ernst von Bergmann. In: v. Engelhardt: Enzyklopädie S. 47f.

Edlinger, Karl: Morphologische Determinanten bei der Bildung von Nervensystemen. In: Biol. Zbl. 113, H. 2, Jena 1994, S. 137-144.

Ehrhardt, Helmut E.: 130 Jahre Deutsche Gesellschaft für Psychiatrie und Nervenheilkunde, Wiesbaden 1972.

Eliasberg, Wladimir (Hrsg.): Bericht über den I. Allgemeinen Ärztlichen Kongress für Psychotherapie in Baden-Baden, 17. – 19. April 1926, Halle 1927.

Eliasberg, Wladimir (Hrsg.): Bericht über den II. Allgemeinen Ärztlichen Kongress für Psychotherapie in Bad Nauheim, 27. - 30. April 1927, Leipzig 1927.

Elkeles, Barbara: Robert Koch (1843-1910). In: Dietrich v. Engelhardt und Firtz Hartmann (Hrsg.): Klassiker der Medizin, Bd. 2, München 1991, S. 247-271.

Engelhardt, Dietrich von (Hrsg.): Biographische Enzyklopädie deutschsprachiger Mediziner, München 2002.

Etkind, Efim: „Es ist wirklich so gewesen“. In: Lustiger Rotbuch S. 11-18.

Eulenburg, Albert: Rez. Jber. Leist. Neurol. 1 (1897). Dtsch. med. Wschr. Lit.-beil. S. 18.

Eulner, Hans-Heinz: Die Entwicklung der medizinischen Spezialfächer an den Universitäten des deutschen Sprachgebietes (Studien zur Medizingeschichte des 19. Jahrhunderts, Bd. 4), Stuttgart 1970.

Faccio, Enrique J.: Christofredo Jakob y el origen del psiquismo, www.alcmeon.com.ar.

Feger, Gabriele: Die Geschichte des "Psychiatrischen Vereins zu Berlin" 1889-1920. Med. Diss. FU Berlin 1982.

Feldman, N. G.: Boris Innocentjewitsch Lawrentjew 1892-1944, Moskau 1983.

Fernald, Guy G.: The Defective Delinquent Class Differentiating Test. Amer. J. Insan. 68 (1912) S. 232-257.

Ferraro, Armando: Camillo Golgi (1843-1926). In: Webb Haymaker (Hrsg.): The Founders of Neurology, Springfield, Ill., 1953, S. 41-44.

Fischer, Isidor: Biographisches Lexikon der hervorragenden Ärzte der letzten fünfzig Jahre. Berlin und Wien 1932-1933.

Fischer, Wolfram, Klaus Hierholzer, Michael Hubenstorf, Peter Th. Walther und Rolf Winau (Hrsg.): Exodus von Wissenschaften aus Berlin. Fragestellungen – Ergebnisse – Desiderate. Entwicklungen vor und nach 1933. (Forschungsbericht 7 der Akademie der Wissenschaften zu Berlin), Berlin und New York 1994.

Flatau, Edward: Atlas des menschlichen Gehirns und des Faserverlaufes. Mit einem Vorwort von Emanuel Mendel, Berlin 1894.

Flatau, Edward: Über die Pyramidenbahn, Lemberg 1906.

Flatau, Edward, und J. Koelichen: Über die multiple Sklerose. Arch. Mikrosk. Anat. 78 (Bonn 1911) S. 103-143.

Flatau, Edward: Migrena. Wydaw. Towarzystwa naukowego warszawskiego 3 (1912), S. 1-313.

Flatau, Edward: Die Migräne. (= Monographien aus dem Gesamtgebiete der Neurologie und Psychiatrie, H. 2), Berlin 1912.

Flatau, Edward: Neurologische Schemata für die ärztliche Praxis, Berlin und Warschau 1915.

Flatau, Piotr: Edward Flatau. In: www.whonamedit.com, internet-Recherche vom 07.08.2002.

Flechsig, Paul: Die Leitungsbahnen im Gehirn und Rückenmark, Leipzig 1876.

Fleck, Ludwik: Schauen, sehen, wissen. In: L. F.: Erfahrung und Tatsache, hrsg. von Lothar Schäfer und Thomas Schnelle, Frankfurt/Main 1983, S. 147-174.

Fleckner, Uta: Emanuel Mendel (1839-1907). Leben und Werk eines Psychiaters im Deutschland der Jahrhundertwende Med. Diss. FU Berlin 1995.

Florey, Ernst: Von der Ganglienkugel zum Neuron – historische Perspektiven der Neurobiologie. Biol. Zbl. 113 (1994) S. 169-184.

Friedländer, R.: Zoologisches Adressbuch. Namen und Adressen der lebenden Zoologen, Anatomen, Physiologen und Zoopalaeontologen sowie der künstlerischen und technischen Hülfskräfte. Herausgegeben auf Veranlassung der Deutschen Zoologischen Gesellschaft von R. Friedländer & Sohn. 2. Ausgabe, Berlin 1911.

Fürstenheim, Walter: Aerztliche Fürsorge für schwererziehbare Kinder und die straffällige Jugend, Leipzig 1910.

Gadebusch-Bondio, Mariacarla: Die Rezeption der kriminalanthropologischen Theorien von Cesare Lombroso in Deutschland von 1880-1914 (= Abhandlungen zur Geschichte der Medizin und der Naturwissenschaften, hrsg. von Rolf Winau und Karl-Heinz Müller-Dietz, Bd. 70), Husum 1995.

Gagel, Oskar: Die vegetativen Anteile des Rückenmarks. Zschr. Neurol., Berlin 138 (1932) S. 261-315.

Geheeb, Anna: Zur Casuistik der Operationen bei Carcinom des S romanum. Med. Diss., Marburg 1907.

Gerhard, U.-J., und B. Blanz: Theodor Ziehen (1862-1950). Nervenarzt, Berlin 73 (2002) S. 905-907.

Gerlach, Joachim: Hartwig Kuhlenbeck – 60 Jahre vergleichend neuroanatomische Forschung. J. Hirnforschg. 20 (Berlin 1979) S. 107-113.

Gerlach, Joachim: Hartwig Kuhlenbeck +. Würzb. med. hist. Mitt. 2 (Pattensen 1984) S. 269-273.

Gerlach, Joachim: Der Satz vom zureichenden Grund. Von A. Schopenhauer bis H. Kuhlenbeck. Würzb. med. hist. Mitt. 8 (Pattensen 1990) S. 369-378.

Geus, Armin: Zoologische Disziplinen. In: Jahn Geschichte S. 324-359.

Gibson, S. J., et al.: A comparison of the distributions of eight peptides in spinal cord from normal controls and cases of motor neurone disease with special reference to Onuf's nucleus. Brain Res. 474 (1988) S. 255-278.

Glebowa, O. W.: Jewgenij Aleksandrowitsch Nielsen. Vopr. kurortol., Moskva 1973, S. 171f.

Globus, Joseph H.: Otto Marburg (1874-1948). In: Webb Haymaker (Hrsg.): The Founders of Neurology, Springfield, Ill., 1953, S. 58-60.

Globus, Joseph H.: Bernard Sachs (1858-1944). In: Webb Haymaker (Hrsg.): The Founders of Neurology, Springfield, Ill., 1953, S. 376-379.

Goerke, Heim: Ernst v. Bergmann. In: Wilhelm Treue und Rolf Winau (Hrsg.): Berlinische Lebensbilder, Bd. 2: Mediziner (Einzelveröffentlichungen der Historischen Kommission zu Berlin. Bd. 60), Berlin 1987, S. 191-202.

Goldscheider, Alfred, und Edward Flatau: Über die Pathologie der Nervenzellen. Neurol. Zbl. 16 (1897) S. 913-915.

Goldstein, Kurt: Hugo Karl Liepmann (1863-1925). In: Webb Haymaker (Hrsg.): The Founders of Neurology, Springfield, Ill., 1953, S. 326-329.

Goldstein, Kurt: Carl Wernicke (1848-1904). In: Webb Haymaker (Hrsg.): The Founders of Neurology, Springfield, Ill., 1953, S. 406-409.

Goodenow, Dorothy, and Fred A. Mettler: Aleksei Yakovlevich Kozhevnikov (1836-1902). In: Webb Haymaker (Hrsg.): The Founders of Neurology, Springfield, Ill., 1953, S. 315-317.

Gradmann, Christoph: Robert Koch. In: v. Engelhardt Enzyklopädie S. 336f.

Greving, Richard: Makroskopische Anatomie und Histologie des vegetativen Nervensystems. In: Handbuch der Neurologie. Erster Band. Anatomie. Hrsg. von Oswald Bumke und Otfrid Foerster, Berlin 1935, S. 811-886.

Grieger, Ulf: Man muss diese alte Mühle einmal besichtigt haben! Erinnerung an 200 Jahre Falkenberger Papierfabrik. Märkische Oderzeitung (MOZ) v. 16.01.2001, S. 16.

Gross Solomon, Susan: Das Reisetagebuch als Quelle für die Analyse binationaler medizinischer Unternehmungen. In: Karl Wilmanns: Lues, Lamas, Leninisten: Tagebuch einer Reise durch die Burjatische Republik im Sommer 1926, Pfaffenweiler 1995, S. 1-42.

Gross Solomon, Susan, und Jochen Richter (Hrsg.): Luwig Aschoff. Vergleichende Völkerpathologie oder Rassenpathologie. Tagebuch einer Reise durch Rußland und Transkaukasien, Pfaffenweiler 1998.

Grotjahn, Alfred: Erlebtes und Erstrebtes, Berlin 1932.

Gumpert, Martin, und Alfred Joseph: Medizin, in: Siegmund Kaznelson (Hrsg.): Juden im Deutschen Kulturbereich. Ein Sammelwerk, 2. Aufl., Berlin 1959, S. 461-526.

Gundlach, Horst: Wilhelm Wundt. In: v. Engelhardt Enzyklopädie S. 693f.

Gutman, Israel, Eberhard Jäckel, Peter Longerich und Julius Schoeps (Hrsg.): Enzyklopädie des Holocaust. Die Verfolgung und Ermordung der europäischen Juden, Berlin 1993.

Gutmann, Wolfgang Friedrich: Tierische Konstruktionen und neuronale Organisation. Biol. Zbl. 113 (1994) S. 119-135.

Hagner, Michael: Homo cerebralis. Der Wandel vom Seelenorgan zum Gehirn, Berlin 1997.

Hagner, Michael: Johannes Peter Müller. In: v. Engelhardt Enzyklopädie S. 423f.

Haines, D.E.: The Contributors to Volume 1 (1891) of The Journal of Comparative Neurology: C.L. Herrick, C.H. Turner, H.R. Pemberton, B.G. Wilder, F.W. Langdon, C.J. Herrick, C. von Kupffer, O.S. Strong, T.B. Stowell. J. Comp. Neurol. 314, Philadelphia 1991, S. 9-33.

Haller, Béla: Bemerkung zu Van der Vloets Aufsatz vom Verlauf der Pyramidenbahn. Anat. Anz., Jena 29 (1906) S. 271f.

Haller, Béla: Bemerkungen zu Herrn Dr. L. Jacobsohns Erwiderung. Anat. Anz., Jena 29 (1906) S. 686-688.

Hallervorden, Julius: Der Berliner Kreis. In: Willibald Scholz (Hrsg.), 50 Jahre Neuropathologie in Deutschland 1885-1935, Stuttgart 1961, S. 108-123.

Hanser, Hartwig, und Christine Scholtyssek (Hrsg.): Lexikon der Neurowissenschaft. Mit einem Vorwort von Wolf Singer. Heidelberg/Berlin 2000.

Hanström, Bertil: Vergleichende Anatomie des Nervensystems der wirbellosen Tiere. Unter Berücksichtigung seiner Funktion, Berlin 1928.

Hanström, Bertil: Rez. Jacobsohn-Lask Zentralnervensystem I-II. Hygiea, Stockholm 22 (1934), o. Seitenangabe.

Hanström, Bertil: Torsten Richard Emanuel Gislén. In: Svenskt Biografiskt Lexikon 18, Stockholm 1969, S. 134-136.

Hassin, George B.: Alfons Maria Jakob (1884-1931). In: Webb Haymaker (Hrsg.): The Founders of Neurology, Springfield, Ill., 1953, S. 184-186.

Heberer, Gerhard: Abstammungslehre und moderne Biologie. Natsoz. Mhefte. 79 (1936) S. 875-890.

Heid, Ludger, und Julius H. Schoeps (Hrsg.): Juden in Deutschland. Von der Aufklärung bis zur Gegenwart. Ein Lesebuch. München 1994.

Heidbrink, Horst: Einführung in die Moralpsychologie. 2. Aufl., Weinheim 1996.

Heimat- und Geschichtsverein Neunkirchen am Sand (Hrsg.): Adam Scharrer – vom fränkischen Hirtenjungen zum Arbeiterschriftsteller 1889 – 1948. Neunkirchner Geschichtsheft 9, Neunkirchen 1998.

Henneberg, Georg: Robert Koch. In: Wilhelm Treue und Rolf Winau (Hrsg.), Berlinische Lebensbilder, Bd. 2: Mediziner (Einzelveröffentlichungen der Historischen Kommission zu Berlin. Bd. 60), Berlin 1987, S. 213-232.

Henry, James L., and Franco R. Calaresu: Topography and Numerical Distribution of Neurons of the Thoraco-lumbar Intermediolateral Nucleus in the Cat. J. Comp. Neurol. 144 (1972) S. 205-214.

Hentschel, Erwin J., und Günther H. Wagner: Zoologisches Wörterbuch. 6. Aufl., Jena 1996.

Herber, Friedrich: Zwischen Gerichtsmedizin und Strafrechtswissenschaft: Kriminologie und Kriminalbiologie in Berlin. In: Fischer/ Hierholzer/ Hubenstorf/ Walther/ Winau Exodus S. 510-528.

Higier, Heinrich: Vegetative oder viscerale Neurologie. (Zur Anatomie und Physiologie, Pharmakodynamik und Pathologie des sympathischen und autonomen Systems.) Erg. Neurol. 2 (1917) S. 2-156.

Hirsch, August, u.a. (Hrsg.): Biographisches Lexikon der hervorragenden Ärzte aller Völker und Zeiten. 2. Aufl., durchgesehen und ergänzt von Wilhelm Haberling und Hermann Vierordt unter Mitarbeit von Franz Hübotter, Berlin und Wien 1929-1935.

Hitz, Felicitas: Der Neurologe Mieczyslaw Minkowski 1884-1972 (Zürcher Medizingeschichtliche Abhandlungen Nr. 227). Med. Diss., Zürich 1991.

Höxtermann, Ekkehard: Leonor Michaelis. In: Jahn Geschichte S. 902f.

Hoffmann-Axthelm, Walter: Die beiden Graefe. In: Wilhelm Treue und Rolf Winau (Hrsg.), Berlinische Lebensbilder, Bd. 2: Mediziner (Einzelveröffentlichungen der Historischen Kommission zu Berlin. Bd. 60), Berlin 1987, S. 35-50.

Holdorff, Bernd: Hermann Oppenheim (1858-1919). In: Hans Schliack und Hanns Hippius (Hrsg.): Nervenärzte. Biographien. Stuttgart und New York 1998, S. 12-17.

Holdorff, Bernd: Zwischen Hirnforschung, Neuropsychiatrie und Emanzipation zur klinischen Neurologie bis 1933. In: Holdorff/ Winau Geschichte S. 157-174.

Holdorff, Bernd: Die nervenärztlichen Polikliniken in Berlin vor und nach 1900. In: Holdorff/ Winau Geschichte S. 127-139.

Holdorff, Bernd, und Manfred Wolter: Weitere Berliner Beiträge zur Semiologie. In Holdorff/ Winau Geschichte S. 193-208.

Hoppe, Brigitte: Carl Wilhelm von Naegeli. In: Jahn Geschichte S. 910.

Hossfeld, Uwe: Gerhard Heberer (1901-1973). Sein Beitrag zur Biologie im 20. Jahrhundert, Berlin 1997.

Hossfeld, Uwe: Staatsbiologie, Rassenkunde und Moderne Synthese in Deutschland während der NS-Zeit. In: Rainer Brömer, Uwe Hossfeld und Nicolaas A. Rupke (Hrsg.): Evolutionsbiologie von Darwin bis heute (Verh. Gesch. Theorie Biol. Bd. 4), Berlin 2000, S. 249-305.

Hubenstorf, Michael: Ende einer Tradition und Fortsetzung als Provinz. Die medizinischen Fakultäten der Universitäten Berlin und Wien 1925-1950. In: Meinel, Christoph, und Peter Voswinckel (Hrsg.): Medizin, Naturwissenschaft, Technik und Nationalsozialismus. Kontinuitäten und Diskontinuitäten, Stuttgart 1994, S. 33-53.

Hubenstorf, Michael: Alfred Grotjahn. In: Wilhelm Treue und Rolf Winau (Hrsg.), Berlinische Lebensbilder, Bd. 2: Mediziner (Einzelveröffentlichungen der Historischen Kommission zu Berlin. Bd. 60), Berlin 1987, S. 337-358.

Index-Catalogue of the Library of the Surgeon-General's Office, United States Army Washington, Washington 1880-1943.

Institut f. Geschichte der Arbeiterbewegung (Hrsg.): In den Fängen des NKWD, Berlin 1991.

Jäkel, Ilse (Hrsg.): Rundbrief der Berthold-Otto-Schule 52, Dezember 1993.

Jäkel, Ilse (Hrsg.): Rundbrief der Berthold-Otto-Schule 54, Juni 1994.

Jäkel, Ilse (Hrsg.): Rundbrief d. Berthold-Otto-Schule Nr. 56, S. 5, Dez. 1994.

Jäkel, Ilse (Hrsg.): Rundbrief der Berthold-Otto-Schule Nr. 63, Sept. 1996.

Jahn, Ilse: „Biologie" als allgemeine Lebenslehre. In: Jahn Geschichte S. 274-301.

Jahn, Ilse: Charles Darwin. In: Jahn Geschichte S. 804f.

Jahn, Ilse: Christian Gottfried Ehrenberg. In: Jahn Geschichte S. 815.

Jahn, Ilse: Geschichte der Biologie – Theorien, Methoden, Institutionen, Kurzbiographien, 3. Aufl., Jena/Stuttgart/Lübeck/Ulm 1998.
Jahn, Ilse: Ernst Haeckel. In: Jahn Geschichte S. 840f.
Jahn, Ilse: Martin Heidenhain. In: Jahn Geschichte S. 847.
Jahn, Ilse: Oskar Heinroth. In: Jahn Geschichte S. 848f.
Jahn, Ilse: Oskar Hertwig. In: Jahn Geschichte S. 852f.
Jahn, Ilse: Jean-Baptiste de Lamarck. In: Jahn Geschichte S. 882.
Jahn, Ilse: Trofim Denisovic Lysenko. In: Jahn Geschichte S. 893.
Jahn, Ilse: George John Romanes. In: Jahn Geschichte S. 939.
Jahn, Ilse: Gabriel Gustav Valentin. In: Jahn Geschichte S. 979.
Jahn, Ilse und Isolde Schmidt: Wilhelm Wundt. In: Jahn Geschichte S. 997.
Jahn, Ilse, und Ulrich Sucker: Die Herausbildung der Verhaltensbiologie. In: Jahn Geschichte S. 580-600.
Jahresbericht 1882 d. Berlinischen Gymnasiums zum Grauen Kloster. In: Abh. Ber. höh. Knabenschulen 3, Berlin 1883.
Jahresbericht über die Städtische Höhere Bürgerschule Berlin (ab 1872: Sophien-Realschule). Programme 1869-1880.
Jasper, Hinrich: Maximinian de Crinis (1889-1945). Eine Studie zur Psychiatrie im Nationalsozialismus (= Abhandlungen zur Geschichte der Medizin und der Naturwissenschaften, hrsg. von Rolf Winau und Karl-Heinz Müller-Dietz, Bd. 63), Husum 1991.
Jerns, Gerd Udo: Die neurologisch-psychiatrischen Vorträge in der Abteilung für Neurologie und Psychiatrie der Gesellschaft Deutscher Naturforscher und Ärzte von 1886-1913. Med. Diss. FU Berlin 1991.
Junker, Thomas: Charles Darwin und die Evolutionstheorien des 19. Jahrhunderts. In: Jahn Geschichte S. 356-385.
Junker, Thomas, und Uwe Hossfeld: Die Entdeckung der Evolution. Eine revolutionäre Theorie und ihre Geschichte, Darmstadt 2001.
Kahle, Werner: Taschenatlas der Anatomie. Bd. 3: Nervensystem und Sinnesorgane, Stuttgart u. New York 1986.
Kai, Toshihiko: Über die sympathischen Zellen im Rückenmark. Zschr. exper. Med. 46, Berlin 1925, S. 502-510.
Kalinowsky, Lothar B.: Fulgence Raymond (1844-1910). In: Webb Haymaker (Hrsg.): The Founders of Neurology, Springfield, Ill., 1953, S. 359-361.
Kappers, C. U. Ariens: Die vergleichende Anatomie des Nervensystems der Wirbeltiere und des Menschen, Haarlem 1920/21.
Kappers, C. U. Ariens, G. Carl Huber and Elisabeth Caroline Crosby: The Comparative Anatomy of the Nervous System of Vertebrates, Including Man, New York 1960 (Reprint; originally published in 1936).
Kernohan, James W.: Georges Marinesco (1864-1938). In: Webb Haymaker (Hrsg.): The Founders of Neurology, Springfield, Ill., 1953, S. 189-192.
Kidd, T. et al.: Roundabout controls axon crossing of the CNS midline and defines a novel subfamily of evolutionary conserved guidance receptors. Cell 92 (1998) S. 205-15.
Killy, Walter, und R. Vierhaus (Hrsg.): Deutsche Biographische Enzyklopädie, München 1995 und Darmstadt 1998.
Killy, Walter (Hrsg.): Literatur Lexikon. Autoren und Werke deutscher Sprache. Bd. 2, München 1989.
Kircher, Bettine: Alfred Erich Hoche (1865-1943). Versuch einer Analyse seiner Psychiatrischen Krankheitslehre. Med. Diss., Freiburg/Brsg. 1986.

Kirchhoff, Theodor (Hrsg.): Deutsche Irrenärzte. Einzelbilder ihres Lebens und Wirkens, Berlin 1921-24.

Kohl, F.: Emil Kraepelin (1856-1926) – Der „Systematiker der (deutschen) Psychiatrie". Dtsch. med. Wschr. 124 (1999), S. 98-101.

Kohlberg, Lawrence: Zur kognitiven Entwicklung des Kindes, Frankfurt a.M. 1974.

Kohlberg, Lawrence: Moralische Entwicklung und demokratische Erziehung. In: Georg Lind und Jürgen Raschert (Hrsg.): Moralische Urteilsfähigkeit. Eine Auseinandersetzung mit Lawrence Kohlberg, Weinheim 1987, S. 25-43.

Kohlberg, Lawrence und Elliot Turiel: Moralische Entwicklung und Moralerziehung. In: Gerhard Heik Portele (Hrsg.): Sozialisation und Moral. Neuere Ansätze zur moralischen Entwicklung und Erziehung, Weinheim 1978, S. 13-80.

Kohlbrugge, Jacob: Disk.bem. Brodmann Vorkommen. Neurol. Zbl. 28 (1909) S. 385 und Arch. Psychiatr. 48 (Berlin 1911) S. 407.

Kohler, Robert E.: Lords of the Fly. Drosophila Genetics and the Experimental Life, Chicago 1994.

Kolchinsky, Eduard I.: Ausgewählte Aspekte der Modernen Synthese im russischen Sprachraum zwischen 1920 und 1940. In: Brömer, Rainer, Uwe Hossfeld und Nicolaas A. Rupke (Hrsg.): Evolutionsbiologie von Darwin bis heute. (Verh. Gesch. Theorie Biol. Bd. 4), Berlin 2000, S. 197-210.

Kolle, Kurt (Hrsg.): Große Nervenärzte, Stuttgart 1956.

Kolle, Kurt: Genealogie der Nervenärzte des deutschen Sprachgebietes. Fortschr. Neurol. 32 (Stuttgart 1964) S. 512-538.

Koppe, Susanne: Wer war Kurt Held? Internet-Recherche www.unionsverlag.ch/sansibar 2004.

Kramer, Franz, und Richard Henneberg: Über disseminierte Enzephalitis. Vortrag vom 13. Nov. 1916 vor der BGPN. Ref.: Neurol. Zbl. 35 (1916) S. 984f. Disk. S. 985f.

Kreuter, Alma: Deutschsprachige Neurologen und Psychiater, München 1996.

Kroll, Michail Borisowitsch: Die neurologische Forschung. Sowjet-Medizin. Sonderbeilage zum Berliner Tageblatt vom 06.12.1927, S. 15.

Kronecker, H.: Karl Friedrich Wilhelm Ludwig. In: August Hirsch u.a. (Hrsg.): Biographisches Lexikon der hervorragenden Ärzte aller Zeiten und Völker, 2. Aufl., durchgesehen und ergänzt von Wilhelm Haberling, Franz Hübotter und Hermann Vierordt, Bd. 3, Berlin/Wien 1931, S. 860-862.

Kucera, K.: Emanuel Rádl. In: Obermayer-Marnach, Eva (Red.): Österreichisches Biographisches Lexikon 1815-1950. Hrsg. von der Österreichischen Akademie der Wissenschaften. Bd. 8, Wien 1983, S. 377f.

Kürschner's Deutscher Gelehrtenkalender, begr. von Gerhard Lüdtke, Bd. 1-16, Berlin und Leipzig 1925-1992.

Kütemeyer, Mechthilde, und Ulrich Schultz: Kurt Goldstein (1878-1965): Begründer der psychosomatischen Neurologie? In: Christian Pross und Rolf Winau (Hrsg.): nicht mißhandeln. Das Krankenhaus Moabit (Stätten der Geschichte Berlins, Bd. 5), Berlin 1984, S. 133-139.

Kuhlenbeck, Hartwig: Vorlesungen über das Zentralnervensystem der Wirbeltiere. Eine Einführung in die Gehirnanatomie auf vergleichender Grundlage, Jena 1927.

Kuhlenbeck, Harwtig: August Forel (1848-1931). In: Webb Haymaker (Hrsg.): The Founders of Neurology, Springfield, Ill., 1953, S. 35-38.

Kuhlenbeck, Hartwig: The Central Nervous System of Vertebrates. A General Survey of ist Comparative Anatomy with an Introduction to the Pertinent Fundamental Biologic and Logical Concepts. Vol.1-5, Basel und New York 1967-1978.

Kuntz, Albert: The Autonomic Nervous System. 2. Ed., London 1934.

Kuntz, Albert: A Text-Book of Neuro-Anatomy. 5. Ed., Philadelphia 1950.

Kuntz, Albert: Eduard Hitzig (1838-1907). In: Webb Haymaker (Hrsg.): The Founders of Neurology, Springfield, Ill., 1953, S. 138-142.

Langanke, Martin: Wege der Evolutionsgeschichtsschreibung. Wissenschaftstheoretische Untersuchungen zu den Methoden der Phylogenetischen Systematik und der konstruktionsmorphologischen Anagenetik. (= Jb. Gesch. Theorie Biol. Suppl.bd. 2), Berlin 2003.

Lask, Berta: Leuna 1921. Den Märzkämpfern gewidmet, Berlin 1927. Neuaufl. Berlin 1961.

Lask, Berta: Stille und Sturm (hrsg. von Mira Lask), Halle 1974.

Lask, Berta: Die Berthold-Otto-Schule. Volkskraft-Bund. Gesundheit-Wohlstand-Bildung. Organ des Volkskraft-Bundes, der Arbeitsgemeinschaft für Völkerverständigung und Kulturpartei. Hrsg. Peter A. Silbermann, H. 24, Berlin 1919, S. 2.

Lawrentjew, Boris Innocentjewitsch: Histophysiologie der Innervationsmechanismen (Synapsen). Sechenov J. physiol. USSR 21 (Leningrad 1938) S. 295f.

Legewie, Heiner, und Wolfram Ehlers: Knaurs moderne Psychologie, München 1978.

Lei Pi Sze, Emily: Theodosius Dobzhansky 1900-1975, internet-Recherche www.mnsu.edu 2004.

Lennig, Petra: Emil Heinrich du Bois-Reymond (1818-1896), internet-Recherche home.tiscalinet.ch/biografien 2002.

Leo Baeck Institut Jerusalem: Kurzbiographien zur Geschichte der Juden, N. Y., London, Paris 1988.

Leonhard, K.: Über die Geschichte der Nervenklinik der Charité. Aus der Nervenklinik der Humboldt-Universität Berlin, Charité. Zschr. ärztl Fortbild. 54 (Jena 1960) S. 492-495.

Leonhardt, Helmut: Histologie, Zytologie und Mikroanatomie des Menschen, Stuttgart 1985.

Lerner, Reinhold: Wilhelm Waldeyer-Hartz 1836-1921, in: Freund, Hugo, und Alexander Berg (Hrsg.): Geschichte der Mikroskopie. Leben und Werk grosser Forscher, Bd. II Medizin, Frankfurt am Main 1964, S. 455-461.

Leuret, Francois et Louis-Pierre Gratiolet: Anatomie comparée du système nerveux considerée dans ses rapports avec l'intelligence, accompagnée d'un Atlas de 32 planches dessinées d'après nature et gravées, Paris 1839-1857.

Levy-Suhl, Max: Die Prüfung der sittlichen Reife jugendlicher Angeklagter und die Reformvorschläge zum §56 des Strafgesetzbuches. Kriminalpsychologische Studie auf Grund von 120 Ausfrageversuchen. Zschr. Psychotherap. med. Psychol. 4 (1912), S. 232-254.

Lewy, Friedrich Heinrich: Die pathologische Anatomie der Paralysis agitans. In: Lewandowsky, Max: Handbuch der Neurologie, Bd. 3, Berlin 1912, S. 920-933.

Lewy, Fritz Heinrich: Die gehirnpathologischen Grundlagen der Stoffwechselkrankheiten. Dtsch.-russ. med. Zschr. 1 (Berlin 1925) S. 20.

Liepmann, Hugo: Zum Stande der Aphasiefrage. Vortrag vom 08. März 1909 vor der BGPN. Neurol. Zbl. 28 (1909) S. 449f. Disk. vom 14. Juni 1909. Neurol. Zbl. 28 (1909) S. 718-720 und Arch. Psychiatr. 48 (1911) S. 412-419.

Liepmann, Hugo: Über die wissenschaftliche Grundlage der sogenannten Linkskultur. Vortrag vor der BGPN vom Juni 1911. Disk. Neurol. Zbl. 30 (1911) S. 877-882.

L(iepmann), H(ugo): Judentum und Wissenschaft. Berliner Börsen-Courier 1910, No. 149, S. 15.

Lind, Georg: Wie mißt man moralisches Urteil? Probleme und Möglichkeiten der Messung eines komplexen Konstrukts. In: Gerhard Heik Portele (Hrsg.): Sozialisation und Moral. Neuere Ansätze zur moralischen Entwicklung und Erziehung, Weinheim 1978, S. 171-201.

Lohff, Brigitte: Carl Ludwig. In: v. Engelhardt Enzyklopädie S. 388.

Lohff, Brigitte: Johannes Müller (1801-1858). In: Dietrich v. Engelhardt und Fritz Hartmann: Klassiker der Medizin, Bd. 2, München 1991, S. 119-134.

Lorbeer, Hans: Die Reise nach Carona. In: Johannes R. Becher-Archiv der Deutschen Akademie der Künste zu Berlin (Hrsg.): Dokumente. Erinnerungen an Johannes R. Becher, Leipzig 1968, S. 75-99.

Lüthi, Armin: Das Geheeb-Archiv der Ecole d'Humanité, Internet-Prospekt, Stand: Nov. 2001.

Lustig, Bruno: Sowjetische Neurologie (Ber. Osteuropa-Inst. FU-Berlin H. 23, Reihe Medizin), Berlin 1956.

Lustiger, Arno: Rotbuch: Stalin und die Juden, Berlin 1998.

Malone, Edward Fall: Über die Kerne des menschlichen Diencephalons. Vortrag vor der BGPN in der Sitzung vom 13.12.1909. Ref. Im Sitzungsbericht der BGPN. Neurol. Zbl. 29 (1910) S. 57-60 und Arch. Psychiatr. 48 (Berlin 1911) S. 444f.

Malone, Edward Fall: Über die Kerne des menschlichen Diencephalon. Neurol. Zbl. 29 (1910) S. 290-300.

Malone, Edward Fall: Observations Concerning the Comparative Anatomy of the Diencephalon. Anat. Rec., Philadelphia 6 (1912) S. 281-286.

Malone, Edward Fall: Recognition of Members of the Somatic Motor Chain of Nerve Cells by Means of a Fundamental Type of Cell Structure, and the Distribution of Such Cells in Certain Regions of the Mammalian Brain. Anat. Rec., Philadelphia 7 (1913) S. 67-82.

Malone, Edward Fall: The Nucleus Cardiacus Nervi Vagi and the Three Distinct Types of Nerve Cells Which Innervate the Three Different Types of Muscle. Amer. J. Anat. 15 (Philadelphia 1913-1914) S. 121-126.

Manaye, K. F. et al.: Quantification of Cholinergic and Select Non-cholinergic Mesopontine Neuronal Populations in the Human Brain. Neurosci. 89 (London 1999) S. 759-770.

Mann, Gunter: Franz Joseph Gall (1758-1828). In: Dietrich v. Engelhardt und Fritz Hartmann (Hrsg.): Klassiker der Medizin, Bd. 2, München 1991, S. 51-64.

Mann, Gunter: Rudolf Virchow (1821-1902). In: Dietrich v. Engelhardt und Fritz Hartmann (Hrsg.): Klassiker der Medizin, Bd. 2, München 1991, S. 203-215.

Marburg, Otto: Rez. Jacobsohn-Lask Zentralnervensystem I-II (68-69). Wien. klin. Wschr. 48 (1935) S. 504.

Marx, Hugo: Reiseeindrücke eines Gefängnisarztes in den USA. Vjschr. ger. Med. 3. Folge 18 (1912) S. 401-412.

Matwejew, B. S.: Alexej Nikolajewitsch Sewertsow. In: A. M. Prochorow (Hrsg.): Bolschaja Sowjetskaja Enzyklopedija, 3. Aufl., Bd. 23, Moskau 1976, S. 157.

Matz, Bernhard: Die Konstitutionstypologie von Ernst Kretschmer. Ein Beitrag zur Geschichte von Psychiatrie und Psychologie im Zwanzigsten Jahrhundert. Rer. Med. Diss. FU-Berlin 2000.

Mayr, Ernst: Das ist Evolution. Mit einem Vorwort von Jared Diamond, München 2003.

McHenry, Lawrence C. Jr.: Garrison's History of Neurology. Revised and enlarged with a bibliography of classical, original and standard works in neurology by Lawrence C. McHenry, Jr., B.A., M.D., Springfield/Illinois 1969.

Mehler, William R.: Subcortical Afferent Connections of the Amygdala in the Monkey. J. Comp. Neurol. 190 (1980) S. 733-762.

Men and Women in America, New York 1910.
Meyer, Bernhard: Pionier der Psychiatrie. Der Arzt Wilhlem Griesinger (1817-1868). Berlinische Monatsschrift 9 (2000), H. 8, S. 77-82.
Meyer, Bernhard: 26 Jahre auf dem Psychiatrie-Lehrstuhl. Der Arzt Karl Bonhoeffer (1868-1948). In: Edition Luisenstadt, Berlinische Monatsschrift 9 (2000), H. 9, S. 124-132.
Milowidow, J. K.: Lazar Solomonowitsch Minor. In: Bolschaja Medizinskaja Enzyklopedija, 3. Aufl., Bd. 15, Moskau 1981, S. 264.
Minerva, Jahrbuch der gelehrten Welt 31, hrsg. von Gerhard Lüdtke. Redaktionelle Leitung Friedrich Richter, Berlin 1933/34.
Minkowski, Mieczyslaw: Jacobsohn-Lask Zentralnervensystem (68-70). Schweiz. Arch. Neurol. 35 (1935) H. 2, o. Seitenangabe.
Minor, Lazar: Prof. A. Koschewnikoff +. Arch. Psychiatr. 35 (Berlin 1902), S. 874f.
Miterew: Michail Borisowitsch Kroll +. Nevropat. psichiatr., Moskwa 9 (1940), S. 3-13.
Möller, Wilhelm: Zur Geschichte des Königstädtischen Gymnasiums von Michaelis 1877 bis Michaelis 1902. Wissenschaftliche Beilage zum Jahresbericht 1902, Berlin 1902.
Mosse, George L.: Jüdische Intellektuelle in Deutschland. Zwischen Religion und Nationalismus, Frankfurt/Main u. New York 1992.
Mühr, Alfred: Das Wunder Menschenhirn. Die abenteuerliche Geschichte der Gehirnforschung, Olten und Freiburg/ Brsg. 1957.
Müller, Ludwig Robert: Stand und Lehre vom Sympathicus. Vortrag, gehalten 1912 vor der Gesellschaft Deutscher Nervenärzte. Ref. Verh. Ges. Dtsch. Nervenärzte 6 (1912) S. 73-89.
Müller, Reinhard: Brief von Karl Birnbaum an Ernest Manheim in Kansas City, Mo. Berlin, am 25. März 1939, internet-Recherche www.kfunigraz.ac.at.
Müller, Reinhard: Der Fall Werner Hirsch. Internat. Wiss. Korr. Gesch. Arb.bew. 36 (Berlin 2000) S. 34-61.
Nachruf auf Hugh Talbot Patrick (o. Verfasser). Ref. 56th Annual Meeting of the American Neurological Association, Atlantic City, New Jersey, June 5-7, 1939. Transact. Amer. Neurol. Ass., New York 65 (1939) S. 228-233
Näf, Martin: Das Geheeb Archiv der École d'Humanité in Goldern, Basel 2001.
Nagel, Marc: Korbinian Brodmann, internet-Recherche vom 17.08.2002.
Neubuerger, Karl T.: Carl Weigert (1845-1904). In: Webb Haymaker (Hrsg.): The Founders of Neurology, Springfield, Ill., 1953, S. 222-225.
Neumärker, Klaus-Jürgen: Karl Bonhoeffer, Leipzig 1990.
Neumärker, Klaus-Jürgen: Bonhoeffer und seine Schüler – Spannungsfeld zwischen Neurologie und Psychiatrie. In: Holdorff/ Winau Geschichte S. 175-192.
Nikitin, G. A.: Nikolaj Iwanowitsch Graschtschenkow. In: A. M. Prochorow (Hrsg.): Bolschaja Sowjetskaja Enzyklopedija, 3. Aufl., Bd. 3, Moskau 1972, S. 791.
Noll, Heike: Japanische Medizinstudenten an der Königlichen Friedrich-Wilhelms-Universität zu Berlin von 1870 bis 1939. Diplomarbeit zur Erlangung des akademischen Grades Diplom-Mediziner, Berlin 1990.
Nonne, Max: Ein halbes Jahrhundert Neurologie. Arch. Psychiatr. 76 (Berlin 1926) S. 6-20.
Noth, J.: Robert Wartenberg (1887-1956). Nervenarzt 73, Berlin 2002, S. 575.
Obermayer-Marnach, Eva (Red.): Österreichisches Biographisches Lexikon 1815-1950. Hrsg. von der Österreichischen Akademie der Wissenschaften. 1 ff., Wien 1983 ff.
Oehler-Klein, Sigrid: Franz Joseph Gall. In: v. Engelhardt: Enzyklopädie S. 206f.
Oehri, Alfred: Kurzbiographien amerikanischer Ärzte und Naturwissenschaftler, die zwischen 1930 und 1940 verstorben sind, Zürich 1987.

Oppenheim, Hermann: Lehrbuch der Nervenkrankheiten, Berlin 1894; 2. Aufl., Berlin 1898; 4. Aufl., Berlin 1905; 7. Aufl., Berlin 1923.

Otto, Berthold: Hauslehrerbestrebungen und Altersmundart, Leipzig 1905.

Otto, Berthold: Die Berthold-Otto-Schule (1925). In: Flitner/Kudritzki (Hrsg.): Die deutsche Reformpädagogik, Stuttgart 1984, S. 189; zit. nach: Ilse Jäkel (Hrsg.): Rundbrief der Berthold-Otto-Schule 56, Dezember 1994, S. 5f.

Pagel, Julius: Biographisches Lexikon hervorragender Ärzte des neunzehnten Jahrhunderts, Berlin und Wien 1901.

Pagel, Julius: Robert Remak. In: August Hirsch (Hrsg.): Biographisches Lexikon der hervorragenden Ärzte aller Zeiten und Völker, 2. Aufl., durchgesehen und ergänzt von Wilhelm Haberling und Hermann Vierordt unter Mitarbeit von Franz Hübotter, Bd. 4, Berlin/Wien 1932, S. 764f.

Pagel, Julius: Karl Ernst Schröder. In: August Hirsch (Hrsg.): Biographisches Lexikon der hervorragenden Ärzte aller Zeiten und Völker, 2. Aufl., durchgesehen und ergänzt von Wilhelm Haberling und Hermann Vierordt unter Mitarbeit von Franz Hübotter, Bd. 5, Berlin/Wien 1934, S. 143f.

Pagel, Julius: Thomas Sydenham. In: August Hirsch (Hrsg.): Biographisches Lexikon der hervorragenden Ärzte aller Zeiten und Völker, 2. Aufl., durchgesehen und ergänzt von Wilhelm Haberling und Hermann Vierordt unter Mitarbeit von Franz Hübotter, Bd. 5, Berlin/Wien 1934, S. 490-493.

Papez, James W.: Theodor Meynert (1833-1892). Erst seit Meynert ist das Gehirn beseelt. In: Webb Haymaker (Hrsg.): The Founders of Neurology, Springfield, Ill., 1953, S. 64-67.

Parent, André: Carpenter's Human Neuroanatomy, 9th Ed., Baltimore 1996.

Paszkowski, Wilhelm: Berlin in Wissenschaft und Kunst. Ein Akademisches Auskunftsbuch nebst Angaben über Akademische Berufe, Berlin 1910.

Pauleikhoff, Bernhard: Emil Kraepelin (1856-1926). In: Dietrich v. Engelhardt und Fritz Hartmann (Hrsg.): Klassiker der Medizin, Bd. 2, München 1991, S. 299-322.

Paulsen, Friedrich: Jüngste Bewegungen im Lehrkörper der deutschen Universitäten. Dtsch. Lit.ztg. 29 (1908) S. 1477-1484.

Pawel, Ernst: Das Leben Franz Kafkas, Hamburg 1990.

Penzlin, Heinz (Hrsg.): Die Geschichte der Zoologie in Jena nach Haeckel (1909-1974), Jena und Stuttgart 1994.

Penzlin, Heinz: Die vergleichende Tierphysiologie. In: Jahn Geschichte S. 461-498.

Peiffer, Jürgen: Hirnforschung in Deutschland 1849-1974. Briefe zur Entwicklung von Psychiatrie und Neurowissenschaften sowie zum Einfluss des politischen Umfeldes auf Wissenschaftler (Schriften der mathematisch-naturwissenschaftlichen Klasse der Heidelberger Akademie der Wissenschaften Nr. 13), Berlin/Heidelberg 2004.

Peiffer, Jürgen: 100 Jahre deutsche Neuropathologie. Der Pathologe 18 (1997) S. 21-32.

Peiffer, Jürgen: Neuropathologie in Berlin. In: Holdorff/ Winau Geschichte S. 37-54.

Petersen, O.: Iwan Ssetschenow. In: August Hirsch (Hrsg.): Biographisches Lexikon der hervorragenden Ärzte aller Zeiten und Völker, 2. Aufl., durchgesehen und ergänzt von Wilhelm Haberling und Hermann Vierordt unter Mitarbeit von Franz Hübotter, Bd. 5, Berlin/Wien 1934, S. 381f.

Pette, Heinrich: 50 Jahre Deutsche Gesellschaft für Neurologie e. V. In: Deutsche Gesellschaft für Neurologie (Hrsg.): Zum 50. Jahrestag der Gründung der Gesellschaft Deutscher Nervenärzte, Berlin 1957, S. 3-47.

Pikarski, Margot, u. Elke Warning (Hrsg.): Gestapo-Berichte über den antifaschistischen Widerstandskampf der KPD, Berlin 1989-1990.

Plesse, Werner: Oskar Heinroth. In: Plesse, Werner, und Dieter Rux (Hrsg.): Biographien bedeutender Biologen, Berlin 1977, S. 349-357.
Plesse, Werner: Iwan Petrowitsch Pawlow. In: Plesse, Werner, und Dieter Rux (Hrsg.): Biographien bedeutender Biologen, Berlin 1977, S. 212-224.
Plesse, Werner: Iwan Michailowitsch Setschenow. In: Plesse, Werner, und Dieter Rux (Hrsg.): Biographien bedeutender Biologen, Berlin 1977, S. 206-212.
Poeck, Klaus: Neurologie, 8. Aufl., Berlin 1992.
Pohl, Dieter: Krim. In: Israel Gutman (Hrsg.) und für deutsche Ausgabe Eberhard Jäckel, Peter Longerich und Julius H. Schoeps (Hrsg.): Enzyklopädie des Holocaust. Die Verfolgung und Ermordung der europäischen Juden. 2. Aufl., München und Zürich 1998, S. 820-822.
Poll, A.: Daktylogramme bei Geisteskranken. Vortrag vor der BGPN vom 12.06.1922. Zbl. ges. Neurol. 29 (1922) S. 319f. Disk. S. 534.
Pollak, Eugen: Anatomie des Rückenmarks, der Medulla oblongata und der Brücke (Pons). In: Handbuch der Neurologie. Erster Band. Hrsg. v. Oswald Bumke und Otfrid Foerster, Berlin 1935, S. 265-424.
Pollatschek, Walther: Berta. Nachwort. In: Berta Lask: Stille und Sturm (Hrsg. von Mira Lask), Halle 1974, S. 357-367.
Popowski, A.: Auf den Spuren d. Lebens. Eine biographische Skizze vom Leben und Forschen des großen russ. Physiologen I. P. Pawlow, Berlin 1954.
Proceedings of the XVth International Physiological Congress, Leningrad-Moscow, August 9th to 16th, 1935. The Sechenov Journal of Physiology of the USSR 21, Moskau-Leningrad (1938), No. 5-6, S. 1-640.
Prochorow, A. M. (Hrsg.): Bolschaja Sowjetskaja Enzyklopedija, 3. Aufl., Moskau 1970-1976.
Pross, Christian: Die jüdischen Ärzte am Krankenhaus Moabit. In: Pross, Christian, und Rolf Winau: Nicht mißhandeln. Das Krankenhaus Moabit. 1920-1933 Ein Zentrum jüdischer Ärzte in Berlin. 1933-1945 Verfolgung, Widerstand, Zerstörung (Stätten der Geschichte Berlins, Bd. 5). Berlin 1984, S. 109-179.
Pschyrembel. Klinisches Wörterbuch, bearbeitet von der Wörterbuch-Redaktion des Verlages Walter de Gruyter unter der Leitung von Christoph Zink, 255. Aufl., Berlin 1986.
Quadfasel, Fredy: Die Methode Fernald-Jacobsohn's, eine Methode zur Prüfung der moralischen Kritikfähigkeit - und nicht des sittlichen Fühlens. Arch. Psychiatr. 74 (Berlin 1925) S. 1-38.
Rádl, Emanuel: Neue Lehre vom zentralen Nervensystem, Leipzig 1912.
Ramón y Cajal, Santiago: Die Struktur des Chiasma opticum nebst einer allgemeinen Theorie der Kreuzung der Nervenbahnen. Übersetzt von J. Bresler, Leipzig 1899.
Rapoport, Louis: Hammer, Sichel, Davidstern. Judenverfolgung in der Sowjetunion, Berlin 1992.
Redlich, Emil: Beitrag zur Kenntnis der pathologischen Anatomie der Paralysis agitans und deren Beziehungen zu gewissen Nervenkrankheiten des Greisenalters, (Arb. Inst. Anat. u. Physiol. Nervensyst. Wien 2 - Leipzig 1894), S. 1-27.
Reese, Hans H.: Edward Flatau. In: Webb Haymaker (Hrsg.): The Founders of Neurology, Springfield, Ill., 1953, S. 282-85.
Reichshandbuch der Deutschen Gesellschaft. Das Handbuch der Persönlichkeiten in Wort und Bild, Berlin 1930.
Reichsmedizinalkalender für Deutschland, begründet von Paul Börner, Leipzig 1 – 58 (1870 – 1937).

Reif, Wolf Ernst: Deutschsprachige Evolutionsdiskussion im Darwin-Jahr 1959. In: Rainer Brömer, Uwe Hossfeld und Nicolaas A. Rupke (Hrsg.): Evolutionsbiologie von Darwin bis heute, Berlin 2000, S. 361-395.

Richter, Jochen: Rasse, Elite, Pathos. Eugenische Zukunftsvisionen der von Oskar Vogt begründeten Moskauer Schule der architektonischen Hirnforschung. Mitt. Magnus-Hirschfeld-Ges. 20/21 (1994/95) S. 35-44.

Richter, Jochen: Rasse, Elite, Pathos. Eine Chronik zur medizinischen Biographie Lenins und zur Geschichte der Elitegehirnforschung in Dokumenten, Herbolzheim 2000.

Riebesell, Paul: Untersuchungen über das Moralitätsalter. Zschr. pädag. Psychol. exper. Pädag. 18 (1917) S. 376-385.

Riebesell, Paul: Über die Beziehungen zwischen Intelligenz und Moralität bei jugendlichen Verwahrlosten. Zschr. pädag. Psychol. exper. Pädag. 20 (1919) S. 37-44.

Rioch, David Mck.: Sir David Ferrier (1843-1928). In: Webb Haymaker (Hrsg.): The Founders of Neurology, Springfield, Ill., 1953, S. 122-125.

Rioch, David Mck.: Cornelius Ubbo Ariens Kappers (1877-1946). In: Webb Haymaker (Hrsg.): The Founders of Neurology, Springfield, Ill., 1953, S. 7-10.

Rönz, Wolf-Dieter: Leben und Werk von Wladimir G. Eliasberg. Med. Diss., Mainz 1975.

Röthig, Paul: Vergleichende Anatomie. Ber. Leist. Anat. Zentral-nerv.syst., Bonn 6 (1913) S. 106.

Roizin, Leon: Vittorio Marchi (1851-1908). In: Webb Haymaker (Hrsg.): The Founders of Neurology, Springfield, Ill., 1953, S. 61-63.

Rostworowski, Emanuel: Maksymilian Rose. In: Emanuel Rostworowski und Henryk Markiewicz (Red.): Polski Slownik Biograficzny, Bd. XXXII, Wroclaw, Warszawa, Kraków 1991, S. 49f.

Roth, Hermann: Das sittliche Urteil der Jugend. Nach Experimenten an höheren Lehranstalten (Phil. Diss. München), Borna-Leipzig 1915.

Roth, Joseph: Reise nach Rußland. Feuilletons, Reportagen, Tagebuchnotizen 1919-1930, Köln 1995.

Rothmann, Max: Nachruf Martin Bernhardt. Berliner klin. Wschr. 52 (1915) S. 335.

Rux, Dieter: Oskar Heinroth. In: Plesse, Werner, und Dieter Rux (Hrsg.): Biographien bedeutender Biologen, Berlin 1977, S. 349-357.

Rye, David B., et al.: Pedunculopontine Tegmental Nucleus of the Rat: Cytoarchitecture, Cytochemistry, and Some Extrapyramidal Connections of the Mesopontine Tegmentum. J. Comp. Neurol., Philadelphia 259 (1987) S. 483-528.

Sander, Hjalmar: Die experimentelle Gesinnungsprüfung. Ihre Aufgaben und Methodik. Zschr. angew. Psychol. 17 (1920) S. 59-109.

Sanides, Friedrich: Oskar Vogt 1870-1959. In: Hugo Freund und Alexander Berg (Hrsg.): Geschichte der Mikroskopie. Leben und Werk grosser Forscher, Bd. II Medizin, Frankfurt am Main 1964, S. 435-443.

Sarkissow, Semen Aleksandrowitsch: Grundriß der Struktur und Funktion des Gehirns, Berlin 1967 (russ. Ausgabe Moskau 1964).

Sarre, Francois de: Die Theorie der ursprünglichen Zweifüßigkeit, ein phylogenetisches Modell zur Entwicklungsgeschichte des Menschen, der Säuger und der übrigen Wirbeltiere. Bipedia 6 (März 1991) S. 1-26.

Satzinger, Helga: Die Geschichte der genetisch orientierten Hirnforschung von Cécile und Oskar Vogt in der Zeit von 1895 bis ca. 1927, Stuttgart 1998.

Schaefer, M.: Elemente zur moralisch-psychologischen Beurteilung Jugendlicher. Unter Zugrundelegung einer Prüfung an 1250 Gemeinde- und Fortbildungsschülern. Zschr. Pädagog. Psychol. exper. Pädag. 14 (1913) S. 47-59 und 90-98.

Schäfer, Lothar, und Thomas Schnelle: Einleitung. Ludwik Flecks Begründung der soziologischen Betrachtungsweise in der Wissenschaftstheorie. In: Luwik Fleck: Entstehung und Entwicklung einer wissenschaftlichen Tatsache. Einführung in die Lehre vom Denkstil und Denkkollektiv, hrsg. von Lothar Schäfer und Thomas Schnelle, Frankfurt am Main 1980, S. VII-XLIX.

Schaxel, Julius: Über den Einfluß der Funktion auf die Formbildung. Vortrag auf dem 15. Internationalen Physiologischen Kongreß Leningrad-Moskau, 9.-16. August 1935. Ref.: Sechenov J. physiol. USSR 21 (Leningrad 1938) S. 590f.

Schiffter, Roland: Moritz Heinrich Romberg (1795-1873). In: Hans Schliack und Hanns Hippius (Hrsg.): Nervenärzte. Biographien, Stuttgart, New York 1998, S. 3-11.

Schiffter, Roland: Romberg und Oppenheim auf dem Weg von der romantischen Medizin zur modernen Neurologie. In: Bernd Holdorff und Rolf Winau (Hrsg.): Geschichte der Neurologie in Berlin, Berlin/New York 2001, S. 85-97.

Schindler, Thomas-Peter: Psychiatrie im Wilhelminischen Deutschland im Spiegel der Verhandlungen des „Vereins Deutscher Irrenärzte" (ab 1903 „Deutscher Verein für Psychiatrie") von 1891-1914. Med. Diss., FU Berlin 1990.

Schleiermacher, Sabine: Ärztliche Schulaufsicht. Ein neues Berufsfeld für Ärztinnen im Kaiserreich und in der Weimarer Republik. In: Elisabeth Dickmann und Eva Schöck-Quinteros (Hrsg.): Barrieren und Karrieren. Die Anfänge des Frauenstudiums in Deutschland. Dokumentationsband der Konferenz „100 Jahre Frauen in der Wissenschaft" im Februar 1997 an der Universität Bremen, Berlin 2000, S. 167-175.

Schleiermacher, Sabine: The Scientist as Lobbyist: Zeiss and the Auslandsdeutschtum. Vortrag auf der Tagung „Soviet-german Medical Relations Between the Wars", Toronto, Mai 2000 (im Erscheinen).

Schliack, Hans, und Hanns Hippius (Hrsg.): Nervenärzte. Biographien, Stuttgart und New York 1998.

Schmelcher, Antje: „Onkel Franz geht spazieren". Eine Heimat, die keine war: Der Dokumentarfilm „Besuch bei Kafkas Nichte" im Literaturhaus. Die Welt v. 14.06.2000.

Schmidt, Gabriela: Alfred Adler. In: v. Engelhardt Enzyklopädie S. 4f.

Schmidt, Isolde: Bertil Hanström. In: Jahn Geschichte S. 843.

Schmidt, Isolde: Rudolf Peter Heinrich Jacob Heidenhain. In: Jahn Geschichte S. 847f.

Schmidt, Isolde: John Newport Langley. In: Jahn Geschichte S. 883.

Schmidt, Isolde: Gustav Albert Schwalbe. In: Jahn Geschichte S. 952.

Schmidt, Isolde: Ivan Michaijlovic Secenov. In: Jahn Geschichte S. 952.

Schmidt, Isolde: Charles Scott Sherrington. In: Jahn Geschichte S. 956.

Schmiedebach, Heinz-Peter: Psychiatrie und Psychologie im Widerstreit. Die Auseinandersetzung in der Berliner medicinisch-psychologischen Gesellschaft (1867-1899); Abh. Gesch. Med. u. Naturwiss. H. 51, Husum 1986.

Schmiedebach, Heinz-Peter: Wilhelm Griesinger. In: Wilhelm Treue und Rolf Winau (Hrsg.): Berlinische Lebensbilder. Bd. 2: Mediziner (Einzelveröffentlichungen der Historischen Kommission zu Berlin, Bd. 60), Berlin 1987, S. 109-131.

Schmiedebach, Heinz-Peter: Photographische Dokumentation in der Medizingeschichte. In: Quo vadis. Photographie in Medizin und Wissenschaft. (Tagung und Fortbildungsseminar vom 22.-24.10.1999 der Deutschen Gesellschaft f. Photographie e.V. in Greifswald).

Tagungsband 4 der Sektion Medizin- und Wissenschaftsphotographie, Greifswald 1999, S. 36-42.

Schmiedebach, Heinz-Peter: Netze oder Neurone? Berliner Beiträge zu einer Kontroverse der Nervenzellforschung um 1900. In: Holdorff/ Winau Geschichte S. 23-35.

Scholinus, Gustav: Emanuel Mendel 1839-1907. In: Theodor Kirchhoff (Hrsg.): Deutsche Irrenärzte. 2. Band, Berlin 1924, S. 161-165.

Scholz, Willibald (Hrsg.): 50 Jahre Neuropathologie in Deutschland 1885-1935, Stuttgart 1961.

Schott, Heinz: Sigmund Freud (1856-1939). In: Dietrich v. Engelhardt und Fritz Hartmann (Hrsg.): Klassiker der Medizin, Bd. 2, München 1991, S. 323-335.

Schott, Heinz: Sigmund Freud. In: v. Engelhardt Enzyklopädie S. 190f.

Schröder, Paul: Über Encephalitis und Myelitis. Vortrag vom 12.03.1917 vor der BGPN. Neurol. Zbl. 36 (1917) S.350f. Disk. am 14.05.1917. Neurol. Zbl. 36 (1917) S. 566-568.

Schulz, Heinrich E., Paul K. Urban und Andrew I. Lebed (Hrsg.): Who was Who in the USSR? A Biographic Directory, Metuchen, New Jersey 1972.

Schulz, Jörg: Begründung und Entwicklung der Genetik nach der Entdeckung der Mendelschen Gesetze. In: Jahn Geschichte S. 537-557.

Schumacher, Gert-Horst: Embryonale Entwicklung des Menschen. 9. Aufl., Berlin 1988.

Schumann, Jana, und Christiane Iwert: Otto Hoetzsch (1876-1946). Internet-Recherche www.geschichte.hu-berlin.de, S. 1-3.

Schwoch, Rebecca: Die Rolle der Ärzteschaft und der Kassenärztlichen Vereinigung in der NS-Zeit. Vortrag v. 30.10.2002 aus der Vortragsreihe „Die Geschichte der Ärzteschaft und der KV(D) im Nationalsozialismus", Berlin (im internet abrufbar).

Seeber, Gustav: Deutsche Fortschrittspartei (DFP) 1861-1884. In: Lexikon zur Parteiengeschichte. Die bürgerlichen und kleinbürgerlichen Parteien und Verbände in Deutschland (1789-1945), hrsg. von Dieter Fircke (Leiter des Herausgeberkollektivs), Werner Fritsch, Herbert Gottwald, Siegfried Schmidt und Meinhard Weissbecker, Bd. 1, Leipzig 1983, S. 622-648.

Seidler, Eduard: Kinderärzte 1933-1945. entrechtet – geflohen – ermordet, Bonn 2000.

Seidmann, Peter: Carl Gustav Jung. In: v. Engelhardt Enzyklopädie S. 315.

Seifert, Helmut: Jean-Martin Charcot (1825-1893). In: Dietrich v. Engelhardt und Fritz Hartmann (Hrsg.): Klassiker der Medizin, Bd. 2, München 1991, S. 216-233.

Semaschko, Nikolai Alexandrowitsch: Die Erforschung von Lenins Hirn. Ref. unter dem Titel: Die Wissenschaft von Lenins Hirn. Eine neue Form der Heiligen-Verehrung. In: Das Unterhaltungsblatt der Vossischen Zeitung vom Dienstag, 29. November 1927, Nr. 279, passim.

Senglaub, Konrad: Neue Auseinandersetzungen mit dem Darwinismus. In: Jahn Geschichte S. 558-579.

Serke, Jürgen: Die verbrannten Dichter, Weinheim und Basel 1983.

Shorter, Edward: Moderne Leiden. Zur Geschichte der psychosomatischen Krankheiten, Hamburg 1994.

Sigerist, Henry E(rnest): Große Ärzte. Eine Geschichte der Heilkunde in Lebensbildern, München 1970.

Simons, Arthur: Hermann Oppenheim (Nachruf). Zschr. ärztl. Fortbild. 16 (Jena 1919) S. 1-7.

Sjöström, Gunnar (Hrsg.): Vem är vem i Norden. Biografisk Handbok, Stockholm 1941.

Smith, Wilbur K.: Jacob Augustus Lockhart Clarke (1817-1880). In: Webb Haymaker (Hrsg.): The Founders of Neurology, Springfield, Ill., 1953, S. 18-21.

Soskin, L. S.: Alexander Michailowitsch Grinstein. In: B. W. Petrowskij: Bolschaja Sowjetskaja Enzyklopedija 6, Moskau 1977, S. 1309f.

Spatz, Hugo: Anatomie des Mittelhirns. In: Oswald Bumke und Otfrid Foerster (Hrsg.): Handbuch der Neurologie. Erster Band. Anatomie, Berlin 1935, S. 474-540.

Spitzer, Alexander: Über die Kreuzung der zentralen Nervenbahnen und ihre Beziehungen zur Phylogenese des Wirbeltierkörpers, Leipzig/ Wien 1910.

Sponsel, Rudolf: Die Binswangers. Stammdaten, Skelett und Numerierung nach dem Tübinger Binswanger-Archiv. Internet-Publikation www.sgipt.org/biogr/psychia/binswan.htm, Erlangen 2002.

Stammberger, Gabriele, und Michael Peschke: Gut angekommen – Moskau. Das Exil der Gabriele Stammberger 1932-1954. Erinnerungen und Dokumente, Berlin 1999.

Steinberger, Nathan, und Barbara Broggini: Berlin – Moskau – Kolyma und zurück. Ein Gespräch über Stalinismus und Antisemitismus. Mit einem Vorwort von Jakob Moneta, Berlin/Amsterdam 1996.

Stieda, Ludwig: Wilhelm v. Wittich. In: August Hirsch (Hrsg.): Biographisches Lexikon der hervorragenden Ärzte aller Zeiten und Völker, 2. Aufl., durchgesehen und ergänzt von Wilhelm Haberling und Hermann Vierordt unter Mitarbeit von Franz Hübotter, Bd. 5, Berlin/Wien 1934, S. 974.

Stier, Ewald: Erkennung und Bedeutung der Linkshändigkeit. Vortrag in der BGPN 1909. Ref.: Neurol. Zbl. 28 (1909) S. 613f., Disk. S. 723-725 und S. 837-840.

Strauss, Herbert A., und Werner Röder (Hrsg.): International Biographical Dictionary of Central European Emigrés 1933-45 (Biographisches Handbuch der deutschsprachigen Emigration nach 1933), München-New York-London-Paris 1980-1983.

Strösser, Wolfgang: Deutsche Gesellschaft für Neuropathologie und Neuroanatomie e. V. (1950 – 1992). Eine Untersuchung zur Entwicklung der Gesellschaft und zur Förderung des Faches Neuropathologie in Deutschland. Med. Diss. FU-Berlin 1993.

Stürzbecher, Manfred: Emanuel Mendel. In: Neue Deutsche Biographie, hrsg. von der Historischen Kommission bei der Bayerischen Akademie der Wissenschaften, Bd. 17, Berlin 1994, S. 39 f.

Swift, Walter Babcock: Demonstration eines Hundes, dem beide Schläfenlappen exstirpiert worden sind. Vortrag vom 9. Mai 1910. Ref. Neurol. Zbl. 29 (1910) S. 686-688; Diskussion vom 13. Juni 1910. Ref. Neurol. Zbl. 29 (1910) S. 692-694 und Arch. Psychiatr. 48 (Berlin 1911) S. 1195-1200.

Taniguchi: Zwei Fälle der Lungendistomumcysten in der Augenhöhle und dem Hodensack. Tokyoer med. Zschr. 1892,.

Taniguchi: Ein Fall von Distomumerkrankung des Gehirns mit dem Symptomenkomplex von Jackson'scher Epilepsie, von Chorea und Athetose. Arch. Psychiatr. 38 (Berlin 1904) S. 100-119.

Tischler, Carola: Flucht in die Verfolgung. Deutsche Emigranten im sowjetischen Exil 1933-1945. (= Arbeiten zur Geschichte Osteuropas, hrsg. von Hans Hecker, Frank Kämpfer und Lothar Maier, Bd. 3), Münster 1996.

Todes, Daniel P.: Pavlov's Physiology Factory. Experiment, Interpretation, Laboratory Enterprise, Baltimore and London 2002.

Tschernyschew, Alexej: Zur Frage der pathologischen Anatomie und der Leitungsbahnen des Kleinhirns bei Hirnaffektionen. Arch. Psychiatr. 75 (Berlin 1925) S. 300-354.

Tschernyschew, Alexej: Rez. Jacobsohn-Lask (68-70) Zentralnervensystem I-III. Nevropat. psichiatr., Moskva 5 (1936) S. 1902f.

Tschernyschew, Alexej: Jacobsohn-Lask. Nevropat. psichiatr., Moskva 9, H. 10 (1940) S. 95.

Van der Vloet: Über den Verlauf der Pyramidenbahn bei niederen Säugetieren. Anat. Anz., Jena 29 (1906) S. 113-132.
Vogt: Dein Kind fragt. Neue Wege seelenkundlicher Erziehung. Schule und Elternhaus 11, Berlin 1931. Zit. nach Ilse Jäkel (Hrsg.): Rundbrief der Berthold-Otto-Schule 54, Juni 1994, S. 6-8.
Vogt, Oskar: Die myeloarchitektonischen Rindenfelder des Menschen. Vortrag vom Februar 1908 in der BGPN. Neurol. Zbl. 27 (1908) S. 137f. Disk. vom 17.02.1908. Neurol. Zbl. 27 (1908) S. 227f. und Arch. Psychiatr. 46 (Berlin 1910) S. 1232-1234.
Vogt, Oskar: Die Naturwissenschaft in der Sowjet-Union, Berlin 1929.
Volkov, Shulamit: Jüdisches Leben und Antisemitismus im 19. und 20. Jahrhundert, München 1990.
Voswinckel, Peter: Nachträge und Ergänzungen zu: Isidor Fischer+, Biographisches Lexikon der hervorragenden Ärzte der letzten fünfzig Jahre. Berlin und Wien 1932-1933, Bd. 3, Hildesheim/Zürich/New York 2002.
Wagnerová, Alena: „Im Hauptquartier des Lärms". Die Familie Kafka aus Prag, Berlin 1997.
Wahrig-Schmidt, Bettina: Wilhelm Griesinger (1817-1868). In: Dietrich v. Engelhardt und Fritz Hartmann (Hrsg.): Klassiker der Medizin, Bd. 2, München 1991, S. 172-189.
Waldeyer, A.: Zur Geschichte der Berliner Anatomie. Aus dem Anatomischen Institut der Humboldt-Universität Berlin. Zschr. ärztl. Fortbild. 54 (Jena 1960) S. 514-529.
Walker, A. Earl: Sir Grafton Elliot Smith (1871-1937). In: Webb Haymaker (Hrsg.): The Founders of Neurology, Springfield, Ill., 1953, S. 89-92.
Wallenberg, Adolf: Einige Aufgaben der Nervenanatomie und ihre Behandlung in den letzten 50 Jahren. Arch. Psychiatr. 76 (Berlin 1926) S. 24-46.
Wartenberg, Robert: Die Untersuchung der Reflexe, Stuttgart 1952.
Wartenberg, Robert: Joseph Francois Felix Babinski (1857-1932). In: Webb Haymaker (Hrsg.): The Founders of Neurology, Springfield, Ill., 1953, S. 234-236.
Wartenberg, Robert: Otfrid Foerster (1873-1941). In: Webb Haymaker (Hrsg.): The Founders of Neurology, Springfield, Ill., 1953, S. 422-425.
Web, Marek: Guide to the Papers of Joseph A. Rosen (1877-1949). With the Assistance of a Grant from the American Jewish Joint Distribution Committee, internet-Recherche www.cjh.org/academic 2004.
Weber, Hermann: "Weiße Flecken" in der Geschichte. Die KPD-Opfer der Stalinschen Säuberungen und ihre Rehabilitierung, Berlin 1990.
Wechsler, I. S.: Jean Martin Charcot (1825-1893). In: Webb Haymaker (Hrsg.): The Founders of Neurology, Springfield, Ill., 1953, S. 266-269.
Wehner, Günter: Fritz Heckert. In: Geschichtswerkstatt der Berliner Vereinigung ehemaliger Teilnehmer am antifaschistischen Widerstand, Verfolgter des Naziregimes und Hinterbliebener (BV VdN) e.V. (Hrsg.): Widerstand in Berlin gegen das NS-Regime 1933 bis 1945. Ein biographisches Lexikon, Bd. 3, Berlin 2004, S. 60.
Weil, Arthur: Max Bielschowsky (1869-1940). In: Webb Haymaker (Hrsg.): The Founders of Neurology, Springfield, Ill., 1953, S. 168-171.
Wer ist wer? 18. Aufl. 1974/75, Frankfurt/Main 1976.
Westenhöfer, Max: Über die Erhaltung von Vorfahrenmerkmalen beim Menschen, insbesondere über eine prognostische Trias und ihre praktische Bedeutung. Med. Klin. 37 (Berlin 1923) S. 1247-1255.
Westenhöfer, Max: Das Problem der Menschwerdung. Dargestellt auf Grund morphogenetischer Betrachtungen über Gehirn und Schädel und unter Bezugnahme auf zahlreiche andere Körpergegenden, Berlin 1935.

Westenhöfer, Max: Der Eigenweg des Menschen, dargestellt auf Grund von vergleichend morphologischen Untersuchungen über die Artbildung und Menschwerdung, Berlin 1942.

Who's Who in America, vol. 6, Chicago 1910/11; vol. 20, Chicago 1938.

Who's Who in American Medicine, New York 1925.

Who's who in Germany? München 1972.

Who was Who in America, vol. 1, Chicago 1943.

Wilmanns, Karl: Lues, Lamas, Leninisten: Tagebuch einer Reise durch Rußland und in die Burjatische Republik im Sommer 1926, Pfaffenweiler 1995.

Winau, Rolf: August Bier. In: Wilhelm Treue und Rolf Winau (Hrsg.): Berlinische Lebensbilder. Bd. 2: Mediziner (Einzelveröffentlichungen der Historischen Kommission zu Berlin, Bd. 60), Berlin 1987, S. 287-301.

Winau, Rolf: Medizin in Berlin, Berlin und New York 1987.

Wingstrand, Karl Georg (Hrsg.): Bertil Hanström. Zoological Papers in honour of his sixty-fifth birthday November 20th, 1956, Lund 1956.

Wininger, S.: Große Jüdische National-Biographie mit mehr als 8000 Lebensbeschreibungen namhafter jüdischer Männer und Frauen aller Zeiten und Länder. Ein Nachschlagewerk für das jüdische Volk und dessen Freunde, Cernauti 1928-1936.

Winter, Kurt: Nicolai Alexandrowic Semaschko. Zschr. ärztl. Fortbild. 69 (Jena 1975), S. 102-107.

Wladimirsky, M. (Volkskommissar für Gesundheitswesen): Sowjet-Medizin. Einführung. Berliner Tageblatt v. 06.12.1932, Nr. 577, 5. Beiblatt, S. 1.

Woldrich Angela: Beratung. Eine Begriffsbestimmung aus historischer, fachspezifischer und gesellschaftlicher Perspektive unter besonderer Berücksichtigung der Behindertenberatung und der Abgrenzung zur Therapie. Diplomarbeit im Fachbereich Philosophie, Innsbruck 1998.

Wolter, Manfred: Zur Geschichte der Berliner Gesellschaft für Psychiatrie und Neurologie. Internet-Recherche Juli 2002, homepage der BGPN, S. 1-10.

Wolter, Manfred: Neurologie im Spiegel der 1867 gegründeten Berliner Gesellschaft für Psychiatrie und Neurologie. In: Bernd Holdorff und Rolf Winau: Geschichte der Neurologie in Berlin, Berlin/New York 2001, S. 71-84.

Wundt, Wilhelm: Grundzüge der physiologischen Psychologie, 1. Aufl., Leipzig 1874; 6. Aufl., Leipzig 1908-1911.

Wwedenskij, B. A. (Hrsg.): Bolschaja Sowjetskaja Enzyklopedija, Moskau 1955 ff.

Zabriskie, Edwin G.: Joseph Jules Dejerine (1849-1917). In: Webb Haymaker (Hrsg.): The Founders of Neurology, Springfield, Ill., 1953, S. 271-275.

Ziehen, Theodor: Zum Andenken an Emanuel Mendel. Neurol. Zbl. 26 (1907) S. 642-646.

Zierski, Jan: Geschichte der Neurochirurgie in Berlin bis 1945. In: Holdorff/Winau Geschichte S. 142-156.

Zilles, Karl, und Gerd Rehkämper: Funktionelle Neuroanatomie. Lehrbuch und Atlas. 2. Aufl., Berlin 1994.

Periodica

1. Allg. Zschr. Psychiatr. = Allgemeine Zeitschrift für Psychiatrie und psychisch-gerichtliche Medizin, Berlin/Leipzig 1 – 145 (1844 – 1949).
2. Amer. J. Anat. = The American Journal of Anatomy, Philadelphia 1 – 192 (1901/02 – 1991).
3. Amer. J. Insan. = American Journal of Insanity, Utica/New York 1 – 77 (1844/45 – 1920/21); Fortsetzung unter dem Titel The American Journal of psychiatry 78ff. (1921/22ff.)
4. Anat. Anz. = Anatomischer Anzeiger, Jena 1 – 173 (1886 – 1991); Fortsetzung als Annals of Anatomy, Jena 174ff. (1992 ff.).
5. Anat. Rec. = Anatomical Record, Philadelphia 1ff. (1906/08ff.).
6. Arch. Psychiatr. = Archiv für Psychiatrie und Nervenkrankheiten, 1ff. (Berlin, später auch Göttingen/Heidelberg 1868/69ff.).
7. Ber. Leist. Anat. Zentral-nerv.syst., Bonn = Bericht über die Leistungen auf dem Gebiete der Anatomie des Zentralnervensystems, 1 – 5 (1901/02 – 1909/10); Bd. 6 unter dem Titel Anatomie des Zentralnervensystems, Bonn 1911/12.
8. Berliner klin. Wschr. = Berliner klinische Wochenschrift, Berlin 1 – 58 (1864 – 1921); Fortsetzung unter dem Titel Klinische Wochenschrift, Berlin 1 – 69 (1922 – 1991).
9. Berlinische Monatsschrift, Berlin 1 – 10 (1992 – 2001).
10. Biol. Zbl. = Biologisches Zentralblatt, Jena/Stuttgart 1 – 115 (1881/82 – 1996); Fortsetzung unter dem Titel Theory in Biosciences, Jena 116ff. (1997ff.).
11. Bipedia, Nizza 1ff. (1987ff.).
12. Brain Res. = Brain Research, Amsterdam 1ff. (1997ff.).
13. Cell = Cell, Cambridge, Mass. 1ff. (1974ff.).
14. Dtsch. med. Wschr. = Deutsche Medizinische Wochenschrift, 1ff. (Stuttgart 1875ff).
15. Dtsch.-russ. med. Zschr. = Deutsch-russische medizinische Zeitschrift, Berlin 1 – 4 (1925 – 1928).
16. Development = Development, Cambridge 99ff. (1987ff.). Zuvor unter dem Titel J. Embryol. Exp. Morphol. (= Journal of Embryology and Experimental Morphology), London 1 – 98 (1953-1986).
17. Erg. Neurol. = Ergebnisse der Neurologie und Psychiatrie, Jena 1 – 2 (1911/12 – 1912/17).
18. Hygiea = Hygiea, Stockholm 1 – 100 (1839 – 1938).
19. Jber. Anat. Entw.gesch. = Jahresberichte über die Fortschritte der Anatomie und Entwicklungsgeschichte, Jena 1 – 20 (1892 – 1914).
20. Jber. Leistg. Neurol. = Jahresbericht über die Leistungen und Fortschritte auf dem Gebiete der Neurologie und Psychiatrie, Berlin 1 – 23 (1897 – 1919).
21. Jber. Vet.-Med. = Jahresbericht für Veterinärmedizin, Berlin 1 – 37 (1881 – 1917).
22. J. Comp. Neurol. = The Journal of Comparative Neurology, Philadelphia 1ff. (1891ff.).
23. J. Hirnforschg. = Journal für Hirnforschung, Berlin 1 – 34 (1954/55 – 1993); Fortsetzung unter dem Titel Journal of Brain Research, Berlin 35 – 39 (1994 – 1998/99).
24. J. Hist. Biol. = Journal of the History of Biology, Dordrecht 1ff. (1966ff.).
25. J. physiol. USSR = Sechenov Journal of physiology of the USSR = Fiziologiceskij zurnal SSSR, Leningrad/Moskau 1 – 82 (1917 – 1996).

26. Med. Klin. = Medizinische Klinik, Berlin 1ff. (1904ff.).
27. Mitt. Magnus-Hirschfeld-Ges. = Mitteilungen der Magnus-Hirschfeld-Gesellschaft, 1ff. (1983ff.).
28. Natsoz. Mhefte. = Nationalsozialistische Monatshefte, München 1 – 15 (1930 – 1944).
29. Nature = Nature, London 1ff. (1869ff.).
30. Naturwiss. = Die Naturwissenschaften, Berlin/Heidelberg 1ff. (1913ff.).
31. Nervenarzt = Der Nervenarzt, Berlin-Heidelberg 1ff. (1928ff.).
32. Neurol. Zbl. = Neurologisches Centralblatt, Leipzig/Berlin 1 – 40 (1882 – 1921). Fortsetzung (gemeinsam mit der Zeitschrift für die gesamte Neurologie und Psychiatrie) unter dem Titel Zentralblatt für die gesamte Neurologie und Psychiatrie, Berlin 25 – 237 (1921 – 1981).
33. Neurosci. = Neuroscience, San Diego 1.1987 – ff.
34. Nevropat. psichiatr. = Nevropatologija i psichiatrija, Moskva 1ff. (1931ff.).
35. Pathol. = Der Pathologe, Berlin/Heidelberg 1ff. (1980ff.).
36. Schweiz. Arch. Neurol. = Schweizer Archiv für Neurologie und Psychiatrie, Zürich/Basel 1ff. (1917ff.).
37. Sechenov J. physiol. USSR: s. J. physiol. USSR.
38. Sovet. med. = Sovetskaja medicina, Moskva 1 – 35 (1937 – 1972).
39. Theory Biosc. = Theory in Bioscience, s. Biol. Zbl.
40. Transact. Amer. Neurol. Ass. = Transactions of the American Neurological Association, New York 1 – 106 (1875 – 1982).
41. Verh. Berl. Med. Ges. = Verhandlungen der Berliner Medizinischen Gesellschaft, Berlin 1ff. (1865/66ff.).
42. Verh. Ges. Dtsch. Nervenärzte = Verhandlungen der Gesellschaft Deutscher Nervenärzte, Leipzig 1 – 22 (1907 – 1934); Fortsetzung als Verhandlungen der Gesellschaft Deutscher Neurologen und Psychiater 1 – 5 (1935 – 1939).
43. Verh. Ver. inn. Med. = Verhandlungen des Vereins für Innere Medizin, Leipzig 1 – 28 (1881/82 – 1908/09).
44. Vjschr. gerichtl. Med. = Vierteljahrsschrift für gerichtliche Medizin und öffentliches Sanitätswesen, Berlin 16 – 53 (1872 – 1890).
45. Vopr. kurortol. = Voprosy kurortologii. Moskva
46. Wien. klin. Wschr. = Wiener klinische Wochenschrift, Wien 1ff. (1888ff.).
47. Würzb. med. hist. Mitt. = Würzburger medizinhistorische Mitteilungen 1ff. (1983ff.).
48. Wydaw. tow. nauk. warszaw. = Wydawnictwa towarzystwa naukowego warszawskiego, Warschau 1 – 3 (1914 – 1929).
49. Zschr. angew. Psychol. = Zeitschrift für angewandte Psychologie, Leipzig 1 – 47 (1908 – 1934); Fortsetzung unter dem Titel Zeitschrift für angewandte Psychologie und Charakterkunde, Leipzig 48 – 66 (1935 – 1943/44).
50. Zschr. ärztl. Fortbild. = Zeitschrift für ärztliche Fortbildung, Jena 1 – 90 (1904 – 1996/97).
51. Zschr. exper. Med. = Zeitschrift für experimentelle Medizin, Berlin/Heidelberg 1 – 156 (1913 – 1971).
52. Zschr. Neurol. = Zeitschrift für die gesamte Neurologie und Psychiatrie, Berlin 1 – 24 (1910 – 1921). Fortsetzung unter dem Titel Zbl. ges. Neurol. = Zentralblatt für die gesamte Neurologie und Psychiatrie, Berlin 25 – 237 (1921 – 1981).
53. Zschr. pädag. Psychol. = Zeitschrift für pädagogische Psychologie, experimentelle Pädagogik und jugendkundliche Forschung, Leipzig 1 – 45 (1899 – 1944).

54. Zschr. Psychotherap. = Zeitschrift für Psychotherapie und medizinische Psychologie, Stuttgart 1 – 8 (1909 – 1920/24).

55. Zschr. wiss. Mikrosk. = Zeitschrift für wissenschaftliche Mikroskopic und mikroskopische Technik, Stuttgart 1 – 70 (1884 – 1970/71).

56. Z. nevropat. psichiatr. = Zurnal nevropatologii i psichiatrii imeni S. S. Korsakova. Moskva 1 – 92 (1901 – 1992).

Unveröffentlichte Quellen

Bundesarchiv (BArch) Berlin

1. BArch, R 58/ 2291 (RSHA IV Gestapo, Verz. flüchtiger Antifaschisten).
2. BArch, R 58/ 3202 (RSHA IV, Gestapo, Internat. tätige Kommunisten).
3. BArch, R 58/ 3565 (RSHA IV, Gestapo, Aberkennung d. dtsch. Staatsbürgerschaft).
4. BArch, R 58/ 4202 (RSHA IV, Gestapo, Internat. tätige Kommunisten).
5. BArch, NJ 12006, Bd. 3 (Volksgerichtshof, Prozeß gg. Ernst Lask u.a.).
6. BArch, R 134/ 35/49, 37/34, 41/78, 42/124, 86/227 (Reichskommissar f. d. Überwachung d. öffentl. Ordnung, RMI).
7. BArch, R 901, Filme 4164 (Liste des Innenministeriums über die Aberkennung der deutschen Reichsangehörigkeit v. 14.01.1938), 5424 (Auswärtiges Amt, Schriftwechsel zwischen Gestapo, Auswärtigem Amt und Deutscher Botschaft in Moskau v. 28.05. – 09.09.1936).
8. BArch, R134/37, S. 34-37 (Bericht des Reichskommissars für Überwachung über die Linksbewegung vom 24.12.1927).
9. BArch, z/c 14128/III, Bl. 74-76 (Polizeiakte Ernst Lask 1930).
10. BArch, R 4901/ 2949, 1. u. 2. Teil (Reichsmin. f. Erziehung u. Volksbildg., Physiologenkongreß 1935).

Stiftung Archiv der Parteien und Massenorganisationen der DDR (SAPMO), Bundesarchiv Berlin

1. SAPMO-BArch, DY 30/ IV 2/ 11/ v. 1003 (SED-Kaderakte Berta)
2. SAPMO-BArch, DY 30/ IV 2/ 11/ v. 1556 (SED-Kaderakte Ludwig Lask).
3. SAPMO-BArch, DY 30/ IV 2/ 4/459 (Sitzungen ZK d. SED)
4. SAPMO-BArch, Sg Y 30/0168 (Akte Hermann Duncker)
5. SAPMO-BArch, Sg Y 30/1021/1 (Erinnerungen Heinz Willmann)
6. SAPMO-BArch, Sg Y 30/1157 (Erinnerungen v. Herbert Kleye)
7. SAPMO-BArch, Sg Y 30/1196 (Erinnerungen B. Lask an Hermann u. Käthe Duncker)
8. SAPMO-BArch, Sg Y 30/1293 (Lebenserinnerungen v. Emma Tromm)
9. SAPMO-BArch, Sg Y 30/1406 (Lebenserinnerungen v. Liddy Kilian)
10. SAPMO-BArch, Sg Y 30/1652 (Erinnerungen Hans Lorbeer)
11. SAPMO-BArch, NY 4036/514 (Notizen Wilhelm Piecks über Berta u. Mira Lask)
12. SAPMO-BArch, NY 4036/32, 34, 544 (Nachlaß Wilhelm Pieck)
13. SAPMO-BArch, NY 4091/14, 69 (Nachlaß Bernard Koenen)
14. SAPMO-BArch, RY 1/I2/3/82, 83, 110, 250, 429 (Kaderanalysen der KPD u. Politbüro)
15. SAPMO-BArch, RY 1/I2/707/46 (KPD, Abt. Agit-Prop)
16. SAPMO-BArch, RY 61/V 232/54 (Bewegung "Freies Deutschland")

Stiftung Archiv Akademie der Künste Berlin (SAdK)

1. Sammlung Berta Lask Nr. S 37. Brief Louis Jacobsohn-Lasks an Berta Lask, Lichterfelde, den 04.01.1920.
2. Sammlung Berta Lask, Nr. S 37. Brief Louis Jacobsohn-Lasks an Berta Lask v. 07.09.1921.
3. Sammlung Berta Lask, Nr. S 37. Brief Jacobsohn-Lasks "Liebe Berta" vom 18.02.1922.
4. Sammlung Berta Lask, Nr. S 40-41. Brief von Berta an Louis v. 21.07.1923.
5. Sammlung Berta Lask, Nr. S 40/1. Briefe „Liebe Kinder“ und „Lieber Louis“ vom 15. und 16.09.1925.
6. Sammlung Berta Lask, Nr. S 75. Abschiedsbrief an Louis Jacobsohn-Lask v. 22.03.1933 aus dem Frauengefängnis Barnimstraße.
7. Sammlung Berta Lask, Nr. S 37. Brief Jacobsohn-Lasks an Solnitzky vom 29. Aug. 1933.
8. Sammlung Berta Lask Nr. S 37. Brief Jacobsohn-Lasks wahrscheinlich an den amerikanischen Kollegen Charles J. Herrick v. 29.08.1933.
9. Sammlung Berta Lask, Nr. S 37. Brief Louis Jacobsohn-Lasks an Ruth und Ernst „Liebe Kinder“ vom 27.02.1934.
10. Sammlung Berta Lask, Nr. S 67. Brief Ludwig Lasks an seine Eltern v. 18.05.1936.
11. Sammlung Berta Lask, Nr. S 65. Brief Berta Lasks an Louis vom 17.06.1936.
12. Sammlung Berta Lask Nr. S 37. Brief von Hermann und Alice Lask an Louis Jacobsohn-Lask vom 11.12.1936.
13. Sammlung Berta Lask, Nr. S 37. Brief von Ruth Friedländer an ihre Eltern v. 23.04.1940 aus Wassenaar, Holland: „In ein paar Tagen geht es also endgültig los.“
14. Berta Lask-Archiv, Akte 62. Berta Lask: „Berühmte Werkstätten der Wissenschaft…. Erinnerungen an Sewastopol“, Mai 1944.
15. Sammlung Berta Lask, Nr. S 37. Brief Ruths an Berta vom 10.06.1947.
16. Sammlung Berta Lask, Nr. S 75. Brief B.L.s an „Genossin Albrechtova“ v. 20. Okt. 1956.
17. Sammlung Berta Lask, Nr. S 37. Brief Bertas an Ruth vom 16.02.1959.
18. Sammlung Berta Lask, Nr. S 23. Interview der Mitarbeiter des Instituts für Slawistik E. Weiss und G. Düwel mit Berta Lask am 03.03.1964.
19. Sammlung Berta Lask, Nr. S 37. Brief „Liebe Lichterfelder“ von Berta Lask, undatiert.
20. Sammlung Berta Lask, Nr. S 24. Ausweis des sowjet. Schriftstellerverbandes 1934-1953.
21. Sammlung Berta Lask, Nr. S 57. Kurzbiographie Berta Lasks, undatiert.
22. Berta Lask-Archiv. Akte 4/1 – 4/6.
23. Sammlung Berta Lask, Nr. S 33. Zeitungsausschnitte betr. Berta Lask, 1925-1933.
24. Sammlung Berta Lask, Nr. S 36/2. „Kindertagebücher“ Berta Lask.

Archiv der Humboldt-Universität Berlin (HUB, UA)

1. Med. Fak. Nr. 14 „Anatomisches Institut“, Brief an den Minister f. geistliche, Unterrichts- und Medizinalangelegenheiten v. 03.03.1908.
2. Med. Fak. Nr. 218 "Privatkliniken", Bl. 107-108
3. Med.Fak. Nr. 1347 „Habilitationen von Privat-Docenten“ Vol. IV, Bl. 137-142.

4. Med. Fak. Nr. 1460 "Privatdozenten".
5. Vorlesungsverzeichnisse der Friedrich-Wilhelms-Universität Sommersemester 1900-Sommersemester 1933, Bibliothek d. Humboldt-Universität Berlin.
6. Med. Fak. Nr. 1478 (Dekanat d. Med. Fakultät d. Berliner Universität vor 1945). Die Behandlung jüd. Wissenschaftler 1933/34.
7. Universitätskurator (UK) – Personalia, G 141 [PA Lewy, Friedrich Heinrich].
8. Universitätskurator (UK) – Personalia, G 144 [PA Goldstein, Kurt].
9. Universitätskurator (UK) – Personalia, G 345 [PA Schuster, Paul].
10. Universitätskurator (UK) – Personalia, G 178 [PA Röthig, Paul], Bl. 1-16 („Entzug der Lehrbefugnis").
11. Universitätskurator (UK) – Personalia, G 125/a [PA Simons, Arthur].

Geheimes Staatsarchiv Preussischer Kulturbesitz (GStA PK) Berlin

1. I. HA Rep. 76 Kultusministerium Va, Sekt. 1, Tit. IV, Nr. 59, Bd. I. "Einführung einer neuen Dienstbezeichnung für Privatdozenten".
2. I. HA Rep. 76 Kultusministerium Va, Sekt. 1, Tit. IV Nr. 65. "Wirtschaftl. Lage d. Privatdoz."
3. I. HA Rep. 76 Kultusministerium Va, Sekt. 1, Tit. IV, Nr. 50. "Vereinigung d. Universitätsproff. Preußens u. d. Privatdoz."
4. I. HA Rep. 76 Kultusministerium Va, Sekt. 1, Tit. IV, Nr. 28, Bd. II. „Statistik über die Lehrer bei den Universitäten, 1898-1928".
5. I. HA Rep. 76 Kultusministerium Va, Sekt. 2, Tit. X, Nr. 142. „Das Laboratorium für normale und pathologische Anatomie des Nervensystems (Mendel)."
6. I. HA Rep. 76 Kultusministerium Va, Sekt. 2, Tit. VII, Nr. 18, Bd. XX, Bd. XXI, Bd. XXII. „Die Vorlesungen bei der Universität Berlin. 1900-1902."
7. I. HA Rep. 76 Kultusministerium Va, Sekt. 2, Tit. IV, Nr. 50, Bd. XV, Bl. 92-93. „Privatdozenten in der Medizinischen Fakultät."

Landesarchiv Berlin (LAB)

1. Akte 05205 XIV / 9307, Karton 898, Arthur Simons, Akte 05205 – 32./17347, Karton 1035 und Vermögensakte Nr. 703, Bl. 37.
2. LAB A Rep. 093-03, Nr. 50482/ 42, Bl. 170/38-39. Brief der Gestapo vom 19.10.1937 an den Reichsführer SS und Chef der Deutschen Polizei im Reichsministerium des Innern.
3. LAB A Rep. 093-03, Nr. 50482/ 2, Bl. 168-170. Geheime Bekanntmachung des Reichs- und Preußischen Ministers des Innern, Zu IB 2007/5013 c vom November 1937 (ohne genaues Datum).

Brandenburgisches Landeshauptarchiv Potsdam (BLHA)

1. Akte Rep. 41 Brieske Nr. 223 („Aberkennung der deutschen Staatsangehörigkeit, Amtsbezirk Brieske"), Bl. 24-25.

Archiv der Berlin-Brandenburgischen Akademie der Wissenschaften Berlin (ABBAW)

1. Bestand Akademie-Verlag, Nr. 977. Brief Mendels an Ludwig Lask vom 15.07.1957.
2. Bestand Akademie-Verlag, Nr. 977. Auszug aus der redaktionellen Aktennotiz Freytags vom 13.03.1957.

Archiv der MPG Berlin (Generalverwaltung der Kaiser-Wilhelm-Gesellschaft/Max-Planck-Gesellschaft)

1. I. Abt., Rep. 1A, Nr. 1579 des KWI f. Hirnforschung.

Cécile- und Oskar Vogt-Archiv Düsseldorf

1. Brief Louis Jacobsohns an Oskar Vogt vom 30.07.1903, Nr. 355 J.

Russisches Zentrum für Aufbewahrung und Erforschung von Dokumenten der neuesten Geschichte (RCChIDNI) Moskau (Komintern-Archiv)

1. Fond 495, Opis 205, Delo 1415. Personalakten Berta Lask.
2. Fond 495, Opis 205, Delo 5748. Personalakten Ludwig Lask.
3. Fond 495, Opis 205, Delo 1288. Personalakten Hermann Lask.
4. Fond 495, Opis 205, Delo 1260. Personalakten Ernst Lask.

Archiv d. Russ. Akademie d. Wissenschaften Moskau

1. Akte Boris Innocentjewitsch Lawrentjew, Fond 411, Opis 4, Delo 98, Bl. 5-22.

SPSL-Archive Oxford, Bodleian Library

1. Akte 549/3 Paul Schuster.
2. Akte 440/3, Briefwechsel Hans Schuster mit SPSL, S. 479 u. 489.
3. Akte 438/4 Artur Simons und 397/II Eugen Pollak.

Nachlaß Wladimir Eliasberg, Texas

1. Antwortschreiben von Jacobsohn-Lask an Eliasberg vom 13.11.1925.
2. Brief von Eliasberg an Jacobsohn-Lask vom 03.12.1925.
3. Postkarte von Jacobsohn-Lask an Eliasberg vom 03.04.1926.

Archiv Familie Lask

1. Brief Hermann Lasks an seinen Vater, November 1927.
2. Briefe Alfred Gaumerts an Jacobsohn-Lask vom 01.06., 04.06., 06.06., 02.07., 12.07., 15.08. und 24.08.1934.

3. Brief von Prof. Bertil Hanström, Lund, an Jacobsohn-Lask v. 24.10.1934.
4. Brief der Deutschen Bücherei an Louis Jacobsohn-Lask v. 13.10.1934, Antwort Jacobsohn-Lasks an die Deutsche Bücherei vom 16.10.1934, Rückantwort der Deuschen Bücherei an Jacobsohn-Lask v. 20.11.1934.
5. Empfangsbestätigung der Universitätsbibliothek der Berliner Friedrich-Wilhelms-Universität vom 16.10.1934.
6. Postkarte Schusters an Jacobsohn-Lask v. 04.10.1934.
7. Brief Foersters an Jacobsohn-Lask v. 04.10.1934.
8. Postkarten des Zentralblatts für die gesamte Neurologie und Psychiatrie vom 13.12.1934, des Jahresberichts Veterinär-Medizin vom 03.12.1934 und der Berichte für die wissenschaftliche Biologie vom 04.12.1934 an Jacobsohn-Lask.
9. Briefabschriften Jacobsohn-Lasks an die Buchkommissionsfirma L. A. Kittler in Leipzig v. 14.11.1934.
10. Brief Ludo van Bogaerts, undatiert, wahrscheinlich Herbst 1934, an Jacobsohn-Lask.
11. Brief Jacobsohn-Lasks an Solnitzky vom 5. Dez. 1934.
12. Briefe Hanströms an Jacobsohn-Lask v. 24.10.1934, 15.03. und 23.03.1935.
13. Postkarten Minkowskis an Jacobsohn-Lask v. 27.10.1934, 27.02., 12.03. und 20.03.1935.
14. Briefe P. Wilners an Jacobsohn-Lask v. 16. und 19.03. und Antwort Jacobsohn-Lasks v. 18.03.1935.
15. Brief Jacobsohn-Lasks an die Universitätsbibliothek Oslo v. 15.11.1934 und Beleg der Devisen-Abteilung der Reichshauptbank, Nr. 538968, v. 20.11.1934, Antwort der Bibliothek v. 15.04.1935.
16. Brief der Staatsbibliothek an Jacobsohn-Lask vom 06.04.1935 und Antwort Jacobsohn-Lasks vom 16.04.1935, Rückantwort des Bibliothekars Montabaur an Jacobsohn-Lask v. 04.05.1935, Brief der Preussischen Staatsbibliothek vom 06.05.1935 an Jacobsohn-Lask.
17. Briefwechsel Jacobsohn-Lasks mit Otto Marburg Jacobsohn-Lask an Marburg v. 20.10.1934, Marburg an Jacobsohn-Lask v. 29.10.1934, Jacobsohn-Lask an Marburg v. 30.10.1934, Marburg an Jacobsohn-Lask v. 28.12.1934, Jacobsohn-Lask an Marburg v. 17.06.1935, Antwort Marburgs an Jacobsohn-Lask v. 18.06.1935.
18. Briefe Patricks an Jacobsohn-Lask vom 5. Juni und 1. Juli 1935.
19. Briefe („Zentralnervensystem der Tiere und des Menschen") von Maximilian Rose, Wilna, an Jacobsohn-Lask v. 25.06. und 03.07.1935.
20. Brief Jacobsohn-Lasks an seinen Sohn Hermann v. 25.08.1935.
21. Karte von Jewgenij Alexandrowitsch Nielsen an Jacobsohn-Lask v. 26.10.1935.
22. Postkarten Robert Müllers an Jacobsohn-Lask mit Bestellungen vom 12.11. und 05.12.1935.
23. Erklärung Jacobsohn-Lasks über die Vollmacht vom 04.02.1936 an die Reichs-Kredit-Gesellschaft.
24. Brief Jacobsohn-Lasks an Hermann und Alice v. 17.02.1936.
25. Brief Jacobsohn-Lasks an Nielsen v. 19.12.1936.
26. Bericht Jacobsohn-Lasks über seine wissenschaftliche Tätigkeit im Neuro-histologischen Laboratorium des Setschenow-Institutes zu Sewastopol im Jahre 1936.
27. Brief Fritz Rothsteins an Jacobsohn-Lask vom 28.01.1937.
28. Briefe Jacobsohn-Lasks vom 15.06., 20.09. und 27.12.1937 an Nikolai Iwanowitsch Propper, den Stellvertretenden Kommissar für Gesundheitswesen der Sowjetunion.
29. Brief Jacobsohn-Lasks an Berta, undatiert (dem Inhalt nach Ende 1937).

30. Instruktionen zur Drucklegung des Vierten Teiles an die Druckerei und den Verlag Biomedgis, undatiert.
31. Brief Propper-Graschtschenkows an Jacobsohn-Lask v. 08.02.1938.
32. Bericht Jacobsohn-Lasks über seine Arbeit in Sewastopol, undatiert (wahrscheinlich 1938).
33. Brief Jacobsohn-Lasks an seine Schwiegertochter Mira v. 25.02., o. Jahresangabe (wahrscheinlich 1939).
34. Brief Jacobsohn-Lasks an Propper-Graschtschenkow v. 31.07.1939.
35. Brief Jacobsohn-Lasks an Sarkissow, Hirninstitut Moskau, v. 03.01.1940.
36. Brief Jacobsohn-Lasks an Mestkom und Partkom des Setschenow-Instituts v. 08.03.1940.
37. Trauerrede Berta Lasks für ihren Mann vom 25.05.1940.
38. Artikel im Kommunistischen Leuchtturm vom 18.05.1940, „L.J. Jacobsohn-Lask".
39. Artikel im Kommunistischen Leuchtturm vom 23.05.1940, „Wissenschaftliche Konferenz im Andenken an Prof. Jacobsohn-Lask".
40. Berta Lask: Bericht über Vaters Beerdigung für euch Kinder und Enkel, 19. Mai 1940.
41. Brief Berta Lasks an den Volkskommissar für Gesundheitswesen, undatiert (wahrscheinlich Sommer 1940).
42. Brief Berta Lasks an die Deutsche Bücherei vom 14.12.1956.
43. Antwort der Deutschen Bücherei an B.L. vom 18.01.1957.
44. Lebenslauf Louis Jacobsohn-Lasks von Berta Lask, undatiert (wahrscheinlich 1962).
45. Brief Berta Lasks an die Deutsche Akademie der Wissenschaften, Klasse für Medizin, vom 04.10.1962.
46. Louis Jacobsohn-Lask: Das Buch meiner Gedanken. Meinen Kindern und Enkeln. 1929-1939.
47. Louis Jacobsohn-Lask: Vier Wochen in Sowjetrussland (1927/1928).
48. Brief Marianne Lasks an Mira Lask vom 11.07.1982 und Brief Marianne Steiners an Mira Lask vom 29.11.1982 (Nachlaß Mira Lasks)
49. Autobiographie Ernst Lasks, undatiert (Nachlaß Mira Lasks).
50. Titelfoto S. 3: Louis Jacobsohn - (Lask) 1901. Ausschnitt aus dem Hochzeitsfoto. (Die übrigen Fotos sind durch Bildunterschriften ausgewiesen.)

Nachlaß Mira Lask

1. Autobiographie Ernst Lasks.
2. Brief Marianne Lasks an Mira Lask v. 11.07.1982.
3. Brief Marianne Steiners an Mira Lask v. 29.11.1982.

Sonstige

1. Tinkloh, Michael: Die Berliner Gesellschaft für Psychiatrie und Nervenkrankheiten 1930-1945. Vortrag im Doktorandenseminar „Medizin im Nationalsozialismus" des Instituts für Geschichte der Medizin der Freien Universität Berlin am 03.02.1999.

Briefwechsel

1. Brief von Ursula Grell, Cécile- und Oskar-Vogt-Archiv Düsseldorf, vom 4.3.1996.
2. Brief von Kurt Krüger, Falkenberg/Mark, vom 1.11.1999, und von Helga Krüger, 16.2.2001.
3. Briefe von Walter Kirsche, Pätz, vom 13.12. und 19.12.1999.
4. Brief von Wassilij Kuprijanow, Moskau, vom März 2000.
5. Brief von Kathi Diamant, San Diego, USA, vom 1.7.2000.
6. Brief von Wolfgang Schönpflug, Berlin, vom 17.01.2001.
7. Brief von Dan-E. Nilsson, Lund, Schweden, vom 25.11.2002.
8. Brief von Per Brinck, Schweden, vom 17.12.2002.
9. Briefe von Brita Green, York, England, vom 19.12.2002, 08.01. und 10.01.2003.
10. Briefe von Piotr Flatau, Pacific Grove, USA, vom 05.03., 06.03., 31.03., 02.04., 05.04.2003.

Abbildungen

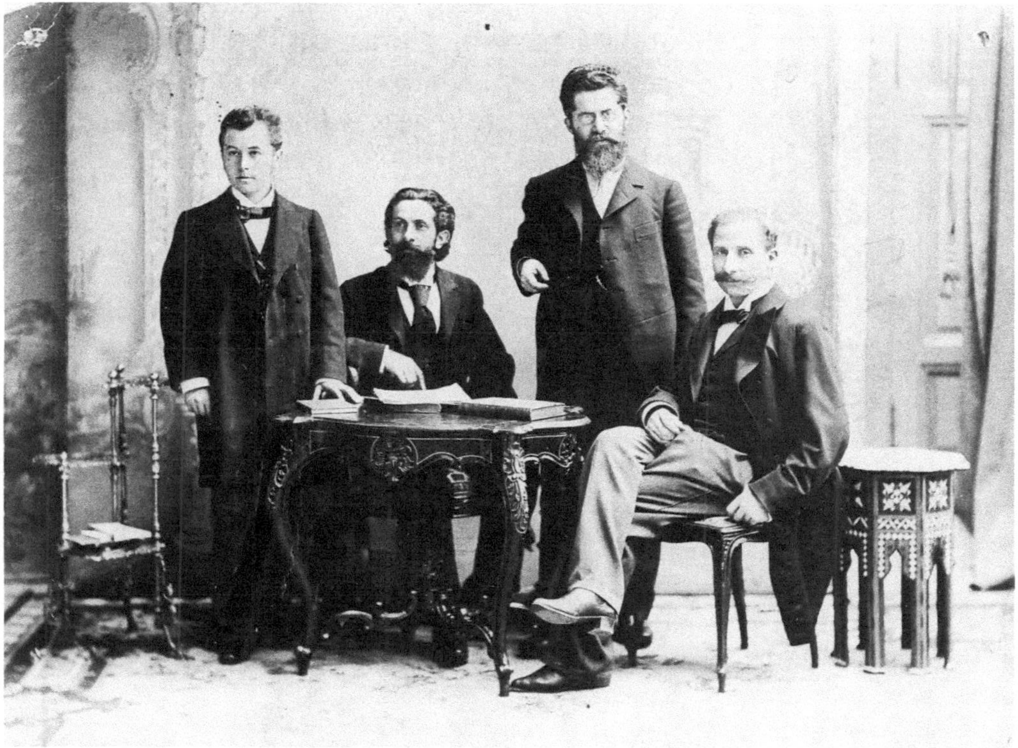

1. „Vater mit seinen Freunden Dr. Kalischer, Dr. Flatau aus Warschau, Dr. Pollack." Um 1900 (Jacobsohn-Lask 3. von links).
Archiv Familie Lask. Mit freundlicher Genehmigung der Familie Lask.

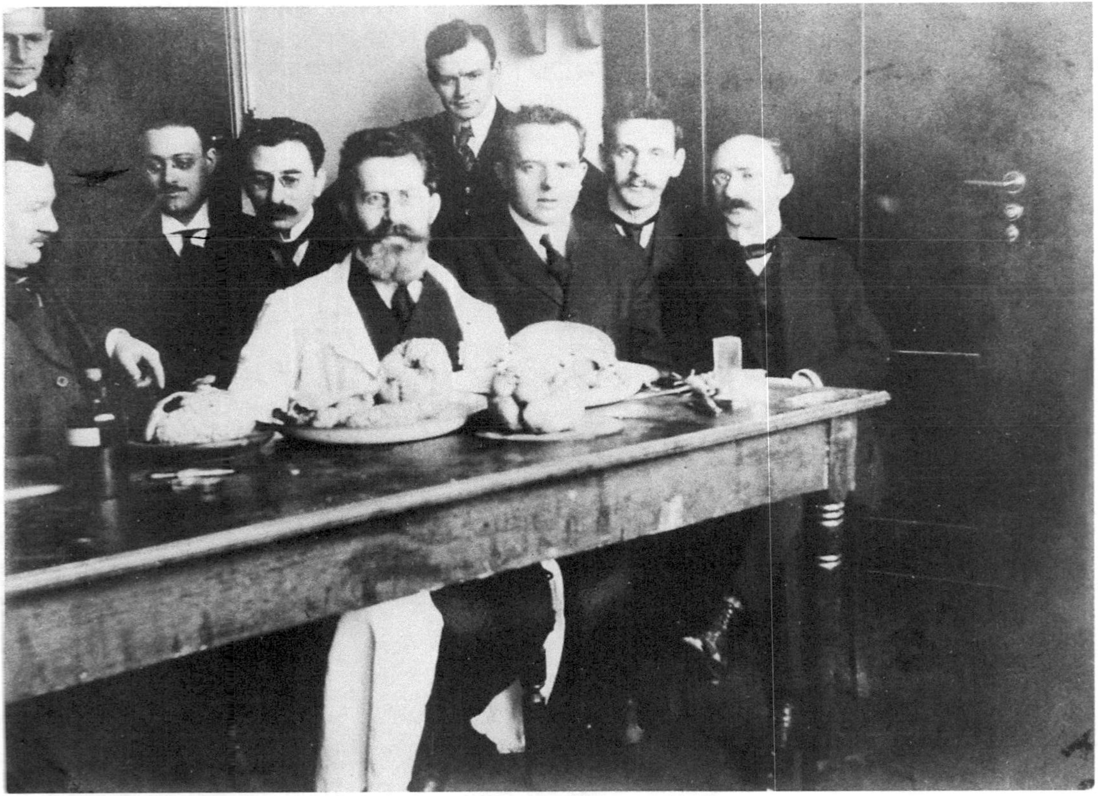

2. „Louis Jacobsohn-Lask mit Schülern." Vermutlich um 1910.
SAdK Berlin, Sammlung Berta Lask, Nr. S 86.

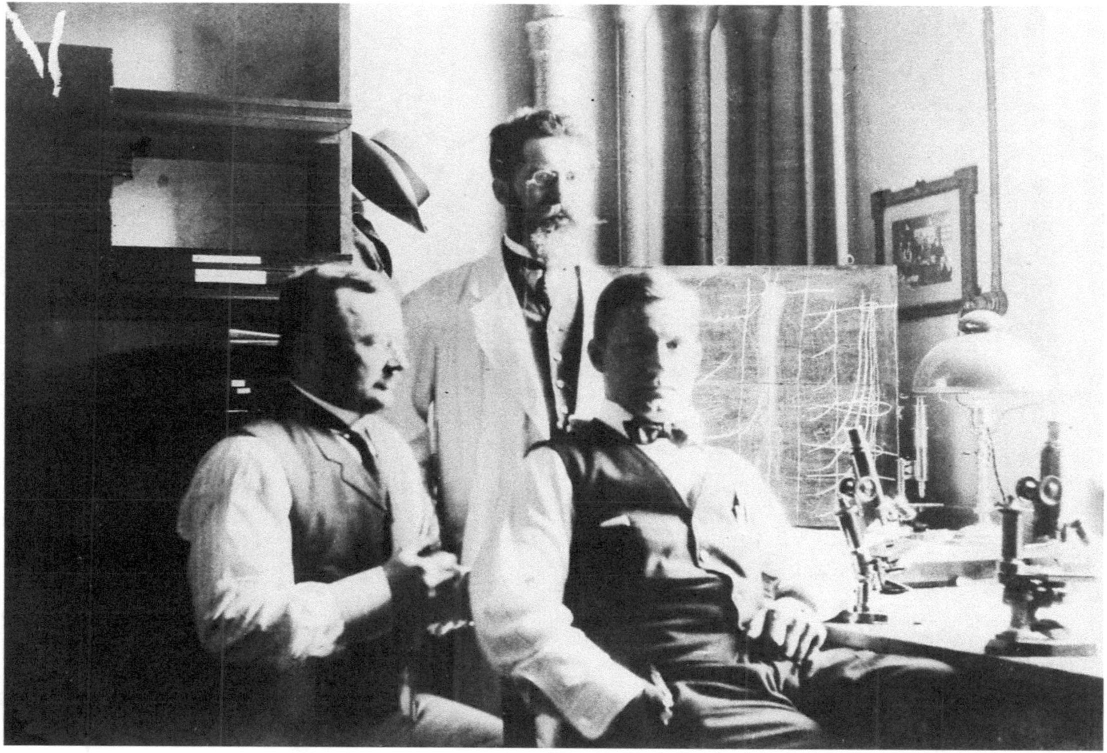

3. „Louis Jacobsohn-Lask mit Schülern." Vermutlich um 1910.
SAdK Berlin, Sammlung Berta Lask, Nr. S 86. Mit freundlicher
Genehmigung der Stiftung Archiv Akademie der Künste.

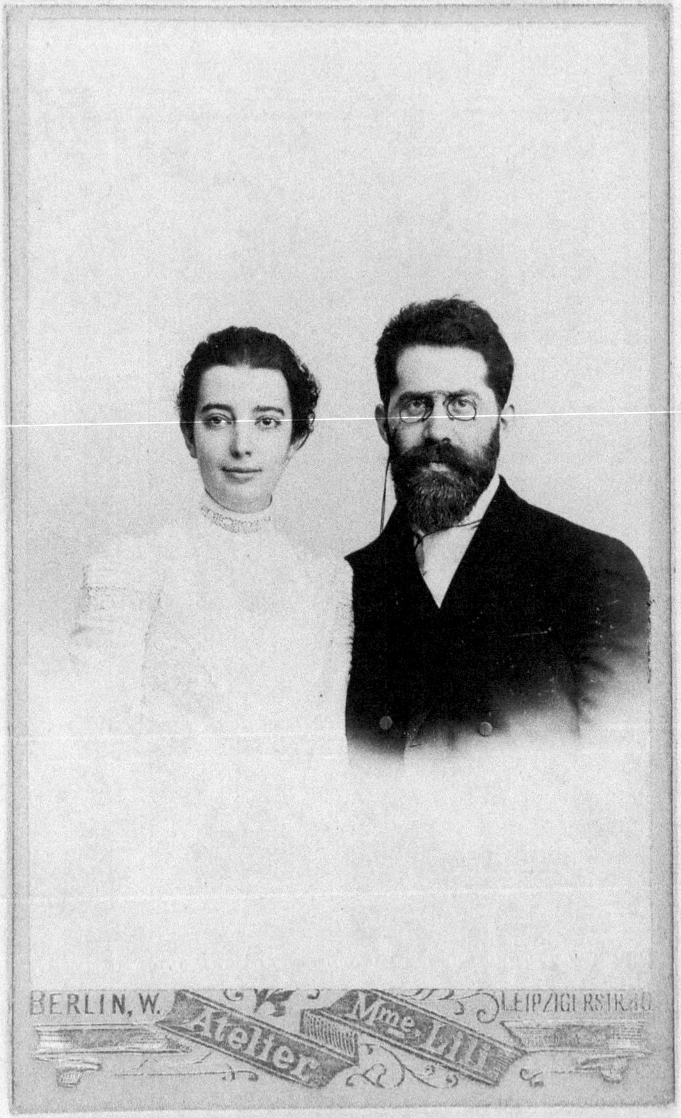

4. Hochzeitsfoto Berta und Louis Jacobsohn, 30. März 1901.
Archiv Familie Lask. Mit freundlicher Genehmigung der Familie Lask.

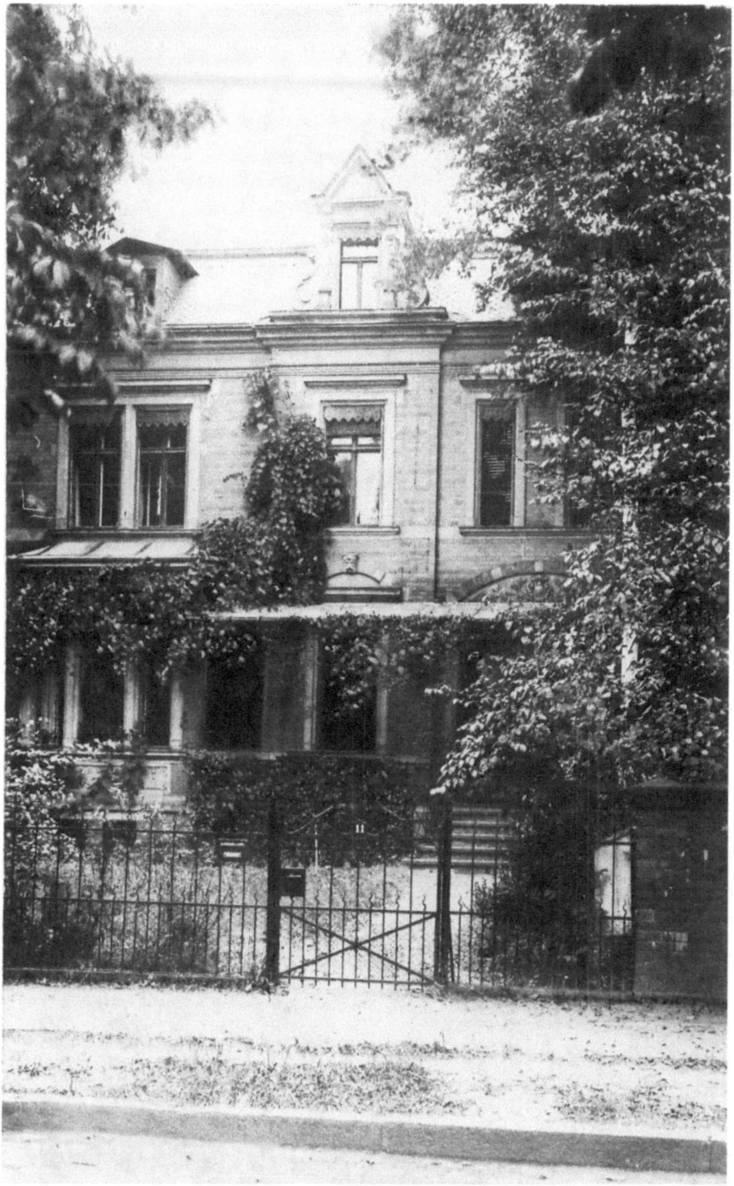

5. Haus der Familie Jacobsohn-Lask, Mittelstr. 11 (heute Bassermannweg) in Berlin-Lichterfelde, vermutlich um 1915.
Archiv Familie Lask. Mit freundlicher Genehmigung der Familie Lask.

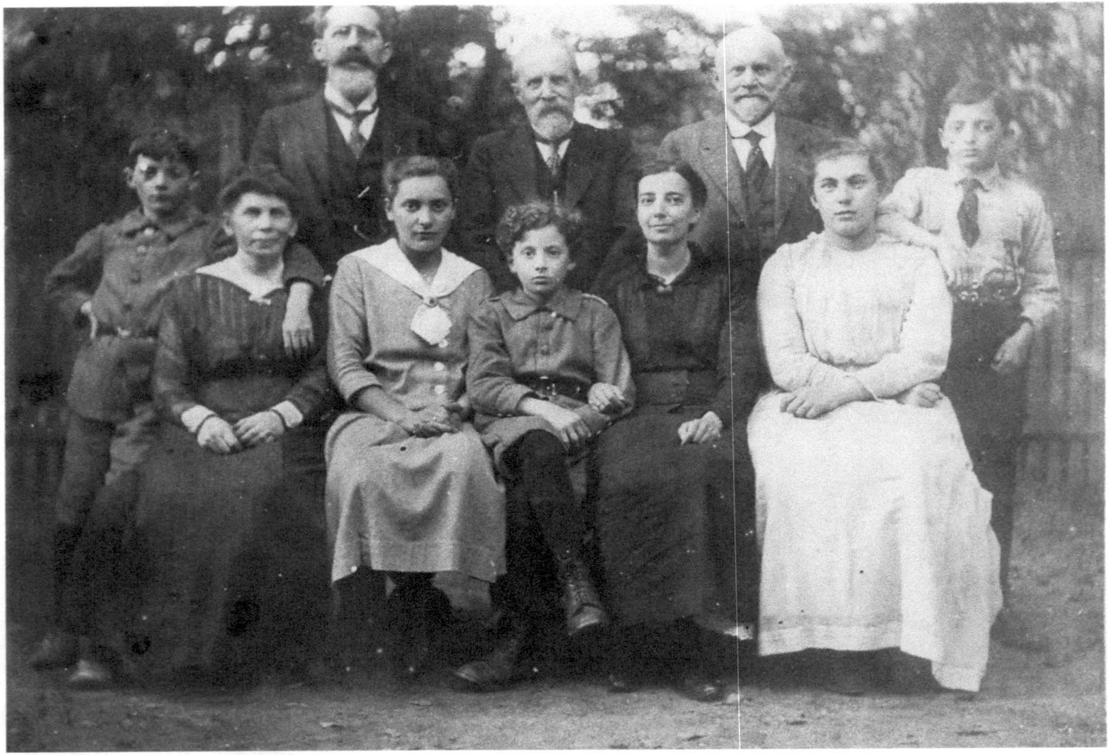

6. „Familie mit Verwandten des Vaters etwa 1917.“ 1. Reihe von links: Hermann, Helene (Schwester Berta Lasks), Ruth, Ernst, Berta Lask, ?, Ludwig; 2. Reihe von links: Louis Jacobsohn-Lask, daneben vermutlich seine Brüder. Archiv Familie Lask. Mit freundlicher Genehmigung der Familie Lask.

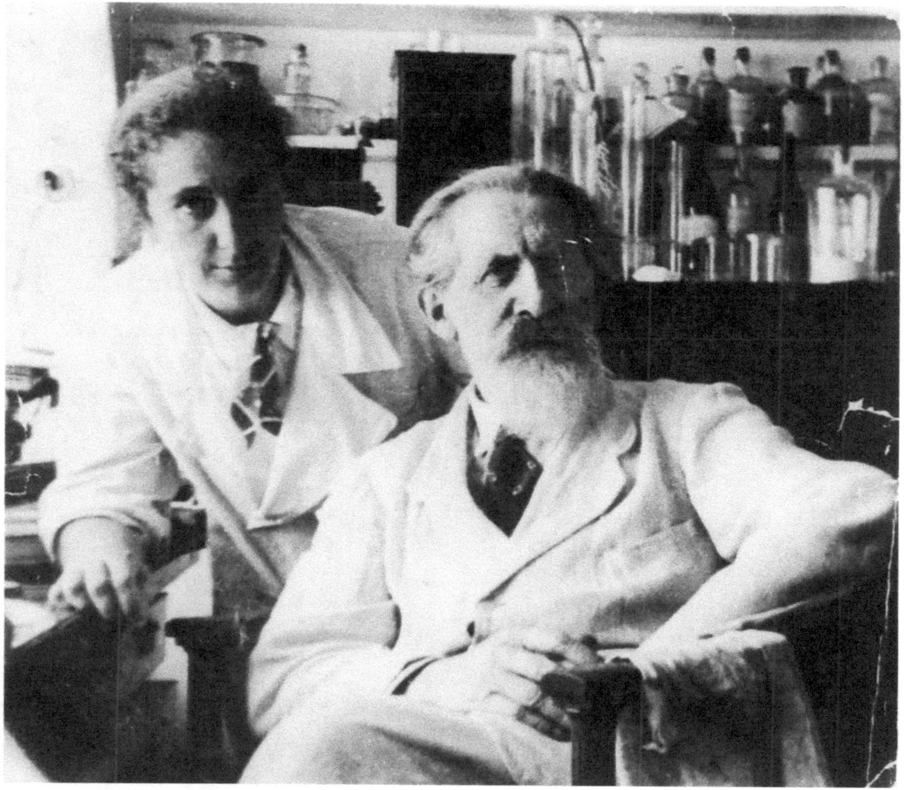

7. Louis Jacobsohn-Lask mit seiner Assistentin Fanny Oserskaja, Sewastopol, ca. 1938. Archiv Familie Lask. Mit freundlicher Genehmigung der Familie Lask.

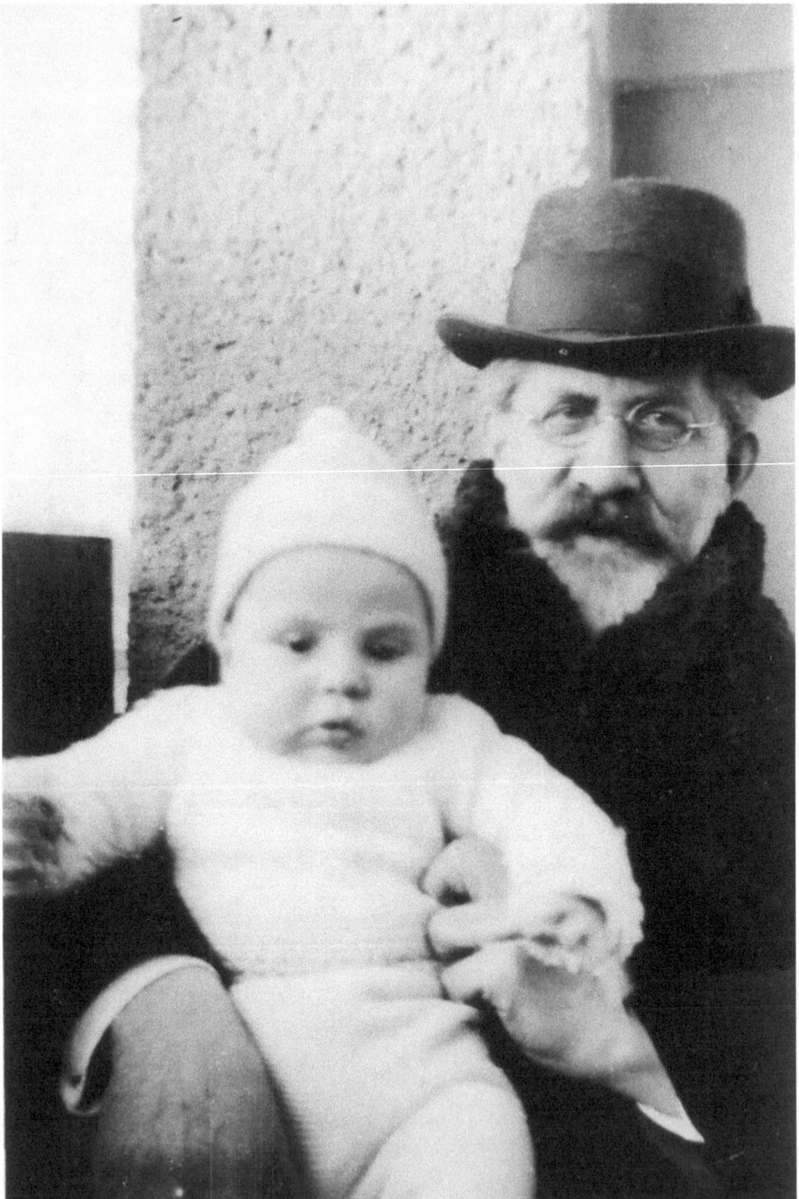

8. Louis Jacobsohn-Lask mit seiner Enkelin Marianne, Berlin Anfang 1935. Archiv Familie Lask. Mit freundlicher Genehmigung der Familie Lask.

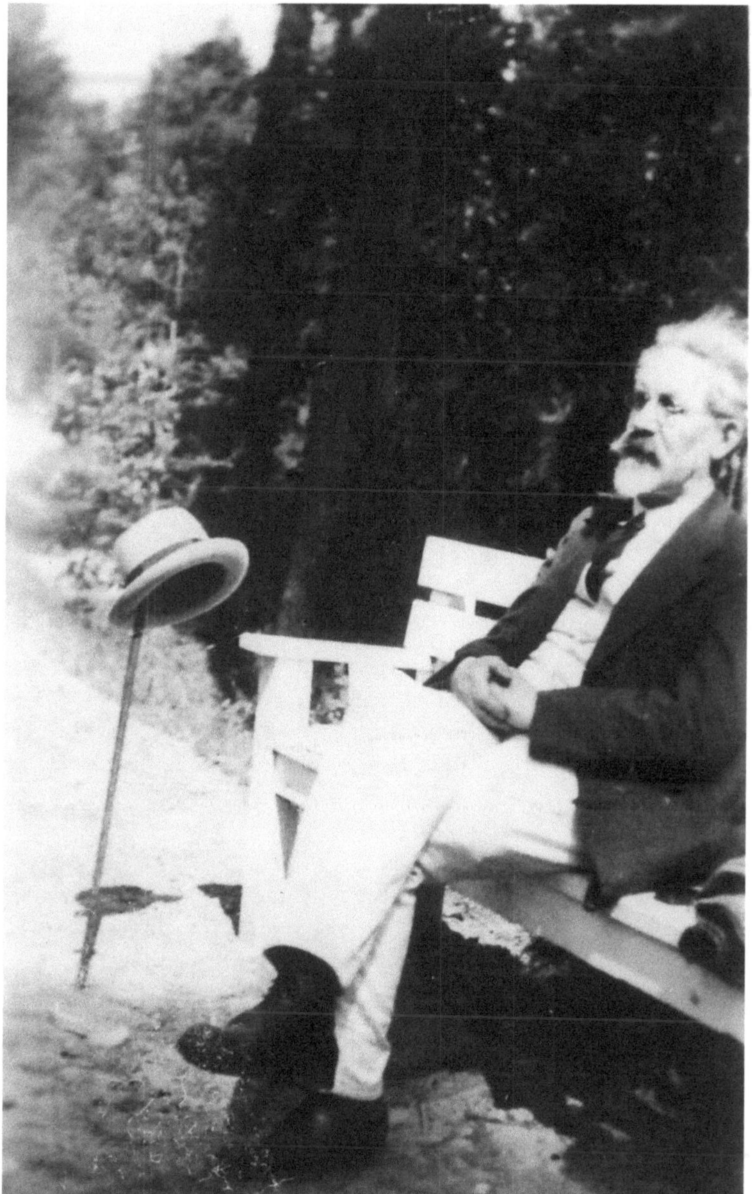

9. Louis Jacobsohn-Lask in Sewastopol, ca. 1938.
Archiv Familie Lask. Mit freundlicher Genehmigung der Familie Lask.

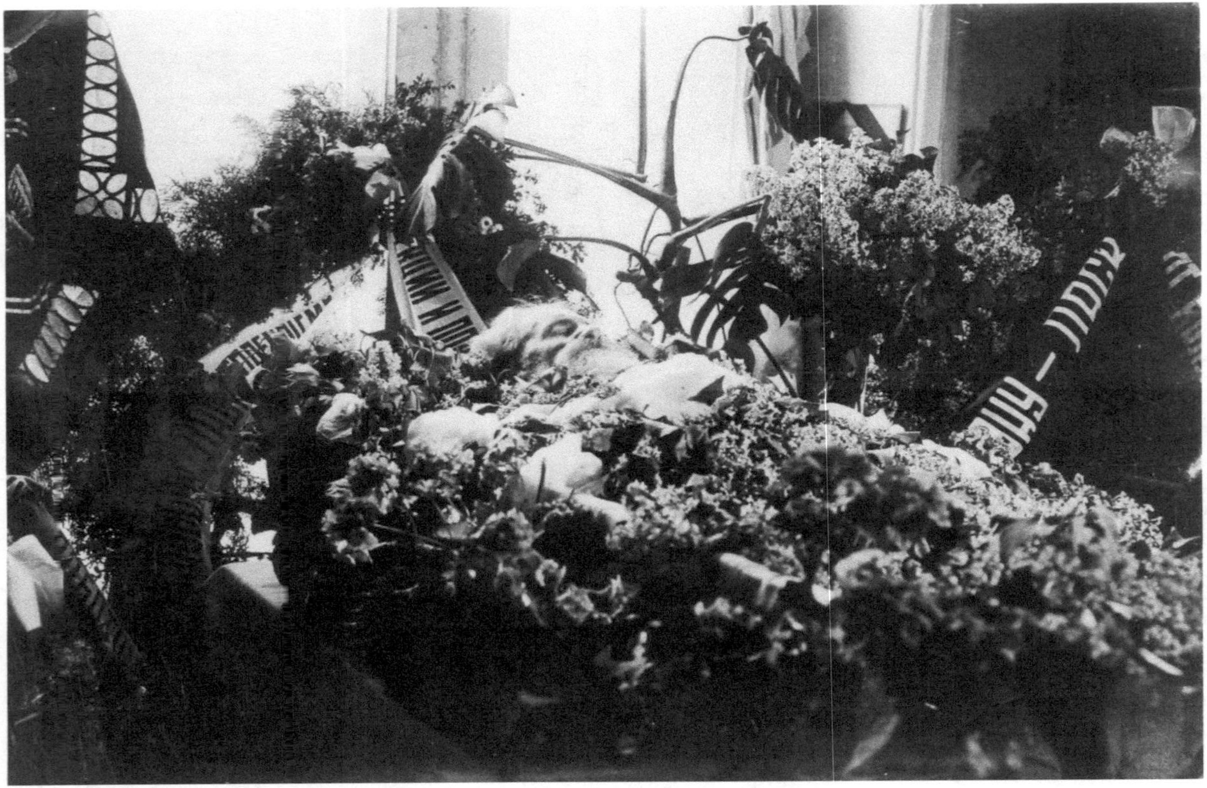

10. Louis Jacobsohn-Lask, aufgebahrt, Mai 1940, Sewastopol.
Archiv Familie Lask. Mit freundlicher Genehmigung der Familie Lask.

Personenregister

Berliner Beiträge zur Wissenschaftsgeschichte

Herausgegeben von Wolfgang Höppner

Band 1 Gesine Bey (Hrsg.): Berliner Universität und deutsche Literaturgeschichte. Studien im Dreiländereck von Wissenschaft, Literatur und Publizistik. 1998.

Band 2 Sabine Heinz (Hrsg.) unter Mitarbeit von Karsten Braun: Die Deutsche Keltologie und ihre Berliner Gelehrten bis 1945. Beiträge zur internationalen Fachtagung *Keltologie an der Friedrich-Wilhelms-Universität vor und während des Nationalsozialismus* vom 27.-28.03.1998 an der Humboldt-Universität zu Berlin. 1999.

Band 3 Jörg Judersleben: Philologie als Nationalpädagogik. Gustav Roethe zwischen Wissenschaft und Politik. 2000.

Band 4 Jürgen Storost: 300 Jahre romanische Sprachen und Literaturen an der Berliner Akademie der Wissenschaften. Teil 1 und 2. 2001.

Band 5 Jost Hermand / Michael Niedermeier: Revolutio germanica. Die Sehnsucht nach der »alten Freiheit" der Germanen. 1750-1820. 2002.

Band 6 Levke Harders: Studiert, promoviert: Arriviert? Promovendinnen des Berliner Germanischen Seminars (1919–1945). 2004.

Band 7 Eric J. Engstrom / Volker Hess / Ulrike Thoms (Hrsg.): Figurationen des Experten. Ambivalenzen der wissenschaftlichen Expertise im ausgehenden 18. und frühen 19. Jahrhundert. 2005.

Band 8 Lutz Danneberg / Wolfgang Höppner / Ralf Klausnitzer (Hrsg.): Stil, Schule, Disziplin. Analyse und Erprobung von Konzepten wissenschaftsgeschichtlicher Rekonstruktion (I). 2005.

Band 9 Ina Lelke: Die Brüder Grimm in Berlin. Zum Verhältnis von Geselligkeit, Arbeitsweise und Disziplingenese im 19. Jahrhundert. 2005.

Band 10 Ulrike Eisenberg: Vom „Nervenplexus" zur „Seelenkraft". Werk und Schicksal des Berliner Neurologen Louis Jacobsohn-Lask (1863–1940). 2005.

www.peterlang.de

Daniela Angetter / Johannes Seidl (Hrsg.)

Glücklich, wer den Grund der Dinge zu erkennen vermag

Österreichische Mediziner, Naturwissenschafter und Techniker im 19. und 20. Jahrhundert

Frankfurt am Main, Berlin, Bern, Bruxelles, New York, Oxford, Wien, 2003.
252 S., 15 Abb.
ISBN 3-631-38867-5 · br. € 45.50*

Strom aus der Steckdose, genaue Wetterprognosen, präzise Landesvermessung und Kartierung, genetische Entdeckungen, komplizierte Operationen, die Aufrechterhaltung der Lebensfähigkeit von Menschen durch Organtransplantationen, aber auch moderne Verteidigungsmittel sind für uns alle zur Selbstverständlichkeit geworden. Doch daß wir heute auf modernste technische Errungenschaften zurückgreifen können, verdanken wir hauptsächlich den Wissenschaftlern des 19. und beginnenden 20. Jahrhunderts, die mit ihren Forschungen vielfach den Grundstein zur Entwicklung unserer heutigen Technologie gelegt haben. Der Weg zum Erfolg war allerdings nicht immer einfach. Entwicklungen, Entdeckungen, Erfindungen, die für uns heute alltäglich sind, wurden in den letzten zwei Jahrhunderten mitunter verpönt, massiv kritisiert und kategorisch abgelehnt. Viele Wissenschaftler wurden aber nicht nur verkannt, sondern aus politischen Gründen in ihren Forschungen behindert, im 20. Jahrhundert des Landes verwiesen oder gar umgebracht. Natürlich hemmten auch finanzielle Schwierigkeiten immer wieder die Durchsetzung neuer Ideen und Erkenntnisse. Erst im Laufe der Zeit erkannte man den Wert der Forschungen. Daher erscheint es umso wichtiger, die Leistungen österreichischer Forscher in den Vordergrund zu stellen und einem möglichst breiten Publikum zu präsentieren. Die Herausgeber wählten als Titel die deutsche Übersetzung des Vergil-Zitats „Felix qui potuit rerum cognoscere causas". Die lateinische Sprache als die Sprache der Wissenschaft drückt hier in einem kurzen, prägnanten Zitat aus, wo der Weg zur wissenschaftlichen Erkenntnis liegt.